普通高等教育"十一五"国家级规划教材

科学出版社普通高等教育案例版医学规划教材

供临床药学、药学、药物制剂、临床医学、护理学、制药工程、
生物工程制药、中药学、医药营销等专业使用

案例版

临床药动学

第4版

主　编　刘克辛

副主编　黄　民　刘晓东　孙　进　孟　强

编　者　田　鑫（郑州大学第一附属医院）　　毕惠嫦（南方医科大学）

黄　民（中山大学）　　　　　　　　何　新（广东药科大学）

刘东阳（北京大学第三医院）　　　　刘克辛（广东药科大学/大连医科大学）

刘晓东（中国药科大学）　　　　　　吕　莉（大连医科大学）

蒋惠娣（浙江大学）　　　　　　　　焦　正（上海交通大学医学院附属胸科医院）

孟　强（大连医科大学）　　　　　　孙慧君（大连医科大学）

孙　进（沈阳药科大学）　　　　　　孙鹏远（大连医科大学）

王雪丁（中山大学）　　　　　　　　吴宝剑（广州中医药大学）

吴敬敬（大连医科大学）　　　　　　武新安（兰州大学第一医院）

相小强（复旦大学）　　　　　　　　张　伟（中南大学湘雅医院）

周　权（浙江大学医学院附属第二医院）

科学出版社

北　京

郑 重 声 明

为顺应教学改革潮流和改进现有的教学模式，适应目前高等医学院校的教育现状，提高医学教育质量，培养具有创新精神和创新能力的医学人才，科学出版社在充分调研的基础上，首创案例与教学内容相结合的编写形式，组织编写了案例版系列教材。案例教学在医学教育中，是培养高素质、创新型和实用型医学人才的有效途径。

案例版教材版权所有，其内容和引用案例的编写模式受法律保护，一切抄袭、模仿和盗版等侵权行为及不正当竞争行为，将被追究法律责任。

图书在版编目（CIP）数据

临床药动学 / 刘克辛主编. -- 4版. -- 北京：科学出版社，2025. 1.
(普通高等教育"十一五"国家级规划教材) (科学出版社普通高等教育案例版医学规划教材). -- ISBN 978-7-03-078791-0

Ⅰ. R969.1

中国国家版本馆CIP数据核字第2024WS5417号

责任编辑：王 颖/责任校对：宁辉彩
责任印制：张 伟/封面设计：陈 敬

科 学 出 版 社 出版

北京东黄城根北街 16 号
邮政编码：100717
http://www.sciencep.com

北京中科印刷有限公司印刷
科学出版社发行 各地新华书店经销

*

2003 年 8 月第 一 版 开本：787×1092 1/16
2025 年 1 月第 四 版 印张：28 1/2
2025 年 1 月第十次印刷 字数：818 000

定价：118.00 元
（如有印装质量问题，我社负责调换）

前　言

《临床药物代谢动力学》（第 3 版）自 2016 年出版以来，以其坚实的药动学基础理论与临床安全合理用药的有机结合及利用临床案例学用结合的教材特色，受到了广大读者的一致好评。

近年来，基于问题的学习（problem-based learning，PBL）模式成功地促进了临床药动学的教学改革。案例教学是推动 PBL 教学的重要手段，也是强调学用结合的必经之路。第 4 版在第 3 版的基础理论与临床合理用药相结合的基础上，做了如下修改。

1. 将教材名称《临床药物代谢动力学》改为《临床药动学》。

2. 删除了第 3 版的第十七章（手性药物的药物代谢动力学）。

3. 第 4 版增加了第二十八章（抗病毒药物的临床药动学）。

本教材由始至终坚持贯彻教材的三基（基本理论、基本知识、基本技能）、五性（思想性、科学性、先进性、启发性、适用性）原则。在每章前，保留了【本章要求】，力求使学生对教学大纲的要求一目了然；在每章后，仍然附有【思考题】，目的是强调该章节的重点内容、鼓励同学们加强科研逻辑思维和创新思维。

本教材末的附录包括常用药物的临床药动学参数，常用药物的治疗浓度、中毒浓度及致死浓度，药动学软件简介及评价，临床药动学相关的数据库和网站，并附有中英文名词对照，以供读者查阅。

编写者跻繁忙的教学任务和繁重的教材编写于一身，克服了种种困难完成了编写任务，在教材中难免会出现不足之处，我们诚恳地希望广大读者不吝批评和指正。

刘克辛

2023 年 12 月

目　　录

第一篇　总　　论

第二篇　各　　论

第一篇 总 论

第一章 绪 论

本章要求

1. 掌握临床药动学的概念、研究对象。
2. 熟悉临床药动学的研究内容。
3. 了解临床药动学发展史。

第一节 临床药动学的研究对象、任务和研究内容

一、临床药动学的概念、研究对象和任务

临床药物动力学（clinical pharmacokinetics），简称临床药动学，是应用药动学（pharmacokinetics）的基本原理，研究人体对药物作用的一门应用科学。具体来说，临床药动学研究药物在人体的影响下发生的变化及其规律，即应用动力学原理和数学公式阐明药物的吸收（absorption）、分布（distribution）、代谢（metabolism，又称生物转化，biotransformation）和排泄（excretion）的体内变化过程（简称 ADME），以及体内药物浓度随时间的变化规律。根据这些变化规律和特点，在临床上为个体患者制订出安全合理的给药方案。

临床药动学的研究对象是人体，包括群体和个体。这与临床前以动物为药动学的研究对象有明显的不同。

临床药动学的主要任务包括以下几点。

（1）通过临床药动学的研究，对药物的安全性和有效性做出科学评价。

（2）根据群体及个体的药动学特性和数学模型计算出药动学参数。根据药动学特征和重要参数，结合患者生理、生化、病理、遗传等内因和药物的理化性质、环境变化等外因对药物 ADME 的影响，必要时通过治疗药物监测（therapeutic drug monitoring，TDM），制订、调整给药方案，从而安全、有效、合理地使用药物。

（3）通过对药物不良反应的定量研究，修正给药方案，保障用药安全。

（4）通过临床药动学有关知识的咨询与医疗会诊，合理使用药物，提高药物治疗水平。

临床药动学建立在基础药理学与临床药理学的基本理论之上，成为临床药理学、临床药物治疗学、临床遗传药理学等分支学科的重要组成部分。在新药的研究与开发、药物制剂改进、生物利用度与生物等效性研究、加强药品管理、提高医疗质量和医药研究水平方面起着关键性作用。

二、临床药动学的研究内容

由于临床药动学是药动学与医学相结合的边缘学科，其研究内容可分为两个方面：一是基础药理学方面的药动学；二是临床方面的药动学。临床药动学的研究内容主要包括以下几种。

（一）治疗药物监测

TDM 是 20 世纪 70 年代以来在临床药理学和临床药动学领域兴起的一门新的边缘学科。TDM 是在药动学、药物效应动力学（简称药效学）原理的指导下，应用现代化检测、分析技术，测定患者血液中或其他体液中药物浓度，根据血药浓度与药效的相关模式，阐明血药浓度与药效

的关系，从而通过指导临床合理用药、拟定合理的给药方案、诊断药物过量中毒、判断患者的用药依从性等，以达到提高疗效、避免或减少不良反应的目的。房室模型、药动学参数、药动学速率过程等临床药动学的基本原理，是临床进行 TDM 的基础。TDM 的理念自提出以来，已成为一种指导临床个体化给药的重要依据和安全措施，是近代临床药动学划时代的重大进展之一。TDM 已成为临床药动学、临床药理学不可缺少的重要内容。

（二）药物相互作用研究

药物-药物相互作用（drug-drug interaction，DDI），简称药物相互作用，是指几种药物同时或前后序贯应用时，药物原有的理化性质及药动学或药效学发生改变。针对 DDI 的临床结果，可分为对临床疗效有益的 DDI 和不良的 DDI。有益的 DDI 可因提高临床疗效、减少不良反应、节约药物、降低药物治疗费用等而被临床积极利用；不良的 DDI 则可导致疗效降低、无效、药物不良反应增加，甚至产生致命的药物毒性反应。当一种药物影响另一种药物的吸收、分布、代谢或排泄时，可改变血浆药物浓度，并进一步影响作用靶点的药物浓度，此时则可发生药动学的 DDI。临床上发生药动学的 DDI 最为多见，它直接关系到患者的健康甚至生命，DDI 的研究在临床药动学研究领域的地位绝不可忽视。

（三）生物利用度与生物等效性研究

生物等效性（bioequivalence，BE）是指药学等效制剂或可替换药物在相同试验条件下，服用相同剂量，其活性成分吸收的程度和速度差异无统计学意义。通常意义上的 BE 研究是指用生物利用度研究方法，以药动学参数为终点指标，根据预先确定的等效标准和限度进行的比较研究。生物利用度和 BE 研究，对预测药物制剂的临床疗效和验证制剂的质量、新药开发、新剂型开发、仿制药一致性评价及临床安全合理用药有着非常重要的指导意义，是临床药动学的重要研究内容。

（四）特殊人群的临床药动学研究

特殊人群是指特殊的生理或病理人群，包括新生儿、儿童、老年人、妊娠期妇女及患者。特殊人群的药动学因其特殊的生理、病理等个体因素的影响，使药物的 ADME 过程与健康成人有显著差别，是导致药物反应个体差异性的重要原因之一。研究特殊人群的药动学变化的特殊性、掌握其变化规律、总结出特殊人群药动学特点等对制订个体化给药方案非常重要，它是临床药动学的重要内容。

（五）药物转运体与临床药动学研究

药物转运体（drug transporter）对药物 ADME 过程的影响近年来备受关注。药物转运体几乎存在于机体的所有器官中，特别是与药物的体内过程密切相关的胃肠道、肝、肾、脑等机体重要器官中。药物转运体的作用直接关系到药物的安全性和疗效。药物经转运体逆浓度差的转运是主动转运过程，需要能量、可以逆浓度梯度转运、有饱和现象和竞争性抑制现象。很多药物联合用药时 DDI 的靶点就在于药物的转运体。药物转运体对 ADME 过程的影响与药物疗效、DDI、药物不良反应及药物解毒等休戚相关。目前，药物转运体对临床药动学影响的研究已成为临床药动学研究的一个重要领域。

（六）遗传药动学研究

遗传多态性（genetic polymorphism）对血药浓度的影响日益引人关注，它涉及药物体内过程的各个环节，包括与药物转运有关的转运体、药物作用的受体及药物代谢酶系等。实验表明，不同种族与同种族不同个体之间的体内药物代谢酶活性存在着先天差异，从而影响代谢药物的能力，使药物代谢呈现多态性。研究药物遗传多态性、遗传药动学的目的是针对不同患者"因人用药，量体裁衣"，如针对患者基因型选择合适的药物、针对患者基因型选择个体化剂量、早期发现疾病的遗传性易感因子，以及预防发病和采取有效治疗等。遗传药动学研究使新药临床试验能够对受试者进行基因型识别。基因分型是 I 期临床试验的重要组成部分，因可获得药物代谢酶多态性对药动学影响的信息，可早期发现低代谢者可能出现的安全性和耐受性个体变异。目前，遗传药动学研究已成为临床药动学研究的重要分支。

（七）群体药动学研究

群体（population）就是根据观察目的所确定的研究对象或患者的总体。群体药动学（population pharmacokinetics，PPK），即药动学的群体分析法，是应用药动学基本原理结合统计学方法研究某一群体药动学参数的分布特征，即群体典型患者的药动学参数和群体中存在的变异性。群体药动学依据被称为固定效应（fixed effect）和随机效应（random effect）的许多因素对群体患者固有的动力学差异进行描述。固定效应又称确定性变异，是指药动学参数的平均值，包括年龄、体重、身高、性别、种族、肝肾功能、疾病状况及用药史、合并用药、吸烟和饮酒等对药物体内过程的影响；随机效应又称随机性变异，包括个体间和个体自身变异，指不同患者间、不同受试者、实验方法和患者自身随时间的变异。根据临床药动学的基本理论，群体药动学的应用已遍及TDM、优化个体给药方案、特殊患者群体分析、生物利用度研究、合并用药的定量化研究及新药的临床评价等方面。

（八）新药开发与临床评价

临床药动学研究已成为新药开发与评价的重要组成部分。新药临床前药动学研究包括动物药动学的研究，而临床药动学研究主要包括如下：①健康人群临床药动学研究；②目标适应证患者临床药动学研究；③特殊人群临床药动学研究，如肝、肾功能损害患者，老年患者，儿童患者，妊娠期妇女等；④不同个体、种族的临床药动学研究，如遗传因素对临床药动学的影响；⑤临床药动学与药效学相关性研究。研究发现，临床阶段被淘汰的药物中约有40%是由药动学的原因所致。因此，新药的药动学特性直接关系着药物在临床试验阶段中是否被终止或在上市后被撤回。为了更好地控制新药研发过程中的临床风险，美国食品药品监督管理局（FDA）在2006年提出了0期临床试验。0期临床试验是指在新药研究完成临床前试验但还未正式进入临床试验之前，容许新药研制者使用微剂量（一般不大于100μg，或小于标准剂量的1%）对少量人群（6人左右，健康志愿者或者患者）进行药物试验，以收集必要的有关药物安全及药动学的试验数据。综上所述，在新药临床前筛选及临床评价中，药动学的作用是不可低估的，而临床药动学是判断新药成药性的重要手段。

第二节　临床药动学发展史

临床药动学是在药动学的基础之上产生、发展和壮大起来的，是药动学的分支。从19世纪中期追溯药动学研究的起源，到科学技术飞速发展的今天，药动学和临床药动学的发展从萌芽状态走向成熟。百余年的发展史使药动学和临床药动学的发展经历了巨大的变化。

（一）启蒙发展阶段

启蒙发展阶段（1800～1960年）是药动学的一些基本概念与理论相继提出并不断证实的阶段。1841年，苏格兰学者Alexander Ure进行了第一个人体药物代谢实验，证实了口服苯甲酸后在人体内转化为马尿酸经尿排出，并推测这个过程是利用了尿素，解释了该药可以缓解痛风症状的原因。1909～1910年，Battelli和Stern在研究乙醇氧化时表征了现在称为乙醇脱氢酶的代谢酶。很多药物代谢途径都在19世纪被发现，如氧化、还原、水解，与甘氨酸、硫酸、乙酸和葡糖醛酸结合等。1911年，为查明不同种属量-效关系的差异性，Hatcher在不同动物身上研究了洋地黄的消除速率，发现洋地黄在兔体内消除最快，大鼠次之，猫最慢，从而揭示了药物消除的种属差异性。1913年，德国学者Michaelis及Menten提出了以米氏方程式描述的酶动力学，为非线性药动学奠定了理论基础。1919年，Pardee以出现轻度毒性症状为指标，研究了洋地黄酊剂在患者体内的消除速率，发现不同患者洋地黄酊剂的消除速率差别很大，揭示了药动学的个体差异。1924年，瑞典学者 Widmark 及 Tandberg 提出了描述药物从体内消除的第一个数学方程式，提出了开放性一室模型药物的分布与消除特点，为今天的房室模型奠定了基础。1929 年，Gold 以减慢心房颤动患者心室率为指标，研究并绘制了洋地黄的消除曲线，发现洋地黄在患者体内不是按固定量消除，而是按恒定比值消除，该发现为零级动力学奠定了实验基础。1932 年，Widmark 等发现乙醇从体内以零级动力学特征消除。因此，一级动力学和零级动力学消除的基本概念可追溯到 20 世纪 30 年代初。而后，Moiler（1929 年）提出的肾清除率和 Dominguez（1934 年）提出的表观分布容积等基本概念也相继问世。1937 年，瑞典学者 Teorell 提出以两室模型分析血浆与组织中的药物浓度。由于他为药动学多室模型的发展做出了重要贡献，因此被公认为是现代药动学理论的奠基人。1945 年，Oser 等提出了生物利用度的重要概念。1946 年 Shannon 报道，奎宁的抗疟作用与人血浆药物浓度关系密切，比用药剂量更具相关性。此发现为 TDM 提供了理论基础。Pharmacokinetics 一词首先出现在 Dost 博士撰写的一本专著中。Pharmacokinetics 中 "pharmakon" 和 "kinetikos" 来源于希腊语，分别为 "药物" 和 "动力学" 的含义。20 世纪 50～60 年代，许多药动学的重要概念及理论相继提出，如清除率（Hoenig，1956）、药物消除 $t_{1/2}$（Swintosky，1957）、药物解离度与药物吸收（Nelson，1959）、药物理化性质与其体内的分布（Brodie 等，1960），以及化疗药物的给药方案与药动学（Krüger-Thiemer，1960）等。特别是 Brodie 教授在药动学方面进行了卓有成效的研究，阐明了药物通过细胞膜的转运机制及药物在体内的分布规律，提出了药物与血浆蛋白结合、药物代谢的诱导与抑制等许多重要概念，并建立了药动学模型及其参数的计算方法。

启蒙发展阶段为下一阶段药动学和临床药动学的发展奠定了坚实的基础。

（二）活跃发展阶段

活跃发展阶段（1960～1980 年）是药动学和临床药动学发展最活跃的阶段。众所周知，在此期间有两项技术革命，极大地推动了药动学的活跃发展。一是计算机对药动学数据的处理。1969 年，Metzler 编制了第一个药动学计算机程序（NONLIN），延续使用至今。二是高效、灵敏的分析测定技术迅猛发展。例如，气相色谱与液相色谱的问世，使生物样品中药物浓度的测定在准确性、灵敏性、迅速性方面迈上了更高的台阶。1965 年，Beckett 及 Rowlan 发现，苯丙胺的肾清除率取决于尿 pH，因此在临床上采用改变尿 pH 的方法而加速或减慢药物经尿的排出。从此，医学界开始认识到药动学在制订合理给药方案及个体化用药方面的重大意义，临床药动学应运而生。1967 年，瑞士医生 Dettli 提出了一种对肾功能不全患者调整剂量的计算方法。1968 年，Jeliffe 应用药动学概念对临床使用的地高辛剂量进行了调整。1975 年，著名药动学家 Gibaldi 及 Perrier 出版了他们的著作 *Pharmacokinetics*，推动了药动学和临床药动学的发展。

从 20 世纪 60 年代末出现临床药动学起至 20 世纪 70 年代末，药动学在临床应用方面的研究迅速增加。临床药动学已成为高等医药院校开设的课程，TDM 研究也已在许多医院开展。疾病、年龄对药动学的影响也受到了学者、医生的关注。有关药动学与药效学相关性研究、药动学生理模型研究、药动学的 DDI 研究及血药浓度与药物效应关系的研究也有了长足的进步。群体药动学始于 20 世纪 70 年代，它是应用药动学基本原理结合统计学理论研究患者群体药动学参数的分布特征。Sheiner 等对此研究领域贡献最大，由他们编制的非线性混合效应模型（nonlinear mixed effect model，NONMEM）计算机软件于 1980 年使用。群体药动学已成为优化给药方案、TDM 及新药临床评价中的一个非常有用的方法。

药动学和临床药动学的活跃发展阶段为下一阶段的发展插上了翅膀。

（三）飞速发展阶段及展望

飞速发展阶段（1980～现在）的发展特点主要表现在两个方面：一是分析检测手段有了突飞猛进的发展；二是分子生物学技术的应用，使药动学和临床药动学的发展日新月异。更灵敏、更迅速的气相色谱-质谱联用法（GC-MS）、液相色谱-质谱联用法（LC-MS）等检测手段在微量药物浓度分析和代谢物鉴定中显示出强大的优势，已经成为现阶段药动学研究常规和普遍应用的方法。高效毛细管电泳技术（EC）在药物和代谢物分离、微透析技术在体内药物分布试验、磁共振（NMR）技术的快速测定和高分辨力、飞行时间质谱（TOF-MS）对生物大分子和代谢产物的分析等都发挥了其强大的优势；超临界流体色谱法（SFC）在分离极性很低的化合物及分析挥发性化合物，特别是对于热不稳定的挥发性化合物方面发挥了其特点；质谱成像技术（MSI）是一种能够在组织和细胞水平上获取分子信息的技术。它结合了质谱分析和空间定位，能够同时获得分子的质量和位置信息。MSI 可以用于分析组织切片中蛋白质的空间分布，为了解疾病机制和药物组织分布的药动学特征以及生物标志物发现等提供重要线索。定量全身放射自显影（QWBA）组织分布技术、正电子发射断层显像（positron emission tomography，PET）技术用于痕量药动学筛选等均使药动学及药物安全性的研究登上了更高台阶。此外，分子生物学技术的发展使重组 CYP 酶广泛运用于药动学、临床药动学及遗传药动学的研究。蛋白质克隆技术、细胞转染技术及转基因和基因敲除动物等基因工程技术已经渗入药物转运体与药动学的深入研究中，使药物的吸收、分布、代谢和排泄体内过程的解析向分子水平、基因水平迈进。遗传药理学、遗传药动学研究的迅猛发展使得药物"因异给药"的临床应用指日可待。近年来，中药药动学领域取得重大进展，目前国外对中草药药动学的研究主要是研究其单一成分的药动学，而我国在这一方面的研究除了单一成分外，还体现了中药的整体观思想。采用指纹图谱技术研究其多组分的药动学，并结合血清药理学研究药动学（PK）-药效学（PD）关系，重点研究中草药的活性成分或组分，体现了中医药的特点，为中医药走出国门作出了贡献。

药动学百余年的发展和进步，促使临床药动学研究向更深、更广领域进军。临床药动学这门学问与临床药物治疗、与患者的健康甚至生命休戚相关。因此，掌握临床药动学这门课程，是临床药学学生、医学生及医药相关工作者义不容辞的责任。

思 考 题

1. 临床药动学的理论基础和研究对象是什么？
2. 临床药动学的研究内容有哪些？
3. 为什么说临床药动学与临床精准用药关系密切？

（刘克辛）

第二章　药物转运及转运体

本章要求

1. 掌握主动转运和被动转运分类、机制及其临床意义。

2. 熟悉药物转运体在药物体内过程中的作用及其临床意义。

3. 了解常见的药物转运体及与其相关的临床常用底物药物。

药物必须通过生物膜后才能进行药物的体内过程，此过程称为药物的跨膜转运（transmembrane transport）。药物的转运方式主要分为被动转运、主动转运和膜动转运。经主动转运的一些药物与细胞膜上的药物转运体结合，经转运体通过各种机制进行转运后，完成药物的吸收、分布、代谢和排泄过程。掌握药物转运体介导的体内过程对了解药物的药动学特性、DDI 机制、制订合理的给药方案、提高药物疗效及降低药物毒性反应具有十分重要的临床意义。

第一节　药物转运机制

一、被动转运

被动转运（passive transport）是指药物依赖于生物膜两侧的浓度梯度或电位差，从高浓度侧向低浓度侧的扩散过程。大多数药物是通过被动转运方式转运的。被动转运又可分为简单扩散和易化扩散两种方式。

1. 简单扩散　简单扩散（simple diffusion）包括如下两种。①脂溶扩散（lipid diffusion），即药物通过溶于脂质膜而被动扩散。这种方式是药物转运最常见、最重要的形式，临床上绝大多数药物以此种方式跨膜转运。生物膜具有类脂质特性，脂溶性药物可通过溶于膜的脂质而转运。药物的跨膜转运能力与其理化性质如脂溶性、极性、解离度及分子量大小有关。扩散速度取决于药物的脂溶性及膜两侧的药物浓度差，药物的脂溶性越高，即油/水分配系数越大，其在脂质膜的溶入量越多，扩散越快；膜两侧浓度梯度越大，药物由高浓度一侧向低浓度一侧扩散越快。当膜两侧药物浓度相同时，浓度差为零，扩散即停止。②水溶扩散（aqueous diffusion），又称膜孔扩散（membranes pore diffusion）、滤过（filtration），指分子量小、分子直径小于膜孔的水溶性极性或非极性的物质（如水、乙醇、尿素等），借助膜两侧的流体静压和渗透压差被水从高压一侧带到低压一侧的过程。其扩散速率与药物在膜两侧的浓度差成正比。各种细胞膜的孔径大小不同，分子量大于 100Da 的物质通常不能通过，只有某些离子、水及水溶性小分子可通过。由于对通过细胞膜孔径物质的分子量大小和电荷有限制，故又称为限制扩散（restricted diffusion）。

简单扩散的特点：①不消耗能量；②不需要载体；③无饱和现象；④无竞争性抑制现象；⑤转运速度与膜两侧的浓度差成正比。当生物膜两侧药物浓度达到平衡时，转运即停止。简单扩散的跨膜转运过程符合一级动力学，并遵循菲克（Fick）扩散定律。

药物脂溶性的大小往往取决于药物的解离度。临床常用药物多为弱酸性或弱碱性有机化合物，在体液中以解离型和非解离型两种形式存在。解离型药物脂溶性小、极性大，不易被动扩散；非解离型药物脂溶性大、极性小，容易被动转运。药物本身的 pK_a（弱酸性或弱碱性药物解离常数的负对数）及周围体液的 pH 影响着药物的解离程度，它们之间的关系可用汉德森-哈塞尔巴赫（Henderson-Hasselbalch）方程式表示。

弱酸性药物

$$HA \rightleftharpoons H^+ + A^-$$

$$K_a = \frac{[H^+][A^-]}{[HA]}$$

$$pK_a = pH - \log\frac{[A^-]}{[HA]}$$

$$pH - pK_a = \log\frac{[A^-]}{[HA]}$$

$$\therefore 10^{pH-pK_a} = \frac{[A^-]}{[HA]} 即 \frac{[离子型]}{[非离子型]}$$

当[HA] = [A⁻]时,pH=pKₐ

弱碱性药物

$$BH^+ \rightleftharpoons H^+ + B$$

$$K_a = \frac{[H^+][B]}{[BH^+]}$$

$$pK_a = pH - \log\frac{[B]}{[BH^+]}$$

$$pK_a - pH = \log\frac{[BH^+]}{[B]}$$

$$\therefore 10^{pK_a-pH} = \frac{[BH^+]}{[B]} 即 \frac{[离子型]}{[非离子型]}$$

当[B] = [BH⁺]时,pH = pKₐ

由上式可见,当 pH=pK_a 时,则 [HA]=[A⁻],[B]=[BH⁺],即 pK_a 等于弱酸性或弱碱性药物在 50% 解离时溶液的 pH。每个药物都有其固定的 pK_a。当 pK_a 与 pH 的差值以数学值增减时,药物的解离型与非解离型的比值以指数值相应变化。因此,药物所在体液 pH 的微小变化,便能显著改变药物的解离度,影响药物在体内的转运。非解离型药物可以自由透过生物膜,而解离型药物则被限制在膜的一侧,这种现象被称为离子障(ion trapping)。例如,弱酸性药物在胃液中非解离型多,在胃中即可被吸收。因此在临床上抢救因口服过量弱酸性药物中毒的患者时,应该用弱碱性液体洗胃;相反,弱碱性药物在酸性胃液中解离型多,不易被吸收,在碱性肠液中非解离型多,因此易在小肠吸收。

2. 易化扩散(facilitated diffusion) 可分为载体(carrier)易化扩散和通道(channel)易化扩散两种。载体易化扩散转运的特点:①顺浓度差转运,不消耗能量;②需要载体;③特异性,某种载体只选择性地与某种物质分子结合;④有竞争性抑制现象;⑤有饱和现象。通道易化扩散是指一些离子在镶嵌于膜上的通道蛋白质的帮助下由细胞膜高浓度一侧向低浓度一侧的转运。细胞膜上存在 Na^+、K^+、Ca^{2+} 等多种通道。虽然通道也具有特异性,但是其特异性不像载体那样严格。通道处于开放和关闭两种状态。当通道开放时,可允许特定的离子由膜的高浓度一侧向低浓度一侧扩散;当通道关闭时,即使细胞膜两侧存在浓度差,物质也不能通过细胞膜。一般可将通道分为电压门控性通道和化学门控性通道。前者的开闭取决于通道所在膜两侧的电位差,后者的开闭取决于膜两侧的化学信号。氨基酸、葡萄糖、D-木糖、季铵盐类药物等经载体易化扩散转运;体内一些离子如 Na^+、K^+、Ca^{2+} 等则经通道易化扩散转运。易化扩散可加快药物的转运速率,其扩散速度比简单扩散要快。

不耗能的载体转运如易化扩散属于被动转运,而耗能的载体转运属于主动转运。

二、主动转运

主动转运(active transport)是药物从低浓度一侧跨膜向高浓度一侧的转运。这种转运方式的特点:①消耗能量;②需转运体参与;③有饱和现象;④有竞争性抑制现象。膜一侧的药物转运完毕后转运即终止。例如,丙磺舒和青霉素在肾小管经同一分泌型有机阴离子转运体转运,两者合用时,前者通过竞争性抑制后者在肾小管的分泌,使青霉素排泄减慢,血中浓度升高,从而增强了正常用量时青霉素的疗效。生物膜的脂质双分子层中镶嵌的蛋白质具有载体或转运体的作用,当其被催化激活、产生构型改变时,便能运载药物通过生物膜,随后与药物解离,返回原位置而恢复原来状态。载体或转运体转运的速率大大超过被动扩散,其特点是对转运药物具有选择性。常见的主动转运又可分为原发性主动转运和继发性主动转运。

1. 原发性主动转运（primary active transport） 又称一次性主动转运，即直接利用 ATP 分解成 ADP 释放出的游离自由能来转运物质的方式。其特点：①转运体为非对称性，并具有与 ATP 结合的专属性结构区域；②将酶反应（ATP 分解为 ADP+Pi）与离子转运相结合，通过转运体的构象改变来单向转运离子，如小肠上皮细胞和肾小管上皮细胞基底侧膜所存在的钠钾泵（Na$^+$, K$^+$-ATPase）介导的离子转运、P-糖蛋白（P-glycoprotein，P-gp）及多药耐药蛋白（MRP）2 等转运体所介导的药物转运均为原发性主动转运（图 2-1）。

2. 继发性主动转运（secondary active transport） 又称二次性主动转运，即不直接利用分解 ATP 产生的能量，而是与原发性主动转运中的转运离子相耦合，间接利用细胞内代谢产生的能量来进行转运。在主动转运中，继发性主动转运较原发性主动转运多见。在继发性主动转运中，作为驱动力的离子和被转运物质按同一方向转运者称为协同转运（cotransport，symport），如小肠 H$^+$ 与寡肽转运体（oligopeptide transporter，PEPT）的协同转运促进二肽、三肽类物质及 β-内酰胺抗生素等的胃肠道吸收为协同转运；按相反方向转运者称为交换转运（exchange transport）或逆转运（antiport）、对向转运（counter transport），如 Na$^+$/H$^+$ 交换泵、二羧酸/有机阴离子对向转运体的转运为交换转运（图 2-1）。

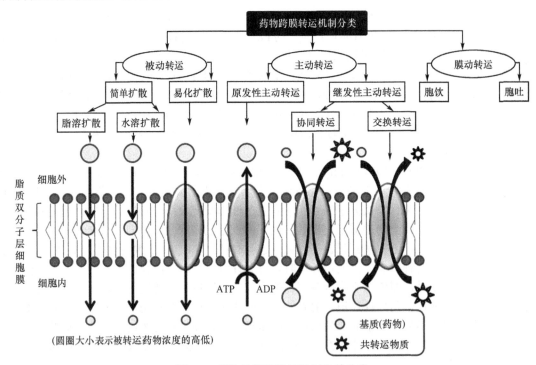

图 2-1　药物的跨膜转运机制及其分类

三、膜 动 转 运

大分子物质的转运常伴有膜的运动，称为膜动转运。膜动转运又分为两种情况：①胞饮（pinocytosis），又名入胞，指某些液态蛋白质或大分子物质可通过生物膜内陷形成的囊泡吞噬而进入细胞内的过程，如垂体后叶素粉剂，可从鼻黏膜给药吸收；②胞吐（exocytosis），又名出胞，指将某些液态大分子通过胞裂外排或出胞，从胞内转运到胞外的过程，如腺体分泌物及递质的释放等。

各种方式的转运及其机制见图 2-1。

第二节 药物转运体

一、药物转运体的分类

药物转运体属于跨膜转运体。机体的肠道、肝、肾、脑等重要器官均存在多种与转运药物及内源性物质相关的转运体。药物经转运体转运是耗能的主动转运过程。国际人类基因组组织术语委员会（HGNC）根据转运特点将药物转运体分为两大类：一类称为易化扩散型或继发性主动转运型的溶质载体（solute carrier，SLC），这类转运体由300～800个氨基酸组成，分子量为40～90kDa；另一类称为原发性主动转运型的ATP结合盒式（ATP binding cassette，ABC）转运体，特点为分子量较大，由1200～1500个氨基酸组成，分子量为140～180kDa。根据转运机制和方向的不同分类，上述两类转运体还可分为摄取型转运体（uptake transporter）和外排型转运体（efflux transporter）两种（图2-2）。摄取型转运体的主要功能是促进药物向细胞内转运，增加细胞内底物浓度。例如，管腔侧小肠上皮细胞上的寡肽转运体PEPT1是摄取型转运体，负责摄取寡肽、β-内酰胺抗生素、血管紧张素转化酶抑制剂（ACEI）等药物进入小肠上皮细胞。外排型转运体则依赖ATP分解释放的能量，将底物泵出细胞，降低底物在细胞内的浓度，其功能类似外排泵，利于药物的解毒，主要包括ABC转运体家族成员。此外，外排型转运体将抗肿瘤药物排出肿瘤细胞是肿瘤细胞产生多药耐药的原因之一。例如，管腔侧小肠上皮细胞上的P-gp，即多药耐药蛋白1（multidrug resistance protein 1，MRP1），是代表性的外排型转运体，负责将部分抗肿瘤药物、部分抗艾滋病药物等从细胞内排出细胞。值得强调的是，人转运体的英文缩写为大写字母，人以外动物转运体的英文缩写为小写字母。

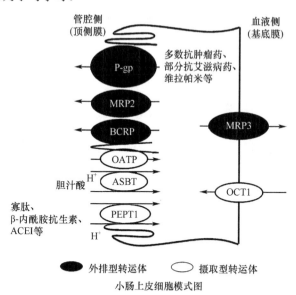

图 2-2 小肠上皮细胞上的部分转运体

箭头表示转运体转运药物的方向，缩写代表各种转运体。ASBT. apical sodium-dependent bile acid transporter；OATP. organic anion-transporting polypeptide，有机阴离子转运多肽；ACEI. angiotensin converting enzyme inhibitor，血管紧张素转化酶抑制剂；OCT1，organic cation transporter1，有机阳离子转运体1；PEPT1. oligopeptide transporter1，寡肽转运体1；BCRP. breast cancer resistance protein，乳腺癌耐药蛋白

很多药物联合使用时发生相互作用的靶点就在于药物的转运体。药物转运体对ADME过程的影响与药物疗效、DDI、不良反应及药物解毒等密切相关。目前，药物转运体对药动学影响的研究越来越多地被临床所重视，是临床安全合理用药的重要内容。

二、常见的药物转运体

临床上常见的转运体有很多，表 2-1 列举了人类主要的药物转运体及相应的底物和抑制剂。了解转运体的底物或抑制剂，对掌握 DDI 有非常重要的临床意义。

表 2-1　人类主要的药物转运体及相应的底物和抑制剂

基因名	蛋白名	组织分布	底物	抑制剂
ABCB1	P-gp, MDR1	肝、肠道、肾、脑、胎盘、肾上腺、睾丸、肿瘤等	紫杉醇、长春新碱、拓扑替康、地高辛、非索非那定、茚地那韦、秋水仙碱等	奎尼丁、维拉帕米、环孢素、红霉素、利托那韦、酮康唑、伊曲康唑、LY335979、伐司扑达、依克利达等（诱导剂：利福平）
ABCB4	MDR3	肝	紫杉醇、长春新碱、地高辛等	
ABCC1	MRP1	肝、肾、脑、肠等	茚地那韦、阿德福韦等	
ABCC2	MRP2, CMOAT	肠、肝、肾、脑等	茚地那韦、顺铂等	环孢素等
ABCC3	MRP3, CMOAT2	肠、肝、肾、胎盘、肾上腺	甲氨蝶呤、依托泊苷、替尼泊苷等	
ABCC6	MRP6	肝、肾	顺铂、柔红霉素	
ABCG2	BCRP	肠、肝、乳腺、胎盘	多柔比星、柔红霉素、拓扑替康、罗苏伐他汀、柳氮磺吡啶等	吉非替尼、依克立达等
SLCO1B1	OATP1B1	肝	普伐他汀、利福平、瑞舒伐他汀、甲氨蝶呤、甲状腺素等	环孢素、利福平等
SLCO1B3	OATP1B3, OATP	肝	地高辛、甲氨蝶呤、利福平等	
SLCO2B1	OATP 2B1	肠、肝、肾、脑	普伐他汀等	
SLC10A1	NTCP	肝、胰腺	瑞舒伐他汀等	
SLC15A1	PEPT1	肠、肾	头孢氨苄、伐昔洛韦、氨苄西林、阿莫西林、卡托普利等	
SLC15A2	PEPT2	肾	卡托普利、氨苄西林、阿莫西林、伐昔洛韦等	
SLC22A1	OCT1	肝、肠	二甲双胍、阿昔洛韦、金刚烷胺、地昔帕明、更昔洛韦等	咪达唑仑、双异丙吡胺、苯乙双胍、奎尼丁、奎宁、利托那韦、维拉帕米等
SLC22A2	OCT2	肾、脑	二甲双胍、西咪替丁、金刚烷胺、美金刚等	地昔帕明、奎宁、酚苄明等
SLC22A3	OCT3	骨骼肌、肝、胎盘、肾、心	西咪替丁等	地昔帕明、哌唑嗪、酚苄明等
SLC22A4	OCTN1 OCTN2	肾、骨骼肌、胎盘、前列腺、心	维拉帕米、奎尼丁等	
SLC22A6	OAT1	肾、脑	甲氨蝶呤、阿昔洛韦、阿德福韦、齐多夫定等	丙磺舒、头孢唑林、头孢羟氨苄、头孢孟多
SLC22A8	OAT3	肾、脑	甲氨蝶呤、西咪替丁、齐多夫定	丙磺舒、头孢唑林、头孢羟氨苄、头孢孟多等

续表

基因名	蛋白名	组织分布	底物	抑制剂
SLC47A1	MATE1	肝、肾	二甲双胍、西咪替丁、普鲁卡因胺、四乙胺、拉米夫定等	茚地那韦、利托那韦、法莫替丁、伊马替尼、乙胺嘧啶等
SLC47A2	MATE2 MATE2-K	肾 肾	西咪替丁、二甲双胍、普鲁卡因胺、四乙胺、拉米夫定等	乙胺嘧啶（MATE2-抑制剂）

1. 摄取型转运体

（1）有机阴离子转运体（organic anion transporters，OATs）：位于近端肾小管上皮细胞基底侧膜的 OAT1 和 OAT3 是参与排泄有机阴离子的主要转运体，参与肾摄取和分泌有机阴离子。OATs 底物的关键结构是电荷和有机结构部分，底物药物依赖这些结构与 OATs 形成氢键和起到疏水作用。与临床常用药物关系较密切的主要有 OAT1 和 OAT3。OAT1 的底物药物有很多，如非类固醇类抗炎药（水杨酸盐、乙酰水杨酸盐、吲哚美辛等）、抗生素（青霉素、头孢霉素、四环素等）、抗病毒药物（阿昔洛韦、西多福韦、齐多夫定等）、利尿剂（乙酰唑胺、布美他尼、依他尼酸、呋塞米等）、抗肿瘤药物、ACEI、环磷酸腺苷（cAMP）、环磷酸鸟苷（cGMP）、叶酸盐、硫酸吲哚酚、前列腺素 E_2（PGE_2）、甲氨蝶呤等。OAT1 的标准底物是对氨基马尿酸（PAH）和荧光素。OAT3 底物包括许多药物和内源性物质如 cAMP、戊二酸盐、甲氨蝶呤、水杨酸盐、牛磺胆酸盐、尿酸盐、齐多夫定、伐昔洛韦，以及 ACEI、β-内酰胺类抗生素和多种神经递质的代谢产物等，OAT3 的标准底物是硫酸盐类固醇、葡糖醛酸类固醇等。

（2）有机阳离子转运体（organic cation transporter，OCT）：是肾中另一种重要的摄取型转运体，主要负责阳离子和（或）两性离子化合物的转运。约有 40% 的常用药物在体内会转化成为有机阳离子，因此说 OCT 在临床药物治疗中非常重要。OCT 的主要功能是将细胞外液中水溶性的阳离子化合物转运到细胞内。OCT 家族包括 OCT1、OCT2、OCT3 和其亚族新型有机阳离子转运体（novel organic cation transporter，OCTN）OCTN1 和 OCTN2。OCT 在人体内的分布各有特点。OCT1 主要分布于肝，与小分子有机阳离子物质在肝细胞膜两侧的转运和胆汁流的形成中起重要作用。OCT2 分布在肾小管上皮细胞的外侧基底膜，是肾主动分泌有机阳离子的一个主要转运体。OCT2 的底物药物有二甲双胍、西咪替丁、金刚烷胺、美金刚等。OCT3 较前两者分布更为广泛，在人体的骨骼肌、肝、胎盘、肾的组织均可检测到它的表达。OCTN1 的底物药物有四乙胺、维拉帕米等；OCTN2 的底物药物有奎尼丁、卡尼汀、维拉帕米等。

（3）有机阴离子转运多肽（organic anion-transporting polypeptide，OATP）：OATP 是转运内源性和外源性化合物的转运体。OATP 分布广泛，在肝、脑、肾和小肠都有分布。肝脏中 OATP 包括 OATP1B1（SLCO1B1，也称 OATP2，OATP-C 或 LST-1）、OATP2B1（SLCO2B1，也称 OATP-B）及 OATP1B3（SLCO1B3，也称 OATP8 和 LST-2）三种。这三种转运体均表达于肝细胞的血窦面，其底物覆盖范围广泛，介导内源性及外源性物质从血液向肝细胞的转运。内源性底物包括胆汁酸、前列腺素［前列腺素 E1（PGE1）、PGE2、白三烯 4（LT4）、血栓素 A2（TXA2）］、结合型类固醇（脱氧表雄甾酮硫酸盐、雌二醇-17-β-葡糖醛酸、雌酮-3-硫酸盐）等，外源性底物包括药物如强心苷（地高辛）、β-羟基-β-甲戊二酸单酰辅酶 A（HMG-CoA）还原酶抑制剂、抗肿瘤药（甲氨蝶呤）、ACEI（依那普利、替莫普利）、血管紧张素 II 受体阻断药（缬沙坦）、抗生素（苯唑西林）、某些非甾体抗炎药及茶多酚等。

抗组胺药非索非那定（fexofenadine）是人 OATP2B1、大鼠 Oatp1 和 Oatp2 的底物，通过被动扩散及 OATP 介导的主动转运进入肠上皮细胞。一些果汁（如葡萄柚汁、柑橘汁、苹果汁等）中的某些成分可明显抑制 OATP2B1，从而降低非索非那定的小肠吸收和生物利用度。

（4）寡肽转运体（oligopeptide transporters，PEPTs）：小肠上皮细胞的 PEPT1 是介导药物吸收的摄取型转运体。PEPT1 为 708～710 个氨基酸（分子量为 75kDa）组成的药物转运体，表达于小肠上皮细胞顶侧膜上，为低亲和力、高容量药物转运体。质子偶联是 PEPT1 转运的主要特征，即转运底物的能量依赖于胞外较高的 H^+。H^+ 为 PEPT1 转运其底物药物的驱动力，亦即酸性环境利于 PEPT1 底物药物的吸收。PEPT1 典型的底物为二肽、三肽类药物，如抗肿瘤药乌苯美司（二肽）。由于 β-内酰胺类抗生素、ACEI、伐昔洛韦等药物有类似于二肽的化学结构，因此也为 PEPT1 的典型底物。头孢氨苄的化学结构类似苯丙氨酸-半胱氨酸-缬氨酸组成的三肽，为 PEPT1 的底物。一般来说，低分子水溶性药物不易从小肠吸收。但是低分子水溶性的 β-内酰胺类抗生素不仅口服吸收迅速，而且生物利用度比较高，这就说明了转运体介导的主动转运在促进药物吸收方面起到了重要作用。

PEPT2 在肾小管上皮细胞刷状缘膜侧高表达，属于高亲和力、低容量转运体，也以 H^+ 为驱动力，参与蛋白质消化产物小分子肽类药物（二肽和三肽）及拟肽类药物（ACEI、某些抗病毒药物如恩替卡韦）等药物的肾小管重吸收。

2. 外排型转运体

（1）P-gp：在 20 世纪 70 年代研究癌症患者化疗耐药时被发现，为分子量 170～180kDa 的完整跨膜糖蛋白，是第一个已知的 ABC 转运体，广泛分布于全身各组织器官（图 2-3），如肠道黏膜上皮细胞刷状、肝细胞膜胆管面、肾近曲小管上皮细胞、睾丸、卵巢、血液-组织屏障、外周的淋巴细胞和人的肿瘤细胞等。目前发现在人类中，有两种 P-gp 基因家族（由 *MDR1* 和 *MDR3* 编码），在啮齿类动物中有三种 P-gp 基因家族（由 *mdr1a*、*mdr1b*、*mdr2* 编码），其中 *MDR1*、*mdr1a*、*mdr1b* 基因与 P-gp 的外排作用有关。目前认为 P-gp 转运的大部分底物为碱性或不带电荷的物质（有例外），多数为疏水性，这说明底物首先要在脂质膜中分布才能与 P-gp 的结合位点发生作用。一些研究表明，化合物的亲脂性和氢键的数量可能决定着底物与 P-gp 的亲和力。即底物亲脂性越强或氢键数量越多，成为 P-gp 底物的可能性越大。在目前已知的药物或化合物中，与 P-gp 有亲和力的几乎占了一半（表 2-2）。

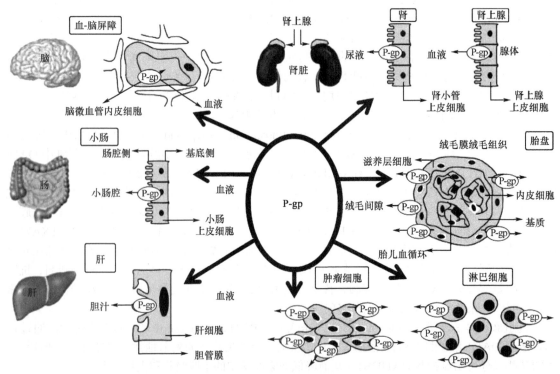

图 2-3　P-gp 在各组织器官的分布及作用

表 2-2　与部分转运体转运有关的药物占总药物的比例

转运体	与转运体有亲和力药物占总药物量的比例（%）
P-gp	43
OAT	22
MRP1-3	15
OCT	10
PEPT1/PEPT2	7
BCRP	3

P-gp 的底物非常广泛，包括外来物如药物、毒物和内源性物质。其功能是将药物（包括其他化学物质）从细胞内转运到细胞外，降低细胞内的药物浓度。胃肠道 P-gp 的功能是减少其底物的吸收、降低其生物利用度；肠道和肝中的 P-gp 还可增加药物的非肾清除，增加药物随粪排泄量；肾小管上皮细胞上的 P-gp 能增加底物药物的肾清除；血-脑屏障的 P-gp 可防止外来物进入脑；而肿瘤细胞上的 P-gp 则可外排抗肿瘤药物，使细胞内抗肿瘤药物浓度减低而产生肿瘤细胞的多药耐药现象。P-gp 转运药物是高耗能过程，与常见的药物代谢酶一样具有底物饱和性。有些 P-gp 底物超过一定剂量后，清除率降低，生物利用度突然增大。这种底物饱和性是非线性动力学产生的原因。因此在临床上一定要重视由于外排型转运体底物的饱和而产生的血药浓度突然升高。某些底物联用会对 P-gp 的转运作用产生竞争性抑制，如维拉帕米和地高辛。底物与 P-gp 抑制剂联用时，底物的血药浓度-时间曲线下面积（AUC）增大，清除率下降。例如，P-gp 的底物地高辛与 P-gp 抑制剂奎尼丁联用时可使地高辛 AUC 增大；底物与 P-gp 诱导剂联用时情况则相反，如 P-gp 底物地高辛和 P-gp 诱导剂利福平口服联用时可使地高辛血药浓度降低。由于 P-gp 的底物、抑制剂、诱导剂在常用药物中普遍存在，所以由 P-gp 介导的 DDI 也十分普遍，因此在临床用药时，一定要重视 P-gp 介导的 DDI（图 2-3）。

（2）多药耐药蛋白（multidrug resistance protein，MRP）：MRP 转运体是 ABC 转运体超家族中成员最多的重要一族，其在一级结构上虽与 P-gp 有 15% 的同源性，但是属于不同的 ABC 亚族，且两者导致肿瘤细胞产生相似但不同的耐药谱。MRP 有 2 个 ATP 结合位点。目前最常见的 9 个成员包括 MRP1～9，统称为 MRP。MRP 广泛分布于机体各个部位，其中 MRP1 在人的胃、十二指肠、结肠都有分布；而 MRP2 则主要位于肝脏、肾和肠道中。MRP2 可以将很多有机阴离子化合物和共轭代谢产物排泄入胆汁。值得提出的是 MRP2 仅转运硫酸化的胆酸盐而不转运未硫酸化的胆酸盐和单价阴离子胆酸盐。MRP2 功能缺陷可导致人患迪宾-约翰逊（Dubin-Johnson）综合征，临床表现为高胆红素血症。这是由于 MRP2 功能缺陷，不能将胆红素葡糖醛酸排泄入胆汁，使血中胆红素增高所致；MRP3 存在于小肠、肝等细胞的基底侧，其显著的特点是转运 MRP1 和 MRP2 不能转运的单价胆酸盐如胆酸、牛磺胆酸和甘胆酸。

MRP 主要转运有机阴离子（包括双亲性有机阴离子）、药物体内 II 相代谢产物如谷胱甘肽氧化物、硫酸盐、葡糖醛酸结合物等，与药物代谢关系密切。此外，MRP 还转运某些有机阳离子抗肿瘤药物如多柔比星、长春新碱等。

（3）乳腺癌耐药蛋白（breast cancer resistance protein，BCRP）：为 ABC 转运体超家族中唯一的半转运体。全转运体一般定位于细胞膜，半转运体一般定位于细胞内，而 BCRP 虽然属于半转运体却定位于细胞膜。BCRP 必须首先形成二聚体结构才有转运功能。BCRP 有一个 ATP 结合位点和 6 个跨膜螺旋，可编码 655 个氨基酸，分子量约为 72.6kDa，由于该转运体首先在乳腺癌细胞中获得，因而被命名为乳腺癌耐药蛋白。与 P-gp 和 MRP 一样，BCRP 在人体的正常组织内广泛表达，都定位于细胞膜的顶侧，在包括胎盘屏障中的胎盘滋养层细胞、小肠及结肠的上皮细胞、乳房小叶、静脉毛细血管内皮等都有表达，但在动脉内皮细胞没有表达。BCRP 的功能与 P-gp 和

MRP 相似，发挥分泌、排泄和避免毒性物质进入机体的重要生理功能。BCRP 的底物专属性与 P-gp 和 MRP 有部分重叠，BCRP 的底物有很多抗癌药物如甲氨蝶呤、多柔比星、米托蒽醌、柔红霉素等。BCRP 的非特异性抑制剂有很多，如依克立达（GF120918）、酪氨酸激酶抑制剂伊马替尼、姜黄素等。BCRP 的特异性抑制剂有烟曲霉素 C（fumagillin C，FTC），其有效抑制浓度为微摩尔级别，是一种高效的 BCRP 抑制剂，但由于其可产生严重的神经毒性而被禁用于临床。新生霉素（novobiocin）也是 BCRP 的特异性抑制剂。Ko143 对 BCRP 的抑制作用比 FTC 高出 10 倍以上，是目前已知最高效的 BCRP 抑制剂。

（4）多药及毒性化合物外排转运体（multidrug and toxin extrusion protein，MATE）：主要表达在肝和肾，参与介导有机阳离子转运的最终排泄过程。MATE 介导转运的驱动力来自于反向的质子梯度，通过 H$^+$ 交换外排有机阳离子，为质子和 Na$^+$ 梯度依赖型，MATE 属于 SLC，其功能被认为是继发性主动转运。MATE 可分为 MATE1 和 MATE2、MATE2-K 三个亚型。人类 MATE1 主要表达于肾和肝，MATE2 和 MATE2-K 主要表达于肾。MATE1 和 MATE2-K 的底物为典型的有机阳离子，如二甲双胍、西咪替丁和四乙胺等。MATE 的主要功能是外排以有机阳离子为主的内源性毒物、外源性药物和毒物等，起到了排毒的重要作用。MATE1 转运体抑制剂可减少抗肿瘤药物从肾和胆汁的排泄，从而加大其肝、肾毒性，如 MATE 抑制剂乙胺嘧啶能够增强铂类物质导致的肾毒性。

（5）胆盐外排泵（bile salt export pump，BSEP）：BSEP 主要表达在肝细胞毛细胆管膜，为 ABC 转运体超家族 B 亚型成员，分子量为 160kDa，包含 1321 个氨基酸，12 个跨膜区和 2 个 ATP 结合位点。BSEP 的主要功能是逆浓度梯度将胆汁从肝排到胆管中，是一种胆盐外排泵。BSEP 对人类主要胆汁酸转运能力从强至弱的顺序为牛磺鹅去氧胆酸＞牛磺胆酸＞牛磺熊去氧胆酸＞甘氨胆酸。

BSEP 蛋白缺陷致胆盐分泌降低，胆流减少，从而使肝细胞内胆盐蓄积，造成严重肝损伤。BSEP 参与肝细胞毛细胆管侧膜胆酸盐的分泌过程受胆酸和核受体法尼醇 X 受体（FXR）的调节。其功能异常可引起肝胆汁分泌代谢异常，如雌激素诱导的胆汁淤积模型及炎症性胆汁淤积症患者，均可见肝细胞胆汁酸转运异常和胆小管侧膜 BSEP 的 mRNA 表达降低。Ⅱ型进行性家族性肝内胆汁淤积（PFIC2）患者的 BSEP 在肝脏表达明显减少，且可见 BSEP 的突变。目前认为 BSEP 的减少和突变与 PFIC2 的发病有关。

第三节　药物转运体在药物体内过程中的临床意义

药物转运体在药物吸收、分布、代谢及排泄过程中起到重要作用。

一、药物转运体与药物吸收

在小肠上皮细胞的顶侧膜和基底膜上分别存在与药物吸收入血和分泌至肠腔相关的转运体（图 2-4）。促进具有吸收功能和抑制具有分泌功能的转运体，均可促进其底物药物自小肠的吸收。因此了解转运体在细胞膜的定位、性质和功能非常重要。

（一）促进小肠吸收的摄取型转运体及其临床意义

药物转运体是影响一些药物自消化道吸收的一个重要因素。一些药物通过小肠摄取型转运体的主动转运而被吸收入血。例如，氨基酸、寡肽、多肽、寡糖、胆汁酸、核苷酸、单羧化物及一些水溶性的维生素等经相应的转运体摄取，使之从肠腔进入血管，增加药物的吸收。

转运体介导小肠吸收方面的 DDI 能说明药物转运体在临床口服用药时的重要性。头孢氨苄与具有抗肝炎活性的二肽羟脯氨酸-丝氨酸（JBP485）同时口服时，可使头孢氨苄的 AUC 和血药峰浓度（C_{max}）显著下降（图2-5A），而相同剂量的两药同时静脉注射时则头孢氨苄的血药浓度几乎不发生变化（图2-5B）。进一步的在体大鼠小肠灌流、离体翻转肠实验均证明头孢氨苄与二肽 JBP485 相互作用的靶点在小肠。而用 *PEPT1* 基因转染细胞，用高表达 *PEPT1* 基因的细胞进行摄取实验，证明头孢氨苄与 JBP485 竞争性抑制小肠的靶点基因 *PEPT1*，从而使头孢氨苄的吸收明显减少。这提示在临床上 β-内酰胺类抗生素与二肽类药物不能联合口服，因联合口服后两者均不能达到其有效浓度。同理，两种 PEPT1 底物的 β-内酰胺类抗生素、ACEI、二肽类药物等也不宜联合口服给药。

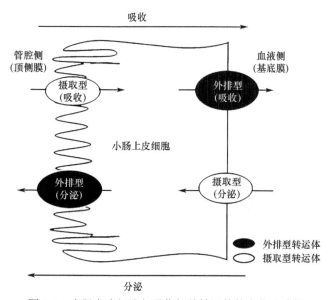

图 2-4　小肠上皮细胞与吸收相关转运体的定位和功能

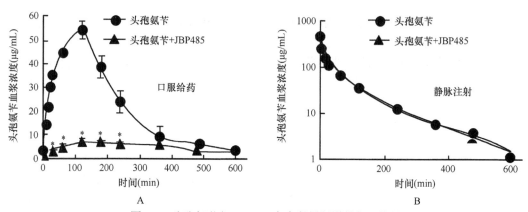

图 2-5　头孢氨苄与 JBP485 在大鼠胃肠道的相互作用

（二）抑制小肠吸收的外排型转运体及其临床意义

在小肠上皮细胞的顶侧膜上还存在着外排型转运体 P-gp（图2-2）。P-gp 的作用是将其底物药物外排至肠腔，防止其吸收入血。地高辛是 P-gp 底物，奎尼丁、维拉帕米、硝苯地平、胺碘酮、克拉霉素、罗红霉素和伊曲康唑等均为 P-gp 的抑制剂。当地高辛与这些 P-gp 抑制剂合用时，由于地高辛的外排被 P-gp 抑制剂所抑制，可导致地高辛吸收增加，血药浓度增加50%~300%，极易导致地高辛中毒。而地高辛与 P-gp 诱导剂利福平同时口服时，可导致地高辛血药浓度降低。

【临床案例 2-1】

图 2-6A 为地高辛与 P-gp 诱导剂利福平同时口服时，地高辛血药浓度降低。但当地高辛与利福平同时静脉注射时，则不影响地高辛的血药浓度（图 2-6B）。

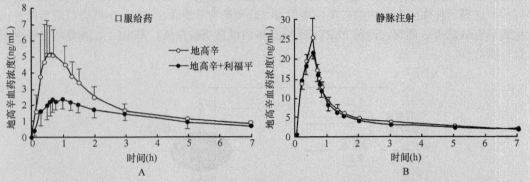

图 2-6　联合口服及静脉注射时利福平对地高辛血药浓度的影响

问题：图 2-6B 为静脉注射，为什么血药浓度有上升相？

【案例分析】

利福平是 P-gp 诱导剂，由于利福平促进了 P-gp 在胃肠道对地高辛的外排，因此使地高辛胃肠道吸收减少而导致地高辛血药浓度下降。但是地高辛与利福平同时静脉注射时，则不影响地高辛的血药浓度，这说明地高辛与利福平相互作用的靶点在胃肠道的 P-gp，两者联合口服时发生的 DDI 导致地高辛血药浓度降低而达不到疗效（图 2-6）。

值得强调的是，并不是在小肠经 P-gp 转运的药物，其在小肠的吸收均低。例如，奎尼丁、地塞米松、西洛他唑等在小肠也经 P-gp 外排，但是吸收却良好。这可用多因素影响外排型转运体的功能来解释。

1. 药物和 P-gp 的亲和力、给药量、消化道药物浓度的影响　如临床给药量可导致消化道药物浓度较高，P-gp 被饱和，因此其外排药物的作用不能发挥。

2. 吸收部位及吸收方向膜透过性的影响　P-gp 在小肠的表达量不是均一的。P-gp 在小肠上部表达量比小肠下部低，因此主要在小肠上部吸收的药物受 P-gp 的外排影响较小，药物容易被吸收。此外，药物向细胞内流入方向的膜透过性也影响 P-gp 的外排。

3. 被动扩散的速度及脂溶性的影响　脂溶性好、被动扩散的速度远大于 P-gp 的外排速度时也可使 P-gp 的外排作用不易显现。

综上所述，影响小肠外排型转运体功能的因素有很多，因此临床上考虑外排型转运体对药物吸收的影响时不能一概而论，要具体情况具体分析。除了 P-gp 以外，小肠还有 BCRP、MRP 等外排型转运体，这些转运体的功能与 P-gp 相似，也可以影响药物在小肠的吸收。因此在临床用药时要综合考虑。

二、药物转运体与药物分布

药物经摄取型转运体摄取和避开外排型转运体的外排才能充分地分布到靶器官而发挥疗效。增强摄取型转运体的功能和抑制外排型转运体的作用可促进药物的组织分布。

（一）增强摄取型转运体摄药入细胞的功能促进药物分布

前所述及，SLC 转运体多为摄取型转运体，如 PEPT1、OATP、氨基酸转运体等。促进这些摄取型转运体的表达，可使底物药物在靶器官摄取增多，从而促进药物的分布。

抗肿瘤药物乌苯美司是小肠 PEPT1 的底物。口服有抗肿瘤活性的白藜芦醇可通过激活 Nrf2

促进小肠 PEPT1 表达，此时再口服乌苯美司，可使乌苯美司摄取增多，增加乌苯美司的小肠分布导致血浆浓度升高，AUC 明显增大（图 2-7）。

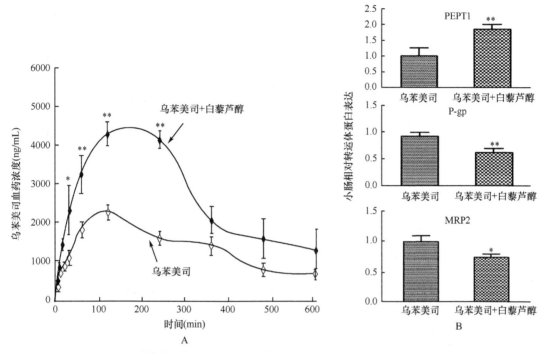

图 2-7 白藜芦醇对乌苯美司血药浓度（A）及大鼠小肠转运体（B）的影响

（二）抑制外排型转运体排药出细胞的功能促进药物分布

在机体的许多器官中都存在着外排型转运体 P-gp，除了小肠上皮细胞外，胆管上皮细胞、肾小管近端内皮细胞、血-脑屏障、血-睾屏障、胎盘屏障等也有 P-gp 分布。P-gp 为药物外排泵，可将肝的 P-gp 底物转运到胆汁中，也可将 P-gp 底物通过血-脑屏障或胎盘屏障排出，并可限制其进入血-脑屏障或胎盘屏障。一般认为，增加药物的亲脂性或降低解离度可以提高血-脑屏障对药物的通透性。但有些药物如环孢素 A、长春新碱、多柔比星等药物的亲脂性都很高，血-脑屏障的通透性却很低。这是由于位于脑毛细血管内皮细胞腔面上的 P-gp 起到了药物外排泵的作用，将进入内皮细胞的某些亲脂性药物外排回血液，从而降低药物进入脑部的量。胎盘屏障存在的 P-gp 对药物发挥逆向转运的作用，可降低胎儿侧的药物暴露。因此，妊娠期应慎用 P-gp 抑制剂类药物，以保障人类这种天然的防护机制的完整，降低药物对胎儿的损害。药物在房水、晶状体和玻璃体等组织的浓度远低于血液，这是因为血-眼屏障的作用所致，转运体也参与了血-眼屏障的作用。

乌苯美司除了是小肠 PEPT1 的底物外，还是 P-gp 的底物。白藜芦醇使乌苯美司血药浓度升高的另一原因是抑制了小肠的外排型转运体 P-gp 及 MRP2，从而使乌苯美司从小肠细胞外排减少，增加了乌苯美司的小肠吸收，导致血药浓度升高（图 2-7）。

为了避开外排型转运体的外排，从而更多的使药物分布到靶器官，近年来很多研究者致力于开发外排型转运体的抑制剂。如果外排型转运体的底物药物与外排型转运体的抑制剂合用，则可增强药物在靶器官的分布，从而增强疗效，但同时也要警惕药物在靶器官蓄积，导致中毒。

（三）药物转运体影响药物分布的临床意义

如果临床上同时给予 P-gp 底物的药物，则在 P-gp 结合位点上将发生 DDI，影响药物的外排而使药物在组织的分布发生变化。

【临床案例 2-2】

图 2-8A 所示为止泻药洛哌丁胺（loperamide）与奎尼丁联合口服时对二氧化碳呼吸反应。图 2-8B 为两药合用时对洛哌丁胺血药浓度的监测。请解释联合用药时导致血药浓度变化的原因。

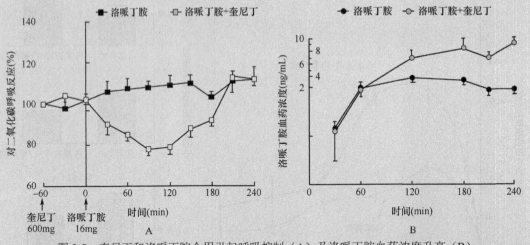

图 2-8 奎尼丁和洛哌丁胺合用引起呼吸抑制（A）及洛哌丁胺血药浓度升高（B）

【案例分析】

外周性止泻药洛哌丁胺作用于胃肠道的阿片受体起到止泻作用。虽其是 P-gp 的底物，但单用时由于血-脑屏障 P-gp 的外排作用，脑内药物浓度很低，不会产生呼吸抑制作用（图 2-8A）。但当临床上洛哌丁胺与 P-gp 抑制剂奎尼丁合用时，由于奎尼丁抑制了中枢 P-gp 外排洛哌丁胺，使一般情况下几乎不能进入中枢的洛哌丁胺避开了 P-gp 对其的外排而导致洛哌丁胺的脑内浓度明显增高。洛哌丁胺作用于中枢的阿片受体后可产生严重呼吸抑制等神经毒性（图 2-8A）。值得强调的是，能监测出洛哌丁胺血中浓度升高的时间迟于中枢不良反应表现的时间。奎尼丁与洛哌丁胺合用 60min 后才能检测到洛哌丁胺的血中浓度升高（图 2-8B），而两药合用后 30min 即可产生明显的中枢不良反应，到 60min 时已非常严重（图 2-8A）。这说明临床上单纯依靠血药浓度监测来判断有否不良 DDI 是不可取的。因此，临床医生、临床药师掌握药物转运体介导的 DDI 并明确其作用机制，对指导临床安全合理用药极为重要。

三、药物转运体与药物代谢

目前认为，药物转运体仅担负着转运药物的作用，其本身并不能使药物的结构发生改变，因此没有代谢药物的功能。一般认为，药物转运体影响药物代谢主要表现在具有二重性性质的药物上，即该药物既是某转运体的底物（或抑制剂）同时又是细胞色素 P450（CYP450）酶系中某 CYP 亚型的底物（或抑制剂），这样的具有二重性性质的药物在临床上发生的 DDI 必须被加倍重视。

通过影响药物代谢而产生的 DDI 约占药动学相互作用的 40%，是最具临床意义的一类相互作用。临床上，这类相互作用最常见的主要涉及 I 相代谢酶 CYP 系统。在人类肝脏中与药物代谢密切相关的 CYP 亚型主要有 CYP1A2、CYP2A6、CYP2C9、CYP2C19、CYP2D6、CYP2E1 和 CYP3A4，它们占肝脏中 CYP 总含量的 75% 以上。抗高血脂药西立伐他汀之所以被撤出市场，就是因为其与贝特类抗高血脂药吉非罗齐联合应用后由于严重的 DDI 而导致多人死亡。

【临床案例 2-3】

西立伐他汀与吉非罗齐联合口服后，可导致西立伐他汀的血药浓度明显升高，AUC 可增加 4.4 倍，C_{max} 升高 2.5 倍，血浆 $t_{1/2}$ 延长 2.4 倍（图 2-9A）。为什么会出现这种情况？

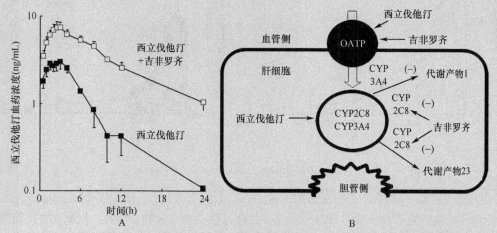

图 2-9　吉非罗齐对西立伐他汀血药浓度的影响（A）及其药动学机制（B）

【案例分析】

西立伐他汀和吉非罗齐均为肝细胞血管侧膜上 OATP 的底物，经 OATP 摄取入肝细胞。西立伐他汀与吉非罗齐合用后，由于吉非罗齐竞争了 OATP 对西立伐他汀的肝摄取，使西立伐他汀的肝清除率下降而过多地进入血中，使其血药浓度升高。此外，吉非罗齐又是肝细胞内代谢西立伐他汀的 CYP2C8 和 CYP3A4 的抑制剂（主要抑制 CYP2C8）。当西立伐他汀与吉非罗齐合用后，吉非罗齐抑制了西立伐他汀的肝代谢，进一步使西立伐他汀的血药浓度升高（图 2-9B）。这种在转运体和代谢酶水平上发生 DDI 所产生的后果，至少导致西立伐他汀的血药浓度二次升高，对患者来说可谓是"雪上加霜"。这可能是西立伐他汀与吉非罗齐合用后产生严重不良 DDI，从而导致患者死亡的作用机制。除了西立伐他汀与吉非罗齐合用导致前者血药浓度明显升高外，西立伐他汀与环孢素 A 联合口服后，也可使西立伐他汀血药浓度显著上升。其程度和原理与西立伐他汀和吉非罗齐合用时相似。

能从理论上和动物实验结果进一步说明转运体和 CYP 介导的 DDI 在临床上的典型案例如下。

【临床案例 2-4】

图 2-10A 显示给 P-gp 基因（*mdr1a/mdr1b*）敲除小鼠灌胃紫杉醇后，血浆紫杉醇的 AUC 比野生小鼠的高近 6 倍，然而，当紫杉醇合用环孢素 A 后，紫杉醇的 AUC 进一步增加，达到野生小鼠的近 10 倍。图 2-10B 显示癌症患者联合口服紫杉醇和环孢素 A 后，紫杉醇的 AUC 比单独服用紫杉醇时显著增加。

【案例分析】

紫杉醇是 P-gp 的底物，而环孢素 A 是 P-gp 的强效抑制剂。上述动物及人体试验结果均表明合用环孢素 A 后，由于 P-gp 活性被抑制，使紫杉醇的外排明显减少，因此血液中紫杉醇药物浓度增高，AUC 显著增大；图 2-10A 中合用环孢素的 AUC 甚至远高于 P-gp 基因敲除小鼠的 AUC，原因是环孢素 A 同时也是 CYP3A4 的强抑制剂，而紫杉醇也经 CYP3A4 代谢，由于环孢素 A 抑制了 CYP3A4 代谢紫杉醇，从而进一步增加了紫杉醇的药物浓度和 AUC，产生了转运体和 CYP 两方面介导血药浓度升高的"雪上加霜"作用。所以，临床上用紫杉醇治疗时一定要注意同服药物是否会影响 P-gp 或 CYP3A4 的活性。

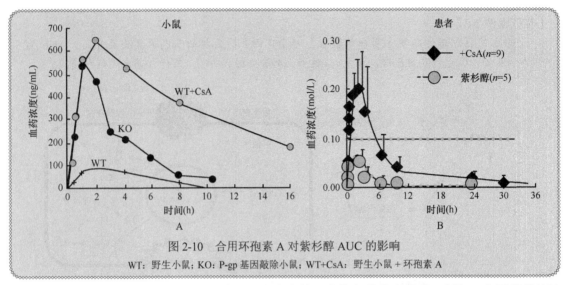

图 2-10　合用环孢素 A 对紫杉醇 AUC 的影响

WT：野生小鼠；KO：P-gp 基因敲除小鼠；WT+CsA：野生小鼠＋环孢素 A

　　药物转运体影响药物代谢的 DDI 也经常发生在某些食物与药物合用时。例如，食用葡萄柚汁后再服用抗高血脂药洛伐他汀，可导致后者的血药浓度明显上升，AUC 明显增加，某些患者可产生严重的洛伐他汀中毒反应。葡萄柚汁中含有黄酮类柚苷、呋喃香豆素香柠檬素和 6′,7′-双氢香柠檬素。这几种化学物质是 P-gp 的底物，而洛伐他汀也是 P-gp 的底物。当葡萄柚汁与洛伐他汀同服时，由于葡萄柚汁中 P-gp 的底物与洛伐他汀竞争小肠上的 P-gp，使 P-gp 不能外排洛伐他汀而导致洛伐他汀经小肠吸收增多，血中浓度升高。除此之外，葡萄柚汁中的黄酮类柚苷物质和洛伐他汀均为 CYP3A4 的底物。两者合用后，可相互抑制对方被 CYP3A4 代谢而使其血药浓度升高。因此，与西立伐他汀和吉非罗齐合用时发生 DDI 的机制相似，葡萄柚汁也可同时通过抑制转运体和 CYP 的功能而导致洛伐他汀的血药浓度升高。

　　临床上，中草药与化学药联合应用后所发生的 DDI 越来越多地被医护人员所重视。大量的体内体外研究表明，中草药中的成分对于药物代谢酶或转运体的功能可产生明显的影响，从而导致药物的体内过程发生改变。因此临床上在联合应用中草药和化学药物治疗某些疾病时，一定要警惕这两类药物中的成分对药物代谢酶和转运体的诱导或抑制作用，避免不良 DDI 的发生。

四、药物转运体与药物排泄

（一）药物转运体与肾分泌药物

　　排泄是指药物以原型或代谢产物的形式通过排泄器官或分泌器官排出体外的过程。大多数药物及其代谢产物的排泄为被动转运，少数以主动转运方式排泄，如青霉素。药物及其代谢产物经肾排泄有三种方式：肾小球滤过、肾小管主动分泌和肾小管被动重吸收。前两个过程是血中药物进入肾小管腔内，后一个过程是将肾小管腔内的药物再转运至血液中（图 2-11）。肾小管分泌为主动转运过程，常见转运体介导的主动转运见图 2-11，药物逆浓度梯度地从毛细血管穿过肾小管膜而到达肾小管。肾小管上皮细胞存在着很多转运体，其中包含两大类转运系统，即有机阴离子与有机阳离子转运系统，分别转运弱酸性和弱碱性药物。分泌机制相同的两药合用，可发生竞争性抑制。

（二）药物转运体与肾脏重吸收药物

　　药物转运体也可介导某些药物经肾小管主动重吸收（图 2-11）。例如，肾小管上皮细胞的 PEPT2 可介导二肽、三肽及肽类似物 β-内酰胺抗生素经肾小管主动重吸收。重吸收的药物可以再次入血，维持血中治疗浓度。Xu 等报告，利用 PEPT2 转运体的特性和简单的实验方法可以计算出重吸收药物（恩替卡韦）占给药量的百分比（见第六章）。

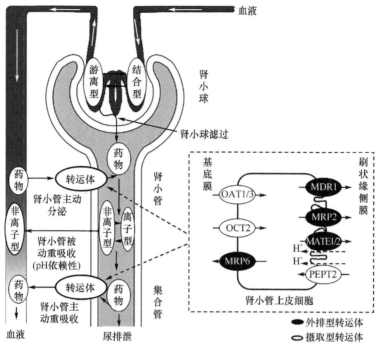

图 2-11　肾的药物排泄机制

（三）药物转运体介导药物肾排泄的临床意义

很多药物（包括代谢物）通过肾小管主动转运系统分泌后由尿排出体外。联合用药时，如果两种或多种药物同时经肾小管的相同主动转运系统分泌，则会由于竞争性抑制作用减少某些药物的排泄。OATs 的主要功能是在肾主动分泌弱酸性药物，如甲氨蝶呤、西多福韦、阿德福韦、阿昔洛韦、更昔洛韦、丙磺舒、氨苯砜、β-内酰胺类和非甾体抗炎药等。OCT 主动分泌弱碱性药物如齐多夫定、拉米夫定、沙奎那韦、茚地那韦、利托那韦、奈非那韦、普鲁卡因、普鲁卡因胺、氯苯那敏等。如果经同一转运体的药物联合应用，则可能发生 DDI 而影响这些药物的肾排泄。例如，法莫替丁的肾小管主动分泌主要经 OAT3 介导，小部分经 OCT2 介导。法莫替丁与丙磺舒合用时，由于丙磺舒能竞争性抑制 OAT3 活性，导致法莫替丁的肾清除明显降低。法莫替丁给药量的 80%以原型从尿中排泄，肾清除率下降会导致药物在血中蓄积，严重时可导致药物中毒。除了青霉素外，丙磺舒还能竞争性地抑制阿司匹林、头孢噻吩、吲哚美辛、对氨基水杨酸等药物经肾小管的OATs 分泌，减少了这些药物的尿中排泄，因此可使这些药物血中浓度升高。利尿药呋塞米可抑制尿酸经肾小管的 OATs 分泌，使其在体内蓄积，诱发痛风。临床上非甾体抗炎药可增加甲氨蝶呤的毒性，与非甾体抗炎药抑制甲氨蝶呤经肾小管的 OATs 分泌有关。如果临床需要合用非甾体抗炎药和甲氨蝶呤，则甲氨蝶呤的剂量应减少，此外，还应密切观察骨髓毒性反应。

除了摄取型转运体外，外排型转运体介导的 DDI 也会改变底物药物的肾排泄，导致其血药浓度明显升高（图 2-12）。

【临床案例 2-5】

临床上，P-gp 的底物药物地高辛如果与 P-gp 的强效抑制剂合用，则可导致地高辛的血药浓度明显升高，且升高的程度与同时服用 P-gp 抑制剂的个数呈正相关（图 2-12）。试分析可能产生的原因。

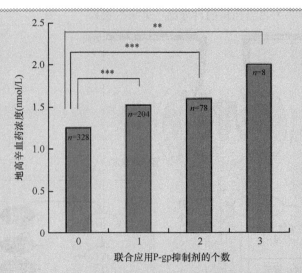

图 2-12 同服 P-gp 抑制剂的个数与地高辛血药浓度升高的关系

【案例分析】

由于与地高辛同服的 P-gp 抑制剂抑制了肾近端小管上皮细胞的 P-gp，使地高辛经 P-gp 的外排性分泌受到抑制，重吸收增加，因此可导致地高辛的血药浓度明显升高。此外，同服的 P-gp 抑制剂还可以抑制小肠黏膜刷状缘侧的 P-gp，导致地高辛经 P-gp 的外排减少，其结果也可使地高辛的血药浓度升高。因此同服 P-gp 抑制剂的个数越多，地高辛的血药浓度升高越明显，会导致地高辛中毒，发生危险。

以患者为本，牢牢掌握药物转运和转运体的基本概念及其临床意义是临床药学、临床医学及其他临床相关学科学生的义务与责任。

思 考 题

1. 以 OAT1 为例，说明转运体的分类、功能、底物特点并举例 10 个临床常用底物药物。

2. 以 P-gp 为例，说明外排型转运体的功能。肿瘤发生多药耐药主要与哪些外排型转运体有关？

3. 分别举例说明转运体介导的药物吸收、分布、代谢和排泄及其临床意义。

4. 参考西立伐他汀与吉非罗齐联合口服导致患者病情"雪上加霜"的例子，再举 2~3 个例子说明转运体和代谢酶介导的 DDI 对患者所产生的危害。

（刘克辛）

第三章 药物吸收及生物利用度

本章要求

1. 掌握药物吸收及生物利用度概念、吸收和生物利用度可受到的影响因素。
2. 熟悉生物利用度测定方法。
3. 了解药物吸收过程。

吸收（absorption，Abs）是指药物从给药部位进入血液循环的过程。药物吸收机制比较复杂，且因不同给药方式机制各异。胃肠道或其他血管外部位的全身药物吸收取决于多种因素，药物的理化性质和制剂因素、机体药物吸收部位的生理及解剖特征等，均可影响药物吸收。因此，掌握药物吸收特点及影响因素，对研究药物体内过程有重要意义。

生物利用度（bioavailability，BA）在新药筛选过程中是一项重要参数，它反映了化合物进入体循环的药量比例，包括程度与速度两方面。从药动学角度，生物利用度低且个体差异性大，是药物开发失败的重要原因。生物利用度与许多因素有关，包括药物自身剂型和工艺、理化性质及用药个体的生理状态等。药物生物利用度的研究对确保药物制剂的安全性和有效性十分必要。

第一节 口服药物吸收

口服给药具有方便、安全、患者易接受等优点，为最常用的给药方式。口服给药主要经胃肠道吸收。胃肠道吸收是指药物跨胃肠道上皮细胞进入血液循环的转运过程。药物只有吸收入血，达到一定血药浓度，并通过循环系统转运至靶器官，才能产生理想效果。药物口服后，由于受药物的溶解性和稳定性等理化性质的影响，以及胃肠道及肝内各种酶等生物药剂学性质的影响，可使药物在体内的过程发生变化，出现吸收不良、生物利用度差、显效慢和效力持续时间短等现象。

一、口服药物吸收的生理学因素

消化系统由自口腔至肛门的消化管道组成，主要功能是分泌、消化和吸收。口服药物自口腔给药后要经过口腔、食管及胃肠道，最终从肛门排出。此过程包括胃排空、小肠和结肠转运等。通过肠道进入全身吸收的药物，受到消化道各种解剖因素及生理因素的影响。

1. 口腔　是消化道的起始部分。口腔周围的唾液腺所分泌的唾液具有润滑口腔黏膜、溶解食物和便于吞咽的作用，同时也可以与药物作用。正常人每日分泌的唾液可高达 1500mL，pH 约为 7。

2. 食管　此区域 pH 为 5～6。其末端的食管括约肌可阻止胃酸倒流，药片或胶囊也可能在此处滞留，引起局部刺激作用。在食管内几乎没有药物的溶解。

3. 胃　未进食时，胃液的 pH 为 2～6，进食后，胃壁细胞分泌盐酸使 pH 降至 1.5～2。在酸性条件下，碱性药物会迅速溶解。胃黏膜吸收面积有限，同时药物在胃内运行时间较短，因而除了一些弱酸性药物具有较好吸收外，大多数药物吸收较差。胃排空速率可影响药物吸收。

4. 小肠　小肠是口服给药的主要吸收场所，含有丰富的血管及淋巴管，同时小肠上皮细胞是由单层细胞组成，有丰富的绒毛及微绒毛。因此药物与小肠有充分的接触时间与接触面积，同时，血管灌注速率高，对药物吸收十分有利。十二指肠 pH 为 6～6.5，是酶消化蛋白质和肽类的最适 pH。在十二指肠的吸收过程中，许多酯类药物会被水解，同时由于蛋白酶的存在，使得许多蛋白质类药物被分解，影响吸收过程。空肠区域 pH 为 6～7，蛋白质和碳水化合物可在此部位被胰液和胆汁消化。空肠的收缩频率低于十二指肠，有利于药物吸收的体内研究。回肠段 pH 约为 7.5，酸性药物在回肠易于吸收，分泌的胆汁可帮助溶解脂肪及疏水性药物。

5. 大肠 大肠黏膜上存在褶皱但是没有绒毛，有效吸收面积比小肠小很多，故不是药物吸收的主要场所，但对于控释制剂、肠溶剂型、结肠定位给药系统、溶解度小的药物及栓剂等有一定的吸收作用。

二、口服药物吸收的评价方法

了解药物在肠道的吸收动力学、有效吸收部位、吸收机制、影响吸收的因素等对于提高药物有效性和安全性，避免药物毒性等有重要意义。吸收模型的广泛应用对药物吸收的评价发挥了积极作用。评价口服药物吸收的方法主要包括体内方法、在体方法、离体方法等。

（一）体内方法

本方法是指经口给药后，不同时间点采集血液、尿液等生物样本，测定药物浓度，绘制体内药物的浓度-时间曲线（简称药-时曲线），计算 C_{max}、达峰时间（t_{max}）等药动学参数来评价药物吸收的速度和程度。此法能够真实反映药物体内的总体吸收情况，但其实是综合了物化、生理、剂型等因素的结果，因此很难从细胞或分子水平研究药物的吸收机制，不能特异性地反映肠道的吸收情况，且周期长、影响因素较多，如存在个体差异大带来的误差、实验结果受所研究物质在体内分解的影响等。

（二）在体方法

1. 在体肠灌流 动物麻醉固定后，通过开腹手术将灌注管和引流管分别插入实验动物的肠道。用蠕动泵将含有药物的溶液以一定的速度灌入肠腔，收集流出液和血液，测定其中的研究药物和示踪物的浓度，计算所研究药物的吸收率。此方法可保持肠道神经、内分泌输入的完整性及酶的活性，同时也保证了血液和淋巴液供应不变，能够综合反映生理条件下药物在肠道吸收的真实情况。

2. 肠道血管插管法 本方法是在灌流基础上，进行肠道血管处插管。操作过程中，既可插管于对一段肠管供血的肠系膜血管，也可以插管于对整段小肠供血的肠系膜上的动脉和肝门静脉，在不同时间内抽取门静脉或体静脉血，以研究该物质从肠腔直接吸收入血的情况。本法中药物的吸收量以药物被吸收到血液的变化量来计算，不受动物的大小及血容量的限制，能真实反映药物在小肠吸收的情况。但实验结果受所研究药物在体内分解代谢的影响。

（三）离体方法

1. 外翻肠囊法 将动物麻醉后取出小肠，将肠段用玻璃棒轻柔外翻，置于含有药物的缓冲液中，定时从肠管内外两侧取样，测定药物浓度的变化，可比较不同小肠部位对药物吸收的影响。同样，此法也适用于人体小肠。缺点是离体的肠组织血流完全停止，同时对小肠活性要求严格，在分析实验结果时应慎重。

2. Caco-2 细胞 具有与小肠上皮细胞相同的微绒毛结构和紧密连接。由于形态学及生化性质都与小肠上皮细胞很相似，Caco-2 细胞模型已被广泛用于体外药物分子肠吸收的研究。将状态良好的 Caco-2 细胞种于聚碳酯膜上，待细胞形成单层后，检查细胞通透性和完整性，用于药物跨膜转运实验。根据式（3-1）测定药物渗透系数（P_{app}）。一般认为，吸收良好的药物，其 $P_{app} > 1 \times 10^{-6} \text{cm/s}$；吸收为 1%～100% 的药物，其 P_{app} 为 $0.1 \times 10^{-6} \sim 1 \times 10^{-6} \text{cm/s}$；而吸收较差的药物（<1%），其 $P_{app} < 1 \times 10^{-7} \text{cm/s}$。

$$P_{app} = \frac{dQ/dt}{A \times C_0} \tag{3-1}$$

式中，dQ/dt 为渗透速率（μg/min）；C_0 为供药室中被测药物的初始浓度（μg/mL）；A 为单层细胞的表面积（cm^2）。

Caco-2 细胞来源是人结肠癌细胞，可用于区分肠腔内不同吸收途径的差别、判断药物吸收的方式、求出药物吸收的动力学参数，是细胞水平上研究药物吸收的一种高通量筛选的工具。Caco-2 细胞也有一定的缺点，如缺少肠壁的黏液层；缺少部分代谢酶；屏障特性与结肠上皮细胞类似，但与小肠上皮细胞有一定差别。

第二节　非口服给药途径的药物吸收

口服虽然是最简便、安全、普遍的给药途径。然而，某些口服药物由于刺激胃肠道，如阿司匹林和大多数其他非甾醇抗炎药，可损害胃和小肠壁并诱发溃疡；某些药物吸收很差或在胃内被胃酸和消化酶破坏。因此，当口服给药受到限制时，可采用其他给药途径替代口服给药。其他给药途径一般在患者不能经口给药，药物必须尽快和准确地给予，或药物口服吸收很差且不规则时方才选用。

（一）舌下给药的吸收

舌下给药可由血流丰富的颊黏膜吸收，不经过胃肠道吸收，而直接进入全身循环。因此，避免了口服给药的首过效应，达到吸收迅速、不良反应少、应用剂量比口服小的目的。舌下黏膜血管丰富，舌下腺位于舌下黏膜，分泌、积存的唾液多，药物可溶解吸收，疗效发挥迅速。一般舌下给药法多用于急症患者和经胃肠道后药效降低甚至失效，而舌下给药疗效又较好的情况。舌下给药的片剂称为舌下片，一般舌下片具有迅速扩散或穿透黏膜的特点，常见的舌下片包括硝酸甘油、异丙肾上腺素、红霉素四硝酸酯等。

（二）吸入给药的吸收

吸入的药物可以被肺上皮细胞或呼吸道黏膜吸收，然后进入血液循环。通常，肺部及其相关气道可通过黏膜纤毛清除作用，将异物排除在吸收性较高的肺外周上皮细胞之外。当气雾化的药物到达肺外周上皮区域后，药物的吸收则非常快速，甚至与静脉注射相当。吸入给药可以避免首过效应，尤其适合肺部疾病。常用的吸入药物包括硫酸沙丁胺醇气雾剂、异丙肾上腺素气雾剂等。

（三）鼻腔给药的吸收

对于无注射条件尤其是不便口服或注射的药物，鼻腔给药是一种有效的给药途径。用于鼻腔给药的剂型包括鼻腔喷雾、滴鼻剂、气雾剂和喷雾剂。鼻腔给药的优点：①有丰富的血液供应，可较好地吸收药物；②鼻腔黏膜水解酶的活性比胃肠道低，降低了高分子化合物如多肽、激素、疫苗等的降解；③避免了口服药物的首过效应，同时也避免了药物对肝的损害；④使用方便，不良反应较小，有较好的依从性；⑤鼻腔给药生物利用度较高，非肽类药物的鼻腔吸收速度接近静脉注射，非常适于急救、自救。通常情况下，药物必须具有足够的脂溶性，穿过鼻腔上皮细胞膜才能被较好地吸收，具有适宜的亲脂性和亲水性的小分子化合物容易被吸收。由于鼻腔的表面积较小，药物在鼻腔的滞留时间较短，从而影响了鼻腔给药的吸收。目前，很多研究致力于如何促进药物在鼻黏膜的吸收，从而提高疗效，采用较多的方法是加入吸收促进剂、酶抑制剂、生物黏附剂、结构修饰及改变药物剂型等。

（四）直肠给药的吸收

直肠给药是指通过肛门将药物送入直肠，通过直肠黏膜迅速吸收进入体循环。口服不耐受或不可口服的药物但需整体吸收时，可以考虑直肠给药。直肠的周围有丰富的动脉、静脉、淋巴丛，直肠黏膜具有很强的吸收功能。直肠给药，药物混合于直肠分泌液中，通过肠黏膜被吸收，其传输途径大致有三：其一，由直肠中静脉、下静脉和肛门静脉直接吸收进入体循环，因不经过肝脏从而避免了首过效应，提高血药浓度；其二，由直肠上静脉经门静脉进入肝脏，代谢后再参与体循环，此部分吸收的药物不能避免首过效应；其三，直肠淋巴系统也吸收部分药物。三条途径均不经过胃和小肠，避免了酸、碱、消化酶对药物的影响和破坏作用，亦减轻药物对胃肠道的刺激，因而直肠给药大大地提高了药物的生物利用度。常见的经直肠给药的药物包括比沙可定栓、对乙酰氨基酚栓、阿司匹林栓、盐酸克仑特罗栓等。

（五）经皮给药的吸收

经皮给药是药物通过皮肤吸收的一种给药方法，可避免胃肠道降解和首过效应。经皮吸收过程除了经角质层由表皮至真皮的透过吸收途径以外，也可以通过皮肤的附属器官吸收。经皮肤敷贴、涂抹、喷洒等方式给药后，药物主要透过角质层和生长皮层进入真皮，然后扩散进入毛细血管，最终进入血液循环。药物的经皮吸收除受皮肤生理结构的因素影响之外，主要还受药物和基质的理化性质，药物分子大小、极性、与水的相互作用、脂溶性等的影响，且在吸收初期主要受附属器官的影响。常用的剂型为贴剂或贴片，还包括软膏剂、硬膏剂、涂剂和气雾剂等。常见药物包括丁丙诺啡贴剂、利多卡因贴片、雌激素类贴剂、司来吉兰贴剂、维生素 B_{12} 贴剂等。

（六）肌内注射给药的吸收

肌内注射药物的吸收十分缓慢或不完全。肌内注射后某些药物释放是逐渐的，以致开始时的作用比口服还慢。药物吸收过程包括药物由肌肉扩散至周围组织液，然后进入血液。不同部位肌肉血流量也不一样。水溶液释放药物快，药物在注射部位吸收也快。而黏液、油性或混悬介质会使药物释放减慢，药物的吸收也变得缓慢而持久。分布在油相介质中的药物必须在整体吸收前进入水相。由于分配较慢，在油相中易溶而在水相相对不溶的药物在吸收部位可能会有相对持久的吸收过程。常用的经肌内注射吸收的药物包括盐酸普鲁卡因注射液、青霉素钠注射液和低分子右旋糖酐注射液等。

第三节　影响吸收的主要因素

药物的吸收会受到多种因素影响，给药途径对吸收的影响最为重要。给药途径不同，可直接影响到药物的吸收程度和速度（表 3-1）。因为机体的不同组织对于药物的吸收性能不同，对药物的敏感性也存在差别，药物在不同组织中的分布、消除情况也不一样。不同的给药途径，药物吸收由快到慢依次为吸入给药＞肌内注射＞皮下注射＞口服给药＞直肠给药＞经皮给药。同时其他因素对药物吸收也有显著影响，如生理学因素、病理学因素、药物的理化性质、剂型、制剂和给药途径等。

表 3-1　不同给药途径药物吸收特点

给药途径	吸收情况
快速静脉注射	完全吸收（100%），生物利用度是即时的
静脉输液	完全吸收（100%），药物吸收速度由输液速度决定
肌内注射	水溶液吸收迅速，非水溶液吸收缓慢，因注射肌肉群和血流量的不同，吸收速度不同
皮下注射	水溶液吸收迅速，缓释处方吸收慢，药物吸收速度与血流量及注射量相关
舌下给药	脂溶性药物吸收迅速
口服给药	吸收情况多样，通常吸收速度不如静脉注射或肌内注射
直肠给药	栓剂的吸收多变，灌肠剂（溶液）的吸收更稳定
经皮给药	吸收缓慢，速度多变，封闭敷料可增强吸收
吸入或鼻腔给药	吸收迅速，被吸收的总药物剂量多变

一、影响口服药物吸收的主要因素

口服给药是最常用的给药方式，其主要吸收部位为小肠，吸收方式主要为脂溶扩散（即简单扩散）。相对其他给药途径而言，口服给药吸收较慢，且吸收效果差异较大。影响药物口服吸收的因素很多，主要包括以下几个方面。

1. 生理学因素

（1）胃排空时间：小肠是药物吸收的主要场所，而胃排空时间决定药物到达小肠的时间。药物吞服后会迅速到达胃部，并最终由胃排空至小肠吸收，胃排空时间延长会推迟药物到达十二指肠的时间，影响其吸收。青霉素类药物由于在胃酸中不稳定，胃排空的延长将导致其分解，影响药效。相反，如胃排空时间延缓，有利于一些碱性药物在胃中的溶解，会促进其进入肠道吸收；某些酸性药物则相反，如丙胺太林延缓胃排空，使对乙酰氨基酚的吸收减慢。

胃排空时间可受到容积、食物、药物等多种因素影响。①初始容积越大，胃排空的速度越大，初始阶段后，容积越大胃排空速度越小。当服药时同饮大量的水，既可增加溶解度，又可促进胃排空。同剂量的稀溶液比其浓溶液有较大的体积和较低的渗透压，可使胃排空速率加快。②一般在空腹时服药的胃排空速率较饱腹时快。饭后服药，药物要等食物在胃液中消化结束才能进入小肠，一般需 3～5h。如果药物主要在胃中吸收或需药物作用缓慢延长则饱腹效果较好。脂肪酸类、碳水化合物类、氨基酸类食物均可降低胃的排空速率。③抗胆碱药、麻醉性镇痛药等可降低胃排空速率。红霉素、左旋多巴等药物可在胃中代谢或分解，与抗胆碱药合用会导致胃排空变慢，药物破坏增加。而抗胆碱药物与难溶性药物地高辛等合用，可增加合用药物的溶解，促进其吸收；此外，人的体位也影响制剂在胃中的运行时间。对于椭圆形片剂，患者半卧或坐位要比站位胃排空速率更快。

> **【临床案例 3-1】**
>
> 一项成年志愿者的生物利用度研究表明，饭后立即服用一粒阿司匹林肠溶丸剂，其血药水平与缓释制剂的动力学相似。相反地，当空腹服药时，血药水平则与速释制剂动力学相似。试解释这一现象。
>
> **【案例分析】**
>
> 在有食物存在时，直径大于 1mm 的阿司匹林颗粒会在胃内停留长达数小时；若在没有食物存在时，阿司匹林颗粒在 1～2h 内就会被排空。当阿司匹林缓慢进入十二指肠时，药物就会像缓释制剂一样被缓慢吸收。在晚饭后服用阿司匹林肠溶颗粒，可以减轻关节炎患者的疼痛至深夜。

（2）肠的运动性：小肠是药物的主要吸收场所，因而药物在小肠中停留时间长短对药物吸收影响很大。小肠节律性蠕动收缩除有利于药物与肠黏膜的接触外，还可加速药物制剂的崩解及其本身的溶解，促进药物在肠腔中的自由扩散。但对水溶性较差或通过主动转运机制而吸收的药物，如果肠蠕动过快，药物可迅速通过肠道排出体外，而无充分时间与肠吸收表面接触，因此药物的吸收减少。当腹泻等情况出现时，药物滞留时间变短，很难吸收完全。在健康人群中药物的肠运行时间为 3.5～4.5h，对于缓控释制剂需要在较长时间缓慢吸收释放，这就需要使制剂停留在特定的肠段进行吸收，避免药物流失。

（3）胃肠液 pH：多数药物为弱有机酸或弱有机碱。通常只有非解离型药物易透过脂膜，从而容易通过胃肠道吸收。弱酸性药物（如磺胺类、阿司匹林、保泰松等）在胃内偏酸性环境下大部分呈非解离状态，易于吸收。如果这类药物与抗酸药合用，由于胃酸被中和，最终导致胃内 pH 增加，使药物解离度增加从而减少胃内吸收。弱碱性药物（如氨茶碱、奎尼丁等）在小肠碱性环境中，大部分不解离，为脂溶性，易于吸收。但当此类药物与降低小肠 pH 的药物合用时，便大部分解离，从而吸收下降。强有机酸和强有机碱类药物在生理 pH 范围内几乎全部解离，因而在胃肠道吸收均较差。

（4）血流速度：流经胃肠道的血流对药物吸收进入循环系统起着至关重要的作用。胃肠道血流丰富，血流的少量增减对药物吸收影响不大。然而，在一些情况下胃肠道血管内的血流量会影响药物吸收。例如，充血性心力衰竭时肠系膜血流量减少，导致药物从肠道转运进入血液量降低。主动转运药物的吸收可能依赖于细胞代谢产生的能量，如血流载氧量降低，细胞代谢产生的能量变少，可能影响药物吸收。

（5）药物在胃肠道内的代谢：在肝中表达的许多代谢酶在肠壁细胞中同样有表达，包括尿苷二磷酸（UDP）-葡糖醛酸转移酶、硫酸转移酶、酯酶和 CYP 等。CYP 是参与大多数药物代谢的酶家族，而人肠中表达最多的 CYP 是 CYP3A4，可显著促进其底物药物代谢，从而药物的吸收减少。

（6）药物转运体：胃肠道存在很多影响药物吸收的转运体。例如，小肠的 PEPT1 为摄取型转运体，主要转运二肽、三肽等肽类物质。水溶性内酰胺类抗生素由于有与二肽相似的结构，也是 PEPT1 的底物，由 PEPT1 介导经小肠吸收。作为外排型转运体的 P-gp 位于小肠绒毛端上皮细胞的顶侧膜（刷状缘膜），其功能是将小肠上皮细胞内的药物"泵"到肠腔而排出，使其吸收减少。由于很多抗癌药物均为 P-gp 的底物，如紫杉醇、长春新碱等，这些药物之所以采用静脉给药的形式，其原因之一就是 P-gp 在肠道的外排作用。促进小肠摄取型转运体和抑制小肠外排型转运体的功能均可增强底物药物自小肠的吸收。例如，前期研究已证实二肽类化合物 JBP485 为 PEPT1 底物，当 JBP485 与乙醇合用时，由于 PEPT1 的活性被乙醇抑制，导致 JBP485 在大鼠体内吸收明显降低（图 3-1A）；P-gp 底物乌苯美司与同底物环孢素合用时，由于环孢素抑制了 P-gp 功能导致乌苯美司在大鼠体内 C_{max} 及 AUC 均显著升高，吸收增强（图 3-1B）。

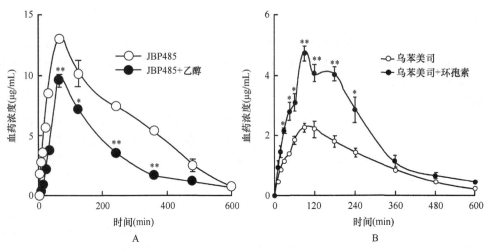

图 3-1　PEPT1（A）及 P-gp（B）功能改变对药物吸收的影响

2. 病理学因素　药物的吸收有可能会被某些疾病所影响。病理状态可导致机体生理学参数改变，而生理学参数将会显著影响口服药物的疗效。与健康人群相比，患病人群会导致胃肠道运动性、胃肠液 pH、消化液组分及水分含量的变化，从而影响口服药物吸收。例如，充血性心力衰竭患者肠能动性和血流量均下降，从而导致药物吸收时间延长，在此情况下，患者口服呋塞米会出现起效时间延迟。对胃肠道药物吸收存在潜在影响的病理因素包括胃酸缺乏、获得性免疫缺陷综合征（AIDS）、克罗恩病、乳糜泻病、糖尿病、局限性回肠炎等。

3. 中药与西药相互作用　除上述因素外，还有诸多因素可影响口服药物吸收，如配合和吸附作用，四环素族抗生素在胃中能配合多种金属如钙、镁、铝和铁等，形成不溶性配合物，从而使四环素族抗生素吸收减少。考来烯胺可像活性炭一样吸附华法林、甲状腺素、洛哌丁胺等药物，减少其吸收。年龄因素对药物吸收也存在影响。例如，新生儿期胃酸度较低，胃排空和药物通过肠道的时间较其他任何年龄要慢，故药物吸收较完全。老年人和年轻人相比，其胃液分泌较少，胃排空时间延长、肠蠕动减慢、血流量减少，可影响药物吸收。

石膏、珍珠粉、磁石等矿物质类中药含有金属离子，与卡那霉素、新霉素等抗生素联用时会形成不溶性盐类和配合物；复方丹参片、丹参滴丸及其他含有中药丹参的中成药与胃舒平联用时，丹参有效成分能与胃舒平中的氢氧化铝形成不溶性配合物；地榆、石榴皮、白芍、赤芍等含有大量鞣酸的中药饮片，与维生素 B_1、酶制剂联用时，中药饮片中的鞣酸与维生素 B_1、酶制剂中的酰胺键或肽键等形成配合物，因而影响药物吸收，降低疗效。

另外，药物自身理化性质、药剂学因素等是影响药物吸收不可忽视的因素。

【临床案例 3-2】
    患者，女，62 岁，患缺铁性贫血和慢性胃炎。医师嘱其服用富马酸亚铁和氢氧化铝咀嚼片。后因患肝豆状核变性病，医师又嘱其服用青霉胺 20～25mg/kg（每日服 1.0～1.5g）。2 日后患者自行停止服用铁剂。5 日后患者出现血尿，诊断为肾小球肾炎。试分析原因。
【案例分析】
    青霉胺与铜、汞、铅等重金属离子有较强的配合作用，广泛用于肝豆状核变性病（由铜在各组织中沉积所引起），用药后可使尿酮排出增加 5～20 倍，症状也随之改善。青霉胺与含铁或其他金属的药物并用时，也可导致吸收下降，停止服用铁剂后，因铁剂引起的青霉胺吸收抑制得到解除，结果导致青霉胺的吸收量增加而出现肾小球肾炎。

【临床案例 3-3】
    患者，男，45 岁，患胃溃疡合并慢性前列腺炎急性发作。医生处方：奥美拉唑 20mg，口服（po），每日一次（qd）；铝碳酸镁 1g，po，每日三次（tid）；左氧氟沙星 0.5g，po，qd 连用 30 日。药师审方发现该处方不合理：①奥美拉唑使尿液 pH 呈碱性，而左氧氟沙星在尿液 pH＞7 时易形成结晶尿；②铝碳酸镁中含有铝和 Mg^{2+}，可与左氧氟沙星形成难以吸收的配合物，影响疗效。医生认可修改处方。
【案例分析】
    奥美拉唑为胃壁细胞 H^+,K^+-ATP 泵抑制剂，不仅抑制胃酸的分泌，而且抑制肾小管 H^+,K^+-ATP 转动泵，使尿液 pH 呈碱性。而左氧氟沙星在尿液 pH＞7 时易形成结晶尿，这两种药同时使用结晶尿形成的可能性增大。
    四环素、氟喹诺酮类遇 Ca^{2+}、Mg^{2+}、Fe^{2+}、Al^{3+}、Bi^{3+} 形成配合物影响其吸收，使血药浓度下降导致治疗失败。

二、影响非口服给药途径药物吸收的主要因素

1. 影响口腔黏膜给药吸收因素　口腔给药时亲脂性药物具有较大的油/水分配系数，容易通过跨膜途径吸收，而水溶性药物以细胞旁途径吸收；脂质颗粒存在于口腔黏膜颗粒层，构成吸收屏障，使得亲水性药物透过口腔黏膜更为困难；另外，在水溶性药物中，未解离的分子型药物比离子型药物易于通过细胞膜，这种解离情况与 pH 条件有关。

2. 影响鼻腔给药吸收因素　油/水分配系数影响鼻腔药物吸收，脂溶性大的药物易于被鼻腔吸收，疏水性药物首先吸附于黏液，渗透后再被黏膜表面的亲脂性物质吸收；药物分子量大小与鼻黏膜吸收程度有着密切关系，药物分子量大不易吸收；药物在鼻黏膜内的扩散很大程度上受到药物解离度的影响，非解离型药物极性小，脂溶性大，容易跨膜扩散；有许多酶（如 CYP）存在于

鼻腔分泌物中，并参与药物的代谢；鼻腔给药制剂的辅料可减少鼻黏膜内的药物被酶降解。同时有的辅料也可使制剂能够达到有效部位吸收，延长药物与黏膜作用时间，促进吸收。

3. 影响直肠给药吸收因素 脂溶性药物较水溶性药物更易被吸收，分子型药物较离子型药物更易被吸收；栓剂塞入直肠的深度可影响药物吸收，当塞入距肛门口约 6cm 处时，被吸收的药物大部分要经直肠上静脉进入肝脏。所以栓剂塞入直肠的深度以距肛门口约 2cm 处为妥，可减免首过效应而引起的降效或失效；直肠黏膜的 pH 可影响药物吸收，一般直肠液的 pH 约为 7.4，如果 pH 上升，弱碱性药物吸收快、弱酸性药物吸收慢，反之亦然；直肠中的粪便亦可影响药物的扩散及与吸收表面的接触，一般充有粪便多的直肠比粪便少的直肠药物吸收得少；栓剂在直肠保留的时间越长，药物吸收越趋于完全。

4. 影响经皮给药吸收因素 药物经皮给药吸收除与其他给药途径一样受到药物理化因素影响外，还受到诸多因素影响。皮肤水化作用能增加亲脂性分子的通透性，对亲水性分子影响不大，皮肤温度的升高对亲水性和亲脂性药物的经皮吸收均有促进作用，每上升 10℃，其通透性提高 1.4～3.0 倍；皮肤内酶主要存在于活性表皮、皮脂腺、毛囊和顶泌汗腺，能代谢通过皮肤的药物，使其在到达体循环前经受首过效应，但该效应并不明显；此外，皮肤的生理状况存在种族、年龄、性别、个体、部位和病变差异，从而表现出药物经皮吸收的差异。

5. 影响肌内注射给药吸收因素 肌内注射时脂溶性、渗透性高的药物吸收较好；药物通过的面积越大，肌肉组织吸收越快，注射部位血流量丰富，药物吸收速率较快；老年人和休克、低血压、充血性心力衰竭、黏液水肿等疾病患者肌内注射药物吸收较慢。

第四节 生物利用度的概念

生物利用度的概念是指活性物质从药物制剂中释放并被吸收后，在作用部位可利用的速度和程度，通常用血浆药-时曲线来评估。一般分为绝对生物利用度和相对生物利用度，是评价药物质量的一个重要指标。通常，它的吸收程度用 AUC 表示，而其吸收速度是以用药后到达 C_{max} 的时间即 t_{max} 来表示。

药物生物利用度是药物的安全性及有效性的重要评价指标，药物生物利用度的变化将改变药物的动力学和毒理学。生物利用度这一概念在 1945 年就已被提出，20 世纪 60 年代后由于发现一些药物制剂虽然符合当时的药典规定，即化学成分相同、含量相等，但用于动物和人体时，血药浓度和吸收速率不同而屡次发生药剂生物利用度问题导致严重的医疗事故，故生物利用度这一概念才被人们重视。例如，1968 年澳大利亚生产的苯妥英钠片剂，患者服用疗效很好。后来，某厂家将处方中的辅料 $CaSO_4$ 改为乳糖，其他未变，结果临床应用时连续发生中毒事件。经研究发现，将处方中的 $CaSO_4$ 改为乳糖后，压制的片剂体外释放和体内吸收都大大提高，使血药浓度超过了最低中毒浓度，导致中毒。有些国家的药典对一些药物制剂规定要进行溶出速率试验，以作为控制生物利用度的指标。

生物利用度是个相对的概念，一般认为，静脉注射药物的生物利用度是 100%，如果把血管外途径给药（ex）时的 AUC 与静脉注射（iv）时的 AUC 进行比较，计算前者的生物利用度，即为绝对生物利用度。

绝对生物利用度（F）计算公式：

$$F(\%) = \frac{AUC_{ex}/D_{ex}}{AUC_{iv}/D_{iv}} \times 100 = \frac{AUC_{ex} \times D_{iv}}{AUC_{iv} \times D_{ex}} \times 100 \qquad (3-2)$$

式中，D 为给药剂量，AUC 为药-时曲线下面积，反映进入体内的相对药物量。

相对生物利用度则是以其他血管外途径给药的制剂为参比制剂，如式（3-3）可求得相同剂量水平、同样给药途径的两个药品的相对生物利用度，如给药剂量不同，相对生物利用度可用式（3-4）计算。

（1）同剂量给药相对生物利用度（F）计算公式：

$$F(\%) = \frac{AUC_T}{AUC_R} \times 100 \tag{3-3}$$

（2）不同剂量给药相对生物利用度（F）计算公式：

$$F(\%) = \frac{AUC_T \times D_R}{AUC_R \times D_T} \times 100 \tag{3-4}$$

式中，D 为给药剂量；T 和 R 分别代表受试制剂和参比制剂。

多数药物是进入全身血液循环后到达作用部位，然后才产生疗效的，血液中药物浓度大多可以间接反映作用部位的药物浓度，因此可通过测定血液循环中的药物浓度来估算生物利用度。

对吸收含义的理解常会与生物利用度混淆。吸收是药物从给药部位的溶液中转运入静脉血的过程。在口服给药过程中，吸收是药物进入肝门静脉的过程。生物利用度是血管外给药方式下获得的 AUC 与相同剂量静脉注射给药进入体循环所获得的 AUC 之比。因此，生物利用度与吸收不同，生物利用度还包括化合物首次经过肝发生的代谢和（或）胆汁排泄过程的作用。口服给药的化合物视肝摄取的程度，相应地反映出肝药物浓度及生物利用度。因此，对于肝抽提比高的药物，由于其代谢快、首过效应大而导致较低的生物利用度。如药物代谢慢，首过效应低，口服给药和静脉给药后的 AUC 可相似，也就意味着具有较高的生物利用度。因此，绝对口服生物利用度是吸收和消除共同作用的结果。

第五节　影响生物利用度的因素

生物利用度是影响口服药物吸收的一个重要因素，其受药物的生物药剂学、胃肠道生理屏障、药物联合应用和食物等因素影响。

一、药剂学方面因素

1. 剂型　在影响药物生物利用度众多因素中，剂型因素最为重要，也最为复杂。同一剂量的同一药物，由于剂型不同，其生物利用度可能出现差异，对于西药剂型，其生物利用度由大到小排序为溶液剂＞混悬剂＞胶囊剂＞片剂＞包衣片剂，对于中药剂型，通常酒剂、汤剂和合剂吸收快于糖浆剂和混悬剂。固体制剂吸收最慢。制剂的不同可能会带来不相等的生物利用度。因此，剂型改变后要进行制剂的生物等效性实验，即两种剂型生物利用度的比较。

2. 理化性质

（1）晶型：药物多晶型是指某个化合物的固体状态至少存在两种或两种以上的不同分子排列方式。现有原料药物半数以上存在多晶型，同一药物不同晶型的生物利用度有显著性差异。阿司匹林的晶型有 Ⅰ 型和 Ⅱ 型，对健康志愿者分别给予相同剂量的 Ⅰ 型和 Ⅱ 型后，测定血药浓度的结果表明，服用 Ⅱ 型志愿者的血药浓度高出服用 Ⅰ 型志愿者约 70%。因此，在对固体药物原料和制剂加工过程中，应考虑晶型问题。

（2）溶解度：药物吸收的前提是在吸收部位呈溶解状态，故水溶性是吸收的先决条件。药物的溶解度和溶出速度直接影响药物在体内的吸收和生物利用度。因此，提高难溶性药物的溶解度和溶出速度成为改善其口服生物利用度的重要步骤。例如，延胡索中四氢帕马丁和延胡索素，均以游离形式存在于植物中，难溶于水。临床上延胡索多用醋制，其生物碱和乙酸结合成易溶于水的乙酸盐，煎煮时有效成分易于溶出，从而提高生物利用度，增强疗效。另外，药物的脂溶性也是关键，缺少脂溶性的活性成分通过胃肠道时，脂溶扩散的能力差，故吸收差。因此，活性成分必须既有较好的水溶性，以保证第一步的溶解过程，又必须有较高的脂溶性，以保证药物分子通过被动扩散方式透过胃肠道而被吸收。

（3）粒径：药物粒径的减小可显著增大药物的有效面积。因为溶解发生在药物的表面，表面积越大，溶解速度越快。对于水溶性低的药物，粒径的大小和分布是十分重要的。许多药物静脉给药时活性佳，而口服效果却不佳，就是因为口服吸收较差，生物利用度低。

（4）辅料：在制剂中加入辅料的目的是提高药物吸收的速度和程度，或延缓药物的吸收速度。如若将疏水性药物与亲水性赋形剂（如淀粉）混合，或在疏水性药物外面涂上一层亲水性膜（如羟丙基甲基纤维素钠），可提高亲水性，增大溶解度，从而提高药物生物利用度。辅料可增加药物在胃肠道滞留时间，增加药物吸收总量。相反，许多辅料也会阻碍药物溶解而减少吸收。制剂中加入疏水性赋形剂（如硬脂酸、氢化植物油等），能使整个制剂疏水性增加，接触角增大，甚至不被水湿润，而延缓制剂的崩解和药物溶解，使药物具有良好的缓释作用。另外，适宜的表面活性剂也可以增加药物溶出度，提高生物利用度。

3. 制剂工艺　涉及范围广泛，现代制剂技术包括固体分散技术、共研磨技术、包合技术、超微粉碎技术、纳米乳与亚纳米乳技术、微囊与微球技术、脂质体技术等。这些技术一方面提高了难溶性药物的溶出速率和溶解度，从而提高药物的吸收和生物利用度；另一方面降低了药物的刺激性与不良反应。

二、生物学方面因素

1. 胃肠道　胃肠道中影响药物吸收，从而影响生物利用度的因素复杂多样（如前所述）。胃排空速率增快，则药物吸收快，生物利用度就高，否则反之。胃排空速率也可因病理因素而发生变化，正常人对药物的吸收显著高于胃大部切除的人。胃的血流量、肠道菌丛均能影响药物的吸收，从而影响药物的生物利用度。

2. 解离度　溶液 pH 的改变与药物的解离度变化成指数关系，说明药物所在体液 pH 的微小变化可显著改变药物的解离度，从而影响药物的吸收。弱酸性药物在酸性环境中非解离型多，容易透过生物膜，而在碱性环境中解离型多，不易透过生物膜。相反，弱碱性药物在酸性环境中解离型多，不易透过生物膜，但在碱性环境中非解离型多，容易透过生物膜。弱酸性药物对乙酰氨基酚基本以非解离型存在，易在胃吸收，而弱碱性药物如地西泮或麻黄碱在胃中大部分以离子型存在，不易被胃吸收，但易从小肠吸收。

3. 首过效应　首过效应（first-pass effect）：又称首过消除（first-pass elimination），其定义是指某些药物口服后首次通过肠壁或肝时被其中的酶代谢，使进入体循环的有效药量减少的现象。某些药物尽管已全部被肠黏膜上皮细胞吸收，但其进入体循环的药量仍然很少，其原因就是药物具有明显的首过效应。首过效应明显的药物不宜口服给药。

整个消化道只有口腔颊黏膜及直肠下部黏膜的静脉回流可不经门静脉入肝脏，直接进入体循环，避开首过效应的药物其生物利用度高。例如，硝酸甘油，口服虽然几乎能完全吸收，但通过肝脏时 90% 以上被肝的谷胱甘肽和有机硝酸酯还原酶系统灭活，首过效应大，因此硝酸甘油的给药方式是舌下含服。

4. 病理因素　疾病影响机体的生理条件，也影响药物功效的发挥。心力衰竭患者心排血量降低，使胃肠血流量减少，从而降低药物的吸收；腹泻将大大减少药物的吸收。

5. 药物转运体　药物在胃肠道中的吸收是决定其生物利用度的重要因素，而药物转运体的存在可影响药物体内吸收过程。例如，β-内酰胺类抗生素、沙坦类和 ACEI 等均被证实是摄取型转运体 PEPT1 的底物，由 PEPT1 介导经小肠吸收，PEPT1 活性的改变可影响上述药物的生物利用度。利用 PEPT1 靶点来提高口服药物吸收效率是一种很有前景的策略。例如，抗病毒核苷酸阿昔洛韦经 L-缬氨酰酯修饰成为前药伐昔洛韦后生物利用度提高 3～5 倍。口服紫杉醇、长春新碱等 P-gp 底物后，经小肠上皮细胞顶侧膜 P-gp 介导的外排作用，药物吸收减少，生物利用度降低。

6. 给药时间及途径　给药时间不同对生物利用度有影响，如阿司匹林、顺氯铵铂早上 06:00 比晚上 06:00 生物利用度高；铁剂晚上 07:00 比早上 07:00 生物利用度高；普萘洛尔下午 02:00 生物利用度最低。不同给药途径也直接影响药物的吸收过程。

三、食物方面因素

食物对口服药物的生物利用度有着广泛的影响，食物可增加或延缓药物的吸收。食物主要从以下几方面影响药物生物利用度：①延长胃的排空；②刺激胆汁分泌；③改变胃肠道 pH；④增加内脏血流量；⑤改变药物在胃肠道的代谢；⑥食物与药品发生物理或化学的相互作用。食物对进食后短时间内服用药物的生物利用度影响最大。一般而言，高热量高脂肪的饮食更容易影响胃肠道的生理环境，对药物生物利用度影响较大，如灰黄霉素、美他沙酮等脂溶性药物在进食高脂肪食物后吸收较好。

第六节　生物利用度的测定

测定药物的生物利用度，是评价药物吸收程度的方法之一。生物利用度的测定方法包括直接方法和间接方法。药物的体内生物利用度可用药物吸收的速度和程度来确定，如通过测量活性成分的血药浓度、累积尿排泄或药理作用等。对于不吸收入血的药物，可通过其活性成分或治疗组分在起作用的部位作用速度和强度的测量来确定。

> 【临床案例 3-4】
> 　　患者，男，50 岁，患 2 型糖尿病并发高血压、心房颤动，每日使用胰岛素控制血糖，服用地高辛改善心功能。因餐后高血糖、尿糖难以控制，增服阿卡波糖（拜糖平）50mg，tid。3 个月后突发严重心房颤动，急送医院。
> 【案例分析】
> 　　阿卡波糖降糖作用机制是抑制小肠壁细胞，且与 α-葡糖苷酶可逆性地结合，抑制酶的活性，从而延缓碳水化合物的降解，造成肠道葡萄糖吸收缓慢，降低餐后血糖的升高。由于小肠壁细胞被抑制，地高辛吸收减少；同时阿卡波糖口服后主要在肠道降解或以原型方式随粪便排泄，还可吸附地高辛影响其吸收。

一、根据血药浓度测定生物利用度

测量给药后药物活性成分的血药浓度是测量生物利用度最直接、最客观的方法。通过在合适的时间点取血，检测，然后绘制血药浓度-时间曲线（plasma concentration-time profile）。血清和血浆是测量生物利用度过程中常采用的样本，其中血浆更为重要。

1. 生物利用度评价指标 t_{max}、C_{max} 和 AUC　t_{max} 为血浆峰浓度出现的时间，t_{max} 时吸收达到最大值，此时，药物吸收速度恰好等于药物消除速率。达到 t_{max} 后吸收仍然进行，但速度减慢。在比较药物生物利用度时，t_{max} 可为药物吸收速度的近似指标。当药物吸收速度增大时，t_{max} 减小。

C_{max} 表示口服给药后达到的最高血药浓度，即 t_{max} 时的血药浓度。对多数药物而言，药物的药理作用与血药浓度之间存在一定关系。因此，C_{max} 是与治疗效果及毒性水平有关的参数，也与药物吸收相对量有关。C_{max} 太大，超过最低中毒浓度，则能导致中毒。若 C_{max} 达不到有效浓度，则无治疗效果（图 3-2）。

AUC 与药物吸收总量成正比，因此它代表药物吸收的程度，是药物生物利用度高低的度量。

2. 生物利用度测定　生物利用度测定方式分为单剂量给药和多剂量给药，单剂量给药的绝对生物利用度和相对生物利用度可分别按式（3-2）和式（3-4）计算，单剂量给药一般只适用于线性动力学系统。在下列情况下可考虑多剂量给药，用 C_{ss} 估算生物利用度：①药物的吸收程度相差不大，但吸收速率有较大差异；②生物利用度的个体差异大；③单剂量给药后原药或其代谢物浓度很低，不能用相应的分析方法精确测得；④具有非线性动力学特征的药物及控释制剂等。多剂量给药生物利用度测定：以相等剂量、相同间隔多次给药，在稳态期的剂量间隔内测定血药浓度，并计算、比较间隔期内的 AUC。多剂量重复给药达稳态后，在一个给药间期内的 AUC（图 3-3B）等于同一剂量作单剂量给药后从 0 到 ∞ 时间内 AUC（图 3-3A），如图 3-3 中两块阴影下的面积相等。相同剂量下多次给药的绝对和相对生物利用度可用式（3-5）和式（3-6）求得。

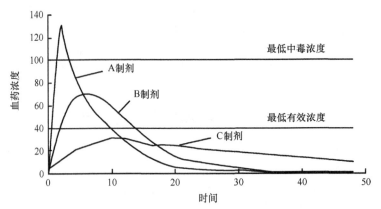

图 3-2　药物三种制剂的药-时曲线

（1）多剂量给药绝对生物利用度（F）计算公式：

$$F(\%) = \frac{(\mathrm{AUC}_{0-\tau})_{\mathrm{ex}}}{(\mathrm{AUC}_{0-\tau})_{\mathrm{iv}}} \times 100 \qquad (3\text{-}5)$$

（2）多剂量给药相对生物利用度（F）计算公式：

$$F(\%) = \frac{(\mathrm{AUC}_{0-\tau})_{\mathrm{T}}}{(\mathrm{AUC}_{0-\tau})_{\mathrm{R}}} \times 100 \qquad (3\text{-}6)$$

式中，τ 为给药间隔时间；T 和 R 分别代表受试制剂和参比制剂。

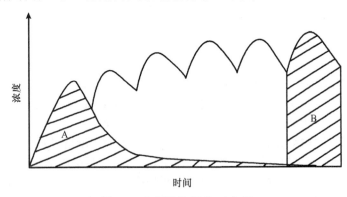

图 3-3　多剂量给药药-时曲线

二、根据尿药排泄总量测定生物利用度

尿药排泄数据是测量生物利用度的间接方法。如果不能准确测量母体化合物的血浆药-时曲线，则使用尿排泄数据代替血浆浓度，可以确定药物暴露的程度，但是，当使用尿数据估计药物暴露的峰值时，必须仔细说明理由。此外，药物必须以原型大量在尿中排出，并且各时间点的尿样和全部尿样必须收集完全。累积尿排泄量与吸收的药物总量直接相关。试验过程中，给药后定时收集尿样，用专属的分析方法测定每一尿样的游离药物。将累积排泄药物对收集时间作图，求算绝对和相对生物利用度。对于单次给药而言，其绝对和相对生物利用度分别式（3-7）和式（3-8）计算。对于多次给药而言，其绝对和相对生物利用度分别用式（3-9）和式（3-10）计算。

（1）单剂量给药绝对生物利用度（F）计算公式：

$$F(\%) = \frac{(X_u^\infty)_{ex}}{(X_u^\infty)_{iv}} \times 100 \tag{3-7}$$

（2）单剂量给药相对生物利用度（F）计算公式：

$$F(\%) = \frac{(X_u^\infty)_T}{(X_u^\infty)_R} \times 100 \tag{3-8}$$

（3）多剂量给药绝对生物利用度（F）计算公式：

$$F(\%) = \frac{(X_u^{ss})_{ex}^\tau}{(X_u^{ss})_{iv}^\tau} \times 100 \tag{3-9}$$

（4）多剂量给药相对生物利用度（F）计算公式：

$$F(\%) = \frac{(X_u^{ss})_T^\tau}{(X_u^{ss})_R^\tau} \times 100 \tag{3-10}$$

式中，X_u 为尿中排泄的药物总量；τ 为给药间隔时间；T 和 R 分别代表受试制剂和参比制剂。

三、利用药理数据测定生物利用度

在某些情况下，由于精密度不够、重现性差或其他原因，无法对血样、尿样中药物进行定量测定时，可采用什莫仑（Smolen）提出的用药理效应指标测定生物利用度的方法。20世纪70年代，Smolen 首先报道了应用缩瞳反应测定氯丙嗪生物利用度的方法，并阐明了利用药理数据测定生物利用度的理论基础及其数学计算，从而使药理数据成为测定生物利用度的一个有力指标。Smolen 理论特别适用于多组分复方制剂及尚无特异、灵敏测定方法的化学药物生物利用度的研究。

采用 Smolen 法测定生物利用度时，需具备以下条件：①被观测的药理反应与治疗作用具有相关性；②应是一种量反应而不是质反应，反应强度能敏感而精确的反映出药量的变化，诸如降压、利尿、瞳孔变化、眼压、心率变化等都可用作为测定指标；③药物的作用方式必须是瞬时的，无后效应的，且在测定期内不产生耐受性；④药物在体内的转运假定为线性动力学；⑤生物相药物浓度与作用强度之间的关系为相互单一对应的单值函数关系。

利用量效关系曲线进行"作用强度"与"相对生物相药物浓度"之间转换。在了解药理效应强度-剂量（E-D）关系和药理效应强度-时间（E-T）关系后，便可运用三维转换法求出药物浓度-时间（C-T）关系，即可绘制"相对生物相药物浓度-时间"曲线（图3-4），进而按曲线下面积比值求算生物利用度。具体步骤如下。

（1）给受试群体以多种不同剂量的同一药物制剂，测定并绘出各种剂量下的药理效应强度-时间曲线。以各曲线上的反应的峰值对相应剂量作图，即得效应-剂量曲线（图3-4A）。

（2）将各个时间的药理效应强度，除以给药剂量，再对时间作图，就可得到唯一的一条单位剂量下的药理效应-时间曲线（图3-4B），简称剂量标准化曲线。

（3）剂量标准化曲线上各时间的药理效应强度，可借助于步骤（1）给出的剂量-效应曲线，从效应数值追溯剂量数值，此数值就相当于生物相的相对药物浓度，从而将剂量标准化曲线转换成相应的药物浓度-时间曲线（图3-4C），然后按常规方法可求算生物利用度。

例如，某研究应用药理效应法测定参附注射液药动学参数，具体步骤如下。

1. 效应-剂量关系的测定 取60只雄性大鼠，平均分成六组，采用结扎冠状动脉法复制大鼠心源性休克模型，以血压值作为效应指标，分别按 1.25mL/kg、2.5mL/kg、5mL/kg、10mL/kg、20mL/kg、25mL/kg 六个剂量给予参附注射液，记录给药后的血压值。选取各剂量组的平均动脉压峰值，以剂量为横坐标，平均动脉压峰值为纵坐标，得效应-剂量关系曲线。

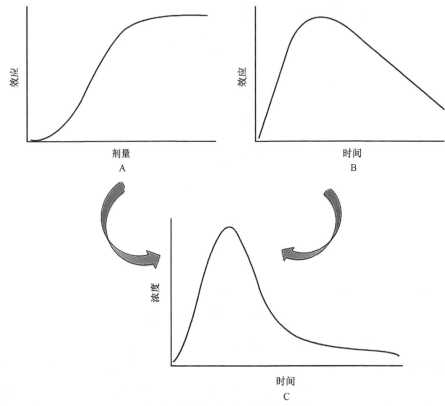

图 3-4 药物浓度-时间曲线转换图

2. 时间-效应关系的测定 取 10 只雄性大鼠，造模成功后，给予 20mL/kg 的参附注射液。记录给药后 0min、2.5min、5min、7.5min、10min、20min、30min、60min、90min 等九个时间点的平均动脉压，以时间为横坐标，平均动脉压为纵坐标，得到效应-时间关系曲线。

3. 浓度-时间关系确定 把效应-时间关系的效应强度通过效应-剂量关系换算为体存量，得浓度-时间关系曲线，进而可求算 AUC 等药动学参数。

思 考 题

1. 是否吸收好的药物生物利用度也较高？为什么？
2. 为什么有食物存在时，有些药物吸收较好，有些却会被延迟吸收？
3. 影响药物口服吸收的因素有哪些？如何促进某口服药物的小肠吸收？
4. 哪些方式可以延缓药物的吸收过程？

（何 新）

第四章 药物分布及血浆蛋白结合

本章要求

1.掌握影响药物分布的因素、药物血浆蛋白结合动力学及药物血浆蛋白结合对药物体内过程的影响。

2.熟悉药物血浆蛋白结合的临床意义和体内的生理屏障。

3.了解药物血浆蛋白结合率的测定方法。

第一节　药物分布及生理屏障

药物的分布（distribution）是指药物从吸收部位入血后，由循环系统运送至体内各组织器官的过程。药物的体内分布是不均匀的，大部分药物的分布属于被动转运过程，少数为主动转运过程。不同药物对各组织器官的作用强度不同，在体内呈现不同的分布特征，这主要取决于药物的理化性质和机体的生理特征，如药物的荷电性和脂溶性、与血浆蛋白的结合率及与组织的亲和力、各器官组织的血流量与对药物的通透性及体内的生理屏障等因素。理想的药物可选择性地分布到靶器官、靶组织或靶点发挥药效，并尽可能少地向其他非靶组织分布，降低其不良反应。因此，药物在体内的分布不仅与疗效密切相关，而且还关系到药物在组织中蓄积和不良反应等安全性问题。了解药物分布特征对于药物的安全性和有效性评价有着重要意义。

药物在体内的转运需要跨越某些生理屏障结构，这些生理屏障对药物膜通透性的影响调控着药物的体内分布特征。在人体大脑、胎盘及眼睛等部位存在特定的屏障结构，分别为血-脑屏障（blood-brain barrier，BBB）、胎盘屏障（placental barrier）、血-眼屏障（blood-eye barrier）和血-关节屏障（blood-joint barrier）等。这些体内屏障限制着药物在脑、胎儿、眼及关节等器官的分布，使得药物在这些组织中的浓度远低于血液。一般来说，药物跨过这些屏障主要取决于药物脂溶性。

一、血-脑屏障

大脑属于人体的中枢神经系统，可分为血液、脑脊液和脑组织三部分。脑屏障是将脑与血液循环分开的屏障，它是机体防止外源性化合物进入脑内的自身防护机制，使其具有更加稳定的化学环境。按照中枢神经系统的构造，脑屏障包括以下三种屏障（图4-1）：①从血液中直接转运至脑内的血-脑屏障；②从血液转运至脑脊液的血液-脑脊液屏障（blood-cerebrospinal fluid barrier，BCSFB）；③从脑脊液转运至脑内的脑脊液-脑屏障（cerebrospinal fluid-brain barrier）。在这三个解剖学屏障中，脑脊液-脑屏障的通透性是最高的，因此，脑屏障通常是指血-脑屏障和血液-脑脊液屏障。另外，由于血液-脑脊液屏障的表面积相对于血-脑屏障要小很多，所以脑屏障主要体现在血-脑屏障。本部分以脑和脑脊液为中心，讨论药物从血液向中枢神经系统的转运，以及药物从中枢神经系统向血液的排出。

血-脑屏障的解剖学基础是脑毛细血管内皮细胞之间存在紧密连接，从而形成物理学屏障。它可以阻止水溶性、大分子药物进入脑组织。亲脂性药物从血液向脑内转运主要以被动扩散方式为主，能够以被动扩散方式横跨毛细血管内皮细胞进入脑部。实际上，血-脑屏障包括由生理结构构成的被动物理屏障（passive physical barrier），以及由外排型转运体如P-gp、MRP、BCRP等主动屏障（active barrier）两部分组成，因此尽管药物的亲脂性是药物通过血-脑屏障的决定性因素，

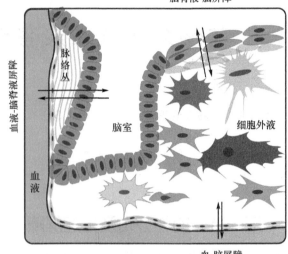

图 4-1　脑屏障模式图

但有许多高亲脂性药物却不能通过血-脑屏障（如环孢素、长春新碱、多柔比星等）。一直到 20 世纪 90 年代，人们发现脑毛细血管上高度表达的 P-gp 等外排型转运体后，才将其原因与外排功能联系起来，其中 P-gp 是一种膜蛋白，主要分布在脑毛细血管内皮细胞与血液循环接触的腔膜面上，也可在其他脑细胞上表达（如星形胶质细胞等）。P-gp 起到药物外排泵的作用，小分子脂溶性药物可被其识别并主动排出脑外，从而限制药物在脑部分布，协同构成血-脑屏障的屏障功能。血-脑屏障的脑毛细血管内皮细胞除了存在 P-gp 外，还表达其他转运体介导的机制如 L-型氨基酸转运体、单羧酸转运体等，这些转运体对氨基酸、外源性有机酸及天然乳酸在血-脑屏障转运过程中发挥着重要作用。

血液-脑脊液屏障的解剖学基础是由一层上皮细胞与血管丰富的疏松组织构成的脉络丛构成，该部位的毛细血管属于有孔内皮类型，内皮细胞间不存在紧密连接，使得药物通透性较好。而上皮细胞之间存在紧密连接，从而形成血液-脑脊液屏障的主要物理学屏障。与血-脑屏障一样，血液-脑脊液屏障的脉络丛上皮细胞也存在 P-gp 的高表达，将进入脑脊液内的药物外排回血液。

二、胎盘屏障

胎盘屏障存在于母体循环系统与胎儿循环系统之间，是母体和胎儿之间物质与药物交换的流通结构。胎盘屏障有类似于血-脑屏障的性质，分子型、脂溶性高的药物易于通过，而脂溶性低或解离型药物则较难通过。妊娠期母体用药后，药物会或多或少透过该屏障进入胎儿体内。由于有些药物对胎儿毒性较大，某些情况下可能会导致畸胎，如 20 世纪新药沙利度胺（又称反应停）的致畸胎事件，所以妊娠期妇女用药应特别谨慎。近年来研究发现胎盘屏障，特别是在胎盘的滋养细胞上也存在高度表达的 P-gp 和 BCRP，发挥药物从胎儿逆向转运至母体的作用，从而保护胎儿免遭外源性物质的影响。

三、血-眼屏障

血-眼屏障是血与视网膜、血与房水、血与玻璃体屏障的总称，它使得房水、晶状体和玻璃体等组织中的药物浓度远低于血液，因此作用于眼的药物多以局部应用为好，包括结膜下注射、球后注射及结膜囊给药等。与血-脑屏障相似，脂溶性或小分子药物要比水溶性或大分子药物更容易通过血-眼屏障。

四、血-关节屏障

血-关节屏障是由关节囊滑膜与周围血管构成的，血-关节屏障使得关节滑液中药物浓度一般低于血液。关节滑液是血浆渗出液和关节囊滑膜细胞分泌的透明质酸共同组成的"蛋白多糖"聚合体，起着润滑、滋润关节和排出废物的作用。由于大部分药物的分布为被动转运过程，故与其他生理屏障相似，关节滑液中脂溶性或小分子药物浓度较高。

第二节　药物血浆蛋白结合动力学

进入血液中的药物，一部分可与血浆蛋白结合称结合型药物（bound drug），另一部分呈非结合的游离状态，称游离型药物或自由型药物（free drug）。药物与血浆蛋白主要是通过离子键、氢键、疏水性结合及范德瓦耳斯力相结合，这种结合是迅速、可逆的，呈现出结合型药物与游离型药物的动态平衡，并且不同性质的药物与血浆蛋白亲和性亦不相同，如酸性药物通常与白蛋白结合，碱性药物与 α_1-酸性糖蛋白或脂蛋白结合，内源性物质及维生素等主要与球蛋白结合。但仅游离型药物能穿过生物膜，在药物处置的重要器官肝和肾中自由分布，因此药物与血浆蛋白结合不仅影响药物的体内分布，同时也影响药物代谢和排泄。

血浆蛋白主要包括白蛋白（human serum albumin，HSA）、α_1-酸性糖蛋白（α_1-acid glycoprotein，AGP）和脂蛋白（lipoprotein），其中白蛋白占血浆蛋白总量的 60%，在药物-蛋白质结合中起着主要作用，具有结合力小、容量大的特点，其主要与酸性、中性药物（如青霉素类）等结合；α_1-酸性糖蛋白在血浆中含量低，分子量约为 40kDa，因含有唾液酸而呈酸性，常与碱性药物结合。多数药物既可与白蛋白结合，也可与 α_1-酸性糖蛋白结合，且往往与白蛋白结合居于主要地位。也有一些碱性药物如丙吡胺、红霉素在治疗范围内只与 α_1-酸性糖蛋白结合。由于 α_1-酸性糖蛋白含量在不同个体的差异较大，同时具有含量低、容量小、易被药物饱和的特点，因此药物与 α_1-酸性糖蛋白的结合常呈现出显著的个体间差异。其他蛋白只与少数药物具有特殊亲和性。

一、基　本　公　式

在一个血浆蛋白分子中只有一个结合部位的情况下，药物与血浆蛋白的可逆性结合可用下述的反应方程式表示。

$$D_f + P_f \rightleftharpoons DP$$

其中，D_f 为游离型药物；DP 为结合型药物，也为结合型蛋白；P_f 为游离血浆蛋白。结合达到平衡后根据质量作用定律，得

$$K_a = \frac{[DP]}{[D_f][P_f]} \tag{4-1}$$

式中，K_a 为结合常数，根据式（4-1），如果 DP、D_f 和 P_f 浓度的单位是 mol/L，K_a 的单位则为 L/mol。一般高蛋白结合强度药物的 K_a 为 $10^5 \sim 10^7$ L/mol，低结合或中等结合强度的 K_a 为 $10^2 \sim 10^4$ L/mol。K_a 接近零表示没有结合，K_a 与药物和蛋白质结合的强度成正比。

血浆蛋白总浓度 $[P_T]$ 为游离型蛋白浓度 $[P_f]$ 和结合型蛋白浓度 [DP] 之和，即

$$[P_T] = [P_f] + [DP] \tag{4-2}$$

将式（4-2）代入式（4-1），得

$$[P_T] = [P_f] + K_a[P_f][D_f] \tag{4-3}$$

为了描述蛋白质与药物结合的程度，引入参数 r，为每摩尔蛋白质所结合的药物摩尔数，即

$$r = \frac{[DP]}{[P_T]} \tag{4-4}$$

由式（4-1）可得到结合型药物的浓度

$$[D_b] = [DP] = K_a [D_f] [P_f] \tag{4-5}$$

将式（4-5）代入式（4-4），得

$$r = \frac{K_a[D_f][P_f]}{[P_f] + K_a[D_f][P_f]} = \frac{K_a[D_f]}{1 + K_a[D_f]} \tag{4-6}$$

上述的推导过程中只考虑一个蛋白质分子中有一个结合部位，在实际情况下一个蛋白质分子中有一个以上的结合部位，这样式（4-6）应写为

$$r = \frac{K_{a,1}[D_f]}{1 + K_{a,1}[D_f]} + \frac{K_{a,2}[D_f]}{1 + K_{a,2}[D_f]} + \cdots \tag{4-7}$$

式中，$K_{a,1}$，$K_{a,2}$ 等表示某一特定结合部位的结合常数。

假设所有的结合部位与药物的亲和力都是相同的，即只有一类结合位点，且药物结合到一个位置后不影响其余药物进入另一结合位置，这样式（4-7）可以简化为

$$r = \frac{nK_a[D_f]}{1 + K_a[D_f]} \tag{4-8}$$

式（4-7）、式（4-8）又称朗缪尔（Langmuir）吸附等温式，其中 n 为每个蛋白质分子的结合部位数。

药物和血浆蛋白的结合强度，还可用药物的血浆蛋白结合率 f_b 来表示，由式（4-8）重排，即得

$$f_b = \frac{[D_b]}{[D_b] + [D_f]} = \frac{nK_a[P_T]}{1 + nK_a[P_T] + K_a[D_f]} = \frac{1}{1 + \frac{1}{nK_a[P_T]} + \frac{[D_f]}{n[P_T]}} \tag{4-9}$$

由式（4-9）可见，药物与血浆蛋白结合率取决于血浆中的游离型药物浓度 $[D_f]$、血浆蛋白总浓度 $[P_T]$ 和结合常数 K_a。药物与血浆蛋白结合率随药物浓度变化而变化，呈现出浓度依赖性和饱和结合的特点。但在大多数情况下满足 $K_a \cdot [D_f] \ll 1$，由上式可见结合率可在一定的药物浓度范围内为常数，不随药物浓度变化而变化，药物与血浆浓度呈线性结合。

二、血浆蛋白结合求 K_a 和 n 的常用公式及图解

（一）克洛茨双倒数图解法

将式（4-8）的两边取倒数，得

$$\frac{1}{r} = \frac{1 + K_a[D_f]}{nK_a[D_f]} = \frac{1}{nK_a[D_f]} + \frac{1}{n} \tag{4-10}$$

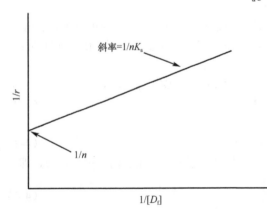

用 $1/r$ 对 $1/[D_f]$ 作图得一直线（图4-2），即克洛茨（Klotz）双倒数作图。其截距为 $1/n$，斜率为 $1/nK_a$。当 $1/r=0$ 时，则 $1/[D_f]=-K_a$，所以，横坐标上截距为 $-K_a$。采用该法，由斜率及截距即可求出 K_a 和 n，但是此法用于 K_a 和 n 测定时不及下面所介绍的斯卡查德（Scatchard）图解法准确，故较少使用。但通过 Klotz 双倒数图解法可以了解两种药物对蛋白质的竞争性结合。

图 4-2　Klotz 双倒数图

【临床案例 4-1】

华法林是使用最多的口服抗凝药，其血浆蛋白结合率高达 99%。保泰松、氨苯氧异丁酸会与华法林竞争血浆蛋白结合位点。分别作出华法林单独及与保泰松、氨苯氧异丁酸共存时的 Klotz 图（图 4-3）。

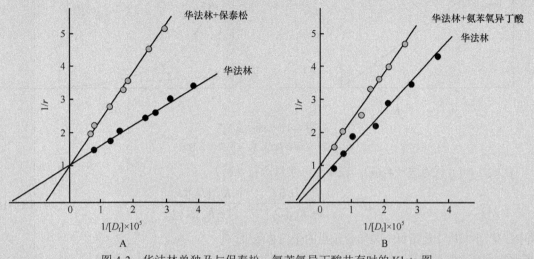

图 4-3 华法林单独及与保泰松、氨苯氧异丁酸共存时的 Klotz 图

A. 华法林与血浆蛋白结合及保泰松的竞争作用；B. 氨苯氧异丁酸对华法林与血浆白蛋白结合的影响

【案例分析】

比较 A 图所作出的两条直线可知保泰松能抑制华法林与血浆蛋白的结合，该两条直线有共同的 Y 轴截距，表明这两种药物共同竞争血浆蛋白上的相同结合位点。由 B 图可以看出氨苯氧异丁酸和华法林有不同的 Y 轴截距，说明两者竞争白蛋白分子上的不同结合位点。

（二）Scatchard 图解法

将式（4-8）进行重排，得

$$r + rK_a[D_f] = nK_a[D_f] \tag{4-11}$$

$$r = nK_a[D_f] - rK_a[D_f] \tag{4-12}$$

$$\frac{r}{[D_f]} = nK_a - rK_a \tag{4-13}$$

式（4-11）称为 Scatchard 式。用 $r/[D_f]$ 对 r 作图（图 4-4），其截距为 nK_a，斜率为 $-K_a$。当 $r/[D_f]=0$ 时，则 $r=n$，所以，横坐标上截距为 n（图 4-4A）。由于 Scatchard 图可以直接读出 n 和 K_a 等参数，因此应用更加广泛。

对于式（4-8）的使用，前提是所有的结合部位与药物的亲和力都是相同的，即只有一类结合位点，但有时往往与实际情况不同，所以有时用 Scatchard 法作图，得到的不是一条直线而是曲线，出现这种情况说明对某药来说，蛋白质不只有一类结合位点，这时 Scatchard 曲线如图 4-4B 所示。此时

$$r = \frac{n_1 K_{a,1}[D_f]}{1 + K_{a,1}[D_f]} + \frac{n_2 K_{a,2}[D_f]}{1 + K_{a,2}[D_f]} \tag{4-14}$$

式中，n_1，n_2 是指每个蛋白质分子中每一类结合位点的结合部位数。$K_{a,1}$，$K_{a,2}$ 是指药物与每一类结合位点的结合常数。

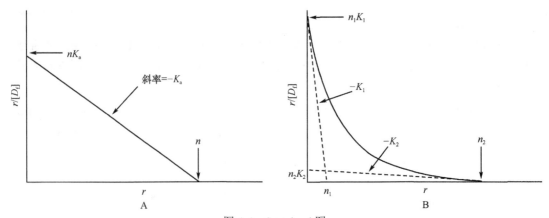

图 4-4　Scatchard 图

A. 只有一类结合位点；B. 有两类结合位点

将式（4-4）代入式（4-14），在不只一类结合位点时：

$$[D_b] = \frac{n_1 K_{a,1}[D_f][P_{T,1}]}{1 + K_{a,1}[D_f]} + \frac{n_2 K_{a,2}[D_f][P_{T,2}]}{1 + K_{a,2}[D_f]}$$

(4-15)

式中，$[P_{T,1}]$，$[P_{T,2}]$ 是指每一类结合位点的蛋白总浓度。

（三）罗森塔尔图解法

在蛋白质不清楚时或者不易测定蛋白质浓度时，可以使用由式（4-8）推导的罗森塔尔（Rosenthal）式：

$$\frac{[D_b]}{[D_f]} = n K_a[P_T] - [D_b]K_a$$

(4-16)

用 $[D_b]/[D_f]$ 对 $[D_b]$ 作图 4-5，其截距为 $nK_a[P_T]$，斜率为 $-K_a$。这时可通过测定 $[D_b]$ 和 $[D_f]$ 的浓度求 K_a，如 $[P_T]$ 已知，可求出 n。不难看出该法较上述两种方法简便，可不必测定蛋白质浓度即可求出 K_a，在结合动力学中 K_a 远较 n 值重要。

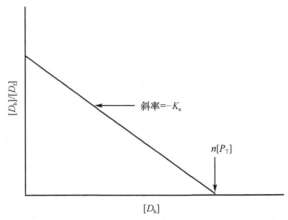

图 4-5　Rosenthal 图

第三节　影响药物分布的因素

药物的体内分布的主要因素包括药物与血浆蛋白的结合、药物与组织的亲和力、器官组织的血流量、血管通透性、药物的理化性质、体液的 pH、药物相互作用等。

一、药物与血浆蛋白的结合

大多数药物进入循环后会不同程度地与血浆蛋白可逆性结合。由于药物与蛋白质类高分子结合后药物分子体积增大，结合型药物不易透出血管壁，限制其跨膜转运，不能被代谢或排泄，故结合型药物暂时失去药理活性，仅游离药物才能转运到作用部位产生药理效应。因此药物与血浆蛋白结合可视为药物在血液中的一种暂时储存形式，当血浆中游离型药物的浓度随着分布、消除而降低时，结合型药物可释放出游离药物，使血液中游离型药物保持在一定水平并维持一定时间，因此药物与血浆蛋白的结合影响药物的分布及消除，从而影响其作用强度和作用时间。

由于药物与血浆蛋白结合能降低血浆中游离型药物浓度，故其扩散至组织的浓度降低，分布减少。例如，在治疗流行性脑脊髓膜炎时宜选用磺胺嘧啶，原因在于磺胺嘧啶与血浆蛋白的结合率比磺胺噻唑低，而结合型药物不能透入脑脊液，故磺胺嘧啶分布入脑脊液较多，能更好地发挥药效。药物与血浆蛋白的结合也限制着药物从肾小球的滤过及药物在肝的代谢。

药物与血浆蛋白结合的特异性低，因此当多个血浆蛋白结合率高的药物竞争结合同一位点时，便可发生竞争性置换相互作用。例如，抗凝血药华法林 99% 与血浆蛋白结合，当与保泰松合用时，结合型的华法林被置换出来，使血浆内游离药物浓度明显增加，抗凝作用增强，可造成严重的出血，甚至危及生命。药物也可与内源性化合物竞争结合蛋白质，相互间发生置换作用，如磺胺异噁唑可从血浆蛋白结合部位上将胆红素置换出来，新生儿使用该药可发生致死性胆红素脑病。此外药物在血浆蛋白结合部位上的相互作用并非都有临床意义。一般认为，对于血浆蛋白结合率高、分布体积小、消除速率慢及治疗指数低的药物，基于血浆蛋白结合的相互作用具有显著的临床意义，在临床用药时应注意调整药物剂量，尽可能避免发生不良反应。

药物与血浆蛋白结合程度会对药效和不良反应产生影响。一些血浆蛋白结合率高而治疗范围窄的药物，如苯妥英（蛋白结合率 89%±23%）、华法林（蛋白结合率 99%±1%）及环孢素 A（蛋白结合率 93%±2%）临床用药时应注意 DDI。对于蛋白结合率高的药物，血中药物总浓度与药理作用之间往往不存在相关性，必要时需要进行 TDM，测定其游离药物浓度，以免因仅测血药总浓度导致错误的结论。图 4-6 显示血浆中游离药物百分比与血浆药物总浓度的关系。结合常数 K 大，蛋白结合很强的药物在低浓度时几乎都以结合型存在，绝大部分存在血浆中；但当血浆中的药物浓度达到一定程度时，蛋白结合出现饱和现象。图 4-7 显示体内药物总量中，血浆药物量与蛋白结合的关系。当蛋白结合强的药物，体内药物量低时，几乎大部分存在于血浆中，当体内药量增加至某种程度时，血浆中药物所占的比例急剧下降，大量药物会迅速转移到组织中。因此，对于

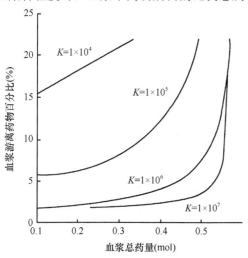

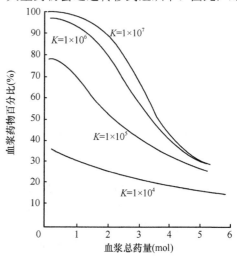

图 4-6　蛋白结合率对血浆游离药物百分率
的影响图

图 4-7　不同蛋白结合率的药物在血浆中的量与
体内的药物量的关系

蛋白结合率高的药物，由于给药剂量增加使蛋白结合出现饱和，或者同时服用另外一种蛋白结合能力更强的药物时，竞争作用会将其中蛋白结合能力较弱的药物置换出来，这样游离型药物浓度迅速上升，导致体内分布急剧变化，从而引起药理作用显著增强，甚至产生不良反应。此外，药物与血浆蛋白结合有种属差异与个体差异，遗传、年龄、性别、营养状况、疾病等因素都能改变药物与血浆蛋白结合程度。例如，老年人血浆白蛋白随着年龄增加而下降；新生儿的血浆蛋白与药物的结合力远比成人低，血浆游离型药物浓度可为成人 1.2～2.4 倍；与男性相比，女性血浆白蛋白略高；肝硬化、烧伤、肾病综合征、妊娠等情况下血浆白蛋白浓度会减少，使得血浆中游离型药物比例增加，故针对这类患者给药时均应谨慎用药。

二、器官组织的血流量

药物分布到组织的速率基本上取决于组织的血流量，而人体各组织器官的血流量相差十分明显，以体重 70kg 计，表 4-1 列出了哺乳动物的组织血流量和灌流速度。药物进入血循环后主要快速分布到血流较丰富的组织，如肝、心脏、肾、脑、肺等处，尤其是在分布的早期，之后药物随着各组织的血流量及膜的通透性还可进行再分布（redistribution）。例如，药物在肾达到与血药浓度平衡的时间仅 0.25min，肌肉为 40min，而脂肪则需 2.8 日。对于较容易通过毛细血管壁的脂溶性小分子药物，组织血流灌注速率成为药物分布的主要限速因素。例如，硫喷妥钠是一种脂溶性很高的静脉麻醉药，静脉注射后首先分布到血流丰富且含脂质高的脑组织中，迅速产生麻醉作用，随后又向血流量少的脂肪组织转移，以致患者迅速苏醒。

表 4-1　器官组织的血流量和灌流速度

器官组织	体容积（%）	血流量（mL/min）	灌流速度 {mL/[min·（g 组织）]}
肾上腺	0.03	25	1.2
血液	7.0	（5000）	—
骨骼	16	250	0.02
脑	2.0	700	0.5
脂肪	20	200	0.03
心脏	0.4	200	0.6
肾	0.5	1100	4.0
肝	2.3	1350	0.8
肌肉（非运动）	43	750	0.025
肺	1.6	（5000）	10
皮肤	11	300	0.04
脾	0.3	77	0.4
甲状腺	0.03	50	2.4
全身	100	5000	0.071

三、血管通透性

毛细血管的通透性取决于管壁的类脂质屏障和管壁微孔。一般脂溶性药物通过被动扩散跨越管壁的类脂质屏障，而亲水性药物通过管壁水性微孔扩散；小分子药物要比分子量大的药物易于进行膜转运，因此对于小分子药物，毛细血管的通透性一般较好，不是影响药物分布的一个限速环节。

毛细血管的通透性因脏器的不同而存在差异，例如，肾毛细血管内皮膜孔大（40～60nm），流体静压高，肝静脉窦缺乏完整的内皮，膜孔为 100～160nm，而一般组织为连续型内皮细胞，最大的膜孔为 4～6nm，因此药物很容易通过肾与肝的毛细血管。这些结构特点对药物从肾、肝消除具有重要意义，另外，在药物中毒时，肝、肾器官往往首先受损伤。而脑毛细血管内皮细胞之间存在紧密连接，结构致密，小分子药物很难进入脑内。在炎症、肿瘤等病理条件下，脑部局部血管通透性发生改变会影响药物的脑内分布。

四、药物与组织的亲和力

药物在各组织器官的分布量常是不均匀的，这与药物和组织的亲和力、组织及药物的特性有关。机体组织中富含膜脂、蛋白质、脂肪、核酸及黏多糖等物质，不同部位的组成有较大的差别，这些物质亦能与药物发生特异性结合，且同一组织对于不同药物的结合程度也不尽相同。另外，与血浆蛋白的药物结合过程类似，药物与组织成分的结合主要是通过离子键、氢键、疏水性结合及范德瓦耳斯力结合，因此这种结合是迅速、可逆的，呈结合型药物与游离型药物动态平衡。由于仅游离型药物能穿过生物膜在体内组织自由分布，结合型药物因其分子量大不能再自由扩散返回血液循环而储存于组织中，故结合程度的大小对于药物的体内分布有很大影响，药物的分布程度实质上是药物与血浆蛋白和组织成分结合过程的竞争，如图4-8所示。若药物与血浆蛋白结合强，则血浆的药物浓度高于组织的药物浓度，体内分布程度低；反之，若药物与组织成分结合强，则血浆的药物浓度低于组织的药物浓度，体内分布程度高。

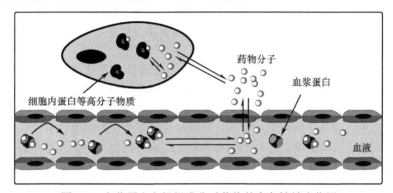

图4-8　血浆蛋白和组织成分对药物的竞争性结合作用

药物对某些细胞成分具有特殊亲和力，使药物分布具有一定的选择性而出现某些组织中的药物浓度高于血浆的药物浓度的现象。例如，碘经过特殊转运机制在甲状腺中的浓度比在其他组织中约高1万倍，故放射性碘适用于甲状腺功能诊断和治疗毒性甲状腺肿；氯喹在肝内浓度比血浆浓度高700倍，适用于治疗阿米巴性肝脓肿；灰黄霉素与角蛋白亲和力强，易分布在含角蛋白丰富的组织，如皮肤、毛发与指甲等。

少数药物在组织细胞中的分布可能是发挥药理作用，但多数药物与组织的结合仅起到药物的储存作用。例如，脂肪组织是脂溶性药物的巨大储库。静脉注射硫喷妥钠后有70%分布到脂肪组织，富有类脂质的脑组织血流充沛，因此硫喷妥钠的脑摄取快，起效迅速，但当血药浓度下降时，它又立即从脑内释放出来并储存于身体脂肪中，故作用时间短。

有些药物与组织内成分结合是不可逆的，无法再解离成游离型药物而重新分布到血液循环中，导致药物与组织间的相互作用很难逆转，这往往与药物的不良反应有关。例如，四环素与钙配合沉着于牙齿及骨骼中，造成小儿骨骼生长缓慢及牙齿着色；氯喹、麻黄碱与可卡因等蓄积在含有黑色素的组织中，并导致视网膜病变；大剂量对乙酰氨基酚的肝毒性是由于生成的活性代谢物与肝蛋白的不可逆结合。

五、体液的 pH

在生理情况下，细胞内液 pH 为7.0，细胞外液及血浆 pH 为7.4。由于在碱性环境下弱酸性药物解离度大，即在细胞外液解离型药物多，不易进入细胞内，因此它们在细胞外液的浓度高于细胞内液。提升血液 pH 可使弱酸性药物向细胞外转运，降低血液 pH 则使其向组织细胞转移。在临床上给予碳酸氢钠使血及尿液碱化，能促进巴妥类弱酸性药物由脑细胞向血浆转运，并促进它从尿排出，因而可以解救巴比妥类药物的中毒。弱碱性药物与弱酸性药物相反，它易进入细胞，且在细胞内解离型药物多，不易透出，故细胞内浓度略高于细胞外液，改变血液的 pH，也可相应改变其原有的分布特征。

六、药物相互作用

蛋白结合率高的药物对药物间置换作用较敏感。对于血浆蛋白结合率较低的药物，轻度置换使游离型药物的浓度暂时性升高，药理作用短暂增强，药效变化不显著。而当血浆蛋白结合率高的药物与和它竞争同一结合位点的药物配伍使用时，由于血浆蛋白结合的饱和性，与蛋白结合力较高者能将与蛋白结合力较低者置换出来，使后者的游离型药物浓度大大增加，引起该药物的分布体积、半衰期（$t_{1/2}$）、清除率、受体结合率等一系列改变，最终导致药效的改变和不良反应的发生。

药物与血浆蛋白结合的程度可分为高度结合率（80% 以上），中度结合率（50% 左右）及低度结合率（20% 以下）。通常，药物间竞争性置换作用只对蛋白结合率高的药物才有影响。例如，一个药物的蛋白结合率从 99% 降低到 95%，其药物游离分数从 1% 增加到 5%，即游离型药物的浓度增加了 4 倍，因此有些药物在配伍使用时会导致严重不良反应的发生。例如，保泰松能与磺脲类降血糖药物发生竞争置换，使血浆中游离的磺脲类降血糖药物浓度上升，增强其降血糖作用引起低血糖甚至昏迷。

对于一些血浆蛋白缺乏症的患者（如肝功能和肾功能障碍的患者），由于血浆蛋白含量低，应用蛋白结合率较高的药物时游离型浓度增加，易发生不良反应。例如，若白蛋白低于 2.5%（正常值约为 100mL 血浆中含有 4g），应用泼尼松治疗时不良反应的发生率增加一倍。但只有当药物大部分分布在血浆中，这种置换作用才可能显著增加游离型药物的浓度，所以只有分布体积小的、高血浆结合率的药物才会受影响；而对于分布体积大的碱性药物，由于只有小部分存在于血液中，对体内分布影响不大。

七、药物的理化性质

一般来说，药物经毛细血管的通透性较好，不是药物分布的限制因素。对于组织分布，药物还需要跨过组织细胞膜。大多数药物以简单扩散的方式透过细胞膜，这种转运方式与药物的理化性质密切相关，包括油/水分配系数、解离度、分子量及膜两侧药物的浓度差。因此脂溶性高的药物或分子量小的水溶性药物易于进入细胞内，而脂溶性差的药物或分子量大的水溶性药物就不易转运，或者通过特殊方式转运。例如，一些营养物质，如糖、氨基酸和水溶性维生素通过载体介导的转运进入胞内，这样一些与营养物质结构相似的或者载体的底物就可以通过载体介导转运途径来进行细胞摄取。另外利用乙二胺四乙酸（EDTA）盐可与重金属离子（如 Cu^{2+}、Pb^{2+}、Hg^{2+}）螯合的性质，使重金属离子及时从组织和血液中排出体外，治疗因重金属离子过多导致的中毒。

第四节　药物血浆蛋白结合对药物体内过程的影响

一、对分布的影响

以体重 70kg 成人为例，总体液约每千克体重 0.6L，则总体液为 0.6×70=42（L）。药物的稳态表观分布容积（V_{ss}）可用下式表示。

$$V_{ss} = V_B + V_T(f_{ub}/f_{ut}) \tag{4-17}$$

式中，V_B 为血液的体积，约每千克体重 0.08L，即 5.6L/70kg；V_T 为组织的体液体积，在数值上等于总体液减去血液体积，即 42-5.6 = 36.4（L）；f_{ub}、f_{ut} 分别表示药物在血中与组织中的游离分数。

如果药物的血浆蛋白结合率很高，则蛋白结合率的微小变化会引起表观分布容积（V_d）的显著变化。假设药物原来的血浆蛋白结合率为 97%，现因某种原因减为 92%。

设组织药物的游离分数与最初的血浆相同，则最初的 V_ss：

$$V_\text{ss} = 5.6 + \frac{0.03}{0.03} \times 36.4 = 42(\text{L})$$

血浆中蛋白结合率降低后的 V_ss：

$$V_\text{ss} = 5.6 + \frac{0.08}{0.03} \times 36.4 = 102.7(\text{L})$$

如果药物的血浆蛋白结合率适中，为 50%，但因某种原因减为 45%。

设组织药物的游离分数与最初的血浆相同，则最初的 V_ss：

$$V_\text{ss} = 5.6 + \frac{0.5}{0.5} \times 36.4 = 42(\text{L})$$

血浆中蛋白结合率降低后的 V_ss：

$$V_\text{ss} = 5.6 + \frac{0.55}{0.5} \times 36.4 = 45.6(\text{L})$$

由上可见，蛋白结合率高的药物，其数值的微小变化都会引起 V_d 和体内分布特征的显著变化。另外，蛋白结合率和结合常数有密切联系，蛋白结合率高的药物，结合常数 K_a 也大，一般来说，K_a 小于 10^4 时，体内药量变动对药物的 V_ss 影响不大，这是由药物主要分布于组织中所致。

二、对清除率的影响

药物的肝清除率（CL_H）可用下式表示：

$$\text{CL}_\text{H} = Q_\text{H} \cdot E_\text{H} = \frac{Q_\text{H} f_\text{ub} \text{CL}_\text{int,H}}{Q_\text{H} + f_\text{ub} \text{CL}_\text{int,H}} \tag{4-18}$$

式中，Q_H 为肝的血流量 [正常成人为 23.8mL/（min·kg）]，E_H 为肝抽提比（hepatic extraction ratio），$\text{CL}_\text{int,H}$ 为肝内在清除率。

当 $f_\text{ub}\text{CL}_\text{int,H} \ll Q_\text{H}$ 时，即肝内在清除率成了限速步骤，则式（4-18）为

$$\text{CL}_\text{H} = f_\text{ub}\text{CL}_\text{int,H} \tag{4-19}$$

即药物的肝清除率与血浆游离分数成正比，如地西泮和华法林等。

当 $f_\text{ub}\text{CL}_\text{int,H} \gg Q_\text{H}$ 时，即肝血流量成了限速步骤，则式（4-18）为

$$\text{CL}_\text{H} = Q_\text{H} \tag{4-20}$$

即流入肝脏内血液中的药物能完全被肝脏所代谢，这时血浆游离分数对药物的肝清除率没有影响，如普萘洛尔等。

肾的排泄清除率与 f_ub 的关系和肝脏相似，但更复杂一些。

三、对 $t_{1/2}$ 的影响

因 $t_{1/2} = 0.693\,V/\text{CL}$，且假设药物的消除主要是经肝代谢，从式（4-17）和式（4-18）可得

$$t_{1/2} = 0.693(V_\text{B} + V_\text{T}\frac{f_\text{ub}}{f_\text{ut}})(\frac{Q_\text{H} + f_\text{ub}\text{CL}_\text{int,H}}{Q_\text{H} \cdot f_\text{ub} \cdot \text{CL}_\text{int,H}}) \tag{4-21}$$

由式（4-21）可见，f_ub 对 $t_{1/2}$ 的影响决定于 V_B、V_T 和 $\text{CL}_\text{int,H}$。若 V_B、V_T 和 $\text{CL}_\text{int,H}$ 都小，则 f_ub 升高，血浆蛋白结合率降低，会导致 $t_{1/2}$ 的降低。这个比较好理解，血浆蛋白结合率降低有利于药物分布到肝脏，促进肝脏的消除。

稳态血药游离浓度 $C_{u,ss}$

$$C_{u,ss} = \frac{K_0}{CL_{u,H}} = K_0 \frac{Q_H + f_{ub}CL_{int,H}}{Q_H CL_{int,H}} \tag{4-22}$$

式中，K_0 为静脉滴注速度，$CL_{u,H}$ 和 $CL_{int,H}$ 分别为肝对游离药物的清除率和内在清除率。

当 $f_{ub}CL_{int,H} \ll Q_H$ 时，即为肝清除能力小的药物，则式（4-22）为

$$C_{u,ss} = K_0 / CL_{int,H} \tag{4-23}$$

即稳态血药游离浓度不随血浆游离分数变化而变化。

当 $f_{ub}CL_{int,H} \gg Q_H$ 时，即为肝清除能力强的药物，则式（4-22）为

$$C_{u,ss} = K_0 \frac{f_{ub}}{Q_H} \tag{4-24}$$

即稳态血药游离浓度随血浆游离分数上升而增高，此时药物维持剂量需要减少，而总血药浓度不随血浆游离分数变化而变化。

四、对吸收的影响

血中游离型药物浓度低，蛋白结合率高，药物就容易从消化道进入血循环，因为消化道与血浆内游离型药物浓度差大，有利于药物被动扩散和吸收。

第五节　药物血浆蛋白结合的临床意义

由于只有游离型药物才能通过血管壁向组织分布，因此药物与血浆蛋白结合的变化可以影响游离型药物的浓度，导致药物分布、代谢、排泄及与作用靶点结合的变化，从而决定药效的强度与持续时间，影响体内药动学和药效学过程。对于蛋白结合率高的药物，血中药物总浓度与药理作用之间往往不存在相关性，药物的药理效应或毒性仅与血液中的游离型药物浓度相关，因此临床上常将血浆蛋白结合率作为影响治疗的重要因素。例如，治疗关节炎的替诺昔康，血浆蛋白结合率高达 99%，导致药物组织分布差，关节滑液中药物浓度仅为血中的 30%。

如果某药血浆蛋白结合率很高，任何血浆蛋白结合率的变化都会引起游离型药物浓度的改变，对治疗效果产生显著的影响。例如，药物的血浆蛋白结合率从原来的 97% 减为 92%，则游离百分率由 3% 升高到 8%，提高了 1.6 倍；若药物原来的血浆蛋白结合率为 50%，现因某种原因减为 45%，则游离百分率由 50% 升高到 55%，仅提高了 0.1 倍。游离型药物浓度的显著变化可引起临床效果的显著改变，或者导致明显的毒性反应。例如，传统的抗癫痫药如苯妥英钠、丙戊酸钠和卡马西平与血浆蛋白结合率高，结合率分别达 90%、95% 和 85%。当患有低蛋白血症的患者服用该类药物时，药物的蛋白结合率降低，游离型药物浓度上升，从而可能产生毒性反应；当这些药物与其他药物配伍使用时，容易因蛋白结合竞争而产生相互作用，造成蛋白结合率下降而使游离型药物浓度增加。例如，保泰松和双香豆素合用，使得游离型双香豆素浓度增加，增加出血倾向。此外有些药物可能和内源性物质竞争结合蛋白，相互间发生置换作用，如双香豆素能使血浆蛋白胆红素结合物游离出内源性代谢物胆红素，易导致新生儿胆红素脑病。

【临床案例 4-2】

地高辛为治疗心力衰竭的最常用药物，奎尼丁是重要的抗心律失常药，患者出现心力衰竭合并心律失常（如心房颤动）时，常需联合应用。然而这两种药均属药理作用强、易使患者发生危险的药物，如服用地高辛所致的洋地黄化的心脏，再加用奎尼丁，可导致意外的心律失常，还包括恶心、呕吐、肌无力、不适、腹泻、晕厥及出现新的室性心律失常如期前去极、心动过速等。38 名患者应用维持量地高辛时，血浓度为（0.98±0.37）ng/mL，加服奎尼丁

1000mg/d，共4～6日，血中地高辛浓度增至（2.47±0.71）ng/mL（$P<0.001$），比单用地高辛时增高1.5倍。血中地高辛浓度增高的程度与奎尼丁剂量有关，剂量越大，增高越明显，如每日服奎尼丁的量少于500mg/d，则对血中地高辛的浓度无显著影响。

【案例分析】

　　地高辛与奎尼丁合用发生药物相互作用，使地高辛的血药浓度大大增加，具体表现在如下方面。①在地高辛的储存部位，奎尼丁取代了地高辛。已证明，应用地高辛的动物，加用奎尼丁后，在血清地高辛浓度增高的同时，组织内如心、肝、肾、肾上腺、骨骼肌等地高辛的浓度均降低。因而认为两者合用时，在大多数组织中，奎尼丁取代了地高辛，使后者释放入血，从而使血浓度增高。②奎尼丁使地高辛的总清除率降低约50%，肾清除率和非肾清除率均降低。甚至在奎尼丁血浓度较低，尚未影响到地高辛分布容积时，肾对地高辛的清除率已降低，且与奎尼丁血浓度呈依赖关系。

　　因此，在考察药效时，我们不仅要考虑到药物与蛋白质的结合性质，还应注意治疗药物的游离型药物浓度的安全范围。其中，对于安全性低的药物，血浆蛋白结合率变化对药效和毒性的影响，还与药物的清除特性、分布体积和药动-药效平衡时间等因素有关。例如，普罗帕酮等平衡$t_{1/2}$短的药物，具有治疗指数窄、清除低、血浆蛋白结合率低的特点，当血浆蛋白结合率下降时，游离型药物浓度显著波动，很容易产生不良反应。

　　需要注意的是，很多与药物药效或毒性有关的游离型药物血药浓度的变化并非或完全单纯由血浆蛋白结合变化引起，实际上也涉及了其他机制。如果仅根据药动学参数发生变化就强调药物与血浆蛋白结合研究具有临床意义是不充分的。在分析药物血浆蛋白结合对药效或毒性的影响时，应充分考虑其他因素的影响。例如，保泰松与华法林配伍使用时，使华法林的抗凝作用增强，其原因：①保泰松可以从血浆白蛋白中置换出华法林；②华法林S异构体的效力是R异构体的5倍，保泰松可抑制华法林S异构体的生物转化，同时促进R异构体的消除。

第六节　药物血浆蛋白结合的常用研究方法

　　根据药物血浆蛋白结合动力学中r和游离型药物浓度的数据，可以计算药物与血浆蛋白的结合常数K_a和结合位点数n。药物游离分数同样可以根据药物总浓度和游离型药物浓度来计算。由此可见游离型药物浓度是考察药物血浆蛋白结合的一个非常重要的数据，这样将游离型药物从药物血浆蛋白结合平衡液中分离出来成为最为关键的一点。根据药物的理化性质及实验条件，采用一种测定游离型药物和药物总浓度的方法，进行至少三个浓度（包括有效浓度）、平行三次的血浆蛋白结合试验，以了解药物的血浆蛋白结合率是否有浓度依赖性。对高于90%以上的蛋白结合率的药物，建议开展体外药物竞争结合试验，即选择临床上有可能合并使用的高蛋白结合率的药物，以考察临床用的药物对所研究药物蛋白结合率的影响。

一、平衡透析法

　　平衡透析法（equilibrium dialysis）是根据分子量分离游离型药物和结合型药物，即利用游离型药物可以自由通过半透膜，而蛋白质和与蛋白质结合的药物及其他大分子物质不能通过半透膜的原理设计的。此法一般将血浆或血清置于透析袋中，然后悬于含药物的缓冲液中，37℃恒温振荡，由于透析袋为半透膜，其具有截留一定分子量药物的孔径，当达到平衡时，半透膜两侧游离型药物的浓度相等，故袋内药物浓度即为总的药物浓度，袋外药物浓度即为游离型药物浓度（图4-9A）。平衡透析法受实验因素干扰很小，是研究药物蛋白结合的经典方法。然而，如果药物带正电荷，蛋白质也带正电荷，由于电荷的影响，可造成平衡时膜两侧游离药物的浓度不等，即唐南（Donnan）效应。应采用高浓度的缓冲盐或者中性盐溶液作为透析液，可降低Donnan效应对测定结果的影响。同时由于时间长，难以提高样品分析的通量，而且所需血样量较多，故该方法对于临床患者的使用受到极大的限制。

二、超 滤 法

超滤法（ultrafiltration）广泛用于常规游离型药物浓度临床检测。该法使用截留不同分子量药物的超滤管，当药物与血浆蛋白结合平衡后，将药物与蛋白质的混合溶液加在超滤管上室内，离心（3000～10 000r/min，时间为5～15min），分子量小的游离型药物随血浆中的水分一起通过滤膜，而血浆蛋白及与血浆蛋白结合的药物则被滤膜所阻挡，分别测定超滤液和超滤前蛋白溶液中药物的浓度，计算血浆蛋白结合率（图4-9B）。超滤法由于具有简单快捷，结果稳定可靠，且所需血样量较少的特点而被广泛应用，是监测游离型药物浓度的一种实用可靠的方法。例如，在美国许多抗惊厥药、抗心律不齐药多采用这种方法对临床患者的血样进行分析。选择超滤装置一般应选与样品量大小合适的；选择超滤膜时，应考察滤膜对某些药物的吸附问题，在实验前要进行一定的预吸附处理，如选择截留分子量为（1～3）×10⁴的低吸附型超滤膜，可获得比较满意的结果；另外，随着血浆水液被过滤，血浆蛋白浓度增加，可能导致尚未过滤部分的药物蛋白结合率改变，故建议应尽力减少超滤下去的超滤液体积。

三、超 离 心 法

超离心法（ultracentrifugation）是根据不同蛋白质密度与形态各不相同而分开，即借助离心力将分子量小的游离型药物分子与高分子量的药物蛋白结合物分开，它的特点是不用膜分离，因此不存在药物与膜结合的问题。但是脂蛋白也比较轻，若药物与脂蛋白结合则可能漂到离心血浆的上层而与游离型药物混到一起，或者与药物再结合；同理，若药物的分子量特别大，也会下沉，甚至会被离心出来。该法需要使用超速离心机，由于超速离心机的转速很高，离心管也需要使用配套的特殊离心管。在离心管中装样时要排尽离心管的空气，以防离心过程中离心管爆裂。故鉴于超离心法需要特殊设备且操作也比较复杂，目前较少应用于临床。

四、凝胶过滤法

凝胶过滤（gel filtration）法是利用分子筛的原理，将小分子药物和大分子蛋白质、药物蛋白结合物分开，最终测定游离型药物的浓度。一般来说，游离型药物由于进入凝胶的孔隙内需要较长的洗脱时间，而蛋白药物结合物通过凝胶微粒的间隙被快速洗脱出来，故通过不同的洗脱时间进行药物蛋白结合物和游离型药物的分离测定，计算血浆蛋白结合率（图4-9C）。凝胶过滤法比较适用于测定蛋白结合率高的药物。在使用该法时应注意根据筛分分子量的大小选择葡聚糖凝胶的型号。

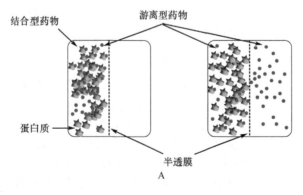

A

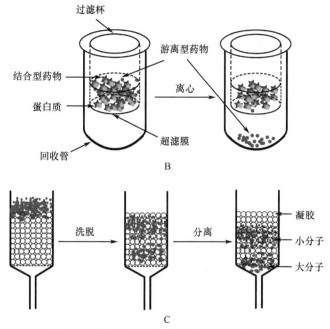

图 4-9　药物血浆蛋白结合率测定方法示意图

A. 平衡透析法；B. 超滤法；C. 凝胶过滤法

思 考 题

1. 简述血-脑屏障的构成及 P-gp 在血-脑屏障中的作用。
2. 影响药物分布的因素有哪些？
3. 药物与血浆蛋白结合对于药物的体内分布及药效有哪些影响？
4. 药物和血浆蛋白结合的特点有哪些？
5. 简述测定药物血浆蛋白结合率的关键所在，并介绍几种常规测定方法。
6. 如何理解药物血浆蛋白结合的临床意义？

（孙　进）

第五章 药物代谢及代谢酶

本章要求

1. 掌握药物代谢的特点、类型及其与药物作用的关系、肝药酶诱导作用、抑制作用及其临床意义。

2. 熟悉几类主要的药物代谢酶的特点和影响药物代谢的因素。

3. 了解药物代谢酶的多态性对药物不良反应和相互作用的影响。

药物代谢（drug metabolism）是体内药物消除的重要方式之一。药物的代谢又称生物转化（biotransformation）或药物转化，是指药物在体内经代谢酶或其他作用而发生的化学结构改变。药物经代谢后活性降低，即从活性药物变成无活性的代谢物或极性更大的药物加速从体内排出。有些药物经过代谢之后，活性和作用发生改变，使得活性增加甚至生成毒性代谢产物。

药物代谢最主要发生的部位是肝脏，其次是胃肠道、肾、皮肤和肺等组织。近年来，肠道菌群对药物代谢的影响受到了广泛的关注。

药物在体内的代谢过程通常是一个酶催化介导的过程。药物代谢酶的活性可受到多种因素的影响，从而影响药物的体内代谢过程。药物代谢酶的遗传多态性与其上游调控因子的研究及其临床应用为个体化给药提供了理论支撑。

第一节 药物代谢的临床意义

药物在体内的生物转化过程，主要可分为灭活和活化两种。多数药物经代谢后活性降低，即从活性药物变成无活性的代谢物，可称灭活（inactivation）。有些无活性药物或前药（prodrug）经代谢后形成活性代谢物，可称为活化（activation）。也有些活性药物转化成仍具有活性的代谢物，但与母药相比，它们的作用或体内过程可能发生不同程度的改变。有些药物或其他外源性化学物（xenobiotics，又称外源性化合物）经代谢后可形成毒性代谢物。因此，阐明药物在体内的代谢规律，对于了解其药理、药效及毒理作用非常重要。

大多数脂溶性药物经代谢生成的代谢物与母药相比，通常极性增大，水溶性增强，重吸收减少，易从肾脏或胆汁排出。因此，对于临床大多数的药物而言，其在体内的代谢是灭活的过程，即经代谢后失去原有作用活性并通过肾脏或胆汁等途径排出体外。灭活是药物的主要代谢方式。

有些药物在体外并没有活性或活性很低，需要经过体内代谢转化成为有药理活性的代谢产物从而发挥药效作用，这一类药物称为前药。掌握了药物的代谢特点，我们可以通过对药物分子进行结构修饰将其做成前药，有目地改善药物在体内的药动学过程，克服其转运方面的缺陷，如增加药物的稳定性、提高生物利用度、增加靶向性、延长作用时间及降低药物的毒性和副作用。前药在体内经酶或其他转化后释放出原型药从而发挥药理作用。例如，5-氟尿嘧啶经烷基化制成胺类前药呋喃氟尿嘧啶后，它的口服吸收效果大大改善，作用时间延长，并且其毒性降低，而起作用的还是水解之后生成的氟尿嘧啶（图5-1）。

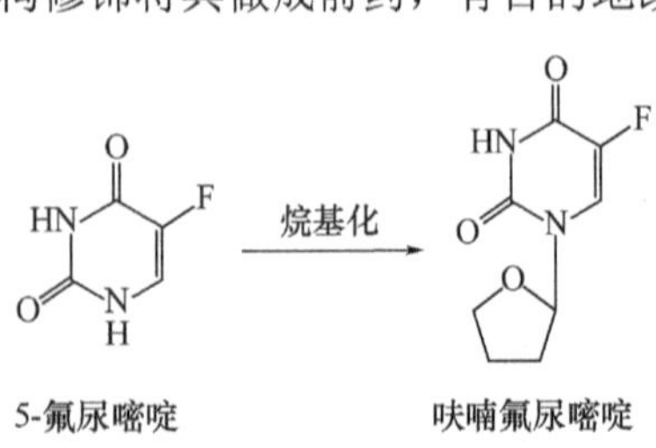

图 5-1 氟尿嘧啶烷基化生成前药呋喃氟尿嘧啶

常见的前药见表 5-1。

表 5-1　常见的前药及其活性代谢物

前药	活性代谢物	药理作用
甲基多巴	甲基去甲肾上腺素	降血压
可待因	吗啡	镇痛、镇咳等
左旋多巴	多巴胺	抗帕金森病
水合氯醛	三氯乙醇	镇静催眠
可的松	氢化可的松	抗炎、抗免疫
泼尼松	泼尼松龙	抗炎、抗免疫
依那普利	依那普利拉	抑制血管紧张素转换酶
萘丁美酮	6-甲氧基-2-萘基乙酸	解热镇痛抗炎
环磷酰胺	醛磷酰胺	抗肿瘤
头孢呋辛酯	头孢呋辛	抗菌
硫唑嘌呤	巯鸟嘌呤	免疫抑制
呋喃氟尿嘧啶	氟尿嘧啶	抗肿瘤

有些母药与其在体内代谢生成的产物都具有药理活性，但与母药相比，代谢产物的作用强度或体内过程可能发生不同程度的改变。例如，中枢镇痛药哌替啶，在体内代谢为去甲哌替啶，后者具有中枢兴奋作用，血浆 $t_{1/2}$ 为 15～20h。镇静催眠药地西泮在体内代谢后，生成的活性代谢产物分别为去甲西泮和奥沙西泮，二者与地西泮一样都有镇静催眠的药理作用。常见原药和代谢产物均有相似的药理活性的药物见表 5-2。

表 5-2　常见原药和代谢产物均有相似药理活性的药物

药物类别	活性药物	活性代谢物
镇静催眠药	地西泮	去甲地西泮、奥沙西泮
	氯氮䓬	去甲氯氮䓬
	氟硝西泮	去甲氟硝西泮
	氟西泮	N-去烷基氟西泮
抗癫痫药	扑米酮	苯巴比妥
	卡马西平	10,11-环氧卡马西平
	非那西丁	对乙酰氨基酚
	保泰松	羟基保泰松
镇痛药	曲马多	O-去甲基曲马多
β 受体阻断药	普萘洛尔	4-羟基普萘洛尔
抗抑郁药	丙米嗪	去甲丙米嗪
	阿米替林	去甲替林
血管紧张素 1（AT$_1$）受体阻断药	氯沙坦	EXP3174

有些药物及外源性化合物经体内代谢后生成毒性代谢物，如环氧化物、N-羟化物或自由基，可通过与核酸、蛋白质等生物大分子发生共价结合或脂质过氧化反应而对机体产生毒性；此外，毒性代谢物还可与细胞大分子结合，作为半抗原而激发病理性免疫反应。例如，多柔比星在体内代谢后可生成自由基，从而引起心脏毒性。另一个代谢激活产生毒性的经典例子是对乙酰氨基酚

（acetaminophen，APAP，又称扑热息痛，paracetamol）过量服用所致的严重肝肾毒性。正常剂量下，约 90% 对乙酰氨基酚在体内被葡糖醛酸化或硫酸化后以复合物的形式排出体外，约 10% 对乙酰氨基酚被 CYP 代谢生成中间体对乙酰苯醌亚胺（N-acetyl-pbenzoquinone imine，NAPQI）。NAPQI 在谷胱甘肽-S-转移酶（glutathione-S-transferase，GST）作用下与肝脏内源性谷胱甘肽结合形成对乙酰氨基酚-谷胱甘肽复合物，经胆汁排泄。当过量摄入对乙酰氨基酚时，葡糖醛酸化和硫酸化代谢通路达到饱和，对乙酰氨基酚主要经 CYP 氧化形成大量的 NAPQI，使肝脏内源性谷胱甘肽耗竭。未与谷胱甘肽结合的 NAPQI 与肝细胞蛋白质的游离巯基（—SH）共价结合，引发线粒体氧化应激及过氧化亚硝基形成，造成肝细胞、肾小管坏死，最终导致严重的肝肾毒性（图5-2）。常见在体内代谢后形成毒性代谢物的药物见表5-3。

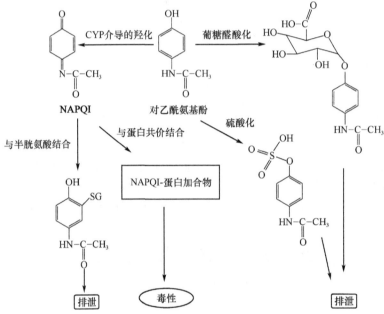

图 5-2　对乙酰氨基酚在体内的 I 相和 II 相代谢过程

表 5-3　形成毒性代谢物的药物

对乙酰氨基酚	多柔比星	博来霉素
三氯甲烷	呋塞米	双氯芬酸
氟烷	异烟肼	呋喃妥因
普鲁卡因胺	替尼酸	丙戊酸
他克林	甲氧氟烷	卡马西平

【临床案例 5-1】

　　患者因严重感冒发热自行同时服用了泰诺、百服宁、白加黑三种药物，结果导致严重不适，送院诊断为严重急性肝损伤和中度急性肾损伤。临床给予 N-乙酰半胱氨酸（NAC）静脉给药方案（20h）予以解毒处理：首次剂量为 150mg/kg，15～60min 内输注完毕，4h 后给予 50mg/kg，16h 后再给予 100mg/kg。

　　问题：请分析该案例中的中毒原因与解毒机制。

【案例分析】

　　对乙酰氨基酚是最为广泛的非处方药（OTC）类解热镇痛药，在推荐剂量下疗效确切、用药安全，但过量服用（单次剂量超过 140mg/kg 或者每日剂量超过 7.5g 且长期服用）可引起肝损伤、急性肝衰竭甚至死亡。对乙酰氨基酚在体内可代谢生成 NAPQI，NAPQI 可致内源性谷胱甘肽耗竭，还可与细胞内蛋白质特别是线粒体蛋白质共价结合，引发线粒体氧化应激及过氧化亚硝基形成，造成肝细胞、肾小管坏死，最终导致严重的肝肾毒性。泰诺、百服宁、白加黑三种药物均含有对乙酰氨基酚成分，该患者同时服用三种药物，造成对乙酰氨基酚过量服用，最终导致急性肝肾损伤。

　　NAC 是目前唯一被美国食品药品监督管理局（FDA）批准用于治疗对乙酰氨基酚急性中毒的解毒药物。NAC 是含硫氨基酸-半胱氨酸的前体，在体内先转化成半胱氨酸，再与谷氨酸盐及甘氨酸在肝细胞内合成谷胱甘肽。服用 NAC 可补充 NAPQI 所耗竭的谷胱甘肽，从而起到解毒的作用。对乙酰氨基酚过量服用后出现中毒症状的快慢影响 NAC 的给药方案，症状出现早的患者适合选择 20h 静脉注射方案，而症状出现较晚的患者建议选择 72h 口服给药方式。患者症状出现较早，因此选择 NAC 静脉注射方案（20h）。

第二节　药物代谢类型

　　代谢是许多药物从体内消除的主要途径。有些药物几乎完全以原型从肾脏排出，但这类药物相对较少。药物代谢的主要途径为氧化、还原、水解和结合反应。较常见的是一种药物通过多种途径代谢。代谢产物还可以进一步代谢，氧化、还原、水解后常常伴随结合反应。因为氧化、还原、水解反应首先发生，故称为Ⅰ相反应（phase Ⅰ reactions），结合反应称为Ⅱ相反应（phase Ⅱ reactions）。Ⅰ相反应是在母体化合物上导入官能团或使官能团暴露，在药物分子上引入某些极性基团如—OH、—COOH、—NH$_2$、—SH 等从而增加其水溶性。多数情况下Ⅰ相反应会引起药理活性的消失，但同样可使部分药物活性保留、增强或产生毒性代谢物。对于前药而言，在体内常通过酯键或酰胺键的水解使前药转化成为活性代谢。Ⅰ相反应的产物，可迅速地排泄入尿，或与内源性化合物反应生成高水溶性的结合产物。

　　Ⅱ相反应是结合反应，使药物或其代谢物的官能团与葡糖醛酸、硫酸酯、谷胱甘肽、氨基酸或乙酸酯发生结合、缩合反应等。这些结合物通常有较高的极性，能够迅速地从尿及粪便中排出。而通过胆汁排泄的结合物则容易发生由小肠微生物中的酶介导的结合键裂解从而重新释放进入体内循环，称为肝肠循环。

　　药物的代谢转化主要是通过酶促反应完成的，而其中所涉及的酶类主要存在于肝脏中，因此药物在体内的主要代谢部位是肝脏。除此之外，很多组织如胃肠道、肾、肺、脑、皮肤、肾上腺等都被检测出有不同程度的代谢活性。在肝脏中，大部分的药物代谢发生在内质网和细胞液中，而如果将组织通过匀浆和梯度离心处理，内质网破裂后将会形成微小囊泡，称为微粒体。药物代谢酶主要包括肝微粒体酶和非微粒体酶两类。绝大多数参与药物Ⅰ相反应的代谢酶，以及Ⅱ相反应中葡糖醛酸结合、甲基化等代谢酶都存在于肝细胞的微粒体中。在线粒体、胞质膜、核膜和溶酶体等中也存在一些药物代谢酶，如线粒体中的单胺氧化酶、脂肪族芳香化酶；细胞质中的黄嘌呤氧化酶、GST 等。

一、Ⅰ相反应

1. 氧化　氧化是最常见的代谢反应。

（1）微粒体药物代谢酶的氧化：包括脂肪族的侧链或芳香族的芳香环羟化，*N*-、*O*- 和 *S*-去烃，*S*-、*N*-氧化，脱硫氧化及环氧化等。

（2）非微粒体酶系的氧化：如醇（或醛）的脱氢及脱氨氧化等。

2. 还原

（1）微粒体药物代谢酶的还原：如硝基还原、偶氮化合物还原、脱卤还原等。

（2）非微粒体酶的还原：如水合氯醛的还原反应等。

3. 水解 某些酯类、酰胺类及糖类的药物，可通过血浆或其他组织的水解酶而水解，如酯键水解、酰胺键水解等。值得注意的是，许多组织中广泛存在蛋白酶及肽酶，它们能水解多肽类药物，随着蛋白质及肽类药物的不断增加，这些酶反应将越来越受到重视。

常见经 I 相反应代谢的药物见表 5-4。

表 5-4　常见经 I 相反应代谢的药物

反应类型		药物
氧化反应	N-去烃	丙米嗪、地西泮、可待因、红霉素、吗啡、茶碱、他莫昔芬
	O-去烃	可待因、吲哚美辛、右美沙芬
	脂肪族羟化	甲苯磺丁脲、布洛芬、巴比妥、甲丙氨酯、咪达唑仑、环孢素
	芳香族羟化	苯妥英钠、苯巴比妥、普萘洛尔、保泰松、乙炔雌二醇
	N-氧化	氯苯那敏、苯海拉明、胍乙啶、奎尼丁、对乙酰氨基酚
	S-氧化	西咪替丁、氯丙嗪、甲硫达嗪
	脱氨氧化	地西泮、安非他明
还原反应		氯霉素、水合氯醛
水解反应		普鲁卡因、阿司匹林、氯贝丁酯、利多卡因、普鲁卡因酰胺、吲哚美辛

（一）细胞色素 P450 酶

细胞色素 P450（CYP450）是一类亚铁血红素-硫醇盐蛋白的超家族，因其在还原状态或与 CO 结合时在 450nm 处有最大吸收峰而得名，又称肝药酶。其广泛分布于各种类型的生物中，催化内源或外源性化合物的代谢。通常 CYP 在整个氧化酶体系中作为末端氧化酶发挥作用，向底物中引入单原子的分子氧。在微粒体中，还原型烟酰胺腺嘌呤二核苷酸磷酸（NADPH）为其提供电子从而使其保持氧化活性。CYP 参与催化了许多反应，如 N-、O- 和 S- 的去烷基作用，芳香族和侧链的羟化，N-氧化，N-羟化，硫氧化等，约占到各种代谢反应总数的 75%。

目前已知的 CYP 超过 21 000 种，其中人类有 57 个 CYP 编码基因和超过 59 种假基因。按照氨基酸序列的相似性，它们可分为 18 个家族和 43 个亚家族。当序列有超过 40% 相同即可认为同一家族，在 CYP 后以阿拉伯数字标示；在同一家族中如果序列超过 55% 相同则可认为同一亚家族，在其后以字母标示。而同一亚家族的催化不同反应的酶又在其后以不同数字命名，如 CYP3A4。其中 CYP 1~3 家族主要涉及人类的药物代谢反应，以及类固醇类、脂肪、维生素等内源性物质的生物合成。CYP 不同亚型所结合的底物往往有特异性，但也存在着许多重叠，因此常有超过 2 种亚型的 CYP 参与同一种药物的代谢。CYP 广泛分布在哺乳动物的肝脏、肾脏、脑、心脏、皮肤、肺、胃肠道、胰腺、胎盘组织、肾上腺等组织器官中，其中以在肝脏表达为主，在细胞内质网、线粒体、核膜也均有表达。CYP1A2、CYP2A6、CYP3A4、CYP3A5、CYP2C9、CYP2C19、CYP2D6 及 CYP2E1 占肝脏 CYP 总量的 75% 以上，代谢了临床 90% 以上经肝脏代谢的药物。因此，要阐明药物代谢的规律，需要首先了解不同 CYP 参与代谢的药物。

1. CYP1A2 编码人类 CYP1A2 的基因与编码 CYP1A1 及 CYP1B1 共同位于 15 号染色体的基因簇，全长约 7.8 kb，包含 7 个外显子和 6 个内含子。CYP1A2 约构成 CYP 蛋白总量的 13%，已报道的底物超过 100 种，包括许多重要的临床药物、前致癌物如苯并芘、内源性底物如激素类等。CYP1A2 在肝中组成型高表达，在肝、肺、胰腺、胃肠道及脑中可以诱导性表达。CYP1A2 在人体内参与了华法林、咖啡因、茶碱、普萘洛尔、维拉帕米、硝苯地平、安替比林、丙米嗪、阿米替林和氯氮平等 20 多种临床药物的代谢。烟、十字花科蔬菜、烤肉中的多胺烃类、奥美拉唑及其他质子泵抑制剂都被报道可以诱导 CYP1A2 的表达，而口服避孕药、氟伏沙明及喹诺酮类抗生素则可减少其表达。

2. CYP2A6 编码人类 CYP2A6 蛋白的基因位于第 19 号染色体，全长约 6 kb，包含 9 个外显子。CYP2A6 约占成人肝微粒体中 CYP 蛋白总量的 4%，在肺、气管、鼻黏膜及乳房中都有表达。CYP2A6 主要代谢外源化合物和激活毒物，CYP2A6 在体内参与了尼古丁及一些抗癌、抗感染药物的代谢，如替加氟、来曲唑、依沙韦仑等。作为主要的尼古丁氧化酶，其与烟草依赖性息息相关。CYP2A6 的表达、酶活性及诱导性具有很显著的个体差异，这种差异可能由环境因素和遗传因素共同决定。

3. CYP2B6 CYP2B6 的编码基因位于第 19 号染色体，由 9 个外显子和 8 个内含子组成，全长 2.8kb。CYP2B6 占肝 CYP 总量的 2%～10%，是 CYP 中最重要的外源性毒性代谢酶之一。CYP2B6 同样也可在脑中表达，因此在中枢神经系统药物代谢和药物的神经系统副反应中起着重要的作用。CYP2B6 参与代谢了约 4% 的常用药物，并且很容易受到一些药物和外源化合物的大幅诱导。CYP2B6 表达量的个体差异非常大，可达 20～250 倍。CYP2B6 主要参与尼古丁的代谢，底物包括依非韦伦、环磷酰胺、丁胺苯丙酮、美沙酮、异丙酚等药物，也包括很多内源性激素和食物成分。

4. CYP2C9 编码人类 CYP2C9 蛋白的基因位于 10 号染色体，全长约 55kb，包括 9 个外显子和 8 个内含子。CYP2C9 主要在肝脏中表达，约占人肝微粒体中 CYP 蛋白总量的 20%，仅次于 CYP3A4 的表达量。CYP2C9 在内源和外源化合物的体内氧化反应中起主要的作用，在药物 I 相代谢反应中有 15%～20% 的清除经由它完成。其底物包括多种治疗药物，包括非甾体抗炎药、香豆素类抗凝药、口服降糖药、抗高血压药、抗癫痫药物等。主要经 CYP2C9 代谢的药物见表 5-5。

表 5-5 主要经 CYP2C9 代谢的药物

分类	药物名称
非甾体抗炎药	塞来昔布、双氯芬酸、布洛芬、甲芬那酸、甲氧萘丙酸、舒洛芬、吲哚美辛、美洛昔康、吡罗昔康、替诺昔康、氯诺昔康
口服降糖药	甲苯磺丁脲、格列苯脲、格列美脲、格列吡嗪、那格列奈、罗格列酮
抗凝血药	华法林、乙酸香豆素、苯丙香豆素
抗高血压药	氯沙坦、厄贝沙坦
抗癫痫药	苯妥英
抗抑郁药	氟西汀、阿米替林
利尿药	托拉塞米
其他	氟伐他汀、环磷酰胺、磺胺甲基异噁唑、安泼那韦、他莫昔芬

5. CYP2C19 编码人类 CYP2C19 蛋白的基因位于 10 号染色体，包含 9 个外显子和 5 个内含子。CYP2C19 主要在肝脏中表达，其次是小肠。它的组成型表达主要受到一些内源激素、转录因子及一些药物如利福平的调控。CYP2C19 主要催化外源性物质在体内的羟化反应，参与了 10%～15% 的临床用药的体内代谢过程，如质子泵抑制剂和抗癫痫药物。其底物包括 S-美芬妥英、苯巴比妥、丙戊酸、奥美拉唑、雷贝拉唑、丙米嗪、氯丙米嗪、阿米替林、西酞普兰、地西泮、去甲地西泮、氯胍、甲苯磺丁脲、环磷酰胺、异环磷酰胺、吗氯贝胺等。

6. CYP2D6 编码人类 CYP2D6 蛋白的基因定位于第 22 号染色体上，包含 9 个外显子，总长 7 kb 左右。CYP2D6 只占肝脏 CYP 蛋白总量的 1%～2%，却参与了高达 25% 的临床常用药物的代谢，包括多种抗心律失常药、β 受体阻断药、抗高血压药、抗抑郁药及抗精神病药等。主要经 CYP2D6 代谢的药物见表 5-6。

表 5-6　主要经 CYP2D6 代谢的药物

分类	药物名称
β 受体阻断药	普萘洛尔、美托洛尔、烯丙洛尔、丁呋洛尔、噻吗洛尔、布尼洛尔
α、β 受体阻断药	卡维地洛
抗心律失常药	奎尼丁、英卡胺、司巴丁、氟卡胺、普罗帕酮、阿普林定、美西律
抗高血压药	异喹胍、吲哚拉明
抗心绞痛药	哌克昔林、特罗地林
镇痛药	曲马多
抗精神病药	氯丙嗪、奋乃静、氟哌啶醇、利培酮、硫利达嗪、珠氯噻醇
三环类抗抑郁药	阿米替林、丙米嗪、氯丙米嗪、地昔帕明、去甲替林
其他抗抑郁药	氟西汀、帕罗西丁、文拉法辛、氟伏沙明、阿米夫胺、米安色林、溴法罗明、马普替林、托莫西汀、苯丙胺、西酞普兰、吗氯贝胺
止咳平喘药	可待因、右美沙芬
其他	氯苯那敏、甲氧氯普胺、阿托西汀、右旋酚氟拉明、利多卡因、奥坦西隆、非那西汀、苯乙双胍、三苯氧胺

7. CYP2E1　编码人类 CYP2E1 蛋白的基因位于第 10 号染色体，包含 9 个外显子，总长约 11 kb。CYP2E1 在肝脏中组成型表达，但只占肝脏 CYP 总量的 1% 左右。其底物大部分为前致癌物、前毒物，只参与 2% 处方药物的代谢，它的经典底物包括乙醇、对乙酰氨基酚、氯唑沙宗、氨苯砜、吸入含氟麻醉药蒽氟烷、氟烷、甲氧氟烷、异氟烷等。

8. CYP3A　编码人类 CYP3A 蛋白的基因定位于第 7 号染色体上，包含 13 个外显子。已明确的人类 CYP3A 包括 CYP3A3、CYP3A4、CYP3A5 和 CYP3A7 四种亚型，其中 CYP3A4 和 CYP3A5 是成人肝脏中主要表达的两个亚型，同时在小肠中也有表达。CYP3A4 约占肝 CYP 总量的 30%～40%，代谢 50%～60% 的临床药物，包括对乙酰氨基酚、可待因、环孢素 A、红霉素等。CYP3A4 主要通过 C-或 N-去烃、C-羟化等反应来催化底物代谢。CYP3A4 的底物覆盖面极广，从内源性激素氢化可的松，到致癌物黄曲霉素 B_1，再到大多数临床口服用药的生物转化，都要经过 CYP3A4 介导的代谢。主要经 CYP3A4 代谢的药物见表 5-7。

表 5-7　主要经 CYP3A4 代谢的药物

分类	药物名称
抗菌药	红霉素、克拉霉素、阿奇霉素、氟康唑、咪康唑、酮康唑
钙通道阻滞药	硝苯地平、尼莫地平、尼卡地平、尼群地平、氨氯地平、非洛地平、地尔硫䓬、维拉帕米
抗心律失常药	胺碘酮、利多卡因、奎尼丁
降脂药	洛伐他汀、阿托伐他汀、辛伐他汀
免疫抑制剂	环孢素 A、他克莫司
镇痛药	芬太尼、美沙酮
镇静催眠药	咪达唑仑、阿普唑仑、三唑仑、唑吡坦、地西泮
激素类	睾酮、氢化可的松、炔雌醇、黄体酮、孕二烯酮
抗病毒药	茚地那韦、利托那韦、沙奎那韦
抗癫痫药	卡马西平、乙琥胺
其他	特非那定、他莫昔芬、氨苯砜、地高辛

　　CYP3A4 是参与口服药物首过效应的主要酶系，许多药物是它的诱导剂或抑制剂，因此它也是 DDI 的主要原因之一。酮康唑、咪康唑、红霉素、硝苯地平等药物是 CYP3A4 抑制剂，当它们与毒性反应强的 CYP3A4 底物联合应用时，能减少后者的代谢速率，使其血药浓度升高，从而导致毒性反应的发生。例如，特非那定是一种前药，在体内主要经 CYP3A4 催化而完全代谢成其活性代谢产物非索非那定（图 5-3），当特非那定与 CYP3A4 抑制剂合用时常常会发生 DDI 而导致心脏毒性。

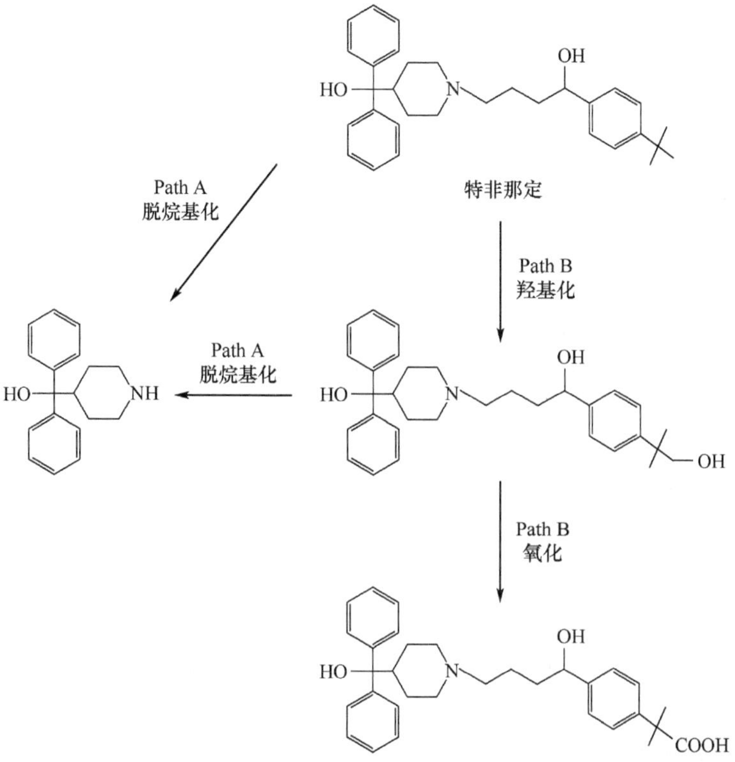

图 5-3　特非那定的代谢过程

【临床案例 5-2】
　　阿司咪唑（astemizole，息斯敏）是强力和长效的 H$_1$ 受体阻断药，可选择性地阻断组胺 H$_1$ 受体而产生抗组胺作用，作用强而持久，同时没有中枢神经抑制作用。主要用于抗过敏和治疗过敏性鼻炎等。1992 年初英国报道了阿司咪唑引起心脏病的事件，同年，英国药物安全委员会（CSM）共收到了 94 份有关阿司咪唑的心血管不良反应报告，其中 3 份与严重的室性心律不齐有关，因此反复警告使用阿司咪唑不要超过推荐剂量，并且不要与酮康唑合用。请分析上述案例中为什么阿司咪唑不要与酮康唑合用？
【案例分析】
　　阿司咪唑在体内主要经肝脏经 CYP3A4 催化代谢成活性代谢产物脱甲基阿司咪唑。其抗过敏效果好而持久，但存在着心脏毒性。酮康唑是咪唑类抗真菌药，其作用机制是高特异性强效抑制 CYP3A4。当二者同时服用会使阿司咪唑的血药浓度增高，从而发生剂量依赖性的毒性反应，Q-T 间期延长，甚至发生尖端-扭转型室性心律不齐而导致死亡。

（二）单胺氧化酶

　　单胺氧化酶（monoamine oxidase，MAO）可作用于一级胺、甲基化的二、三级胺、长链的二胺以及酪胺、儿茶酚胺、5-羟色胺、去甲肾上腺素、肾上腺素等生物胺。MAO 存在 MAO-A 和

MAO-B 两种同分异构体。MAO-A 主要存在于神经元和星状胶质细胞中，在肝、胃肠道和胎盘中亦有表达。MAO-A 是代谢消化道所摄取的单胺类物质的重要酶类，也可以灭活单胺类神经递质，对 5-羟色胺、去甲肾上腺素和肾上腺素有较强的亲和性。而 MAO-B 主要分布于黑质-纹状体，主要负责降解多巴胺。MAO 在神经组织中过多表达产生的过量胺代谢物，被认为是引发各类神经、精神疾病的重要原因之一。MAO 在各种器官均有表达，尤其是分泌腺、脑、肝等，主要存在于线粒体外膜上，属于不溶性酶。

（三）环氧化物水解酶

环氧化物水解酶（epoxide hydrolases，EH）可催化内源性和外源性的环氧化物，使环氧化物转化为邻位二醇，它可水解具有致突变和致癌作用的环氧化物而起到解毒作用，同时也可参与多环芳烃形成致癌的二氢二醇环氧化物的过程。在哺乳动物组织中主要存在两种 EH：微粒体环氧化物水解酶（microsomal epoxide hydrolase，mEH）和可溶性环氧化物水解酶（soluble epoxide hydrolase，sEH）。

mEH 具有双向代谢作用，既可以降解或灭活外源性的有害环氧化物，参与体内解毒过程，又可以使某些在体内代谢的中间产物作为次级环氧化物再次进行代谢，使其具有更强的毒性。mEH 的作用底物比较广泛，包括各种外源性的环氧化物和内源性的多环芳烃及脂肪烃类衍生物，还能参加体内甾体类激素的代谢，如雄烯环氧化物、雌烯环氧化物等。

sEH 可对外源性的环氧化物进行开环解毒，清除细胞内环氧化物，是维持细胞正常生理功能的重要保障。此外，sEH 还有一个非常重要的内源性底物环氧二十碳三烯酸（epoxyeicotrienoic acid，EET），具有扩张血管、降低血压、抗炎、抗增殖等生理活性。EET 主要由细胞内花生四烯酸经酶催化而产生，后经 sEH 代谢而迅速转化成生物活性较低的二羟基衍生物。

（四）黄素单加氧酶

黄素单加氧酶（flavin-containing monooxygenase，FMO）可催化含亲核杂原子，如氮、硫、磷、硒作为氧化位点的外源性和内源性化学物质的氧化。FMO 有 6 种亚型 FMO1、FMO2、FMO3、FMO4、FMO5、FMO6，其中 FMO1、FMO2、FMO3、FMO4、FMO5 具有活性。

人类肝脏中主要表达 FMO3，编码 FMO3 的基因位于染色体 1q23-25，由 8 个编码区和 1 个非编码区组成，编译含 531 个氨基酸的蛋白质。FMO3 底物范围非常广，包括药物、其他化学物质及饮食中的很多成分。一些含亲核杂原子的药物，如西咪替丁、雷尼替丁、伊托必利、氯氮平、酮康唑、甲巯咪唑、他莫昔芬、舒林酸，以及一些其他化学物质如有机磷酸盐、氨基甲酸酯类、三甲胺、酪胺、尼古丁等在体内都经 FMO3 代谢。

（五）黄嘌呤氧化酶

黄嘌呤氧化酶（xanthine oxidase，XO）是体内核酸代谢中的一种重要酶，可将次黄嘌呤氧化为黄嘌呤，再进一步催化黄嘌呤氧化成为尿酸。XO 的分子量较大，由 2 分子黄素腺嘌呤二核苷酸（FAD）、2 个钼原子和 8 个铁原子组成，其中钼蝶呤中心是 XO 的酶活性位点。XO 在人体的心脏、肺、肝、小肠黏膜等组织细胞质膜内分布广泛，血清中的 XO 主要来自于肝细胞。XO 可催化含嘌呤基的药物的代谢，包括巯嘌呤、茶碱、咖啡因、可可碱等。

在哺乳动物中，存在 XO 和黄嘌呤脱氢酶（xanthine dehydrogenase，XDH）两种形式，并可以相互转化。正常情况下主要以相对无活性的 XDH 形式存在。当组织处于缺氧缺血等病理情况下，XDH 可以转化为 XO，使活性大大增加，继而生成大量的自由基，引起组织损伤。XO 抑制剂如别嘌醇可以抑制尿酸的生成，作为治疗痛风的药物。

（六）酯酶

酯酶（esterase）可在水分子的参与下，经由水解作用，将酯类分解成酸类与醇类。其可参与多种生化反应，如脂肪酶可催化水解甘油三酯为甘油和脂肪酸。酯酶种类较多，按照作用底物的种类可分为羧酸酯酶、胆碱酯酶、硫酯酶、磷酸单酯酶（如碱性磷酸酶）、磷酸二酯酶、硫酸酯酶。

酯类的水解既可发生在血浆中，由胆碱酯酶、拟胆碱酯酶和其他酯酶催化，也可发生在肝微粒体中，由特异性的酯酶催化水解。例如，普鲁卡因主要由血浆中的酯酶水解，而哌替啶则由肝中酯酶水解。一些通过酯化做成的前药，如头孢呋辛酯也可以在肠道内水解，此时，食物对其生物利用度有较大影响。

二、Ⅱ相反应

Ⅱ相反应为结合反应，其共同特点是需要能量，并由体内提供结合物质。多数结合剂需先成为活性形式的供体再进行结合反应。结合物一般极性增大，水溶性增加，易于排泄，活性消失。Ⅱ相反应也可形成活性代谢物。例如，吗啡的葡糖醛酸结合物具有强于母药的镇痛作用（图 5-4）。另外，一些含卤素的碳氢化合物与谷胱甘肽结合，能形成高度反应性代谢物而造成肾损害。

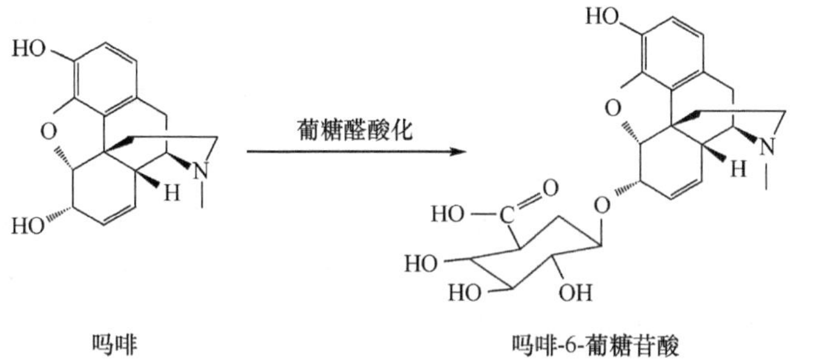

吗啡　　　　　　　　　　　吗啡-6-葡糖苷酸

图 5-4　吗啡的葡糖醛酸化活性产物

常见的结合反应有如下几种类型。

1. 葡糖醛酸结合　葡糖醛酸结合是最常见的结合反应。药物在尿苷-5′-二磷酸葡糖醛酸转移酶（uridine-5′-diphosphate glucuronosyl transferase，UGT）的催化下，由尿苷二磷酸葡糖醛酸（UDP-glucuronic acid，UDPGA）提供供体，葡糖醛酸与药物的—OH、—COOH、—NH_2、—SH 等结合，UGT 主要存在于肝微粒体中。

2. 谷胱甘肽结合　在 GST 催化下，还原型谷胱甘肽与某些卤化有机物、环氧化物等结合，形成水溶性结合物。该结合物可进一步转化，最后形成硫醚氨酸而从胆汁或尿中排出。许多外源化合物在生物转化 Ⅰ 相反应中极易形成某些生物活性中间产物，它们可与细胞生物大分子重要成分发生共价结合，对机体造成损害。GST 可以催化亲核性的谷胱甘肽与各种亲电子外源化合物的结合反应，从而防止发生此种共价结合，起到解毒作用。

3. 甲基化　甲基化包括 N、O、S 的甲基化，催化酶为甲基转移酶（methyltransferase）。甲基供体为 S-腺苷蛋氨酸。结合后的代谢物极性减弱，使排泄减慢。N-甲基转移酶主要存在于肺部，可逆转 Ⅰ 相反应中的 N-去甲基反应，如 N-去甲基米帕明在 N-甲基转移酶的作用下生成米帕明。S-甲基化是由硫醇甲基转移酶和巯嘌呤甲基转移酶参与的。前者位于微粒体中，主要催化脂肪族巯基的甲基化，如卡托普利等。后者位于胞质中，主要催化芳香族或杂环类巯基的甲基化，如硫唑嘌呤等。

4. 硫酸结合　含醇、酚、芳香胺、甾体等药物可作为硫酸结合的底物，磺基转移酶（sulfotransferase，ST）是其催化酶。酚、醇及芳胺磺基转移酶的专属性较弱，可参与对乙酰氨基酚等许多药物及化学异物的代谢，但甾体磺基转移酶却有较高的专属性，一种转移酶仅作用于一种或一类甾体物质的代谢。

5. 乙酰化　含氨基药物在 N-乙酰转移酶（N-acetyltransferase，NAT）的催化下发生 N-乙酰化反应，其中乙酰基的活性供体是乙酰辅酶 A（acetyl CoA）。人类 NAT 通常包括 NAT1 和 NAT2

两种亚型。NAT1 在大多数组织中均有表达，催化对氨基水杨酸和对氨基苯甲酸等药物的乙酰化代谢。NAT2 主要在肝和肠道中表达，参与肼类化合物、芳香胺类和杂环类化合物的乙酰化代谢。一般药物通过结合反应使水溶性增加，但药物乙酰化后常使水溶性降低。NAT 的经典底物包括异烟肼、普鲁卡因胺、磺胺类、咖啡因等。

常见经Ⅱ相反应代谢的药物见表 5-8。

表 5-8　常见经Ⅱ相反应代谢的药物

反应类型	药物	存在部位
葡糖醛酸结合	乙炔雌二醇、丙米嗪、对乙酰氨基酚、萘普生、吗啡、奥沙西泮、可待因、非甾体抗炎药、丙戊酸、普萘洛尔、劳拉西泮、黄酮类等	肝（主要）、肾、小肠、皮肤、脑
硫酸化	异丙肾上腺素、雌激素类、对乙酰氨基酚	肝（主要）、肾、消化道
乙酰化	异烟肼、磺胺、普鲁卡因胺、氨苯砜、氯硝西泮	肝（库普弗细胞）、脾、肺、肠
甲基化	去甲肾上腺素、组胺、儿茶酚胺类、硫唑嘌呤	肝、肾、皮肤、肺、神经组织等

第三节　药物代谢的影响因素

临床上，药物的疗效存在很大的个体差异。药物体内过程的不同，是导致药物疗效个体差异的重要原因之一。药物的体内代谢过程可以受到多种因素的影响，从而导致药物的清除率和药物浓度的不同。这种个体差异也常常是导致患者对同一剂量的药物出现不同反应的重要原因。因此，了解影响药物代谢的因素，掌握其规律，对于制订个体化的给药方案非常有意义。影响药物代谢的因素主要包括机体因素、环境因素和药物因素。

一、机体因素

（一）遗传因素

药物代谢酶的功能和表达量是由其对应的基因所决定的，如果基因发生突变，药物代谢酶的活性也随之改变。不同的个体，药物代谢酶基因型有可能不同，称为遗传多态性。因此，遗传多态性是导致药物反应个体差异的重要原因。首次描述代谢因遗传多态性所致差异的现象是在 20 世纪 70 年代。研究者发现人群对异烟肼的 N-乙酰化有快慢两种表型，慢乙酰化者肝 NAT 含量明显减少。降压药异喹胍的 4-羟基化代谢在人群中存在双峰分布，其原因是异喹胍的代谢酶 CYP2D6 具有遗传多态性，由于基因突变导致 CYP2D6 活性降低或缺失所致。

遗传多态性广泛地存在于所有蛋白质中，包括药物代谢酶，而不同的基因型决定了不同的表现型，从而导致药物代谢能力上的差异。首先，最突出的表现是在不同种族的人类中，药物代谢的速率存在差异。在不同的种族间，甚至同一种族的不同民族之间，一些药物代谢酶的基因变异类型、频率都存在着显著差异，从而导致药物代谢能力的区别。现在发现的药物代谢酶及转运体普遍存在遗传多态性。

随着基因检测技术的进步，药物代谢酶基因的检测已经在临床推广应用。某些对药物代谢有着显著影响的基因型，将作为生物标志物（biomarker）进行检测，然后，根据基因类别，制订个体化给药方案。这也是精准医学（precision medicine）的主要内容之一。

（二）年龄

各年龄段人群对药物的代谢有着较大的差异，尤其是新生儿和老年人。

在老年人中，药物代谢酶活性的降低，加上靶器官的敏感性和生理调控机制的减弱，以及老年人中常常存在着多药联用的情况，都会使得药物的使用更加复杂。在老年人中，Ⅰ相代谢酶可能比Ⅱ相代谢酶受到更大的影响。同时，首过效应比较强的药物，如硝酸甘油、吗啡等，即使代谢能力微小的减弱都可能会显著增加其口服生物利用度。因此，老年人用药要谨慎并适当减少剂量。

总体而言，新生儿的肝脏尚未发育成熟，药物代谢能力比成人差，大部分药物代谢酶的活性和表达水平随着年龄的增长而增加。值得注意的是，不同药物代谢酶的发育模式不同。例如，Ⅰ相代谢酶 CYP3A7 是 CYP3A 家族中典型的"胎儿亚型"，它在胎儿中的表达量是成人的 20 倍；Ⅱ相代谢酶 SULT1A3 在胎儿中的活性是新生儿的 2.5 倍。此外还有一些代谢酶，如 CYP3A5，其活性与年龄无关，而受遗传多态性的影响更大。

年龄因素影响药物代谢，进而导致药物效应出现个体差异，甚至造成致死性毒性反应。例如，新生儿 UGT 活性不足引起氯霉素中毒，引发致命的心血管衰竭事件（即灰婴综合征）。又如，吗啡在新生儿和婴儿中应用容易造成呼吸抑制。吗啡在体内由 OCT1 和 SLC22A 转运入肝，随后由 UGT2B7 代谢，然而新生儿和婴儿 OCT1 和 UGT2B7 的表达量和活性呈先降低后增加的非线性模式，临床医生如果不考虑年龄，单纯依据公斤体重计算吗啡用量，可能导致药物蓄积，引发呼吸抑制等。

新药的临床试验主要在青壮年受试者身上进行，得到的数据不宜外推到新生儿和老年人。要获得这两个人群的数据，需要通过谨慎的临床研究。

（三）性别

许多药物的药动学都表现出明显的性别差异，一个典型例子是镇静药唑吡坦。唑吡坦作为催眠药常用于失眠的短期治疗，其初始推荐剂量为 10mg 或 12.5mg（缓释），然而经过几十年的上市后药物监测，FDA 发现由于男女体内脂肪和肝药酶的差异，唑吡坦在女性体内的清除速度明显慢于男性，为了降低副作用，FDA 于 2013 年更改了唑吡坦的标签，将女性的推荐剂量减少一半。

性别对于代谢的影响主要取决于激素的影响。在众多的Ⅰ相代谢酶中，CYP3A 家族会受雌激素的诱导，但不受睾酮水平影响；CYP2B 和 CYP2D6 可能仅能被高剂量的雌激素诱导；CYP2C9 和 CYP2C19 受雌激素影响较小；CYP1A2 的活性则会被雌激素抑制。此外，接受雌激素治疗还会激活Ⅱ相代谢酶 UGT1A 的活性，可能影响拉莫三嗪和 HIV-1 整合酶抑制剂类药物的代谢。但目前还缺乏睾酮对于 CYP 或 UGT 酶影响的研究。

（四）疾病

对药物代谢过程影响最大的是肝病导致肝功能的改变。肝功能的失调可以导致药物代谢能力的减弱。某些导致肝实质细胞受损的疾病如感染、酒精性肝病、肝硬化、脂肪肝及肝癌等，可使某些 CYP 减少，使主要经肝灭活的药物（如苯二氮䓬类、镇痛药、β 受体阻断药等）作用增强，或主要经肝活化的药物（如泼尼松和可的松等）作用减弱，而变化程度取决于肝损伤的严重性。对于经肝灭活并且首过效应很大的药物，在肝病患者中的口服生物利用度可能会增加 2～4 倍，同时在体内保留时间增加，进而可能导致因浓度过高产生的毒性，因此须减量慎用，甚至禁用。

肾是药物及其代谢产物的主要排泄器官。肾功能不全时，一些主要经肾代谢的药物（如氨基糖苷类）$t_{1/2}$ 会延长，因此须减量慎用，甚至禁用。

其他导致肝血流量减少的因素可以使得药物代谢能力降低。例如，心力衰竭患者对利多卡因的代谢降低，因此治疗剂量必须和普通患者加以区别。

二、药 物 因 素

药物进入体内受到药物代谢酶的催化而清除。药物代谢酶，其表达的量可以受到体内化学物质包括药物的影响，不同的化学物质可以使其表达的量增加或减少，从而导致药物代谢速度的改变。通常表现为代谢酶的诱导和抑制作用。需要特别注意的是，药物代谢酶的诱导和抑制作用除了影响药物自身的代谢外，还会影响其他药物及内源性物质的代谢，在临床用药时要全面考虑。临床常见的人体肝 CYP 的诱导剂和抑制剂见表 5-9。

表 5-9 临床常见的人体肝 CYP 的诱导剂与抑制剂

CYP	诱导剂	抑制剂
CYP3A4	苯妥英、卡马西平、利福平、波生坦、依非韦伦、萘夫西林	克拉霉素、伊曲康唑、葡萄柚汁、酮康唑、利托那韦、地尔硫草、氟康唑、环丙沙星、维拉帕米、西咪替丁、红霉素
CYP2D6	—	氟西汀、帕罗西汀、奎尼丁、度洛西汀、特比萘芬、胺碘酮、西咪替丁
CYP2C9	卡马西平、利福平	氟康唑、咪康唑、胺碘酮
CYP2C19	利福平	氟康唑、氟伏沙明、噻氯匹定、氟西汀、奥美拉唑
CYP2E1	乙醇、异烟肼	双硫仑
CYP1A2	奥美拉唑、孟鲁斯特、苯妥英	氟伏沙明、环丙沙星、依诺沙星、美西律

（一）药物代谢酶的诱导

苯巴比妥、苯妥英钠、利福平等能使某些药物代谢酶活性上调或表达量增加，从而导致相应药物代谢能力的增强，这个过程称为酶的诱导（enzyme induction）。具有酶诱导作用的化学物质称为酶的诱导剂（enzyme inducer）。代谢酶的诱导作用存在种属差异，从动物实验得到的酶诱导作用不宜直接外推于人。

诱导过程发生时，通常伴随着基因转录的增强，以及与某一诱导剂长时间的接触，因此诱导的结果需要较长的时间才能完全显现。对于需要经过肝灭活的药物，诱导的结果通常是代谢速率的提高，口服首过效应的增强，生物利用度的降低，最终导致药物浓度降低，作用减弱。而对于需要经过活化的药物，诱导则会增加其药效或毒性。因此，当开始使用或突然停用强诱导剂时，需要根据实际情况及时调整剂量。新生儿黄疸是由于 UGT 代谢能力较弱，使胆红素与葡糖醛酸不能充分结合，进而导致胆红素蓄积。可适当给予苯巴比妥诱导 UGT，促进胆红素与葡糖醛酸结合，加速胆红素的代谢，使黄疸消退。

（二）药物代谢酶的抑制

红霉素、维拉帕米、奥美拉唑等能使某些药物代谢酶活性下调，或表达量减少，从而导致相应药物代谢能力的降低，抑制肝药酶活性，降低其他药物的代谢速率，这个过程称为酶的抑制（enzyme inhibition）。具有酶抑制作用的化学物质称为酶的抑制剂（enzyme inhibitor）。

药物对代谢酶的抑制作用可分为可逆性和机制性两类。可逆性的抑制主要是抑制剂快速可逆的与酶发生结合，从而竞争性或非竞争性的抑制酶的活性，抑制的程度取决于底物的相对浓度和对酶的亲和力。而机制性抑制则是底物与酶结合后，导致酶不可逆的失活，如两种底物竞争性与 CYP 的血红色铁离子形成紧密复合物（西咪替丁、酮康唑），或血红素基团被破坏（炔诺酮、炔雌醇）。机制性抑制的程度主要取决于与酶结合的抑制剂总量及新酶的合成速率等。

对于需要在体内灭活的药物，抑制药物代谢酶的活性会降低药物代谢速率，提高其血药浓度，从而增加药效或毒性。而对于需要在体内活化的药物，则会达到相反的效果。一些抗真菌剂（如酮康唑）、HIV 蛋白酶抑制剂（如利托那韦）、大环内酯类抗生素（如红霉素）、钙通道阻滞药（如地尔硫草）等，是 CYP3A 的抑制剂，这些酶抑制剂与酶底物合用时，需要酌情调整药物剂量。但一些情况下，临床上需要利用酶抑制剂来增加药物浓度，如免疫抑制剂他克莫司是 CYP3A 的底物，可以通过与酶抑制剂地尔硫草合用来增加其血药浓度，从而可以减少药物用量，降低毒性，节约药费。

三、环 境 因 素

某些外源性化合物的摄入可以改变药物代谢酶活性，从而导致药物及内源性物质代谢的改变。常见的有 DDI、食物、吸烟、喝酒、环境污染等。

人类饮食习惯的改变，可能会导致机体内酶活性和种类的改变。进食可使肝血流增加，并使口服药物的首过效应降低。食物中不饱和脂肪酸多，可增加肝 CYP 含量，使药物代谢加快。食物中缺乏蛋白质则可降低肝对某些药物的代谢能力。高糖类饮食可使肝转化药物的速率减慢。严重营养不良也能降低肝转化药物的能力。某些十字花科蔬菜如大头菜、菠菜等因含有丰富的吲哚类似物而诱导小肠 CYP3A，使某些药物如非那西丁等首过效应增强。相反，葡萄柚汁中因含生物类黄酮（bioflavonoids）及柚苷（naringin），能抑制肝及小肠 CYP3A 活性，使某些药物如非洛地平、硝苯地平、咪达唑仑、环孢素等的首过效应减少，进入血液循环的药量增加。此外，补充维生素 B$_6$ 或叶酸因能加快药物代谢，故可使苯巴比妥、苯妥英钠等抗癫痫药物血浆药物浓度降低。

乙醇对于药物代谢酶存在着短期大剂量饮用时抑制，长期少量饮用时诱导的作用。吸烟能诱导药物代谢酶，尤其是使 CYP2D6、CYP2E1 和 CYP2B6 表达水平升高，使某些药物代谢加快。

环境污染物如多环芳烃、二噁英、多氯联苯和杂环芳胺等可通过结合芳香烃受体（AHR）进而诱导 CYP1A1、CYP1A2 和 CYP1B1 酶的表达。

第四节 药物代谢酶多态性及其临床意义

药物代谢酶多态性是由同一基因位点上存在多个等位基因而引起，导致药物代谢酶的表达或活性存在差异，进而导致对于药物的代谢能力存在多种表现型，是人群中药物反应个体差异的主要来源。通常根据代谢能力的强弱可以将人群分为四种表现型：弱代谢者（poor metabolizer，PM）、中等代谢者（intermediate metabolizer，IM）、强代谢者（extensive metabolizer，EM）和超强代谢者（ultra-rapid metabolizer，UM）。超强代谢者是由于部分药物代谢酶基因存在多拷贝突变，使得酶的表达和活性显著增高所致，如 CYP2D6 的代谢表型。而一些代谢酶在人群中则呈现快、慢两极分布，如 CYP3A5 和 NAT 的代谢表型。同种药物代谢酶的代谢表型在不同种族中分布也常常存在明显差异，如在欧洲与北美人群中，有 40%～70% 是慢乙酰化者，而在亚洲人群中这个比例只有 10%～20%。同一种代谢表型也可能是由不同的等位基因造成，如 CYP2D6 的 *3、*4、*5 等 31 个等位基因都是使酶活性完全丧失的无义突变，如果两个等位基因都是无义突变，就会表现为 CYP2D6 的弱代谢型。

不同的基因型造成了不同的代谢表型，在临床上主要体现为基因剂量效应，如服用同等剂量的奥美拉唑，CYP2C19*2/*2 携带者（弱代谢者）、CYP2C19*1/*2 携带者（中等代谢者）及 CYP2C19*1/*1 携带者（强代谢者）的血药浓度依次降低，*2/*2 基因型对应的血药浓度显著高于 *1/*1 基因型对应的血药浓度。除了对药动学的影响外，药物代谢酶的遗传多态性对于药物效应也常常存在着影响。

一、药物代谢酶多态性与药物效应

药物效应是机体对于药物的反应，通常包括药物的治疗效应和药物的毒性反应。在一定范围内，药物的浓度常常与药物效应存在着相关性。因此，药物代谢酶的多态性能够引起药物效应在不同人中的个体差异。例如，CYP2C19 的遗传多态性，可造成弱代谢者相对强代谢者口服清除率的显著降低，如抗癫痫药美芬妥英达到 99% 的降低，催眠镇静药海索必妥、甲苯必妥达到 90%以上的降低，抗溃疡药奥美拉唑、兰索拉唑等达到 80% 以上的降低。对于 CYP2C9 的弱代谢者，仅需使用相对于强代谢者 1/7 的剂量即可达到抗凝血作用，而若使用正常剂量则可能会引发出血等不良反应。CYP2B6 的突变被证实与依非韦仑、环磷酰胺治疗的不良反应相关，还被报道与安非他酮降低吸烟欲望的反应存在着相关性。

药物代谢酶的多态性对药物效应的影响，取决于其代谢对象是母药还是其代谢产物；母药或代谢产物是否有活性；具有药理活性成分的作用强度；它所介导的代谢途径在药物清除中所占的比例等因素。

CYP2D6 是最为经典的基因多态与药物反应显著相关的代谢酶，同时它介导了大量药物的代谢，因此临床影响更为广泛。本节以 CYP2D6 为例，介绍药物代谢酶多态性与药物效应的关系。有关 *CYP2D6* 的遗传变异对临床药动学影响的介绍见第 14 章。

（1）当 CYP2D6 代谢的母药有药理活性，但由 CYP2D6 催化产生的产物并无活性时，其弱代谢者的药物效应增强。CYP2D6 代谢美托洛尔等有药理活性的药物时，它介导主要的代谢途径，而生成的代谢产物并无活性。服用同样剂量的美托洛尔，弱代谢者的血药浓度增高，消除 $t_{1/2}$ 延长，β 受体阻断效应明显增加和延长。

（2）当 CYP2D6 代谢丙米嗪这种母药和代谢产物均具有药理活性的药物时，它同时介导活性代谢产物去甲丙米嗪的清除，但并不参与丙米嗪向去甲丙米嗪的转化代谢过程。服用同样剂量的丙米嗪，弱代谢者体内丙米嗪及去甲丙米嗪的浓度均高于强代谢者，抗抑郁作用及毒性反应随之增强。

（3）当 CYP2D6 代谢的母药有药理活性，由 CYP2D6 催化产生的代谢产物也有药理作用时，其弱代谢者与强代谢者之间药物效应的个体差异较小。例如，CYP2D6 代谢恩卡尼等母药及代谢产物均有药理活性的药物时，活性代谢产物也由其催化生成。服用相同剂量的恩卡尼，弱代谢者体内的恩卡尼血药浓度较高，而强代谢者中对位去甲基活性代谢产物浓度较高，因此疗效和毒性并没有因为 CYP2D6 不同的代谢表型而发生显著变化。

（4）当 CYP2D6 代谢的母药药理活性较小或没有药理活性，而其代谢的产物活性较强，则强代谢者或超强代谢者体内活性代谢物浓度升高，可导致疗效增加甚至引起毒性。例如，可待因会经 CYP2D6 转化为少量的吗啡而发挥止痛作用，对于弱代谢者可待因无效，而超强代谢者则可能会发生不良反应。

（5）当 CYP2D6 介导的代谢途径在药物清除中所占的比例较小，或 CYP2D6 代谢的母药为活性较小的药物，生成活性较强但量较少的代谢产物，此时不同的代谢表型对药物效应的影响同样也较小。

然而，在临床实际中，相比于在疗效上的差异，药物代谢酶多态性与不良反应之间的关系更受关注。

通常药物代谢酶多态性造成不良反应的机制有多种，较为常见的是，弱代谢者体内药物蓄积，或强代谢者体内活性代谢物生成增加，从而造成浓度依赖性的毒性反应。例如，主要经由 CYP3A5 代谢的免疫抑制剂他克莫司，其本身也具有肝肾毒性、神经毒性，能够引起糖代谢异常、高血压、胃肠道反应、皮肤烧灼感等不良反应的发生。目前中国人群中有大约 50% 的人都是 CYP3A5 的弱代谢者。常规剂量的他克莫司即可能会引起 CYP3A5 弱代谢者发生相应的不良反应，需根据血药浓度监测结果指导用药。目前临床上也已经开始对 *CYP3A5* 进行基因型检测判断其代谢表型，再根据科研人员建立的基因型与剂量对应关系的方程来指导用药，能够在用药前就更加准确地预测出弱代谢者服药后浓度达到治疗窗所需的剂量。

除此之外，当药物代谢酶活性完全丧失时代谢通路的改变，也会导致药物不良反应的发生。最典型的例子是硫代嘌呤甲基转移酶（thiopurine methyltransferase，TPMT）的遗传多态性造成的骨髓毒性。巯嘌呤（mercaptopurine，又称 6-巯基嘌呤，6-MP）是治疗急性淋巴细胞白血病、炎症性肠病的临床常用药物，它是无活性的前药，需经过次黄嘌呤鸟嘌呤磷酸核糖基转移酶（hypoxanthine-guanine phosphoribosyltransferase，HGPRT）等一系列代谢酶将其转化为活性代谢产物 6-硫鸟嘌呤（6-thioguanine nucleotide，6-TGN），从而发挥其药理活性。但 6-TGN 同时具有较强的骨髓毒性。巯嘌呤主要通过 TPMT 代谢生成无活性的代谢产物从而失活。当 TPMT 发生突变失去酶活性时，巯嘌呤只能通过 HPRT 催化生成 6-TGN，从而导致骨髓毒性的发生。临床上同样已经开始通过对 TPMT 基因是否突变进行检测，及时调整用药，以提高用药的安全性。

有些药物不良反应的发生是由于代谢酶的多态性使解毒过程发生障碍，或增强了毒性代谢通路，从而引发药物毒性反应。例如，磺胺甲基异噁唑（sulfamethoxazole，SMX）在一般人群中代谢完全，而在慢乙酰化人群中，由于药物主要代谢途径之一的 N-乙酰化过程减慢，使 SMX 更多的经由 CYP2C9 这个次要代谢途径而产生毒性化合物，从而引发超敏反应。

许多药物代谢酶的多态性已经成为临床用药及新药研发必须纳入考虑的因素。表 5-10 列出了与药物效应相关的常见代谢酶多态性及其临床应用。

表 5-10　与药物效应相关的常见代谢酶多态性及其临床应用

代谢酶（基因）	临床应用	位点
细胞色素氧化酶（CYP3A5）	免疫抑制药他克莫司起始剂量预测	CYP3A5*3
人类谷胱甘肽-S-转移酶 P1（GSTP1）	顺铂、奥沙利铂药物毒性和疗效预测	GSTP1*B（A342G）
葡萄糖醛酸转移酶（UGT1A1）	伊立替康药物毒性预测	UGT1A1*28
		UGT1A1*6
胸苷酸合酶（TYMS）	5-氟尿嘧啶毒性与疗效预测	TYMS_2R/3R
胞苷脱氨基酶（CDA）	吉西他滨骨髓抑制毒性反应预测	CDA*3
硫代嘌呤甲基转移酶（TPMT）	巯嘌呤、咪唑嘌呤毒性与疗效预测	TPMT*3C
细胞色素氧化酶（CYP2D6）	β_1 受体阻断药疗效与剂量预测	CYP2D6*10
细胞色素氧化酶（CYP2C9）	华法林起始剂量及毒性反应预测	CYP2C9*3
血管紧张素转化酶（ACE）	ACEI 类药物疗效与剂量预测	ACE_I/D
细胞色素氧化酶（CYP2C19）	氯吡格雷抵抗预测	CYP2C19*2
		CYP2C19*3
乙醛脱氢酶（ALDH2）	硝酸甘油疗效预测（冠心病）	exon 12（G>A）
细胞色素氧化酶（CYP1B1）	紫杉醇疗效预测（乳腺癌）	CYP1B1*3
四氢叶酸还原酶（MTHFR）	氟尿嘧啶毒性预测（卵巢癌）、疗效预测（胃癌）	MTHFR C677T
	甲氨蝶呤毒性预测	
二氢嘧啶脱氢酶（DPYD）	氟尿嘧啶毒性预测（消化道癌）	DPYD*2A
	卡培他滨毒性预测（复发乳腺癌）	
胸苷酸合酶（TYMS）	氟尿嘧啶、雷替曲塞、培美曲塞、诺拉曲塞毒性与疗效预测	TYMS_2R/3R
细胞色素氧化酶（CYP2D6）	他莫西芬疗效预测	CYP2D6*10
硫酸基转移酶（SULT1A1）	他莫西芬疗效预测	SULT1A1*2
谷胱甘肽硫转移酶 A1（GSTA1）	环磷酰胺疗效预测	GSTA1*B

二、药物代谢酶的遗传多态性与药物相互作用

对于某种药物代谢酶而言，其诱导剂、抑制剂与底物之间的 DDI 会导致代谢的加快、减慢，而遗传多态性也会导致相同的结果。而这个作用相叠加后，就可能会因协同或拮抗而使原有的效果增强或减弱。其中 CYP 的多态性与 DDI 都是最为多发的，因此，药物代谢酶多态性与 DDI 之间效应的互相影响也主要在 CYP 介导的代谢中体现。

以 CYP2D6 为例，当 CYP2D6 的抑制剂与底物合用时，在强代谢者中会体现出底物血药浓度升高的影响，而在弱代谢者中影响则不明显。选择性 5-羟色胺再摄取抑制剂类抗抑郁药弗洛西汀、帕罗西汀等都是 CYP2D6 的底物，同时也是其强效抑制剂。当将帕罗西汀与地昔帕明合用时，在 CYP2D6 强代谢者中，会显著提高地昔帕明的血药浓度，而对弱代谢者影响较小，从而使强代谢者与弱代谢者之间清除率的差距由原本的 40 倍变为 2 倍。而当 CYP2D6 的诱导剂与底物合用时，在强代谢者中体现的代谢增强作用会进一步的使强弱代谢者的血药浓度差异增大，常常导致正常

剂量下对强代谢者的治疗无效。

【临床案例 5-3】
　　患者甲与患者乙在同一天接受了活体肾移植术，术前经基因检测甲为 *CYP3A5* 快代谢者，乙为慢代谢者。术后一天开始使用免疫抑制剂他克莫司抗排斥治疗，经基因-剂量方程计算后给予甲乙每千克体重的他克莫司剂量相同，甲同时合用地尔硫䓬。请试分析这样给药的依据是什么？

【案例分析】
　　他克莫司是一种强效免疫抑制性大环内酯类抗生素，属于神经钙调蛋白抑制剂，它主要通过抑制白介素-2（IL-2）的释放，从而全面抑制 T 细胞的作用。近年来作为肝、肾移植术后抗排斥治疗的一线基础药物，免疫作用是环孢素 A 的 10～100 倍。他克莫司主要在肝脏由 CYP3A5 代谢为无活性代谢产物。甲为 CYP3A5 快代谢者，理论上每千克体重的他克莫司给药剂量应大于乙。地尔硫䓬是一种钙通道阻滞药，可松弛血管平滑肌而达到降压效果。在体内地尔硫䓬可以竞争性抑制 CYP3A5 的代谢活性，从而使他克莫司的浓度升高。同样达到治疗窗浓度时，合用地尔硫䓬的情况下他克莫司的用药剂量明显低于单用他克莫司的情况。因他克莫司作为移植术后免疫抑制剂需要终身服用，临床治疗中常将二者合用，用来减少他克莫司的用药量，从而大大地减轻患者的经济负担。因而甲虽为快代谢者，但因合用了地尔硫䓬，故而使用与乙一样的剂量。

三、药物代谢酶上游调控因子及作用靶点多态性对药物效应的综合影响

　　药物代谢酶多态性对于药物效应的影响，往往是通过其代谢能力和过程的改变，导致药物血药浓度升高或降低，进而对药物疗效和毒性反应产生影响。除了代谢酶本身，一些其他的因素也能影响药物在体内的代谢过程，如能够调控代谢酶活性和表达的上游调控因子等。与此同时，药物效应是机体与药物之间相互作用的过程，药物效应的产生与药物的靶点密不可分。而这些因素也同样存在着遗传多态性，因此，评价药物的效应时应综合考虑多种因素。

（一）上游调控因子的多态性

　　核受体是细胞内一类转录因子的统称。它们在新陈代谢、性别决定与分化、生殖发育与体内稳态的维持等方面的生命活动中都发挥着重要作用。近年研究发现核受体作为关键的转录调控因子在编码药物代谢酶及转运体的基因的表达调控中起到重要作用。由 *NR1I2* 基因编码的孕烷 X 受体（pregnane X receptor，PXR）及由 *NR1I3* 编码的组成型雄烷受体（constitutive androstane receptor，CAR），均属于核受体 NR1I 亚家族成员。当 PXR 和 CAR 受到特定配体激活时，形成受体-配体复合物，然后与视黄醇类 X 受体（retinoid X receptor，RXR）形成异二聚体，结合到靶基因启动子内的外源化合物反应元件，从而对基因的转录加以调控。目前已发现 PXR 和 CAR 能共同调控 *CYP3A4/3A5*、*MDR1* 基因的表达；RXR 能调控 *MDR1* 表达等。已有研究报道了 PXR 和 CAR 的多态性能够通过影响药物代谢酶从而影响依非韦伦的血药浓度。研究人员还发现，由于能够调节肝脏对于药物的清除速率，PXR 的多态性还与许多药源性肝毒性相关。

（二）药物靶点的多态性

　　药物靶点的多态性主要是指受体基因的多态性。当药物结合的受体发生了突变，会对疗效产生相应的影响，如 β 肾上腺素受体（以下简称 β 受体）的多态性对 β 受体阻断药疗效的影响，以及一些中枢神经系统的受体对于相应药物疗效的影响。抗精神病药物氯氮平可导致明显的体重增加、迟发性运动障碍和粒细胞缺乏症。其中体重增加可能与多个调节饱食感的受体有关，如 5-羟色胺（5-hydroxytryptamine，5-HT）受体基因的突变被报道可导致体重增加。而多巴胺受体

（dopamine receptor，DAR）、5-羟色胺受体、药物代谢酶 CYP1A2、CYP2D6 的遗传多态性都被报道与氯氮平引起的迟发性运动障碍密切相关。

（三）参与致病途径的遗传多态性

除了药物靶点之外，一些疾病相关基因的多态性也会对药物的效应产生影响，如大量脂质代谢途径过程中相关基因的多态性都会对他汀类药物的降脂疗效产生影响。载脂蛋白 E（apolipoprotein E，ApoE）是脂质代谢途径中研究最多的分子，其遗传多态性被报道与人体内低密度脂蛋白的含量相关，主要有 E2、E3、E4 这 3 种等位基因，其 E4 等位基因携带者的低密度脂蛋白含量显著高于其他基因型。ApoE 的遗传多态性已被报道与他汀类药物的疗效相关，其 E2 型等位基因的疗效较好，而 E4 型等位基因携带者的疗效较差，同时发生心血管事件的死亡率明显高于其他基因型。

单纯的考虑某一种遗传多态性通常只能部分解释药物反应的个体差异，在临床实际应用中，要综合考虑多种遗传因素的同时还要结合临床实际情况，才能更好地对药物效应和剂量进行预测和调整，以更好地实现个体化的精准用药和治疗。

思 考 题

1. 举例说明药物代谢的类型、特点及对药物作用的影响。
2. 举例说明药物代谢酶的诱导剂或抑制剂对底物代谢的影响及临床意义。
3. 举例说明药物靶点的遗传多态性对药物代谢的影响。
4. 如何从药物代谢酶、作用靶点遗传多态性对他汀类药物的效应和毒性进行综合评价？

（黄　民）

第六章 药物排泄及肾排泄介导的解毒

本章要求

1. 掌握药物的肾排泄和胆汁排泄机制及特点；肾清除率的计算方法、肝肠循环及其临床意义。
2. 熟悉药物导致肾毒性的主要机制及其临床意义。
3. 了解肾排泄介导解毒的药动学原理及其临床意义。

排泄的定义指药物及其代谢物通过排泄器官被排出体外的过程。排泄是药物最后彻底消除的过程。机体对药物的排泄与其对内源性物质的排泄方式基本相同。肾是最主要的排泄器官，非挥发性药物主要经肾随尿排出；气体及挥发性药物则主要由肺随呼气排出；某些药物还可从胆汁、肠道、乳腺、汗腺、唾液腺及泪腺、头发、皮肤等排出体外。

第一节 药物的肾排泄

肾脏对药物的排泄包括三方面：肾小球滤过、肾小管分泌和重吸收。

一、肾小球滤过率及菊粉、肌酐清除率

肾小球滤过膜呈筛状，筛孔较大，除与血浆蛋白结合的药物外，游离型药物或代谢物都能从肾小球滤过。外源性物质菊粉（inulin）只经肾小球滤过，无肾小管分泌和肾小管重吸收，并全部从尿排出，其排泄率与肾小球滤过率（glomerular filtration rate，GFR）相等，故其肾清除率等于肾小球滤过率。而内源性物质肌酐（creatinine）（又称内生肌酐，即体内组织代谢所产生的肌酐）大部分由肾小球滤过，仅小部分经肾小管、集合管分泌（研究表明其肾小管分泌与OCT2、OCT3、OAT2、METE1和METE2-K有关）和肾小管重吸收，其清除率与肾小球滤过率相近，又因为内生肌酐清除率的测定方法远较测定菊粉清除率简单，因此临床上常以单位时间内生肌酐的肾清除率来代表肾小球滤过率。正常值为80～125mL/min。

值得指出的是，肾小管分泌肌酐不仅个体差异较大，而且在肾小球滤过率下降时由肾小管分泌所占比例也将代偿性增加，因此临床上肌酐清除率与菊粉清除率所代表的肾小球滤过率之间有一定的差异。在健康个体中，肌酐清除率比菊粉清除率的数值高10%～15%，且这一差异随肾小球滤过率下降程度的增加而增大。因此，在用内生肌酐清除率代替肾小球滤过率计算肾清除率时需加以注意，特别是因各种疾病导致肾小球滤过率下降时，单纯用内生肌酐清除率来判断肾功能，有低估病情的可能。

近年来，胱抑素C（cystatin C，CysC）被认为是一种非常适合评估肾小球滤过率的内源性物质。2021年美国国家肾脏基金会和美国肾脏学会特别工作组推荐使用血清CysC，以评估慢性肾脏病（chronic kidney disease，CKD）或有CKD风险的成人肾小球滤过率。CysC是由122个氨基酸组成的低分子量蛋白，体内所有有核细胞均可产生，且产生率恒定。肾排泄是清除循环中CysC的唯一途径。CysC经肾小球滤过，无肾小管分泌，虽然经近曲小管重吸收，但在细胞内被迅速分解，并未重吸收入血，血清CysC浓度主要由肾小球滤过率决定。因此，CysC是一种理想的反映肾小球滤过率变化的内源性生物标志物。与血清肌酐比较，血清CysC更能反映早期急性肾损伤时肾小球滤过率的变化。

影响药物从肾小球滤过的主要因素是药物与血浆蛋白的结合程度及肾小球滤过率。肾小球滤过率降低或药物的血浆蛋白结合程度增大均可使滤过药量减少。结合型药物分子量超过50 000Da，

不能从肾小球滤过。游离型药物分子量较小（多数药物分子量小于1000Da），容易通过具有较大筛孔的滤过膜。肾小球滤过率降低（如肾病患者、新生儿、老年人等），药物从肾小球滤过的量也随之减少。此外，危重患者发生低蛋白血症时，对于高蛋白结合率的药物，由于其游离型增加，肾脏清除将显著增加。

二、肾小管分泌及相关转运体

肾小管分泌是指药物由肾血管一侧通过肾小管上皮细胞基底膜的转运体摄取进入细胞，再经该细胞刷状缘膜排至肾小管腔。该过程主要在近端肾小管上皮细胞进行（见第二章，图2-11）。肾小管分泌具有主动转运的特点，即为药物转运体介导的主动转运过程。肾小管上皮细胞基底侧常见的摄取型转运体有OATs、OCTs和OATP4C1等。OATs和OCTs对药物的肾排泄起了重要的作用。OATs主要介导弱酸性药物的肾分泌，如甲氨蝶呤、西多福韦、阿德福韦、阿昔洛韦、更昔洛韦、丙磺舒、氨苯砜、β-内酰胺类抗生素和非甾体抗炎药等。OCTs主要介导弱碱性药物的肾分泌，如齐多夫定、拉米夫定、沙奎那韦、茚地那韦、利托那韦、奈非那韦、普鲁卡因、普鲁卡因胺、氯苯那敏等。OATP4C1可介导青霉素、地高辛、瑞德西韦的肾分泌。肾小管上皮细胞刷状缘侧表达的主要外排型转运体有P-gp、BCRP、MRP2、MATEs等。分泌机制相同的两药合用，可在转运体介导的肾小管分泌过程中发生竞争性抑制而影响肾排泄。

【临床案例 6-1】

在临床上，医生常让感染性疾病患者在注射青霉素前服用丙磺舒。此外，市售药物有氨苄西林丙磺舒胶囊。为什么医生让患者在注射青霉素前服用丙磺舒？氨苄西林为什么和丙磺舒合用？

【案例分析】

丙磺舒与青霉素均为有机阴离子药物，且均为OATs的底物。丙磺舒可竞争性抑制肾小管上皮细胞OATs，减少青霉素的肾小管分泌，从而使青霉素血浆浓度升高、疗效增强。同理，氨苄西林也为有机阴离子药物、OATs的底物。丙磺舒竞争性地抑制OATs，减少氨苄西林的肾小管分泌，使氨苄西林的血药浓度升高，疗效增强。

【临床案例 6-2】

核苷类似物西多福韦注射液的使用说明中要求在滴注前3h口服一定量丙磺舒，在用药后的第2和第8小时再口服一定量丙磺舒。试解释其原因。

【案例分析】

西多福韦为抗病毒药，其最主要的不良反应为肾毒性，这也是西多福韦限制剂量使用的主要原因。西多福韦为OATs底物，且其对OAT1的选择性高于OAT3。丙磺舒为OATs抑制剂，能够显著降低肾小管上皮细胞摄取西多福韦，增加其血药浓度，并降低其肾毒性。

三、肾小管重吸收及相关转运体

药物在肾小管的重吸收有两种转运方式。①主动重吸收：主要在近曲肾小管进行，重吸收的物质主要是身体必需的营养物质，如葡萄糖、氨基酸、维生素及某些电解质等，也可以是药物。例如，肾小管上皮细胞刷状缘侧的寡肽转运体PEPT2可介导二肽、三肽及肽类似物β-内酰胺类抗生素经肾小管主动重吸收。②被动重吸收：主要在远曲肾小管进行，其重吸收方式为被动扩散。药物能否在肾小管重吸收，取决于药物的理化性质。水溶性药物难以通过肾小管上皮细胞的类脂质膜，易从尿中排出，而亲脂性药物易被重吸收。同时，尿流速度及尿液pH也可以影响重吸收。因为尿液pH影响药物的解离度，从而影响药物的重吸收。通过改变尿液pH是临床解救药物中毒的有效措施。例如，苯巴比妥、水杨酸等弱酸性药物中毒时，碱化尿液可使弱酸性药物在肾小管中大部分解离，重吸收减少，排泄增加而解毒。而对于弱碱性药物，如氨茶碱、哌替啶及阿托品等，酸化尿液可加速药物排泄而解毒。

药物的肾清除率是肾小球滤过率、肾小管分泌率及肾小管重吸收率三者相互作用的结果，见式（6-1）。

$$药物肾清除率 = (1-F_R)(肾小球滤过率 + 肾小管分泌率) \tag{6-1}$$

式中，F_R 为重吸收比例分数。

不同药物通过肾排泄时，可能有三种途径：①单纯经肾小球滤过，即无肾小管分泌及重吸收过程，如菊粉、氨基糖苷类抗生素等；②肾小球滤过 + 肾小管重吸收，但无肾小管分泌，如葡萄糖等营养物质；③肾小球滤过、肾小管分泌和重吸收过程皆有，这种情况最多见，如多数弱酸或弱碱性药物。

同类药物经肾排泄时也会有差异，以 β-内酰胺类抗生素为例：头孢噻啶和头孢雷特主要经肾小球滤过；头孢氨苄、头孢唑啉、头孢尼西和头孢呋辛除经肾小球滤过外，还可经肾小管分泌。但上述药物均无明显的重吸收，给药后 24h 内，它们在尿中的排出量大于给药量的 90%。

图 6-1 所示为大鼠离体肾灌流测定抗乙型肝炎病毒药物恩替卡韦的肾清除率实验。4℃时，由于转运体功能失活，此时测得的肾清除率即为肾小球滤过率。37℃时测得的肾清除率包括恩替卡韦的肾小球滤过率、肾小管分泌率和重吸收率。37℃时，碱化尿液以抑制 PEPT2 的驱动力，或 PEPT2 的典型抑制剂甘氨酰肌氨酸（Gly-Sar）抑制恩替卡韦经 PEPT2 的重吸收，所得到的肾清除率为肾小球滤过率 + 肾小管分泌率。恩替卡韦的肾小管重吸收率（占恩替卡韦肾清除率的约 25%）即可根据两次肾清除率的差值简单求出（图 6-1）。通过上述简单的动物实验充分理解肾清除率的概念，以及证明某药的肾小球滤过、肾小管分泌和重吸收率，对临床合理应用由肾小管分泌和重吸收的药物，具有重要的指导意义。

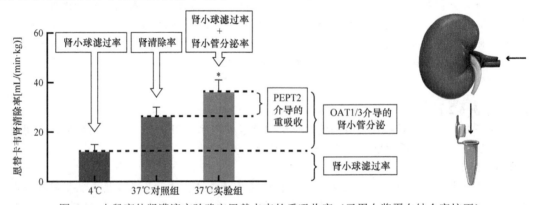

图 6-1　大鼠离体肾灌流实验确定恩替卡韦的重吸收率（已用血浆蛋白结合率校正）

四、肾清除率及临床意义

肾清除率（renal clearance rate，CL_R）的定义是单位时间内，肾清除血液中含有某物质或药物的血浆容积，即肾在单位时间内能清除多少容积血浆中含有的某物质或药物。肾清除率反映了肾对不同物质或药物的清除能力，为总体清除率（血浆清除率）中由肾清除的部分。掌握肾清除率的概念对临床安全合理用药及解毒有重要的意义。肾清除率可依据尿药浓度、尿量及血浆药物浓度由式（6-2）计算。

$$肾清除率 = \frac{尿中药物浓度（U）\times 每分钟尿量（V）}{血浆药物浓度（Cp）} \tag{6-2}$$

即测定了 t 时间尿中药物浓度、每分钟尿量和当时血浆中药物浓度，根据式（6-2）即可求出该药物的肾清除率。肾清除率的单位一般为 mL/min，或 mL/（min·kg 体重）。此外，根据 t 时间尿中药物浓度和每分钟尿量的乘积，即可求算出每分钟尿中药物排泄量。而了解 0-t 时间尿中药物总排泄量（X_u）和 0-t 时间 AUC，也可求算出肾清除率。

此时肾清除率为

$$CL_R = \frac{X_u}{AUC} \tag{6-3}$$

由于肾清除率是由肾小球滤过率、肾小管分泌率（CL_{RS}）及肾小管重吸收率（F_R）三者综合作用的结果，且又因为只有游离型药物才能经肾小球滤过，只有游离型药物才能跨膜转运，因此只有以没有与血浆蛋白结合的游离型药物部分（f_u）计算的肾小球滤过率，才能反映真正的肾小球滤过率（图 6-2）。

即游离药物的肾小球滤过率 $=f_u \times GFR$ $\tag{6-4}$

$$CL_R = (f_u \times GFR + CL_{RS})(1-F_R) \tag{6-5}$$

如果肾小管分泌率根据生理药动学模型的充分搅拌模型（well-stirred model）（见第七章）考虑，采用肾血流速度（Q_R）、肾内在清除率（$CL_{R·int}$），则有生理意义的 CL_{RS} 由下式求得

$$CL_{RS} = \frac{Q_R \times f_u \times CL_{R·int}}{Q_R + f_u \times CL_{R·int}} \tag{6-6}$$

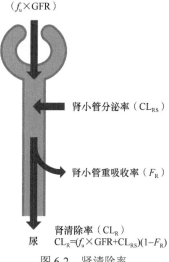

肾小球滤过率
（$f_u \times GFR$）

肾小管分泌率（CL_{RS}）

肾小管重吸收率（F_R）

肾清除率（CL_R）
尿　$CL_R=(f_u \times GFR+CL_{RS})(1-F_R)$

图 6-2　肾清除率

肾内在清除率又称肾固有清除率，表示肾代谢、排泄药物的固有能力，不受血流速度、蛋白结合等因素影响。

通过对各种物质肾清除率的测定，可以推测哪些物质能被肾小管净重吸收（net renal tubular reabsorption），哪些物质能被肾小管净分泌（net renal tubular secretion），从而推算肾小管对不同物质的转运能力。例如，葡萄糖可自由通过肾小球滤过，但其肾清除率几近于零，说明葡萄糖可全部被肾小管重吸收；尿素肾清除率小于肾小球滤过率，表明尿素被肾小球滤过后，可被肾小管和集合管净重吸收。当 $CL_R > f_u \times GFR$ 时，表示有肾小管分泌存在，但是不能确定是否存在肾小管重吸收，如有重吸收，其一定小于肾小管分泌，如二甲双胍在体内不被代谢，也不与血浆蛋白结合，主要以原型经肾排泄，且其肾清除率数倍于肾小球滤过率，提示肾小管分泌在其肾清除中极为重要；当 $CL_R < f_u \times GFR$ 时，表示有重吸收存在，但是不能确定是否存在肾小管分泌，如有肾小管分泌，其一定小于肾小管重吸收。判断某药是否有重吸收，可给予甘露醇或利尿药，在尿量增多的情况下测定肾清除率。如果由于利尿，使尿的流速加快，且重吸收率下降而导致肾清除率增大，则意味着该药有肾小管重吸收。

肾清除率是临床药动学的重要参数，根据此参数可以判断肾排泄药物的障碍程度，从而调整给药剂量，减轻肾毒性。临床上很多有肾毒性的药物和某些疾病均可能导致肾清除率改变。

药物除了可经肾排泄外，还可从其他途径排泄。

第二节　药物的胆汁排泄

一、药物的胆汁排泄特点

某些药物经肝脏转化为极性较强的水溶性代谢产物，也可自胆汁排泄。人胆汁的每日排泄量为 700～1200mL，接近每日尿的排泄量，因此胆汁作为药物的另一主要排泄途径在临床上绝不可忽视。对于兼有肾和胆汁排泄途径的药物，两种排泄具有代偿性。药物从胆汁排泄是一个复杂的过程，包括肝细胞对药物的摄取、储存、转化及向胆汁的主动转运过程。药物的理化性质及某些生物学因素能影响上述过程。

（一）分子量阈值及其种属差异

经胆汁排泄的药物或代谢物，除需具有一定的化学基团及一定的极性和脂溶性外，对其分子量有一定阈值的要求，通常分子量大于500Da的化合物可从人体胆汁排出，但是分子量过大，如超过5000Da的大分子化合物也较难从胆汁排泄。极性过强和脂溶性过大的药物均不易从胆汁排泄。表6-1列举了几种临床常用药物分子量和人胆汁中的排泄率。此外，针对分子量阈值，药物的胆汁排泄有明显的种属差异性。大鼠和犬为350±50Da，豚鼠为400±50Da，家兔为450±50Da，人和猴为550±50Da（图6-3）。

表6-1　几种常用药物分子量和人胆汁中的排泄率

药物名称	分子量（Da）	胆汁中排泄率（给药量的%）
吲哚菁绿	775	65
多柔比星	543	41
利福平	811	34
头孢哌酮	668	19～36
洋地黄毒苷	765	7
特布他林	225	0.4
地西泮	285	0.23
头孢唑林	454	0.2
氨苄西林	349	0.05

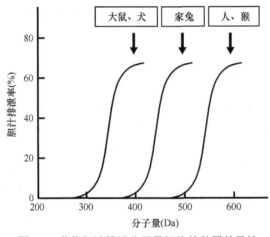

图6-3　药物胆汁排泄分子量阈值的种属差异性

（二）药物经胆汁排泄的转运特点

药物的胆汁排泄机制包括被动转运和主动转运过程。经被动转运的药物主要经滤过和简单扩散的方式排入胆汁。被动转运在药物的胆汁排泄中所占比重较小。例如，菊粉、甘露醇、蔗糖的胆汁排泄属于被动转运，这些物质从胆汁中排泄较少。药物从胆汁排泄的主动转运主要包括转运体介导的胆汁排泄。在肝细胞的胆管侧膜上表达多种外排型转运体参与胆酸盐和药物的胆汁排泄，如P-gp、MRP2、BCRP、BSEP、MDR3和MATE1等。地高辛是P-gp的底物，地高辛的胆汁排泄由P-gp介导；MRP2介导多种药物的胆汁排泄，普伐他汀、多柔比星、顺铂、依托泊苷、甲氨蝶呤、伊立替康等均为MRP2的底物，通过MRP2的主动转运而经胆汁排泄。胆红素的葡糖醛酸结合物是MRP2的底物，先天性MRP2缺乏或变异被认为与杜宾-约翰逊（Dubin-Johnson）综合征发病有关。Dubin-Johnson综合征又称先天性非溶血性黄疸-结合胆红素增高Ⅰ型，系先天性胆红素代谢功能缺陷致非溶血性黄疸，直接胆红素增高，是家族隐性遗传疾病。普伐他汀不仅由 MRP2 介导外排，还可通过 OATP1B1 经肝细胞摄取。MRP2 和 OATP1B1 的协同转运作用使普伐他汀具有高效的胆汁排泄能力，并进一步形成肝肠循环，显著延长其在靶器官肝脏中的作用时间。BCRP 可介导甲氨蝶呤、多柔比星、头孢妥仑等药物的胆汁排泄。BSEP 则介导牛磺鹅去氧胆酸、牛磺胆酸等胆酸盐的胆汁排泄。降血糖药曲格列酮的硫酸结合物，可竞争性抑制 BSEP，使胆酸盐排泄受阻，致严重肝损伤而撤市，环孢素、依非韦伦、沙奎那韦、利福平等也为 BSEP 抑制剂。

胆汁排泄率可用清除率来表示。

$$胆汁清除率=\frac{胆汁流量×胆汁药物浓度}{血浆药物浓度} \tag{6-7}$$

二、药物的胆汁排泄及肝肠循环的临床意义

由胆汁排入十二指肠的药物可从粪便排出体外，但也有的药物再经肠黏膜上皮细胞吸收，经门静脉入肝脏，重新进入体循环；此外，有些药物在肝脏与葡糖醛酸等结合后排入胆汁进入小肠，在肠道内被细菌的 β-葡糖醛酸水解酶水解成原型药，在小肠被重吸收，经门静脉入肝进入循环。该循环过程称为肝肠循环（hepato-enteral circulation）。肝肠循环明显的药物口服后其药-时曲线呈现双峰或多峰现象（图 6-4），这是由于药物经胆汁排泄进入小肠后再被吸收入血所致。肝肠循环的临床意义视药物经胆汁的排出量而定。药物从胆汁排出量多，肝肠循环能延迟药物的消除排泄，使药物作用时间延长。若阻断肝肠循环，$t_{1/2}$ 和作用时间都可缩短，利于某些药物解毒。胆汁清除率高的药物在临床用药上有一定的意义。例如，氨苄西林、头孢哌酮、利福平、红霉素等主要经胆汁排泄，其胆汁浓度可达血药浓度的数倍至数十倍，故可用于抗胆道感染。

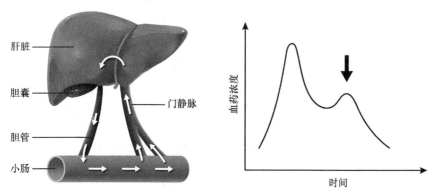

图 6-4 药物的肝肠循环模式图及其典型的药-时曲线

【临床案例 6-3】

洋地黄毒苷有明显的肝肠循环特征。一位合并心脏病的胆结石患者在胆瘘术前服用洋地黄毒苷，其血药浓度有明显的双峰现象，但是经胆瘘术后，服用同量洋地黄毒苷，其血药浓度的双峰现象消失。试分析这一现象的原因，并思考如果不经胆瘘术，临床上如何处理，可使肝肠循环减弱，血药浓度的双峰现象弱化或消失？

【案例分析】

因为患者胆瘘术前服用洋地黄毒苷存在明显的肝肠循环，所以其血药浓度有明显的双峰现象。但是患者胆瘘术后服用洋地黄毒苷，胆汁中的药物经导管流出体外，不能再经小肠重吸收入血，肝肠循环消失，因此血药浓度的双峰现象消失。

如果不经胆瘘术，可以口服胆汁酸螯合剂考来烯胺减弱肝肠循环。降胆固醇药考来烯胺是强碱性阴离子交换树脂，可在肠内与洋地黄毒苷形成结合物，阻断后者的肝肠循环，加快其从粪便排出而解毒，血药浓度的双峰现象可弱化或消失。

主要经胆汁排泄而非肾排泄的药物，在肾功能不全时应用，常不必调整用量。单一途径排泄的药物，若在该排泄器官的排泄功能受损时使用，容易导致药物蓄积中毒。此时应该选用多途径排泄的药物，使药物的排泄能够分流，减轻受损脏器的负担。

【临床案例6-4】

在临床上为合并肾功能障碍的高血压患者选用 ACEI 时，往往选用替莫普利而不选用依那普利，试解释其原因。

【案例分析】

替莫普利和依那普利均为 ACEI，依那普利主要经肾排泄，因此肾功能损害的患者服用后可导致依那普利的肾排泄受阻，血药浓度升高，有发生药物中毒的危险。替莫普利不仅经肾排泄，还可经胆汁排泄，因此合并肾功能障碍的高血压患者服用替莫普利后，由于替莫普利可从胆汁排泄，肾负担不会过重，故血药浓度不会像服用依那普利那样明显升高（图6-5）。

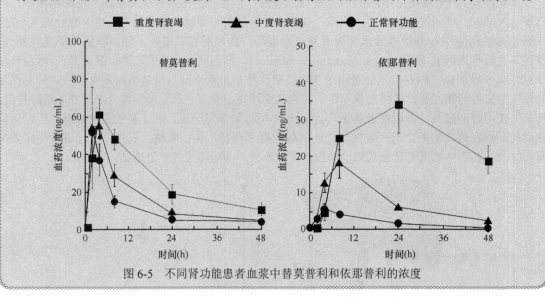

图 6-5 不同肾功能患者血浆中替莫普利和依那普利的浓度

第三节 药物的其他排泄途径

一、肠 道 排 泄

药物也可经肠道排泄。对于某些药物，肠道排泄是其重要的排泄途径，如地高辛、乌本（箭毒）苷、洋地黄毒苷、红霉素、奎宁、苯妥英钠等。自肠道排泄既有被动扩散也有主动转运机制参与。药物可经胃肠道壁脂质膜自血浆内以被动扩散的方式排入胃肠腔内。此外，位于肠上皮细胞膜上的 P-gp、BCRP、MRP 等转运体也可将其底物药物及其底物代谢产物从血液分泌外排至肠腔。药物自肠道排泄可降低药物的吸收程度，但在药物解毒中有一定的临床意义。

经肠道排泄的药物主要有以下几部分：①未被吸收的口服药物；②随胆汁排泄至肠道的药物；③由肠黏膜分泌到肠道的药物。

二、乳 汁 排 泄

某些药物可通过乳汁排泄，药物从乳汁排出多属被动转运。乳汁偏酸性，pH 约为 6.6，故一些弱碱性药物，如吗啡（$pK_a = 8$）、阿托品（$pK_a = 9.8$）、红霉素（$pK_a = 8.8$）等易自乳汁排出，而弱酸性药物，如青霉素则不易从乳汁排泄。研究者对乳腺表达的转运体研究较少，但已发现定位于乳腺细胞顶侧的 BCRP 在多种毒物、药物和营养物质的乳汁分泌中发挥重要作用。药物的乳汁排泄量和药物本身的安全性决定了该药物在哺乳期使用的安全性，应权衡母亲疾病和哺乳期安全性决定是否停药或停止哺乳。通常哺乳期妇女应尽量避免使用易通过乳汁排泄的药物。表 6-2 列举了常见经乳汁排泄的药物在母乳中的浓度与母体血浆中浓度的比值。

表 6-2　常见经乳汁排泄的药物在母乳中的浓度与母体血浆中浓度的比值

药物名称	母乳中药物浓度/母体血浆药物浓度
弱酸性药物	
氨曲南	0.05
布洛芬	0.01
吲哚美辛	0.28
甲苯磺丁脲	0.25
苯妥英	0.13
华法林	0.01
对乙酰氨基酚	0.76
中性药物	
乙醇	0.89
地高辛	0.55
泼尼松龙	0.13
弱碱性药物	
地西泮	1.65
吗啡	2.46
西咪替丁	5.77
美托洛尔	2.81
阿昔洛韦	5.1
可待因	2.16
阿替洛尔	2.5
维拉法辛	2.5
异烟肼	1.0
利多卡因	0.76
维拉帕米	0.6

三、唾液排泄

许多药物还可通过唾液排泄。药物主要通过被动扩散的方式由血液向唾液转运，也有少数药物以主动转运的方式由血液向唾液转运。人每日的唾液分泌量为 1.0～1.5L，正常情况下，成人唾液的 pH 约为 6.5。唾液中的药物浓度与血浆中游离型药物浓度相当，但经主动转运的药物在唾液中的浓度高于血浆，如服用碳酸锂后，唾液中的锂离子浓度为血浆锂离子浓度的 2～3 倍。一般来说，唾液排泄对药物的消除没有临床意义的影响，但由于某些药物在唾液中的浓度与血药浓度相关性良好，且唾液容易采集，无创伤性，特别是由于血浆或血清中测得的药物浓度通常为总浓度，而唾液中药物浓度通常与血浆中的游离型药物浓度相当，临床上也常用唾液代替血浆用于 TDM。例如，苯妥英钠、奎尼丁、地西泮、茶碱、苯巴比妥、对乙酰氨基酚、甲苯磺丁脲等药物的唾液浓度和血浆浓度相关性良好。最典型的例子是普鲁卡因胺，因为和血浆浓度相比，普鲁卡因胺的唾液浓度和药理作用的相关性更佳。药物的脂溶性大小是影响其唾液排泄的决定因素。此外，还与血浆/唾液 pH、药物 pK_a，药物和血浆/唾液蛋白的结合率，以及药物的分子量等因素有关。

四、肺 排 泄

挥发性药物，如麻醉性气体、可挥发的液体药物，主要的排泄途径是肺，如酒驾后检测呼气中乙醇的量。这类药物的排泄速率与药物的血气分配系数有关，分配系数大的药物经肺排泄慢，分配系数小的药物排泄快。分子量小和沸点较低是经肺排泄药物的特点。

五、皮 肤 排 泄

药物从皮肤排泄主要通过汗腺和皮脂腺进行。磺胺类、盐类、乳酸、水杨酸、尿素等可随汗液排出体外。利福平可将衣服染红即是典型的例子。药物由汗腺排泄主要依赖于分子型的被动扩散。

第四节　肾排泄介导的解毒及其临床意义

一、药物的肾毒性及其机制

（一）非甾体抗炎药

临床常用的很多非甾体抗炎药（NSAID）可导致肾损伤，如对乙酰氨基酚、阿司匹林、吲哚美辛、布洛芬、萘普生等。使用非甾体抗炎药导致的肾毒性大致可分为三种不同类型。

（1）短期大剂量使用：过量使用非甾体抗炎药后数小时可引起急性肾衰竭（ARF），临床表现为肾血流量和肾小球滤过率明显减少及少尿。这种情况停药后通常可逆转。

（2）长期使用：长期使用非甾体抗炎药，特别是使用对乙酰氨基酚 3 年以上，则可导致不可逆的肾损害，称为镇痛剂肾病（analgesic nephropathy）。最初累及髓质部的间质细胞，继而髓质毛细血管、髓袢及集合管也发生退行性变化，形成乳头坏死伴慢性间质性肾炎的特征性损害。大剂量使用对乙酰氨基酚引起肾损害的特征为近曲小管坏死，伴有血尿素氮和血清肌酐增高，肾小球滤过率和 4-氨基马尿酸钠清除率降低，水、钠和钾排泄增加，尿中葡萄糖、蛋白质和刷状缘酶系[包括碱性磷酸酶（ALP）、亮氨酸氨基肽酶（LAP）等]增高。非甾体抗炎药致肾乳头坏死机制可能与其抑制环加氧酶催化的前列腺素合成，或者其直接作用于肾髓质间隙细胞，抑制细胞分泌前列腺素和蛋白聚糖有关。此外，长期使用对乙酰氨基酚产生的肾毒性，主要由对乙酰氨基酚在肾皮质中被 CYP 氧化为有毒的代谢产物乙酰-对苯醌亚胺所致。

（3）肾间质肾炎：这种情况较少见，表现为弥漫性间质水肿伴炎症细胞浸润。患者通常血清肌酐升高伴蛋白尿。此时如停用非甾体抗炎药，肾功能可在 1～3 个月内得到改善。非甾体抗炎药引起的间质性肾炎可伴有膜性肾炎的改变。此类间质性肾炎主要由免疫机制引起。药物可作为半抗原与肾小管上皮细胞质或细胞外成分结合，产生抗原性。并通过免疫球蛋白 E（IgE）的形成和细胞介导的迟发性过敏反应引起上皮细胞和基底膜的免疫损伤。

（二）氨基糖苷类抗生素

氨基糖苷类抗生素为多价阳离子化合物，由含两个或两个以上氨基的己糖与苷元结合而成，主要经肾排泄并在肾皮质内蓄积而导致肾毒性。此类药物导致肾毒性的特征为伴有肾小球滤过率降低、血清肌酐和尿素氮增加的非无尿性肾衰竭，发生率为 5%～26%，但致命者少见。氨基糖苷类抗生素的毒性程度与下列因素有关。①药物分子的氨基组数与毒性程度呈正相关：新霉素含 6 个氨基组，毒性最强，链霉素仅含 2 个氨基组，毒性最弱。②药物分子所带阳离子电荷数与毒性呈正相关：阿米卡星（丁胺卡那霉素）的阳离子电荷数最低，故毒性最弱。③药物分子空间构型：阿米卡星分子含有氨基丁酰侧链，不利于药物分子和细胞膜上的受体结合，进入细胞内的药物浓度低，故其毒性也较弱。氨基糖苷类抗生素如与头孢噻吩、头孢唑啉、两性霉素 B、多黏菌素 B 或万古霉素合用时，可加重肾毒性。

（三）第一代头孢菌素

头孢噻吩、头孢唑啉大剂量应用有潜在的肾毒性，可出现肾小管坏死，主要机制是近曲小管上皮细胞基底侧的有机阴离子转运体将其摄入，达到致毒浓度。有机阴离子转运体的底物药物丙磺舒可减轻这类头孢菌素的肾毒性。

（四）其他抗菌药物

长期大剂量使用四环素类药物，可加剧原有的肾功能不全，影响氨基酸代谢，从而增加氮血症。因为大多数严重病例发生在妊娠期妇女，故妊娠期妇女需慎用，肾功能不全者需特别慎重。

两性霉素 B 可与肾小管上皮细胞膜上的类固醇结合并形成水性孔道，影响肾单位功能的完整性。目前认为肾血流动力学改变是两性霉素 B 引起慢性肾衰竭的重要原因。两性霉素 B 的临床使用也受肾毒性的限制。两性霉素 B 所致的肾损害表现为抗利尿激素抵抗性多尿，肾小管性多尿，低血钾症和急、慢性肾衰竭，病理表现为不常见的肾小球和肾单位近曲与远曲部位功能完整性受损。

磺胺类药物、多黏菌素 B、万古霉素等均有明显的肾毒性。磺胺类药物引起的肾毒性主要有 3 种类型：肾小管磺胺结晶、过敏性间质性肾炎和诱发溶血的继发性肾损害。新型青霉素 I 可引起间质肉芽肿性改变，肾小管出现不同程度的变性和坏死，肾小球通常正常。

（五）抗病毒药物

许多抗病毒药物具有潜在的肾毒性。抗病毒药物的肾毒性主要有如下几种：①肾小管上皮细胞损伤和坏死，可表现为范科尼（Fanconi）综合征，如替诺福韦、西多福韦；远端肾小管酸中毒，如膦甲酸钠，无环核苷酸；肾性尿崩，如膦甲酸钠；急性肾小管坏死，如膦甲酸钠、阿昔洛韦、西多福韦、干扰素。②结晶阻塞引起的肾病，即药物结晶沉积于肾小管导致肾衰竭，如阿昔洛韦、茚地那韦、更昔洛韦。③肾小球损伤，如干扰素、膦甲酸钠。④血栓性微血管病，如干扰素、伐昔洛韦，但机制尚不清楚。

核苷和核苷酸类抗病毒药主要经肾排泄，肾转运体可介导其肾小管分泌，在其肾毒性中有一定的作用，如替诺福韦的肾消除主要经近端肾小管基底侧膜的 OAT1、OAT3 摄取，以及顶侧膜 MRP2/4 的外排，抑制 OATs 的摄取，可减轻替诺福韦的肾毒性，而 MRP 功能降低，则可增加替诺福韦的肾毒性。

（六）免疫抑制剂

环孢素 A 的临床肾毒性可表现在：①急性可逆性肾损伤；②急性血管损伤；③慢性肾间质纤维化。急性肾损伤是由于环孢素 A 使肾血管收缩，产生剂量依赖性的肾血流量减少和肾小球滤过率降低，血浆尿素氮和肌酐增加。减少剂量可减轻症状。急性血管损伤是一种比较少见的小动脉和肾小球小动脉的毒性损伤。用药后还可发生血栓性微血管病，可影响静脉和肾小球毛细血管，但不伴有炎症介质。长期用药可导致肾间质纤维化等慢性病变，血清肌酐升高而肾小球滤过率降低，并伴有高血压、蛋白尿和肾小管坏死。环孢素 A 由 CYP3A 所代谢，红霉素、酮康唑、西咪替丁等抑制 CYP 的药物可使其血中浓度增加而加重肾损伤。

他克莫司（FK-506）所致的肾毒性与环孢素 A 相似。

（七）抗肿瘤药

顺铂为周期非特异性抗肿瘤药，具有抗瘤谱广、对乏氧肿瘤有效的特点。然而大剂量或连续使用可致严重而持久的肾损伤，其主要表现为肾小管损伤，近端小管、远端小管和集合管均被累及。慢性病变表现为肾单位多节段的局灶性坏死，但通常不累及肾小球。临床表现为急、慢性肾衰竭及多尿，同时伴有低镁血症。顺铂给药后随血液循环分布至全身各组织，以肾中浓度最高，特别是肾小管。顺铂在肾中的高浓度和长时间蓄积是其肾毒性的基础。绝大部分顺铂以原型或铂DNA 加合物的形式经肾排出。除肾小球滤过外，顺铂还可经肾小管分泌。肾小管上皮细胞基底侧的 OCT2 将顺铂摄入细胞，而顶侧的 MATE1 和 MATE2-K 可将其外排至肾小管腔。由于 OCT2 对顺铂的转运能力大于 MATE，因此，顺铂易在肾中蓄积而致肾毒性。

甲氨蝶呤、光辉霉素、丝裂霉素-C、亚硝基脲类、氟尿嘧啶、培美曲塞等抗肿瘤药物也有明显的肾毒性。

（八）重金属

铅、汞、镉、氯化高汞等是典型的肾毒性物质，可引起急性肾衰竭。OAT1 和 OCT2 分别介导汞离子和镉离子的肾积聚。

（九）中药

中药在临床药物治疗中的使用范围日趋广泛。某些中药的肾毒性绝不可忽视。中西药联合应时应倍加注意。常用的具有肾毒性的中药如下。

1. 植物类 雷公藤、曼陀罗花、钩藤、草乌、木通、巴豆、天花粉、牵牛子、使君子、益母草、苍耳子、苦楝皮、金樱根、马兜铃（马兜铃果）、青木香（马兜铃根）、土荆芥、芦荟、铁脚威灵仙、大枫子、山慈菇、钻地风、夹竹桃、大青叶、泽泻、防己、甘遂、千里光、丁香、补骨脂、白头翁、矮地茶、苦参、两面针等。其中马兜铃、青木香中所含的马兜铃酸则是具肾毒性的中药成分代表，OATs 介导了马兜铃酸的肾积聚。氯化两面针碱具有细胞毒性，为两面针的肾毒性成分，且在肾中的浓度远大于血浆和其他组织。肾小管上皮细胞基底侧的 OCT2 对氯化两面针碱有非常强的摄取能力，但其顶侧的 MATE 对其外排能力弱，因此氯化两面针碱易在肾积聚而致肾毒性。

2. 动物类 斑蝥、鱼胆、海马、蜈蚣、蛇毒等。

3. 矿物类 含砷类（砒石、砒霜、雄黄、红矾）、含汞类（朱砂、升汞、轻粉）、含铅类（铅丹）和其他矿物类（明矾）等。

（十）其他

某些有肾毒性的药物进入体内后与葡糖醛酸等结合后被肾摄取，在肾脏被高活性的 β-水解酶水解，释放出肾毒性的原型药致肾毒性。

二、药物转运体介导的肾毒性

近年很多研究表明，某些药物转运体的功能异常导致肾毒性增加。头孢噻啶是 OAT1 的底物药物，OAT1 的肾摄取功能增强可导致头孢噻啶的肾毒性增加，合用 OAT1 抑制剂丙磺舒可减轻头孢噻啶所致的肾毒性。顺铂和奥沙利铂均为 OCT2、MATE1 和 MATE2-K 底物，由于 OCT2 对顺铂的转运能力大于 MATE，因此，顺铂易在肾中蓄积而致肾毒性；尽管 OCT2 对奥沙利铂的转运能力很强，但奥沙利铂易被 MATE 外排，故奥沙利铂不易在肾积聚，不易引起肾毒性。这些事实证明，药物转运体介导的肾毒性在临床上不容忽视。

三、肾排泄介导解毒的药动学原理及其临床意义

（一）稀释尿液

尿液的稀释主要发生在远端肾小管和集合管，因此任何原因引起的远端肾小管、集合管、乳头管结构损害与功能紊乱，如急慢性肾功能不全、慢性间质性肾炎、中毒性与药物性肾小管、间质损害等均可导致尿的稀释功能下降，毒物蓄积浓缩而加重肾毒性。临床大量饮水（20mL/kg 体重）后，可使血液稀释，血浆晶体渗透压下降，抗利尿激素分泌减少，水不能被重吸收而使尿量增加，稀释肾毒性物质而减轻肾负担。

（二）改变肾环境的 pH

临床常用药物多为弱酸性或弱碱性有机化合物，在体液中以解离型和非解离型两种形式存在。

根据 Handerson-Hasselbalch 方程式，弱酸性药物在碱性环境下解离度大，不容易跨膜转运，即不容易被重吸收。若肾毒性物质为弱酸性药物或毒物，则此时临床上应使用弱碱性药物碱化尿液，使肾毒性药物或毒物易于排出。如肾毒性物质为弱碱性，则采用弱酸性药物酸化尿液，利于肾毒性药物以解离型排出体外。

（三）转运体介导的肾排毒

临床上很多肾病，包括急、慢性肾衰竭及肾病等均可导致肾药物转运体的表达发生改变。有研究表明，肾衰竭时，肾外排型转运体表达上调是机体对加速排出体内一些毒性物质的一种自我保护性反应。近年来，转运体介导的肾排毒已成为临床药物治疗肾病的一个新靶点。通过药物治疗可以调控转运体功能和表达，从而加快毒性物质向尿中转运，促进其排出体外，改善肾功能。

思 考 题

1. 在计算药物的肾清除率时要考虑哪些因素？这些因素对肾清除率有何影响？

2. 肝肠循环有什么临床意义？如何降低肝肠循环？根据肝肠循环的解剖特点，设计动物在体实验，证明某药物存在肝肠循环。

3. 临床有哪些方法可以促进药物的肾排泄？试解释其机制。

（蒋惠娣）

第七章 药动学模型

本章要求

1. 掌握房室模型的划分依据，一房室模型和二房室模型的特征，非房室模型分析方法特点，主要药动学参数的定义及其临床意义。

2. 熟悉生理药动学基本研究内容；肝药物清除率与药物代谢酶活性、肝血流速率及蛋白结合率关系；药物的量效关系类型，常见的几种血药浓度与药物效应曲线关系；经典的药动学与药物效应动力学结合模型；抗菌药物的药动学与药物效应动力学结合模型。

3. 了解药动学动物种属间的比放；机制性药动学与药物效应动力学结合模型。

第一节 房室模型

药动学是研究药物在体内吸收、分布、代谢和排泄等过程规律的一门学科。经典药动学研究是在实验的基础上，获得血药浓度-时间数据，通过建立数学模型，求算相应的药动学参数，进而预测药物在体内过程。药物的治疗作用和毒性往往与血浆中或靶组织中浓度密切相关，临床医生和药师可以利用相应的药动学参数，制订给药方案，获得期望的药物浓度，以达到用药安全、有效目的。因此，任何一个新药或新制剂在进行临床研究和上市前均需要进行药动学研究，以获得药动学资料和信息。

一、药-时曲线

服药后，体内药量是随时间变化的，通常用血药浓度来综合反映药物在体内的药量变化。给药后，不同时间采集血样，分取血浆，用适当的方法测定血浆中药物浓度（简称血药浓度，下同），以时间为横坐标，血药浓度为纵坐标，得到药-时曲线。血管外途径给药存在吸收过程，血药浓度先升高，直至达峰值，称为药峰浓度（peak concentration，C_{max}），然后随时间推移而降低。从给药开始到血药浓度达到峰值所需要的时间，称为达峰时间（time to reach peak，t_{max}）。达峰时间长短与药物的吸收和消除速率有关。

根据其血药浓度与药效变化，一般可将用药过程分为潜伏期（latent period）、持续期（persistent period）和残留期（residual period）。潜伏期指给药后至出现疗效的时间，主要反映药物的吸收与分布，与药物的消除也存在一定关系。持续期指维持在有效浓度以上的持续时间。持续期的长短取决于药物的吸收与消除速率。残留期是指血药浓度低于有效浓度至药物从体内完全消除的时间。残留期长短与药物的消除速率有关。此期药物浓度虽然不高，但储存的药量不一定少，多次用药可以导致蓄积中毒（cumulative intoxication）。静脉注射给药不存在吸收过程，血药浓度即刻达到峰值。静脉注射给药和血管外给药途径的药-时曲线如图7-1所示。

二、房室模型理论

在药动学研究中，常用房室模型（compartmental model）来描述药量在体内变化规律。房室模型理论是将机体看作一个系统，按照动力学特点将机体分成若干个房室，即机体可以认为是由若干个房室组成的一个系统，称为房室模型。房室划分依据是药物在组织或器官中转运速率，通常将药物转运速率相同或相近的组织或器官归纳成为一个房室。需要注意的是房室只是一个抽象概念，并不代表某个具体解剖学上的组织器官。每个房室中所包括的组织或器官中药物浓度可以是不同的，因此房室模型划分往往具有抽象性、相对性和主观性，但房室也与机体组织器官的血流量、膜通透性等生理解剖学特性存在一定的关联性。常见的房室模型有一房室模型和二房室模型。

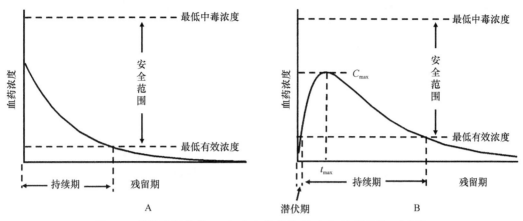

图 7-1　静脉注射给药（A）和血管外给药（B）途径的药-时曲线

（一）一房室模型

　　一房室模型，又称单室模型（one compartmental model），为最简单的药动学模型。就静脉注射给药而言，药物快速分布到全身的体液与组织中，血药浓度与组织中药物浓度快速达到动态平衡，并按一级动力学过程从体内消除。此时，血药浓度的变化能够反映组织中的药物浓度变化规律。图 7-2 给出一房室模型的示意图。图 7-3 为一房室处置特征药物静脉注射给药、血管外给药和血管外给药兼有吸收滞后的血浆中药 - 时曲线。

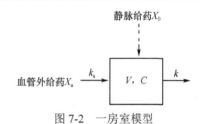

图 7-2　一房室模型

k 为消除速率常数；k_a 为吸收速率常数；V 为表观分布容积；C 为药物浓度

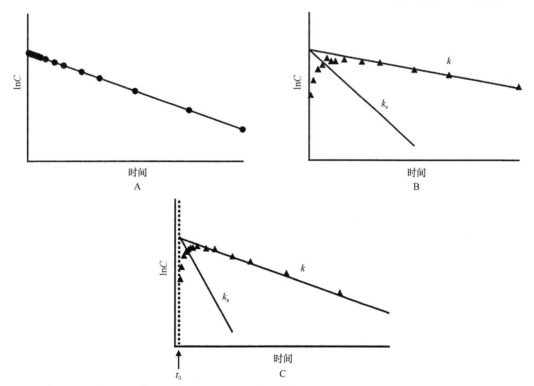

图 7-3　一房室处置特征药物静脉注射给药（A）、血管外给药（B）和血管外给药兼有吸收滞后（C）的血浆中药-时曲线

1. 静脉注射给药药动学 静脉注射给药不存在吸收过程，药物直接进入血液循环。基于上述模型，得到体内药量变化的速率方程。

$$\frac{dX}{dt} = -kX \qquad (7\text{-}1)$$

对式（7-1）积分后，得到：

$$X = X_0 e^{-kt} \qquad (7\text{-}2)$$

式中，X_0 为静脉给药剂量。对于一房室模型处置药物而言，血浆药物浓度快速与机体组织中药物浓度达到动态平衡，可以用血药浓度（C）反映体内药量变化。将体内药量（X）与血药浓度（C）的比值定义为药物的表观分布容积（apparent volume of distribution，V），即

$$C = \frac{X}{V} \qquad (7\text{-}3)$$

由式（7-2）式（7-3），得到血药浓度-时间关系：

$$C = X/V = \left(\frac{X_0}{V}\right) e^{-kt} \qquad (7\text{-}4)$$

定义血药物浓度下降一半时间为消除 $t_{1/2}$（half life，$t_{1/2}$），由式（7-4）得

$$C = 0.5 C_0 = C_0 e^{-kt_{1/2}} \qquad (7\text{-}5)$$

式中，C_0 为初始血药浓度（$C_0 = X_0/V$）。

对式（7-5）取对数，经改写得到 $t_{1/2}$ 计算公式

$$t_{1/2} = \ln 2/k = 0.693/k \qquad (7\text{-}6)$$

对式（7-4）取对数，得

$$\ln C = \ln C_0 - kt \qquad (7\text{-}7)$$

即用 $\ln C$ 对时间 t 作图得直线，斜率为 k，截距 a 为 $\ln C_0$，从而求得 C_0 和 V。

$$C_0 = e^a \qquad (7\text{-}8)$$

和

$$V = \frac{X_0}{C_0} \qquad (7\text{-}9)$$

对式（7-4）从时间 0 到 ∞ 积分，得到血药浓度-时间曲线下面积（area under the concentration-time curve，AUC）。

$$\text{AUC} = \int_0^\infty C dt = \frac{X_0}{Vk} \qquad (7\text{-}10)$$

在实际工作中 AUC 的计算常采用线性梯形面积法。

2. 血管外途径给药的药动学 对于血管外途径给药，存在吸收过程，得到相应的微分方程组：

$$\frac{dX_a}{dt} = -k_a X_a \qquad (7\text{-}11)$$

$$\frac{dX}{dt} = k_a X_a - kX \qquad (7\text{-}12)$$

解上述微分方程，得到给药后的药-时曲线：

$$C = \frac{F k_a X_0}{V(k_a - k)} \left(e^{-kt} - e^{-k_a t}\right) \qquad (7\text{-}13)$$

式中，F 为生物利用度（bioavailability）。

其 t_{max} 和 C_{max} 分别为

$$t_{max} = \frac{\ln\left(\dfrac{k_a}{k}\right)}{k_a - k} \tag{7-14}$$

$$C_{max} = \frac{FX_0\left(e^{-kt_{max}} - e^{-k_a t_{max}}\right)}{V(k_a - k)} \tag{7-15}$$

在实际工作中，C_{max} 和 t_{max} 直接从实验数据中读取。

对于口服给药，从给药开始到进入吸收部位往往需要一定时间，即存在滞后时间（lag time，t_0），这样式（7-13）改写为

$$C = \frac{Fk_a X_0}{V(k_a - k)}\left[e^{-k(t-t_0)} - e^{-k_a(t-t_0)}\right] \tag{7-16}$$

3. 静脉滴注药动学 有些药物需要静脉滴注给药。假定静脉滴注给药速率为 k_0，得到体内药量的速率方程为式（7-17）。

$$\frac{dX}{dt} = k_0 - kX \tag{7-17}$$

解式（7-17），得到静脉滴注过程中血药浓度-时间方程

$$C = \frac{k_0}{Vk}\left(1 - e^{-kt}\right) \tag{7-18}$$

即随给药时间延长，血药浓度逐渐增加。当时间 t 趋于无穷大时，血药浓度趋定值，即血药浓度不再随给药时间延长而增加（图7-4），该浓度称为稳态血药浓度（steady state concentration，C_{ss}，简称稳态浓度），即

$$C_{ss} = \frac{k_0}{Vk} \tag{7-19}$$

这样式（7-18）可改写为

$$C = C_{ss}\left(1 - e^{-kt}\right) \tag{7-20}$$

定义任意时间血药浓度与 C_{ss} 比为 f_{ss}，即 $f_{ss}=C/C_{ss}$，从而可以计算血药浓度达到 C_{ss} 的某一分数 f_{ss} 所需要的时间长短。假定这个时间相当于 $n \times t_{1/2}$，由式（7-20）得

$$n = -3.32\lg(1 - f_{ss}) \tag{7-21}$$

可见，静脉滴注给药存在下列特征：

（1）按恒速滴注给药，血药浓度随时间递增，当时间趋无穷大时，血药浓度达稳态。对于同一药物，C_{ss} 大小取决于滴注速率。

（2）达到稳态某一分数所需要的时间长短取决于 $t_{1/2}$，而与滴注速率无关。当时间相当于 $3.32 \times t_{1/2}$ 时，血药浓度相当于 C_{ss} 的90%，当时间相当于 $6.64 \times t_{1/2}$ 时，血药浓度相当于 C_{ss} 的99%。

（3）已知 C_{ss}，可以确定静脉滴注速率 k_0

$$k_0 = C_{ss}kV \tag{7-22}$$

临床上有时往往采用短暂的静脉滴注给药。假定静脉滴注时间为 T，此时，其血药浓度-时间方程为

$$C = \frac{k_0}{Vk}\left(1 - e^{-kt}\right), \quad t < T \tag{7-23}$$

$$C = \frac{k_0}{Vk}\left(1-e^{-kT}\right)e^{-k(t-T)}, \quad t > T \tag{7-24}$$

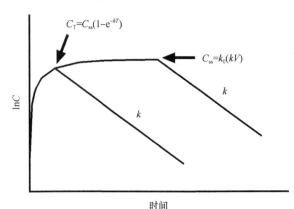

图 7-4　一房室模型静脉滴注给药药-时曲线

由静脉滴注给药的动力学特征可见，对于 $t_{1/2}$ 长的药物采用静脉滴注给药达到期望的稳态水平所需要的时间较长，不利于某些危重疾病的治疗。为此可采用滴注开始时给予静注负荷剂量（loading dose，X_L），使血药浓度瞬时达到期望的 C_{ss} 水平，随即按 k_0 的速率进行静脉滴注以维持 C_{ss}。静脉注射加静脉滴注给药后血药浓度的表达式为

$$C = \frac{X_L e^{-kt}}{V} + \frac{k_0(1-e^{-kt})}{kV} \tag{7-25}$$

由式（7-25）可知当 $X_L/V = k_0/（kV）$ 时，血药浓度即可达稳态，其负荷剂量（X_L）可按下式计算

$$X_L = \frac{k_0}{k} = C_{ss}V \tag{7-26}$$

【临床案例 7-1】

　　某药物在体内按一房室模型处置，其 $t_{1/2}$ 和 V 分别为 8h 和 100L。请设计给药方案，使血浆药物浓度快速达到并维持在 100ng/mL。

【案例分析】

　　该药物的 $t_{1/2}$ 为 8h，V 为 100 L，期望浓度 $C_{ss}=100$ng/mL。可先给予 10mg 负荷剂量（$X_L = C_{ss}V$），随即按 $k_0 = C_{ss} \times kV = 0.866$ mg/h 速度进行静脉滴注，即可要快速达到并维持期望浓度（100ng/mL）（图 7-5）。

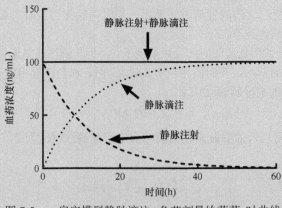

图 7-5　一房室模型静脉滴注+负荷剂量给药药-时曲线

4. 多剂量药动学　在临床实践中，许多慢性疾病的药物治疗必须经重复多次给药，方能达到预期的疗效。按一房室模型处置的药物经连续多次给药后，血药浓度呈现出规律性的波动，随给药次数增加，血药浓度逐渐上升，到达一定次数后，血药浓度不再随给药次数增加而增加，在一定范围内波动，即达稳态（图 7-6）。

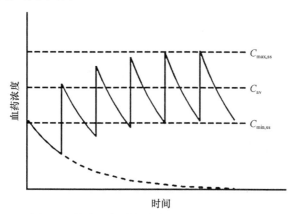

图 7-6　静脉注射重复多次给药后的药-时曲线

对于一房室静脉注射给药而言，如按等剂量（X_0）和等时间间隔（τ）给药，则在某一给药间隔内血药浓度 C_n 为

$$C_n = \frac{X_0}{V}\left(\frac{1-\mathrm{e}^{-nkt}}{1-\mathrm{e}^{-k\tau}}\right)\mathrm{e}^{-kt} \tag{7-27}$$

达稳态时，其稳态血药浓度 C_{ss} 为

$$C_{ss} = \frac{X_0\mathrm{e}^{-kt}}{V\left(1-\mathrm{e}^{-k\tau}\right)} \tag{7-28}$$

达稳态时，给药间隔内药-时曲线下面积 AUC_{ss} 为

$$AUC_{ss} = \int_0^\tau \frac{X_0\mathrm{e}^{-kt}}{V\left(1-\mathrm{e}^{-k\tau}\right)}\mathrm{d}t = \frac{X_0}{Vk} \tag{7-29}$$

即 AUC_{ss} 等于单剂量给药的 $AUC^{0-\infty}$。

定义"坪"浓度 C_{av} 为

$$C_{av} = \frac{AUC_{ss}}{\tau} \tag{7-30}$$

达稳态水平分数 f_{ss}

$$f_{ss} = \frac{\int_0^\tau C_n\mathrm{e}^{-kt}\mathrm{d}t/\tau}{C_{av}} = 1-\mathrm{e}^{-knt} \tag{7-31}$$

达稳态某一分数所需要时间（$n\tau$）为

$$n\tau = -3.32\lg(1-f_{ss}) \tag{7-32}$$

由式（7-32）可知经 3.32 $t_{1/2}$ 可达到 90% 稳态水平；经 6.64 $t_{1/2}$ 可达到 99% 稳态水平。通常认为经 4～6 个 $t_{1/2}$ 药物已基本达到 C_{ss}。式（7-32）表明达到稳态水平某一百分比所需的时间与药物的 $t_{1/2}$ 成正比，而与给药次数和给药间隔无关。

对于一些 $t_{1/2}$ 较长的药物，需经过较长的时间才能达到稳态水平。因此，当一些急重患者必须得到及时治疗时，为使药物迅速达到期望的治疗浓度，常采用负荷剂量（X_L）法。即首先给予负荷剂量，然后再给予维持剂量（X_0），使血药浓度始终维持在有效水平。负荷剂量可用下式估算：

$$X_L = \frac{X_0}{1 - e^{-k\tau}}$$

（7-33）

如按 $t_{1/2}$ 为给药间隔给药，则 $X_L = 2X_0$，即首剂量加倍时可得到期望的浓度（图7-7）。

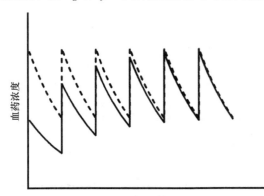

图7-7 静脉注射重复多次给药（按 $t_{1/2}$ 间隔）加负荷剂量的药-时曲线（虚线）

（二）二房室模型

实际上药物在所有组织中浓度快速达到动态平衡是困难的。药物在不同组织中的分布速率存在差异。药物在一些血流丰富的组织如肝、肾等分布快，能够快速与血液动态平衡，而在另一些血流贫乏的组织如脂肪、皮肤和静止状态下肌肉等分布慢，与血液达到平衡的速度慢。这样根据药物在组织中的转运速度不同，分为中央室和外周室（图7-8）。

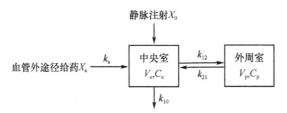

图7-8 二房室模型

k_{12} 和 k_{21} 分别为药物有中央室（c）向外周室（p）及外周室向中央室转运速率常数；k_{10} 为自中央室消除速率常数；k_a 为吸收速率常数；C 为药物浓度；V 为表观分布容积

1. 静脉注射给药的药动学 按二房室处置的药物，静脉给 X_0 剂量的药物后，体内药量的变化速率方程：

中央室：

$$\frac{dX_c}{dt} = k_{21}X_p - k_{10}X_c - k_{12}X_c$$

（7-34）

外周室：

$$\frac{dX_p}{dt} = k_{12}X_c - k_{21}X_p$$

（7-35）

解上述微分方程组，得到血药浓度-时间方程：

$$C = Ae^{-\alpha t} + Be^{-\beta t}$$

（7-36）

其中

$$\alpha\beta = k_{10}k_{21}$$

（7-37）

$$\alpha + \beta = k_{10} + k_{21} + k_{12}$$

（7-38）

$$A = \frac{X_0(\alpha - k_{21})}{V_c(\alpha - \beta)} \tag{7-39}$$

和

$$B = \frac{X_0(k_{21} - \beta)}{V_c(\alpha - \beta)} \tag{7-40}$$

式中，A 和 B 分别为指数项系数；α 和 β 分别为分布速率常数和消除速率常数；V_c 为中央室表观分布容积，可按下式估算。

$$V_c = \frac{X_0}{A + B} \tag{7-41}$$

静脉给药后，按二房室处置的药物的药-时曲线符合二项指数特征。血药浓度首先快速下降，称为药物分布相。在此相，药物以分布为主。然后血药浓度变化缓慢，主要反映药物的消除，称为消除相。

定义药物的分布半衰期（$t_{1/2\alpha}$）和消除半衰期（$t_{1/2\beta}$）分别为

$$t_{1/2\alpha} = \frac{0.693}{\alpha} \tag{7-42}$$

和

$$t_{1/2\beta} = \frac{0.693}{\beta} \tag{7-43}$$

2. 血管外给药途径的药动学　对于血管外途径给药，存在吸收过程，得到相应的微分方程组

$$dX_a/dt = -k_a X_a \tag{7-44}$$

$$\frac{dX_c}{dt} = k_a X_a + k_{21} X_p - (k_{10} + k_{12}) X_c \tag{7-45}$$

$$\frac{dX_p}{dt} = k_{12} X_c - k_{21} X_p \tag{7-46}$$

解上述方程，得到血管外给药后血药浓度-时间方程：

$$C = L e^{-k_a t} + M e^{-\alpha t} + N e^{-\beta t} \tag{7-47}$$

其中

$$L = \frac{k_a F X_0(k_{21} - k_a)}{V_c(\alpha - k_a)(\beta - k_a)} \tag{7-48}$$

$$M = \frac{k_a F X_0(k_{21} - \alpha)}{V_c(k_a - \alpha)(\beta - \alpha)} \tag{7-49}$$

$$N = \frac{k_a F X_0(k_{21} - \beta)}{V_c(k_a - \beta)(\alpha - \beta)} \tag{7-50}$$

3. 静脉滴注给药的药动学　对于静脉滴注给药，其相应的微分方程

$$\frac{dX_c}{dt} = k_0 - (k_{12} + k_{10}) X_c + k_{21} X_p \tag{7-51}$$

$$\frac{dX_p}{dt} = k_{12} X_c - k_{21} X_p \tag{7-52}$$

解方程，得到血药浓度时间方程通式

$$C = \frac{k_0\left(\alpha - k_{21}\right)\left(e^{\alpha T} - 1\right)}{V_c \alpha\left(\alpha - \beta\right)} e^{-\alpha t} + \frac{k_0\left(k_{21} - \beta\right)\left(e^{\beta T} - 1\right)}{V_c \beta\left(\alpha - \beta\right)} e^{-\beta t} \tag{7-53}$$

滴注期间，$T = t$，

$$C = \frac{k_0\left(\alpha - k_{21}\right)\left(1 - e^{-\alpha t}\right)}{V_c \alpha\left(\alpha - \beta\right)} + \frac{k_0\left(k_{21} - \beta\right)\left(1 - e^{-\beta t}\right)}{V_c \beta\left(\alpha - \beta\right)} \tag{7-54}$$

停药后，$t = T + t'$，

$$C = \frac{k_0\left(\alpha - k_{21}\right)\left(1 - e^{-\alpha T}\right)}{V_c \alpha\left(\alpha - \beta\right)} e^{-\alpha t'} + \frac{k_0\left(k_{21} - \beta\right)\left(1 - e^{-\beta T}\right)}{V_c \beta\left(\alpha - \beta\right)} e^{-\beta t'} \tag{7-55}$$

式中，T 为滴注时间。

二房室处置药物静脉注射和血管外途径给药的药-时曲线见图 7-9。

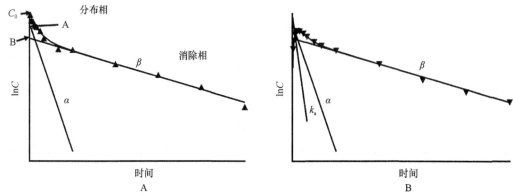

图 7-9　二房室处置药物静脉注射（A）和血管外途径给药（B）的药-时曲线

第二节　统计矩理论为基础的非房室模型

非房室模型（non-compartmental model）法是以概率论和数理统计学中的统计矩（statistical moment）方法为理论基础，对数据进行解析一种方法。其特征参数包括零阶矩、一阶矩和二阶矩等。在药动学研究中，零阶矩为 AUC。AUC 与给药剂量成正比，是一个反映量和时间的综合参数；一阶矩为浓度与时间积（$t \times C$）-时间曲线下面积（AUMC）。AUMC/AUC 定义为平均滞留时间（mean residence time，MRT），反映药物分子在体内的平均停留时间；二阶矩为 MRT 方差（variance of mean residence time，VRT），反映药物分子在体内的平均滞留时间的差异大小。

一、各阶统计矩定义及计算

1. AUC　给药以后，血药浓度的经时过程可以看成随机分布曲线，不管何种给药途径或何种房室模型，其零阶矩 AUC 定义如下：

$$\text{AUC} = \int_0^\infty C(t)\,\mathrm{d}t \tag{7-56}$$

通常采用线性梯形面积法求算 AUC。考虑在单剂量给药的药动学研究中，血药浓度只能观察至某一个时间 t_n，即只能求算到时间 $0 \sim t_n$ 的面积（AUC_{0-t_n}），而 $t_{n-\infty}$ 时间内的药-时曲线下面积（$\text{AUC}_{t_{n-\infty}}$）时需要采用外推法估算（图 7-10），即

$$\text{AUC} = \text{AUC}_{0-t_n} + \text{AUC}_{t_{n-\infty}} \tag{7-57}$$

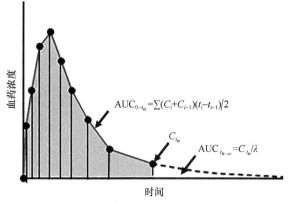

图 7-10 非房室模型法估算 AUC 原理示意图

其中

$$AUC_{0-t_n} = \frac{\sum (C_i + C_{i-1})(t_i - t_{i-1})}{2} \tag{7-58}$$

通常药-时曲线的末端相一般符合指数消除，所以

$$AUC_{t_n-\infty} \times = C_{t_n}/\lambda \tag{7-59}$$

式中，λ 称为末端相消除速率常数，可用末端相对数浓度-时间曲线回归求得，C_{t_n} 为 t_n 时血药浓度，称 $t_{1/2} = 0.693/\lambda$ 为末端相 $t_{1/2}$。

2. MRT 及 VRT MRT 和 VRT 实际上分别称为一阶原点矩和二阶中心矩。其计算公式分别为

$$MRT = \frac{\int_0^\infty tC(t)dt}{AUC} = \frac{AUMC}{AUC} \tag{7-60}$$

$$VRT = \frac{\int_0^\infty (t - MRT)^2 C(t)dt/AUC}{AUC} = \int_0^\infty t^2 C(t)dt - MRT^2 \tag{7-61}$$

同理，AUMC 采用线性梯形面积加校正面积，即

$$AUMC = \frac{\sum (C_i t_i + C_{i-1} t_{i-1})(t_i - t_{i-1})}{2} + C_{t_n}\left(\frac{t_n}{\lambda} + \frac{1}{\lambda^2}\right) \tag{7-62}$$

由于 VRT 为较高阶的矩，由于误差较大，结果难以肯定，应用价值较小。

二、清 除 率

清除率（clearance，CL）是指单位时间内有多少表观分布容积内的药物被清除。总血浆清除率 CL 等于总消除速率（dX/dt）与血药浓度（C）的比值

$$CL = \frac{dX/dt}{C} \tag{7-63}$$

对式（7-63）从 $0 \to \infty$ 时间积分，得

$$CL = \frac{\int_0^\infty (dX/dt)dt}{\int_0^\infty C dt} = \frac{X_0}{AUC} \tag{7-64}$$

对于血管外途径给药，则

$$CL = \frac{FX_0}{AUC} \tag{7-65}$$

三、平均滞留时间与半衰期关系

MRT 大小，除了与药物本身性质外，还与给药途径有关。

单室模型处置的静脉给药的药物，其 MRT 为

$$MRT_{iv} = \frac{1}{k} = \frac{t_{1/2}}{0.693} \tag{7-66}$$

单室处置的血管外给药的药物，其 MRT 为

$$MRT_{exe} = \frac{1}{k} + \frac{1}{k_a} = MRT_{iv} + MAT \tag{7-67}$$

式中，MAT 为平均吸收时间（mean absorption time，MAT）。

MAT 与吸收速率常数 k_a 间存在下列关系

$$MAT = \frac{1}{k_a} \tag{7-68}$$

短时间静脉滴注给药后，其 MRT 计算如下：

$$MRT = MRT_{iv} + \frac{T}{2} \tag{7-69}$$

式中，T 为滴注时间。

对于多室处置药物，MRT 为模型中分布及消除速率常数的函数，如二房室模型静脉注射给药的 MRT_{iv} 为

$$MRT = \frac{1}{\alpha} + \frac{1}{\beta} - \frac{1}{k_{21}} \tag{7-70}$$

四、稳态表观分布容积

稳态表观分布容积（V_{ss}）是重要的药动学参数之一。根据统计矩原理，V_{ss} 可在药物单剂量静脉注射后通过清除率与 MRT 进行计算，即

$$V_{ss} = CL \times MRT = \frac{X_0}{AUC} \times MRT \tag{7-71}$$

式（7-71）仅适用于静脉注射给药，经修改后则可推广到其他给药方式，若药物采用短时间恒速静脉注射，则

$$V_{ss} = \frac{k_0 T \times MRT}{AUC} - \frac{k_0 T^2}{2 \times AUC} \tag{7-72}$$

实际应用中有三种类型的分布容积：中央室分布容积 V_c（=CL/k_{10}），平衡态分布容积 V_β（=CL/β）和稳态分布容积 V_{ss}。

五、非房室模型和房室模型的优缺点比较

非房室模型的最基本的优点是限制性条件较少，只要求药-时曲线的末端符合指数消除，可以解决难以用房室模型拟合的问题，如缓控释制剂的房室特征不明确等。用非房室模型分析，不管指数相有多少，都可以比较各组参数，如 AUC、MRT、清除率、$t_{1/2}$ 等，因此在药动学研究中被广泛使用。在某些方面，非房室模型分析可取代房室模型分析，尤其是在药物制剂的生物利用度和生物等效性评价中。但是从另一个角度看，这也是非房室模型的缺点，不能提供药-时曲线的细

节，只能提供总体参数。此外，MRT 和 V_{ss} 的计算只适合于单剂量给药。

【临床案例 7-2】

研究盐酸头孢吡肟在 60kg 健康受试者中药动学。给药方式为静脉滴注，滴注时间 30min，给药剂量 500mg。于滴注开始及停药后不同时间取血，分取血浆，采用高效液相色谱法测定血药浓度（表 7-1）。

表 7-1　60kg 受试者静脉滴注 30min（500mg）盐酸头孢吡肟后血浆药物浓度及其 $t×C$ 值

t（h）	C（μg/mL）	$t×C$（μg·h/mL）
0.08	9.08	0.73
0.17	12.62	2.15
0.25	15.70	3.93
0.50	24.17	12.08
0.58	21.74	12.61
0.67	19.15	12.83
0.75	17.15	12.86
1.0	13.87	13.87
1.5	9.37	14.06
2.0	7.16	14.32
2.5	5.53	13.82
3.5	3.82	13.37
4.5	2.54	11.43
6.5	1.29	8.38
8.5	0.64	5.44
12.5	0.20	2.50

【案例分析】

对上述结果采用时间对浓度作图（图 7-11），显示盐酸头孢吡肟在人体内处置符合二房室模型特征，用相应软件估算相应的药动学参数。k_{10}、k_{12} 和 k_{21} 分别为 0.826h^{-1}、1.161h^{-1} 和 1.236h^{-1}，V_c 为 14.46L，$t_{1/2\alpha}$ 和 $t_{1/2\beta}$ 分别为 0.22h 和 1.92h。

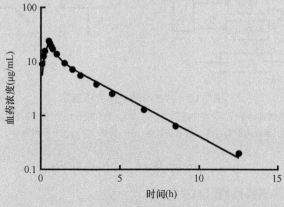

图 7-11　受试者静脉滴注盐酸头孢吡肟 500mg 后血浆中盐酸头孢吡肟浓度-时间数据

（滴注时间为 30min）

同时估算非房室模型参数。估算的 AUC_{0-t_n} 和 AUC 分别为 44.86μg·h/mL 和 45.42μg·h/mL。清除率（CL）为 10.87 L/h。$AUMC_{0-t_n}$ 和 AUMC 分别为 105.54μg·h²/mL 和 113.74μg·h²/mL，估算的 MRT=2.50h。估算的 V_{ss}=24.77L，估算的头孢吡肟 V_c 和 V_p 分别为 14.46L 和 30.19L。

第三节　生理药动学模型

一、生理药动学模型的基础

不同于前述的房室模型，生理药动学模型（physiologically based pharmacokinetic model，PBPK）是建立在机体的生理、生化、解剖和药物热力学性质基础上的一种整体模型（图 7-12）。通常将每个组织器官视为一个单独的房室，各房室由血液循环连接。

生理药动学模型的参数包括如下。①生理学、解剖学参数如组织大小，血流灌注速率和肾小球滤过率；②生化参数如酶活性参数（V_{max}，K_m）；③药物热力学性质如脂溶性，电离性等；④药物与机体相互作用性质，如膜通透性、药物与血浆蛋白结合率及药物与组织亲和力等。生理药动学模型与机体的生理学和解剖学联系在一起的。

生理药动学模型可以：①预测任何组织器官中药物浓度及代谢产物的经时过程；②定量地描述病理情况下，机体对药物处置和经时变化；③利用体外药动学和转运等参数，预测药物在体药动学行为；④将在动物中获得的结果外推至人，从而预测药物在人体处置过程；⑤基于体外生理药动学/药效学（PBPK/PD）结合模型，可从体外药动学/药效学（PK/PD）实验结果预测在体药效学。

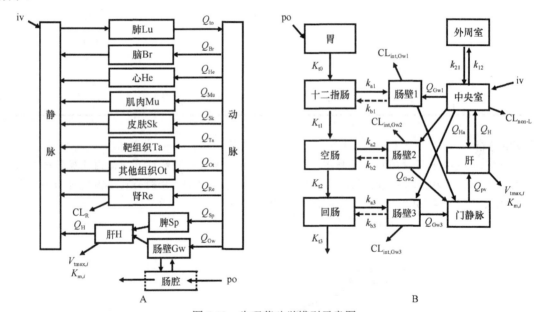

图 7-12　生理药动学模型示意图

A. 整体生理药动学模型；B. 半-生理药动学模型。Q. 血流速率；k_{a_i} 和 k_{b_i}. 药物吸收速率常数和外排速率常数；K_{t_i}. 胃排空速率或肠传递速率常数；CL_{int}. 内在清除率；Gw. 肠壁；CL_{non-L}. 非肝清除率

二、药物在组织中的命运

图 7-13 描述了基于生理特性的组织房室。

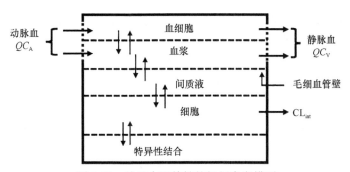

图 7-13 基于生理特性的组织房室模型

Q. 组织血流速率；C_A. 动脉血中药物浓度；C_V. 静脉血中药物浓度；CL_{int}. 内在清除率

$$药量变化速率 = 进入速率 - 输出速率 - 消除速率 \tag{7-73}$$

药物的输入速率和输出速率分别为组织血流灌注速率（Q）与动脉血药物浓度（C_A）和静脉血（C_V）药物浓度之积。

血浆中药物与组织中药物进行交换。多数组织的毛细血管壁对药物的透过是不限制的，间质液中的游离型药物等于血药浓度。药物进入组织中的速率主要受组织血流灌注速率的控制，这类组织模型被称为血流灌注速率限制性（perfusion-rate limited）模型。药物交换的主要屏障是细胞膜。而另一些组织如脑和睾丸，因毛细血管内皮的特殊功能，限制大分子和极性化合物的通透。对于这些药物来说，毛细血管膜的通透性成为药物进入组织的主要限制因素，这类组织模型被称为膜限制（membrane limited）模型。

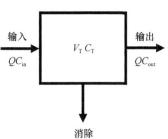

图 7-14 血流灌注限制性模型消除示意图

1. 肝药物清除模型及清除率 图 7-14 为血流灌注限制性模型消除示意图。

按图 7-14 模型，药物在组织中药量速率方程为

$$V_T \frac{dC_T}{dt} = QC_{in} - QC_{out} - R \tag{7-74}$$

式中，C_T 和 V_T 分别为组织中药物浓度和组织体积；C_{in} 和 C_{out} 分别为输入溶液（相当于动脉血）中药物浓度和输出溶液（相当于静脉血）中的药物浓度，Q 为组织的血流灌注速率，R 为药物消除速率。

稳态时，$V_T \dfrac{dC_T}{dt} = 0$，则有

$$R = QC_{in} - QC_{out} \tag{7-75}$$

定义组织中药物组织清除率 CL 为

$$CL = \frac{Q(C_{in} - C_{out})}{C_{in}} = Q\left(1 - \frac{C_{out}}{C_{in}}\right) = QE \tag{7-76}$$

式中，E 称为组织药物的摄取率（extraction ratio, E），而称 $F=1-E$ 为组织药物的利用度（availability）。

有多种模型描述药物在肝清除，常用的有三种模型。①充分搅拌模型（well-stirred model）：即假定组织静脉血中药物浓度与肝组织中药物浓度瞬间达到动态平衡，药物在肝中混合完全，其离散数（dispersion number, D_N）无穷大。理论上肝中游离药物浓度等于肝静脉中游离药物浓度。②平行管模型或称窦管灌注模型（paralleled tube model）：假定药物在肝组织完全不混合，其离散数 $D_N=0$，即药物沿窦管壁消除，窦管和肝细胞中药物浓度由动脉端向静脉方向逐渐降低。理论上肝中浓度等于进入肝（动脉）和离开（静脉）肝浓度的几何均数值。③散射模型（dispersion model）：药物沿肝血流路径分散，在肝中有一定程度的混合，$D_N > 0$。理论上肝药物浓度介于充分搅拌模型和平行管模型之间。

药物通常以代谢消除为主，可能有多个酶介导药物代谢，其代谢速率为

$$V\frac{\mathrm{d}C}{\mathrm{d}t} = -\sum\frac{V_{\mathrm{max},i}C_u}{K_{\mathrm{m},i} + C_u} \tag{7-77}$$

式中，$V_{\mathrm{max},i}$ 和 $K_{\mathrm{m},i}$ 分别为最大酶促反应和相应的米氏常数；C_u 为药酶部位游离药物浓度；i 为第 i 个酶。

定义内在清除率（intrinsic clearance，CL_{int}）为药物消除速率与酶部位游离药物浓度比值，即

$$CL_{int} = \sum\frac{V_{\mathrm{max},i}}{K_{\mathrm{m},i} + C_u} \tag{7-78}$$

通常 $K_{\mathrm{m},i} \gg C_u$ 时，式（7-78）改写为

$$CL_{int} = \sum\frac{V_{\mathrm{max},i}}{K_{\mathrm{m},i}} \tag{7-79}$$

通常组织中药酶部位的游离药物浓度是无法测定的。在平行管模型中，假定 C_u 通常为动脉与静脉血中游离浓度的几何均数；而充分搅拌模型，则假定 C_u 为组织静脉血中药物游离浓度，即 $C_u \approx f_u C_{out}$。本文仅对充分搅拌模型讨论。

由式（7-77）和式（7-79），得

$$Q(C_{in} - C_{out}) = \sum\frac{f_u V_{\mathrm{max},i} C_{out}}{K_{\mathrm{m},i} + f_u C_{out}} \tag{7-80}$$

式中，f_u 为血液中药物游离分数。结合式（7-74）、式（7-75）式（7-80），经整理得

$$E = \frac{f_u CL_{int}}{Q + f_u CL_{int}} \tag{7-81}$$

和

$$CL = QE = \frac{Qf_u CL_{int}}{Q + f_u CL_{int}} \tag{7-82}$$

由式（7-82）可见，当 $Q \gg CL_{int}$ 时，则有

$$CL = \frac{Qf_u CL_{int}}{Q + f_u CL_{int}} \approx f_u CL_{int} \tag{7-83}$$

这种类型的药物称为低摄取药物（low extraction），药物的清除率受药酶活性和血浆蛋白结合率控制，如甲苯磺丁脲和安定等。反之，当 $Q \ll CL_{int}$ 时，则有

$$CL = \frac{Qf_u CL_{int}}{Q + f_u CL_{int}} \approx Q \tag{7-84}$$

这种类型的药物称为高摄取的药物（high extraction），药物的清除率受血流灌注速率控制，最大清除率等于肝血流灌注速率。若口服给药，因有强大的首过效应，生物利用度非常低，如利多卡因，因首过效应大，E 约为 0.99，口服无效。

由式（7-83）和式（7-84）可见，高摄取率药物的肝清除率与内在清除率（药酶活性）和血浆蛋白结合率关系不大，主要受血流灌注速率控制。低摄取率的药物清除率主要取决于内在清除率和血浆蛋白结合率等，如药酶诱导剂和药酶抑制剂及血浆蛋白结合率的改变均会影响肝脏清除率。

【临床案例 7-3】

　　某候选药物在体内代谢主要是 CYP3A4 介导的，利用体外人肝微粒体测定该药的内在清除率为 500μL/（min·mg 蛋白）。已知该药的血浆药物游离分数为 0.094。假定血液/血浆药物浓度比为 1，人肝微粒体产率 45mg/g 肝，肝重 1470g 和肝血流速率 Q 为 1413mL/min。

　　问题：

　　1. 试估算该药的肝清除率。

　　2. 估算口服给药的生物利用度。

【案例分析】

　　该药主要是 CP3A4 介导代谢的，微粒体清除率 CL_{int}=500μL/（min·mg 蛋白），人总肝微粒体量＝微粒体产率×肝重＝66 150mg 蛋白，算得该药物的人肝总内在清除率为 33 075.0mL/min。

　　（1）利用式（7-81）算得 E=0.688，肝清除率为 971.5mL/min。

　　（2）肝利用度 F=1−E=0.312. 由于肠上皮细胞中也存在丰富的 CYP3A4 及制剂等因素，实际上该药口服生物利用度低于 0.312。

2. 胆汁清除　药物及其代谢产物可通过胆汁排泄。多数药物的胆汁中清除率很低。但也有一些药物胆汁清除率较高。高胆汁清除的药物往往具有以下特点：①该药物是主动分泌的；②药物有较大的极性；③药物有较大的分子量。药物从肝脏进入胆管往往是主动分泌过程。药物通过胆汁进入肠管后，部分再被吸收。Ⅱ相代谢产物如葡糖醛酸结合物在肠道菌群作用下，水解释放原型药，也可以被再吸收，如此形成肝肠循环。一般而言，药物在小鼠、大鼠、犬中排泄能力强，而在兔、豚鼠、猴和人中排泄能力弱。有机阴离子药物通过胆汁排泄存在分子量阈值，且存在动物种属差异，如大鼠胆汁排泄的药物分子量一般大于 400Da，而人胆汁排泄的药物分子量一般大于 475Da，犬胆汁排泄的药物分子量一般大于 394Da。

3. 肾清除　肾小球滤过是药物经肾消除的主要方式。除此之外，肾小管分泌和重吸收也是影响药物经肾排泄的因素。肾小球滤过清除率取决于肾小球滤过率和血浆中药物游离分数（f_u），肾小管重吸收与药物的脂溶性有关，且受尿液的 pH 影响。而肾小管的分泌又涉及载体转运机制，比较复杂。药物的肾清除率（CL_r）的通式：

$$CL_r = f_u GFR + CL_s - CL_{Ra} \tag{7-85}$$

式中，CL_s 和 CL_{Ra} 分别为分泌清除率和重吸收清除率。

　　定义游离型药物的肾清除率（CL_{ur}）为：

$$CL_{ur} = CL_r/f_u = GFR + (CL_s - CL_{Ra})/f_u \tag{7-86}$$

　　如果药物在肾小管不发生重吸收，也不被主动分泌，则游离药物的肾清除率等于肾小球滤过率。

4. 分布模型　多数组织仅参与药物分布，符合血流灌注限制模型特征，组织中药物速率方程为

$$V_T \frac{dC_T}{dt} = Q_T C_{in} - Q_T C_{out} \tag{7-87}$$

式中，V_T 为组织体积；C_T 为组织中药物浓度；C_{in} 和 C_{out} 分别相当于动脉血和静脉血中药物浓度（肝和肺除外）。组织体积 V_T 和血流灌注速率 Q_T 可用实验测得或通过文献查得。

　　实验中测得的往往是外周静脉血中药物浓度，而组织静脉血中药物浓度难以测得。通常用组织与血药浓度的比值 K_p 反映两种浓度间的关系。K_p 称为组织中药物分配系数（partition coefficient of drug）或组织血浆药物浓度比（tissue/plasma）。

$$K_p = \frac{C_{T,ss}}{C_{in,ss}} = \frac{C_{T,ss}}{C_{out,ss}} \tag{7-88}$$

如果组织属于血流灌注速率限制性模型，则可以认为组织中的药物浓度与静脉血中的药物浓度瞬间达到动态平衡，即该房室符合充分搅拌模型，任意时间的 C_T/C_{out} 等于稳态时的比值。

将 K_p 代入式（7-87），得

$$\frac{dC_T}{dt} = \frac{Q_T C_A}{V_T} - \frac{Q_T C_T}{V_T K_p} \tag{7-89}$$

如果动脉血中药物浓度为常数，则稳态时组织中药物浓度为

$$C_{T,ss} = K_p C_A \tag{7-90}$$

任意时间 t 时，组织中药物浓度与达稳药物浓度的比值为

$$\frac{C_T}{C_{T,ss}} = 1 - e^{-k_T t} \tag{7-91}$$

式中，常数 $k_T = Q_T/(V_T K_p)$，分布半衰期 $t_{1/2} = 0.693/k_T$。对于给定药物，药物在组织中达平衡时间取决于组织体积 V_T、血流灌注速率 Q_T 和组织血浆药物浓度比 K_p。对于特定的药物 Q_T/V_T 大，达分布平衡速度快。

定义稳态分布容积 $V_{T,ss}$ 为

$$V_{T,ss} = \frac{A_{T,ss}}{C_{A,ss}} = V_T \frac{C_{T,ss}}{C_{A,ss}} \tag{7-92}$$

对于非消除性组织，则有

$$V_{T,ss} = V_T K_p \tag{7-93}$$

而对于消除性组织，则有

$$V_{T,ss} = V_T K_p (1 - E) \tag{7-94}$$

三、生理药动学模型参数的来源

1. 生理学和解剖学参数　有关组织体积 V_T 和血流灌注速率 Q_T 参数通常可从文献查得。

2. 组织血浆药物浓度比 K_p 测定　常用测定组织血浆药物浓度比的方法如下。

（1）稳态给药方法：动物静脉滴注到稳态，分别测定组织和血浆中药物浓度，分别按下列各式计算相应组织的组织血浆药物浓度比。

非消除性组织

$$K_p = \frac{C_{T,ss}}{C_A} \tag{7-95}$$

消除性组织

$$K_p = \frac{C_{T,ss}}{C_A (1 - E)} \tag{7-96}$$

（2）面积法：动物静脉注射给药后，于不同时间测定组织和血浆中的药物浓度，计算组织和血浆中药物浓度-时间曲线下面积，按下列各式计算相应组织的组织血浆药物浓度比。

非消除性组织

$$K_p = \frac{AUC_T}{AUC_A} \tag{7-97}$$

消除性组织

$$K_p = \frac{AUC_T}{AUC_A (1 - E)} \tag{7-98}$$

也可根据药物油/水分配系数（$\lg P_{o:w}$）和 pK_a，结合组织中磷脂和含水量等参数，估算组织血浆药物浓度比。

3. 药物的清除率　在生理药动学模型研究时，假定药物的消除主要在肝和肾中。肝中药物消除以代谢消除为主，肾中药物消除以排泄为主，通常可采用如下方法求算相应的清除率。

（1）体外肝微粒体酶或肝细胞促反应求算酶活性参数（$V_{max,i}$，$K_{m,i}$），从而求算药物的内在清除率（$CL_{int} = \sum \dfrac{V_{max,i}}{K_{m,i}}$）。

（2）离体肝或肾灌流技术，测得药物的组织摄取率（E）。

（3）利用口服药物的绝对生物利用度：假定药物口服吸收完全，生物利用度低主要是肝脏首过效应之故，这种绝对生物利用度相当于肝的利用度 F，从而求得肝摄取率 E。

（4）静脉注射给药后，分析不同时间血药浓度和尿药排泄分数，进而求得肾清除率和肝清除率。

（5）利用动物种属间比放关系，求算另一种属动物的参数。

4. 其他参数　血浆蛋白结合率和游离分数可采用相应的方法测得，如透析平衡法、超滤法等。

四、整体生理药动学模型的建立

建立一个整体的生理药动学模型，必须根据研究的目的和实际要解决的问题，确定的组织房室应包括生命器官；消除器官和靶器官（药效和毒性）。

（一）收集资料

确定研究的组织模型后，必须收集以下资料。①解剖学方面：如组织器官大小及容积等。②生理、生化方面：如血流灌注速率，酶活性参数。③药物热力学方面：如药物与蛋白结合率。④转运与转化：如膜通透性、药物转运机制及特点、药物生物转化速度和程度等。⑤药物的理化性质：如脂溶性、电荷性、油/水分配系数等。上述资料可以从有关文献中查得，但也有一些需要通过实验测得。

（二）整体生理药动学模型

在收集完有关资料后，利用解剖学特性，将各组织器官借助于血流构成整体的生理药动学模型，如图 7-12a 为典型的整体生理药动学模型。该模型符合生理学特性和解剖学特性，不仅包括了各种生命器官，还包括了靶部位。各组织器官间通过血流相互联结。药物进入机体后，经体循环进入各组织，进而进行分布，并主要在肝和肾中消除。

一个成功的生理药动学模型是根据能否达到预期的研究目的，并取得实际成效来评价的。具体说，设计必须突出重点，去繁存精。对于模型中所需解决的关键问题，应按生理学、解剖学的特性设计，尽量满足研究目的要求，其他方面则应尽量简化，以利于实际应用，不要过分强调模型的复杂性和多室性。在同一生理模型中，可针对具体问题，同时用血流灌注速率限制性模型和膜限制模型，还可引入经典的一房室或二房室模型予以处理（图 7-12B）。对于一些转运或血流灌注速率相近的器官，可以并为一个房室处理，对于一些对药物分布或消除影响不大的组织，只要不是靶器官，可以不加考虑。

（三）物料平衡方程

根据物料平衡原理，建立相应组织的物质平衡方程，并按组织的特性，建立不同类型的速率方程，如图 7-12A 模型，有以下几种类型的速率方程：

$$\text{一般组织（T）：} \quad \frac{V_T dC_T}{dt} = Q_T C_A - Q_T C_T / (K_T / R_b) \tag{7-99}$$

式中，V_T 为组织体积；C_A 为动脉血中药物浓度；K_T 为组织血浆药物浓度比；R_b 为血液血浆药物浓度比。

肝脏（L）：
$$\frac{V_{L}dC_{L}}{dt} = Q_{La}C_{A} - \left(Q_{h} - \sum \frac{f_{u}V_{max,i}}{K_{m,i} + \frac{f_{u}C_{L}}{K_{L}/R_{b}}} \right) \frac{C_{L}}{K_{L}/R_{b}} + \frac{Q_{G}C_{G}}{K_{G}/R_{b}} + \frac{Q_{S}C_{S}}{K_{S}/R_{b}} \qquad (7\text{-}100)$$

式中，Q_{La} 和 Q_{h} 分别为肝动脉和肝血流速率；G 和 S 分别表示肠和脾。

混合静脉室（V）
$$\frac{V_{V}dC_{V}}{dt} = \sum Q_{i}C_{i}/(K_{i}/R_{b}) - Q_{tot}C_{V} + g(t) \qquad (7\text{-}101)$$

式中，Q_{tot} 和 $g(t)$ 分别为总血流速率和药物的输入函数。

（四）血浆和组织中药物浓度预测

用专用软件对上述微分方程求解，即可得到血浆和组织中药物浓度-时间曲线。

（五）模型的验证和修订

模型成功与否关系到实测值与预测值是否吻合及其吻合程度。如果预测值与实测值吻合好，说明模型合理，反之要对模型进行修订，找出偏差的原因如药物是否影响组织血流灌注速率，模型选择是否正确，是血流灌注速率限制性模型，还是膜限制模型。

生理药动学模型的特点之一是将动物结果外推到人，也是生理药动学模型研究的目的之一。通常在动物中完成生理药动学模型的确认后，进一步拓展到人，预测药物在人体中药动学，并用临床研究进行验证。模型的构建往往不是一次成功的，有一个反复验证、修订和不断完善的过程。

五、动物种属间比放

生理药动学模型研究的主要目的之一是动物间的比放，即由一种或多种动物中获得的信息对另一种属动物（特别是人）的预测，即种属间比放（species scaling）。因此，生理药动学模型在新药研究中的作用是显而易见的。它的假设前提是许多生理过程如血流灌注速率、组织大小、肾小球滤过率及能量代谢等在哺乳动物中是可以预测的。有两种方法完成这种比放。

（一）生理药动学模型

该方法假定药物的组织血浆药物浓度比等在哺乳动物间是不变的。在这种情况下，由动物中建立药物在组织房室中的速率方程，将有关人体的生理、生化参数代入相应的方程中，求解方程，就可对药物在人体各组织中浓度-时间过程进行预测。尽管人组织中的药物浓度难以测定，但可利用血药浓度-时间数据进行验证。

（二）异速增大方程

研究发现许多生理参数如血流灌注速率、器官大小、肾小球滤过率等与机体的体重间（BW）的关系满足异速增大方程（allometric scaling），即

$$F(BW) = \alpha BW^{\beta} \qquad (7\text{-}102)$$

式中，$F(BW)$ 为相关的参数；α 和 β 为常数。将 $\lg F(BW)$ 对 $\lg(BW)$ 作线性回归，得斜率为 β。大多数组织的重量，其 $\beta \approx 1$，而机体功能相关的 β 在 $0.65 \sim 0.8$（如肝血流灌注速率、耗氧量、肾小球滤过率等）。由于药物在体内的处置受生理因素影响，因此药物的处置也可以用异速增大方程进行动物间的比放。

1. 清除率和表观分布容积的比放　常见的清除率的比放方法有单纯异速增大方程、最大寿命强度（maximal life-span potential，MLP）校正法、脑重（brain weight，BrW）校正法和体表面积校正法等。

方法 1：单纯异速增大方程

$$CL = \alpha BW^{\beta} \tag{7-103}$$

方法 2：最大寿命强度校正法，即

$$MLP \times CL = \alpha BW^{\beta} \tag{7-104}$$

其中，

$$MLP = 185.4(BW)^{0.635} BrW^{-0.225} \tag{7-105}$$

式中，BW 和 BrW 分别为体重（kg）和脑重（kg），人的 MLP 通常设定为 93.4 年。

方法 3：脑重校正法

$$BrW \times CL = \alpha B^{\beta} \tag{7-106}$$

方法 4：体表面积法

$$CL = \alpha BSA^{\beta} \tag{7-107}$$

体表面积计算公式为

$$BSA = K \cdot BW^{2/3} \tag{7-108}$$

式中，K 为体型系数。

表 7-2 列举了常见实验动物脑重（BrW）、体型系数（K）和最大寿命强度（MLP）。

表 7-2　常见实验动物脑重（BrW）、体型系数（K）和最大寿命强度（MLP）

种属	脑重（% 体重）	体型系数	MLP（年）
小鼠	1.45	0.059	2.67
大鼠	0.751	0.09	4.68
豚鼠	1.27	0.099	6.72
兔	0.391	0.093	8.01
犬	0.531	0.104	19.7
猪	0.075	0.0843a	11.4
猴	1.32	0.111	22.3
人	2.19	0.100	93.4

按指数法则（rule of exponents，ROE），如单纯异速增大方程估算，β 在 0.50～0.70；用单纯异速增大方程方法，β 在 0.71～0.99；用 MLP 校正法，β 大于 1.0，则用脑重校正法。

2. $t_{1/2}$ 的比放　已知半衰期 $t_{1/2}$ 与表观分布容积 V、清除率 CL 之间存在下列关系：

$$t_{1/2} = \frac{0.693V}{CL} \tag{7-109}$$

其中 $V = \alpha_1 BW^{\beta_1}$，$CL = \alpha_2 BW^{\beta_2}$，则有

$$t_{1/2} = 0.693 \left(\frac{\alpha_1}{\alpha_2} \right) BW^{\beta_1 - \beta_2} \tag{7-110}$$

通常 $\beta_1 \approx 1$，$\beta_2 \approx 0.75$，得到

$$t_{1/2} = f(BW^{0.25}) \tag{7-111}$$

可见 $t_{1/2}$ 是体重 $^{0.25}$ 的函数。

【临床案例 7-4】

表 7-3 列举了帕尼培南在几种动物中主要药动学参数。尝试用动物结果，预测药物在人体中相应的药动学参数。

表 7-3 帕尼培南在几种实验动物和人体中 CL、V_{ss} 和 $t_{1/2}$

参数	小鼠	豚鼠	大鼠	兔	猴	犬	人
体重（kg）	0.02	0.3	0.3	3	3.5	10	61
CL（mL/h）	44.1	275	498	1690	1370	2910	11300
V_{ss}（mL）	5.78	102	56.7	540	1040	2150	11100
$t_{1/2}$（min）	8.4	17.4	7.8	27.0	37.2	29.4	50.4

【案例分析】

利用参数与动物体重间双对数作图（图 7-15），得到帕尼培南清 CL、V_{ss} 和 $t_{1/2}$ 的比放关系分别为 $CL=705.18BW^{0.6641}$（$r=0.9684$），$V_{ss}=241.55BW^{0.9563}$（$r=0.9937$）和 $t_{1/2}=19.27BW^{0.2522}$（$r=0.8613$）。用单纯异速增大方程方法算得清除率的 β 为 0.6641，按指数法则宜采用单纯异速增大方程方法估算清除率。用动物结果比放算得药物在人体 CL、V_{ss} 和 $t_{1/2}$ 分别为 10812mL/h、12312mL 和 54.3min，与实测的 11300mL/h、11100mL 和 50.4min 相吻合。

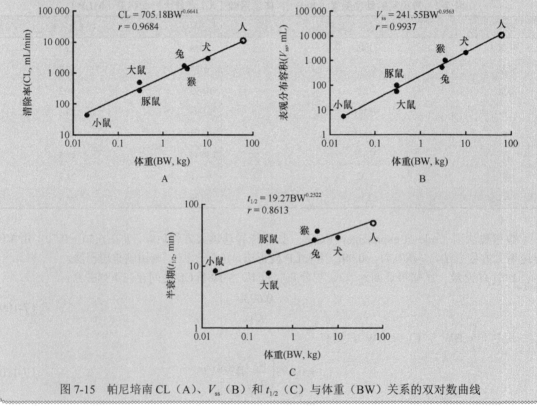

图 7-15 帕尼培南 CL（A）、V_{ss}（B）和 $t_{1/2}$（C）与体重（BW）关系的双对数曲线

3. 血药浓度的比放 血药浓度在动物种属间也可以比放的，动物间的血药浓度比放关系方程为

$$C = \frac{D}{\alpha_1 BW^{\beta_1}} e^{-\left(\frac{\alpha_1}{\alpha_2}\right) t/BW^{\beta_1-\beta_2}}$$

(7-112)

或

$$C / \left(\frac{D}{\alpha_1 BW^{\beta_1}} \right) = \frac{D}{\alpha_1 BW^{\beta_1}} e^{-\left(\frac{\alpha_1}{\alpha_2} \right) t / BW^{\beta_1 - \beta_2}}$$　　　　　　(7-113)

可见，利用 $C/(D/BW^{\beta_1})$ 对 $t/BW^{\beta_1 - \beta_2}$ 作图得到相同的曲线。

常见的血药浓度比放作图法如下。

（1）Dedrick 作图法：横坐标 $t/BW^{0.25}$，纵坐标 $C/(D/BW)$。

（2）Kallynochron 作图方法：横坐标 $t/BW^{1-\beta_2}$，纵坐标 $C/(D/BW)$。

（3）Apolysichron 作图法：横坐标 $t/BW^{\beta_1 - \beta_2}$，纵坐标 $C/(D/BW^{\beta_1})$。

（4）Dienetichron 作图法：横坐标 $t/MLP/BW^{\beta_1 - \beta_2}$，纵坐标 $C/(D/BW^{\beta_1})$。

【临床案例 7-5】

表 7-4 和图 7-16a 分别列举了米达唑仑在小鼠、大鼠、犬、猴和人的药动学参数和药-时曲线。尝试进行血药浓度的比放。

表 7-4　米达唑仑在几种实验动物和人中的清除率和表观分布容积

参数	小鼠	大鼠	犬	猴	人
体重（kg）	0.025	0.25	10	4	70
V_{ss}（L/kg）	2.753	2	0.68	1.37	0.68～2.1
CL（mL/kg）	161.94	58.5	10.1	16.43	4.04～8.3

【案例分析】

首先对清除率和表观分布容积进行单纯异速增大方程分析，获得单纯异速增大方程分别为 $CL = 31.86 BW^{0.5741}$（$r = 0.9975$）和 $V_{ss} = 1.59 BW^{0.8756}$（$r = 0.9920$）。按 Dedrick 作图法、Kallynochron 作图法和 Apolysichron 作图法获得的方程分别为

$$C[ng/mL/(D/BW)] = 1200.6 e^{-0.043t'} + 69.92 e^{-0.004t'} \quad (r^2 = 0.8218)$$　　　（7-114）

$$C[ng/mL/(D/BW)] = 1160.9 e^{-0.04t'} + 73.25 e^{-0.004t'} \quad (r^2 = 0.8182)$$　　　（7-115）

$$C[ng/mL/(D/BW^{0.8759})] = 906.5 e^{-0.05t'} + 130.95 e^{-0.006t'} \quad (r^2 = 0.8558)$$。　　（7-116）

Dienetichron 作图法似乎不适合于米达唑仑。按 Apolysichron 作图法逆转获得人静脉注射 1mg 米达唑仑后血浆药物浓度-时间曲线方程为

$$C = 21.97 e^{-0.0139t} + 3.17 e^{-0.00167t}$$　　　（7-117）

图 7-16 给出了受试者静脉注射 5mg 米达唑仑后血浆药物浓度预测值和实验观察值。可见预测值与实验观察值吻合较好。

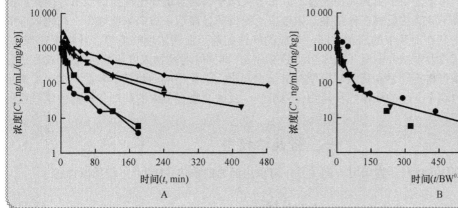

A

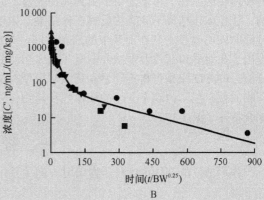

B

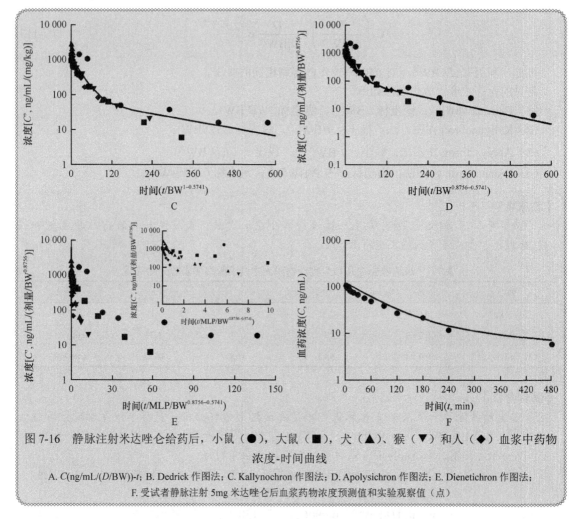

图 7-16　静脉注射米达唑仑给药后，小鼠（●），大鼠（■），犬（▲）、猴（▼）和人（◆）血浆中药物浓度-时间曲线

A. $C(\text{ng/mL}/(D/\text{BW}))$-$t$；B. Dedrick 作图法；C. Kallynochron 作图法；D. Apolysichron 作图法；E. Dienetichron 作图法；

F. 受试者静脉注射 5mg 米达唑仑后血浆药物浓度预测值和实验观察值（点）

第四节　药动学-药效学联合模型

药动学是研究药物在体内的吸收、分布、代谢和排泄及其经时过程，而药物效应动力学是研究药物效应随着时间和药物浓度而变化的动力学过程，因而药效学研究更有意义。传统的药效学是在体外研究浓度与效应对应关系，根据药物的量效关系可以求得其相应的药效学参数，如亲和力和内在活性等。在体内由于受到药物吸收、分布等药动学因素及机体生理反馈调节等因素的影响，往往体外结果不能直接反映在体结果，如效应的峰值明显滞后于血药浓度峰值，药物效应的持续时间明显长于其在血浆中的滞留时间，效应的峰值超前于血药浓度峰值等。针对上述现象，提出了药动学和药效力学结合模型（简称 PK/PD 模型），即同时对药物浓度和效应-时间过程进行分析。PK/PD 模型可将药动学和药效学模型有机结合起来，求算相应的药效学参数，进一步揭示药物的效应在体内动态变化的规律性和药物作用机制，反映药物在体内的药动学和药效学过程的综合特性（图 7-17）。

一、药效学模型

作用部位的药物浓度与药物效用 E 间关系，可以用经典的希尔（Hill）方程加以描述

$$E = \frac{E_{\max}C^s}{\text{EC}_{50}^s + C^s} \tag{7-118}$$

式中，E_{max} 为最大效应；EC_{50} 为达最大效应 50% 时的药物浓度；s 为影响曲线斜率的陡度参数。此种模型为经典的量效关系数学模型，又称 S 形 E_{max} 模型（sigmoid E_{max} model），图 7-18 显示了该数学模型的特征。

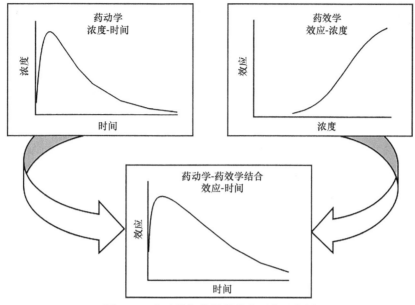

图 7-17　药动学与药效学结合研究示意图

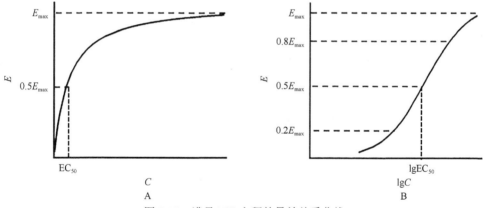

图 7-18　满足 Hill 方程的量效关系曲线

A. E-C 关系；B. E-lg C 关系

由式（7-118）和图 7-18 衍生出下列量效关系曲线。

（一）E_{max} 模型

当 $s=1$ 时，为 M-M 式方程，又称 E_{max} 模型。

$$E = \frac{E_{max}}{EC_{50} + C} \tag{7-119}$$

该模型是常用的量效关系模型，可以求算 EC_{50} 和最大效应。

（二）线性模型

由图 7-18 可见，在低浓度时，药物的效应与浓度近似呈直线关系，则可用线性模型来描述两者之间的关系，其表达式为

$$E = aC + E_0 \tag{7-120}$$

式中，E 为效应强度；C 为药物浓度；a 为直线斜率；E_0 为给药前的基础效应。

（三）对数线性模型

由图 7-18 可见，在最大效应的 20%～80%，药物效应与药物浓度的对数呈直线关系，即

$$E = a\lg C + I \tag{7-121}$$

式中，I 为无生理意义的一种经验的常数。该模型最大优点在于能够预测最大效应的 20%～80% 的药物效应强度，但不能预测药物的基础效应和最大效应。因此该模型应用于药效学时存在一定的局限性，主要适合于药物的效应在其最大效应的 20%～80% 时的药效学研究。

二、血药浓度-效应曲线的类型

在研究血药浓度与效应对应的关系时，发现血药浓度与效应之间大致可分为如下几种类型。

（一）血药浓度-效应的同步变化

药-时曲线和效应-时间曲线同步变化，而血药浓度-效应曲线每一时间点上的浓度和效应呈一一对应关系，这表明效应室就在血液室，如图 7-19 所示。

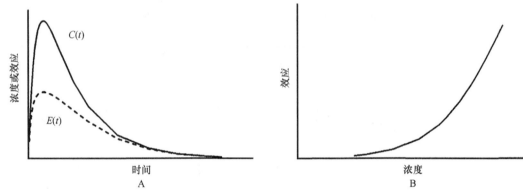

图 7-19　药物效应变化与血药浓度同步

血药浓度-时间曲线 $C(t)$ 或效应-时间曲线 $E(t)$（A）和效应-浓度关系（B）

（二）药物效应滞后血药浓度变化

有些药物的血药浓度与药物效应不同步变化，效应滞后血药浓度变化。如果按时间顺序进行浓度-效应一对一作图，得到的曲线呈逆时针滞后环（图 7-20）。

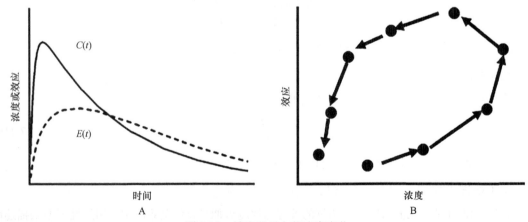

图 7-20　效应滞后血药浓度变化

造成这种现象的原因：①血液分布到效应室需一定时间；②形成活性代谢物的活性强于原药，而检测的仍然是原药；③存在手性代谢的立体选择性，而检测的是消旋体；④效应为间接的，存在时间差等。

（三）效应超前于血药浓度变化

与上一种现象相反，有些药物的血药浓度与药物效应不同步变化，效应超前于血药浓度变化。如果按时间顺序进行浓度-效应一对一作图，得到曲线呈顺时针滞后环（clockwise-hysteresis）（图7-21）。

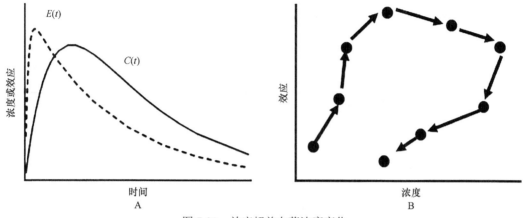

图 7-21　效应超前血药浓度变化

造成这种现象的原因：①快速耐受性（tolerance）；②形成抑制代谢物；③立体选择性代谢仍然用消旋体表示等。

（四）血药浓度与效应关系与给药途径、速度有关

有些药物的浓度与效应的关系与给药速度、途径有关。如图7-22显示不同的给药速率尼古丁对心率的影响与血药浓度的关系符合这种类型。两种给药方式如下。①快速滴注方式：在 0～1.5min 按 17.5μg/（kg·min）和在 1.5～30min 内按 1.75μg/（kg·min）滴注，然后以 0.35μg/（kg·min）维持。②慢速滴注方式：在 0～30min 内按 2.5μg/（kg·min）滴注，然后以 0.35μg/（kg·min）维持。尽管达到稳态时的血药浓度相近，但两种给药速率对心率变化不同。快速给药能显著增加心率，而缓慢给药对心率的影响较少，提示对于这种类型药物临床给药应注意给药速率。其他药物如尼非地平、可的因、咖啡因等药物浓度-效应关系也符合类似的现象。

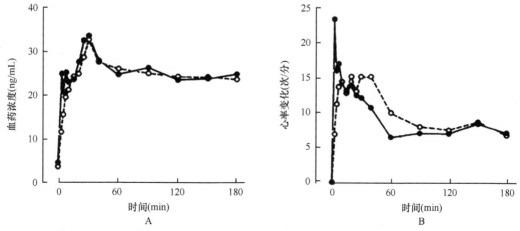

图 7-22　两种给药方式血浆中尼古丁浓度-时间曲线（A）、效应-时间曲线（B）
采用两种类型负荷剂量，快速滴注方式（●）和慢速滴注方式（○）

（五）钟罩形、U 形和 J 形浓度-效应关系

一些抑制新生血管形成药物，在低浓度可促进血管形成，而高浓度则抑制新生血管形成，呈现钟罩形量效关系（图 7-23A）。具有这类特征的药物包括硼替佐米、HMG-CoA 还原酶抑制剂和纤溶酶原激活物 1（PAI-1）。另一些药物如重组人血管内皮抑制素、整合素抑制剂 ATN-161、雷帕霉素、干扰素 α、罗格列酮和肠抑素等，仅在低浓度才显示抑制新生血管形成作用，而高浓度则这种抑制作用消失，呈现 U 形量效关系（图 7-23B）。有时药物在高浓度时甚至刺激新生血管形成，称为 J 形量效关系（图 7-23C）。其他药物如氟哌丁醇治疗精神病及一些抗心律失常药物改善心律与血药浓度也符合钟罩形量效关系。

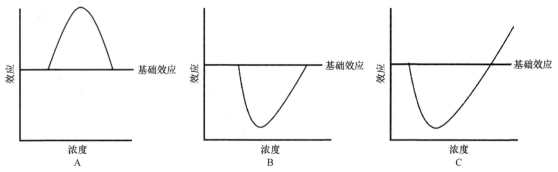

图 7-23　钟罩形（A）、U 形（B）和 J 形（C）的浓度-效应关系曲线

（六）浓度与效应非相关性

有些药物，药效一旦产生，其药效的持续并不一定依赖于血药浓度。即使血药浓度降低为 0，但药物活性仍然维持一段时间，所谓"击中就走"（hit and run），产生原因可能是药物作用往往是不可逆的，如细胞毒类抗癌药、解热镇痛药、利血平、香豆素类抗凝血药、某些抗生素等符合这种特征。

三、药动学与药效学结合模型

（一）经典的药动学与药效学结合模型

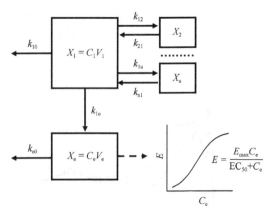

图 7-24　药动学和药效学结合模型示意图

前述有些药物的血药浓度和效应之间并非简单的一一对应关系，即效应峰值明显滞后于血药浓度的峰值。若以效应对浓度作图，可得到一条逆时针滞后环曲线。通常在传统的房室模型中引入一个效应室概念来解释这一现象（图 7-24）。

假设效应室（effect compartment，E）与中央室相联接，且药物按一级过程由中央室向效应室转运，其转运速率常数为 k_{1e}，X_1 和 X_e 分别为中央室和效应室的药量，k_{e0} 为药物从效应室消除的一级速率常数，V_1 和 V_e 分别为中央室和效应室的分布容积。假定中央室的药量相比效应室中的药量甚微，故由效应室转运回中央室的药量可以忽略不计。另外，当药物在体内达到动态平衡时，由中央室向效应室的清除率应等于由效应室向外的清除率，可用下式表示：

$$k_{1e}V_1 = k_{e0}V_e \tag{7-122}$$

基于上述假设，得到相应的效应室中药物浓度-时间方程（表 7-5）。

表 7-5 基于 PK/PD 模型效应室浓度-时间曲线方程

模型	方程
一房室模型	
静脉给药	$C_e = \dfrac{k_{e0}X_0}{V_1}\left(\dfrac{e^{-kt}}{k_{e0}-k} + \dfrac{e^{-k_{e0}t}}{k-k_{e0}}\right)$
血管外途径给药	$C_e = \dfrac{k_{e0}FX_0 k_a}{V_1}\left(\dfrac{e^{-kt}}{(k_{e0}-k)(k_a-k)} + \dfrac{e^{-k_a t}}{(k_{e0}-k_a)(k-k_a)} + \dfrac{e^{-k_{e0}t}}{(k_a-k_{e0})(k-k_{e0})}\right)$
静脉滴注给药	$C_e = \dfrac{k_{e0}k_0}{V_1 k(k_{e0}-k)}(1-e^{-kT})e^{-kt'} + \dfrac{k_{e0}k_0}{V_1 k_{e0}(k-k_{e0})}(1-e^{-k_{e0}T})e^{-k_{e0}t'}$
二房室模型	
静脉给药	$C_e = \dfrac{k_{e0}X_0}{V_1}\left(\dfrac{(k_{21}-\alpha)}{(k_{e0}-\alpha)(\beta-\alpha)}e^{-\alpha t} + \dfrac{(k_{21}-\beta)e^{-\beta t}}{(\alpha-\beta)(k_{e0}-\beta)} + \dfrac{(k_{21}-k_{e0})e^{-k_{e0}t}}{(\alpha-k_{e0})(\beta-k_{e0})}\right)$
血管外途径给药	$C_e = \dfrac{k_{e0}k_a FX_0(k_{21}-k_a)e^{-k_a t}}{V_1(\alpha-k_a)(\beta-k_a)(k_{e0}-k_a)} + \dfrac{k_{e0}k_a FX_0(k_{21}-\alpha)e^{-\alpha t}}{V_1(k_a-\alpha)(\beta-\alpha)(k_{e0}-\alpha)} + \dfrac{k_{e0}k_a FX_0(k_{21}-\beta)e^{-\beta t}}{V_1(k_a-\beta)(\alpha-\beta)(k_{e0}-\beta)}$ $+ \dfrac{k_{e0}k_a FX_0(k_{21}-k_{e0})e^{-k_{e0}t}}{V_1(k_a-k_{e0})(\alpha-k_{e0})(\beta-k_{e0})}$

（二）机制性药动学和药效学结合模型

机制性 PK/PD 模型（mechanism-based PK/PD）往往与药物作用机制相联系。不同于经验性 PK/PD 模型，它能定量地表述药物与效应的真实连接。其模型参数包括实际的生理、病理过程和药理学过程，涉及更详细的生物信息如药物转运体功能、药物作用受体、肌体内平衡反馈机制、疾病过程等。

在进行机制性 PK/PD 研究时，关键是确定合适的生物标志物。生物标志物应能真实地反映药物与效应的联系，并可定量，生物标志物可分为以下 7 类。

0 类为基因类型或表型类型，是生物反应的决定因素，常与药物暴露（转运体或代谢酶表达）或直接生物反应（如受体表达）有关。

1 类为药物或代谢产物浓度，尤其是靶部位的药物浓度，通常是游离型药物浓度。

2 类为靶点占领。多数药物通过相应受体发挥作用的，受体占领与药物效应存在一定的关系，利用受体占领与药物浓度关系可以预测药物的效应。体外受体结合分析可以获得受体占领信息。近年来一些新技术使得在体分析受体结合成为可能。

3 类为靶点激活。根据受体理论，靶点激活与药物的内在活性有关及组织中受体表达有关，而靶点激活的差异决定了药物的选择性和组织选择性。

4 类为生理学指标或实验室检测指标、血流动力学指标等。

5 类为疾病过程，即与疾病相关的参数，如利用 PGE2 和 TXB2 的抑制作为环氧合酶（COX）抑制剂研究的生物标志物。

6 类为临床反应，严格意义上 6 类是临床终点。

奥尔森（Olsen）等结合在体受体（多巴胺受体 D_2 受体）占领实验，研究了氟哌啶醇等抗精神失常药物的药动学和条件逃避行为的效应动力学变化（图 7-25）。结果表明利用该模型能够很好地预测浓度、受体占领分数和效应关系。预测的条件逃避行为最大效应 50% 时的浓度（EC_{50}）为 2.4ng/mL，此时 D_2 受体占领 72%，接近在人体中的观察浓度 EC_{50} 为 4ng/mL 和 D_2 受体占领 84%，说明利用机制性 PK/PD 模型能够很好地在体预测药物作用机制。

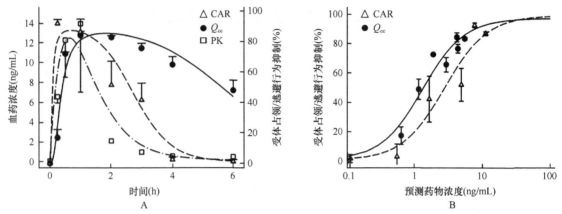

图 7-25　大鼠皮下注射 0.08mg/kg 氟哌啶醇后血浆 PK/PD 关系（A）和预测的浓度-效应关系（B）

Q_{cc} 为 D_2 受体占领率（%）；CAR 为逃避行为抑制率（%）；PK 为血药浓度

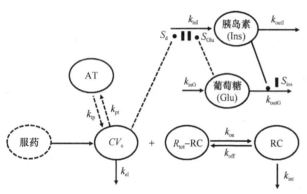

图 7-26　基于靶点介导的艾塞那肽促胰岛素释放的 PK/PD 结合模型

艾塞那肽属于胰高血糖素样肽（GLP）-1 类似物，主要通过刺激胰岛素发挥降血糖作用，但研究显示其量效关系呈现钟罩型。高（Gao）和加其克（Jusko）利用靶点介导的 PK/PD 模型，研究艾塞那肽这种调节胰岛素释放作用（图 7-26）。

假定药物在体内按符合靶点介导的二房室模型处置，即血浆中艾塞那肽除与外周室进行交换和消除外，血浆中艾塞那肽还可以与 GLP-1 受体（R）结合形成药物受体复合物（RC），其结合速率常数为 k_{on}，药物受体复合物也可以解离或降解，其速率分别为 k_{off} 和 k_{int}，即相应速率方程如下。

$$\frac{dC}{dt} = -(k_{el} + k_{12})C + k_{21}X_2/V_c - k_{on} \times (R_{tot} - RC) \times C + k_{off} \times RC \tag{7-123}$$

药物受体复合物（RC）

$$\frac{dRC}{dt} = k_{on} \times (R_{tot} - RC) \times C - (k_{off} + k_{int}) \times RC \tag{7-124}$$

式中，k_{on}、k_{off}、k_{int} 分别为药物与受体（R）结合速率常数、药物受体复合物（RC）解离常数和降解常数，R_{tot} 为受体总数。

药效模型用机制性反馈性调节模型表征胰岛素释放与药物浓度关系。胰岛素释放除药物外，还受到血糖调节，血糖水平也受胰岛素的调控。葡萄糖刺激胰岛素释放，其刺激因子为 S_{Glu}，反过来胰岛素又促进糖摄取和利用，其刺激因子为 S_{ins}。糖和葡萄糖本身也存在平衡过程，k_{outG} 和 k_{outI} 分别为糖和胰岛素分解速率常数，而 k_{inG} 和 k_{inI} 属于生成速率。在基础水平时，$k_{inG} = k_{outG} \times G_b$ 和 $k_{inI} = k_{outI} \times I_b$，其中 G_b 和 I_b 为基础葡萄糖和胰岛素水平，即

$$\frac{dGlu}{dt} = k_{inG} - k_{outG} \times (1 + S_{ins} \times (Ins - I_b) \times Glu \tag{7-125}$$

$$\frac{dIns}{dt} = k_{inI} \times (1 + S_{Glu}(Glu - G_b) \times (1 + S_d) - k_{outI} \times Ins \tag{7-126}$$

药物引起胰岛素释放因子 S_d 可以用阿达伊尔（Adair）方程表示。

$$S_{d} = \frac{S_{max} \times C}{k_1 + C + k_2 \times C^2} \tag{7-127}$$

式中，S_{max} 为最大刺激因子；k_1 和 k_2 分别为 Adair 方程常数 1 和 2。

图 7-27 给出不同给药速度静脉滴注艾塞那肽后 30min 糖复合诱导拟合胰岛素浓度，艾塞那肽滴注速率与胰岛素水平呈现钟罩形，滴注速率 120pmol/（kg·min）时，胰岛素释放达峰值。

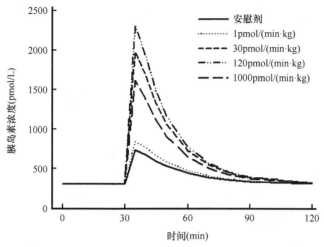

图 7-27 基于靶点介导的 PK/PD 模型模拟不同艾塞那肽滴注速率下，糖负荷后胰岛素释放曲线

由于机制性 PK/PD 模型与机体的生理、病理学指标及药物作用机制相联系，该模型可以：①用体外结果对体内的效应进行预测；②动物间的药物效应预测；③由健康者的结果对患者的临床疗效进行预测；④个体间和个体内的临床效应的变异预测，因此，在新药研发和药物临床应用中越来越受到重视。

（三）基于疾病进程的生理药动学/药效学结合模型

一些疾病如细胞感染和肿瘤，药物的治疗作用往往伴随疾病进程而变化，在这种情况下，应考虑疾病进程的作用。例如，陈（Chen）等首先在体外细胞水平上研究去氧鬼臼毒素对非小细胞肺癌（NCI-H460）细胞株的抑制作用。用不同浓度去氧鬼臼毒素温孵不同时间后，测定细胞活性，结果发现去氧鬼臼毒素对肿瘤细胞的抑制作用是温孵时间和药物浓度依赖性的。可以用一种用双相细胞增长模型描述肿瘤细胞增殖（M）-药物浓度-温孵时间的关系。

$$\frac{dM}{dt} = \frac{2\lambda_0 \lambda_1 M}{2\lambda_1 + 2\lambda_0 M} - KM \tag{7-128}$$

$$K = \frac{E_{max} C_t^{\,s}}{EC_{50}^{\,\gamma} + C_t^{\,s}} \tag{7-129}$$

式中，λ_0 和 λ_1 为肿瘤细胞自然增殖参数，可以用无药物干预下细胞增殖数估算；C_t 为培养体系中药物浓度；EC_{50} 为细胞增殖抑制 50% 浓度；s 为 Hill 系数；E_{max} 为最大抑制作用。利用体外细胞实验获得相应的参数 λ_0 为 0.521d^{-1}；λ_1 为 3.08×10^5 个细胞/天；EC_{50} 为 8.97nmol/L；E_{max} 为 0.82d^{-1}；s 为 7.13。

假定体外药效学参数如 E_{max}、EC_{50} 和 Hill 系数等于在体的药效学参数。用溶媒组的肿瘤生长曲线估算的在体肿瘤自然生长参数 λ_0 和 λ_1 分别为 0.426d^{-1} 和 0.142mm^3/d。用生理药动学模型进行预测血浆和肿瘤组织中药物浓度，将肿瘤组织中药物浓度及其相应药效学参数代入式（7-124）和式（7-125），成功地预测在药物治疗过程中荷瘤小鼠的肿瘤生长情况（图 7-28）。上述案例说明可以基于生理药动学/药效学结合模型，结合体外试验结果，预测药物的在体抗肿瘤作用。

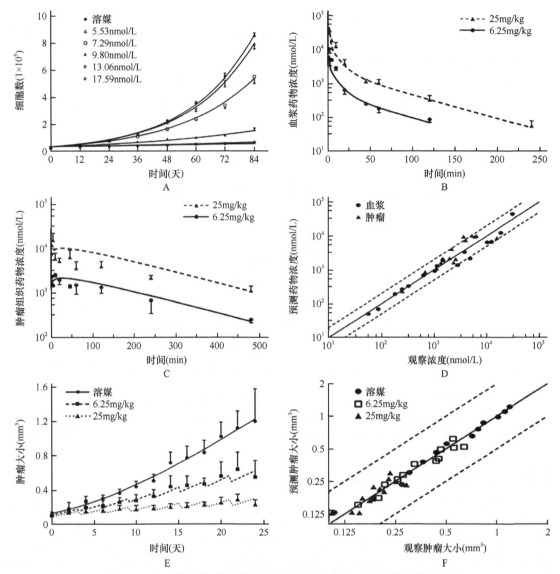

图 7-28 生理药动学/药效学结合模型预测去氧鬼臼毒素的抗肿瘤作用

观察和用双相细胞增殖模型预测 NCI-H460 体外生长曲线（A）；以生理药动学预测去氧鬼臼毒素在荷瘤小鼠血浆（B）和肿瘤组织（C）中浓度及其预测值和观察值比较（D）；预测去氧鬼臼毒素对荷瘤小鼠肿瘤生长抑制作用（E）及其预测值和观察值比较（F）。（D）和（F）中虚线表示 2 倍误差

思 考 题

1. 简述房室模型划分的依据。
2. 简述 MRT 与 $t_{1/2}$ 关系。
3. 简述基于生理模分析肝药物代谢酶活性、肝血流速率、蛋白结合率的关系。
4. 简述常见的量效关系曲线。
5. 简述 PK/PD 模型在药物研发中作用。

（刘晓东）

第八章 非线性药动学

本章要求

1. 掌握线性和非线性动力学的定义、特点和判别方法。

2. 熟悉米氏非线性动力学的速率过程，以及何种药动学过程能够引起非线性药动学、非线性药动学与线性药动学的区别。

3. 了解米氏非线性药动学的判别及药动学参数的计算。

药物通过各种途径进入人体内后，体内药量或血药浓度处于动态的变化过程中。药物的动力学特征按线性关系的不同分为线性与非线性动力学两大类。通常在临床上治疗浓度范围内，绝大多数药物在体内的动力学过程都符合线性动力学。但也有少数药物如水杨酸、苯妥英、双香豆素、地西泮、阿司匹林的动力学行为遵循零级动力学或米氏动力学，即非线性动力学。后一类药物剂量的少许增加会引起血药浓度的急剧增加，从而导致药物中毒，因此在临床应用时应特别审慎。认识和掌握这类药物的动力学特点对于临床合理用药具有重要意义。

第一节 线性与非线性动力学概念

线性与非线性为一类数学概念，用于描述系统对一种输入或刺激产生的反应类型。在线性系统中，变量 y 的值随变量 x 值的改变而成比例地改变，我们可以用一组 x 对应一组 y 来作图，得到一条直线以描述 x，y 之间的关系。如果几种独立的刺激因素在线性系统中叠加，则反应结果将是各单独刺激作用产生的变化之和。

当药物消除或吸收等过程遵循一级动力学时，称为线性动力学，此时药物消除或吸收速率与药物浓度成比例，如其微分方程 $dC/dt = -kC$。当药物的消除或吸收等过程遵循零级动力学或米氏动力学时，称为非线性动力学，此时药物消除或吸收速率与药物浓度不成比例，正如其微分方程 $-dC/dt = K$（零级动力学）、$-dC/dt = V_m C/(K_m + C)$（米氏非线性动力学），两种变量间不成直线关系。

基于简单扩散机制的吸收、分布或排泄的药物的动力学行为都属于一级动力学，即线性动力学。相反，通过主动转运的药物、药物的代谢、药物血浆蛋白结合、药物代谢酶诱导和抑制等动力学行为均属于非线性动力学。

第二节 非线性动力学特点

对于符合线性药动学过程的药物，其血药浓度、体内药量、AUC 及尿中累积排药量与给药剂量成正比关系，以剂量校正后的药动学参数，包括 C_{max}、AUC 及尿中累积排药量，都是相同的，药物的 $t_{1/2}$ 及清除率与剂量无关；当剂量改变时，其相应时间点上的血药浓度与剂量成正比地改变，因此呈现剂量或浓度非依赖性药动学（dose-independent pharmacokinetics），该药物在体内的动力学过程符合线性药物动力学（linear pharmacokinetics）。

有些药物的吸收、分布和体内消除过程并不符合线性动力学的特征，这种动力学称为非线性药动学（nonlinear pharmacokinetics）。对于符合非线性药动学过程的药物，其主要表现为药动学参数如药物 $t_{1/2}$ 及清除率等不再为常数，而随剂量改变而改变，呈现剂量或浓度依赖性，见图 8-1，因此又称为剂量或浓度依赖药动学（dose-dependent pharmacokinetics）。

例如，某癫痫患者，每日口服苯妥英钠 300mg，2 周后无效，监测血药浓度为 4mg/L；增加日剂量至 500mg，20 日后患者出现中毒症状，此时血药浓度为 36mg/L，表现为剂量依赖性药动学特征。

【临床案例8-1】

依普沙坦（eprosartan）是非肽类血管紧张素Ⅱ受体阻断药，对血管紧张素Ⅱ具有选择性的抑制作用，可以用于原发性高血压的治疗，同时，也能通过减轻心脏后负荷，治疗充血性心力衰竭，表8-1列出了健康受试者口服不同剂量的依普沙坦后，其C_{max}、AUC、t_{max} 随给药剂量的变化而变化的情况。

表8-1　依普沙坦 C_{max} 和 AUC 的剂量依赖性

剂量（mg）	C_{max}（ng/mL）	AUC（ng·h/mL）	t_{max}（h）
100	439	1396	2.58
200	702	2553	3.02
400	1273	4661	3.02
800	1857	7443	3.00

【案例分析】

在健康受试者体内的药动学研究中发现，口服给药剂量从100mg、200mg、400mg到800mg递增后，依普沙坦的C_{max}、AUC 与剂量不成正比例增加，表明依普沙坦在体内存在某种非线性动力学过程。在受试剂量范围内，可观察到高剂量依普沙坦的吸收略有饱和，其原因可能是依普沙坦是摄取型转运体 OATP1 的底物，易发生肠道吸收饱和。

与线性药动学相比，呈现非线性动力学特征的药物其体内过程具有以下特点：

（1）药物的消除不遵循一级动力学，是非线性的。

（2）药物消除 $t_{1/2}$ 随剂量增加而变动（图 8-1）。

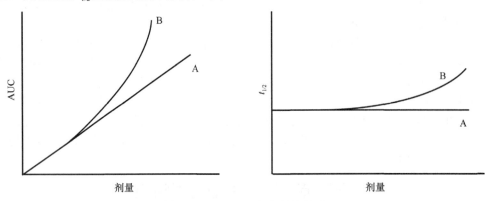

图 8-1　AUC、$t_{1/2}$ 与剂量的关系

A. 线性药动学；B. 非线性药动学

（3）血药浓度和 AUC 与剂量不成正比。

（4）其他药物可能竞争酶或载体系统，其动力学过程可能受合并用药的影响。

（5）药物代谢物的比例可能由于剂量变化而变化。

非线性药动学的这些特征，主要是因为药物在高浓度条件下体内药物代谢酶或载体的饱和，使得这些药物的表观速率常数在高剂量时要小于低剂量时，因此不能根据低剂量时的动力学参数来预测高剂量下的血药浓度。一旦消除过程在高浓度下达到饱和，则血药浓度会急剧增大。当血液中药物浓度下降到一定程度时，消除过程又会逐渐脱离饱和状态，符合线性动力学过程，此时其消除速率受血药浓度影响，但消除速率与血浆浓度仍不成正比。血浆浓度进一步下降时，药物消除速率与血药浓度成正比，此时表现为线性动力学特征。

大多数药物在治疗剂量范围内，不会出现非线性动力学现象，但在某些病理条件下，如肝功能损害时经肝代谢的药物消除减慢，可能在治疗剂量范围内即产生饱和现象，导致体内出现非线性药动学现象。

值得注意的是，非线性药动学对临床用药的安全性和有效性有着较大的影响。无论是吸收、代谢、结合还是排泄，任何过程被饱和，都会产生非线性药动学，导致显著的临床效应和不良反应，特别是一些治疗指数较窄的药物（如苯妥英钠、茶碱等）；并且由于体内消除过程被饱和，清除率明显降低，$t_{1/2}$ 延长，药物的消除速率明显减慢，出现中毒后即使采取解毒措施，解毒过程也会比较缓慢，可能产生严重的后果。这一点在临床用药中应予以重视。

第三节　非线性动力学的发生机制

药物代谢及药物转运过程（如肠吸收、肾小管主动分泌、胆汁排泄及血浆蛋白结合）中所涉及的酶或载体系统均具有一定的容量限制性。酶的催化能力和载体转运能力在给药剂量及其所产生的体内浓度超过一定的限度时即达饱和，故该药物的动力学过程呈现明显的剂量（浓度）依赖性。基于上述原因，非线性药动学又称为容量限制动力学（capacity-limited pharmacokinetics）、饱和动力学或剂量依赖动力学等。又由于其动力学过程符合米氏（Michaelis-Menten）动力学方程，故也称为米氏动力学。在多数情况下，体内过程涉及容量限制过程的药物均表现为非线性药物动力学的特性。

除了容量限制性的系统外，体内的酶诱导、酶抑制作用和血浆蛋白结合等特殊过程也会使得药物呈现非线性药动学，不过其过程并不符合米氏动力学方程。表 8-2 列出了非线性药物动力学产生的机制及对主要药动学参数的影响。

表 8-2　非线性动力学产生的机制及对药动学参数的影响

（1）吸收过程		
·小肠膜转运速度的饱和——载体系统的饱和		
吸收型载体	剂量增加→ F^*（Fa^{**}）降低	如头孢曲嗪、加巴喷丁等
分泌型载体	剂量增加→ F^*（Fa^{**}）增加	如西咪替丁、他利洛尔等
·小肠及肝首过代谢的饱和——代谢酶的饱和		
	剂量增加→ F^* 增加	如普罗帕酮、普萘洛尔等
·小肠及肝首过代谢的自身诱导或抑制机制		
自身诱导代谢	连续给药后→ F^* 降低	如苯妥英钠、青蒿素等
自身抑制代谢	连续给药后→ F^* 增加	如双香豆素、地西泮等
（2）消除过程		
·肝代谢		
代谢酶的饱和	剂量增加→ AUC/剂量增加	如苯妥英钠、普萘洛尔等
自身诱导代谢	连续给药后→ AUC/剂量降低	如苯巴比妥、保泰松等
自身抑制代谢	连续给药后→ AUC/剂量增加	如双香豆素、地西泮等
·肾膜转运速度的饱和——载体系统的饱和		
吸收型载体	剂量增加→ AUC/剂量降低	如头孢羟氨苄等
分泌型载体	剂量增加→ AUC/剂量增加	如对氨基马尿酸、多巴胺等
（3）蛋白结合		
·剂量增加→血浆中游离型药物的百分数增加		如双香豆素、华法林等
剂量增加→组织清除率和表观分布容积增加	AUC/剂量降低	如丙吡胺、保泰松等

*. 口服药物的绝对生物利用度；**. 口服药物的吸收分数

由表 8-2 可见，非线性药动学主要存在于：①与药物吸收、排泄有关的可饱和载体转运过程；②与药物代谢有关的可饱和酶代谢过程；③与药物分布有关的可饱和血浆/组织蛋白结合过程；④药物及其代谢产物酶抑制及酶诱导等特殊过程。其中又以前两种过程最为重要，本章将重点介绍。①、②过程符合米氏动力学，故称为米氏非线性动力学，而第③种和第④种过程不符合米氏动力学。

第四节　米氏非线性药动学的判别

由于非线性药动学可能会导致显著的临床效应和不良反应，识别药物的动力学特征对于临床用药的有效性和安全性有重要意义。新药的药动学研究中规定，必须对一定剂量范围内的药动学特征进行评估，即研究给药不同剂量，药物的药动学行为是否发生变化，有时还需研究药物在中毒剂量下的毒物代谢动力学（toxicokinetics，简称毒代动力学）。

判别米氏非线性动力学，可静脉注射不同剂量的药物（如高、中、低三个剂量），得到各剂量下的一系列血药浓度-时间数据，按下述方式处理数据。

1. 作药-时曲线　如三种剂量所得药-时曲线相互平行，表明在该剂量范围内为线性药动学过程；反之则为非线性动力学过程。在估算药动学参数时，需采用非线性药动学的有关方程。也可以用各血药浓度除以相应的给药剂量，将所得到的比值对时间作图，如三种剂量的校正血药浓度-时间曲线明显不重合，则可判别为非线性。如图 8-2 中三种剂量的体内药量-时间曲线相互不平行，故可判断该药物符合非线性动力学。

2. 以三种剂量单次给药的 AUC 对给药剂量作图　若不成线性关系，则可认为存在非线性动力学过程。若图中曲线斜率随剂量增大而增加（曲线 B），则可能存在非线性消除；若图中曲线斜率随剂量增大而减小（曲线 C），则可能存在非线性吸收，如图 8-3 所示。

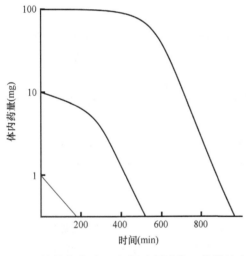

图 8-2　某药物按米氏方程过程消除，静脉注射 1mg、10mg、100mg 后体内药量与时间的关系　假定为一房室模型，K_m 为 10mg，V_m 为 0.2mg/min

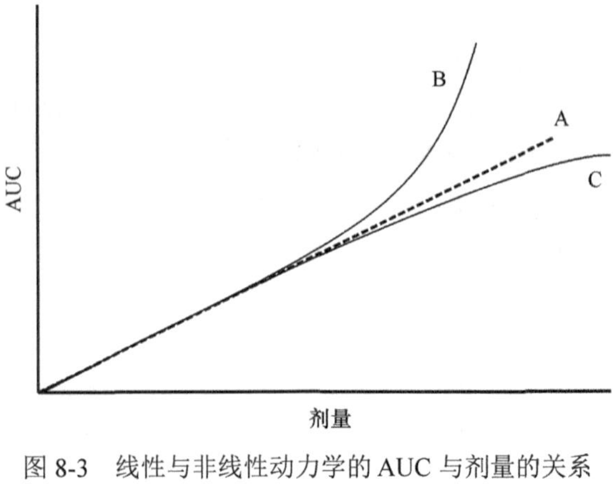

图 8-3　线性与非线性动力学的 AUC 与剂量的关系　A. 线性动力学；B. 非线性消除动力学；C. 非线性吸收动力学

3. 剂量标准化稳态血药浓度及剂量标准化 AUC 与剂量（D）的关系　该方法是通过剂量校正后稳态血药浓度（C_{ss}）及 AUC 对剂量作图加以判别。如图 8-4 所示，直线 A 表明随剂量增加，C_{ss}/D 及 AUC/D 值恒定，说明 C_{ss} 及 AUC 经剂量校正后是可重叠的，表明为线性动力学；曲线 B 表明一级动力学与米氏动力学并存；曲线 C 为米氏动力学。

4. 将每个血药浓度-时间数据按线性动力学模型处理，计算各个剂量下的动力学参数　若所求得的动力学参数（$t_{1/2}$、消除速率常数、清除率等）明显地随剂量大小而改变，则认为可能存在非线性过程。

5. 不同剂量给药后尿排泄产物的组成　一个具有多种消除通路的药物，如其中某一通路是非线性的，则其尿排泄产物（原药及代谢产物）的组成随剂量不同而不同。图 8-5 表示剂量对水杨酸在人体代谢结果的影响。由图可以看出，水杨尿酸（SU，由低容量限速酶催化形成的一种代谢产物）的尿药排泄量占给药剂量的分数随剂量增加而减少，而通过一级动力学消除或形成的排泄产物如水杨酸（SA）、水杨酰葡糖醛酸结合物（SAG）、龙胆酸（GA）的排出占给药剂量的分数随剂量增加而增加。水杨酸酚羟基葡糖醛酸结合物（SPG）的代谢酶要比 SU 代谢酶的容量大一些，故开始时随着剂量增加，消除分数增大，但当 SPG 的代谢酶饱和后，其排泄分数随剂量增加而减小。

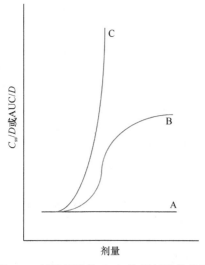

图 8-4　剂量标准化 C_{ss} 与给药剂量的关系

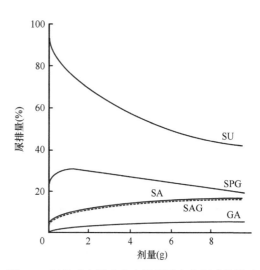

图 8-5　剂量对水杨酸在人尿排泄产物组成的影响

此外，单剂量药物静脉注射实验也可以通过 $\ln C(t)$ 图初步判断其动力学过程，为后续工作提供一些启示。若 $\ln C(t)$ 图为明显的上凸曲线（曲线 A），则可能为非线性动力学；若为直线或下凹曲线（曲线 B、C）则可能为线性动力学，如图 8-6 所示。

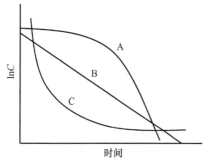

图 8-6　单剂量药物静脉注射，线性和非线性药动学的 $\ln C(t)$ 图的比较

第五节　米氏非线性动力学的速率过程及参数计算

一、米氏非线性动力学的速率过程

（一）米氏方程

药物生物转化、肾小管分泌、胆汁排泄通常需要酶或载体系统，这些系统呈现容量限制性的

药物消除过程。这些过程常用米氏方程加以描述 [式（8-1）]，故称米氏非线性药物代谢动力学。

$$-\frac{\mathrm{d}C}{\mathrm{d}t}=\frac{V_{\mathrm{m}}\cdot C}{K_{\mathrm{m}}+C} \tag{8-1}$$

式中，$-\dfrac{\mathrm{d}C}{\mathrm{d}t}$ 为药物在 t 时间的下降速率，表示消除速率的大小；V_{m} 为药物在体内消除过程中理论上的最大消除速率；K_{m} 为米氏常数，是指药物在体内的消除速率为 V_{m} 的一半时所对应的血药浓度，即当 $-\dfrac{\mathrm{d}C}{\mathrm{d}t}=\dfrac{V_{\mathrm{m}}}{2}$ 时，$K_{\mathrm{m}}=C$（图 8-7）。

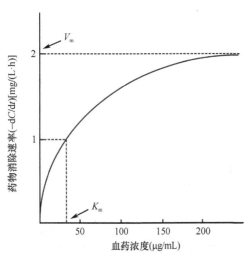

图 8-7 米氏过程中药物消除速率与浓度之间的关系

非线性药动学过程的药动学参数 K_{m}、V_{m}，取决于药物的有关性质及酶或载体介导的过程，在一定条件下是个常数。相对而言 K_{m} 是更重要的动力学参数，它表征底物和酶或载体的亲和力（affinity），K_{m} 越小，底物与蛋白质亲和性越强，代谢或转运能力越强；相反 K_{m} 越大，底物与蛋白质亲和性越弱，代谢或转运能力越弱。通常 K_{m} 最小的底物为酶或载体的最适底物或天然底物。若已知 K_{m}，就可以算出在某一底物浓度时，其反应速度相当于 V_{m} 的百分率；如当 $C=3K_{\mathrm{m}}$ 时，代入式（8-1），得 $V=0.75V_{\mathrm{m}}$。

对于指定的酶或载体和底物，且培养条件一定时（一定的 pH、温度和离子强度），K_{m} 就是定值，而与酶或载体蛋白的含量无关，可用于判断体外酶代谢、细胞或膜转运与体内实验结果的一致性，解析介导药物转运的蛋白质及代谢酶的类型和底物与抑制剂所使用的浓度等。

（二）具米氏非线性过程的药动学特征

米氏方程有两种极端的情况，即

（1）当 $C\ll K_{\mathrm{m}}$ 时，式（8-1）可简化为

$$-\frac{\mathrm{d}C}{\mathrm{d}t}=\frac{V_{\mathrm{m}}}{K_{\mathrm{m}}}\cdot C \tag{8-2}$$

式（8-2）表明血药浓度消除速率与血药浓度一次方成正比，这与一级动力学线性特征相一致。其消除速率常数（k）事实上等于 $V_{\mathrm{m}}/K_{\mathrm{m}}$。实际中这种情况很常见，当药物的血药浓度远低于 K_{m}，如图 8-7 中曲线的前端近似直线，即 $-\mathrm{d}C/\mathrm{d}t$ 与 C 之间为线性关系，其斜率为 $V_{\mathrm{m}}/K_{\mathrm{m}}$。

求解可得

$$\lg C=\lg C_0-\frac{V_{\mathrm{m}}}{2.303K_{\mathrm{m}}}\cdot t \tag{8-3}$$

此时消除速率常数为 $V_{\mathrm{m}}/K_{\mathrm{m}}$，故

$$t_{1/2}=\frac{0.693K_{\mathrm{m}}}{V_{\mathrm{m}}} \tag{8-4}$$

由上可知，低剂量（浓度）时，消除速率与浓度成正比，$t_{1/2}$ 与浓度（剂量）无关，故此时血药浓度时程服从一级动力学。

（2）当 $C \gg K_m$ 时，式（8-1）可简化为

$$-\frac{dC}{dt} = V_m \tag{8-5}$$

这种情况下，血药浓度的消除速率与血药浓度无关，消除过程达到饱和，消除速率接近一恒定值，如图 8-7 中曲线的尾端，趋向于一条水平线。

求解可得

$$C = C_0 - V_m t \tag{8-6}$$

此段范围内消除 50% 的时间 $t_{1/2}$ 为

$$t_{1/2} = \frac{C_0}{2V_m} \tag{8-7}$$

此时消除速率与浓度或剂量无关，是以恒量（V_m）进行，但单位时间转运的百分比则随时间而改变，$t_{1/2}$ 与浓度（剂量）有关且随浓度（剂量）增加而增加。可以看出，高剂量时，该过程为零级动力学。

假定某药物 $K_m = 5mg/L$，$V_m = 5mg/（L \cdot h）$，按式（8-1）计算得消除速率及消除速率与血药浓度的比值（表 8-3）。由表 8-3 可知，当 $C \gg K_m$ 时，消除速率趋近于 $V_m[5mg/（L \cdot h）]$。当 $C \ll K_m$ 时，则消除速率与血药浓度比值趋近于 V_m/K_m（1/h）。在低浓度范围内消除速率 $-dC/dt$ 随浓度呈线性增加，表明遵守一级动力学；当浓度进一步增加时，$-dC/dt$ 也增加，但其增加率低于浓度比，最终渐近于最大速率 V_m。

表 8-3　具非线性动力学特征药物的血药浓度对消除速率影响

C（mg/L）	$-dC/dt$ [mg/（L · h）]	$(-dC/dt)/C$（1/h）
1000	4.9751	0.0050
500	4.9505	0.0099
100	4.7619	0.0476
50	4.5455	0.0909
10	3.3333	0.3333
5	2.5000	0.5000
1	0.8333	0.8333
0.5	0.4545	0.9091
0.1	0.0980	0.9804
0.01	0.0100	0.9980
0.001	0.0010	0.9998

图 8-8 为口服阿司匹林 0.25g、1.0g、1.5g 后的消除动力学曲线，可以看出，三种不同剂量的药-时曲线尾端均为直线且相互平行，末端消除 $t_{1/2}$ 相近（分别是 3.1h、3.2h、3.2h）。但就全过程来看，消除 $t_{1/2}$ 不同，随剂量的增加而增加（分别是 3.5h、7.2h、8.0h），表现出混合型的复杂情况。上述结果表明：药-时曲线 1 为最低剂量，代表着 $C \ll K_m$，其为直线，说明消除是线性的。药-时曲线 3 为最高剂量，是典型的米氏消除药-时曲线。曲线分为两部分，上端向上弯曲代表着 $C \gg K_m$，初始血药水平按恒定速率消除，属于零级动力学；尾端呈直线，代表着 $C \ll K_m$。三条线的尾端部分均为直线并相互平行，这表明不论剂量如何，当血药浓度显著降低以致小于 K_m 时，其消除均可用线性动力学加以描述，且具有相同的消除速率常数和 $t_{1/2}$。

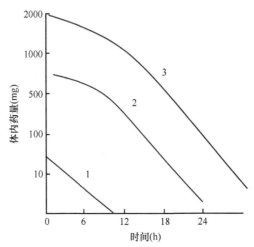

图 8-8 阿司匹林口服 0.25g、1.0g、1.5g 后的体内药量与时间的关系

（三）米氏非线性动力学的血药浓度经时过程

具有米氏非线性消除动力学特点的药物，静脉注射给药后，血药浓度的经时过程可通过米氏方程的积分式来表达。将式（8-1）移项，可得

$$-\frac{\mathrm{d}C}{C}(C + K_\mathrm{m}) = V_\mathrm{m}\mathrm{d}t \tag{8-8}$$

或

$$-\mathrm{d}C - \frac{K_\mathrm{m}}{C}\mathrm{d}C = V_\mathrm{m}\mathrm{d}t \tag{8-9}$$

式（8-9）积分后整理得

$$t = \frac{C_0 - C}{V_\mathrm{m}} + \frac{K_\mathrm{m}}{V_\mathrm{m}}\ln\frac{C_0}{C} \tag{8-10}$$

将式（8-10）整理得

$$\ln C = \frac{C_0 - C}{K_\mathrm{m}} + \ln C_0 - \frac{V_\mathrm{m}}{K_\mathrm{m}}t \tag{8-11}$$

式（8-11）中同时存在 C 及 $\ln C$，故不能如线性动力学中一样明确解出 C-t 关系式。

（四）米氏非线性动力学参数 K_m 及 V_m 的估算

1. 单次给药静脉注射后 C-t 数据估算 K_m 与 V_m

（1）双倒数法：该法将米氏方程式直线化，其瞬时速度（$\mathrm{d}C/\mathrm{d}t$）以平均速度（$\Delta C/\Delta t$）表示，C 以取样间隔内中点时间的血药浓度或平均血药浓度 $C_\mathrm{中}$（即 Δt 时间内开始血药浓度与末尾血药浓度的平均值）表示，可得

$$\frac{1}{-\Delta C/\Delta t} = \frac{K_\mathrm{m}}{V_\mathrm{m} \cdot C_\mathrm{中}} + \frac{1}{V_\mathrm{m}} \tag{8-12}$$

以 $\dfrac{1}{-\Delta C/\Delta t}$ 对 $\dfrac{1}{C_\mathrm{中}}$ 作图得一条直线，其斜率为 $K_\mathrm{m}/V_\mathrm{m}$，截距为 $1/V_\mathrm{m}$。通常由于在低浓度取得点较少且为浓度的倒数，使得式（8-12）的数据点分散不均匀，因此计算斜率和截距的准确度较低。

（2）差商-几何均值法：该法系在上述双倒数法的基础上衍变而来，结果较可靠，其方程式如下。

哈内什-伍尔夫（Hanes-Woolf）方程式：$\dfrac{C_{\text{中}}}{-\Delta C/\Delta t}=\dfrac{K_{\text{m}}}{V_{\text{m}}}+\dfrac{C_{\text{中}}}{V_{\text{m}}}$ （8-13）

实际运算时以 $\sqrt{C_n \cdot C_{n+1}}$ 代替 $C_{\text{中}}$，$\Delta t/\Delta \ln C$ 近似 $dt/\ln C$，则上式改写为

$$\frac{t_{n+1}-t_n}{\ln C_n-\ln C_{n+1}}=\frac{K_{\text{m}}}{V_{\text{m}}}+\frac{1}{V_{\text{m}}}\sqrt{C_n \cdot C_{n+1}} \quad (8\text{-}14)$$

以 $\dfrac{t_{n+1}-t_n}{\ln C_n-\ln C_{n+1}}$ 对 $\sqrt{C_n \cdot C_{n+1}}$ 作图，回归直线斜率为 $\dfrac{1}{V_{\text{m}}}$，截距为 $\dfrac{K_{\text{m}}}{V_{\text{m}}}$。由于方程式左侧为差商，右侧的 $\sqrt{C_n \cdot C_{n+1}}$ 为几何平均值，故此作图法习惯称为差商-几何均值法。

（3）分段回归法：本法基于式（8-3）及式（8-6）分别按高低浓度段作线性回归，从这两条回归直线的斜率分别求出 V_{m} 及 $V_{\text{m}}/K_{\text{m}}$，从而 V_{m} 和 K_{m} 均可求得。

另外 K_{m} 还有一种更常规的计算方法，对于纯米氏非线性消除的药物，其血药浓度-时间方程如式（8-11）表示，当血药浓度很低时，$C_0-C \approx C_0$，该曲线尾段为直线（图8-9），则该直线方程为

$$\ln C=\ln C_0+\frac{C_0}{K_{\text{m}}}-\frac{V_{\text{m}}}{K_{\text{m}}}t \quad (8\text{-}15)$$

将其外推与纵轴相交，可得到纵轴上的截距以 $\ln C_0^*$ 表示，则

$$\ln C=\ln C_0^*-\frac{V_{\text{m}}}{K_{\text{m}}}t \quad (8\text{-}16)$$

在低浓度时，上两式的 $\ln C$ 相等，即

$$\frac{C_0}{K_{\text{m}}}+\ln C_0-\frac{V_{\text{m}}}{K_{\text{m}}}t=\ln C_0^*-\frac{V_{\text{m}}}{K_{\text{m}}}t \quad (8\text{-}17)$$

由此可得

$$\ln C_0^*=\ln C_0+\frac{C_0}{K_{\text{m}}} \quad (8\text{-}18)$$

整理式（8-18）可得到 K_{m}，

$$K_{\text{m}}=\frac{C_0}{\ln C_0^*-\ln C_0} \quad (8\text{-}19)$$

式（8-19）中 $\ln C_0^*$ 可从 $\ln C$-t 曲线末端直线段外推求得，故可应用式（8-19）求得 K_{m}，再根据直线的斜率求得 V_{m}，即 $V_{\text{m}}=-$斜率$\times 2.303 K_{\text{m}}$。

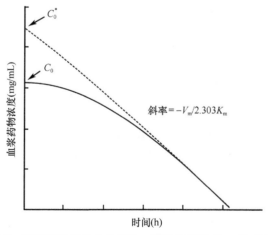

图 8-9 某药按米氏动力学消除，静脉注射后 K_{m}、V_{m} 估算法

【临床案例 8-2】

某药静脉注射后体内为单纯非线性消除，测定了一组不同时间点下血药浓度数据，数据如下，计算该药物非线性消除过程的 K_m 与 V_m（表 8-4）。

表 8-4　某非线性一房室模型药物静脉注射后的血药浓度

参数	t（h）							
	0	1	1.5	30	30.5	60	60.5	90
C（mg/L）	400	396.1	394.2	283.4	281.45	168.7	166.8	59.12
t（h）	90.5	110	110.5	118	122	126	130	
C（mg/L）	57.41	4.617	4.014	0.2901	0.059 94	0.012 16	0.002 457	

【案例分析】

（1）求出时间为 1h 与 1.5h，30h 与 30.5h，60h 与 60.5h，90h 与 90.5h，110h 与 110.5h 五个时间间隔的 $\dfrac{1}{-\Delta C/\Delta t}$ 及 $\dfrac{1}{C_{中}}$，作线性回归分析，应用式（8-12）求得 K_m 与 V_m 分别为 10.17mg/L 和 4.05mg/（L·h）。

（2）利用式（8-15）求算 K_m 与 V_m。已知 C_0=400mg/L，利用时间为 118h、122h、126h 及 130h 的数据，由于此时 C 远低于 K_m，取 $\ln C$ 与 t 作线性回归求得斜率为 -0.398，截距 $\ln C_0^*$ 为 45.70，代入式（8-19）求 K_m，则有

$$K_m = 400/(45.70 - \ln 400) = 10.1 (\text{mg/L}), \quad V_m = -K_m \times \text{斜率} = 4.01 [\text{mg/（L·h）}]$$

2. 多次给药稳态下，根据不同给药速度（R）或给药剂量（D）与相应稳态血药浓度（C_{ss}），计算 K_m 与 V_m'

（1）当给药达到稳态时，药物的摄入速度等于消除速率。式（8-1）可改写为

$$R = \frac{V_m' \cdot C_{ss}}{K_m + C_{ss}} \tag{8-20}$$

式（8-20）中 R 为给药速度（可用给药剂量与给药间隔的比值求得），C_{ss} 为浓度，V_m' 为以体内药量表示的最大消除速率（相当于 V_m 和表观分布容积的乘积），式（8-20）可转变为

$$C_{ss} = \frac{V_m' \cdot C_{ss}}{R} - K_m \tag{8-21}$$

以 C_{ss} 对 C_{ss}/R 作图或回归，截距为 $-K_m$，斜率为 V_m'。式（8-21）也可以转化为式（8-22），同样以 R 对 R/C_{ss} 回归，根据斜率和截距也可求到 K_m 和 V_m'。

$$R = V_m' - \frac{K_m \cdot R}{C_{ss}} \tag{8-22}$$

该方法简单易行，但必须给两种以上的不同剂量，并需测定相应的 C_{ss}；此法还可以根据已求得的 K_m 和 V_m' 预测不同剂量时的 C_{ss} 或预测要达到预期 C_{ss} 所需的给药剂量。该方法特别适合临床给药方案的调整，若 K_m 和 V_m' 来自受试患者则更理想，否则，在实际工作中可采用来自大量病例的平均值，K_m 值的个体差异较 V_m' 的个体差异小得多。

（2）直接计算法：将剂量 1（给药速度 R_1）及其对应的稳态血药浓度（C_{ss1}），剂量 2（给药速度 R_2）及其对应的稳态血药浓度（C_{ss2}）直接代入式（8-20），然后解下列联立方程组，可解出 K_m 及 V_m'。

$$\begin{cases} R_1 = \dfrac{V'_m C_{ss1}}{K_m + C_{ss1}} \\[4mm] R_2 = \dfrac{V'_m C_{ss2}}{K_m + C_{ss2}} \end{cases}$$

上述方程的解为

$$K_m = \frac{R_2 - R_1}{\dfrac{R_1}{C_{ss1}} - \dfrac{R_2}{C_{ss2}}} \tag{8-23}$$

当 K_m 求得后，代入上述方程组中任一方程便可求出 V'_m。

【临床案例8-3】

某患者服用某药，该药在这名患者的体内消除呈现非线性动力学。每日口服该药200mg 的 C_{ss} 为13.5mg/L，每日口服该药400mg达稳态后的血药浓度为34.5mg/L。求该药在这名患者的 K_m 和 V'_m。如 C_{ss} 欲达到15.5mg/L时，每日应口服多大剂量？

【案例分析】

代入式（8-23），计算 K_m 值，即

$$K_m = \frac{R_2 - R_1}{\dfrac{R_1}{C_{ss1}} - \dfrac{R_2}{C_{ss2}}} = \frac{400 - 200}{\dfrac{200}{13.5} - \dfrac{400}{34.5}} = 62.1 (\text{mg/L})$$

将值代入式（8-20），计算 V'_m 为

$$V'_m = \frac{R_1(K_m + C_{ss1})}{C_{ss1}} = \frac{200 \times (62.1 + 13.5)}{13.5} = 1120 (\text{mg/d})$$

将 K_m、V'_m 及 C_{ss} 代入式（8-20），可计算出达到预期 C_{ss} 15.5mg/L所需的日给药剂量 R 为

$$R = \frac{V'_m \cdot C_{ss}}{K_m + C_{ss}} = \frac{1120 \times 15.5}{62.1 + 15.5} = 223.7 (\text{mg/d})$$

【临床案例8-4】

某患者服用某药，该药在这名患者的体内消除呈现非线性动力学。每日口服该药90mg 的 C_{ss} 为3.7mg/L，每日口服该药270mg达稳态后的血药浓度为47mg/L。求该药在这名患者 的 K_m 和 V'_m。如 C_{ss} 欲达到15mg/L时，每日应口服多大剂量？

【案例分析】

代入式（8-23），计算 K_m，即

$$K_m = \frac{R_2 - R_1}{\dfrac{R_1}{C_{ss1}} - \dfrac{R_2}{C_{ss2}}} = \frac{270 - 90}{\dfrac{90}{3.7} - \dfrac{270}{47}} = 9.7 (\text{mg/L})$$

将值代入式（8-20），计算 V'_m 为

$$V'_m = \frac{R_1(K_m + C_{ss1})}{C_{ss1}} = \frac{90 \times (9.7 + 3.7)}{3.7} = 326 (\text{mg/d})$$

将 K_m、V'_m 及 C_{ss} 代入式（8-20），可计算出达到预期 C_{ss} 15mg/L所需的日给药剂量 R 为

$$R = \frac{V_m' C_{ss}}{K_m + C_{ss}} = \frac{326 \times 15}{9.7 + 15} = 198 \, (\text{mg/d})$$

即当每日剂量为 198mg 时，C_{ss} 可达 15mg/L。

二、药动学参数的计算

（一）$t_{1/2}$

体内药物量或血药浓度消除一半所需的时间为生物 $t_{1/2}$，线性动力学中药物的生物 $t_{1/2}$ 为一定值，与体内药物量多少无关，仅与消除速率常数有关。对于非线性动力学消除的药物，静脉注射后，其血药浓度与时间关系如式（8-10）所示，将 $C = 1/2 C_0$ 代入式（8-10），则可得

$$t_{1/2} = \frac{\frac{1}{2}C_0 + 0.693 K_m}{V_m} = \frac{C_0 + 1.386 K_m}{2V_m} \tag{8-24}$$

由式（8-24）可见，知道了初始血药浓度及 K_m 和 V_m 后，$t_{1/2}$ 即可算出。

当 $C \ll K_m$，即血药浓度下降到很低时，$t_{1/2} = 0.693 \cdot \dfrac{K_m}{V_m}$，血药浓度对生物 $t_{1/2}$ 影响不明显，表现为线性动力学特征，$t_{1/2}$ 与血药浓度无关。

当 $C \gg K_m$，即血药浓度较高时，$t_{1/2} = \dfrac{C_0}{2V_m}$，表明生物 $t_{1/2}$ 随血药浓度的增加而延长。这提示在临床使用这类药物时，为避免中毒现象发生，剂量增加以后，给药间隔必须相应延长，否则极易中毒。非线性动力学药物由初浓度消除一半所需时间与初浓度成正比，随着血药浓度增大，其生物 $t_{1/2}$ 延长。

（二）清除率

对于符合米氏非线性消除的药物，其清除率为单位时间内所消除的药物量（$-dX/dt$）与血药浓度的比值。

$$CL = \frac{-\dfrac{dX}{dt}}{C} = \frac{-\dfrac{dC}{dt} \cdot V}{C}$$

$$CL = \frac{V_m \cdot V}{K_m + C} \tag{8-25}$$

式中，V 为表观分布容积，式（8-25）为具有可饱和消除过程的药物总体消除率，可以看出具非线性消除的药物，其总体清除率与血药浓度有关，随血药浓度的增高总体清除率将变慢。

（1）当 $C \gg K_m$，即血药浓度较高的情况下，式（8-25）可简化为

$$CL = \frac{V_m \cdot V}{C} \tag{8-26}$$

即总体清除率与血药浓度成反比，血药浓度增大为原来的两倍时，总体清除率减少至原来的一半。

（2）当 $K_m \gg C$，即血药浓度较低的情况下，则总体清除率可写成

$$CL = \frac{V_m V}{K_m} \tag{8-27}$$

此时，清除率与血药浓度无关，相当于线性动力学药物总体清除率。

（3）当一种药物既有线性消除又有非线性消除时，药物消除的方程式为

$$-\frac{\mathrm{d}X}{\mathrm{d}t} \cdot \frac{1}{V} = \frac{V_m C}{K_m + C} + kC \tag{8-28}$$

整理后得

$$-\frac{\mathrm{d}X/\mathrm{d}t}{C} = \frac{V_m V}{K_m + C} + kV \tag{8-29}$$

则这种情况下总体清除率为

$$\mathrm{CL} = \frac{V_m V}{K_m + C} + kV \tag{8-30}$$

式（8-30）同样表明，其清除率与血药浓度有关，清除率随血药浓度增大而变小。但血药浓度对清除率的影响程度，不仅与血药浓度大小有关，还与两种清除途径所占比例有关。例如，肾清除属于线性消除，而肝代谢属于非线性消除，药物绝大部分通过肾排泄，则其总体清除率受血药浓度影响的程度小；相反情况则影响显著。

（三）血药浓度-时间曲线下面积

若药物静脉注射后，体内消除符合米氏非线性药动学过程，则其 AUC 可按式（8-10）代入，即

$$\mathrm{AUC} = \int_0^{+\infty} C\mathrm{d}t = \int_{C_0}^0 t\mathrm{d}C = \frac{1}{V_m}\int_{C_0}^0 \left(C_0 - C + K_m \ln\frac{C_0}{C} \right)\mathrm{d}C = \frac{C_0}{V_m}\left(\frac{C_0}{2} + K_m \right) \tag{8-31}$$

式（8-31）表明，AUC 与剂量不呈正比关系。若将 $C_0 = X_0/V$ 代入式（8-31）中得

$$\mathrm{AUC} = \int_0^{\infty} C\mathrm{d}t = \frac{X_0}{V_m V}\left(K_m + \frac{X_0}{2V} \right) \tag{8-32}$$

当剂量低到 $X_0/(2V) \ll K_m$ 时，式（8-32）可简化为

$$\mathrm{AUC} = \int_0^{\infty} C\mathrm{d}t = \frac{K_m X_0}{V_m V} \tag{8-33}$$

即 AUC 直接与剂量成正比，相当于一级消除过程。

当 $X_0/(2V) \gg K_m$，即剂量较大，浓度较高时，则式（8-32）简化为

$$\mathrm{AUC} = \frac{X_0^2}{2V^2 V_m} \tag{8-34}$$

表明 AUC 与剂量平方成正比，此种情况下，剂量的少量增加，会引起 AUC 较大的增加，如阿司匹林、苯妥英钠等药物的体内过程就属于此类情况，在临床应用时尤应引起注意。

（四）C_{ss}

对于药物消除符合米氏非线性药动学性质的药物，当多次给药达到 C_{ss} 时，其药物消除速率和给药速度（即给药剂量与给药时间间隔的比值）相等，则

$$R = \frac{X_0}{\tau} = \frac{V_m C_{ss}}{K_m + C_{ss}} \tag{8-35}$$

由式（8-35）可进一步推导得到

$$C_{ss} = \frac{K_m X_0}{\tau V_m - X_0} \tag{8-36}$$

式（8-36）表明，当增加剂量时，C_{ss} 的升高幅度将高于正比例的增加。在临床用药上，发生

过类似的情况。水杨酸盐以每间隔 8h 给药一次，当每次给药剂量由 0.5g 增加到 1.0g 时，其体内的 C_{ss} 增加到原有水平的 6 倍以上；此外由于 $t_{1/2}$ 随浓度的增加而延长，给药剂量增大后也会使达稳态所需时间延长。当给药剂量由 0.5g 倍增到 1.0g 时，达稳态所需时间也由原来的 2 日增加到 7 日。临床上应重视这些由非线性药动学所引起的问题。

第六节　特殊过程引起的非米氏非线性药动学

一、代谢抑制引起的非线性药动学

上述介绍的米氏非线性动力学过程均是由容量限定性、可饱和性所引起的。非线性动力学也可由容量限定过程以外的效应所引起。某些药物能抑制自身药物代谢酶的活性，从而能使代谢减慢，$t_{1/2}$ 延长，血药浓度及 AUC 升高，导致药理活性及不良反应的增强，称为自身抑制代谢，包括双香豆素和地西泮等。自身抑制代谢会产生另一类非线性药动学特征，即时间依赖药动学（time-dependent pharmacokinetics），这种抑制能引起非线性药动学，但它不符合米氏动力学。

某些药物的代谢产物消除较慢，当达到足够高的血药浓度时可竞争性抑制原型药的代谢酶，从而能够抑制原型药的自身代谢，此即所谓产物抑制（product inhibition），这种抑制能引起非线性药动学，如一些药物在较大剂量时的消除速率较低剂量时的消除速率低。双香豆素是这种特殊的由产物抑制所导致非线性药动学的典型药物，当分别静脉注射 150mg、286mg 及 600mg 后，发现 $t_{1/2}$ 从 10h 分别增加到 18h 及 32h，但所有剂量下双香豆素的血药浓度时程仍呈现为一级动力学。

二、酶诱导引起的非线性药动学

与自身抑制代谢相似，一些药物（如苯妥英钠、苯巴比妥、保泰松和卡马西平等）能够诱导其自身的药物代谢酶过量生成，从而促进自身的代谢，使药物代谢的 $t_{1/2}$ 缩短，血药浓度及 AUC 降低，进而导致药物药理活性的下降或无效，该种药物这种现象称为自身诱导代谢。

自身诱导代谢也会产生不符合米氏动力学的时间依赖药动学。这种时间依赖药动学与典型的剂量依赖性的米氏消除的重大区别在于：时间依赖药动学涉及与药物处置有关的机体器官的生理或生化改变，如自身诱导引起酶蛋白合成量增加导致药物内在清除率增加。

能够产生自身诱导代谢的典型药物是青蒿素（artemisinin）。青蒿素连续给药后，可诱导自身药物代谢酶，使其清除率增加。青蒿素在健康志愿者及疟疾患者体内的药动学均呈现明显的时间依赖性，连续给药 7 日后，口服清除率提高了约 5 倍（由 186L/h 到 1031L/h），AUC 下降为单剂量给药的 20%。值得注意的是，给予单剂量时，青蒿素的药动学仍表现为线性动力学特征，但多剂量给药后，其动力学参数如清除率、生物 $t_{1/2}$ 等发生改变，血药浓度也不遵循线性药动学多剂量给药的累加规律，因此时间依赖药动学也属于非线性药动学的范畴。另一个典型药物是卡马西平（carbamazepine），当按口服多剂量方案给药后发现，人的血药浓度明显低于按单剂量给药的动力学参数预测的血药浓度值。当该药以恒速静脉滴注方式给予猴以后，血药浓度在不到 1 日内达峰值，然后逐渐下降，第 2~7 日内基本稳定在一个恒定的低水平。

三、血浆蛋白结合引起的非线性药动学

与血浆蛋白高度结合及低清除率的药物，其剂量达到一定量后血浆蛋白结合发生饱和，此时如果再增大剂量，将显著提高游离型药物的百分比。由于只有游离型药物才能转运到肝和肾的组织间隙进行消除，因此增大剂量将促进其经肝代谢和肾排泄的消除过程，会提高全身清除率和表观分布体积，进而导致 $t_{1/2}$ 反而降低，血药浓度和 AUC 较按剂量比例预测值低，见图 8-10。由于药物效应与游离型药物直接相关，因此不仅要注意药物总浓度，更要注意游离型药物浓度随剂量的变动情况。

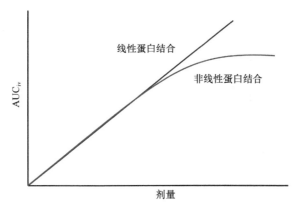

图 8-10 血浆蛋白结合饱和时的 AUC 与剂量间的关系

【临床案例 8-5】

抗生素厄他培南（ertapenem）在体内的血浆蛋白结合率与血药浓度有较大关系。对给予 500mg/kg 和 2000mg/kg 两种剂量后男性志愿者的血浆游离型药物浓度进行了检测。500mg/kg 剂量下血浆药物总浓度范围为 0～80μg/mL，药物的游离分数为 4%～6%，而 2000mg/kg 剂量下血浆药物总浓度范围为 0～270μg/mL，药物的游离分数高达 15% 左右。

【案例分析】

抗生素厄他培南在健康男性志愿者体内的血浆蛋白结合率不是恒定的，在治疗时一定要严加注意。原因在于厄他培南的蛋白结合率非常高，高达 95% 左右。当剂量增加到血浆蛋白结合饱和状态时，增加的药物不再与血浆蛋白结合，而以游离型药物状态存在血浆中，这样导致血浆中药物的游离分数迅速增加，促进了机体各组织的分布。

【临床案例 8-6】

丙吡胺（disopyramide）广泛应用于房性、室性各种心律失常的治疗，其口服后广泛分布全身，80%～90% 被吸收，生物利用度极高。然而，丙吡胺 AUC 与剂量不成比例增加，明显低于剂量比。给药剂量为 150mg、200mg、300mg 时，AUC 分别为 100mg 剂量的 1.3 倍、1.6 倍、2.0 倍。

【案例分析】

丙吡胺的血浆蛋白结合率不是恒定的，在治疗时一定要严加注意。原因在于丙吡胺在治疗剂量时会出现明显的浓度依赖性蛋白结合。当剂量增加到血浆蛋白结合饱和状态时，增加的药物不再与血浆蛋白结合，而以游离型药物状态存在血浆中，这样导致血浆中药物的游离分数迅速增加，促进了机体各组织的分布。

在常规浓度范围内，药物与血浆蛋白的结合率基本上是恒定的，并非依赖于药物浓度。但由于血浆蛋白及其结合位点的数目是有限的，因此，当药物浓度增加至足够大时，随浓度的增加，蛋白结合率降低，引起药动学性质的改变。例如，药物与蛋白结合会降低药物被肾小球滤过消除，从而延长药物的 $t_{1/2}$。图 8-11 为两种药物相同剂量血管内给药的体内情况，A 药物不与血浆蛋白结合，而 B 药物的蛋白结合率是 90%，两种药物都只经过肾小球滤过而消除。结果表明：B 药物以较慢的非线性速率消除，原因主要是药物在肾排泄过程中经肾小球滤过的游离型药物减少，血浆中药物游离分数随血药浓度的降低而逐渐降低，表明药物的血浆蛋白结合率不是常数，而是随着血药浓度的降低而增加。例如，丙戊酸具有非线性药动学的部分原因是药物的蛋白结合具有非线性，丙戊酸的血药浓度为 40μg/mL 和 130μg/mL 时，其游离分数分别是 10% 和 18.5%。此外，在年龄较大的高脂血症和肝肾疾病患者中，其血药浓度比正常值要高。

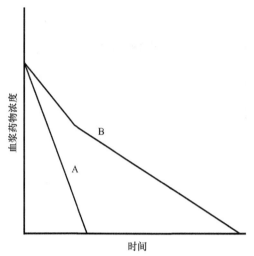

图 8-11 等剂量的两种药物血管内给药后血浆清除曲线的对比

思 考 题

1. 在米氏方程中，K_m 与 V_m 大小对药物体内消除过程有什么影响？

2. 如何判别药物在体内存在非线性动力学过程？

3. 哪些体内过程引起的非线性药动学符合米氏动力学？哪些体内过程引起的非线性药动学不符合米氏动力学？

4. 米氏非线性药物消除动力学与线性消除动力学有何不同？为什么米氏非线性药动学常表现为混合动力学特性？

5. 若某种药物存在非线性消除现象，如何设计实验予以验证？

6. 非线性吸收和非线性消除有哪些异同？分别可能由什么因素引起？

（孙　进）

第九章 时间药动学

本章要求

1. 掌握时间节律对 ADME 过程的影响。

2. 熟悉时间药动学的影响因素。

3. 了解时间药动学的研究意义。

药动学是研究药物通过各种给药途径进入机体后的 ADME 过程并定量阐述药物在机体内动态规律的一门学科。时间药动学则重点研究时间节律对药动学的影响，即研究相同剂量下不同给药时间的药物效应、机体对药物及其代谢物处置过程的节律性变化、作用机制和影响因素，是介于时间生物学与药动学之间的一种新的学科分支。时间药动学产生的基础是时间节律（即生物节律，通常指昼夜节律）。

同一剂量药物在某一时相服用对机体产生有益作用，而在另一时相无效或有害。因此，研究时间药动学，有助于选择与疾病治疗节律相适应的给药时间，提高药物疗效、降低药物毒性，促进临床合理用药；同时也为设计研制具有节律性给药特点的新剂型提供依据和方法。

第一节 药物作用的时间生物学

一、时间节律

时间节律也称生物节律，常分为以下三种：①超日节律（ultradian rhythm），时间周期小于20h，即变化频率高于每日一次，如脉搏和呼吸；②昼夜节律（circadian rhythm，又称近日节律），时间周期为24h±4h，即变化频率约为每日一次，如人的体温，下午最高，夜间最低；③亚日节律（infradian rhythm），时间周期大于28h，即变化频率低于每日一次，包括近周节律、近月节律、近年节律等，如月经。

以上这些生物节律都是生物为了适应地球自转和公转导致的自然环境周期性变化（如光照、温度、湿度和食物供应等）而形成的。在所有的生物节律中，昼夜节律与人类的关系最为紧密。地球上亿万年来，昼来夜往，永不停息，人体的各种生理功能随之建立了有规律的昼夜节律。人类生命的基本活动如睡眠与觉醒、进食与排泄、体温与血压等都具有昼夜节律。人的体温早晨稍低，白天逐渐上升。新陈代谢活动，白天分解过程旺盛，晚间则同化过程增强。白天交感神经活动占优势，夜晚副交感神经活动占优势。人体的肾上腺素含量在白天某一时刻达到最高水平，然后逐渐下降，12h 后再度上升。正常情况下，这些生理变化在一天之中的波动幅度是基本恒定的。人的学习与记忆能力、情绪、工作效率等也有明显的昼夜节律波动。人体的昼夜节律是人体生物学现象中最普遍、最重要的一种节律。人体一旦失去正常节律，生理功能就会出现紊乱，发生病变。

人体的昼夜节律是由体内存在的"生物钟"控制和调节的。生物钟是生物体内在的计时结构或时钟，启动和控制着生命活动的昼夜节律。生物钟系统由三部分组成：输入通路、中心起搏器/振荡器和输出通路。输入通路感受外界信号（如光照、温度等），并把这些信号加工成神经信号传递到中心起搏器/振荡器；中心起搏器/振荡器由一组时钟基因及其蛋白质所组成，主要通过转录和翻译产生分子振荡；而输出通路则通过分子振荡调控下游各种生命过程，包括生理和行为等。目前普遍认为，哺乳动物的生物钟分为中枢生物钟和外周生物钟。中枢生物钟位于下丘脑视交叉上核（suprachiasmatic nucleus，SCN），而外周生物钟存在于外周组织器官如肝、肠、肾、肌肉、肾上腺和脂肪组织等。SCN 是哺乳动物生物钟的主要振荡器，可接收来自视网膜神经节细胞的光信号（光授时因子），以调整自身的振荡节律，从而维持其与外部环境节律的同步。同时，它发出振荡信号，包括周期性变化的神经信号和激素（或其他体液因素）信号，影响和调节外周生物钟功能，使它们的活动也按一定的节律进行。值得一提的是，生物钟具有自主发生节律性振荡的能力，即在没有外界信号输入的时候也能维持一定的生物节律。此外，其他非光授时因子如进食、运动，也可以调节外周（如肝）生物钟的节律。

随着分子生物学的快速发展，对生物钟的研究逐渐深入到了分子水平，生物钟的运行机制也逐渐明确。在分子水平上，哺乳动物的生物钟由转录激活因子和抑制因子组成的转录-翻译反馈回路系统构成，其主要有三条负反馈回路（图9-1）。转录-翻译反馈回路中包含的时钟基因有 *CLOCK*、*BMAL1*、*PERs*、*CRYs*、*REV-ERBs*、*RORs*、*E4BP4* 和 *DBP*。在主回路（回路1，Loop 1）中，转录激活因子 BMAL1 和 CLOCK 形成异源二聚体，结合于时钟调控基因（clock control genes，*CCGs*，包括 *PER* 和 *CRY*）启动子上的 E-box 元件，激活 *CCGs* 的转录与表达。PER 和 CRY 蛋白累积到较高水平时，会抑制 BMAL1/CLOCK 复合物的活性，进而下调 *PER* 和 *CRY* 及其他 *CCGs* 的表达。同时，酪蛋白激酶 CK1ε 和 CK1δ 和腺苷酸激酶 AMPK 会分别作用于 PER 和 CRY 蛋白，促使其降解。随着 PER 和 CRY 蛋白水平下降，其不再抑制 BMAL1/CLOCK 复合物的活性。此时，将进入新一轮的转录-翻译循环。回路2（Loop 2）由 BMAL1/CLOCK 的靶基因 *RORs* 和 *REV-ERBs* 驱动。RORs 和 REV-ERBs 竞争性结合于 *BMAL1* 启动子区域的 RORE（又称 RevRE）元件。前者激活 *BMAL1* 转录，而后者抑制 *BMAL1* 转录。BMAL1、REV-ERBs 和 RORs 组成的回路2对维持生物钟系统的稳定性起到了重要作用。回路3（Loop 3）由时钟因子 DBP 和 E4BP4 构成。DBP 和 E4BP4 竞争性结合靶基因的 D-box 元件，分别激活和抑制靶基因的转录，共同调控包括 *PER* 在内的靶基因表达。在生物钟系统中，时钟因子相互联系，此消彼长，共同控制和维持生物节律。

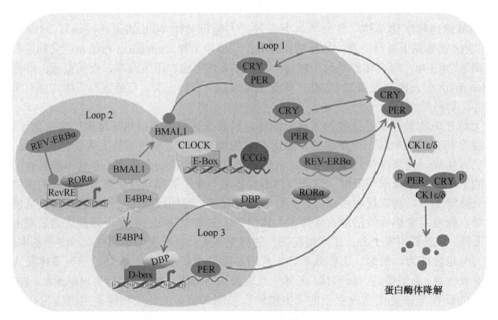

图 9-1　分子生物钟示意图

扰乱生物钟（如跨时区旅行、上夜班等）会导致食欲下降、工作效率降低、事故增多。此外，还会诱发多种疾病，如癌症、代谢综合征、心脏病、睡眠障碍和抑郁等。因此，深入研究生物钟和节律并加以利用具有重要的意义。例如，参照人体周期节律性变化规律，可以预测生理功能的变化；发现人体节律紊乱，往往能提示某些疾病的发生，矫正节律则可以防治这些疾病；按照人的心理、智力和体力活动的生物节律，来安排作息制度，能提高工作效率和学习成绩、减轻疲劳、预防疾病及防止意外事故的发生；结合生理病理节律及药物作用节律，合理地选择最佳用药时间，可最大程度发挥药物疗效、规避药物不良反应。

二、药物体内过程与作用效果的时间节律

一般情况下，药物在血中暴露浓度的高低与其作用效果的强弱成正比。许多药物作用的昼夜节律性与其血中浓度的昼夜节律变化有关。药动学研究显示，由于机体的心排血量、肝肾血流量、体液分泌量及其 pH、酶含量及其活性、膜通透性等均存在时间节律性变化，使药物在体内的吸收、分布、代谢和排泄受到一种或多种时间节律的影响，从而导致药动学参数发生相应的时间节律性变化。这些参数主要包括 AUC、C_{max}、t_{max}、吸收速率常数（K_a）、表观分布容积（V）、血浆蛋白结合率（P_b）、消除速率常数（K_e）、$t_{1/2}$、清除率（CL）和生物利用度（F）等。

目前临床常用的药物中，多数药物的药动学过程具有时间节律性。药动学受时间节律影响的药物类型主要有局部麻醉药、镇静催眠药、抗癫痫与抗惊厥药、抗精神失常药、解热镇痛抗炎药、抗高血压药、抗菌药物、抗恶性肿瘤药等（表 9-1）。随着新药的不断上市及研究工作的深入，还会揭示更多药动学受时间节律影响的药物。

由于多数药物的浓度与效应之间存在相关性，因此对药动学时间节律性变化的研究有助于阐明药物疗效或毒性的节律性变化的机制。

表 9-1　具有时间药动学特征的部分药物

药物类型	代表药物
局部麻醉药	利多卡因、布比卡因、甲哌卡因、依替卡因
镇静催眠药	地西泮、替马西泮、劳拉西泮、三唑仑、咪达唑仑
抗癫痫和抗惊厥药	卡马西平、丙戊酸、奥卡西平、苯巴比妥
抗精神失常药	氟哌啶醇、阿米替林、舍曲林、曲唑酮
镇痛药	哌替啶、曲马多、吗啡
解热镇痛抗炎药	阿司匹林、对乙酰氨基酚、吲哚美辛、双氯芬酸、舒林酸、普拉洛芬、酮洛芬、水杨酸钠
抗心律失常药	索他洛尔
抗高血压药	依那普利、硝苯地平、尼群地平、普萘洛尔、阿替洛尔、美托洛尔、维拉帕米、地尔硫䓬
治疗心力衰竭的药物	地高辛
调血脂药与抗动脉粥样硬化药	普伐他汀、苯扎贝特
抗心绞痛药	硝酸异山梨酯
作用于血液及造血器官的药物	双嘧达莫、硫酸亚铁
作用于呼吸系统的药物	特布他林、茶碱、氨茶碱
作用于消化系统的药物	西咪替丁、奥美拉唑
肾上腺皮质激素类药物	氢化可的松、泼尼松龙、地塞米松
抗菌药物	氨苄西林、灰黄霉素、头孢地嗪钠、庆大霉素、阿米卡星、异帕米星、万古霉素、磺胺甲噁唑、利福平、环丙沙星、奈替米星
抗恶性肿瘤药	多柔比星、顺铂、卡铂、白消安、氟尿嘧啶、甲氨蝶呤、长春地辛、奥沙利铂、伊立替康
其他	美喹他嗪、己酮可可碱

在时间药理学的研究中，通常同时研究时间药动学和时间药效学。例如，两组患镰状细胞贫血并伴有严重疼痛症状的患者，给予肌内注射哌替啶 1.5mg/kg 治疗，一组在 05:40～09:15 用药，另一组在 18:53～22:50 用药，研究哌替啶血药浓度与镇痛效果的昼夜变化情况。结果显示，早晨和晚间用药，哌替啶在体内的 $t_{1/2\beta}$ 分别为 6.45h±1.79h 和 3.46h±0.84h，清除率分别为 605.3mL/min±

236mL/min 和 1073.6mL/min±246mL/min。镇痛效果采用打分方法评价，白天给药疼痛缓解明显，且与血药浓度曲线平行，而夜间给药疼痛缓解不明显，且与血药浓度曲线不平行。又如，4 名受试者分别在 08:00、14:00、20:00、02:00 口服左旋普萘洛尔，通过观察左旋普萘洛尔体内药动学参数与心血管药效学参数的昼夜变化规律及关系发现，药动学参数与药效学参数都有昼夜节律，但二者无平行关系（表 9-2）。由此可见，药物的药动学与药效学的昼夜变化关系因药物而异，并非简单的因果关系，有的药物两者平行，有的不平行；有的药物只有药动学或者只有药效学昼夜变化。因此，时间药效的产生除时间药动学对之具有一定影响外，其他节律因素也参与其中。

表 9-2 左旋普萘洛尔药动学和药效学参数昼夜变化的关系

参数	给药时间（h）			
	08:00	14:00	20:00	02:00
血浆				
C_{max}（ng/mL）	38.6 ± 11.2	20.0 ± 6.5	26.2 ± 5.3	18.4 ± 4.4
$t_{1/2}$（h）	3.3 ± 0.43	4.2 ± 0.50	4.9 ± 0.21	4.4 ± 0.58
AUC（ng·h/mL）	196 ± 47	106 ± 30	140 ± 23	92 ± 22
清除率 [mL/（min·kg）]	61 ± 15	113 ± 24	76 ± 12	131 ± 35
减慢心率				
E_{max}（次/分）	16.0 ± 2.4	11.7 ± 1.8	16.3 ± 1.5	15.3 ± 4.6
T_{max}（h）	2.3 ± 0.6	4.5 ± 1.0	6.5 ± 1.5	7.0 ± 1.0
减低血压				
E_{max}（mmHg）	14.6 ± 1.7	8.3 ± 3.2	9.8 ± 1.8	14.1 ± 2.6
E_{max}（kPa）	1.94 ± 0.23	1.1 ± 0.4	1.3 ± 0.2	1.87 ± 0.34
T_{max}（h）	3.5 ± 1.0	6.5 ± 1.7	5.3 ± 1.7	5.0 ± 1.3

动物的时间毒理学研究显示，相同剂量不同给药时间，药物产生的毒性也存在差异。有研究者对三种局部麻醉药（布比卡因、依替卡因和甲哌卡因）的时间药动学与时间毒理学之间的相关性进行了如下研究。在 04:00、10:00、16:00 和 22:00，分别给小鼠腹腔注射布比卡因 20mg/kg、依替卡因 40mg/kg 和甲哌卡因 60mg/kg。结果，布比卡因在 22:00 给药时，C_{max} 最高、$t_{1/2}$ 最长、死亡率最高；依替卡因在 04:00 给药时，血中和脑中的 C_{max} 最高、死亡率最高；甲哌卡因在 22:00 给药时，表观分布容积最大、$t_{1/2}$ 最长、死亡率较高。另有研究者分别在 01:00 和 13:00 给小鼠肌内注射庆大霉素 100mg/kg，与 01:00（小鼠活动期）给药相比，13:00（小鼠休息期）给药的 C_{max} 较高、$t_{1/2}$ 较长、清除率较低、产生的肾功能损害作用更严重。与该结果一致的是，不同时间给予人庆大霉素，与白天（人类活动期）给药相比，夜间（人类休息期）给药的 AUC 较大、$t_{1/2}$ 较长。除此之外，尼可刹米、地西泮、锂盐、丙戊酸、苯巴比妥、乙酰胆碱、多柔比星等的毒性反应均具有昼夜节律的特征。

上述研究结果表明，药动学的时间节律与药物毒理学的时间节律之间存在一定的相关性，可为制订更为安全、合理的临床给药方案提供参考。但是，特别值得注意的是，时间毒理学的研究很少在人体中开展，主要在实验动物体内进行，而实验动物的生物节律与人类的生物节律之间存在一定的差异。因此，对于药物在人体内是否存在时间药动学与时间毒理学之间的相关性，仍需在对具体药物进行深入研究的基础上谨慎地得出结论。

第二节 药物体内过程的时间节律

药物在体内的吸收、分布、代谢和排泄四个过程可能受到人体生理功能昼夜节律变化的影响，进而体现出不同时间给药导致药物体内过程的差异。

一、药物吸收的时间节律

药物的吸收受药物的给药途径、胃排空速率、胃肠道的 pH、胃肠道的血流灌注和转运体等因素的影响，而上述影响因素均存在昼夜节律性，从而导致药物的吸收具有给药时间差异性。

（一）胃液的分泌量和 pH

胃液 pH 通常为 1～3。研究证明，胃液的分泌量和 pH 呈现明显的时间节律性变化。通过监测一组健康男性受试者空腹状态下 24h 的胃液分泌量和 pH 的变化，发现胃液分泌量在 06:00 最低，22:00 最高（图 9-2）；胃液的 pH 在约 08:00 最高，22:00 最低，24h 内的变化幅度为 1～3（图 9-3）。胃液分泌量和 pH 的时间节律性变化可影响弱酸性或弱碱性药物的解离度，从而使在胃肠道吸收的药物血药浓度出现时间节律性变化。

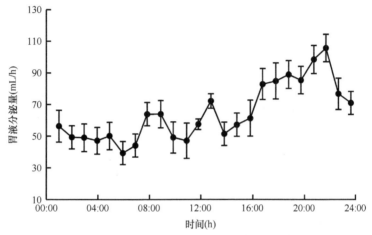

图 9-2　一组健康男性受试者胃液分泌量的昼夜变化曲线

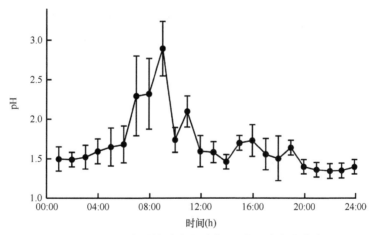

图 9-3　一组健康男性受试者胃液 pH 的昼夜变化曲线

【临床案例 9-1】

口服茶碱时，早上 09:00 服用比晚上 21:00 服用血液中茶碱的浓度更高。改为静脉给药后，该昼夜节律消失。

【案例分析】

　　早上 09:00 给药时，因为胃液的 pH 高、酸度低，弱碱性的茶碱解离少，多以分子形式存在，故吸收多，茶碱血药浓度高。反之，晚上 21:00 给药时，胃液的 pH 低、酸度高，弱碱性的茶碱解离多，多以离子形式存在，则吸收少，茶碱血药浓度低。

（二）胃排空和肠蠕动

　　胃排空和肠蠕动的速率呈现明显的时间节律性变化，且均为夜间的速率低于白天。胃排空和肠蠕动速率的时间节律可影响某些与胃排空速率和肠蠕动速率相关的药物的吸收，包括茶碱、阿司匹林、地西泮、普萘洛尔、吲哚美辛（图 9-4）、酮洛芬等。这些药物在夜间给药时，药物的 t_{max} 延迟，详见表 9-3。

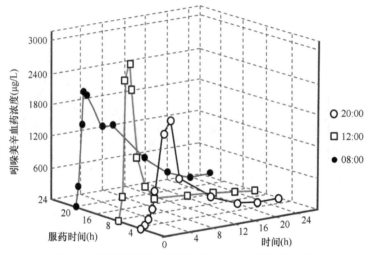

图 9-4　不同时间点口服吲哚美辛 75mg 后的药时曲线

表 9-3　同一药物分别在早晚服用后 C_{max} 和 t_{max} 的比较

药物	C_{max}（μg/L）		t_{max}（h）	
	am	pm	am	pm
地高辛	3.6*	1.8	1.2	3.2
依那普利拉	46.7	53.5	3.5*	5.6
硝苯地平 ir	82*	45.7	0.4*	0.6
硝苯地平 sr	48.5	50.1	2.3	2.8
氧烯洛尔	507*	375	1.0	1.1
普萘洛尔	38.6*	26.2	2.5	3.0
维拉帕米 ir	59.4*	25.6	1.3	2.0
维拉帕米 sr	389	386	7.2*	10.6
特布他林	24*	10	3.5*	6.2
地西泮	250*	170	1*	2
茶碱	am＞pm		am＜pm	
非甾体抗炎药	am＞pm		am＜pm	

注：ir 为普通制剂，sr 为缓释制剂，am 为上午，pm 为下午

* 与 pm 相比，$P < 0.05$

【临床案例 9-2】

比较硝苯地平普通制剂与缓释制剂的吸收节律性。

从表 9-3 结果可见，硝苯地平普通制剂早晨吸收的峰浓度要高于晚上，早晨吸收速度也明显快于晚上，而两者缓释制剂则无显著性差异。

【案例分析】

与早晨服药相比，晚上服药时，由于胃排空和肠蠕动速率较低，普通制剂口服后从胃中进入肠道的速度较慢，吸收速度减慢，t_{max} 延迟。而缓释制剂不受胃肠蠕动的影响，较好地降低了时间节律对药物吸收的影响，可以提供更平稳的治疗效果，并有助于提高药物的安全性。

（三）吸收部位的血流量

吸收部位的血流量变化也具有昼夜节律性。经测定发现，禁食大鼠胃黏膜血流量在活动期较高，休息期较低。另有学者发现大鼠小肠、肌肉、腹腔和肝的血流量也有昼夜节律性变化，其高峰期在 21:00～次日 03:00。

吸收部位血流量的时间节律性导致药物吸收过程呈现时间节律性变化。于一天中不同时间点给予小鼠腹腔注射局部麻醉药甲哌卡因、布比卡因和依替卡因，发现其 C_{max} 均在暗期（小鼠活动期）。由于腹腔注射给药所受的影响较消化道给药少，提示该昼夜节律可能主要与吸收部位血流量的昼夜节律相关。类似的，分别在 10:00、16:00、22:00 和 04:00 给予大鼠肌内注射亚胺培南 140mg/kg，测定不同给药时间的 C_{max}，结果显示，22:00 给药，C_{max} 明显较 16:00 给药高；t_{max} 明显较 16:00 给药短。同样，由于肌内注射给药所受的影响较消化道给药少，提示该昼夜变化可能主要与吸收部位血流量的昼夜节律相关。

（四）药物转运体

吸收部位的许多药物转运体的表达和活性具有昼夜节律性。口服药物的主要吸收部位在小肠，表达于小肠上皮细胞的转运体在药物吸收中发挥关键作用。其中，药物药效学和药动学的改变与两类转运体超家族有关：ABC 转运体（外排转运体）和 SLC 转运体（摄取转运体），详见表 9-4。ABC 转运体家族包括 MRP、P-gp 和 BCRP 等。SLC 转运体家族包括 OAT、OCT 及 PEPT 等。

表 9-4　人肠道内分布的主要药物转运体

	蛋白质	基因	膜上定位	典型底物
SLC 转运体（摄取作用）				
寡肽转运体	PEPT1	*SLC15A1*	顶侧膜	二肽、三肽、β-内酰胺抗生素
葡萄糖转运体	SGLT1	*SLC5A1*	顶侧膜	葡萄糖、半乳糖等
	GLUT2	*SLC2A2*	基底侧膜	葡萄糖、果糖等
	GLUT5	*SLC2A5*	顶侧膜	果糖等
一元羧酸转运体	MCT1	*SLC16A1*	顶侧和基底侧膜	乙酸 2-丙基戊酸、苯甲酸、乳酸、水杨酸等
有机阳离子转运体	OCT1	*SLC22A1*	基底侧膜	四乙胺、*N*-甲基烟酰胺、硫胺等
	OCT3	*SLC22A3*	基底侧膜	多巴胺、1-甲基-4-苯基吡啶
新型有机阳离子转运体	OCTN1	*SLC22A4*	顶侧膜	卡尼汀、四乙胺、奎尼丁、维拉帕米等
	OCTN2	*SLC22A5*	顶侧膜	卡尼汀、四乙胺、胆碱、奎尼丁等
有机阴离子转运多肽	OATP-B	*SLC21A9*	顶侧膜	牛磺胆酸盐、普伐他汀、非索非那定、依那普利、替莫普利等
胆酸盐转运体	ISBT	*SLC10A2*	回肠顶侧膜	牛磺胆酸盐、鹅去氧胆酸盐、胆酸盐、去氧胆酸盐、甘胆酸盐等

续表

	蛋白质	基因	膜上定位	典型底物
ABC 转运体（外排作用）				
P-糖蛋白	P-gp	ABCB1	顶侧膜	疏水性化合物、抗癌药、免疫抑制剂、地高辛、西咪替丁、非索非那定等
多药耐药相关蛋白	MRP1	ABCC1	基底侧膜	阴离子结合物、抗肿瘤药、罗丹明 123 等
	MRP2	ABCC2	顶侧膜	阴离子结合物、抗肿瘤药、硫酸化胆酸盐、普伐他汀、替莫普利等
	MRP3	ABCC3	基底侧膜	葡糖醛酸结合物、单价胆酸盐等
乳腺癌耐药蛋白	BCRP	ABCG2	顶侧膜	米托蒽醌、多柔比星及柔红霉素等
氨基酸转运体	LAT21	SLC7A5	顶侧膜	甲基多巴、3-O-甲基多巴、左旋多巴和巴氯芬等
	LAT2	SLC7A8	顶侧膜	

近年来研究证实肠道内表达的外排转运体（阻止底物药物吸收）如 MRP2、P-gp 也具有明显的昼夜节律，此种表达量上的节律差异与其底物药物如 MRP2 底物甲氨蝶呤、P-gp 底物地高辛及欧夹竹桃苷的口服吸收程度和药物诱导的毒性强弱的节律性直接相关。例如，在小鼠肠道中，MRP2 白天表达普遍高于夜晚，在 ZT6 左右达到峰值 [研究动物时间节律用授时时间（ZT）表示，动物饲养于 12h 光照/12h 黑暗的环境中，ZT0 代表开灯，ZT12 代表关灯]。因此，小鼠在夜晚给予甲氨蝶呤时，AUC（代表系统暴露和药物吸收程度）及毒性更高。机制研究发现，核心时钟因子 BMAL1 协同转录调控因子 DBP、REV-ERBα 和 E4BP4 共同作用形成了 MRP2 表达的时间节律性，从而导致了甲氨蝶呤口服吸收和毒性的昼夜节律。类似的，小鼠小肠内 P-gp 的表达在昼夜交替时间段水平较高。因此，在昼夜交替时间段（ZT10）给予小鼠 P-gp 的底物药物欧夹竹桃苷时，药物吸收较弱，体内暴露较少，并与其诱导较弱的心脏毒性相对应。学者还发现核心时钟因子 BMAL1 通过 HLF 和 REV-ERBα/E4BP4 轴实现对 Mdr1a（P-gp 蛋白编码基因）的转录激活作用，进而调控 P-gp 蛋白表达的时间节律。可见，肠内转运体表达的昼夜变化是口服药物吸收时间节律的重要因素，与药物的时间毒理学紧密相关。

另外，几种摄取转运体（促进底物药物吸收）如 PEPT1、OCTN1 的表达具有昼夜节律性。PEPT1 是一种质子偶联肽转运体，具有广泛的药物底物，包括口服 β-内酰胺抗生素、ACEI 和抗肿瘤药等。在大鼠和小鼠肠内，Slc15a1 mRNA 水平、PEPT1 蛋白水平和转运能力均在黑暗期开始时达到峰值。因此，晚上 20:00 给予头孢布汀（β-内酰胺抗生素）比上午 08:00 显示出更高的血清 c_{max} 和 AUC。同样的，OCTN1 底物药物加巴喷丁及普瑞巴林的肠道吸收和体内药动学也表现出给药时间依赖性。

可见，肠内转运体表达的昼夜变化是口服药物吸收时间节律的重要因素，与药物的时间毒理学紧密相关。除药物转运体之外，肠道代谢酶的昼夜节律表达也会导致药物吸收过程和药动学的时间变化，将在后面讨论。此外，有研究指出肠道通透性也具有一定的昼夜节律性，但其与药物在肠上皮细胞的旁路吸收关系仍有待进一步研究。

（五）药物的理化性质

药物的理化性质（主要是脂溶性，取决于分子结构）对药物吸收的时间节律有一定程度的影响。许多临床研究和动物实验均表明，脂溶性药物的吸收过程多具有昼夜节律，而水溶性药物则没有。

多数脂溶性药物（表 9-5），如对乙酰氨基酚、吲哚美辛、普萘洛尔、保泰松、呋塞米等的吸收，容易受到时间节律的影响，且它们在人体内的吸收一般是清晨较傍晚快。产生这种时间节律的原因包括了清晨的胃排空速率快、吸收部位血流量大。虽然大鼠与人的昼夜活动时期相反，但就活动期而言，大鼠与人对脂溶性药物的吸收时间节律具有一致性，即脂溶性药物在大鼠体内的吸收是夜间（活动期）比早晨快。水溶性强的药物，如氨基比林，吸收过程基本无时间节律。

表 9-5 部分药物的分子结构及其溶解性质

药物名称	结构式	溶解性质※
对乙酰氨基酚		水中略溶，热水或乙醇中易溶，丙酮中溶解
吲哚美辛		水中几乎不溶，丙酮中溶解，甲醇、乙醇、三氯甲烷或乙醚中略溶，甲苯中极微溶
保泰松		水中几乎不溶，乙醇或乙醚中溶解，丙酮、三氯甲烷或苯中易溶；氢氧化钠溶液中溶解
呋塞米		水中不溶，乙醇中略溶，丙酮中溶解
氨基比林		水中溶解，乙醇、三氯甲烷、苯或乙醚中易溶
盐酸普萘洛尔		水或乙醇中溶解，三氯甲烷中微溶
琥珀酸美托洛尔	对映异构体	水中易溶，甲醇中溶解，乙醇中微溶，乙酸乙酯中极微溶
盐酸索他洛尔		水或甲醇中易溶，乙醇中溶解，三氯甲烷中几乎不溶
阿替洛尔		三氯甲烷或水中微溶，乙醇中溶解，乙醚中几乎不溶

※ 药物的近似溶解度（《中国药典》2020年版二部）：每克溶质所需溶剂的近似体积（mL）①＜1，极易溶；②1~10，易溶；③ 10~30，溶解；④ 30~100，略溶；⑤ 100~1000，微溶；⑥ 1000~10000，极微溶；⑦＞10000，几乎不溶

二、药物分布的时间节律

药物分布受到血流量、膜结构通透性、蛋白结合率、药物理化性质等多因素的影响，这些因素多具有昼夜节律性，因此有些药物的分布表现出明显的时间差异。

（一）组织器官的血流量

组织器官血流量的变化具有昼夜节律性。通常，活动期组织器官血流量增大，休息期减小。组织器官血流量的时间节律影响药物在组织器官中的分布，使部分药物的实际分布容积发生同步的昼夜变化。

（二）组织细胞膜的通透性

组织细胞膜的通透性具有昼夜节律性变化。而且，不同的组织细胞膜，其通透性的时间节律不完全一致。

组织细胞膜通透性的时间节律影响药物的分布。研究者于一天中不同时间点（04:00、10:00、16:00 和 22:00）给予大鼠利多卡因后，采集全血，测定血浆中总的药物浓度和游离型药物浓度及红细胞中的药物浓度。结果显示，除了血浆中的总药物浓度和游离型药物浓度有昼夜变化外，红细胞内的药物浓度也有明显的昼夜变化。但是，红细胞内药物浓度的变化不完全依赖于血浆中药物浓度的变化，而是有其自身的变化规律，证明红细胞膜的通透性具有时间节律。

另有研究者在猴体内连续两周静脉恒速输注丙戊酸盐，测定脑脊液和血浆中的药物浓度。发现两者均存在昼夜节律性变化，而且均为暗期的浓度高于明期的浓度，提示血-脑屏障的通透性可能也具有昼夜节律，而且该时间节律与血浆药物浓度的时间节律同步。

（三）血浆蛋白结合

药物血浆蛋白结合受多种因素的影响，如温度、饮食、pH、药物理化性质、血浆蛋白含量及其亲和力和结合率等。

健康成人血浆蛋白的水平有较大幅度的昼夜节律性变化，其峰值在 16:00，谷值在 04:00，老年人则稍有不同，其峰值在 08:00，谷值仍在 04:00，峰谷浓度相差 20%。血浆蛋白水平的昼夜节律影响药物与血浆蛋白的结合，从而影响药物的分布。但是，血浆蛋白的结合位点数目和结构是否也有昼夜变化，尚需要进一步研究。

药物与血浆蛋白的亲和力也呈现昼夜节律性变化。测定 10 名正常受试者的血清皮质醇结合性球蛋白与泼尼松龙的亲和力，发现其具有夜间高、白天低的时间节律，最大亲和力出现在 00:00，与血清皮质醇结合性球蛋白水平的昼夜节律不同步。

许多药物与血浆蛋白的结合率均具有昼夜变化，部分药物血浆蛋白结合率的时间节律见表 9-6。从表中可以看出，人体内顺铂的血浆蛋白结合率下午 16:00 时最高，与血浆蛋白水平的昼夜节律同步；而地西泮的血浆蛋白结合率则是上午 09:00 时最高，与血浆蛋白水平的昼夜节律不同步，可能是受到血浆蛋白水平的昼夜节律和药物与血浆蛋白亲和力的昼夜节律共同作用的结果。血浆蛋白结合率高（>80%）的药物，如华法林（血浆蛋白结合率约为 99%）、环孢素 A（血浆蛋白结合率约为 93%）等，与血浆蛋白结合的昼夜节律的研究对制订临床给药方案具有重要的指导意义。

表 9-6 部分药物血浆蛋白结合率的时间节律

药物	种属	时间	结合或游离
卡马西平	大鼠	04:00	药物游离水平最低
	人	14:00～20:00	药物游离水平最高
布比卡因	大鼠	16:00	血浆蛋白结合最高

续表

药物	种属	时间	结合或游离
顺铂	人	16:00	血浆蛋白结合最高
地西泮	人	09:00	药物游离水平最低
丙吡胺	大鼠	22:00	药物游离水平最低
利多卡因	大鼠 人	22:00 19:00	药物游离水平最低 血浆蛋白结合最高
甲哌卡因	大鼠	04:00	血浆蛋白结合最高
泼尼松龙	人	00:00	血浆蛋白结合最高
普萘洛尔	大鼠	16:00 和 24:00	血浆蛋白结合最高
丙戊酸	人	02:00～08:00	药物游离水平最高

（四）细胞外液的 pH

在生理情况下，细胞外液的 pH 约为 7.4，但夜间偏低，具有较明显的昼夜节律。细胞外液 pH 的昼夜节律影响药物的分布。夜间，细胞外液的 pH 降低，酸性药物（磺胺二甲异嘧啶、磺胺异噁唑、环己巴比妥等）在细胞外液的解离度降低，以分子形式从细胞外透过细胞膜流入细胞内的酸性药物分子增加，使实际分布容积增加。但是，碱性药物（哌替啶、喷他佐辛等）和难电离药物（对乙酰氨基酚、安替比林等）的分布情况则未见显著改变。

（五）药物的理化性质

药物的理化性质对药物分布的时间节律有一定程度的影响。动物实验表明，与水溶性药物不同，多数脂溶性药物的分布过程具有更明显的昼夜节律。

通过静脉注射脂溶性较强的普萘洛尔和美托洛尔，以及水溶性较强的索他洛尔和阿替洛尔，研究 4 种不同 β 受体阻断药在大鼠体内的分布。结果发现，相对于水溶性药物，脂溶性药物在大鼠血浆中的 AUC 较低，而在脑、肺中的 AUC 较高；并且普萘洛尔在血浆、肺、脑中，美托洛尔在肌肉组织中的药物初始浓度具有暗期（大鼠活动期）高、明期（大鼠休息期）低的节律变化。相对于脂溶性药物，水溶性药物则在大鼠肌肉、心、肝、肾中的 AUC 较高；药物初始浓度无明显的时间节律。

三、药物代谢的时间节律

多数药物进入机体后，主要经酶代谢形成代谢产物。研究表明，肝、肾、脑等组织中很多酶的活性呈昼夜节律性变化，因此药物在体内的药动学特性也随昼夜时间变化发生相应的改变。导致药物的肝代谢过程产生时间节律性变化的因素主要包括肝血流量（Q_H）的时间节律和代谢酶表达与活性的时间节律。

肝清除率（CL_H）由肝脏血流量（Q_H）和肝抽提比（E_H）共同决定，它们的关系可用式（9-1）表示：

$$CL_H = Q_H \times E_H \tag{9-1}$$

对 E_H 较高（$E_H > 0.7$）的药物而言，Q_H 是肝清除率的主要限制因素。而代谢酶表达与活性的昼夜节律是引起 E_H 较低（$E_H < 0.3$）的药物肝清除率发生节律性变化的主要因素，因为这类药物肝代谢的主要限制因素是酶的清除速率。

（一）肝血流量

Q_H 存在昼夜节律性变化。临床上常使用吲哚菁绿（indocyanine green，ICG）又名靛青绿，作为评价心排血量和肝功能的指示剂。10 名健康受试者静脉注射吲哚菁绿后，分别于 02:00、08:00、

14:00 和 20:00 测定吲哚菁绿的血浆浓度，以 $t_{1/2}$ 和清除率估算其 Q_H，发现 Q_H 在 08:00 最高，在 14:00 最低。因此，对 E_H 较高（$E_H > 0.7$）的药物，如普萘洛尔、阿普洛尔、维拉帕米、硝酸甘油、苯佐地西泮、咪达唑仑等，Q_H 的昼夜节律会使其的肝代谢发生相应的时间节律性变化，肝清除率随 Q_H 的升高而增加，$t_{1/2}$ 则随之缩短，反之亦然。

（二）Ⅰ相代谢酶的表达与活性

Ⅰ相代谢酶包括 CYP 在内的很多酶（见第五章），其中最重要的是 CYP 超家族。Ⅰ相代谢酶能把各种内外源性物质氧化、还原和水解，在这些底物的体内处置过程中发挥极其重要的作用。

人体研究发现，CYP 的表达与活性存在昼夜节律性变化。12 名健康受试者分别于 09:00 和 21:00 口服舒林酸 200mg，连服 7 日后，测定原型药及代谢产物（硫化物）的血药浓度随时间的变化。发现其原型药及代谢产物的浓度均呈现昼夜变化。原型药的血药浓度 09:00 较 21:00 高，t_{max} 为 2h；硫化物的血药浓度 21:00 较 09:00 高，t_{max} 为 2~4h。可见，参与舒林酸体内代谢的代谢酶的活性具有明显的昼夜节律。

CYP 表达与活性的昼夜节律是引起 E_H 较低（$E_H < 0.3$）药物肝清除率发生节律性变化的主要因素，因为这类药物肝代谢的主要限制因素是酶的清除速率。许多人体和动物实验中发现 CYP 具有时间节律性。通过测定尿中 6β-羟基可的松与可的松之比来研究人体 CYP3A 活性的节律变化，发现代谢物与原型药之比在 24h 内变异显著，平均相差 2.8 倍，说明人体 CYP3A 活性存在一定的节律性。研究还发现其他药物，如安替比林、咖啡因、卡马西平、甲氨蝶呤等在人体中的 CYP 代谢也受昼夜节律的影响。

近年来大量动物研究也同样证实了许多 CYP 的表达具有时间节律性，且它们的节律性表达受到时钟因子/核受体的调控。大数据分析显示，小鼠肝中有节律特征的 CYP 大部分在夜间或昼夜交替时具有更高的基因表达水平，这可能与小鼠在活动期需要更强的代谢解毒功能有关（小鼠为夜行动物，与人类的活动-睡眠周期相反）。

Cyp2a4 和 *Cyp2a5* mRNA 在小鼠体内的表达具有显著的节律，且都在昼夜交替时达到最高峰。而在 *Shp* 基因敲除小鼠中，*Cyp2a4* 和 *Cyp2a5* 的 mRNA 表达均显著下降。通过研究发现，SHP 通过抑制负调控因子 E4BP4 的表达促进 *Cyp2a4* 和 *Cyp2a5* 的转录。另外，学者们还发现节律性核受体 PPAR-γ 的蛋白质表达与 *Cyp2a5* mRNA 水平密切相关，也是 *Cyp2a5* 节律产生的原因之一。CYP2A5 的蛋白亦具有明显节律，使其底物香豆素在体内的 7-羟基化代谢相对应地呈现出时间依赖性。

小鼠肝脏 *Cyp2e1* mRNA 表达于昼夜交替时达到最高，具有明显的节律。CYP2E1 的蛋白质表达节律亦十分明显，相较于 mRNA 延迟了约 8h，在夜晚表达丰富。例如，小鼠夜晚服用过量对乙酰氨基酚产生的肝毒性比白天服用产生的毒性更强。这是因为 CYP2E1 在夜晚表达更高，可催化产生更多的有毒代谢产物（醌类物质 NAPQI）。

小鼠 CYP3A11 对应人的 CYP3A4，是最重要的药物代谢酶之一。研究发现，小鼠 *Cyp3a11* 的 mRNA 在白天表达较高、夜晚表达较低，其蛋白质则在夜晚表达更高、白天较低，即 CYP3A11 蛋白节律表达相比 mRNA 推迟了约 12h。乌头碱、附子和雷公藤甲素在小鼠体内经由 CYP3A11 代谢解毒。这三者在小鼠体内的毒性呈现明显的时间依赖性：白昼（ZT2）给药比夜晚（ZT14）给药产生的毒性更大。这是由于 CYP3A11 蛋白在夜晚表达更高、代谢更快，解毒功能更强。体外肝微粒体代谢实验也表明，乌头碱和雷公藤甲素在白昼时的代谢较夜晚时的弱。敲除核心时钟基因 *Bmal1* 后，小鼠肝 CYP3A11 的 mRNA 和蛋白表达均显著降低，并且节律消失，提示 *Bmal1* 在 CYP3A11 节律形成中起重要作用。

（三）Ⅱ相代谢酶的表达与活性

Ⅱ相代谢酶（见第五章）在内、外源性化合物的亲水性转化及药理活性物质的代谢失活中发挥着重要作用。其中，UGT 在临床使用药物的代谢中最为重要。

相比 CYP，Ⅱ相代谢酶在临床药理学上受到的关注度要低得多，Ⅱ相代谢酶节律性研究相对较少。UGT1A1 在肝、肠、肾中均有较高的表达，体现出其重要的代谢作用。小鼠 *Ugt1a1* 在肝中的 mRNA 表达呈现白天高夜晚低的时间节律，而其蛋白质表达则呈现昼夜交替时间段（ZT10～ZT14）较高的时间节律。小鼠肝微粒体孵育实验显示，相比 ZT2，ZT14 时 UGT1A1 对其特异性底物雌二醇和 SN-38 的葡糖醛酸化代谢能力更高，与 UGT1A1 蛋白质表达的节律一致。研究人员还发现 BMAL1 通过特异性结合于 *Ugt1a1* 启动子上的 E-box 位点从而转录激活 *Ugt1a1* 的节律表达。UGT1A1 作为伊立替康（抗结肠癌药）活性代谢物 SN-38 的主要解毒酶，它的节律可能导致 SN-38 在人体内的暴露程度具有给药时间依赖性，或可用于优化伊立替康的给药方案。

随着上述一系列Ⅰ相、Ⅱ相代谢酶的昼夜节律被揭示，与之相关的药理毒理研究证实了代谢时间节律向效应时间节律转化。药物体内代谢过程的昼夜节律导致血药浓度和清除率的变化，进而影响药物效应。药物毒性和疗效的时间依赖性与药物代谢酶的昼夜节律表达密切相关。在研究中，不仅要研究时间药效学与原型药的时间药动学的关系，还应研究其与代谢物的时间药动学的关系。这些知识可用于给药方案优化，使药物发挥最大疗效的同时毒性最小。而生物钟是调控药物时辰代谢的重要因子，时钟基因通过直接或间接的转录机制调控药物代谢酶的节律表达，有的调控途径单一，有的较为复杂。更多有关药物代谢过程的时间节律研究仍在继续。

四、药物排泄的时间节律

大多数药物通过肾排泄，其受到肾小球滤过率、肾血流量、尿液的 pH 及肾小管的重吸收等肾功能昼夜节律性变化的影响，尤对脂溶性药物的影响较大。如阿替洛尔和索他洛尔，在大鼠体内代谢动力学研究显示，其夜间的肾排泄较快。另外，健康受试者分别于 07:00、11:00、19:00 和 23:00 口服水杨酸钠，07:00 服药所需排泄时间最长；19:00 服药所需排泄时间最短。说明 07:00～11:00 用药水杨酸钠在体内的驻留时间长，排泄速率慢；19:00～23:00 用药水杨酸钠在体内的驻留时间短，排泄速率快。

（一）肾血流量

肾血流量呈现昼夜节律性变化，主要影响肾小球滤过和肾小管分泌过程。当药物（如弱酸性或弱碱性药物）的肾排泄过程包括肾小球滤过、肾小管分泌和重吸收时，肾血流量的时间节律对这两个过程的时间节律均将产生影响，进而影响药物肾排泄的时间节律。每日静脉滴注阿米卡星 800mg/m²，连续数日。分别在不同时间取血测定药物浓度和肾小球滤过率。结果显示，阿米卡星血清浓度的变化与肾小球滤过率的变化均呈现昼夜节律且同步。可见，阿米卡星肾排泄的主要方式是滤过，并且其排泄量的变化依赖于肾小球滤过率的变化。其他氨基糖苷类抗生素也遵循类似规律。

（二）尿液 pH

尿液 pH 通常在 4.5～8.0，并呈现昼夜节律性变化，表现为活动期的 pH 较高，休息期的 pH 较低。

当药物（如弱酸性或弱碱性药物）的肾排泄过程包括肾小管重吸收，并且依赖于药物的解离度时，这些药物的排泄受尿液 pH 时间节律的影响较为明显。夜间，尿液的 pH 较低（偏酸性），苯丙胺等弱碱性药物的解离度较高，重吸收较少，排泄率较高；白天，尿液的 pH 较高（偏碱性），则苯丙胺的解离度较低，重吸收较多，排泄率较低。弱酸性药物的情况与之相反。

（三）药物转运体

肾药物转运体的昼夜表达影响极性分子的消除或重吸收，进而影响给药时间依赖性药物排泄和药动学行为。例如，氨苄西林的肾排泄以昼夜时间依赖性方式振荡，具有 2 倍的可变性，这与 OATs 介导的肾小管分泌能力的昼夜变化有关。此外，OCT2 在早期光照阶段的表达较高对应较高的肾清除率，与此时期给予小鼠顺铂诱导较低的肾毒性相对应。

肝胆排泄是机体清除某些药物及代谢物的重要途径。胆汁酸通量及肝细胞膜上转运体的昼夜变化可使药物胆汁排泄过程具有时间节律。其中，胆汁酸通量的昼夜变化可能与胆汁酸合成限速酶 CYP7A1 的节律表达有关。而几种药物转运体（如 P-gp、BCRP 和 MRP2 等）在肝细胞膜上的表达也呈现出昼夜节律波动，可导致肝和全身药物暴露的昼夜差异。例如，小鼠肝外排转运体 MRP2 在 ZT12 蛋白质水平较 ZT0 高，导致底物酚磺酞的胆汁排泄 ZT12＞ZT0，血浆暴露 ZT0＞ZT12，均呈现昼夜节律变化。

第三节　时间药动学的影响因素

影响药物代谢时间节律的主要因素包括食物、单次或多次给药、联合用药、给药途径、药物剂型及机体状况。

一、食　物

许多药物的时间药动学特性，依赖于药物吸收过程的时间节律，而进食和食物等会影响药物吸收的节律性，甚至食物中的一些成分吸收后有可能进一步影响药物后续的体内过程。

研究证明，由食物所致的胃液 pH 的变化，影响同服药物的药动学的节律性。进食后大约30min，由于食物的刺激，胃液的 pH 升高至 3～5。胃排空 3～4h 后，胃液的 pH 又恢复至原来的水平。食物对血浆蛋白含量的影响可能导致血中游离型药物浓度的变化。分别测定大鼠在进食和空腹状态下的血浆白蛋白含量，发现进食条件下血浆白蛋白含量比空腹状态下增高。进食还可增加肝血流量，有些酶活性在进食或空腹状态下变化各异。例如，大鼠肝中磺基转移酶活性在进食条件下具有昼夜节律变化，而在空腹条件下酶活性节律变化消失；硫酸酯酶则相反，在空腹条件下酶活性节律变化明显，进食条件下节律变化不明显。进食同样也会影响尿液 pH 的节律变化。大鼠空腹状态下尿液 pH 白天变化范围小，09:00 略高，17:00 略低。在进食状态下，09:00～13:00尿液 pH 明显高于空腹状态下，随后接近空腹状态下尿液 pH。弱酸性或弱碱性药物的排泄过程的时间节律会受到影响。由此可知，食物所致的生理变化可能会影响药物体内过程的各个环节。因此，研究药动学的时间节律时，必须严格控制进食条件。

除此之外，食物的组成和形态对胃排空速率有较大的影响，该生理变化将影响依赖胃排空速率吸收的药物，使其药动学的时间节律发生改变。与低热量液体食物相比，高热量固体食物的胃排空时间明显较长，t_{max} 延迟。

食物的酸碱性可影响尿液的 pH。当偏酸性或偏碱性的食物使尿液的 pH 降低或升高时，由于影响了尿液 pH 的时间节律，从而影响到弱酸性或弱碱性药物在尿液中的解离度节律，最终影响其重吸收和排泄过程的时间节律。

二、单次或多次给药

比较单次或多次给大鼠普萘洛尔的药动学实验结果，发现单次给药时，活动期的 $t_{1/2\beta}$ 短于休息期；而多次给药时，肝对药物的摄取接近饱和，药物的清除速率无显著差异。这是因为普萘洛尔为肝血流量依赖性药物（E_H＞0.7），单次给药时其代谢速率的变化主要依赖于肝血流量的时间节律性变化，大鼠肝血流量活动期较休息期大。

三、联合用药

药物可能受到联合使用药物的直接影响或其他药物所引起的机体效应及生理变化的间接影响，使其体内过程的时间节律发生改变。

（一）其他药物的理化性质

偏酸性或偏碱性的药物使尿液的 pH 降低或升高时，从而影响到弱酸性或弱碱性药物在尿液中的解离度节律，进而影响其重吸收和排泄过程的时间节律。

（二）其他药物的药效所致的机体生理变化

雷尼替丁能够抑制胃酸分泌，使胃液的 pH 升高。因此，与雷尼替丁同服常会影响弱酸性或弱碱性药物的吸收节律。弱酸性药物，解离度增加，吸收减少；而弱碱性药物，解离度降低，吸收增加。

四、给 药 途 径

给药途径会对时间药动学产生影响。动物研究结果显示，腹腔注射或静脉注射丙米嗪，靶器官的分布容积呈昼夜时间依赖性，而口服丙米嗪的药动学参数无明显昼夜差异。

五、药 物 剂 型

药物剂型的选择会对时间药动学产生影响。例如，健康受试者早晨服用速释型单硝酸异山梨酯比傍晚服用的 t_{max} 明显短，而该药的缓释制剂则无这种差异。

健康受试者和高血压患者分别在早上及晚上服用硝苯地平的普通制剂与缓释制剂。结果，硝苯地平普通制剂的药动学具有时间节律性，早晨服药较晚上服药的 C_{max} 更高、AUC 更大、t_{max} 更短；而硝苯地平缓释制剂的药动学未显示时间节律性。

给健康受试者分别在 08:00 和 22:00 服用布洛芬的普通制剂及缓释制剂，发现普通制剂在 08:00 时，吸收较快，t_{max} 较短，且 C_{max} 较高；而缓释制剂与普通制剂相反，在 22:00 时 t_{max} 较短，吸收较快，C_{max} 较高。

六、机 体 状 况

影响药动学时间节律的机体状况主要包括年龄、性别、体位及运动、健康状况。

（一）年龄

机体年龄的变化对药动学的时间节律具有较大的影响。例如，机体对茶碱的处置与年龄之间的相关性，儿童比成人显著，但这种差异依赖于药物的剂型。相对于 1 天服用一次的缓释茶碱，速释茶碱在儿童和成人中时间依赖性药动学差异更明显。又如，吲哚美辛的时间药动学行为老年人不同于成人。但是，地高辛的时间药动学不受年龄的影响。

（二）性别

常规的时间药动学研究中主要以男性为研究对象。因为女性性激素的水平变化在一定程度上会影响某些药物的代谢动力学时间节律。

妊娠期的女性，体内雌激素和孕激素的水平增加，胃肠道的吸收降低，白蛋白的结合率降低，肝代谢加快，肾清除率增加。这些生理过程的变化影响药物体内过程的时间节律。

女性月经周期过程中，体内雌激素、孕酮和睾酮等激素也呈周期性变化，该变化可能会影响药物药动学。研究发现，安替比林、卡马西平、硝基安定、氯苯那敏和苯巴比妥的药动学不因月经周期而变化；乙醇和水杨酸类药物在月经周期中间阶段吸收较慢；甲喹酮代谢在排卵期高 2 倍；苯妥英在癫痫女性月经周期末阶段消除较快；茶碱在哮喘女性月经周期中间阶段 C_{max} 最高，平均残留时间最小、$t_{1/2\beta}$ 最短。

（三）体位及运动

人站立位和卧位的肝血流量相差 60%。例如，人站立 45min 后，总苯妥英钠血浆浓度增加。运动可使普萘洛尔清除率增加，使阿托品的 $t_{1/2\beta}$ 和分布容积减小。因此，在时间药动学研究中，控制体位和运动情况也很重要。

（四）健康状况

患病期间机体节律可改变，故可能影响药物的时间药动学。

例如，癫痫女患者体内苯妥英钠的药动学行为不同于健康者，且对于月经期癫痫女患者还依月经周期阶段不同而变化。活动性胃溃疡患者分泌 H^+ 的速度明显高于正常人，使依赖 pH 吸收的药物在体内的吸收时间节律受到影响。癌症患者及炎症患者的血浆蛋白结构有昼夜变化，影响药物与血浆蛋白的结合，使药物体内分布的时间节律受到影响。肝功能、肾功能异常患者的生物节律也有所改变，使药物代谢和排泄的时间节律受到影响。

第四节　时间药动学的研究意义

时间药动学的研究意义主要体现在指导给药方案及药物新剂型的设计。

一、指导给药方案的设计

临床上，单次给药剂量及给药时间多采用将全天的药量均分、等时间间隔给药的方式，而未考虑不同时间给药对药物体内过程的影响。

应用时间药动学的研究结果指导设计给药方案，有助于合理安排给药时间、给药剂量及联合用药。

（一）给药时间

在选择给药时间时，顺应人体的生物节律对药动学的影响，可充分发挥药效、降低药物的不良反应。由于给药时间不同而引起的变化称为给药时间依赖性变化（dosing-time-dependent change）。

> **【临床案例 9-3】**
> 　　硝苯地平、氨氯地平、维拉帕米、地尔硫䓬等钙通道阻滞药是临床常用的口服降压药物，主要通过阻断血管平滑肌细胞上的钙通道发挥扩张血管、降低血压的作用。为了达到良好的降压效果、减轻不良反应，宜选择每天服用 1 次的长效制剂，于早晨服用。
> **【案例分析】**
> 　　人体血压在一天中多呈现"两峰一谷"的波动状态。血压值在 09:00～11:00 和 16:00～18:00 出现峰值，18:00 时开始缓慢下降，至次日凌晨 02:00～03:00 降至最低（谷值）。该节律在老年高血压患者表现尤为明显，患者在血压达高峰期时，常出现头晕、头痛等症状且易发生脑出血，而血压低时又易发生脑动脉供血不足，血流缓慢易形成脑血栓或冠脉血栓。因此，"两峰一谷"时段被称为高血压患者的潜在危险期。
> 　　一般降压药物在服药 30min 后起效，并于 2～3h 后作用强度达到峰值。因此，建议高血压患者将服药时间由传统的一日 3 次改为上午 07:00 和下午 14:00 两次为宜；而对于一天服用 1 次的长效抗高血压制剂，约在上午 07:00 时给药最好。通过调整给药时间，药物作用的 t_{max} 与血压的高峰期一致，可产生最好的降压作用。此外，轻度高血压患者切忌在晚上入睡前服药，中、重度患者入睡前建议服用白天剂量的 1/3，这样能够有效预防心脑血管并发症的发生。降压药物的使用应遵循以下 4 项原则：小剂量开始，优先选择长效制剂，联合用药及个体化用药。

（二）给药剂量

根据人体生物节律与疾病昼夜节律，在机体对药物敏感性较低时适当增大剂量，在机体对药物敏感性较高时适当减小剂量，可使药物浓度达到治疗所需水平，同时又尽量避免不良反应的发生。由于给药剂量不同而导致的变化称为剂量依赖性变化。

【临床案例 9-4】
　　吲哚美辛通过抑制 COX 而减少前列腺素的合成，发挥抗炎、解热和镇痛等作用。临床上常用于治疗风湿性关节炎、类风湿性关节炎等病症。长期服用吲哚美辛，不宜将每日总剂量平均分配，建议调整给药剂量，早晨剂量宜小，晚间剂量稍大。

【案例分析】
　　研究表明，在 19:00 时服用吲哚美辛，其血药浓度的峰值比 07:00 时服药低 40%，且达到 C_{max} 所需时间较 07:00 服药长。在 07:00 时服用吲哚美辛，不良反应比晚间服用大 2～5 倍。
　　前列腺素合成酶（COX）在夜间活性较强，因此为减少不良反应，达到最佳疗效，可在早晨适当减少剂量，晚间适当增加剂量。

（三）联合用药

　　药物可能受到联合使用药物的直接影响或药物所引起的机体效应及生理变化的间接影响，使其体内过程的时间节律发生改变。因此，在联合用药时，应该充分考虑 DDI 对于药物体内过程时间节律的影响。

二、指导药物新剂型的开发

　　药物的缓释制剂能够将药物在体内的浓度长时间维持在一定的治疗水平范围内。但是，药物浓度不能随着机体对药物处置能力及疾病的时间节律而发生相应的变化。由于药物浓度持续维持在较高水平，易使受体的敏感性降低，甚至产生不良反应。

　　时间药动学的研究将推动新型药物制剂的设计，如可编程实时药物输送泵的开发，旨在将药物输送到特定的昼夜节律时间窗。脉冲给药系统（pulsed drug delivery system）又称定时给药系统，是根据时间药理学及时间药动学的基本原理设计的定时释放有效剂量的药物给药系统。《中国药典》（2020 年版）将脉冲制剂归为迟释制剂，即用药后不立即释放药物，在某种条件下（如在体液中经过一定时间，或一定 pH 环境下，或某些酶的作用下）一次或多次突然释放药物的制剂。例如，缬沙坦脉冲胶囊，其体外释药时滞是 5～6h，在此期间释药极少，之后则迅速释药，12h 内释药率达 99%±1.7%。缬沙坦脉冲胶囊可有助于治疗清晨高血压。再者，双氯芬酸钠脉冲控释微丸在健康受试者体内的释药时滞为 2.8h±0.6h，给药后 5.9h±0.9h 其血药浓度达到最高。睡前给药，清晨疾病加重时（关节炎患者在清晨关节僵硬加重）可发挥良好的治疗作用。糖尿病患者的空腹血糖、尿糖在早晨有一峰值。植入体内的胰岛素自控给药装置，可按血糖浓度的昼夜节律定量给药，从而达到较好降糖效果。此外，肿瘤时辰化疗是根据人体正常组织细胞与肿瘤细胞的时间节律，选择在化疗药物对正常组织细胞毒性最小的时间将化疗药物输入人体，借助于程序化植入泵可以严格控制药物 t_{max}，达到提高药物疗效，又最大限度地减少药物不良反应。

思 考 题

1. 简述时间节律对 ADME 的影响。
2. 简述影响时间药动学研究的主要因素。
3. 研究时间药动学的意义是什么？

（吴宝剑）

第十章 群体药动学

本章要求

1. 掌握群体药动学、固定效应、随机效应、协变量等基本概念。
2. 熟悉群体药动学研究的基本步骤。
3. 了解群体药动学在新药研发和个体化用药中的应用。

第一节 概　述

一、定义和特点

群体药动学建立在经典药动学理论基础之上，将药动学与统计学模型相结合，考察目标群体中药动学的群体特征。"群体"指根据研究目的所确定的研究对象的集合。"群体特征"包括了群体平均值或典型患者的特征值（typical value），也包括由于生理、病理、遗传等方面的差异所导致的个体间和个体内的变异。群体分析方法不仅可获取群体平均值，还可定量解析群体中变异的大小及影响因素的作用。

1999 年，美国 FDA 发布的技术指南对群体药动学作了如下定义："群体药动学是在目标人群中，鉴别影响药动学的生理和病理等因素。这些因素带来的影响具有临床意义，需据此进行用药方案的调整。"经典药动学分析需要每个受试者采集多个样本，才能获取和计算所需的参数。而群体分析方法与传统方法相比，可充分利用临床的稀疏采样数据进行分析。每个研究对象仅需采集少量样本，即可估算个体的特征参数。群体分析有利于在实际患者人群中开展，尤其是在特殊人群中开展研究，如老年人、新生儿、妊娠期妇女、哺乳期妇女和危重患者等。

二、研究内容和意义

群体药动学研究可充分利用药物研发中各个阶段的试验信息，将多个不同试验设计的临床研究数据进行汇总分析，更准确地描述药物的药动学特征。若将药动学和药效学特征相链接，可进一步进行给药方案的优化、开展临床试验模拟，比较不同临床试验设计等。此外，通过群体分析还可研究药物和药物、药物和食物的相互作用，探索发生相互作用的机制，明确药动学和药效学变异性的来源，据此调整给药方案等。将群体药动学-药效学分析与疾病进展模型、临床研究试验设计等其他技术相结合，进行多学科的知识管理和整合，辅助新药研发的决策。

由于药物研发阶段的局限性，研究对象受研究方案所限，可与真实世界的患者不同。例如，研究时间短，实际患者可罹患多种疾病、应用多种药物进行治疗等。此外，新药研发阶段获得的最佳给药方案仅针对群体或亚群体层面，难以针对个体达到量体裁衣式的个体化用药。应用群体药动学研究方法，可综合考虑患者的个体特征因素，如生理、病理、遗传、合并用药等因素，可更为精准地制订药物治疗方案。基于药物的群体药动学特征，结合贝叶斯法，不仅对药物治疗方案的制订和调整，以及对一些特殊问题如用药依从性的判断、晚服药或漏服药时的补救等，均可发挥不可替代的作用和优势。

近年来，以群体药动学理论为基础，国内外倡导了"模型引导的新药研发"（model informed drug development，MIDD）和"模型引导的精准给药"（model informed precision dosing，MIPD）。应用建模和模拟技术，在新药研发和临床个体化用药中取得了巨大的成效。MIDD 和 MIPD 的实施不仅提高了新药研发的效率，也在临床合理用药方面发挥了巨大作用。随着对健康和生命质量要求的不断提高，群体药动学理论技术必将发挥更大的作用。

第二节 基本原理

群体药动学旨在定量表征药物在机体的吸收和处置过程等，并根据患者的特征信息预测药物浓度和疗效，制订和调整给药方案。群体药动学模型包括了个体模型、群体模型和非线性混合效应模型。其中，个体模型描述个体的数据。群体模型在个体模型的基础上，增加了解释个体间参数的变异大小及来源的模型。非线性混合效应模型是一种同时考察固定效应和随机效应的模型，用以表征模型参数的集中趋势、分布和离散程度等。

一、个体模型和群体模型

（一）个体模型

个体模型是表征个体数据特征的模型，由结构模型和统计学模型组成。结构模型为经典药动学模型。统计学模型为表征个体观测值和模型预测值差异的模型。后文将个体观测值简称为观测值，模型预测值简称为预测值。个体模型将观测值与预测值相联系，描述观测值和预测值的差异情况。

口服一级吸收和消除的一房室模型的血药浓度随时间的变化可用式（10-1）表示：

$$C_{pred,i} = \frac{k_a \times F \times \text{Dose}}{V(k_a - k_e)} \left(e^{-k_e \times t_i} - e^{-k_a \times t_i} \right) \tag{10-1}$$

式中，k_a 为一级吸收速率常数；k_e 为一级消除速率常数；Dose 为给药剂量；F 为生物利用度；V 为分布容积；$C_{pred,i}$ 为单次给药后第 i 个时间相的预测值。

预测值与观测值的关系可用统计学模型 [式（10-2）] 表示：

$$C_{obs,i} = C_{pred,i} + \varepsilon_i \tag{10-2}$$

式中，$C_{obs,i}$ 为个体第 i 个浓度的观测值；$C_{pred,i}$ 为个体第 i 个浓度的预测值；ε_i 为 t_i 时的观测值与预测值的差值，即随机效应。

（二）群体模型

在个体模型基础上，群体模型增加了表征个体间变异的模型。个体间变异模型描述了个体参数的变异程度和变异来源。此外，群体模型不仅包含了个体模型的所有组分，还包含了个体间变异相关的参数和表征群体特征的子模型，用来描述群体的特征。

二、非线性混合效应模型

（一）结构模型

药动学结构模型通常包括了吸收模型和处置模型。常见吸收模型包括了简单的零级吸收模型、一级吸收模型，以及复杂的渐进吸收模型、混合吸收模型、威布尔吸收模型等。一般，尽可能选择简单的模型来描述药物的吸收过程。当需要准确估算药物的 t_{max} 和 C_{max}，或需要描述不同时间段的吸收过程、吸收滞后等特殊吸收过程时，可尝试复杂的吸收模型。药物的处置模型常包括了一房室、二房室、三房室等房室模型。房室数越多，药动学参数也越多，药动学过程可更加复杂。

（二）固定效应

固定效应是指特定的或可测量的模型参数，其来源和影响相对明确。固定效应一般用 θ（theta）表示。θ 的数字下标用来标注不同的固定效应。群体模型中，固定效应参数定义了结构模型参数的群体典型值，如清除率、分布体积、吸收速率常数和生物利用度等。

固定效应还包括了协变量，即可能影响药动学的因素，如研究对象的生理（年龄、性别、体重、种族、编码代谢酶的遗传多态性）、病理（疾病类型、合并症、肝肾功能）和其他因素（合并用药、吸烟、饮酒、饮食）等。

例如，描述某个主要经肾清除的药物（如氨基糖苷类抗生素）的清除率（CL）时，可用式（10-3）表示：

$$CL = CL_{nr} + CL_r = \theta_1 + \theta_2 \times C_{cr} \tag{10-3}$$

式中，CL_{nr} 和 CL_r 分别表示药物的非肾清除和肾清除，两者之和为药物的总清除；C_{cr} 为内生肌酐清除率（单位：mL/min）。θ_1 和 θ_2 为固定效应参数，其中 θ_1 表示非肾清除部分的清除率，θ_2 表示与内生肌酐清除率呈恒定正比的比例系数。

（三）随机效应

随机效应是一类未知的、难以测量或无法观测的因素，用来量化无法解释的变异或模型预测误差。随机效应可分为个体间变异（between-subject variability，BSV）和个体内变异（within-subject variability，WSV），后者又称为残差变异（residual unexplained variability，RUV）。为了避免个体内变异与个体间变异的混淆或错误识读，文献中常用"残差变异"一词。

个体间变异是指个体参数值相对于群体典型值的偏离。残差变异指个体预测值相对于实际观测值的偏离，两者的含义如图 10-1 所示。

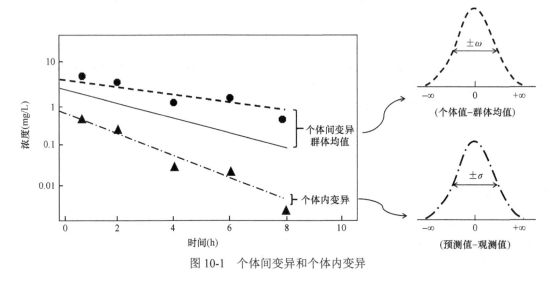

图 10-1　个体间变异和个体内变异

个体间变异和残差变异分别用 η（ETA）和 ε（EPS）表示，一般假设个体间变异和残差变异均符合正态分布。

1. 个体间变异

（1）定义：个体间变异即个体参数值相对于群体典型值的偏离。当个体间变异较小时，受试者间的药动学行为相似，达到目标浓度所需的剂量接近，给药方案可采用固定剂量。当个体间变异较大时，统一的剂量则难以满足所有用药人群的需求。此时，若已知变异的来源，则可据此调整剂量。例如，氨基糖苷类抗生素常通过肾清除，肌酐清除率可部分解释个体间变异的原因，可据此进行个体化给药，如式（10-3）。

（2）常用函数表达式：个体间变异模型常用加和型 [式（10-4）]、比例型 [式（10-5）]、指数型 [式（10-6）] 模型等表示。

加和型：
$$P_i = \hat{P} + \eta_i \tag{10-4}$$

比例型：
$$P_i = \hat{P} \times (1 + \eta_i) \tag{10-5}$$

指数型：
$$P_i = \hat{P} \times e^{\eta_i} \tag{10-6}$$

式中，P_i 为个体参数；$\hat{P}$ 为群体参数；η_i 为第 i 个体的个体间变异；η_i 符合均值为 0、方差为 ω^2 的正态分布。

非线性混合效应模型采用一阶估算法时，个体间变异比例型模型和指数型模型可获得相同的随机效应估算值。与比例型模型相比，指数型模型可以避免计算时出现负值，因此更为常用。

2. 残差变异

（1）定义：残差变异来源于测量误差、实验室间的测定差异及模型本身的不确定性带来的误差等，反映了预测值相对于观测值的随机变化程度。若残差变异较大，则表明同一个受试者在相同给药方案下的变异大，模型的预测性能不佳。若一个符合线性动力学的药物的残差变异较小，且在每个给药间隔内的药动学行为一致，则可应用模型准确地预测浓度。

（2）常用函数表达式：残差变异可用加和型 [式（10-7）]、比例型 [式（10-8）]、结合型 [式（10-9）] 和对数型 [式（10-10）] 模型等表示。

加和型：
$$Y = \hat{Y} + \varepsilon_1 \tag{10-7}$$

比例型：
$$Y = \hat{Y} \times (1 + \varepsilon_1) \tag{10-8}$$

结合型：
$$Y = \hat{Y} \times (1 + \varepsilon_1) + \varepsilon_2 \tag{10-9}$$

对数型：
$$Y = \lg \hat{Y} + \varepsilon_1 \tag{10-10}$$

式中，Y 和 $\hat{Y}$ 分别为观测值和预测值，一般为正值；ε_n 为残差变异。残差变异符合均值为 0、方差为 σ^2 的正态分布。

残差模型的选择应与观测值的范围相符。当观测值的范围在一个数量级以内时，如稳态谷浓度或恒速静脉滴注时的稳态浓度，可以选择加和型残差变异模型描述。当数据范围大于一个数量级时，可考虑选择比例型残差变异模型。

在选择残差变异模型时，还应注意不同模型中预测值与残差变异的关系。如图 10-2 所示，加和型和对数型模型的残差是一个固定值，比例型和结合型模型的残差会随着预测值的增大而增大。比例型模型预测值趋近 0，残差亦趋近 0，而结合型模型在预测值趋于 0 时残差逐渐趋于一个常数。通过绘制残差-预测值的散点图，可初步评估两者之间的关系，有助于残差变异模型的选择。

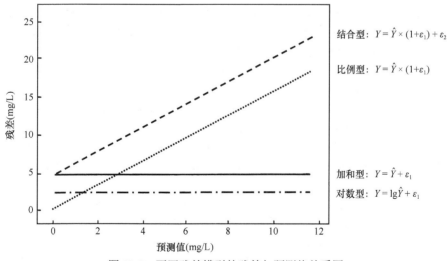

图 10-2　不同残差模型的残差与预测值关系图

三、估算方法

群体分析的估算方法主要包括单纯集聚（naive pooled data，NPD）法、标准二步（standard two-stage，STS）法和非线性混合效应模型（nonlinear mixed effects modeling，NONMEM）法。其中，NONMEM 法是真正意义的群体估算方法，可一步准确估算所有的群体参数。NONMEM

法中包括参数法、非参数法和贝叶斯法。参数法假设参数呈正态分布，较其他方法应用更为广泛。

（一）单纯集聚法

NPD 法是合并所有个体的原始数据后进行数据处理并确定群体参数的方法。NPD 法将所有数据视为来自于同一个体。该方法的最大特点就是简单易行。但是，由于 NPD 完全忽略个体，无法获取个体的参数，只能估算单个参数的均值。此外，NPD 法忽视各类数据的差异来源，把所有误差都混合在一起，无法区分个体间变异和残差变异，也无法筛选参数的影响因素。但是，在模型化的初始阶段，NPD 法可用于快速求算参数的初始值，也可有助于初步掌握药物体内的药动学特征。

（二）标准二步法

STS 法是传统的药动学数据处理方法，其步骤如下：①第一步，对个体数据分别拟合，求算每一个体的药动学参数；②第二步，由个体参数求算群体参数，包括参数的代数平均值或几何平均值、方差和协方差等。

STS 法较简单，一般药动学软件均可以完成。相较于 NPD 法，STS 法可以获得每一个体的药动学参数，以及参数的分布特征。由 STS 法得到的参数也可作为模型化时的初值。此外，由于是对多个个体进行研究，STS 法可以将潜在的药动学影响因素纳入模型中进行分析。

但是，同经典药动学方法相似，如需准确获取个体参数值，STS 法要求每例受试者采集血样的次数较多，且覆盖药-时曲线的全部时间段。故 STS 法主要适用于临床前药动学评价、Ⅰ期临床的临床药动学试验及生物等效性评价等研究。多点取样不易为患者接受，使 STS 法实施时存在困难。此外，个体中的离群值，也易引起群体参数的估算产生偏倚。

（三）非线性混合效应模型法

1. 参数法 参数法假设模型参数服从正态分布（或对数正态分布），结合经典的药动学理论与混合效应模型（固定效应和随机效应），可直接求算出群体药动学参数。该法是目前群体研究中使用最为广泛的一种方法。

1977 年，Sheiner 教授提出的 NONMEM 法采用了参数法估算群体参数。传统方法一般先计算个体参数，进而计算群体参数。而 NONMEM 法通过统计学模型来处理分析患者的特征信息（生理、病理学信息、给药剂量等）、观测值（如血药浓度等）及可能的误差。参数估算时，采用了扩展的最小二乘法（extended least square，ELS 法）一步求算出所有的群体参数。

常用的参数估算方法，包括一阶（first order，FO）估算法、一阶条件估算（first order conditional estimation，FOCE）法、含个体间和个体内变异交互作用的一阶条件估算法（first order conditional estimation with inter- and intra-subject variability interaction，FOCE-I）、拉普拉斯（Laplace）法、迭代两步（iterative two-stage method，ITS）法、蒙特卡罗抽样最大期望值法（Monte Carlo importance sampling expectation maximization method，MCISEM）、近似最大期望值法（stochastic approximation expectation maximization method，SAEM）等。群体分析软件 NONMEM、Lixoft、Phenoix NLME 等均纳入了参数法的估算方法。

2. 非参数法 与参数法不同，非参数法无需假设参数符合正态分布（或对数正态分布）即可求算参数，适用于多种概率分布或联合分布的数据。目前，基于非参数法原理的算法有非参数最大似然法（nonparametric maximum likelihood，NPML）、非参数最大期望值法（nonparametric expectation maximization，NPEM）、拟非参数法（semi nonparametric，SNP）、非参数自适应网格法（nonparametric adaptive grid，NPAG）等。常用软件 Pmetrics 和 NONMEM 纳入了相关算法。

3. 贝叶斯法 贝叶斯法由英国学者托马斯·贝叶斯创建。其基本原理是根据某一事件既往发生的概率特征，预测之后该事件发生的可能性。在群体研究中，贝叶斯法可根据群体内的参数分布特征及实际的个体观测数据（如血药浓度、药物效应值等），估算具最大概率的个体参数，其表述如式（10-11）：

$$P(\phi|C) = \frac{P(C|\phi)P(\phi)}{P(C)} \qquad (10\text{-}11)$$

式中，ϕ 为模型参数值；C 为个体观测数据。$P(C)$ 和 $P(\phi)$ 分别是 C 和 ϕ 的先验概率；$P(\phi|C)$ 表示在已知 C 发生的情况下 ϕ 的发生概率，称为后验概率；$P(C|\phi)$ 表示在已知 ϕ 发生的情况下 C 的发生概率，称为似然度。在群体研究中，贝叶斯法是基于个体观测数据寻找一组最有可能的参数解，即 $P(\phi|C)$。

参数法和非参数法估算参数时，常采用最大似然法（maximum likelihood，ML）。但当研究数据稀疏、数据不满足正态分布，或模型过于复杂时，最大似然法可导致计算失败。与最大似然法不同，贝叶斯法在参数估算时纳入了先验信息，并假设模型参数是随机的。例如，马尔可夫链蒙特卡罗（Markov chain Monte Carlo，MCMC）贝叶斯法不需假设参数的分布形式，可从某个假定分布中抽取样本，获得稳定的后验分布，进而分析计算。在稀疏数据建模分析时，MCMC 贝叶斯法可作为参数估算的方法。

此外，最大似然法的结果通常是点估算值（如平均值）；而贝叶斯法获得的通常是参数的概率分布。相比最大似然法，贝叶斯法估算参数基于先验信息，具一定主观性。当使用不同的先验信息时，可得到不同的估算结果。因此，贝叶斯法估算的可信度也取决于先验信息的可信度。

四、研究步骤

群体药动学分析的过程须围绕研究目的展开，主要包括以下步骤：建立分析计划、数据探索性分析、构建基础模型、构建协变量模型和模型评价。

（一）建立分析计划

制订群体建模分析计划（以下简称"分析计划"）是数据分析和模型建立过程中的必要步骤。分析计划可明确建模分析的目的、假设和基本流程、保证分析的一致性和可重复性。各国关于群体药动学分析的技术指南文件都指出：建模分析前须制订分析计划，最大限度地减少建模过程中人为因素带来的影响，增加可信度。详细全面的分析计划不仅能够提高分析质量，还能促进项目团队中多学科成员的分工协作，加速项目的完成。

分析计划应充分描述建模目的、建模过程和模型评价等步骤。即便不同的专业人员，根据分析计划也能得到基本相同的结论。分析计划可随数据的变化而进行修改和调整，但应在建模过程中详细记录与计划不同的修改内容。此外，分析临床Ⅱ期和Ⅲ期试验数据时，必须在数据收集完成前确定分析计划。分析计划中应明确分析目的和建模数据，两者应相匹配。例如，临床Ⅰ期与临床Ⅱa期的数据一般为密集采样数据，可用来建立可靠的结构模型。在临床Ⅱb与Ⅲ期的试验中，尽管收集的数据多为稀疏数据，但有大量的协变量信息，可用于筛选和建立协变量模型。

（二）数据探索性分析

构建模型前，可通过图解法和统计学方法对数据集进行探索性数据分析（exploratory data analysis，EDA）。EDA 的数据主要包括人口统计学数据、剂量和浓度相关数据等。EDA 可揭示数据的内在特征，发现具有明显趋势的变量，辨识离群值、异常值和缺失值等。EDA 常用的图解法包括绘制连续变量的直方分布图、分类变量的频率图等，用以检视数据的分布特点；绘制变量的栅栏图，分析变量间是否相关。EDA 常用的统计学方法包括计算每个变量的中位数、范围、四分位数、数学平均值、几何平均值、方差等，对数据进行统计学描述。

EDA 还可评估收集的数据是否支持分析目标，预期的数据特征是否与实际相符，若不相符则需要考虑修改建模策略。例如，试验方案计划受试者在下次给药前的任一时间点采样，采样时间应在给药间隔内随机分布。但数据探索性分析后发现：采样时间主要集中在给药后早期（如给药后 1～2h）和近下次给药的时间（如下次给药前 2h 内）。此时，应固定部分参数或简化模型，直接采用房室拟合可能失败。

（三）构建基础模型

对数据集进行全面的 EDA 后，可着手建立基础模型。基础模型是表征数据整体特征的模型，包括结构模型与随机效应模型两部分。

结构模型是经典的药动学模型，如一级消除的一房室药动学模型、一级吸收和一级消除的二房室模型等。结构模型的选择方法与经典药动学一致，可通过绘制模型诊断图、统计学检验及评估参数估算值的精度等进行综合评判。随机效应模型包括个体间变异模型和残差变异模型等，具体方法参见上一节的叙述。

（四）构建协变量模型

建立协变量模型旨在描述和解释药动学参数的变异来源。协变量模型可区分群体中可能无法获得药效或产生不良反应的亚群体。明确影响药动学行为的协变量，可提高模型的预测能力，加深药物作用机制的认识。

协变量常可包括人口统计学特征（如性别、年龄、体重、体表面积、种族等）；实验室检查（如肝、肾功能等）；与治疗相关因素（如合并用药、是否透析等）；生活习惯或者环境因素（如吸烟、喝酒、饮食等）等。一般而言，可从药物的吸收、分布、排泄和清除的药动学特征或药物的作用机制入手，分析可能的协变量。

筛选协变量时常首先采用图解法进行初筛，即应用贝叶斯原理计算个体的参数，然后将个体参数与待考察的协变量作散点图，直观检视两者之间是否存在相关性。对图解法显示可能的协变量，再应用统计学方法进行筛选。统计学检验方法中最常用的方法是逐步法，包括前向纳入和逆向剔除两个步骤。前向纳入法即采用加法、乘法或指数模型等逐一加入各因素；建立全量模型后，再用逆向剔除进一步考察各协变量的影响，排除无显著性意义的协变量后，获得最终模型。选择和构建协变量模型时，还应注意纳入的协变量与药动学参数之间须具有合理的因果关系，且可用已知的生理学、病理学、药理学等知识进行解释。

（五）模型评价

模型评价是群体分析研究关注的重点内容之一，贯穿于模型构建的全过程，涵盖了模型结构、模型参数和模型预测性能等的评估。根据评价数据集的来源，模型评价可分为内部评价和外部评价。当评价的数据集与建模的数据集均来自于同一研究时，称为内部评价。而外部评价指应用独立于建模数据之外的数据集对模型进行评价。

根据实施方法，模型评价又可分为基于预测和基于模拟的评价，分别评价模型的预测性能和模型表征建模数据的集中程度及分布程度的能力。基于预测的评价是指通过绘制模型诊断图、计算模型的预测误差等方法，比较模型预测值与观测值的接近程度，从而评价模型预测性能。基于模拟的评价是指通过构建的模型及参数进行模拟，生成模拟数据集。通过诊断图和统计学检验的方法，评价模拟数据与观测数据分布特征的相符程度。

模型评价的核心是测试模型本身及其预测性能，证明模型的有效性。模型通过的测试越多，其可信度就越高。此外，模型评价的维度取决于建模的目标。如建模目标只是描述数据特征，那么使用的模型评价方法可相对较少；若建模目标为预测，则需要进行更为全面和严格的模型评价。

第三节 应 用

一、新药研发中的群体药动学研究

新药临床研究中群体药动学的应用重点之一是筛选影响新药药动学的因素，进一步验证或优化给药方案。

【临床案例 10-1】

　　帕博利珠单抗是常用的免疫检查点抑制剂之一。该药可通过抑制免疫检查点的活性，阻断免疫抑制通路，解除机体免疫耐受状态，并增强机体自身对肿瘤细胞的识别与清除能力，从而显著提高癌症患者的治疗效果和改善生活质量。本研究通过对前期临床研究的数据进行群体药动学分析，对可能影响药动学的因素进行筛选，定量评价帕博利珠单抗药动学的影响因素，验证给药方案的适用性，也为肝、肾功能受损等特殊人群的给药方案提供依据。

方法

　　研究数据涵盖了 KEYNOTE-001、KEYNOTE-002 和 KEYNOTE-006 三个临床试验。受试者主要为晚期黑色素瘤和非小细胞肺癌（NSCLC）患者，也包含其他多种晚期实体瘤受试者。研究共纳入了 2195 例患者，以及 12 171 个血药浓度观测值数据。

　　研究中采用了群体分析方法，应用 NONMEM 软件，构建帕博利珠单抗的群体药动学模型，定量分析不同的协变量对帕博利珠单抗药动学的影响，并估算群体典型值和随机效应。此外，还采用 AUC 的几何均数比值（geometric mean ratio，GMR）评价各协变量的临床意义。当一个协变量可致 AUC 的几何均数比值超出 0.5～5 时，该协变量则被视为能对帕博利珠单抗的药动学产生具有临床意义的影响，需据此协变量进行剂量调整。

结果

　　根据拟合优度和诊断图，采用二房室一级消除的模型作为结构模型。群体分析中协变量分析显示：体重、性别、年龄、肝肾功能、肿瘤种类及肿瘤负荷等均对药动学参数产生影响。清除率（CL）和中央室分布容积（V_c）的最终模型如下式所示：

$$CL = 0.22 \times \left(\frac{WT}{76.8}\right)^{0.595} \times \left(\frac{ALB}{39.6}\right)^{-0.907} \times \left(\frac{BSLD}{89.6}\right)^{0.0872} \times \left(\frac{eGFR}{88.47}\right)^{0.135}$$

$$\times \left[1:\text{男性。} \quad 0.848:\text{女性}\right]$$

$$\times \left[1:\text{不是非小细胞肺癌患者。} \quad 1.145:\text{非小细胞肺癌患者}\right] \quad (10\text{-}12)$$

$$\times \left[1:\text{基线 ECOG} \neq 1; 0.9261\text{。基线 ECOG} = 1\right]$$

$$\times \left[1:\text{未接受过伊匹木单抗治疗。} \quad 1.14:\text{接受过伊匹木单抗治疗}\right]$$

$$V_c = 3.48 \times \left(\frac{WT}{76.8}\right)^{0.489} \times \left(\frac{ALB}{39.6}\right)^{-0.208}$$

$$\times \left[1:\text{男性。} \quad 0.866:\text{女性}\right] \quad (10\text{-}13)$$

$$\times \left[1:\text{未接受过伊匹木单抗治疗。} \quad 1.0736:\text{接受过伊匹木单抗治疗}\right]$$

式中，WT 为体重（kg）；ALB 为白蛋白（g/L）；BSLD 为基线肿瘤负荷；eGFR 为肾小球滤过率（mL/min）；ECOG 为美国东部肿瘤协作组评分。最终模型参数的估算值见表 10-1。

表 10-1　最终模型参数的估算值

参数	估算值	相对标准差（%）
药动学参数		
CL（L/h）	0.22	2.14
体重指数	0.595	7.95

续表

参数	估算值	相对标准差（%）
白蛋白的影响	−0.907	8.39
基线肿瘤负荷的影响	0.0872	12.2
肾小球滤过率的影响	0.135	23.2
性别的影响	−0.152	11.6
罹患肿瘤类型的影响	0.145	17.0
美国东部肿瘤协作组评分的影响	−0.0739	22.7
是否接受过伊匹木单抗治疗的影响	0.140	18.5
V_c（L）	3.48	0.891
体重指数	0.489	6.05
白蛋白的影响	−0.208	22.7
性别的影响	−0.134	9.33
是否接受过伊匹木单抗治疗的影响	0.0736	23.5
Q（L/h）	0.795	4.01
V_p（L）	4.06	2.01
个体间变异		
CL（%）	13.4	38
V_c（%）	4.17	21
残差变异		
比例型残差（%）	27.2	27

CL. 中央室清除率；Q. 房室间清除率；V_c. 中央室分布容积；V_p. 周边室分布容积

GMR 分析进一步表明：性别、肝肾功能、肿瘤种类、肿瘤负荷、ECOG 评分及是否使用伊匹木单抗均未对帕博利珠单抗的药动学产生有临床意义的影响（图 10-3），无须根据上述因素进行剂量调整。

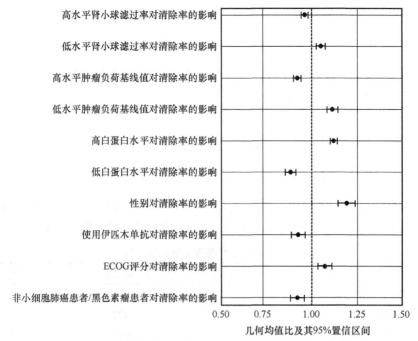

图 10-3　最终模型中协变量对 AUC 的几何均数比值的影响

分析

本研究基于前期开展的多个临床研究试验数据，汇总数据后，通过群体药动学分析，进一步支持了 2mg/kg 每三周给药一次的给药方案，为不同临床适应证和人群提供了有效的给药方案。

二、真实世界的群体药动学研究

真实世界用药人群可与临床研究的受试者大不相同。实际患者可罹患多种疾病、使用多种药物治疗等。在临床实践中，更应重点观察特殊人群中药物的药动学行为，包括 DDI 和药物不良反应等，评价特殊人群中药物使用时的获益和风险比。通过群体药动学分析，可辨识具有临床意义的影响因素，如年龄、体重、肝肾功能、合并用药和基础疾病等，用于制订和调整特殊人群的用药方案。

【临床案例 10-2】

万古霉素是抗甲氧西林金黄色葡萄球菌（MRSA）、肠球菌等革兰氏阳性菌引起严重感染的一线用药。该药主要经静脉给药，可广泛分布于全身组织中，且 80%～90% 的药物以原型经尿液排出体外。万古霉素为时间依赖性的抗菌药物。国内外的治疗指南推荐：一般感染患者维持稳态谷浓度为 10～15mg/L，严重感染或重要脏器感染的患者须维持稳态谷浓度 15～20mg/L，才能达到较好疗效。万古霉素药动学的个体间差异较大。体内药物暴露水平过低可致治疗失败，而暴露水平过高则可引起耳肾毒性等严重不良反应的发生。临床应用时，常需进行个体化给药。本研究针对神经外科术后脑膜炎患者，基于常规万古霉素治疗药物监测数据，进行群体药动学建模分析，定量考察影响万古霉素药动学的因素，为个体化给药方案的设计提供必要的基础。

方法

研究对象为神经外科开颅术后诊断为脑膜炎的成年患者，术后静脉注射万古霉素进行治疗。患者在多次给药（4～5 剂）后，在下次给药前 30min 内采集血样。收集和记录患者的人口统计学信息、用药史和实验室检测结果等。万古霉素的血药浓度的测定采用酶联放大免疫分析法。

研究中纳入了 120 名成年脑膜炎患者的 210 个观测值，其中 100 名患者的 180 个观测值作为建模数据集，另 20 名患者的 30 个观测值作为外部验证数据集。收集患者的人口统计学资料、肝肾功能实验室检查数据及合用药物情况。

结果

由于研究中仅收集了谷浓度样本，故参考文献报道，结构模型选择一级消除的一房室模型，个体间变异模型和残差变异模型均采用指数模型。此外，又由于仅采集了谷浓度，分布容积的个体间变异难以估算，予以忽略。基于模型诊断图、采用逐步法筛选协变量。结果表明肌酐清除率是万古霉素清除率的主要影响因素，可部分解释万古霉素清除率个体间变异的来源。清除率的模型中加入了协变量肌酐清除率后，清除率的个体间变异从 58.4% 降低到 33.8%。

最终模型如式（10-14）和式（10-15）所示。当肌酐清除率为 80mL/min 时，清除率的群体典型值为 6.0L/h，分布容积的群体典型值为 95.5L。模型参数的估算结果见表 10-2。

$$CL(L/h) = 6 \times \left(\frac{CL_{cr}(mL/min)}{80} \right)^{0.929} \tag{10-14}$$

$$V(L) = 95.5 \tag{10-15}$$

模型的内部评价表明最终模型稳定，参数估算值准确。外部评价结果表明：相较于基础模型，最终模型的预测误差均有显著改善。说明最终模型具有更好的预测性，可用于个体化用药方案的制订。

表 10-2 最终模型的参数估算结果

参数	估算值	相对标准误（%）
药动学参数		
CL（L/h）	6	3.9
CL_{cr} on CL	0.929	7.9
V（L）	95.9	10.7
个体间变异		
CL（%）	33.8	8.9
残差变异		
σ（%）	19.2	6.8

注：CL. 清除率；V. 分布容积；CL_{cr} on CL. 肌酐清除率对清除率的影响

分析

研究表明了采用临床常规监测的稀疏数据，可获取真实临床应用场景中特殊人群的群体药动学特征，定量考察相关的影响因素，并为后续的个体化治疗方案的制订奠定基础。此外，研究还发现了相较于较普通成人患者，神经外科术后脑膜炎患者的万古霉素清除率高50%~100%，须根据肾功能进行调整剂量。

三、药物治疗方案的制订和调整

基于已建立的群体药动学模型和特征参数，结合患者特征信息和目标浓度值，设计初始给药方案。按照初始方案给药后，若血药浓度监测值未达目标浓度，可应用最大后验贝叶斯法，进一步根据目标浓度调整给药方案，以获取最佳的获益风险比，实现个体化给药。

【临床案例 10-3】
将临床案例10-2建立的群体药动学模型，应用于神经外科术后脑膜炎患者万古霉素的给药方案设计和调整。
病例：王某，男，62岁，体重68kg，胶质瘤手术后3天出现高热，剧烈头痛和颈部僵硬，进一步根据脑脊液标本诊断为开颅术后脑膜炎，采用万古霉素和美罗培南控制感染。患者肌酐清除率（CL_{cr}）为45.7mL/min（血清肌酐141.9μmol/L）。根据已建立的群体药动学模型，结合患者特征和用药史制订万古霉素的给药方案。

结果

1. 初始给药方案 若万古霉素给药方案分别为500mg、750mg、1000mg、1250mg和1500mg每12h一次（q12h），输注时间为1h，且采样时间为上午08:30（输注第五剂万古霉素前30min）时，预测稳态谷浓度分别为7.8mg/L、11.7mg/L、15.7mg/L、19.6mg/L和23.5mg/L。因此，若使患者万古霉素的稳态谷浓度达到15~20mg/L，应选择万古霉素1000mg q12h的初始给药方案。

2. 调整给药方案 万古霉素500mg q12h，给药4剂即给药两天后，于上午08:25采集患者血样。血药浓度监测结果显示万古霉素的稳态谷浓度为26.0mg/L，预测误差为39.6%。因谷浓度高于20mg/L，具有肾损伤的风险，故进一步调整给药方案。基于获得的血药浓度值，采用贝叶斯法估算个体药动学参数，计算不同万古霉素给药方案下的稳态谷浓度。

结果表明：万古霉素给药方案为500mg、750mg、1000mg、1250mg和1500mg q12h时，预测的稳态谷浓度分别为18.5mg/L、23.9mg/L、29.3mg/L、34.7mg/L和40.0mg/L。根据预测结果，选择万古霉素500mg q12h的给药方案。

调整给药后2天，又于上午08:25对患者进行采样，显示万古霉素谷浓度为19.6mg/L，预测误差为 5.36%。患者经 8 天的治疗，体温逐渐恢复正常，未见肾损害等不良反应的发生。

分析

与经典药动学计算相比，群体药动学结合贝叶斯法可基于一个或少量采样点计算个体药动学参数，从而进行个体化给药方案设计。其临床可操作性强，较易实施，适用于危重患者等特殊人群。此外，若使该患者的血药浓度尽快恢复至 15～20mg/L 的治疗浓度范围，亦可于最后一剂给药后停药 24h，再采用 500mg q12h 的给药方案。这可使万古霉素浓度尽快下降，恢复至治疗浓度范围。本案例也可使用免费的个体化给药决策支持系统 SmartDose 进行计算。

四、晚服或漏服药时的补救

在治疗方案有效的情况下，患者的用药依从性就成为治疗成败的关键因素。长久以来，各方为提高用药依从性作了坚持不懈的努力。但用药依从性不佳普遍存在于疾病的预防和治疗过程之中，且一直是困扰医患双方的难题。在慢性疾病的药物治疗中，用药依从性不佳的问题尤为突出。世界卫生组织的报告中指出，药物治疗的平均依从率仅约 50%。

此外，在慢性疾病的长期药物治疗过程中，患者不可避免地会因各种原因未按既定时间服药。一旦发生晚服或漏服药物时，如何进行合理的补救是慢性疾病治疗中面临的一个重要问题。由于缺乏有效的补救指导方案，患者常按个人意愿随意服药，易导致疗效不佳或严重不良反应的发生。应用群体药动学建模和模拟，可定量评估其影响，并计算合适的补救用药方案。

【临床案例 10-4】

癫痫需要长期甚至终身治疗，故发生延迟服药或漏服的情况是难以避免的。国外的研究显示，超过 70% 的癫痫成人患者曾有漏服药物的经历。癫痫儿童的依从性不佳情况也普遍存在，国内外的文献报道显示：31.2%～60.2% 的癫痫患儿均存在用药依从性问题，易发生漏服药或者停药。通过基于群体药动学模型的蒙特卡罗模拟，可有效地回答上述问题。

作为一线广谱抗癫痫药物，丙戊酸可用于多种癫痫类型的治疗，包括全面性或部分性癫痫等。丙戊酸口服吸收完全且迅速，进入体内后主要与白蛋白结合，且大部分（97%）在肝中代谢。代谢物主要通过肾排出体外。丙戊酸的个体间和个体内的药动学变异大，治疗窗窄 50～100mg/L，须进行个体化治疗。晚服或漏服丙戊酸可致血药浓度低于治疗范围，从而增加癫痫发作的风险。然而过高的补救剂量也可致血药浓度高于治疗范围，从而发生严重不良反应。因此，针对此情况，亟待进行相关研究。

方法

根据文献报道的丙戊酸群体药动学模型，模拟儿童癫痫患者在不同典型场景下发生晚服药或漏服药时的血药浓度随时间的变化情况，考察并制订相应的最佳补救方案，使血药浓度尽快回到治疗范围内。

研究中采用了 2008 年国际抗癫痫联盟发表的关于抗癫痫药物临床监测指南中定义的个体治疗范围，即将患者癫痫得到控制且无明显不良反应时的血药浓度定义为个体治疗范围。因此，本研究将多次服药后达稳态的药-时曲线的第 5 和第 95 百分位数（P_5～P_{95}）浓度范围定义为丙戊酸的个体治疗范围。患者发生延迟服药或漏服药时，立即服用补救剂量，并于下次计划服药时间正常服药。延迟服药和漏服药的场景见图 10-4。

如 q12h 方案，假设患者分别于 08:00 和 20:00 服药，模拟延迟 2h、4h、6h、8h、10h，或漏服一次（20:00）及两次（次日 08:00）后的血药浓度随时间变化的情况。又如每 24h 给药一次（q24h）方案，患者于 08:00 服药，模拟延迟 4h、8h、12h、16h、20h，或漏服一次（次日 20:00）后的场景。

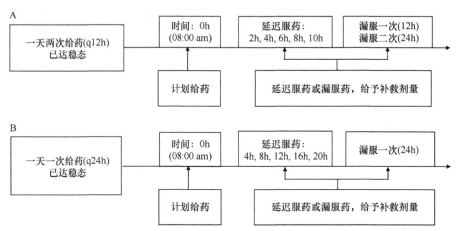

图 10-4 延迟服药和漏服药的模拟场景

根据塞拉诺（Serrano）等基于 255 例儿童癫痫患者开展的丙戊酸群体药动学研究，进行相关模拟。研究中儿童癫痫患者服用的丙戊酸为可分割成半片的缓释制剂。该研究采用了一级吸收和消除的一房室结构模型。模型的计算公式和模型参数见下式 [式（10-16）～式（10-18）]。

$$k_a\,(1/h) = 1.9 \tag{10-16}$$

$$CL/F\,(L/h) = 0.012 \times WT^{0.715} \times TDD^{0.306} \times 1.359^{CBZ} \tag{10-17}$$

$$V\,(L) = 0.24 \times WT \tag{10-18}$$

式中，k_a 为吸收速率常数；CL/F 为表观清除率；V 为表观分布容积；WT 为体重（kg）；TDD 为丙戊酸日剂量 [mg/（kg·d）]；CBZ 为是否合用卡马西平（合用为 1，未合用为 0）。清除率的个体间变异为 21.5%，残差变异为 15.6mg/L。

结果

以 10 岁 30kg 的患儿为例，患者的给药方案为 500mg，q12h。通过模拟计算，该患儿的个体治疗浓度范围为 47～177mg/L，即图 10-5 中两条虚直线间的范围。若患者漏服一顿丙戊酸，则漏服药物后（即距最后一次服药 12h 处），其血药浓度低于个体治疗浓度范围下限，于下次计划服药时间（24h）进行补救。通过模拟计算，患者服用 750mg（即 1.5 倍的剂量）后，血药浓度快速回到个体治疗浓度范围。同时，恢复原给药方案后也未见血药浓度偏离个体治疗范围（图 10-6）。

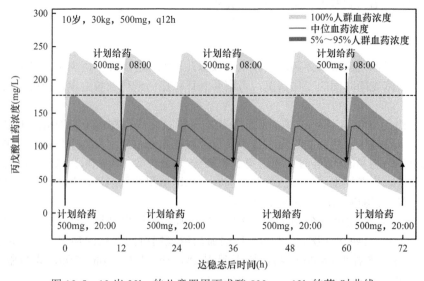

图 10-5 10 岁 30kg 的儿童服用丙戊酸 500mg q12h 的药-时曲线

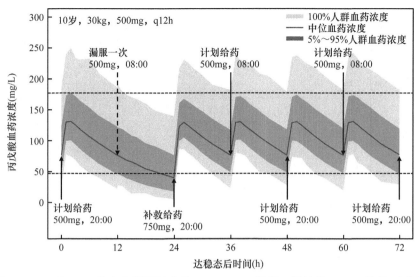

图 10-6　10 岁 30kg 的患儿服用丙戊酸 500mg q12h 漏服一顿补救 750mg 的药-时曲线

根据上述方法再分别模拟、绘制补救剂量为 500mg 和 1000mg 的方案，其结果如图 10-7 和图 10-8。由图可知：当患者漏服一顿药物时，若补服 500mg，患者血药浓度易低于治疗范围下限；若补服 1000mg，则血药浓度高于治疗范围上限的风险增加，与说明书中的推荐意见"漏服药时不能服用双倍剂量"相符，但是说明书中未提及具体的补救剂量。

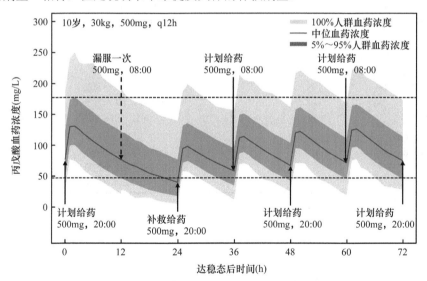

图 10-7　10 岁 30kg 的患儿服用丙戊酸 500mg q12h 漏服一顿补救 1000mg 的药-时曲线

采用上述同样的方法，可获得不同年龄或体重的儿童患者在典型场景下的最佳补救剂量，推荐给药方案见表 10-3。

分析

针对晚服、漏服药的补救，若开展前瞻性研究，需要使患者延迟服药或漏服药物，可造成患者的伤害，有悖于伦理学原则，难以在临床实施。基于群体药动学原理，结合蒙特卡罗模拟，是解决癫痫治疗中的晚服和漏服药后补救方案制订的有效手段。上述补救方案的计算也可使用免费的个体化给药决策支持系统 SmartDose 实现。

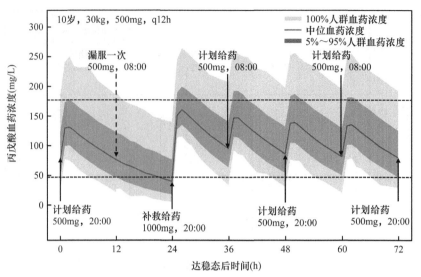

图 10-8　10 岁 30 kg 的儿童服用丙戊酸 500mg q12h 漏服一顿补救 500mg 的药-时曲线

表 10-3　晚服漏服丙戊酸患儿的推荐补救方案

场景	补救给药方案
100～300mg（糖浆剂）q12h	
晚服药 0～4h	立即给予 1 个剂量
晚服药 4～8h	立即给予 2/3 个剂量
晚服药 8～12h	立即给予 1/2 个剂量
漏服一次	在下个计划给药时间给予 1.5 个剂量
500mg（缓释片）q24h	
晚服药 0～4h	立即给予 1 个剂量
晚服药 4～12h	立即给予 2/3 个剂量
晚服药 12～24h	立即给予 1/2 个剂量
漏服一次	在下个计划给药时间给予 1.5 个剂量
500mg（缓释片）q12h	
晚服药 0～4h	立即给予 1 个剂量
晚服药 4～12h	立即给予 1/2 个剂量
漏服一次	在下个计划给药时间给予 1.5 个剂量

注：患者服用的丙戊酸制剂为可分割成半片的缓释制剂

思　考　题

1. 简述群体药动学和非线性混合效应模型的定义。

2. 群体药动学研究有哪些特点和基本步骤？

3. 检索文献，列举群体药动学在新药研发和精准用药中的案例。

（焦　正）

第二篇 各 论

第十一章 治疗药物监测

本章要求

1. 掌握 TDM 的基本原理和指征。
2. 熟悉 TDM 的流程及影响因素。
3. 了解 TDM 的分析方法及质量控制。

第一节 治疗药物监测概述

TDM 是 20 世纪 70 年代发展起来的一项临床药学专业技术。它以药动学、药效学理论为基础，应用现代分析技术，测定血液和其他体液中药物浓度，研究药物浓度与疗效和毒性之间的关系，为临床设计和调整给药方案，实现给药方案个体化提供科学依据。

一、治疗药物监测的临床意义

TDM 的目的是在发挥最佳药物疗效的同时，将不良反应控制在最低限度，以保证临床用药安全有效。TDM 是临床药学工作的一个重要方面，是临床医师制订个体化给药方案的依据，也是临床药师为患者提供药学监护的重要手段，对提高临床药物治疗水平具有重要意义。

（一）为个体化给药提供依据

临床对某一患者给予药物治疗时，多采用来自于群体统计的平均剂量。众多的临床实践表明，不同的患者使用相同的平均剂量常呈现出不同的疗效，有时甚至出现不良反应。这与诸如年龄、性别、生理、病理、遗传、药物剂型等因素密切相关，这些因素可能会影响药物的体内过程，使患者在使用平均剂量药物后出现血药浓度不一致的现象，最终影响到临床疗效。

（二）为药物中毒诊断提供依据

有相当数量的药物临床疗效好，但安全范围较窄，如缺乏有效的药物监控手段，将可能存在一定的用药风险。很多药物的不良反应与血药浓度密切相关，TDM 对于药物中毒的诊断具有重要意义，特别是对于临床缺乏观察指标，不能及时确诊的中毒病例。此外，对一些包括农药在内的未知物的中毒，TDM 也是一种不可或缺的确诊手段。

（三）为联合用药提供依据

临床上为了提高疗效、减轻不良反应、缩短病程，常同时或相继给予患者两种或两种以上药物，特别是在一些综合性疾病和慢性病中更为多见。实践证明，确有不少的合并用药已在临床上取得满意的疗效，但合并用药中所产生的不利的相互作用也不可忽视。随着 TDM 工作地发展，监测不利的药物相互作用已成为合理用药中必须考虑的因素之一。

（四）评价患者用药依从性的手段

患者用药依从性是指患者对医生用药实效的信任程度。临床疗效不仅取决于医师的正确用药与否，还取决于患者是否合作、是否按照医嘱用药。临床实践中，常发现一些患者治疗效果与用药呈不相关或相反关系，其中很大一部分原因可能是患者依从性差，不遵医嘱按时按量服药所致。TDM 是判断患者用药依从性的有效手段，通过监测患者的体内药物浓度，可将依从性提高到 90% 以上。

（五）评价制剂质量的手段

药剂的质量直接影响药物的生物利用度，即药物进入血液循环的速度和程度。药剂学因素与药物疗效密切相关，如药物的解离度、脂溶性、粒径、晶型、溶出速率、剂型、辅料等在很大程度上影响药物的吸收。同一药物不同剂型，同一剂型不同制剂工艺，其吸收速度和血药浓度也会有很大差异。一些所谓的"纯中药"制剂，非法添加了西药，导致患者服用后可能发生严重不良反应。例如，一名 5 岁儿童因患癫痫前去某诊所就诊，该诊所采用其宣称的自制中药制剂进行治疗，但该患儿的症状未能控制，到某三甲医院进行 TDM 监测后发现，此患儿血清中含有卡马西平、丙戊酸钠、苯巴比妥等多种抗癫痫药物成分，但所有检出的药物成分均未达到治疗窗浓度，经调整用药方案治疗一段时间后，该患儿的症状得以明显改善。可见通过 TDM 评价，可判断药物的质量和真伪，发现影响药效的药剂学等因素，以达到预期的治疗效果。

二、血药浓度与药理效应

对于大多数的药物，药理效应的强弱和持续时间取决于活性药物在受体部位的浓度水平。直接测定受体部位的药物浓度，不仅样本的采集难度大，还要受到医学伦理道德规范的限制，不具备临床可行性。由于很多药物血药浓度与细胞外液及细胞内药物浓度之间存在可逆平衡（图 11-1），一般来说可通过测定血药浓度来间接反映药物在受体部位的浓度。

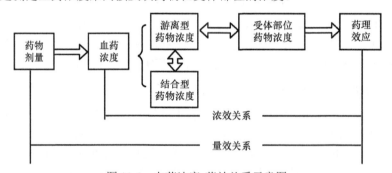

图 11-1　血药浓度-药效关系示意图

血药浓度和药理效应之间存在相关性，但并不意味着其是简单的比例关系，由于多种因素的影响，两者之间的关系往往呈现出一定的复杂特性。临床用药时，必须对血药浓度和效应的相关模式进行了解并加以考虑；在进行 TDM 时必须根据具体的药物选择合适的目标测定物，才能正确反映浓度效应关系，制订出正确的给药方案。

（一）血药浓度与药效的相关模式

1. 血药浓度与药效呈直接关系　对于多剂量给药，在达到稳态的情况下，血液中药物浓度与作用部位浓度之间呈平衡状态，这时可以用纯粹的药效学模型来描述血药浓度-药效关系，包括固定效应模型、线性模型或对数线性模型、E_{max} 模型或 S 形 E_{max} 模型等。

例如，对数线性模型，它描述的是体外药理试验所观察到的、经典的浓度-效应关系，可由药物受体相互作用理论推出，适用于大多数药物。它指出在 20%～80% 最大效应范围内，效应强度和血药浓度的对数呈现近似的线性关系，即

$$E = A\lg C + B \tag{11-1}$$

式中，E 为效应强度；C 为血药浓度；A 为直线斜率；B 为常数。在图 11-2 所示的 E-$\lg C$ 曲线中，两条直线段之间的部分可用上述方程来近似描述。此时，就可以通过监测血药浓度的经时变化来

预测药理效应的变化规律。

但是，对数线性模型无法对最大药理效应做出预测。从图 11-2 中可以看出，随着血药浓度不断升高，药理效应的增加趋势逐渐减小，最终趋向于一个恒定的最大值，这种变化是非线性的，可用 S 形 E_{max} 模型来描述，符合 Hill 提出的如下方程：

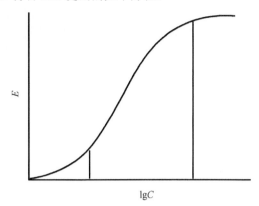

图 11-2　E-lg$C$ 曲线

$$E = \frac{E_{max} \cdot C^n}{EC_{50}^n + C^n} \tag{11-2}$$

式中，E 为效应强度；C 为血药浓度；E_{max} 为可能的最大效应；EC_{50} 为产生 50% 最大效应时所对应的血药浓度；n 为描述 E-lg$C$ 曲线峭度的参数。S 形 E_{max} 模型可以更精确地拟合药效随血药浓度的变化，对于最大药理效应的预测、有效血药浓度范围及药理效应变化幅度等的分析具有较大的指导意义。

2. 药效滞后于血药浓度　　有些时候，药理效应和血药浓度之间的关系无法用如上所述的 S 形曲线来拟合，而是存在药理效应滞后于血药浓度的升高，即滞后现象，如图 11-3 所示为典型的效应-血药浓度滞后环。某些药物在单剂量给药的情况下，药理效应滞后于血药浓度最为常见，这种滞后现象是由多种原因引起的。

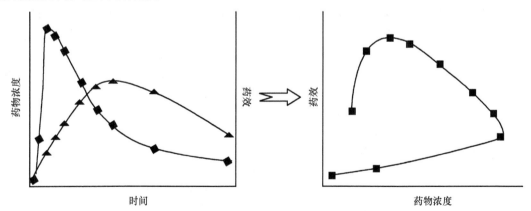

图 11-3　效应-血药浓度滞后环

（1）药物向效应部位分布需要一定的平衡时间：效应部位所在机体组织的生理特性直接影响到药物的起效时间。如果效应部位血流充盈，有足够的血流量和较快的流速，则效应部位药物浓度和血药浓度可以快速达到平衡。如果效应部位处于血管分布较少、血流慢、流量小的周边室，药物进入作用部位的速度很慢，一定的时间后体内浓度才能逐步趋向平衡。这种情况下，就会出现药理效应滞后于药物浓度的现象。例如，静脉给予地高辛后，血药浓度一开始便处于峰值状态，而地高辛向作用部位心肌的分布一般需要 6h 左右才能达到平衡，在血药浓度较低的时候呈现出最大药理效应。

（2）药物的间接作用：很多药物到达效应部位很快，但起效很慢，这是由于药物要通过间接作用于某一活性介质起效，这种过程需要一定的时间，所以血药浓度的变化和药理效应的变化在时间上可能不一致。根据药物是影响介质的合成还是消除，以及介质是起抑制作用还是促进作用，又可将血药浓度-效应关系细分为不同的模式，在临床用药时，应根据药物作用机制具体考察。比较经典的示例是华法林的抗凝血效应，华法林可抑制凝血酶原复合物的合成使其体内浓度降低而产生抗凝作用，但华法林不影响凝血酶原复合物的分解，而这种分解过程速度很慢，所以通常在给药后数日才呈现出最大抗凝作用。

（二）目标测定物的选择

1. 总体药物　目前绝大多数 TDM 测定的是药物总浓度，即游离型药物浓度与蛋白结合药物浓度的总和。药物进入血液循环后，只有游离型药物可以通过细胞膜而发挥药理作用。在一般情况下，药物在有效血药浓度范围内的血浆蛋白结合率比较恒定，总浓度水平基本上可以反映游离型药物浓度，不会影响血药浓度和药理效应的相关性。

2. 游离型药物　某些疾病可改变药物的血浆蛋白结合率，如尿毒症、氮血症、低蛋白血症；肝、肾功能疾病导致血浆蛋白的浓度降低和内源性蛋白结合抑制物增多；外科患者术后、炎症会提高 α_1-酸性糖蛋白水平，增加碱性药物结合率。有些药物由于性别、年龄及存在血浆蛋白结合位点的遗传变异，导致血浆蛋白结合率具有明显的个体差异，如奎尼丁在不同患者体内药物血浆蛋白结合率为 50%～95%，其游离药物浓度一般为 0.1～1μg/mL，不同个体间的浓度可相差 10 倍之多。另有研究发现，在服用相同剂量去甲替林后，具有不同基因型的患者体内总去甲替林的浓度无明显差异，但 *ORM1*F1/F1* 基因型个体由于药物结合能力较弱，血浆中游离药物浓度约为 *ORM1*S/*S* 基因型个体的 2 倍。此外，具有高血浆蛋白结合率及低清除率的药物，当药物剂量达到一定量时其蛋白结合发生饱和，可导致非线性药动学。在这些特殊情况下，药物的总浓度无法正确反映游离型药物水平，这时就需要测定游离型药物浓度。

3. 活性代谢物　在一般情况下，由于活性代谢物的体内浓度很低，不会对药物作用产生较大影响。然而对于前药来说，母药本身是无活性的，在体内经过生物转化后才具有药理活性。例如，抗血小板药物氯吡格雷本身并不具备药理活性，原药需在肝中经一系列生物转化后生成活性代谢物，此物质能与血小板 P2Y12 受体结合，阻断其与 ADP 的结合位点，从而抑制血小板活性。这种情况下如果仅监测氯吡格雷的血药浓度并无太大意义，而应监测其活性代谢物的浓度。某些药物当活性代谢物浓度较高、活性较强或由于某种原因在体内蓄积时，就有可能改变药理效应的强度或性质，导致血药浓度与药理效应之间的不平行现象发生。例如，近年来研发的靶向抗肿瘤药物伊马替尼，经口服吸收后由肝代谢酶 CYP3A4 转化生成与原药活性相当的 *N*-去甲伊马替尼，原药与代谢物共同发挥抗肿瘤作用，可见其活性代谢物的重要性，在进行血药浓度监测时，应该同时测定其原药和活性代谢物的浓度。

4. 毒性代谢物　在某些情况下，药物进入体内经生物转化后可能会生成毒性物质，从而出现原药血药浓度与不良反应之间关系的不平行现象。例如，丙戊酸因为具有较为严重的肝毒性，一直是国内外医疗机构开展 TDM 的重点药物之一。近年来的研究发现，丙戊酸在人体内可产生多种代谢物，其中 2-丙基-4-戊烯酸及 2,4-二烯-丙戊酸是肝毒性的主要诱因。因此，有研究人员提出，仅对丙戊酸原型药进行血药浓度监测是不全面的，而要结合人体内代谢酶及其毒性代谢物的情况对丙戊酸的体内过程进行综合评价，才能最大程度避免肝毒性的发生。又如，喹硫平作为一种非典型抗精神病类药物已在临床广泛应用，但在服用此药进行治疗的人群中，有高达 1% 的患者诱发了致命的中性粒细胞减少症。最近的研究发现喹硫平经肝中的代谢酶 CYP2D6 催化生成的 7-羟基喹硫平是人服用此药物后引起毒性的关键物质，它可被血清髓过氧化物酶进一步代谢生成一种醌亚胺类结构，而此结构被认为与中性粒细胞减少症的发生密切相关。因此，对该类患者进行喹硫平 TDM 评价的同时应增加对 7-羟基喹硫平浓度的定量测定，以便更准确地预测喹硫平的不良反应。

5. 对映体 某些药物分子中因含有不对称碳原子而构成手性中心，即手性药物，有左旋体和右旋体之分。因其空间立体结构不同，对映体在体内的吸收、分布、代谢和排泄过程具有立体选择性，该差异常导致对映体之间血药浓度的个体差异，同时药物对映体的药理性质也经常不同，而目前临床一般采用外消旋体给药，容易导致血药浓度与药理效应之间的不平行。例如，维拉帕米口服时存在立体选择性首过效应，能引起房室传导负性频率作用的 *S*-对映体被优先消除，因此口服给药活性对映体的比例与静脉给药相比显著降低，导致口服给药需要较高的血浆总浓度才能达到同等疗效。

随着对映体分离和定量药物技术迅速发展，对某些药理或毒理作用个体差异较大的药物对映体进行血药浓度监测的研究逐渐增多，如普萘洛尔、维拉帕米、苯巴比妥、华法林等药。

6. 抗药抗体 部分抗体药物除了通过监测谷浓度来评价疗效外，其抗药抗体（anti-drug antibody，ADA）的监测也非常重要。ADA 是抗体药物免疫原性评价的主要方式，ADA 可能导致的临床后果包括疗效丧失或降低、局部反应、免疫复合物介导的疾病和过敏反应（如荨麻疹、支气管痉挛、支气管收缩）。如抗体药物起始用药时有临床反应，但后续用药无临床反应时需监测 ADA 以排查疗效丧失或降低是否因 ADA 所致。

三、有效浓度范围

临床上通常把能够获得治疗效果的最低血药浓度称为最低有效浓度（minimum effective concentration，MEC），把产生不良反应的最低血药浓度称为最大安全浓度（maximum safety concentration，MSC），这两个浓度之间的范围称为有效血药浓度范围，常称为治疗窗。有效血药浓度范围是评价药物疗效的标准，药物治疗的基本原则就是使患者体内的血药浓度尽快达到有效血药浓度范围，并尽可能在这一范围内维持足够长的时间。在进行 TDM 之前首先必须建立药物的有效血药浓度范围，以此作为调整血药浓度、设计给药方案的依据。

需要指出的是，有效血药浓度范围是一个相对的概念，即在此浓度范围内，产生希望的临床反应的概率相对较高，产生毒性反应的概率相对较低。另外，有效血药浓度范围是通过对典型患者群体的治疗数据进行统计分析而获得的，并不适用于每一个具体的个人。如前所述，很多因素（如个体差异、合并用药、病理变化等）都可能改变血药浓度与药理效应之间的相关性，致使有效浓度范围在个体内产生显著的偏差。

为了避免死搬硬套有效浓度范围造成的治疗失误，近年来提出了目标浓度范围这一新的概念。表 11-1 为临床常见药物血药浓度监测采血时间及目标浓度参考范围。与有效浓度范围不同，目标浓度没有绝对的上下限，也不是群体治疗数据的统计结果，而是根据患者的具体病情和药物治疗的目标效果为具体患者设定的血药浓度目标值。目标浓度的设定必须综合考虑治疗指征、患者的各种生理病理学参数、该类患者以往的救治经验及患者的反应。相比而言，目标浓度显然更加注重血药浓度与药理效应之间相关关系的个体化。

表 11-1 临床常见药物血药浓度监测采血时间及目标浓度参考范围

监测药物名称	采血时间	目标浓度参考范围
环孢素	达稳态后（同一剂量连续给药 2～3 天）采血	肾移植：3 个月内为 200～350μg/L；3～6 个月为 150～300μg/L；6～12 个月为 100～250μg/L；1 年以上 >50μg/L 肝移植：100～200μg/L 骨髓移植：100～400μg/L 再生障碍性贫血：150～250μg/L 肾病综合征：100～150μg/L

监测药物名称	采血时间	目标浓度参考范围
他克莫司	达稳态后（同一剂量连续给药2～3天），给药前半小时内采血	器官移植：3个月内为8～15μg/L；3～6个月为7～12μg/L；6～12个月为5～10μg/L；1年以上为5～9μg/L 肾病综合征：5～10μg/L
西罗莫司（雷帕霉素）	首次服药>48h，下一次给药前采血	器官移植：3个月内为8～15μg/L；3～6个月为7～12μg/L；6～12个月为5～10μg/L；1年以上为5～9μg/L 肾病综合征：5～10μg/L
霉酚酸	三点法：服药后2h、4h、9h取样。四点法：服药后0.5h、1.5h、4h、9h采血	AUC 30～60（mg·h）/L
地高辛	达稳态后（同一剂量连续给药2～3天），给药前半小时内采血	0.8～2.0ng/mL
卡马西平	下次服药前谷浓度采血	治疗浓度范围：4.0～12.0μg/mL；中毒浓度>15.0μg/mL
丙戊酸	服药一周后稳态谷浓度采血	治疗浓度范围：50～100μg/mL
苯妥英钠	长期服药的患者，可在下一次服药前采血；始服药或调整剂量的患者一般5～7日后再采血	10～20μg/mL
苯巴比妥	首次服药2～3周后，下一次给药前采血	15～40μg/mL
茶碱	给药前谷浓度采血	治疗浓度范围10.0～20.0μg/mL
甲氨蝶呤	用药后24h、48h、72h和96h采血	白血病首次大剂量给药结束后：24h≤10μmol/L；48h<1μmol/L；72h<0.1μmol/L
伊马替尼	服药后1个月，下次服药前30min采血	治疗浓度（谷浓度）：≥1110ng/mL
万古霉素	谷浓度：1g，q12h或0.5g，q6h达稳态后（第4～5剂给药前），给药前半小时内采血	治疗浓度（谷浓度）：10～20μg/mL。复杂感染（谷浓度）：15～20μg/mL
利奈唑胺	开始利奈唑胺治疗72h后，给药前30min采血	2.0～7.0μg/mL
替考拉宁	第4或5剂给药前采血，测定稳态谷浓度	治疗浓度范围：C_{min}>10μg/mL（多重耐药革兰氏阳性菌）。MRSA引起的感染性心内膜炎、骨或假体感染：C_{min}>20μg/mL 中毒浓度：>60.0μg/mL 重度感染血药谷浓度需要达到15～30μg/mL（高效液相色谱法）
替加环素	第5剂给药前采血，须在3个时间点抽血：即下一剂给药前（谷浓度），给药结束后（C_{max}），给药间隔时间中间点	AUC_{0-24h}/MIC≥7（腹腔感染） AUC_{0-24h}/MIC≥12（肺部感染） AUC_{0-24h}/MIC≥18（皮肤感染）
伏立康唑	开始伏立康唑治疗72h后，给药前30min采血；负荷剂量给药后24h采血	治疗浓度范围：1.0～5.5μg/mL 中毒浓度：>5.5μg/mL

第二节　治疗药物监测的临床应用

一、治疗药物监测的指征

TDM具有重要的临床价值，但它并不适用于所有的药物，一般来说，临床需要进行TDM的药物应该符合以下的基本条件。①血药浓度变化可以反映药物作用部位的浓度变化；②血药浓度与药理效应之间具有明确的量效关系；③临床上缺少及时的、易观察的、可量化的疗效指标；④有效血药浓度范围已经建立。

在此基础上，具体的临床指征主要有以下几种情形。

（一）具备特殊药物性质

1. 治疗指数低的药物　治疗指数（therapeutic index）是衡量药物安全性的指标，常用半数致死量（LD_{50}）和半数有效量（ED_{50}）的比值来表示。治疗指数低的药物即血药浓度安全范围窄、毒性反应强的药物，如强心苷类、氨基糖苷类抗生素、抗癫痫药等。例如，万古霉素在一般感染中只需将血药浓度维持在 $10\sim20\mu g/mL$ 的浓度，但在复杂及严重感染时需要将血药浓度维持在 $15\sim20\mu g/mL$；而浓度高于 $20\mu g/mL$ 时，肾毒性发生率明显增加。

2. 具有非线性药动学特征的药物　某些药物当血药浓度达到一定水平后，出现饱和限速，剂量的少量增加就可导致血药浓度不成比例的大幅度增加，$t_{1/2}$ 显著延长，易使药物在体内蓄积，产生不良反应，如苯妥英钠、茶碱等。

3. 血药浓度个体差异大的药物　有些药物的体内过程由于生理、病理和遗传等多种因素的影响，按同一剂量给药后个体间血药浓度差异较大，如三环类抗抑郁药及免疫抑制剂等。

（二）存在改变药动学的因素

1. 病生理状况显著改变体内过程　如肝功能不全患者使用主要经肝代谢的药物（普萘洛尔、硝苯地平等），肾功能损伤患者使用主要经肾排泄的药物（氨基糖苷类抗生素等），低蛋白血症患者使用血浆蛋白结合率高的药物（苯妥英钠、胺碘酮等），以及胃肠功能不良患者口服某些药物（环孢素等）时，药物的体内过程都可能发生改变。此外，重症患者病生理较普通患者改变更为显著，如大量补液对药物的稀释，持续血液净化（CRRT）、体外膜肺氧合（ECMO）等医疗操作对药物的体内过程产生严重影响。

2. 需要长期用药　长期服药的患者顺应性可能下降；生理、病理因素的改变可使血药浓度受到影响，有些药物长期使用可能会出现耐药性或者代谢酶活性改变的情况，可能需要通过 TDM 重新调整剂量。

3. 合并用药产生药动学相互作用　药物的相互作用可改变药物的药动学过程而影响疗效，需要通过 TDM 进行剂量调整。例如，促胃肠动力药缩短地高辛在吸收部位的停留时间，使地高辛吸收减少；肝药酶抑制剂酮康唑与环孢素 A 合用，使其谷浓度升高。

（三）存在特殊临床表现

1. 怀疑药物中毒　尤其是药物的中毒症状与剂量不足的症状类似，临床难以区分的情况。例如，地高辛可以用于治疗室上性心律失常，但其毒性反应也可引发室上性心律失常；苯妥英钠中毒症状也可以表现为抽搐，与癫痫发作症状相似。TDM 有助于对临床具体情况做出正确的判断。

2. 经验剂量下异常反应　有些药物在一般情况下不需进行 TDM，但在出现常规治疗剂量无效或常规剂量下出现毒性反应的特殊情形时，可以通过 TDM 提供定量指标，帮助临床查找原因、采取适当措施。

二、治疗药物监测的流程

TDM 流程可分为申请、采样、测定、数据处理及结果分析五个步骤。

（一）申请

临床医生和临床药师根据患者的疾病特征及使用药物，确定患者是否需要进行 TDM。由医生提出 TDM 申请并填写申请单，至少应包括下述内容：①患者的基本信息，如姓名、就诊科室、门诊号或住院号等；②提出申请的医师姓名；③测定样本的类型；④申请的检测项目；⑤样本采集时间和实验室收到样本的时间；⑥患者的临床资料，包括性别、年龄、初步诊断、身高体重、合并用药情况等。设计完善的申请单应包含足够的信息以利于药师对检测结果进行解释。

（二）采样

临床医生提出 TDM 申请后，护士根据医嘱按照有关要求采集样本，并将其尽快送交 TDM 实验室，以保证药物在生物样本中的稳定性。不能及时送检时应放入 $2\sim8$℃冰箱冷藏；如需较长距离运送，应将密封的标本装入聚乙烯塑料袋，放入冷藏箱内运输。

（三）测定

TDM 实验室收到样本后，应按要求对样本进行验收，对于不合格的样本予以拒收，对于符合要求的样本应在规定时间内按照标准操作规程进行处理、测定。

（四）数据处理

TDM 实验室对获得的药物浓度数据进行分析判断，必要时采用药动学公式或软件进行处理，给出有关的药动学参数。

（五）结果分析

临床药师根据 TDM 结果和患者的临床表现，进行综合分析，并与临床医生一起制订个体化给药方案。TDM 的结果分析是非常重要的环节，正确地解释 TDM 的结果，才能更好地指导临床用药。

1. 正确解释 TDM 结果　在进行 TDM 测定之前，药师通常会根据患者所服药物剂量对患者血药浓度做出预测，如果实测结果高于或低于预测结果，应从各个方面查找原因。在药师方面，应对测定方法、操作、报告填写是否准确进行核查。在患者方面，应充分考虑患者的病理、生理状态及个体特征等相关信息，如患者是否按医嘱服药；患者是否同时患其他疾病或肝肾功能不全等。在药物方面，应明确初始给药方案、清楚影响血药浓度的各种因素的作用，如药物制剂的生物利用度是否存在变化；合并用药是否存在药物相互作用；患者对药物敏感性的个体差异等等。

2. 综合考虑 TDM 结果和临床症状　见图 11-4。

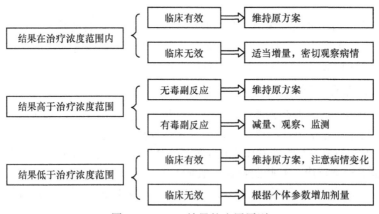

图 11-4　TDM 结果的应用原则

TDM 的目的是为患者服务，为临床提供合理用药的指标和依据，所以 TDM 结果的解释不能仅仅依赖于单纯的数据而脱离具体患者的临床表现。无论测定结果是否在治疗血药浓度范围，都应该结合患者临床症状来决定是否需要调整药物剂量。

三、生物样本的采集

（一）生物样本的种类

1. 血液　TDM 中应用最多的是血液样本，包括全血、血浆、血清及干血斑。血浆是全血加入各种抗凝剂后经离心所得，其量约为全血量的一半。血清是血液凝固后析出的澄清黄色液体，为全血量的 30%～50%。全血样本应使用加入抗凝剂的采血管，防止凝血。对于大部分的药物，血浆药物浓度与药物在受体部位浓度密切相关，可以用于计算药动学参数，指导临床用药。有些药物进入体循环后在红细胞中分布比例较大，其血浆浓度与红细胞浓度没有正比关系，在进行 TDM 时就应该选择全血样本。干血斑（dried blood spots）是用毛细管取患者的指尖或脚跟血直接涂在定量滤纸上制成的，其具简单、便捷、采血量少及生物危害小等诸多优点，且有利于常温条件下样本的转运。在采血较为困难的人群，如婴幼儿、儿童、老年人、孕妇及精神疾病等患者中，处于医疗资源有限或居家 TDM 情境下极具优势。

2. 其他体液 在特定情况下，TDM 也可采用其他体液样本，包括尿液、唾液、脑脊液及泪液等药物浓度等。

如采用唾液样本进行 TDM，其优点在于：①简便，通过无创伤技术收集样品，患者无痛苦、无感染，且多次收集样品患者无不适；②可靠，因为血浆中药物浓度通常代表结合和未结合药物之和，而从唾液中测得的药物浓度近似游离型药物浓度，能更真实地反映出药物的治疗作用。但唾液药物浓度受到很多不确定因素的影响，如唾液的流速、流量、pH、采集方法、样品的污染及各种病理生理因素，仅唾液药物浓度与血液药物浓度相关性良好且比值恒定的药物方可使用唾液替代血液作为监测药物浓度的标本。唾液的自然采样一般在漱口后 15min，为了在短期内得到大量样品，可在采样前采取物理刺激法或化学刺激法促进唾液分泌。

由于标本采集的难度和浓度-药效相关性问题，体液药物浓度测定一般不作为 TDM 常规监测手段，而是主要应用在药物中毒的定性与定量分析等方面，这开拓了 TDM 的一个新领域。如果怀疑患者有药物过量的情形，可以通过检测其血、尿、消化液中是否含有某种药物进行快速定性，一旦确定存在某类药物马上展开定量分析，这对治疗中及时采取正确、有效的救护手段是极为有益的。

（二）样本采集时间的选择

药物应用于人体后，血药浓度按照一定的规律随时间而变化，这是一个动态过程。取样时间正确与否对血药浓度测定结果的解释、给药方案的设计和调整都有着重大关系。在 TDM 工作中必须重视取样时间的选择，如果随意确定采样时间，则获取的相关信息临床价值不大。取样时间是由许多因素决定的，在取样前必须充分掌握相关的临床资料，仔细地分析后再作决定。一般应根据监测的目的、要求及具体药物的性质来确定。

1. 根据临床需要确定取样时间 首先要了解测定血药浓度的原因。如果是怀疑药物中毒，一般测定峰时血药浓度，假如情况紧急，也可以根据需要随时采血。如果要根据血药浓度判断药物的治疗效果，通常需要在多剂量给药达到 C_{ss} 后取血，采用谷浓度。如果希望尽早调整剂量，应在单剂量给药后的平稳状态，即药物的消除相取血。

2. 药物特性 取样时间的选择还应考虑具体药物的特性。

（1）对于 $t_{1/2}$ 较短或不良反应严重的药物，为避免毒性反应的发生，最好同时考察谷浓度和 C_{max}。很多药物的毒性反应和 C_{max} 相关性较好，但也有例外。例如，氨基糖类抗生素表现为 C_{max} 依赖性的杀菌活性，但同时在治疗中和治疗后易呈现谷浓度依赖性的可逆性肾毒性和通常不可逆性耳毒性，在确定该类药物的 TDM 取样时间时，应对此加以考虑。

（2）对于谷浓度与药物疗效相关性差的药物，则须另选监测时间点，如环孢素 A。研究表明，环孢素 A 的 AUC_{1-12h} 与移植排斥显著相关，但 AUC_{1-12h} 监测难度大，所需费用高，临床监测难以实现。临床早期采用服药前浓度（C_0）作为监测指标，应用中发现 C_0 与移植排斥相关性较差。研究表明，服药后 2h 血药浓度（C_2）与 AUC_{1-12h} 相关性高于 C_0，但目前 C_2 的有效浓度范围报道较少，仅凭单纯的 C_2 监测指导给药，容易导致剂量过低而引起治疗失败。而同时监测 C_0 和 C_2，可更好地反映环孢素 A 体内处置状况，用 C_2/C_0 作为评价移植器官功能恢复和监测环孢素 A 肝毒性的指标更具有临床指导意义。

3. 给药途径、剂型等的影响 不同给药途径，如静脉注射、肌内注射、口服，由于药物吸收过程不同，可直接影响血浆药物浓度的 t_{max}。普通制剂和缓控释制剂的吸收速度快慢不同，也会使 t_{max} 发生改变。如果需要测定药物的 C_{max}，则必须对这些因素加以考虑。

四、影响血药浓度的因素

在治疗过程中，各种因素影响着血药浓度的变化，在进行临床药物监测时，必须充分掌握患者的生理、病理、用药情况等各种资料，仔细分析每种因素对血药浓度的影响，尽量对 TDM 的数据结果做出正确解释。影响血药浓度的因素有很多，主要来自于机体、药物和环境三个方面。

（一）药物因素

1. 剂型和工艺　不同的剂型、给药途径、生产工艺或处方构成，可能导致药物的生物利用度产生较大的差异，使得血药浓度发生改变。在急救情况下通常采用静脉给药快速控制症状，随后改用口服剂型维持给药时，剂型的变化会对血药浓度产生影响，常规剂型向缓控释剂型的转换时也会出现类似情况。因此在 TDM 中遇到血药浓度的突然波动，应关注患者的治疗方案是否存在调整。有些时候，虽然剂型和主药都一致，但由于是不同厂家的产品，所采用的辅料和工艺存在差异，也会使得服药后的血药浓度相差显著。

2. 药物相互作用　联合用药可以提高疗效，降低不良反应，是临床药物治疗经常采用的方式。但是合并用药可能会产生药动学的相互作用，使药物在体内的吸收、分布、代谢和排泄过程受到影响。这是影响血药浓度的最复杂因素，在 TDM 中应引起重视。

> **【临床案例 11-1】**
> 　　患者，男，53 岁，肾移植术后 6 个月，测环孢素 A 谷浓度 270ng/mL，因术后并发尿路真菌感染住院，加用酮康唑 0.2g，每日两次。一周后测得环孢素 A 谷浓度 760ng/mL。通过及时调整环孢素 A 的剂量，使其血药浓度降至正常治疗范围，未产生不良反应。
> **【案例分析】**
> 　　环孢素 A 是一种强效免疫抑制剂，通过肝 CYP3A 代谢，因此其他所有经 CYP3A 代谢的药物都有可能和它发生相互作用。CYP3A 诱导剂可以加快环孢素 A 的代谢，降低环孢素 A 的血药浓度；而 CYP3A 抑制剂则可减慢环孢素 A 的代谢，提高环孢素 A 的血药浓度。从而导致其临床疗效和毒性效应增加或降低。此案例中酮康唑为 CYP3A 抑制剂，与环孢素 A 合用，使其谷浓度升高近 3 倍。

由于药物相互作用的影响，一些药物的血药浓度虽未发生明显变化，但其组织浓度却产生了显著差异。例如，8 名健康志愿者服用 P-gp 抑制剂奎尼丁 1h 之后再服用止泻药洛哌丁胺，尽管洛哌丁胺给药后 1.5h 内与对照组相比血药浓度无明显差异，但从 0.5h 开始却出现了明显的呼吸抑制反应，也就是说血药浓度的变化远滞后于中枢反应。显然，用血药浓度监测的结果并不能解释此两种药物联用所引起的不良反应。上述案例说明，药物相互作用尽管未对血药浓度造成影响，但其引起组织分布显著变化的情况不能忽视。此外，有些药物相互作用可能导致血药浓度的变化远大于其组织浓度变化。在韩国进行的一项临床研究发现：为 7 例服用丙戊酸进行治疗的癫痫患者联用碳青霉烯类抗生素（亚胺培南、美罗培南）后，患者体内丙戊酸钠的血药浓度明显下降，其下降范围为 29%～91%。必须注意的是：虽然血药浓度急剧下降，但其中 6 例患者的症状控制良好，在丙戊酸血药浓度下降后并未出现癫痫症状的发作。在他们所报道的病例中，丙戊酸钠的血药浓度下降似乎并未影响其疗效，推测可能由于丙戊酸钠在脑组织靶部位的浓度并未受到影响所致。

（二）机体因素

1. 生理因素　不同年龄阶段的人群，特别是新生儿和老年人对药物的处置与成人有区别。新生儿身体的许多功能尚未发育健全，处于不完善的阶段。因此，药物在体内的分布、代谢和排泄有其自身的特点，如蛋白结合力低，使药物游离分数增加；血-脑屏障发育不完善，脂溶性药物易于进入脑组织；药物代谢酶活力低，药物代谢能力弱。老年人心排血量减少、肝肾功能降低，对部分药物代谢和排泄能力降低，易造成血药浓度升高。

【临床案例 11-2】

　　患者，男，70 岁，因慢性支气管炎、哮喘入院。医嘱为氨茶碱 0.1g/次，2 次/日，血茶碱浓度为 6.3μg/mL，病情好转。后加量为 0.1g/次，3 次/日，血药浓度为 14.5μg/mL，患者出现头疼、手震颤、呕吐等中毒症状，渐进入昏迷。经停药抢救，患者转危为安。后氨茶碱维持量改回为 0.1g/次，2 次/日，患者病情好转出院。

【案例分析】

　　患者由于年老体衰对茶碱反应敏感，耐受差，中毒阈值较低，只需血药浓度 6.3μg/mL 即可控制症状，14.5μg/mL 的血药浓度导致其茶碱中毒。因此茶碱临床用药时应对患者的年龄因素加以考虑。

　　一些药物在不同年龄阶段的个体中血药浓度水平相似，而在组织中的浓度却有着显著的差异。例如，奥司他韦是临床广泛应用的一种抗病毒药物，自上市以来，在日本陆续收到了大量儿童及青少年流感患者使用其治疗后发生自我伤害和谵妄事件的报告，而在成人中发生此类不良反应的概率远远低于儿童及青少年患者。为了揭示此现象产生的机制，日本学者 Yuichi Sugiyama 教授课题组的相关研究结果提示，对不同日龄大鼠给予相同剂量的奥司他韦后，此药在大鼠脑组织中的浓度呈现出随日龄增大显著降低的趋势，但各日龄段大鼠血浆中的药物浓度基本相同，这可能与幼鼠血-脑屏障上外排转运体 P-gp 的表达随日龄增加而显著升高有关。在另外一项对人体脑组织的研究也发现类似的现象，在人母体内 22 周龄的胎儿脑组织中即可观察到 P-gp 出现，并随胎龄的增大脑组织中 P-gp 的表达逐渐增多。上述研究表明，由于儿童血-脑屏障部位的 P-gp 表达尚未完全，对于 P-gp 的底物药物，如仅凭血浆中的药物浓度进行剂量调整而忽视其脑组织中的药物分布特点，可能会引起中枢神经系统的严重不良反应。

　　特殊生理阶段对药动学在某种程度上也有影响。女性在妊娠期、分娩和哺乳期对某些药物反应具有一定的特殊性，这是由于体重、激素水平、循环血量等机体功能发生变化影响了药物的动力学特征。例如，激素水平会影响胃排空时间和小肠运动，改变药物的吸收。妊娠期血容积增加及妊娠期水肿，使总体液增加，使水溶性药物的分布容积增大，血药浓度降低。

　　2. 病理因素　疾病状态可能对药物的动力学特征产生影响，其中影响较大的包括肝功能不全、肾功能损伤、心脏疾病、甲状腺疾病及胃肠道功能失常等。

　　肝功能不全可影响药物的代谢酶活性，使一些药物消除变慢，$t_{1/2}$ 延长，血药浓度升高引发毒性反应，如茶碱、利多卡因等。肝是合成白蛋白的器官，肝硬化患者产生严重的低蛋白血症时，蛋白结合率降低，使药物的游离浓度增高。肝病患者常表现出体液潴留，使水溶性药物的分布容积增大，血药浓度降低。

【临床案例 11-3】

　　患者，女，25 岁，因癫痫强直阵挛发作入院治疗。医嘱为负荷剂量静脉注射苯妥英 800mg 和口服维持剂量 250mg/d。TDM 结果显示苯妥英血药浓度是 14μmol/L，未达到治疗浓度范围，升高剂量到 400mg/d，患者出现了类似癫痫发作的症状。再次进行血药浓度监测，测得血药浓度为 42μmol/L，处于治疗浓度范围的低端，医生认为癫痫未得到有效控制应该加量。而临床药师查得患者的白蛋白为 2.0g/L，远低于正常范围 34～48g/L，表明患者有低蛋白血症，于是推荐检测患者的游离型药物浓度，其结果远高于苯妥英游离型药物浓度范围，因此说服医生降低口服剂量。其后，患者症状消失。

【案例分析】

苯妥英在血中主要与白蛋白结合，蛋白结合率为88%～90%。在低蛋白血症时，苯妥英血中游离型药物浓度显著升高。此患者表面像癫痫发作的症状，是由于苯妥英的毒性而非医生猜测的剂量不够的结果。充分利用临床检验结果有利于做出正确的用药选择。

肾功能受损时，可使主要由肾排泄的药物清除变慢，造成血药浓度升高或引起不良反应，如氨基糖苷类、地高辛、锂盐。肾功能的评价指标可选择肌酐清除率来表示，对于肾衰竭患者，可根据其肌酐清除率对给药方案做出调整。

甲状腺功能亢进患者，胃排空时间缩短，肠蠕动加快，影响药物吸收特征从而改变血药浓度；肿瘤或其他胃肠道消耗性疾病，可能损伤消化道黏膜，影响药物的吸收。心力衰竭患者的心排血量减少，对清除率依赖于肝血流量的药物代谢有极大的影响。

3. 遗传因素 遗传多态性对血药浓度的影响已日益引人注意，它涉及药物体内过程的各个环节，包括与药物转运有关的蛋白、药物作用的受体及药物代谢酶等。研究表明，不同种族间、同种族不同个体间的体内药物代谢酶活性存在着先天差异，从而影响代谢药物的能力，使群体中的药物代谢呈现多态性。例如，苯妥英的血药浓度受 *CYP2C9* 和 *CYP2C19* 基因调控，服用同等剂量苯妥英时弱代谢者血药浓度比强代谢者高34%。地西泮的体内去甲基化代谢具有明显的个体差异，弱代谢者的血药浓度较强代谢者高约1倍，血浆 $t_{1/2}$ 延长。

由于受到遗传因素影响，一些药物的血药浓度与药理效应之间缺乏相关性，可能会对血药浓度数据的解释造成困难。

（1）药物转运体：转运体是药物出入细胞的重要载体蛋白，其表达或功能的变化会对药物体内过程产生重要影响。由遗传因素导致转运体表达量不同，从而引起药物摄入组织细胞或从组织细胞中排出的量存在明显差异，会造成血药浓度与药理作用不一致的现象发生。例如，一项研究发现，健康志愿者每日服用40mg普伐他汀，连续用药3周后，*SLCO1B1* 基因突变型个体血浆药物浓度是野生型个体的3倍之多，而两组人群服用此药物后血脂的下降程度并无明显不同。因此对于应用普伐他汀进行治疗的患者而言，无论是野生型人群还是基因突变型人群根据其血药浓度进行用药剂量调整可能都是不恰当的。

（2）药物代谢酶：同转运体类似，代谢酶的功能变化同样可使药物在组织中的浓度显著变化，而其血中浓度并不发生明显变化。一项动物实验研究表明，为野生型小鼠及 *cyp3a* 基因敲除小鼠灌胃给予5mg/kg阿托伐他汀后，血浆中药物浓度未见明显改变，但在肝组织中，野生型小鼠每克肝组织药物含量为1.15nmol±0.61nmol，而 *cyp3a* 基因敲除鼠每克肝组织中药物含量高达44.5nmol±15.8nmol，两者浓度相差近38.7倍。

4. 生活习惯 吸烟、嗜酒、饮食等对血药浓度的影响也很大。研究表明烟草中含有的多环芳烃化合物及尼古丁等能诱导CYP，使其活性增高，加快药物的代谢速度。据报道，吸烟者氨茶碱的清除率可增加50%～100%，戒烟后经数月可恢复或接近原来水平。嗜酒者用药需考虑乙醇对CYP活性的影响，长期少量饮酒可提高肝药物代谢能力，短期内暴饮则可能通过乙醇与CYP直接竞争结合产生酶抑作用。因此饮酒期限、饮酒量的差异会对同服药物的浓度产生不同影响。饮食可通过改变胃肠道功能状态或与药物产生理化反应等机制影响药物的吸收过程，使血药浓度升高或降低。各种生活习惯对药动学过程的影响还有待进一步的研究。

（三）环境因素

1. 污染 工作环境中长期接触一些化学物质会对药物体内过程产生影响。例如，铅中毒可抑制CYP活性，减慢药物的代谢。对于处在特殊职业或生活环境中的患者，其TDM的数据如果出现异常，应考虑这一因素。

2. 生理节律 国内外大量研究证实，人体生理功能和疾病发展与环境昼夜变化有着密切的关系。与药物处置有关的许多生理功能，如心排血量、肝肾血流量、体液的分泌速度及 pH、胃肠运动等都存在着近日节律或其他周期的生理节律（physiological rhythm），这就使许多药物的一种或几种药动学参数随之呈现出相应的节律性，从而影响了血药浓度的变化模式。

目前的 TDM 工作重点围绕一些治疗指数低、安全范围窄、不良反应大的药物开展，在确保这些药物临床治疗安全性与有效性方面，其重要性是不言而喻的，但现在已开展 TDM 的药物品种较少，仅占临床常用药品的 10% 左右，这与临床中复杂的血药浓度影响因素不无关系。在临床研究中发现，很多药物的血药浓度与药理效应之间缺乏相关性，从而无法用于给药方案的调整。相信随着分析检测技术的不断发展，以及人们对机体组织特性、药物体内分布特点及药物相互作用规律认识水平的不断提高，这些制约 TDM 的因素将会逐步被人们掌握，到那时 TDM 将会在提高临床合理用药方面发挥更加重要的作用。

第三节　生物样本测定及质量控制

一、常用血药浓度测定方法及评价

分析方法和仪器设备的发展促进了 TDM 工作的发展。20 世纪 50 年代，由于化学分析方法的局限，临床应用仅限于高浓度的毒物分析。在 20 世纪 60 年代，薄层层析法、气相色谱法被应用于体液分析。20 世纪 70 年代，随着高效液相色谱法的普及，气相色谱-质谱联用技术的发展，临床可对多种药物体液浓度进行定量、定性分析；同时放射免疫分析法（radioimmunoassay，RIA）、酶免疫分析法（enzyme immunoassay，EIA）已得到普遍应用。到 20 世纪 80 年代，荧光偏振免疫分析法（fluorescence polarization immunoassay，FPIA）被应用于 TDM，该方法操作简便，测定结果快速、灵敏、准确，促进了 TDM 工作的深入发展。进入 20 世纪 90 年代后，高效毛细管电泳、液相色谱-质谱联用技术开始应用于临床，满足了 TDM 工作中某些特殊的测定要求。

每种分析方法都有其自身的优缺点，应该根据临床应用的实际情况进行选择。一般来说，在 TDM 工作中，一个理想的药物浓度测定方法，应该满足灵敏度高、专一性强、准确性和精密度高等基本要求，同时还应具备操作简便、测定快速和价格适中的优点。

适用于 TDM 工作的常规测定方法主要可分为三大类：光谱学方法、色谱学方法、免疫学方法及色谱-质谱联用法。此外，随着分子影像学的不断发展，近几年也开发出了一些新的测定方法。在上述测定方法中，光谱学方法由于灵敏度低、专一性差，已很少单独使用，一般仅限于和色谱方法联合使用。目前比较常用的分析方法有以下几种。

（一）色谱法

应用于 TDM 的色谱法包括薄层色谱衍生法、高效液相色谱法、气相色谱法。色谱法的主要优点是其选择性强、灵敏度高，分辨率高，可以同时测定样品中的多种药物。其缺点在于仪器使用的技术性较高，操作烦琐，需要一定的经验；样本处理较复杂，耗费时间较长，难以满足临床急救的需要。

高效液相色谱法是由经典的液相色谱发展而来的液相柱层析技术，在治疗药物监测的分析手段中属于比较成熟的方法。方法原理是通过溶质在固定相和流动相间的分配系数、吸附能力、亲和力、离子交换或分子排阻等性质的差异，经过在两相间连续多次交换的过程，使不同的溶质得到分离。高效液相色谱法的固定相种类较多，通过改变流动相组成成分及比例，可以对绝大多数有机化合物药物进行分离测定。

【临床案例 11-4】
　　高效液相色谱法同时测定苯巴比妥、苯妥英钠和卡马西平的血药浓度。

> **【案例分析】**
>
> 色谱条件：色谱柱 C18 反相柱；柱温 35℃；流动相甲醇：水 =45：55（*V*/*V*）；流速 1.0mL/min；检测波长 205nm；进样体积 20μL。
>
> 血样处理方法：取血清 200μL，加 500μL 甲醇，在旋涡混合器上混合 5min，以 2000r/min 离心 5min，取上清液 20μL 进样测定。
>
> 采用本法，可同时测定三种常用抗癫痫药物，对于指导临床联合用药，了解 DDI 和避免不良反应具有一定的意义。

（二）色谱-质谱联用法

液相色谱-质谱联用技术进一步扩展了色谱法在 TDM 中的应用范围。色谱技术可以分离混合物中的各个组分，质谱技术能够确定单一组分的分子结构，两者合用，既可分离混合物，又可对化合物中各组分进行定性和定量分析。相较于气相色谱-质联用，液相色谱-质谱联用的应用更为普遍，对于体内药物代谢产物的分离、鉴定及分子结构的研究、药物定量测定具有高分辨率及高灵敏度的优点，如在免疫抑制剂的 TDM 中，由于液相色谱-质谱联用技术的高灵敏度和高特异性，其应用比免疫法更广泛更受实验室青睐。与其他方法相比，液相色谱-质谱联用单针进样可同时测定多个药物的浓度，通量更高，同等条件下需要的样本量更少。此外，其在干血斑、活检组织及唾液等样本药物浓度测定中是首选方法。

随着近几年质谱技术的不断发展，将应用高分辨飞行时间质谱进行生物样本检测的代谢组学技术引入 TDM，可能是未来研究的发展方向之一。代谢组学（metabonomics）是近十年发展起来的一门新兴学科，主要研究生物体因为受到各种因素影响（如基因、环境、病理等）而使机体状态发生改变后，其内源性代谢物质的种类、数量及其变化规律。由于受到机体及药物方面因素影响，现在 TDM 技术的应用尚有一定局限性，此时若仅根据传统 TDM 方法制订治疗方案可能无法获得预期效果。代谢组学利用体内的小分子内源性物质对健康状态及疾病状态做出区分，并找出与疾病相关的一组差异物质，这可能就是准确诊断此种疾病的生物标志物。在临床对患者进行药物干预后建立体内生物标志物、药物及其代谢物产物的定量检测方法，可对药物体内过程及药理作用做出综合判断，从而更为精确地制订个体化治疗方案。

（三）免疫法

各种免疫法均以抗原、抗体的竞争结合反应为原理，其区别仅仅在于使用了不同的标志物。目前 TDM 常用的免疫法有 RIA、EIA、荧光免疫分析（fluorescence immunoassay，FIA）、化学发光免疫分析法（chemiluminescence immunoassay，CLIA）、FPIA 等。免疫法的优点是灵敏度高、专一性强、取样量少、样品处理简单、测定速度快，缺点在于需要专门的试剂盒，成本比较高。此外，在应用免疫法进行 TDM 时，在抗原、抗体识别过程中可能会出现对药物及其体内代谢产物进行非特异性结合的现象，从而影响测定结果的准确性。

1. RIA 本法是将放射性核素分析的高灵敏性和免疫学抗原抗体反应的高特异性相结合的一种超微量分析方法。其基本原理是将高度纯化的待测物标准品作为抗原（antigen，Ag）免疫动物，使其产生特异性抗体（antibody，Ab），Ag 与标记抗原（Ag*）与 Ab 竞争性结合，产生抗原抗体复合物（Ag-Ab 和 Ag*-Ab），当反应达到平衡时，将结合的抗原抗体复合物与未结合的抗原分离，测定其放射活性，即可计算被测物质的量，常用来标记抗原的放射性同位素有 ^{3}H、^{14}C、^{125}I 和 ^{131}I，其中 ^{3}H 和 ^{125}I 应用较多。

RIA 具有灵敏度高、特异性强、取样量小、分析周期短，可用于批量样品测定等优点。但该方法也有一定的局限性，如采用放射性同位素标记，需要专用实验室和计数仪器设备，还需要处理放射性废物。另外，放射性同位素对试验人员的健康也存在一定的危害。采用 RIA 测定的药物有地高辛、甲氨蝶呤、苯妥英、庆大霉素等。

2. EIA 本法包括酶增强免疫分析技术（enzyme multiplied immunoassay，EMIT）和酶联免疫吸附测定（enzyme linked immunosorbent assay，ELISA）。其中应用较多的是EMIT，又称为均相酶免疫分析法。它是将抗原、抗体特异反应和酶的高效催化作用原理有机结合的一种超微量测定技术，基本原理是未标记的抗原（被测药物或对照品）与酶标记的抗原竞争抗体，使酶标抗原与抗体的结合减少，导致酶活性改变的程度发生变化，加入酶底物时，通过测定底物最终产物的吸光度变化，即可反映体系中总酶的活性变化，从而推算出被测样本中药物浓度。本法的优点是灵敏度、专一性较高，标记抗原或抗体稳定，标志物具有多样性。由于操作简单、迅速，无放射物质危害，在TDM中应用较广，但本法灵敏度稍低于RIA，所以不能取代RIA。采用EMIT测定的药物有地高辛、茶碱、卡马西平、苯妥英、丙戊酸等。

3. FPIA 本法是国外于20世纪80年代初发展起来的一种超微量分析方法。该法原理为荧光素标记抗原与未标记抗原（待测药物）竞争结合特异性抗体，带有荧光标记的结合物由于分子变大，分子转动速度减慢，荧光偏振程度增强，所以荧光偏振程度大小与待测药物浓度成反比，据此进行定量。FPIA技术兼具荧光分析的灵敏度和均相免疫法专一快速的特点，但试剂等测试成本相对较高。FPIA法可分析环孢素、地高辛、茶碱、卡马西平、苯妥英、丙戊酸等。

4. CLIA 本法是将发光分析和免疫反应相结合起来的一种超微量分析法，根据标记方法的不同分为化学发光标记免疫分析法和酶标记、以化学发光底物作信号试剂的化学发光酶免疫分析法。本方法以化学发光物质代替放射性核素作为示踪物，与RIA比较，具有无放射性危害、稳定性好、分析自动化、灵敏度精确度高等优点。目前在TDM领域应用较多的是吖啶酯直接化学发光法，近年来在各中、大型医院得到普遍推广应用。

（四）分子影像学法

随着分子影像学的不断进步，近年来出现了一些新的生物样本测定方法，这些方法可实现药物体内过程的动态监测，在对药物体内过程的研究中表现出了巨大潜力。虽然分子影像学技术在药学中的应用刚起步不久，目前还仅限于动物模型实验阶段，但其或许可为解决目前TDM工作中存在的问题提供一种新的途径。

1. 质谱成像法（mass spectrometry imaging，MSI） 是新近发展起来的基于质谱检测技术的一种成像方法。与其他影像技术相比，MSI技术无须标记，是一种深入到分子层面的成像技术。对于在药学中的应用而言，它不仅可同时反映药物分子在体内的分布信息，还能够提供分子结构信息，进行药物和体内代谢产物的发现鉴定及体内过程研究；此外，此技术还可进行表征疾病的分子标志物的研究。目前，该技术还仅限于对组织器官及整体动物切片的实验研究阶段，若活体在线质谱成像检测技术能在未来研究中取得突破，其在TDM中将有非常值得期待的应用前景。

2. 正电子发射断层显像（positron emission tomography，PET）法 PET系统是当前最先进的医疗成像设备之一，为机体给予核素标记的药物分子，利用核素衰变产生正电子，正电子与身体中负电子湮灭产生γ光子对。这些光子对被检测器所记录，并重构出同位素分子在机体各器官及组织中的浓度分布，进而产生药物分子体内过程的实时-动态监测图像。这种非侵入性动态显像技术可以准确提供药物在体内各组织、器官中的动态分布，若应用此技术实现对药物靶点浓度的实时定量，将可能解决目前TDM工作中一些药物血浆浓度不能正确解释药理作用的难题。目前，已有专门针对活体动物研究的micro-PET上市，且应用此项技术在活体动物模型中进行药物体内过程及作用机制研究的报道正在逐年增多，若此技术成功应用于临床药学，可能会很大程度拓展TDM的应用范围。

分子影像学技术近几年来蓬勃发展，已在药动学研究领域发挥了重要作用。未来的影像技术将不仅限于单一的技术开发，而是各种技术的整合应用，如最新出现的PET-计算机断层扫描（CT）联用技术、PET-磁共振成像（MRI）联用技术等。日新月异的技术进步或许会对TDM的发展产生重要影响。

二、生物样本处理

常规 TDM 技术使用的生物样本一般是血清、血浆或全血样本。在测定之前，样本常需要预处理。荧光偏振免疫法和酶联免疫法样品前处理较为简单，只需分离出血清或血浆即可进行检测。而色谱法需在分离出血清或血浆后对样本进行进一步处理，常用的血浆（血清）样本的处理方法主要有沉淀蛋白、有机溶剂提取和固相萃取。

（一）沉淀蛋白

沉淀蛋白是生物样品处理中常用的预处理技术。其方法是将一定量的蛋白沉淀剂加入生物样品中，混悬均匀后，高速离心（大于 10 000r/min），取上清液，过滤，进行分析。常用的蛋白沉淀剂包括有机溶剂如甲醇、乙腈、乙醇等，无机酸如三氯乙酸、高氯酸等，其中甲醇、乙腈和 10% 三氯乙酸溶液是常用的蛋白沉淀剂。

沉淀蛋白方法简便、快速，但其缺点是加入蛋白沉淀剂后，样品被稀释，待测药物浓度降低，对于一些药物含量较低的样品，其对检测方法的灵敏度要求较高。另外，采用该方法处理的样品，干扰物质较多，要求分析方法具有较高的分离能力。

（二）有机溶剂提取

有机溶剂提取也是生物样品处理中常用的预处理技术。此方法是根据样品中药物与干扰物在水相和有机相中分配性质、酸碱性的不同，使样品在一定程度上纯化。

一般情况下，药物具有一定的酸碱性，因此在进行溶剂提取时，首先将样品调节至酸性（对酸性药）或碱性（对碱性药），使药物成为亲脂性的非解离形式，易于分配到有机相中。根据待测物的性质，可采用溶剂进行单次提取或多次提取。例如，测定血浆中的奥美拉唑时，可采用氨试液将样品碱化，采用乙醚提取；但测定血浆中西替利嗪时，因干扰较多，先采用枸橼酸缓冲液将样品酸化，加入二氯甲烷，离心，分离有机层，挥干后，再加入甲基叔丁基醚和 0.25mol/L 磷酸溶液提取，取磷酸液层测定。

采用有机溶剂提取时，有机溶剂及样品酸碱度的选择是需要考虑的重要因素。常用的有机溶剂有乙醚、乙酸乙酯、二氯甲烷、三氯甲烷等。分析纯的乙醚提取后，干扰物质较多，可考虑用甲基叔丁基醚代替。而分析纯的乙酸乙酯和二氯甲烷重新蒸馏后使用，杂质较少。对于样品酸碱度的调节，可根据药物的性质确定。例如，对于碱性药物伪麻黄碱，须先将样品溶液 pH 调节至14，再采用正己烷：二氯甲烷：异丙醇（300：150：15）进行提取纯化。

随着分离技术的不断发展，近几年也开发出了很多以液体作为介质的前处理技术，如支持液膜萃取技术、微孔膜液液萃取技术、液相微萃取技术等。这些新型萃取技术以液液萃取与透析原理相结合，具有很强的富集能力，因此尤其适合于复杂介质中痕量成分的分析。此外，这些新型技术几乎不消耗有机溶剂，并且比较容易实现与色谱系统的对接，具有操作快速环保、容易自动化等特点。

（三）固相萃取

固相萃取（solid phase extraction，SPE）技术是采用色谱分离的原理进行生物样品预处理的方法。该方法采用微型的层析小柱，将样品加到小柱上端，用适合的溶剂对样品进行洗脱。由于药物与其他物质在固定相及流动相中的分配性质不同，而将其分离。例如，采用 ODS C18 小柱分离血浆中格列奇特时，将样品置于活化的小柱中，依次采用水和甲醇洗脱，收集甲醇洗脱液，浓缩后测定。

固相萃取小柱已商品化，使用方便，具有提取快速、富集样品、回收率高的优点，但萃取柱较贵，提取的成本较高。

固相微萃取（solid phase micro-extraction，SPME）技术是近年来发展起来的以固态物质为萃取介质的分析物提取技术。SPME 采用一种与进样器类似的装置，用一根涂布多聚物固定相的熔融石英纤维从液态或气态基质中提取待测物，然后将富集待测物的纤维直接转移到色谱系统中，通过一定方式解吸附，再进行分离分析。SPME 避免了有毒有机溶剂的使用，并集采样、萃取、浓缩、进样于一体，减少了多步操作带来的误差，具有操作简单快速的优点。此外，基于固相萃取原理的搅拌棒固相萃取（stir bar sorptive extraction，SBSE）、旋转柱固相萃取（spin column extraction，SCE）、基质固相分散萃取（matrix solid phase dispersion，MSPD）等技术均已经成功用于生物样品的前处理中。

（四）液相微萃取

液相微萃取（liquid phase micro-extraction，LPME）于 1996 年在液液萃取基础上发展起来，结合了液液萃取和固相微萃取的优点。其原理是将一滴溶剂直接悬挂于色谱进样针尖，将其浸入样品水溶液（或样品顶空气相）中，将分析物萃取到有机溶剂液滴中，直接注入色谱仪进行分离分析。只需极少量的有机溶剂、装置简单、操作方便、成本低；适合萃取在水溶液中溶解度小的痕量目标物；方便与后续分析仪器连接，实现在线样品前处理。基于此原理的液相微萃取技术还有分散液液微萃取（dispersive liquid-liquid micro-extraction，DLLME）、盐析辅助液液萃取（salting-out assisted liquid-liquid extraction，SALLE）以及浊点萃取法（cloud point extraction，CPE）等。特别是 In-syringe DLLME 的使用较为广泛。例如，将含有萃取溶剂和分散溶剂的混合物通过注射器快速注入生物样品溶液中形成乳液，再将破乳剂轻轻注入其中破坏乳液，实现两相分离，使萃取溶剂漂浮在溶液表面。然后，使用微量注射器收集含有目标分析物的萃取剂，进行后续分析。此法常用于患者血液、尿液等体液样本中药物浓度的测定。

（五）离子液体在生物样本萃取分离中的应用

离子液体又称为室温离子液体，是在低于或接近室温时呈液体状态的一种熔融性有机盐。离子液体种类数量繁多，用于生物样本处理的离子液体通常由有机阳离子（如咪唑、吡咯、吡啶、季铵阳离子等）和有机/无机阴离子（如六氟磷酸、四氟硼酸、烷基硫酸、烷基磺酸、硝酸、乙酸、氢氧根、溴离子、氯离子等）构成。

离子液体作为一种新型的绿色溶剂，在较大温度范围内可稳定存在，并具有蒸气压低、黏度大、化学稳定性好、可设计性强、电化学窗宽、在有机物及无机物中均有良好的溶解性等诸多传统有机溶剂无法比拟的优势，使其在生物样本的分离与富集方面的应用日益增多。目前，离子液体作为液相介质的萃取剂和固相介质的吸附剂，主要集中提取分离尿液、血液、唾液、头发及指甲样本中的药物及内源性物质。相较传统有机试剂及固相萃取，离子液体可在生物样品前处理中表现出更好的提取分离能力。例如，在液体介质中，经萃取得到离子液体相后可直接注入高效液相色谱分析，避免了有机溶剂中的沉积相挥发导致目标分析物的扩散和损失，并使操作步骤得以简化；有研究证明，相较传统的固相萃取体系，离子液体用于固相萃取后对目标分析物的亲和力和选择性更高，因此表现出更好的净化效果和更高的回收率。由于离子液体在分析化学中应用的诸多优势，在生物样本分离富集过程中已使其受到越来越多的关注。

生物样品的前处理技术一直以来都是 TDM 工作中的重点，将来的发展趋势应该是开发少用甚至不用有毒化学试剂的方法；简化操作步骤以节约人力成本，尽量集采样、萃取、净化、浓缩、预分离为一体；并发展能有效处理如血浆等复杂介质、痕量药物成分及具有特殊性质药物成分（如高极性、光/热不稳定性等）的方法。

三、治疗药物监测的质量控制

TDM 是在比较复杂的体系和条件下进行的，分析过程中存在很多变异和误差，使实验室内部及各个实验室之间的测定结果呈现分散状态。正确的测定结果，为判断分析及制订个体化给药方案提供可靠依据，而错误的结果不仅不能保障药物安全有效，而且还将给患者带来风险。严格规范的质量控制可以有效发现变异，减少误差，保证结果的精密、准确。它包括室内质量控制（internal quality control，IQC）和室间质量控制（external quality control，EQC）。IQC 是 EQC 的基础，EQC 是检验 IQC 实施效果的手段。两者交替循环使用，使血药浓度测定质量逐步提高，确保血药浓度测定的准确性。

近年来，国家已将临床检验的质量控制作为一项制度，制定了《临床实验室室间质量评价要求》《临床实验室室内质量评价要求》作为卫生部行业标准，规定临床检验必须有质量控制的保证，如 EQC 评价不合格，实验室必须对相关人员进行适当的培训及对导致 EQC 评价失败的问题进行纠正，对 EQC 评价成绩不合格的检验项目或活动必须采取纠正措施，改进质量，经再次评价合格后方可恢复工作。

（一）室内质量控制

IQC 是指实验室内部对某一药物测定数据的误差及不精确性作长期连续的评价和监督，以达到使分析结果在实验室内部保持最小偏离的目的。在保障仪器、试剂、人员、方法、流程控制的前提下，对每批所监测的患者样品测试定值的质控样品，一般为高、中、低三个浓度值。

目前我国的 TDM 实验室的 IQC 仍以制作质量控制图来完成，并根据质量控制点在图上的分布情况，采用相应的质控规则来判定测定结果的准确性。步骤如下。

1. 质控样品的制备　质控样品可以由实验室自行配制，也可从具备相应资质的供应商处购买。质控样品的一般配制方法为在空白血清/血浆中加入一定量的待测药物，配制成高、中、低三种浓度的若干个质控样本。浓度的选择可以在常规测定标准曲线的线性范围内分段确定，也可以将中浓度选择在有效治疗浓度范围内，高、低浓度分别高于或低于有效治疗浓度。相对而言，后一种方式较为合理。

2. 空图的制作　空图的制作通常分为三步。首先，检测质控样品，代入标准曲线计算浓度，取连续测定 20 次的均值作为该质控样品的标定浓度。以测定浓度为纵坐标，测定日期为横坐标，在纵轴上找出质控样本的标定浓度值，过该点作平行于横轴的直线，称为靶值线。其次，根据靶值确定警戒值和失控值，传统方法是以中、高质控浓度标示值的 ±10% 和 ±15% 及低质控浓度标示值的 ±15% 和 ±20% 分别作为警戒值和失控值。目前较为通用的方法是以质控浓度标示值标准偏差的 2 倍和 3 倍分别作为警戒值和失控值，过各点作平行于横轴的上、下警戒线和上、下失控线，最后，在空图下方标注测定品种、测定方法、测定人等相关项目。

3. 质控图的制作　将质控样品和常规监测样品一同测定，将质控样品测定浓度值和测定日期标在空图上，将每次测定的结果用直线相互联结后就得到质控图。

4. 质控图的分析　单次测定的结果可用以判断本次测定是否在允许的误差范围内。如果质控测定值在警戒线之内为满意；在警戒线和失控线之间应引起警惕，必须加测质控品并按照质控规则判断是否失控，如不属于失控则当日数据可以接受，否则应查找原因；单个质控值超出失控线，则当日血药浓度测定结果无效，应查找原因并纠正，重新测定。

多次测定后，从质控图中可以发现测定误差的规律。如果每次测定的偏差都很小，表明测定的精密度较高。如果偏差大而且呈现出正态分布的特征，说明测定中存在较大的随机误差，应加以监测和控制，使其尽量减小。凡在质控图中出现不符合正态分布情况，即应考虑是否存在非随机误差因素，如果偏差出现漂移、趋势性变化等定向改变，说明测定中存在较大的系统误差，应分析成因，及时采取措施予以纠正。

（二）室间质量控制

EQC 是由多个实验室共同参与进行的。由质控中心将质控样品分发给参加质控的实验室，要求在统一时间内分别测定，实验室参加 EQC 时必须采用与其测试患者样本相同的方式检测 EQC 样本，然后将测定结果在规定的日期前通报给质控中心，中心综合各实验室数据作出统计处理和分析评价后，再把结果反馈给各实验室，从而评价自己所用方法和测定质量，作出相应的改进。目前国家卫生健康委员会临床检验中心组织的 EQC 活动根据检测项目的不同分为按方法和按仪器两种分组方式；是以原始数据算出总均值后，去除＞±3SD 的数据，剩余数据的中位数作为靶值；数据的可接收范围参照美国临床实验室改进修正法规（CLIA88）制定。

思 考 题

1. TDM 的临床意义是什么？
2. 哪些药物需要进行 TDM？
3. 什么是 TDM 的质量控制？
4. 影响 TDM 的主要因素有哪些？

（武新安）

第十二章 给药方案设计

本章要求

1. 掌握 C_{ss}、负荷剂量、维持剂量的定义和意义。

2. 熟悉单剂量给药和多剂量给药方案设计的方法，个体化给药方案设计的方法，药物基因组学与个体化给药。

3. 了解非线性动力学给药方案的设计方法。

在临床用药治疗中，除根据病情选择恰当的治疗药物外，还必须依据该药的药效学和药动学特点，拟定合理的药物治疗或试验计划，即给药方案（dosage regimen），使药物在达到最佳的治疗浓度和最佳的治疗效果的同时不良反应最低。给药方案的内容应包括确定合适的药物品种、恰当的给药剂量、给药途径、给药时间、给药间隔和疗程及不良反应的防治措施等。制订给药方案的基本要求是使血药浓度维持在有效治疗水平范围内，既不因血药浓度过低而达不到应有疗效，又不因血药浓度过高而产生不良反应。目的是保证患者能够得到安全、有效、合理的治疗。然而，目前临床的大多数给药方案并不适用于对药物高度敏感或耐受的人群，临床治疗时，应根据每个患者的具体情况制订个体化给药方案，实行个体化治疗（individualized therapy）。

第一节 给药方案的设计方法

临床给药方案的设计取决于多方面的因素，既要考虑药物的有效性和安全性，以及药物效应随时间的变化规律，又要考虑到机体对药物和剂型的处置过程，即要综合考虑药效学和药动学的因素。临床上多数药物安全浓度范围较宽，如 β-内酰胺类抗生素，可根据一般设计原则，凭医生临床判断制订给药方案即可。然而对于治疗指数较窄的药物，如抗心律药、抗癫痫药、免疫抑制剂等，除需考虑上述主要因素外，同时还要考虑患者的性别、年龄、肝肾功能，同时还要考虑患者的临床状态和个体差异，如是否有并发症、遗传差异、耐药性及药物相互作用等，最终制订合理的个体化给药方案。

常用的设计方法有以下几种。

1. 根据 $t_{1/2}$ 设计给药方案 按照 $t_{1/2}$ 可将药物分为不同的类别，见表 12-1。临床治疗用药时：①对于中速或慢速处置即 $t_{1/2}$ 为 4～24h 的药物，一般情况下是每间隔 1 个 $t_{1/2}$ 给药 1 次，且首次给予负荷剂量的给药方案，如磺胺二甲嘧啶的 $t_{1/2}$ 为 7h，常采用每个 $t_{1/2}$ 给药 1 次且首剂量加倍的给药方案。②若 $t_{1/2}<1h$ 的超快速和快速处置类药物，就不适合每间隔 1 个 $t_{1/2}$ 给药 1 次的方法，应按照药物自身的特点及用药目的设计给药方案。例如，青霉素 G 的 $t_{1/2}$ 是 30min，且不能口服给药，但除了过敏反应外，青霉素 G 的安全性很高，基本无毒性，而且有抗生素后效应。所以，临床上一次增加剂量到几十万单位或几百万单位，经过十多个 $t_{1/2}$ 后，血药浓度仍然在有效浓度范围内，尽管如此，因其是时间依赖性抗生素，仍应至少给药 2 次或 2 次以上，方可获得更好的临床疗效。又如，胰岛素的 $t_{1/2}$ 只有 10min，但是降糖作用却可以维持 6～8h，所以每日三餐前皮下注射给药即可，若需维持长效，则应选择低精蛋白锌胰岛素或精蛋白锌胰岛素等中、长效胰岛素，不能采用增加剂量的方法，否则会引起低血糖反应，甚至休克。③对 $t_{1/2}$ 特别长的超慢速处置药物如洋地黄毒苷，$t_{1/2}$ 为 9 日，如按 $t_{1/2}$ 给药，血药浓度波动较大，可将总量分次给予从而缩短给药间隔，避免其血药浓度波动较大，一般每日口服 1 次，每次 0.1mg 比较安全。此外，药物 $t_{1/2}$ 受机体病理因素的影响较大且存在较大的个体差异。例如，肝肾功能受损的患者，药物从体内

清除受阻，$t_{1/2}$ 延长，此时若仍按原来 $t_{1/2}$ 间隔给药，可能会显著增加其血药浓度，增加不良反应。见表 12-1。

表 12-1　根据 $t_{1/2}$ 划分的药物类别

类别	$t_{1/2}$	代表药
超快速	<1h	青霉素 G、胰岛素、硫喷妥钠
快速	1～4h	哌替啶、肝素、三唑仑
中速	4～8h	茶碱、甲苯磺丁脲、氯沙坦、磺胺二甲嘧啶
慢速	8～24h	磺胺甲噁唑、依那普利、阿托伐他汀
超慢速	>24h	地高辛、氟西汀、吡罗昔康

2. 根据有效血药浓度范围设计给药方案　设计给药方案时，应根据药物有效血药浓度的范围，确定给药剂量和给药间隔。有效血药浓度范围是指最小有效浓度和最小中毒剂量之间的范围，又称为治疗窗（therapeutic window，TW）。治疗窗宽的药物，安全性高，可以根据 $t_{1/2}$ 或者间隔 2～3 个 $t_{1/2}$ 给药 1 次；而治疗窗窄的药物，安全性低，容易出现不良反应，为了避免血药浓度波动大，可以考虑间隔 0.5 个 $t_{1/2}$ 给药 1 次，或者每日给药总量不变的前提下，增加给药次数。当然也可以考虑使用缓释剂型或静脉滴注给药。

3. 根据平均稳态血药浓度（$C_{ss,av}$）设计给药方案　此法是以 $C_{ss,av}$ 作为设计最佳指标。根据 $C_{ss,av}$ 公式

$$C_{ss,av} = \frac{AUC_{0-\tau}}{\tau} = \frac{FD}{kV\tau} \tag{12-1}$$

$$D = \frac{\tau\, kVC_{ss,av}}{F} \tag{12-2}$$

对某一药物制剂，其消除速率常数（k）、表观分布容积（V）、生物利用度（F）基本恒定或已知，因此，可以通过调整给药剂量（D）或给药间隔（τ），达到所需 $C_{ss,av}$。

4. 根据最低血药浓度（$C_{ss,min}$）设计给药方案　对于某些毒性较大的药物或某些抗菌药物，可以根据 $C_{ss,min}$ 设计给药方案。其公式为

$$C_{ss,min} = \frac{k_a FD}{(k_a - k)V}\left[\frac{1}{1 - e^{-k\tau}}\right]e^{-k\tau} \tag{12-3}$$

$$D = \frac{C_{ss,min}(k_a - k)V}{k_a F}\left[e^{-k\tau} - 1\right] \tag{12-4}$$

同样，对某一药物制剂，其吸收速率常数（k_a）、V、F 基本恒定或已知，因此，亦可以通过调整给药剂量 D 或给药间隔 τ，达到所需 $C_{ss,av}$。

第二节　单剂量给药方案

单次给药（single dosing）后，药物的血药浓度和作用维持的时间较短，故一般情况下，临床治疗时，选择多次给药。但某些药物如镇痛药、镇静催眠药、支气管扩张药、麻醉药、驱虫剂等，通常只需一次给药即可达到预期效果。掌握单次给药（包括单次静脉注射、单次口服、单次肌内注射）的药动学参数，可以更好地确定单次给药的剂量，同时为拟定多次给药方案奠定基础。

一、单次静脉注射

符合一室模型的药物单次快速静脉注射后，在体内的消除为一级速率过程，体内药量（X）

及血药浓度（C）随时间（t）呈指数性衰减，其方程式为

$$X = De^{-kt} \tag{12-5}$$

$$C = C_0 e^{-kt} \tag{12-6}$$

式中，D 为给药剂量；k 为一级消除速率常数；C_0 为初始血药浓度。若式（12-5）中 t 以 $t_{1/2}$ 的倍数表示，令 $t = n \cdot t_{1/2}$，则

$$X = De^{-knt_{1/2}} = D\left(\frac{1}{2}\right)^n \tag{12-7}$$

$$C = C_0 \left(\frac{1}{2}\right)^n \tag{12-8}$$

式（12-7）、式（12-8）可用于计算为保持药物作用的时间所需的剂量 D，以及给予一定剂量所能维持的作用时间 $t = n \cdot t_{1/2}$。

【临床案例 12-1】

某催眠药 $t_{1/2}$ 为 4h，当血药浓度为 $2\mu g/mL$ 时患者醒来，又知该药的 $V = 200L$，若要求该患者睡眠时间为 8h，问该药静脉注射剂量如何确定？

【案例分析】

解：由上式可知，该患者醒来时体内药量为

$X = 2 \times 200 \times 1000 = 400\,000(\mu g) = 0.4(g)$，$n = 8 \div 4 = 2$

根据式 12-7 得

$$D = \frac{X}{\left(\frac{1}{2}\right)^n} = \frac{0.4}{\left(\frac{1}{2}\right)^2} = \frac{0.4}{\left(\frac{1}{4}\right)} = 1.6(g)$$

因此，使该患者睡眠时间达 8h 的剂量应为 1.6g。

二、单次口服或肌内注射

符合一室模型的药物，单次口服或肌内注射后，药物在体内呈一级速率消除，其血药浓度-时间关系可用下式表示。

$$C = \frac{k_a FD}{(k_a - k)V}(e^{-kt} - e^{-k_a t}) \tag{12-9}$$

式中，F 为生物利用度；D 为给药剂量；V 为表观分布容积；k_a 及 k 分别为吸收及消除速率常数。

【临床案例 12-2】

患者服用某一符合一室模型的药物，期望药效维持 8h，有效血药浓度为 $1\mu g/mL$，问给药剂量应为多少？已知该药口服后有 80% 吸收，$V = 10L$，吸收 $t_{1/2}(t_{1/2a}) = 0.693h$，$t_{1/2} = 6.93h$。

【案例分析】

解：

$$k_a = \frac{0.693}{0.693} = 1(/h)$$

$$k = \frac{0.693}{6.93} = 0.1(/h)$$

代入式（12-9），则

$$D = \frac{CV_a(k_a - k)}{k_a F(e^{-kt} - e^{-k_a t})} = \frac{1 \times 10 \times (1 - 0.1)}{1 \times 0.8(e^{-0.1 \times 8} - e^{-1 \times 8})} = 25.056(\text{mg})$$

即该药的给药剂量为 25.056mg。

第三节　多剂量给药的给药方案

临床上大多数需要多剂量给药进行治疗，即患者需要在几日、数月，甚至数年的时间内重复多次给药，以达到治疗的目的。多剂量给药（multiple dosing）是指按照一定的剂量，一定的给药间隔时间，经反复多次给药后，达到并维持在预期的治疗血药浓度范围，以获得理想的治疗效果。对于多剂量给药，如给药方案设计不合理，可能出现药效不足，以至出现耐受性；或者出现体内药物大量蓄积，导致中毒。如何正确设计多剂量给药方案，具有非常重要的临床意义。

一、多剂量给药的几个重要概念

（一）多剂量函数

已知单剂给药后，多剂量给药的药-时曲线可用下列多项指数式表征。

$$C = \sum_{i=1}^{m} A_i e^{-k_i t} \tag{12-10}$$

式中，A_i 为各指数项的系数，k_i 为各有关速率常数（如吸收、消除速率常数等），m 为有关的隔室数。经推导，若按固定间隔时间 τ 给药，则 n 次给药后 t 时间的血药浓度可用下式表示。

$$C = \sum_{i=1}^{m} A_i \frac{1 - e^{-nk_i\tau}}{1 - e^{-k_i\tau}} \cdot e^{-k_i t} \tag{12-11}$$

式中，$\frac{1 - e^{-nk_i\tau}}{1 - e^{-k_i\tau}}$ 即为文献中所谓的多剂量函数。应用多剂量函数这一概念可方便地计算出不同类型药物多剂量给药后的血药浓度，实际计算时，只要将单剂量给药时的血药浓度-时间方程中的各指数项都乘上相应的多剂量函数即得。若一室药物多剂量静脉注射，则式（12-11）可改写为

$$C = C_0 \frac{1 - e^{-nk\tau}}{1 - e^{-k\tau}} \cdot e^{-kt} \ (t \leq \tau) \tag{12-12}$$

若二室药物多次静脉注射，则为

$$C = A \frac{1 - e^{-n\alpha\tau}}{1 - e^{-\alpha\tau}} \cdot e^{-\alpha t} + B \frac{1 - e^{-n\beta\tau}}{1 - e^{-\beta\tau}} \cdot e^{-\beta t} \tag{12-13}$$

余类推。

【临床案例 12-3】
　　某药为单室药物，其 $t_{1/2}$ 为 3h，V 为 7000mL，每次静脉注射剂量为 0.25g，注射间隔时间为 6h，试问第 6 次注射后 1h 的血药浓度应为多少？
【案例分析】
　　解：

$$C_0 = \frac{X_0}{V} = \frac{0.25 \times 10^6}{7000} = 35.7(\mu g/mL)$$

$$k = \frac{0.693}{t_{1/2}} = \frac{0.693}{3} = 0.231(h)$$

$n=6$，$t=1\mathrm{h}$，$\tau=6\mathrm{h}$，代入方程式（12-12），则

$$C = 35.7\frac{1-\mathrm{e}^{-6\times0.231\times6}}{1-\mathrm{e}^{-0.231\times6}}\cdot\mathrm{e}^{-0.231\times1} = 37.78(\mu\mathrm{g}/\mathrm{mL})$$

由此可知，第 6 次注射后 1h，体内血药浓度为 37.78μg/mL。

（二）C_{ss} 及平均 $C_{ss,av}$

1.C_{ss} 若按固定间隔时间 τ 给予固定药物剂量 D，在每次给药时体内总有前次给药的存留量，多次给药形成不断蓄积。随着给药次数增加，体内总药量的蓄积率逐渐减慢，直到在间隔时间内消除的药量等于给药剂量，从而达到平衡。这时的血药浓度称为 C_{ss} 或称坪（plateau）浓度。

一室药物静脉给药的 C_{ss} 计算公式如下。

$$C_{ss} = C_0\frac{1}{1-\mathrm{e}^{-k\tau}}\cdot\mathrm{e}^{-kt} \tag{12-14}$$

由式（12-14）可知：C_{ss} 具有如下特点。

（1）当多次给药次数足够大（若按 $t_{1/2}$ 给药 5 次以上），血药浓度的变化不受给药次数的影响。

（2）稳态时血药浓度不再升高，而是随每次给药呈周期性变化。单室药物静脉注射固定剂量的最高稳态血药浓度（$C_{ss,max}$）与最低稳态血药浓度（$C_{ss,min}$）则为

$$C_{ss,max} = C_0\left(\frac{1}{1-\mathrm{e}^{-k\tau}}\right) \tag{12-15}$$

$$C_{ss,min} = C_0\left(\frac{1}{1-\mathrm{e}^{-k\tau}}\right)\mathrm{e}^{-k\tau} \tag{12-16}$$

$$= C_{ss,max}\cdot\mathrm{e}^{-k\tau}$$

其相应的体内药量最高值 $X_{ss,max}$ 和最低值 $X_{ss,min}$ 分别为

$$X_{ss,max} = D\left(\frac{1}{1-\mathrm{e}^{-k\tau}}\right) \tag{12-17}$$

$$X_{ss,min} = D\left(\frac{1}{1-\mathrm{e}^{-k\tau}}\right)\mathrm{e}^{-k\tau} \tag{12-18}$$

（3）稳态时，体内药量的最大波动范围（最高值与最低值之差，又称波动度）等于给药剂量 D；血药浓度的最大波动范围等于第一次静脉注射后即刻的血药浓度 C_0，即

$$X_{ss,max} - X_{ss,min} = D\left(\frac{1}{1-\mathrm{e}^{-k\tau}}\right) - D\left(\frac{1}{1-\mathrm{e}^{-k\tau}}\right)\mathrm{e}^{-k\tau}$$

$$\tag{12-19}$$

$$= \frac{D(1-\mathrm{e}^{-k\tau})}{1-\mathrm{e}^{-k\tau}} = D$$

当给药间隔 $\tau=t_{1/2}$ 时，

$$X_{ss,max} = 2D, X_{ss,min} = D, C_{ss,max} = 2C_0, C_{ss,min} = C_0, C_{ss,max} - C_{ss,min} = C_0 \tag{12-20}$$

（4）稳态时每剂量间隔内药物浓度的波动程度与给药间隔和 $t_{1/2}$ 有关，其波动程度可表示为

$$\frac{C_{ss,max}}{C_{ss,min}} = \mathrm{e}^{k\tau} \tag{12-21}$$

由式（12-10）可知，药物的 $t_{1/2}$ 越长，波动程度越小；给药间隔越大，波动程度越大。

（5）多剂量用药达稳态后，一个剂量间隔时间内血药浓度的曲线下面积等于单剂量用药后药-时曲线下的总面积。

达到 C_{ss} 的时间仅取决于 $t_{1/2}$，与剂量、给药间隔及给药途径无关。一般多剂量用药 5~6 个 $t_{1/2}$ 即达 C_{ss}（图 12-1）。但是剂量和给药间隔能影响 C_{ss}，剂量大，C_{ss} 高；剂量小，C_{ss} 低。给药次数增加能提高 C_{ss}，并使其波动减小，但不能缩短达到 C_{ss} 的时间（图 12-2A）。增大给药剂量能提高 C_{ss}，但也不能缩短达到 C_{ss} 的时间（图 12-2B）。

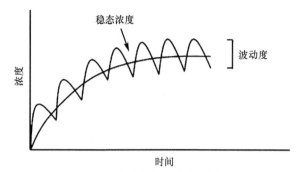

图 12-1　多次给药后的药-时曲线

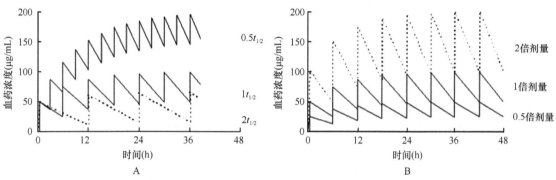

图 12-2　给药方式与到达 C_{ss} 时间的关系

A. 改变给药间隔；B. 改变给药剂量

2. $C_{ss,av}$　如上所述，C_{ss} 不是单一的常数值，它有一个峰值，也有一个谷值，并随着每个给药间隔时间的变化而变化，是时间 t 的函数，故有必要从 C_{ss} 的起伏波动中，找出一个有特征性的代表数值，来反映多剂量长期用药浓度水平，即平均稳态血药浓度（$C_{ss,av}$）。

所谓 $C_{ss,av}$ 是指达稳态时，在一个剂量间隔时间内，AUC 除以间隔时间 τ，所得的商值，可用下式表示。

$$C_{ss,av} = \frac{\text{AUC}}{\tau} \tag{12-22}$$

$C_{ss,av}$ 很重要，可大致反映出长期用药后的血药水平，在多次给药的间隔期内血药浓度总在 $C_{ss,av}$ 附近波动。显然，长期用药后的 $C_{ss,av}$ 等于最佳血药浓度较为合理。对于单室药物多剂量静脉注射后的 $C_{ss,av}$ 有如下公式：

$$C_{ss,av} = \frac{\int_0^\infty C dt}{\tau} = \frac{C_0/k}{\tau} = \frac{D}{V} \cdot \frac{1}{k} \cdot \frac{1}{\tau} = \frac{D}{Vk\tau} = \frac{D}{V\tau} \cdot \frac{1}{k}$$

$$= \frac{D}{V\tau} \cdot \frac{t_{1/2}}{0.693} = \frac{1.44 \, t_{1/2} \cdot D}{V\tau} \tag{12-23}$$

由式（12-23）可知，$C_{ss,av}$ 与给药剂量成正比，与 $t_{1/2}$ 对给药间隔的比值成正比。可见，在控制多剂量给药的血药浓度时，给药剂量和间隔及药物本身的 $t_{1/2}$ 是十分重要的决定因素。从该式还可看出，若以相同的倍数减低剂量与缩短给药间隔时间，便可减少血药浓度的波动幅度而不影响 $C_{ss,av}$。在临床实际工作中，给药间隔时间的选择常采用一种折中方案，即既要尽量减少给药间隔内的血药浓度波动，又要避免因用药次数过多带来不便，而当给药间隔 $\tau \leqslant t_{1/2}$ 时，则其平衡状态时血药浓度的波动程度，在大多数情况下是临床可以接受的。

从式（12-23）还可看出，$C_{ss,av}$ 是单位时间内给药量与清除率的比值，即

$$C_{ss,av} = \frac{D}{\tau} \cdot \frac{1}{CL} \qquad (12\text{-}24)$$

若单位时间内给药量为 1mg/h，清除率为 100mL/h，则 $C_{ss,av}$ 应为 0.01mg/mL。C_{ss} 及 $C_{ss,av}$ 在设计多剂量给药方案中具有重要意义，因为在长期用药中，疗效及不良反应并不取决于起初的几剂给药时尚处在升高与蓄积阶段的血药浓度，而是取决于 C_{ss}。最后的 C_{ss} 是否理想必然影响到治疗效果，所以 C_{ss} 的估计已成为合理给药方案设计中的关键因素。

（三）蓄积系数及负荷剂量与维持剂量

1. 蓄积系数　蓄积系数 R 又称蓄积因子或蓄积比，是表示多次给药后药物在体内蓄积程度的一个颇有价值的参数，定义为多次给药达稳态后 $C_{ss,av}$ 与单次给药后的平均血药浓度之比值，或 C_{ss} 与第一次给药后的浓度之比值，计算公式如下。

$$R = \frac{1}{1 - e^{-k\tau}} \qquad (12\text{-}25)$$

已知药物的 $t_{1/2}$ 即可计算出该药任一给药间隔时在体内的蓄积系数。由式（12-25）可知，当 $\tau = t_{1/2}$ 时，$R=2.0$；$\tau < t_{1/2}$ 时，$R > 2.0$；当 $\tau > t_{1/2}$ 时，$R < 2.0$。总的规律是，当 τ 变小时，蓄积程度变大，反之，当 τ 变大时，蓄积程度变小。了解这些原理有助于在长期给药时防止药物的蓄积中毒。

2. 负荷剂量与维持剂量　血药浓度达到稳态水平往往需要较长时间，如达稳态 99% 需 6.64 个 $t_{1/2}$，尤其对于 $t_{1/2}$ 长的药物需时很长，不利于治疗。为及早达到稳态水平，如临床上治疗感染性疾病时，可给予较大的首次剂量，使第一次剂量就能使血药浓度达到稳态水平，此剂量称为负荷剂量（loading dose，D_L）。而维持剂量（maintenance dose，D_M）即稳态时每一给药间隔时间 τ 内消除的药量，按定义 $D_L = C_{ss,max} \cdot V_d$，由式（12-16）可得负荷剂量与维持剂量的关系式为

$$D_L = D_M \left(\frac{1}{1 - e^{-k\tau}} \right) = D_M R \qquad (12\text{-}26)$$

即负荷剂量为维持剂量与蓄积系数的乘积。

如果给药间隔 τ 等于 $t_{1/2}$，则 $R=2$，可得

$$D_L = 2 D_M \qquad (12\text{-}27)$$

此即所谓"给药间隔等于 $t_{1/2}$，首次剂量加倍"的原则。某些药物的给药方案是根据这一原则拟定的，即在给予首次治疗剂量后，每隔一个 $t_{1/2}$ 再给予首次量的一半剂量。其目的是加快到达 C_{ss} 的时间（图 12-3）。

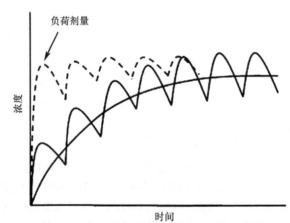

图 12-3　负荷剂量给药与到达 C_{ss} 时间的关系

由式（12-26）和式（12-27）可知，维持剂量应为负荷剂量与蓄积系数的比值。此外，维持剂量还可根据式（12-23）利用 $C_{ss,av}$ 进行计算，即

$$D_M = \frac{C_{ss,av} \cdot V \cdot \tau}{1.44 \cdot t_{1/2}} \tag{12-28}$$

当确定了最佳有效血药浓度和该药的表观分布容积以及 $t_{1/2}$ 后，就可根据上式计算不同给药间隔的维持剂量了。

二、多剂量给药方案

1. C_{ss} 峰值（$C_{ss,max}$）和 C_{ss} 谷值（$C_{ss,min}$） 只要已知药物的动力学参数表观分布容积和消除速率常数，在选定给药剂量和给药间隔后，即可根据式（12-15）和式（12-16）计算。

【临床案例 12-4】
　　某哮喘患者体重 68kg，使用氨茶碱静脉注射治疗，已知该药的 $V=0.5$ L/kg，$t_{1/2}=8h$，若按每 6h 给药一次，每次 240mg，试计算其 $C_{ss,max}$ 和 $C_{ss,min}$。
【案例分析】
　　解：由式（12-15）和式（12-16）分别得

$$C_{ss,max} = \frac{D}{V_d}\left(\frac{1}{1-e^{-k\tau}}\right)$$

$$= \frac{240}{0.5 \times 68}\left(\frac{1}{1-e^{-0.0866 \times 6}}\right)$$

$$= 17(mg/L)$$

$$C_{ss,min} = C_{ss,max} \cdot e^{-k\tau}$$

$$= 17e^{-0.0866 \times 6}$$

$$= 10(mg/L)$$

2. 根据 $C_{ss,max}$ 和 $C_{ss,min}$ 确定给药间隔和剂量 在给药方案设计中，当选定 $C_{ss,max}$ 和 $C_{ss,min}$ 于期望水平时，即可确定合适的给药剂量和间隔。

【临床案例 12-5】
　　某药的治疗浓度为 4～8 mg/L，$V=12.5$L，$t_{1/2}=6h$，试计算其用药间隔时间（τ）和给药剂量（D）。
【案例分析】
　　根据式（12-21），$C_{ss,max}$ 和 $C_{ss,min}$ 之比值为

$$\frac{C_{ss,max}}{C_{ss,min}} = e^{k\tau}$$

经对数变换，得

$$\tau = \frac{1}{k}\ln\frac{C_{ss,max}}{C_{ss,min}} \tag{12-29}$$

又根据式（12-17），给药量为

$$D = X_{ss,max} \cdot (1-e^{-k\tau}) \tag{12-30}$$

$$= C_{ss,max} \cdot V \cdot (1-e^{-k\tau})$$

本例中 $C_{ss,max}$=8mg/L，$C_{ss,min}$=4mg/L，V=12.5L，$t_{1/2}$=6h，代入式（12-29）及式（12-30），得

$$\tau = \frac{6}{\ln 2} \cdot \ln \frac{8}{4} = \frac{6}{\ln 2}\ln 2 = 6(h)$$

$$D = 8 \times 12.5 \times \left(1-e^{\frac{-\ln 2}{6} \times 6}\right) = 100 \times \left(1-\frac{1}{2}\right) = 50(mg)$$

即该药应每 6h 给药一次，每次 50mg。

3. 维持剂量及负荷剂量的计算　在已知药物的动力学参数，并已确定期望的血药浓度后，可根据式（12-17）及式（12-18）计算维持剂量及负荷量。

【临床案例 12-6】

某药的 $t_{1/2}$=3.7h，$C_{ss,min}$ 为 3mg/L，V=0.26L/kg，患者体重为 60kg，每隔 8h 静脉注射一次，试计算该药的维持剂量和负荷剂量，并预计其 $C_{ss,max}$ 及 $C_{ss,av}$。

【案例分析】

由式（12-18）可得

$$D_M = X_{ss,min} \cdot e^{k\tau}(1-e^{-k\tau})$$

$$= C_{ss,min} \cdot V(e^{k\tau}-1)$$

$$= 3 \times 0.26 \times 60 \times \left(e^{\frac{0.693}{3.7} \times 8}-1\right)$$

$$= 162.6(mg)$$

$$D_L = D_M\left(\frac{1}{1-e^{-k\tau}}\right)$$

$$= 162.6 \frac{1}{1-e^{\frac{-0.693}{3.7} \times 8}}$$

$$= 209.4(mg)$$

$$C_{ss,max} = \frac{D_L}{V} = \frac{209.4}{0.26 \times 60}$$

$$= 13.42(mg/L)$$

$$C_{ss,av} = \frac{D_M}{Vk\tau} = \frac{162.6}{0.26 \times 60 \times \frac{0.693}{3.7} \times 8}$$

$$= 6.96(mg/L)$$

即该药的维持剂量和负荷剂量分别为 162.6mg 和 209.4mg，按此剂量 $C_{ss,max}$ 为 13.42mg/L，$C_{ss,av}$ 为 6.96mg/L。

第四节 静脉滴注给药方案

许多临床重要药物如青霉素、氨茶碱、去甲肾上腺素、硝普钠、肝素及某些抗生素等，由于治疗指数小或 $t_{1/2}$ 短，宜采用静脉滴注给药以维持恒定的有效血药浓度。

一、恒速静脉滴注

恒速静脉滴注给药方式的特点是同时存在两个过程，即零级动力学的供药过程和一级动力学的消除过程，于是一室药物恒速静脉滴注时体内药量 X 的变化可写成：

$$\frac{\mathrm{d}X}{\mathrm{d}t} = k_0 - kX \tag{12-31}$$

式中，k_0 为静脉滴注速率，单位为 mg/h，解此微分方程得

$$X = \frac{k_0}{k}(1 - e^{-k\tau}) \tag{12-32}$$

或

$$C = \frac{k_0}{Vk}(1 - e^{-k\tau}) \tag{12-33}$$

当时间足够长时，$e^{-k\tau}$ 趋于零，即达到 C_{ss}，于是：

$$C_{ss} = \frac{k_0}{V_d k} \tag{12-34}$$

$$C = C_{ss}(1 - e^{-k\tau}) \tag{12-35}$$

由于总体清除率为表观分布容积与消除速率常数之乘积，故式（12-34）可写为

$$C_{ss} = \frac{k_0}{CL} \tag{12-36}$$

可见 C_{ss} 与静脉滴注速率 k_0 成正比，而与总体清除率成反比。又由于 $k = \dfrac{0.693}{t_{1/2}}$，代入式（12-34），得

$$
\begin{aligned}
C_{ss} &= \frac{k_0}{V_d} \cdot \frac{t_{1/2}}{0.693} \\
&= 1.44 \frac{k_0}{V} \cdot t_{1/2}
\end{aligned}
\tag{12-37}
$$

可见，C_{ss} 与静脉滴注速率 k_0 及 $t_{1/2}$ 成正比，而与表观分布容积成反比。

恒速静脉滴注给药方案设计的主要问题是根据临床期望达到的有效血药浓度，算出静脉滴注速率。由以上讨论中可得

$$k_0 = C_{ss} \cdot CL \tag{12-38}$$

或

$$k_0 = C_{ss} \cdot V \cdot k \tag{12-39}$$

或

$$k_0 = 0.693 C_{ss} \cdot \frac{V}{t_{1/2}} \tag{12-40}$$

【临床案例 12-7】

庆大霉素的有效血药浓度为 4~8mg/L，表观分布容积为 0.25L/g，$t_{1/2}$ 为 2.5h，如患者体重为 50kg，试计算静脉滴注速率。

【案例分析】

解：若 C_{ss} 以 4 mg/L 计算，则

$$k_0 = C_{ss} \cdot k \cdot V = 4 \times 0.25 \times 50 \times \frac{0.693}{2.5}$$
$$= 13.86(\text{mg/h})$$

若 C_{ss} 以 8mg/L 计算，则

$$k_0 = 8 \times 0.25 \times 50 \times \frac{0.693}{2.5} = 27.72(\text{mg/h})$$

因而，庆大霉素滴注速率宜控制在 13.86~27.72mg/h。

二、恒速静脉滴注加负荷剂量

如果恒速静脉滴注而没有负荷剂量，则需较长时间才能接近稳态水平，故对 $t_{1/2}$ 较长的药物应考虑给予负荷剂量 D_L。

达到 C_{ss} 所需的负荷剂量应为

$$D_L = V \cdot C_{ss} \tag{12-41}$$

代入式（12-39）、式（12-40）和式（12-41）则得

$$D_L = \frac{k_0}{k} \tag{12-42}$$

$$k_0 = D_L \cdot k$$
$$= 0.693 \cdot \frac{D_L}{t_{1/2}} \tag{12-43}$$

由上式可知，负荷剂量为静脉滴注速率与药物消除速率常数的比值。若负荷剂量的 69.3% 被 $t_{1/2}$（h）去除，并以此量按每小时滴注，即可维持由负荷量所达到的浓度。负荷量可按一次或几次快速静脉注射给予。

【临床案例 12-8】

如在上例中使庆大霉素血药浓度迅速达到治疗水平 4mg/L，试计算其负荷剂量。（已知 k_0=13.86mg/h）

【案例分析】

解：由以上条件，得

$$D_L = \frac{k_0}{k} = \frac{13.86}{0.277} = 50(\text{mg})$$

或 $D_L = C_{ss} \cdot V = 4 \times 0.25 \times 50 = 50$（mg）

即首次静脉注射庆大霉素 50mg，并同时按 13.86mg/h 的速度恒速静脉滴注庆大霉素，便可使该患者的血浆庆大霉素浓度始终维持在 4mg/L 的有效水平上。

第五节　非线性动力学药物给药方案

有些药物，如苯妥英钠、茶碱、水杨酸钠、乙醇等，在体内呈非线性动力学过程。这类药物

的动力学过程可用米氏方程式予以描述，即

$$\frac{-\mathrm{d}C}{\mathrm{d}t} = \frac{V_\mathrm{m} \cdot C}{K_\mathrm{m} + C} \tag{12-44}$$

此处 V_m 为最大消除速率，当多次给药或静脉滴注达稳态时，给药速率（R）与消除速率（$-\mathrm{d}C/\mathrm{d}t$）相等，给药速率可理解为药量/时间，如 mg/d。因此，当患者的 V_m 和 K_m 确定后，便很容易根据所预定的目标血药浓度由式（12-44）计算出给药速率，即每日的给药剂量（mg/d）。

非线性动力学药物给药方案设计的关键在于确定患者的 V_m 和 K_m。由于该类药物的动力学参数 V_m 和 K_m 存在很大的个体间和个体内差异，因此，要确切计算某一患者的给药方案，应采用患者自身的 V_m 和 K_m。测定 V_m 和 K_m 的方法有 Eisenthal 作图法和直接计算法。

【临床案例 12-9】
　　某一患者苯妥英钠的 V_m=10.2mg/（kg·d），K_m=11.5μg/mL，如欲达到 C_ss15μg/mL，试计算该患者每日的给药剂量。

【案例分析】
　　解：由以上条件，得

$$R = \frac{V_\mathrm{m} \cdot V_\mathrm{ss}}{K_\mathrm{m} + C_\mathrm{ss}} = \frac{10.2 \times 15}{11.5 + 15} = 5.77[\mathrm{mg}/(\mathrm{kg \cdot d})]$$

即该患者每日给予苯妥英钠 5.77mg/kg，即可达到期望的 C_ss 15μg/mL。

第六节　个体化给药方案的设计

一、个体化给药的定义和意义

临床治疗过程中，对于相同的疾病，不同的患者使用相同的给药方案，疗效却有可能差异很大，这是由于患者的个体差异造成的。因此，理想的给药方案是实现因人而异的个体化给药，即针对不同患者选择合适的药物、使用恰当的剂量、给药间隔、给药时间和疗程等。基于治疗药物监测和（或）药物基因检测，设计因人而异的给药方案，是目前临床实现个体化给药，有效降低药物不良反应发生率的两个重要手段。治疗药物监测是通过测定个体患者体液中的药物浓度，计算药物的药动学参数，评价药物浓度与疗效及毒性间的关系，设计或调整给药方案，提高药物疗效，避免或减少不良反应；药物基因检测是通过测定与用药相关的患者个体的基因型及监测相关基因的表达谱，根据患者遗传多态性设计量体裁衣式的给药方案，提高药物疗效，保障用药安全。

个体化是由于患者的病理生理差异及疾病的复杂病因所决定的。患者由于年龄、性别、肝肾功能等生理病理因素及基因等个体差异，以及外界环境因素的综合影响，造成了患者对不同药物的治疗反应出现较大差异。因此试图用同一种药物或者同一种给药方案治疗所有患同种疾病的患者的这种"千人一药，千人一量"的用药模式是缺乏科学性的，更重要的是不同患者所具有的危险因素及靶器官损害程度各不相同，因此在药物的选择及其他合并用药上制订精准的个体化给药方案是十分必要的。

二、个体化给药方案的设计方法

（一）掌握患者的个体化资料

要设计个体化给药方案，首先必须掌握患者的个体化资料，包括年龄、性别、体重指数、病史、用药史、肝肾功能、合并用药、生活习惯及药物遗传多态性等。以上因素均有可能影响药物药效的发挥及体内药动学过程。肝肾功能损害时，药物的代谢和消除可能受到影响，导致血药浓度发生改变，从而影响治疗效果或者造成药物不良反应。胃肠道疾病可能影响口服药物的吸收，导致血药浓度变化。必须了解患者的合并用药，需充分考虑基于竞争、诱导或抑制药物转运体和（或）代谢酶引起的药物相互作用，致使药动学过程发生变化。患者的生活习惯，如吸烟、嗜酒等都可能影响药物的药动学过程，从而影响疗效。患者用药相关基因的突变，如药物作用受体、代谢酶和转运体等功能蛋白的遗传多态性是导致个体化用药差异的关键因素。

（二）给药方案的拟定和调整

根据患者的临床诊断和个体化资料，选择合适的药物，确定药物其剂型、给药途径、给药剂量、给药间隔及治疗疗程等，拟定初始治疗方案。按初始治疗方案治疗时监护临床疗效和不良反应，如监护高血压患者的血压指标，糖尿病患者的血糖水平。对于治疗窗较窄的药物，可监测其血药浓度，根据血药浓度-时间数据，计算患者个体化的药动学参数，以此参数和临床疗效为依据，结合临床经验、相关指南及文献资料等对初始给药方案进行修订，再监护修订方案的临床疗效和不良反应；反复调整给药方案，直至获得满意疗效。对于血药浓度与疗效相关性一般及血药浓度监测结果无法解释的用药差异，可检测患者用药相关基因，结合患者临床表现，综合分析影响药效学的遗传因素和非遗传因素，进而优化药物治疗方案，以实现个体化给药，体现药学服务的价值。

（三）提高患者依从性

患者的依从性是一个临床上不容忽视的问题。因为依从性差，导致治疗失败的情况时有报道。尤其是针对老年患者，给药方案过于复杂、用药不方便、记忆力下降、注意力不集中、易固执己见和产生偏见等都会造成依从性差。所以在设计给药方案时，要考虑到方案的可行性，用药方案应尽量简明。

三、药物基因组学与个体化给药

（一）药物基因组学的概念和意义

药物基因组学（pharmacogenomics），是20世纪90年代末发展起来的，在基因组学和药物遗传学基础上，将分子药理学与功能基因组学结合用于研究药物治疗及研发的新兴学科，其从基因水平研究与药效学有关的药物作用靶点（如受体）和不良反应靶点，以及与药动学有关的药物代谢酶和转运体等功能蛋白的遗传多态性与药物效应多样性之间的关系，其研究重点是阐明药物反应个体化差异的遗传学本质。

以往认为，个体化给药的核心是血药浓度监测，而临床药物治疗过程中，常出现患者患有同一疾病，临床表现相似，按指南给予相同治疗方案时，血药浓度检测也相同，而疗效却大相径庭、部分患者甚至出现严重不良反应的现象。据统计，我国按照相关指南进行治疗，抗肿瘤药物治疗有效率仅为5%～24%；2型糖尿病合并高血压和（或）血脂异常的患者，其血压、血脂和血糖三者均达标的仅占5.6%；哮喘的控制率不到30%；丙型肝炎、骨质疏松及风湿性关节炎的药物治疗有效率低于50%等；其他许多疾病治疗中诸如此类的情况也都极为常见。然而，这种药物治疗的个体差异无法用传统的药效学、药动学、血药浓度监测和循证医学来解释。随着人类基因组计划的完成，人们逐渐意识到，药物疗效的个体差异除与性别、年龄、生理状态及环境等因素相关外，药物基因组与药物的药效学及药物在体内的转运、吸收、分布、代谢与排泄等药动学环节均息息相关。因此，药物基因组学已是实现量体裁衣式个体化给药的核心支柱。

（二）药物基因组学指导下的个体化给药方案设计

药物基因组学应用于临床用药决策中，弥补了按指南用药甚至依据血药浓度监测结果进行个体化给药的不足，并进一步为临床制订精准的个体化给药方案，以提高药物的安全性和有效性，避免不良反应，减少药物治疗风险和费用，促进临床合理用药，为实现精准的个体化用药开辟了新的途径。近年来，FDA已规定100余种药物制剂使用前必须测定相关的药物基因，临床药理学实施联盟（CPIC）和荷兰遗传药理学工作组（DPWG）亦已发布了 60 多个涉及药物基因的一线治疗药物的个体化治疗指南。随着"精准医学"理念的提出，将药物基因组学指导下的个体化用药又推向了一个新的高度。以下就药物基因组学指导个体化用药方案设计的实际应用进行简单介绍。

1. 药物基因组学与心血管疾病的个体化给药方案设计 心血管疾病的发病率和死亡率居世界首位，虽有完整的临床用药指南，但治疗有效率并不理想。例如，高血压患者按指南用药后仅有 1/3 患者的血压被理想的控制；抗凝和他汀类药物按指南给药后，临床上仍然表现出其治疗有效率低和不良反应发生率高等情况。多数心血管用药属于终身用药，因此，针对不同患者，制订个体化的用药方案，对于提高治疗有效率，降低不良反应发生率，减轻患者经济负担具有非常重要的意义。患者遗传多态性是引起用药个体化差异的重要原因，因此，目前 FDA、欧盟医药管理局（EMA）和 CPIC 均制定了与药物相关基因有关的心血管疾病部分用药的个体化用药指南，其中涉及他汀类、氯吡格雷、华法林和 β 受体阻断药。

（1）他汀类：是临床最常用的降脂药，且具有心血管保护作用，其最常见的不良反应是肌痛及横纹肌溶解等肌肉毒性。他汀类用药个体差异大，患者药物相关基因的多态性决定了他汀类的药效学和药动学的特征，与他汀类用药个体差异密切相关。因此，他汀类药物相关基因检测对个体化用药方案地制订非常有意义。其中，与他汀类药物相关基因及被推荐用药前检测的基因主要有 4 个，包括他汀类药物作用靶点 *HMG-COA* 还原酶基因；介导辛伐他汀、阿托伐他汀和洛伐他汀代谢的酶 *CYP3A4* 基因；介导他汀类（尤其是辛伐他汀）摄取进入肝的药物转运体 OATP1B1 的编码基因 *SLCO1B1*；介导他汀类及其代谢产物在肝细胞、小肠细胞和肾小管上皮细胞的外排的转运体 P-gp 的编码基因 *ABCB1*。他汀类用药时应主要考虑以上 4 个药物相关基因的多态性，调整用药剂量，制订个体化的用药方案，以在发挥最优药效的同时，避免横纹肌溶解等不良反应的发生。2022 年 1 月 CPIC 发布 *SLCO1B1*、*ABCG2* 和 *CYP2C9* 基因型和他汀类药物相关肌肉骨骼症状的指南，7 种他汀类药物（辛伐他汀、瑞舒伐他汀、普伐他汀、匹伐他汀、阿托伐他汀、氟伐他汀和洛伐他汀）与 *SLCO1B1* 基因之间证据级别全部为 I A Level，为患者服用他汀类药物后进行 *SLCO1B1* 基因检测指导用药提供了强有力的证据。基于成人 *SLCO1B1* 表型的他汀类药物给药建议见表 12-2。

（2）抗血小板和抗凝药：抗血小板药物氯吡格雷和抗凝药物华法林是广泛用于心血管疾病一级和二级预防的临床常用药物。尽管其疗效显著，但常出现血栓再形成和出血等不良反应事件，困扰临床用药。研究表明，氯吡格雷和华法林用药个体差异显著，是引起不良反应发生的关键原因，而决定其药效学和药动学过程的药物相关遗传多态性是用药个体差异的实质原因。目前，FDA 和 CPIC 已制定了氯吡格雷和华法林有关遗传多态性的个体化用药指南，并强调用药相关基因的检测有助于此两种药物的选用及用药剂量的确定，可有效降低不良反应的发生率，提高疗效。

氯吡格雷是目前临床首选的抗血小板药物，然而 4%～30% 的患者对其不敏感，治疗效果不佳，遗传多态性是造成氯吡格雷个体差异的主要原因。研究表明，与氯吡格雷药效学和药动学相关基因主要包括与肠道摄取有关的 P-gp 的编码基因 *ABCB1*，前药氯吡格雷代谢为活性代谢产物过程中的限速酶 *CYP2C19* 基因，与药效有关的、将经 CYP2C19 转化的代谢物进一步转化为药理活性物质的关键酶 *PON1*（paraoxonase 1）基因及将前药代谢为非活性物质的酶 *CES1*（carboxylesterase 1）基因。其中，CYP2C19 是氯吡格雷代谢为活性产物发挥抗血小板效应的限速酶且个体差异大，*CYP2C19*2* 和 *3* 是最常见的两种导致酶功能丧失的基因突变型，20%～30% 的高加索人和非洲人，60% 的亚洲人携带 *CYP2C19*2* 基因型，5%～9% 的亚洲人属 *CYP2C19*3* 基因型。携带一种或两种 *CYP2C19* 突变型的患者，按其表型分为 *CYP2C19* 中等代谢者和弱代谢者，其酶活性较野生型降低，从而导致体内活性代谢产物浓度低，治疗有效率差。2022CPIC 指南详细列出了不同 CYP2C19 患者使用氯吡格雷治疗心血管和神经血管疾病的治疗建议，治疗的选择将取决于个别患者的治疗目标和不良事件的风险。

表 12-2 基于成人 SLCO1B1 表型的他汀类药物给药建议

表型	意义	推荐剂量	建议类别	注意事项
所有他汀类				
SLCO1B1 功能增强	典型肌病风险和他汀类药物暴露	开具所需的起始剂量，并根据疾病具体指南调整剂量	强	在开始使用他汀类药物之前，应评估潜在的 DDI 和基于肝肾功能及其家族史对剂量的限制
SLCO1B1 功能正常	典型肌病风险和他汀类药物暴露	开具所需的起始剂量，并根据疾病具体指南调整剂量	强	在开始使用他汀类药物之前，应评估潜在的 DDI 和基于肝肾功能及其家族史对剂量的限制
阿托伐他汀				
SLCO1B1 功能下降 或 SLCO1B1 功能可能下降	与功能正常相比，阿托伐他汀暴露增加，可能导致肌病风险增加	阿托伐他汀的起始剂量≤40mg，并根据疾病特定的指南调整其剂量。医生应意识到肌病风险可能增加，尤其是 40mg 剂量。如果需要剂量 >40mg 才能达到预期疗效，考虑联合他汀加非他汀指南引导的药物治疗（即阿托伐他汀加）	中	在开始使用他汀类药物之前，应评估潜在的 DDI 和基于肝肾功能对剂量的限制。DDI 的影响可能更明显，导致更高的风险肌病
SLCO1B1 功能不良	与正常和下降的功能相比，阿托伐他汀暴露增加，可能导致肌病的风险	阿托伐他汀起始剂量≤20mg，并根据疾病特定的指南调整其剂量。如果剂量需要 >20mg 才能达到预期疗效，考虑端舒他汀或考虑联合治疗（即阿托伐他汀加非他汀指南引导的药物治疗）	中	在开始使用他汀类药物之前，应评估潜在的 DDI 和基于肝肾功能对剂量的限制。DDI 的影响可能更明显，导致更高的风险肌病
氟伐他汀				
SLCO1B1 功能下降 或 SLCO1B1 功能可能下降	与正常和下降的功能相比，氟伐他汀暴露增加，≤40 mg 有典型型的肌病风险	根据疾病特定的指南制订氟伐他汀的初始剂量及调整其剂量。医生应意识到肌病风险可能增加，尤其是剂量 >40mg/d	中	在开始使用他汀类药物之前，应评估潜在的 DDI 和基于肝肾功能对剂量的限制。DDI 的影响可能更明显，导致更高的风险肌病
SLCO1B1 功能不良	与正常和下降的功能相比，氟伐他汀暴露增加，≤40 mg 有典型的肌病风险	氟伐他汀起始剂量≤40mg/d，并根据疾病特定的指南调整其剂量，可考虑使用更高剂量。若患者耐受 40mg/d，但需要更高的药效，可考虑他汀类药物或替代联合治疗（即氟伐他汀加非他汀指南引导的药物治疗）。医生应意识到肌病风险增加，尤其是 >40mg/d	中	在开始使用他汀类药物之前，应评估潜在的 DDI 和基于肝肾功能对剂量的限制。DDI 的影响可能更明显，导致更高的风险肌病
洛伐他汀				
SLCO1B1 功能下降 或 SLCO1B1 功能可能下降	与正常功能相比，洛伐他汀暴露增加，可能导致肌病风险增加	指南如果需要洛伐他汀治疗，剂量限制为≤20mg/d	中	在开始使用他汀类药物之前，应评估潜在的 DDI 和基于肝肾功能对剂量的限制。DDI 的影响可能更明显，导致更高的风险肌病
SLCO1B1 功能不良	与正常和下降的功能相比，洛伐他汀暴露增加，可能导致肌病风险增加	根据所需药效开具一种替代他汀类药物	中	在开始使用他汀类药物之前，应评估潜在的 DDI 和基于肝肾功能对剂量的限制。DDI 的影响可能更明显，导致更高的风险肌病

续表

表型	意义	推荐剂量	建议类别	注意事项
匹伐他汀				
SLCO1B1功能下降或SLCO1B1功能可能下降	与正常功能相比，匹伐他汀暴露增加，可能导致肌病风险增加	匹伐他汀起始剂量≤2mg/d，并根据疾病特定的指南调整剂量。医生应意识到预期肌病风险可能增加，尤其是剂量>2mg才能达到预期疗效，可以考虑使用替代他汀类药物或联合治疗（即匹伐他汀加非他汀指南导向治疗）	中	在开始使用他汀类药物之前，应评估潜在的DDI和基于肝肾功能对剂量的限制。DDI的影响可能更明显，导致更高的风险肌病
SLCO1B1功能不良	与正常和下降的功能相比，匹伐他汀暴露增加，可能导致肌病风险增加	匹伐他汀起始剂量≤1mg/d，并根据疾病特定的指南调整剂量。如果需要剂量>1mg才能达到预期疗效，可以考虑使用替代他汀类药物或联合治疗（即匹伐他汀加非他汀指南导向药物治疗）	中	在开始使用他汀类药物之前，应评估潜在的DDI和基于肝肾功能对剂量的限制。DDI的影响可能更明显，导致更高的风险肌病
普伐他汀				
SLCO1B1功能下降或SLCO1B1功能可能下降	与正常功能相比，普伐他汀暴露增加；剂量≤40mg有典型的肌病风险	根据疾病特定的指南制订普伐他汀的初始剂量及调整其剂量。医生应意识到肌病风险增加，尤其是剂量>40mg/d	中	在开始使用他汀类药物之前，应评估潜在的DDI和基于肝肾功能对剂量的限制。DDI的影响可能更明显，导致更高的风险肌病
SLCO1B1功能不良	与正常和下降的功能相比，剂量≤40mg有典型的肌病风险	普伐他汀起始剂量≤40mg/d，（但需要更高剂量的药物，可考虑使用更高剂量（>40mg）者酌受他汀类药物或联合治疗（即普伐他汀加非他汀指南导向药物治疗）。医生应意识到肌病风险，尤其是剂量>40mg/d	中	在开始使用他汀类药物之前，应评估潜在的DDI和基于肝肾功能对剂量的限制。DDI的影响可能更明显，导致更高的风险肌病
瑞舒伐他汀				
SLCO1B1功能下降或SLCO1B1功能可能下降	与正常功能相比，瑞舒伐他汀暴露增加；剂量≤20mg有典型的肌病风险	根据特定疾病和人群的指南制订瑞舒伐他汀的初始剂量及调整其剂量。医生应意识到肌病风险增加，尤其是剂量>20mg/d	强	在开始使用他汀类药物之前，应评估潜在的DDI和基于肝肾功能对剂量的限制。DDI的影响可能更明显，导致更高的风险肌病
SLCO1B1功能不良	与正常和下降的功能相比，瑞舒伐他汀暴露增加；剂量≤20mg有典型的肌病风险	瑞舒伐他汀起始剂量≤20mg/d，如果需要剂量>20mg才能达到预期疗效，可以考虑使用其剂量（即瑞舒伐他汀加非他汀指南导向联合治疗）	中	在开始使用他汀类药物及其家族史对剂量的限制。DDI的影响可能更明显，导致更高的风险肌病
辛伐他汀				
SLCO1B1功能下降或SLCO1B1功能可能下降	与正常功能相比，辛伐他汀肌病风险增加	根据所需药效开具一种替代他汀类药物。如果需要辛伐他汀治疗，剂量限制为≤20mg/d	强	在开始使用他汀类药物之前，应评估潜在的DDI和基于肝肾功能对剂量的限制。DDI的影响可能更明显，导致更高的风险肌病
SLCO1B1功能不良	与正常和下降的功能相比，肌病风险显著增加	根据所需药效开具一种替代他汀类药物	强	在开始使用他汀类药物之前，应评估潜在的DDI和基于肝肾功能对剂量的限制。DDI的影响可能更明显，导致更高的风险肌病

【临床案例 12-10】

某一男性冠心病患者 64 岁，服用氯吡格雷，抗凝效果不佳，针对 *CYP2C19* 检测，结果如表 12-3。

表 12-3　*CYP2C19* 检测结果

检测基因	可见基因型	检测结果
CYP2C19*2（681G>A）	GG、GA、AA	GA
CYP2C19*3（636G>A）	GG、GA、AA	GG

【案例分析】

患者 CYP2C19 为 CYP2C19*2（681GA）杂合子突变型，与野生型相比，CYP2C19 活性降低，将氯吡格雷代谢为其活性产物的能力降低，需加大用药剂量。

【用药建议】

CYP2C19*2 杂合子（GA）携带者要达到非携带者 75mg 标准剂量时血小板反应性，需要增加剂量到 225mg（三倍剂量）的每日维持剂量。

华法林是临床最常使用的口服抗凝药，主要用于防治血栓栓塞性疾病。然而，华法林用药个体差异大且治疗窗窄，困扰临床用药。华法林抵抗及出血等与用药剂量直接相关的不良反应发生率达 6%～39%，用药时需实时监测，增大临床用药难度。现有研究表明，与华法林用药直接相关的两个基因是 *CYP2C9*（代谢酶基因）和维生素 K 环氧化物还原酶复合体基因 *VKORC1*（药物治疗靶点基因）。口服华法林是外消旋体混合物，*S*-型华法林的药理活性是 *R*-型的 3～5 倍，因此主要发挥抗凝活性的是 S-型，而 CYP2C9 是介导 S-型华法林代谢失活的关键酶。CYP2C9 基因的常见突变型是 *2、*3、*5、*6、*8 和 *11，其中 *2 和 *3 在欧洲人中较为常见，*5、*6、*8 和 *11 目前几乎仅发现于非洲人，CYP2C9 的基因突变型导致 CYP2C9 酶活性降低，增加华法林的出血风险，需降低用药剂量。此外，*VKORC1* 是华法林发挥药效的作用靶点，其编码遗传多态性与个体对华法林敏感性差异密切相关。*VKORC1 SNP1639G>A* 中携带 GG 型的患者华法林敏感性降低，出现华法林抵抗，需增加用药剂量，携带 AA 型的患者对华法林敏感，增加出血风险，需降低用药剂量。因此，为避免华法林个体差异大引起的不良反应，在考虑患者年龄、体重、合并用药等其他因素的同时，FDA 和 CPIC 认可并推荐依据患者 CYP2C9 和 VKORC1 的基因型制订华法林的个体化用药方案。然而，FDA 和 CPIC 主要是以欧美人的 CYP2C9 和 VKORC1 基因型制订的华法林用药指南，而对亚洲人的相关研究尚缺乏。有关 *CYP2C9*（1075A>C）和 *VKORC1* 基因检测分型与华法林个体化用药设计见表 12-4 和表 12-5。

表 12-4　*CYP2C9*（1075A>C）和 *VKORC1* 检测与华法林起始用药剂量推荐

VKORC1（1639G>A）	*CYP2C9*（1075A>C）		
	AA	AC	CC
GG	10mg*	10mg*	7.5mg**
GA	10mg*	7.5mg**	5mg**
AA	5mg**	5mg**	5mg**

* 体重<60kg 患者起始剂量由 10mg 降低至 7.5mg

** 体重<45kg 患者起始剂量由 7.5mg 或 5mg 降低至 2.5mg

表 12-5　*VKORC1* 遗传多态性与华法林抵抗及用药方案推荐

VKORC1 基因型	华法林每日推荐剂量（mg）	抵抗程度
野生型	4～6	正常

续表

VKORC1 基因型	华法林每日推荐剂量（mg）	抵抗程度
A41S	16	中度抵抗
R58G	34	主要抵抗
V66M	31	主要抵抗
L28R	>45	重度抵抗
V45A	目标 INR 值永不达标	重度抵抗
SNPs 在非编码区	1～15	正常用药范围

注：INR 为国际标准化比值

【临床案例 12-11】

某 62 岁女性患者，体重 60kg，诊断患有风湿性心脏病，服用华法林进行抗凝，对其 *CYP2C9* 和 *VKORC1* 进行检测，检测结果如表 12-6。

表 12-6 基因检测结果

检测基因	可见基因型	检测结果
CYP2C9	*1/*1、*1/*2、*2/*3、*3/*3	*1/*1
VKORC1（1639G>A）	GG、GA、AA	AA

【案例分析】

首先，就 *CYP2C9* 而言，患者 *CYP2C9* 为野生型，酶活性正常，无须调整剂量；其次，*VKORC1*（1639G＞A）而言，患者 *VKORC1*（1639G＞A）SNP 为 1639AA 纯合子突变型，对华法林反应敏感性较野生型（1639 GG）显著增加，增加出血风险，需降低用药剂量。

【用药建议】

推荐华法林每日维持剂量为 2.752mg（同时服用胺碘酮）；华法林的每日维持剂量为 2.952mg（不同时服用胺碘酮）。

（3）β 受体阻断药：是心血管疾病预防用药方案中的另一常用药物，主要用于治疗高血压、心绞痛、心律失常、心力衰竭和冠心病，与其他心血管药物一样，需长期甚至终身服用。编码 β 受体阻断药的作用靶点 β 受体的基因 *ADRB1* 的多态性与 β 受体阻断药（如美托洛尔）存在基因-剂量效应。常见的 *ADRB1* 的突变表型有 rs1801252（Ser49Gly）和 rs1801253（Arg389Gly），多个研究表明，携带 Ser49 的患者服用 β 受体阻断药治疗心力衰竭时可使致死风险性降低。*Arg389* 突变型患者常见于高加索人，服用 β 受体阻断药（美托洛尔、卡维地洛、布新洛尔）后对 G 蛋白偶联受体激活作用增强，从而使对 β 受体的作用增强，抗心力衰竭和抗高血压的作用增强，可适当降低用药剂量。此外，普萘洛尔、美托洛尔、卡维地洛和噻吗洛尔在体内主要经 CYP2D6 代谢失活，美托洛尔口服剂量的 70%～80% 经其进行生物转化；阿替洛尔和比索洛尔不经 CYP2D6 代谢或其代谢作用微乎其微。临床研究表明 CYP2D6 弱代谢者和中等代谢者服用美托洛尔时血药浓度约为其正常代谢型的 4.9 倍和 2.5 倍，超强代谢者的血药浓度约为正常代谢型的 2/5。另有临床研究报道了 CYP2D6 表型对心力衰竭患者服用美托洛尔临床疗效的影响，与 CYP2D6 正常代谢型相比较，弱代谢者的耐受剂量较低且心率降低的发生风险增加，中等代谢者则偶有心率降低发生。2022 年欧洲心脏学会建议对于 CYP2D6 弱代谢者和超强代谢者应避免使用美托洛尔，而用不经此酶代谢的比索洛尔等药物替代。

2. 药物基因组学与抗肿瘤药的个体化给药方案设计 抗肿瘤药一般不良反应较大，治疗窗窄，由于不合理用药而导致的不良反应可能是致命的。然而，肿瘤患者由于基因突变导致用药个体差异大，同一种用药方案在不同患者体内常出现严重不良反应或无效两个极端的用药结果。掌握患者药物相关基因特征，有利于用药结果的判断及个体用药方案地制订，最终有效改善治疗结果，降低因不合理用药产生的不良反应并减轻患者经济负担。现全球范围内提出的"精准医疗"工作的重点就是有关肿瘤的精准治疗。

肿瘤是由于基因突变引起的，因此与其他疾病患者不同，肿瘤患者主要分为不造成后代遗传改变的体细胞突变（获得性突变）和可造成后代遗传改变的胚细胞突变（遗传性突变），两种突变型影响抗癌药的有效性和安全性。其中，体细胞突变主要与药物作用靶点的遗传多态性有关，影响抗肿瘤药效的发挥；胚细胞突变主要与药动学相关的遗传多态性有关，影响药物体内过程，与抗肿瘤药的不良反应更相关。抗肿瘤药与药物相关基因配对具体见表 12-7。目前对于胚细胞突变引起的遗传多态性与抗肿瘤药关系的研究较为明确，且 FDA 有相应的用药建议指南发布，对于指导抗肿瘤药的个体化精准治疗有显著意义。例如，伊立替康是常用的抗肿瘤药物，其严重的不良反应腹泻和（或）中性粒细胞减少，致患者死亡率增高，其毒性具有显著的个体差异。伊立替康的活性代谢产物 SN-38 是主要毒性物质，SN-38 在 UGT1A1 催化下与葡糖醛酸结合生成非活性代谢物 SN-38G 可使毒性降低，因此，目前认为 *UGT1A1* 的多态性是引起伊立替康严重不良反应的关键因素。*UGT1A1*28* 是常见的突变型，携带此基因型患者 UGT1A1 酶活性弱，对 SN-38 的解毒代谢能力差，易导致 SN-38 的体内蓄积、毒性增加，最终使治疗失败，因此 FDA 要求 *UGT1A1*28* 携带患者降低用药剂量。其他相关药物个体化用药方案调整见表 12-8。

表 12-7 抗肿瘤药的药物相关基因

药物相关基因	相关药物	结果
体细胞突变		
ABL	博舒替尼、达沙替尼、伊马替尼、尼洛替尼、普纳替尼	体细胞突变
ALK	克唑替尼	与药效相关
BRAF	维罗非尼	与药效相关
EGFR	阿法替尼、西妥昔单抗、厄罗替尼、帕尼单抗、凡德他尼	与药效相关
FcγR	西妥昔单抗、利妥昔单抗、曲妥单抗	与药效相关
HER2	拉帕替尼、帕妥珠单抗、曲妥单抗	与药效相关
KRAS	西妥昔单抗、帕尼单抗	与药效相关
KIT	伊马替尼	与药效相关
MET	曲美替尼	与药效相关
胚细胞突变		
BIM	伊马替尼	与药效相关
CYP2B6	环磷酰胺	与毒性相关
CYP2D6	他莫昔芬	与药效相关
DPYD	卡培他滨、氟尿嘧啶	与毒性相关
G6PD	拉布立酶	与毒性相关
MLH1，MSH2，MSH6，PMS2	氟尿嘧啶	与药效相关
SLCO1B1	甲氨蝶呤	与毒性相关
SLC28A3	蒽环类	与毒性相关
TLC1A	芳香化酶抑制剂	与毒性相关
TPMT	巯嘌呤、巯鸟嘌呤、顺铂	与毒性相关
UGT1A1	伊立替康	与毒性相关

表 12-8　胚细胞突变型肿瘤患者抗癌药物与基因指导下的个体化用药

抗癌药物	不良反应	基因	突变型	FDA 是否推荐进行基因检测
伊立替康	腹泻/中性粒细胞减少	UGT1A1	*28，其他	是
巯基嘌呤/硫鸟嘌呤	骨髓抑制	TPMT	*1，*2，*3A，*3B，*3C，*4，其他	是
他莫昔芬	复发	CYP2D6	功能丧失：*3，*4，*5，*6，*7；功能减弱：*10，*41，*9，其他	否
氟尿嘧啶/卡培他滨	中性粒细胞减少/口腔炎/腹泻	DPYD	DPYD*2A（IVS14 β1 G＞A），其他	是，但未提及基因突变，仅涉及蛋白功能缺乏
利妥昔单抗/西妥昔单抗/曲妥单抗	疾病发展	FcgRII，FcgRIIa	FcgRIIa-131H/R；FcgRIIa-158 V/F	否

3. 药物基因组学与中枢神经系统疾病药物的个体化给药方案设计

（1）抗癫痫药：癫痫是发病率最高的慢性严重性中枢神经系统疾病，据统计，全球癫痫患者约达 6500 万人，给予抗癫痫药治疗后，2/3 患者的症状可得到良好控制。然而，多数抗癫痫药由于治疗窗窄，个体差异大，不良反应的发生率高而限制其临床用药。近年来，通过基因检测分型制订的个体化给药方案，显著增加了抗癫痫药治疗的有效性和安全性，并有效避免了不良反应的发生。与抗癫痫药个体化差异有关的药物相关基因包括代谢酶、转运体、药物作用靶点和不良反应靶点基因。其中，代谢酶基因 CYP2C9 和 CYP2C19 多态性对抗癫痫药的体内药动学过程影响显著，造成 CYP2C9 和（或）CYP2C19 酶功能丧失的突变，使苯妥英、苯巴比妥等的血药浓度增加，中枢不良反应发生率升高，应考虑降低用药剂量；P-gp 编码基因 ABCB1 多态性与抗癫痫药耐药性密切相关；基因 SCN1A 多态性与药效发挥及抗癫痫药物耐药性有关；HLA-A 和 HLA-B 作为不良反应相关靶点基因，其多态性与抗癫痫药（尤其是卡马西平）引起的严重皮肤毒性重症多形红斑（Stevens-Johnson syndrome，SJS）及中毒性表皮坏死松解症（TEN）相关，HLA-B* 15：02 和 HLA-A* 31：01 基因突变型患者服用卡马西平时更易出现严重不良反应，HLA-B* 15：02 基因突变型在中国人群中占 1%～8%，其中 80%～97% 的患者服用卡马西平易发生 SJS 及 TEN，在服用卡马西平前检测 HLA-B 基因可有效预测 SJS 及 TEN 的发生率，确保其用药的安全性。

（2）抗抑郁药：重度抑郁症是一种严重影响人类身心健康的疾病，据统计 15% 的患者最终以自杀结束生命，预计到 2030 年重度抑郁症将成为世界第二大致残的疾病。抗抑郁药是目前治疗重度抑郁症、焦虑症和强迫症等相关疾病的一线治疗药物，然而，治疗有效率并不理想，50%以上的患者初始治疗不敏感，且由于用药个体差异非常大，而无特定用药指南。目前普遍采用试错法制订用药方案，不仅治疗有效率低，不良反应发生率高，而且造成患者和社会巨大的经济负担。临床相关研究表明，患者用药的个体差异 50% 及以上与其遗传多态性有关，因此，药物相关基因的检测有利于抗抑郁药个体化用药方案地制订。然而，由于抑郁症发病机制复杂，与抗抑郁药相关的遗传多态性尚处于研究阶段。目前，以全基因组关联研究（GWAS）技术筛选与抗抑郁药相关的药物基因，结果显示，与抗抑郁药有关的药物相关基因包括如下几种。①抗抑郁药作用靶点基因：5-羟色胺（5-HT）转运体 SERT 编码基因 SLC6A4、去甲肾上腺素转运体的编码基因 SLC6A2、多巴胺转运体 DAT 的编码基因 SLC6A3、5-羟色胺受体 HTR1A 和 HTR1B 基因、多巴胺受体 DAD2 基因、β 受体 ADRB1 基因、色氨酸羟化酶 TPH2 基因、单胺氧化酶 MAOA 和 MAOB 基因、谷氨酸受体相关基因 GRIK4、儿茶酚氧位甲基转移酶 COMT 基因等。②抗抑郁药转运基因：P-gp 编码基因 ABCB1。③抗抑郁药代谢酶基因：与文拉法辛、氟西汀、帕罗西汀和去甲替林等三环类抗抑郁药体内代谢有关的 CYP2D6，与西酞普兰、阿米替林、去甲替林等三环类抗抑郁药体内代谢有关的 CYP2C19。其中，同时对 CYP2D6 和 CYP2C19 分型并结合血药浓度监测，有助于抗抑郁药的个体化治疗方案的制订（表 12-9），可在一定程度上减少药物剂量不当引起的疗效降低或不良反应增多等，但由于多数抗抑郁药缺乏血药浓度和药效相关性的确切临床证据，因此 FDA 尚未在指南中推荐 *CYP2D6* 和 *CYP2C19* 的基因检测。

表 12-9 *CYP2D6* 和 *CYP2C19* 表型与三环类抗抑郁药的个体化给药

CYP2C19 表型	*CYP2D6* 表型			
	超强代谢型	强代谢型	中等代谢型	弱代谢型
超强代谢型	避免使用；如必须使用，应结合血药浓度监测调整用药剂量	需考虑换用不经 CYP2C19 代谢的药物；如必须使用，应结合血药浓度监测调整用药剂量	考虑换用不经 CYP2C19 代谢的药物；如必须使用，应结合血药浓度监测调整用药剂量	避免使用；如必须使用，应结合血药浓度监测调整用药剂量
强代谢型	避免使用；如必须使用，应结合血药浓度监测调整用药剂量	开始治疗时可采用推荐起始剂量	起始剂量较推荐剂量减少25%；结合血药浓度监测调整用药剂量	避免使用；如必须使用，起始剂量应降低为推荐剂量的50%；结合血药浓度监测调整用药剂量
中等代谢型	避免使用；如必须使用，应结合血药浓度监测调整用药剂量	开始治疗时可采用推荐起始剂量	起始剂量较推荐剂量减少25%；结合血药浓度监测调整用药剂量	避免使用；如必须使用，起始剂量应减少为推荐剂量的50%；结合血药浓度监测调整用药剂量
弱代谢型	避免使用；如必须使用，应结合血药浓度监测调整用药剂量	起始剂量减少为推荐剂量的50%；结合血药浓度监测调整用药剂量	避免使用；如必须使用，应结合血药浓度监测调整用药剂量	避免使用；如必须使用，应结合血药浓度监测调整用药剂量

总之，依据患者的遗传多态性并结合患者临床表现制订个体化的给药方案，在减轻患者医疗经济负担的同时，提高药物治疗有效率和安全性，降低不良反应发生率，对临床合理用药具有显著意义。然而，药物遗传多态性的应用仍存在一定局限性，用其无法解释有些药物的血药浓度或疗效与遗传多态性的关联性，应进一步深入研究。

思 考 题

1. 常用的给药方案设计方法有哪些？
2. 什么是 C_{ss}？试述给药方式对 C_{ss} 的影响。
3. 什么是个体化给药？试述个体化给药方案设计的方法。
4. 什么是药物基因组学？简述药物基因组学与个体化给药。

（武新安）

第十三章 特殊人群药动学

本章要求

1. 掌握儿童、老年人及妊娠期与哺乳期妇女的药动学特点。
2. 熟悉吸烟和饮酒对药动学的影响。
3. 了解特殊人群药动学研究要求及研究方法新进展。

特殊人群主要包括儿童、老年人及妊娠期与哺乳期妇女。此外，嗜烟和嗜酒者也在本章讨论。由于这些人群在年龄、性别、生理周期及生活方式上的特殊性，使其在解剖学和生理学上具有与一般人群不同的特点，因此其药动学特征也具有一定的特殊性。

第一节 妊娠期与哺乳期妇女药动学

妊娠期与哺乳期都是妇女的特殊生理时期。在妊娠的整个过程中，母体、胎盘和胎儿共同组成一个紧密连接，既能保护胎儿又可针对营养物质进行高效交换的生物学局部整体，进行药动学研究时应予以整体考虑。因此，妊娠期妇女用药后，药物不仅存在于母体，部分药物也可通过胎盘进入胎儿体内，从而对胎儿产生影响越来越多的证据证明，有时候这种影响可持续终生。而哺乳期妇女用药后，其体内的药物可能随乳汁进入婴儿体内，对婴儿产生影响。因此，妊娠期及哺乳期妇女用药时，应充分考虑特殊生理时期母体、胎儿或婴儿的药动学特点，综合考虑各种可能影响因素，合理制订给药方案，最大限度地降低药物对胎儿或婴儿的损害，同时使妊娠期或哺乳期妇女获得最佳治疗效果。

一、妊娠期与哺乳期妇女生理特点

（一）妊娠期母体的生理特点

1. 体重及身体成分 体重增加 10～20kg，脂肪量约增加 25%。

2. 心脏 心脏循环血容量于妊娠第 6～8 周开始增加，至妊娠第 32～34 周达到顶峰，增加 30%～45%，该水平一直维持到分娩。

3. 肝 由于雌激素、孕激素等激素水平发生改变，影响肝代谢酶或转运体的活性，如肝 CYP3A4 代谢酶活性在妊娠末期可提高约一倍。

4. 肾 由于心排血量增加，使肾血流量增加，肾小球滤过率增加。代谢物肌酐、尿素和尿酸等排泄增多。

5. 胃肠道 胃排空时间延长，肠蠕动减弱，胆囊排空时间延长，胃酸和胃蛋白酶的分泌减少。

6. 激素 雌激素、孕激素、胎盘激素维持较高水平。妊娠期母体的泌乳激素水平于妊娠第 7 周开始升高，至胎儿足月分娩前达到顶峰。

7. 母胎循环 妊娠期母体经胎盘向胎儿输送营养并带走胎儿的代谢废物，这些物质可能通过自由扩散或经转运体主动转运，也可能在胎盘被代谢。同时胎盘的屏障作用使母胎双方物质浓度保持一定的独立性，两侧的蛋白水平也会通过影响游离药物比例而影响两侧药物浓度比。胎盘在生理条件下可分泌多种维持妊娠的激素，在病理（如炎症）时也会分泌炎症因子，这些物质也可能会影响胎盘的代谢酶与转运体水平，从而影响药物的胎盘通过率。

（二）胎儿的生理特点

1. 体重及身体成分 随体重增加，体液量随之减少，脂肪量随之增加。从胎儿开始发育至妊娠终止，胎儿体液量由其体重的 95% 降至 75%。与此相反，当胎儿体重为 300g 时，脂肪量仅为其 0.5%；妊娠结束时脂肪量可达体重的 12%。

2. 肝 胎儿的肝功能尚未发育健全，缺乏葡糖醛酰基转移酶。

3. 肾 胎龄 11～14 周的胎儿肾开始具有泌尿功能。

4. 胃肠道 胎龄 16 周时，胃肠功能基本建立，胎儿可吞咽羊水，吸收水分、氨基酸、葡萄糖等。

5. 血液成分 胎儿各部位的血氧含量不同，心脏、肝、头部和上肢的血氧含量较高，肺和下肢的血氧含量较低。

（三）哺乳期妇女的生理特点

1. 肝 泌乳激素水平升高、雌激素水平下降，可能影响代谢酶的活性。

2. 激素 泌乳激素的分泌维持在较高水平，维持泌乳。分娩后雌激素和孕激素的水平均迅速下降。

二、妊娠期妇女的药动学

由于胎儿生长发育的需要，妊娠期妇女体内各器官系统发生一系列适应性的生理改变。从妊娠 3 个月末起，母体的生理变化已经开始影响对药物的处置，这种影响将一直持续到妊娠结束。

（一）药物的吸收

采取口服途径给药：妊娠期妇女胃酸分泌减少，而黏液分泌量增加，导致胃内 pH 升高，这将影响弱酸和弱碱性药物的解离，从而影响药物的吸收。另外，妊娠期血浆孕激素水平升高，引起肠蠕动能力下降，并使胃排空时间延长 30%～50%。上述生理变化的影响使口服药物吸收变慢，吸收的峰值延迟且峰值偏低。妊娠期妇女易有恶心、呕吐等胃肠道症状，尤其在妊娠早期常有"早孕反应"，这可能是减少药物从胃肠道吸收的另一个因素。

妊娠期心排血量和潮气量增加，导致通气量和肺血流量增加，这些变化可促进药物在肺部吸收，因此，吸入给药时必须考虑这些因素。在妊娠期吸入麻醉时麻醉药量如氟烷、异氟烷和甲氧氟烷等通常减少。

（二）药物的分布

妊娠期妇女血容量较平时增加 35%～50%，到妊娠 32～34 周，血容量将增至 4700～5200mL，血细胞比容增加 20%～30%，体重增长 10～20kg。由于血浆增加多于红细胞增加，血液稀释，心排血量增加，导致妊娠期药物分布容积显著增加，许多药物的 C_{max} 下降，而且由于消除速率增加，药物的 C_{ss} 更显降低。

（三）药物与血浆蛋白结合

妊娠期妇女白蛋白浓度降低，未结合的药物易于扩散或转运到各房室，增加分布容积。同时妊娠期蛋白结合部位多被内源性皮质激素所占据，导致药物与血浆蛋白结合能力下降，游离型药物比例增加，增强药效或加重不良反应。妊娠期非结合型增加的常用药物有地西泮、苯妥英钠、苯巴比妥、利多卡因、哌替啶、地塞米松、水杨酸、普萘洛尔等。

（四）药物的肝代谢与排泄

妊娠期妇女的雌激素和孕酮分泌增加，通过不同途径影响药物的肝代谢。肝对一些药物如苯妥英钠的代谢速率加快，可能是由于孕酮诱导 CYP2C9 活性的结果；而其他一些药物如茶碱和咖啡因的肝内代谢速率降低，可能与孕酮和雌二醇对 CYP1A2 的竞争性抑制作用有关。另外，妊娠期高雌激素水平使胆汁在肝脏淤积，导致药物从胆汁排出减慢，如利福平从胆道系统的清除易受雌激素的干扰。

（五）药物的肾排泄

妊娠期妇女由于心排血量增加，肾血流量增加 25%～50%，肾小球滤过率增加约 50%，肌酐清除率相应增加。因此妊娠期通过肾小球滤过而排泄的药物，排泄速度明显加快，如注射用硫酸镁、地高辛等。但妊娠晚期仰卧位时肾血流量减少又使经肾排出的药物作用延长。另外，妊娠高血压的妇女因其肾功能受影响，药物排泄减慢减少，造成药物易在体内蓄积。

三、胎盘的药动学

（一）胎盘结构

胎盘是连接胎儿与母体组织、实现母体与胎儿间物质交换的器官，对胎儿有保护及营养供给作用，并具有代谢和内分泌等生理功能。胎盘由叶状绒毛膜和底蜕膜构成。前者为子体部分，后者为母体部分。绒毛膜是胎盘的主要功能部分，它起着物质交换和分泌某些内分泌激素的作用。从受孕第 13 天起，绒毛开始形成血管，子宫内膜螺旋动脉伸入绒毛间隙，到第 4～5 周，胎盘循环开始建立并逐渐完善。与子宫壁绒毛膜紧密附着的还有一层羊膜，胎盘及羊膜对药物转运有着重要作用。经母体给予的药物须经胎盘才能进入胎儿体内，药物进入胎儿体内的速度和程度，既取决于药物的理化性质，也与胎盘的结构和功能及药物在妊娠期妇女体内的分布有关。

（二）胎盘的药物转运

胎盘屏障具有一般生物膜的特征，其药物转运与一般生物膜有相似之处，又有其自身特性。

1. 被动转运　被动转运是胎盘最主要的转运方式。物质分子按其物理化学性质，被动地从细胞膜的高浓度一侧向低浓度一侧移动，不消耗能量。药物转运速度与膜表面积及膜厚度有关。分子量大于 5000Da 的药物不易从膜孔中通过；脂溶性高的药物容易通过胎盘扩散；强解离型药物一般不易通过胎盘。

2. 主动转运　物质分子借助于载体系统通过胎盘转运，需消耗能量。一些氨基酸、水溶性维生素、电解质 K^+ 和 Na^+ 及免疫球蛋白等以这种方式通过胎盘。人体胎盘组织中含有丰富的转运体，可显著改变药物胎盘通过率。按照转运体分布位置可将转运体分为胎盘母体侧转运体及胎盘胎儿侧转运体，分布于母体侧介导药物外排的转运体（包括 P-gp、BCRP 等），分布于母体侧介导药物摄取的转运体（包括去甲肾上腺素转运体、5-羟色胺转运体等），分布于胎儿侧介导药物外排的转运体（包括 MRP1、MRP3 等）和分布于胎儿侧介导药物摄取的转运体（包括 OAT4、OATP2B1 等）（图 13-1）。

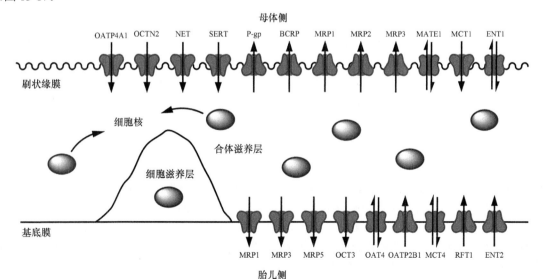

图 13-1　胎盘转运体分布示意图

3. 胞饮作用 母体血浆中大分子物质被合体细胞吞裹入细胞内，直接进入胎儿血中。大分子物质如蛋白质、病毒及抗体等以这种方式被胎盘转运。

4. 膜孔滤过 是一种少见的转运方式。在胎盘上有一些小的膜孔，直径约为 $1\mu m$，胎盘小孔与胃肠道及血-脑屏障的小孔相似，只限于分子量小于 100Da 的分子通过。

（三）药物通过胎盘的影响因素

许多因素影响药物的胎盘通过率，如药物的脂溶性、药物分子大小、药物离子化程度、药物的血浆蛋白结合力、胎盘的结构功能状态及血流量等。

1. 药物分子大小 小分子药物比大分子药物扩散速度快。多数分子量为 200～500Da 的药物易透过胎盘，分子量为 700～1000Da 的药物很少能通过胎盘。

2. 药物的脂溶性 脂溶性高的药物如甾体类激素易通过胎盘扩散到胎儿血液循环，相反，脂溶性差的药物如肝素等通过胎盘较慢。

3. 药物的离子化程度 离子化程度低的药物经胎盘扩散较快。而琥珀胆碱、筒箭毒碱等离子化程度高的药物不容易通过胎盘。

4. 药物的血浆蛋白结合力 药物与血浆蛋白结合率的高低与通过胎盘的药量成反比。药物与血浆蛋白结合后分子量变大，不易透过胎盘。

5. 胎盘血流量 胎盘血流量明显影响药物经胎盘的转运。如合并先兆子痫、糖尿病的妊娠期妇女或患感染性疾病的妊娠期妇女，其胎盘可发生病理组织变化，使胎盘的转运及渗透发生改变，有时可使正常情况下不易通过胎盘屏障的药物变得容易透过。另外，子宫收缩、妊娠期妇女的不当体位、脐带受压、麻醉等因素均可改变胎盘血流量，使胎盘药物转运速度减慢。

（四）胎盘对药物的代谢

胎盘除转运功能外，还有众多的酶系统，具有生物合成和降解药物的功能。有些药物通过胎盘代谢活性增加；而有些药物通过胎盘则活性降低。天然或人工合成的肾上腺皮质激素如泼尼松经胎盘转化为失活的 11-酮衍生物；而大部分地塞米松可不经代谢进入胎儿体内。所以，治疗妊娠期妇女疾病使用泼尼松，而治疗胎儿疾病宜用地塞米松。

四、胎儿的药动学

胎儿各器官处于发育阶段，故药物在胎儿体内的药动学与成人有很大差别。

（一）药物的吸收

胎儿药物吸收主要反映在由脐静脉通过胎盘到达胎儿体内的过程。大多数药物经胎盘转运进入胎儿体内，也有少量药物经羊膜转运进入羊水中。羊水中蛋白质极少，故药物多呈游离型。胎儿在妊娠 8～11 周左右开始吞饮羊水，羊水中的药物可经胎儿皮肤吸收或被胎儿吞饮随羊水进入胃肠道而被吸收。从胎儿尿中排出的药物，有可能因胎儿吞饮羊水而重新进入胎儿体内，形成羊水肠道循环。经胎盘转运进入脐静脉的药物，有些可能在进入胎儿全身循环前可经肝代谢，所以胎儿也存在首过效应。

（二）药物的分布

身体组成及血液循环中蛋白质的变化是胎儿发育过程中药物分布发生改变的主要因素。从胎儿开始发育至妊娠终止，胎儿体液量由体重的 95% 降至 75%。相反，当胎儿体重为 300g 时，脂肪仅占 0.5%，而在妊娠结束，脂肪可达 12%。胎儿发育过程中的这些巨大变化可以改变亲水性及亲脂性化合物的分布。胎儿血浆蛋白含量较低，使进入组织的游离型药物增多。胎儿肝、脑等器官相对较大，血流多，药物进脐静脉后，有 60%～80% 随血流进入肝，故肝内药物分布较高。胎儿的血-脑屏障发育尚不完善，药物易进入中枢神经系统。妊娠中期胎儿有 1/3～2/3 脐静脉血可绕过肝经静脉导管分流，这将显著增加未经代谢的有活性的药物直接到达心脏和中枢神经系统。

（三）药物的代谢

胎儿的肝是药物代谢的主要器官，但胎儿缺乏肝药酶，对药物的代谢能力很低。因此，药物在胎儿的 $t_{1/2}$ 长于母体。某些药物的胎儿血药浓度高于母体，如妊娠期妇女用乙醚、巴比妥、镁盐及维生素类药物后，胎儿体内的药物浓度较母体高一倍甚至数倍。胎儿肝细胞中含有催化 I 相反应的酶类，以氧化反应较活跃，还原和水解反应次之。自妊娠 12～16 周起，胎儿肝对某些药物如氨基比林、氯丙嗪等可进行氧化代谢，但代谢能力较成人弱。妊娠早期，胎儿肝缺乏催化药物代谢 II 相反应的酶类，故对一些药物如水杨酸盐、巴比妥类解毒能力差，易达到中毒浓度。另外，多数药物经胎儿体内代谢后活性下降，但某些药物代谢后其降解产物具有毒性。

（四）药物的排泄

胎儿的药物排泄方式与出生后明显不同。胎儿发育过程中有一些特殊药物排泄通道，从而影响药物到达胎儿体内的作用部位。含有蛋白质和盐的肺液可以从胎儿气管排出。在胎儿进行呼吸和吞饮的特定时间里，多余的肺液可以进入羊水。肾是胎儿药物排泄的主要器官，胎龄 12 周左右肾开始发挥作用。胎儿肾排泄药物的方式也是肾小球滤过和肾小管转运。由于胎儿肾小球滤过率低，肾排泄药物功能差，易引起药物及其代谢物的蓄积，如氯霉素和四环素从胎儿体内排泄远较母体慢，故反复大量应用可能因蓄积作用而损害胎儿。妊娠晚期时，胎儿肾结构和功能虽基本成熟，但经肾排泄的药物或代谢物进入羊水后，又多被重吸收回胎儿血液，并经胎盘转运至母体，故胎盘是胎儿体内药物排泄的重要器官。脂溶性低的代谢物不易通过胎盘屏障，使药物代谢物易在胎儿体内蓄积，如地西泮的代谢物去甲基地西泮可蓄积于胎儿肝，沙利度胺（thalidomide）的代谢物积著于胎儿体内导致胎儿产生畸形。

五、哺乳期妇女的药动学

（一）药物的分布

哺乳期妇女的体重多高于正常生理状态，且乳汁中也有药物分布，故哺乳期妇女的药物分布容积较大，使体内药物浓度降低。但哺乳期妇女泌乳激素水平较高，其与血浆蛋白的结合，可降低游离蛋白水平而导致血液中游离型药物浓度升高。

哺乳期妇女药物在乳汁中的分布具有重要意义。大部分药物可从哺乳期妇女血液经乳腺被动转运进入乳汁。哺乳期妇女的用药剂量越大、疗程越长，药物的 $t_{1/2}$ 越长。哺乳期妇女乳汁中药物的浓度与其血清中药物浓度的比值称为乳药血药比（milk-to-plasma ratio，M/P）。M/P 值越大，药物进入乳汁的比例越大。影响 M/P 值的因素包括药物的理化性质（脂溶性及分子量）、血浆蛋白结合率等。

1. 药物的脂溶性　乳汁中的脂肪含量高于血浆，因此脂溶性药物易从血浆穿透生物膜进入乳汁。

乳汁的 pH 较血浆低。弱碱性药物在 pH 较高的血浆中解离度小，非解离型药物较多，容易穿透生物膜进入乳汁；而弱酸性药物如青霉素类和非甾体抗炎药在血浆中易解离，难以进入乳汁。

2. 药物的分子量　分子量小于 200Da 的药物易从血浆转运至乳汁，其 M/P 值约为 1。

3. 药物血浆蛋白结合率　血浆蛋白结合率低的药物，其体内游离型浓度高，易转运进入乳汁。

（二）药物的代谢

哺乳期妇女泌乳激素的分泌增加、雌激素的分泌减少，影响 CYP 的活性，进而影响药物的肝代谢。

（三）药物的排泄

除经肾、胆道排泄外，哺乳期妇女可通过乳腺排泄药物。

六、用 药 原 则

（一）妊娠期妇女用药原则

胎龄 12 周内的妊娠期妇女一般不使用药物，但所患疾病危害胎儿时则必须用药。用药时，应选择对胎儿危害小的药物，并尽量减少用药剂量和时长。用药后密切观察胎儿的情况，以便及时救治。制订妊娠期妇女给药方案时，要综合考虑妊娠期妇女、胎盘、胎儿的药动学多种因素的影响。

（二）哺乳期妇女用药原则

哺乳期妇女用药应优先考虑药物对婴儿的影响。制订哺乳期妇女给药方案时，应选择 M/P 值低、对婴儿危害小的药物；尽量采用局部用药以降低血药浓度；尽量减少用药剂量和用药时长；用药后，应密切观察婴儿的情况，以便及时实施救治。同时应综合考虑哺乳期妇女药动学多种因素的影响。

FDA 之前将妊娠期药物分类标准药物的安全性分为 A、B、C、D、X 等五级，分别为已证实对胎儿无不良影响。该分类虽然可以对药物的妊娠安全进行分类，但是过于笼统。因此，FDA 于 2015 年发布妊娠期及哺乳期药品说明书指导原则，更新了妊娠期妇女用药的药品安全性分级标准，取消原先 A、B、C、D、X 字母风险分类，而是需要在药品说明书的妊娠期、哺乳期及潜在生育人群相应部分中详述"风险概述""临床考量""支持数据"三方面内容。

第二节　儿童药动学

儿童是一个生长发育处于动态变化的群体，解剖、生理结构和脏器功能与成人差异较大，不同年龄阶段（新生儿期、婴幼儿期、儿童期、青少年期）有不同的解剖学和生理学特点。儿童脏器的发育和功能随年龄的增长趋向成熟，但并非线性或单向改变，不同年龄组间的发育速率不同，因此大多数药物在儿童体内的药动学特点与成人相比有明显差异。

一、生 理 特 点

1. 身体形态　与成人相比，儿童的体重轻、身高矮、单位重量下的体表面积大。其体重和身高随年龄增大迅速增加，且个体间变异较大。新生儿期至婴幼儿期、青春期是儿童身体形态快速发育速率的两次高峰，新生儿至 1 周岁时体重可增加 3 倍，身长增加 1.5 倍。

2. 身体成分　从出生到成年，人体的水分和脂肪含量变化明显。新生儿的水分占体重的 80%，随后迅速降至 12 个月时的 65%，再缓慢降至成年时的 60%。早产儿脂肪含量占体重的 1%～3%，足月新生儿占 12%～15%，12 个月时为 30%，成年时为 18%。

3. 肝　新生儿肝发育尚未完善，肝 CYP 酶在发育过程中发生了明显变化，且不同亚型表达的发育过程不尽相同。CYP3A7 是胎儿肝表达的主要 CYP 亚型，出生后不久 CYP3A7 表达达到峰值，然后迅速下降，至成年时无法检测到。CYP3A4 和 CYP2C9、CYP2C19 在出生后 2 周就表达，CYP1A2 是出现最晚的亚型，在出生后 1～3 个月表达。新生儿肝 CYP 酶活性低下，出生后 6 个月催化 I 相代谢反应的 CYP 系统基本发育成熟，3～4 岁时，催化 II 相代谢反应的 CYP 系统基本发育成熟，6 个月至青春期儿童 CYP 酶活性达成人的 2 倍；青春期后儿童的 CYP 活性迅速减低，最终降至成人水平。

4. 肾　肾发生始于妊娠 9 周，至 36 周完成，儿童肾功能需 8～12 个月才能发育成熟，1～2 岁接近成人的水平。新生儿的肾血流量为成人的 20%～40%，新生儿肾小球滤过率为 10～20mL/（min·1.73m²），肾小球滤过率约为成人的 25%。1 岁后婴儿的肾小球滤过率可以达到成人的水平。此后，肾小管才相继发育成熟。新生儿和婴儿的尿浓缩功能低于年长儿童和成人。

5. 胃肠道　胃肠道活动在婴儿早期成熟，扩张收缩的频率、幅度和持续时间不断增加。新生儿胃排空时间为 6～8h；6～8 个月婴儿的胃排空时间和成人接近。0～3 岁儿童的胃酸分泌低下，胃内 pH 相对升高。新生儿胃中有碱性羊水，胃液接近中性，其 pH 为 6～8；随年龄增大胃酸分泌增加，胃液的 pH 逐渐降低；至 2～3 岁时接近成人水平。由于儿童的肠道相对较长，利于药物的吸收。

6. 血-脑屏障　新生儿的血-脑屏障尚未发育完善，通透性高于成人，药物等外源性化学物质易到达脑部产生效应。另外，某些病理状态（如脑膜炎）可增加血-脑屏障的通透性，使药物等外源性物质更易进入脑组织。

二、药物的吸收

1. 口服给药　药物口服吸收主要受胃肠道 pH、胃排空时间和吸收面积等因素的影响。新生儿和婴幼儿胃酸分泌过低或缺乏，胃液为中性，可影响药物的溶解和解离，影响药物的吸收。例如，青霉素、氨苄西林等，因胃酸分泌较少，使其破坏减少，吸收快而完全，生物利用度增加。而苯妥英钠、苯巴比妥等药物，由于婴幼儿胃液 pH 高导致其解离型增加，生物利用度降低。肠道药物代谢酶和外排转运体的发育尚不完全及肠道菌群变化均影响儿童口服药物吸收。

2. 胃肠道外给药　新生儿皮下脂肪少，注射容量有限，皮下注射给药吸收不良。婴幼儿肌肉未完全发育，肌肉血流量不恒定，末梢血循环不佳可影响药物的吸收。静脉给药吸收速度快且药效可靠，是危重患儿首选的给药途径。

新生儿皮肤角质层较薄，黏膜薄，儿童期皮肤的灌注、表皮水化程度和体表面积较成人大，婴幼儿和儿童对局部外用药物（如皮质类固醇、抗组胺药）可能因较多吸收，全身暴露超过成人，在某些情况下引起不良反应。

三、药物的分布

1. 机体构成变化　年龄依赖性变化的机体构成会改变药物体内分布的生理空间。新生儿、婴幼儿体液含量大，新生儿总体液量占体重的 80%（成人为 60%），因此水溶性药物的分布容积增大，C_{max} 降低，消除减慢，药物作用时间延长。同时由于新生儿细胞内液含量少，药物在细胞内浓度较成人高，使水溶性药物较快输送至靶细胞。新生儿脂肪含量低，脂溶性药物不易进入脂肪分布，分布容积降低，血浆中游离型药物浓度升高，这是新生儿易致药物中毒的原因之一。

2. 血浆蛋白结合率低　吸收的药物与血浆蛋白可逆性结合，因为只有游离型药物才可发挥药理活性，结合率低导致游离型药物浓度更高，活性也更高。新生儿血浆蛋白结合率较成人低，主要有以下可能原因：白蛋白和 α-酸性糖蛋白等血浆蛋白浓度低；血浆蛋白与药物的亲和力低；新生儿血浆中存在内源性配体如胆红素或某种脂肪酸，可与药物竞争血浆蛋白上的结合部位。药物血浆蛋白结合率降低，使其分布容积增大。同时游离型药物的比例增大，药物作用增强。如苯妥英钠在新生儿血浆中游离型占 11%，而成人为 7%。表 13-1 列举了部分药物在新生儿体内与成人体内的血浆蛋白结合率。对于新生儿使用高蛋白结合率的药物如苯妥英钠、苯巴比妥等，由于游离型药物浓度高易引发不良反应。

表 13-1　新生儿与成人的药物血浆蛋白结合率

药物	药物血浆蛋白结合率（%）	
	新生儿	成人
氨苄西林	9～10	15～29
地高辛	14～26	23～40
水杨酸盐	63～84	80～85
保泰松	65～90	96～98
地西泮	84	94～98

续表

药物	药物血浆蛋白结合率（%）	
	新生儿	成人
苯妥英钠	80～85	89～92
苯巴比妥	28～36	46～48

3. 血-脑屏障发育不全 新生儿血-脑屏障发育不完善，使一些药物如镇静催眠药、全身麻醉药、吗啡类镇痛药、四环素类抗生素等容易透过血-脑屏障，药效增强。这是新生儿、婴幼儿容易出现中枢神经系统反应的重要机制之一。另外，新生儿和婴幼儿的某些病理状态如酸中毒、缺氧、低血糖、脑膜炎等，均可影响血-脑屏障功能，使药物容易进入脑组织。

【临床案例 13-1】

　　1～3 岁轻微烧伤儿童单次剂量静脉注射异丙酚（4mg/kg）后，其药动学可用三室模型来描述。总体清除率 49mL/（min·kg），中央室分布容积为 1.03L/kg，稳态分布容积（volume of steady state）为 8.09L/kg。此年龄组异丙酚中央室分布容积和总体清除率都大于较大儿童和成人的相应值，中央室分布容积比 3 岁以上儿童大 30%～80%，比成人至少大 2 倍。

【案例分析】

　　由于儿童中央室分布容积大于成人，儿童年龄越小，根据每公斤体重给予的单次剂量获得的异丙酚血浆浓度越低。故随年龄降低，异丙酚诱导剂量需相应增加，增加异丙酚诱导剂量有其药动学基础。

四、药物的代谢

　　新生儿药物代谢的主要器官是肝。新生儿酶系统发育尚未成熟，某些药物的代谢酶分泌量少、活性低。新生儿药物代谢能力最低，随年龄增长，代谢酶系统迅速发育，约 6 个月时与成人水平相当。之后代谢能力继续增加，并超过成人。

　　新生儿 CYP 酶活性发育不全，药物的氧化作用降低；而且新生儿的葡糖醛酸转移酶不足，使药物的代谢过程产生障碍。因此需经氧化代谢的药物如苯妥英、苯巴比妥、利多卡因、地西泮等及需经葡糖醛酸结合代谢的药物如氯霉素、吲哚美辛、水杨酸盐等，在新生儿体内代谢速率减慢，$t_{1/2}$ 显著延长。故新生儿需对药物剂量进行调整，以防造成药物蓄积中毒。葡糖醛酸转移酶不足是磺胺类药物引起新生儿核黄疸的原因之一。磺胺类药和生理性溶血产生的大量胆红素与葡糖醛酸竞争性结合，导致结合型胆红素形成减少从而诱发核黄疸。虽然新生儿的药物代谢能力降低，但由于同时存在的低蛋白结合率使血浆游离药物浓度升高，趋向于加速其代谢。影响新生儿药物代谢的因素较多，应综合考虑分析。表 13-2 列举了部分体内经氧化代谢的药物在新生儿与成人体内的 $t_{1/2}$。

表 13-2　经氧化代谢的药物在新生儿与成人体内的 $t_{1/2}$

药物名称	药物 $t_{1/2}$（h）	
	新生儿	成人
戊巴比妥	17～60	12～27
地西泮	25～100	15～25
咖啡因	95	4
卡马西平	8～28	21～36
吲哚美辛	14～20	2～11

续表

药物名称	药物 $t_{1/2}$（h）	
	新生儿	成人
哌替啶	22	3～4
茶碱	24～36	3～9

另外，某些药物在新生儿体内代谢途径和代谢产物也与成人有所不同。如茶碱在新生儿体内有相当数量转化生成咖啡因，而成人无此种代谢产物，且茶碱在新生儿和成人的消除速率差异亦很大，茶碱在成人的 $t_{1/2}$ 为 3～9h，而新生儿可长达 24～36h。

五、药物的排泄

新生儿药物排泄的主要途径是肾，胆道、肠和肺也可排泄少量药物。新生儿肾组织结构未发育完全，肾小球数量较少，肾有效循环血量和肾小球滤过率较成人低 30%～40%，肾功能的成熟程度与血浆药物清除存在相关性，许多药物因肾小球滤过率降低而影响排泄，导致血浆药物浓度升高，$t_{1/2}$ 延长（表 13-3），而改变药物给药间隔。例如，妥布霉素主要经肾小球滤过消除，早产儿给药间隔为 36～48h，足月新生儿给药间隔为 24h。新生儿用药剂量宜少，用药间隔应适当延长，如青霉素类、地高辛、呋塞米和呋喃类等。

表 13-3 新生儿与成人 $t_{1/2}$ 的比较

药物	药物 $t_{1/2}$（h）	
	新生儿	成人
庆大霉素	3～6	1～2.5
地高辛	35～88	30～60
茶碱	24～36	3～9
苯妥英钠	25～100	2～18
对乙酰氨基酚	49	3.6

六、用药原则

（一）儿童基本药物标准清单及儿童标准处方集

世界卫生组织（WHO）2013 年发布的《世界卫生组织儿童基本药物标准清单》（第 4 版）及 2010 年发布的《世界卫生组织儿童标准处方集》为 0～12 岁儿童的常见疾病提供了标准的药物治疗方案。《世界卫生组织儿童基本药物标准清单》（第 4 版）中有年龄限制的药物详见表 13-4。

表 13-4 儿童年龄限制药物

药品	年龄
阿托品	＞3 个月
苯甲酸苄酯	＞2 岁
头孢唑啉	＞1 个月
头孢曲松	＞41 周折算胎龄
多西环素	＞8 岁
依非韦伦	＞3 岁或＞10kg 体重
恩曲他滨	＞3 个月

续表

药品	年龄
氟西汀	>8 岁
布洛芬	>3 个月
甲氧氯普胺	不用于新生儿
昂丹司琼	>1 个月
磺胺嘧啶银	>2 个月
丁卡因	不用于早产儿
甲氧苄啶	>6 个月
赛洛唑啉	>3 个月

（二）给药途径

1. 口服给药 儿童首选。除异烟肼、卡托普利、利福平、青霉素 V 和四环素类（多西环素和米诺环素例外）之外，儿童的口服药物宜与食物一起服用，以避免药物的胃肠道刺激作用并有助于按时服药。口服药物也可做成口服液（方便剂量调整）、咀嚼片、颗粒剂等适合儿童服用的剂型，并通过改善口味增加儿童服药顺应性。

2. 静脉给药 危重患儿首选。

3. 经皮给药 儿童（尤其是新生儿）的药物吸收良好。

4. 直肠给药 常用于呕吐及不愿口服药物的婴儿和儿童。但治疗窗窄的药物不宜采用。

5. 气道给药 常用于呼吸系统疾病用药，经雾化吸入装置吸入气道和肺部，吸收速率快，生物利用度高。

（三）给药剂量

给药剂量是儿童药物治疗中重要又复杂的问题。新生儿用药剂量普遍较低，用药间隔适当延长（一周内的新生儿，间隔 12h；一周后的新生儿，间隔 8h）。之后逐步增加药物剂量。

常用的儿童药物剂量计算方法主要包括：按体重计算法、按体表面积计算法、按年龄计算法、血药浓度匹配计算法及 PK/PD 模型方法。各种方法均有其优劣性，分别适用于不同的情况。利用药动学的研究结果指导药物剂量设计，对于治疗窗窄、量效关系明确的药物如氨基糖苷类抗生素等，可根据血药浓度监测结果制订个性化给药方案。近年使用 PK/PD 模型方法可综合利用成人药动学和药效学、儿童稀疏的药动学或药效学信息外推特定年龄儿童药物剂量与给药间隔的应用日益增加，模型引导的精准用药已成为儿童个体化用药的重要手段。

第三节　老年人药动学

老年人一般是指年龄超过 65 岁的人，年龄超过 75 岁通常定义为高龄老人。随着高龄社会的发展，老年人口剧增。老年人易患多种疾病，因此老年人用药率比年轻人高。老年人的许多疾病属于慢性病，非短期治疗可以治愈，因此药物治疗时间更长。由于增龄过程中机体组织器官衰退和功能下降导致人体内环境变化，对药物的药动学、药效学、不良反应等方面都产生影响，从而使老年人的用药具有其特殊性。本节将阐述老年人的药动学改变，以期指导老年人的临床合理用药。

一、生理特点

1. 身体成分 体液总量减少，80 岁老年人较 20 岁成人体内水分绝对量或相对量下降 10%～20%；体内脂肪含量随年龄增大而增加，男性从 18% 增加到 36%，女性从 33% 增加到 48%；而非脂肪组织则逐渐减少，肌肉含量较成人减少约 30%。

2. 心脏　心排血量显著减少，60 岁之后每 10 年下降 5%～10%。

3. 肝　肝逐渐萎缩，其绝对重量及相对重量都减少。65 岁以上高加索老年人相对于成人，男性和女性肝重量分别下降了 20% 和 10%～15%；中国老年人肝重量下降趋势相对较小，相比于 18～59 岁人群，65～75 岁的老年人男性和女性肝重分别下降 9% 和 2%。而且心排血量减少，导致高加索人群 60～90 岁肝绝对血流量下降了 60%，从而影响药物等物质转运到肝。

4. 肾　肾单位逐渐减少，肾小球滤过率大约每 10 年下降 10%，90 岁老年人群的肾小球滤过率值为成人的 50%；肾小管分泌和重吸收功能下降约 40%。相比于 20～64 岁人群，70 岁、80 岁、100 岁高加索老年人群肾重量分别下降了 5%、15%、25%。中国老年人肾重量下降趋势相对较小，相比于 18～59 岁人群，65～75 岁的老年人肾重下降 3%。高加索 20～64 岁和 65 岁以上人群每 10 岁肾绝对血流量下降 5%～10%。

5. 胃肠道　唾液淀粉酶、胃蛋白酶和胃酸的分泌均减少，胃黏膜萎缩，消化功能下降。胃排空速度亦变慢，胃肠道血流量较正常成人减少 40%～50%，小肠吸收面积减少。

二、药物的吸收

随着年龄增长，老年人机体将发生许多生理变化，从而改变药物从胃肠道吸收及非口服途径（肌内注射、皮下注射、皮内注射）的吸收。胃酸缺乏、胃液 pH 升高、胃排空减慢、小肠吸收面积减少、胃肠及肝血流减少均会影响口服药物的吸收。

1. 胃酸缺乏及胃液 pH 升高的影响　老年人胃壁细胞功能减退，胃酸分泌减少（胃酸分泌量仅为 20 岁年轻人的 25%～35%），导致胃内容物 pH 升高，而且胰腺胰蛋白酶分泌也减少。胃液 pH 升高直接影响酸性和碱性药物的解离度、脂溶性，从而影响药物的吸收。例如，苯巴比妥、地高辛的吸收速率因 pH 升高而降低，造成起效慢；地西泮可在胃酸中转化为活性代谢物去甲地西泮，在 pH 为 3 时其吸收较 pH 为 6 时快，代谢物的血药浓度高。而老年人胃液 pH 升高，药物转化减少，导致代谢物血药浓度低。药物的某些主动转运能力在老年人也降低，一些营养物或其同类物如半乳糖钙、维生素 B_1、铁、木糖醇等的吸收量在老年人减少。

2. 胃排空速度的影响　酸性或碱性药物大多数由小肠吸收，而老年人的胃排空速度减慢，使口服药物进入小肠的时间延迟，吸收速率降低，故 t_{max} 延迟，C_{max} 降低，影响药效的发挥。

3. 胃肠活动程度的影响　老年人胃肠运动一般减少，张力提高，并伴有胆汁和肠道消化酶的减少。患者的便秘、腹泻和使用泻药等，均直接影响药物的吸收。

4. 胃肠及肝血流的影响　人类从 19 岁到 86 岁，心排血量每年递减约 1%。老年人心排血量的减少，导致胃肠及肝血流较正常成人减少 40%～50%，若伴有心功能不全，则对地高辛和氢氯噻嗪等药物的吸收显著减少。但老年人口服普萘洛尔，其血药浓度较青年人高，这是由于肝血流减少，首过效应减弱，造成消除速率减慢，而并非药物吸收增加。因此应注意老年人服用普萘洛尔后血药浓度升高引起的不良反应。也有学者认为，药物吸收速度和程度在老年人并无多大改变，这是因为多数临床常用药物的吸收速度和程度取决于通过小肠上部时与其吸收面积接触时的被动扩散。虽然肠血流量减少，可是老年人肠蠕动慢，增加了药物与肠黏膜的接触时间，如解热镇痛药对乙酰氨基酚和抗焦虑药劳拉西泮的吸收速度与程度在老年人并无多大改变。

5. 消化道代谢酶与转运体的影响　消化道代谢酶与转运体的活性或丰度也可能会改变，如转运体 P-gp 的编码基因随着年龄增加表达下降，以及介导其底物（如达比加群酯）外排转运的能力下降，在高龄心衰人群中该药物的吸收程度显著高于成人。

三、药物的分布

老年机体组成成分、血浆蛋白结合率、组织器官的血液循环、体液 pH 及组织器官与药物的亲和力等都有不同程度的变化，从而影响药物的体内分布，有的使药物分布增加，有的可能使药物分布减小。

1. 机体组成成分的影响 机体的组成成分是影响药物分布的重要因素之一。它可通过不同途径影响药物分布，其中最重要的就是脂肪组织增加，肌肉组织和体内水分减少。例如，80 岁的老年人较 20 岁的青年人体内水分绝对量或相对量下降 10%～20%（主要是细胞内液的减少），体内脂肪随年龄增长而增加，人体脂肪组织男性从 18% 增加到 36%，女性从 33% 增加到 48%，而非脂肪组织则逐渐减少。这些变化可以导致脂溶性药物分布容积增大，而水溶性药物则相反。因此，乙醇、对乙酰氨基酚、吗啡、哌替啶等水溶性药物在老年人组织中的分布可能减少。脂溶性强的药物则与之相反，如地西泮和利多卡因在老年人组织分布较广泛，药物作用较持久。

2. 药物与血浆蛋白结合率的影响 年龄本身并不影响药物与血浆蛋白结合的能力。但老年人血浆白蛋白浓度下降 15%～20%，当营养状态差、虚弱或病情严重时下降得更明显。由于白蛋白是血浆结合蛋白的主要成分，老年人血浆白蛋白减少，可使蛋白结合率高的药物游离浓度增加，表观分布容积增大，导致药物作用增强，甚至出现毒性反应。例如，与血浆蛋白高结合率的华法林，老年人应用成人剂量，可因血浆游离型药物增加而引起出血的危险。α_1-酸性糖蛋白（AAG）主要与脂溶性碱性药物结合，血浆中 AAG 含量随年龄增长逐渐升高。因此，老年人利多卡因或普萘洛尔等碱性药物与 AAG 结合的增加，导致其游离型药物浓度减少。

DDI 也影响药物蛋白结合率。老年人经常同时应用两种或多种药物，可通过竞争蛋白结合部位引起药物蛋白结合率和分布容积的改变。高蛋白结合率药物通过竞争性置换，较易引起药物不良反应，如合并应用保泰松与华法林引起严重出血。

3. 年龄与药物的分布容积 老年人体液总容量减少，因此给药量要相应减少，特别是地高辛、胺碘酮、溶栓药物等。年龄对分布容积的影响目前还无一定的规律。分布的增加、减少或不变仍取决于药物本身，如安替比林、地西泮、氯氮䓬、地高辛的分布容积与年龄呈正相关，而乙醇则呈负相关，硝西泮、华法林、普萘洛尔等的分布容积不随年龄而改变。

4. 脑内分布 脑毛细血管上的 P-gp 对药物通过血-脑屏障转运具有重要意义，限制许多药物从血液到大脑的分布。老年人血-脑屏障中 P-gp 的功能降低，可减少药物外排，增加药物在脑内的分布。例如，维拉帕米在脑中分布程度在老年人（59～68 岁）比中比年轻人（21～27 岁）高 18%。此外，阿尔茨海默病患者主要为老年人群，其血-脑屏障的 P-gp 功能也显著受到损害。

四、药物的代谢

肝是药物代谢的主要器官。随年龄增长老年人的肝功能和结构开始发生变化，其中最重要的改变是肝的缩小和肝血流量的减少。随着老化而减少的心排血量也使肝的血流量减少 40%～50%，直接影响将药物运往肝脏。增龄后肝体积减小，不仅绝对量减小，与体重的比例也减小。因此对主要由肝代谢失活或依赖肝活化才有效（或有毒）的药物影响较大。老年人的药物代谢较青年人慢，药物 $t_{1/2}$ 一般延长，如保泰松的 $t_{1/2}$ 在青年人为 81h，老年人则为 105h。青壮年异戊巴比妥的肝氧化约 25%，而老年人只有 12.9%。因此，等剂量的异戊巴比妥、苯巴比妥、对乙酰氨基酚、吲哚美辛、氨茶碱和三环类抗抑郁药老年人的血药浓度约高于年轻人一倍。由于老年人药物 $t_{1/2}$ 延长，药物消除速率降低，多次或反复给药时，血药 C_{ss} 升高，故老年人的用药剂量应为青年人的 1/2～2/3。另外，由于肝血流量随年龄增加而减少，许多药物如普萘洛尔的肝消除速率减少。老年人营养不足时也会减慢药物代谢。老年人药物肝代谢较复杂，很多因素（营养因素、环境因素、病理状态、遗传因素、联合用药等）可能影响肝代谢。老年人肝代谢药物能力的下降不能由一般的肝功能测定来预知，肝功能正常并不代表肝药物代谢能力正常。

五、药物的排泄

肾是大多数药物排泄的重要器官。老年人心排血量明显减少，这将影响身体其他器官的血液供应，尤其对肾血流影响较大。戴维斯（Davies）与肖克（Shock）分析了 70 位年龄在 20～90

岁男人的肾功能，这些人虽无明显的肾病，但随年龄的增加，肾小球滤过率下降 46%，导致肾小球的滤过分数降低。同时老年人的肾小管分泌和重吸收功能下降 40%。肌酐清除率亦随年龄增长而降低，但血清肌酐浓度仍可能正常，这是因为老年人肌肉有不同程度的萎缩，使肌酐产生减少。故评价肾小球滤过是否正常应测定内源性肌酐清除率，以此作为药物剂量调整的依据。由于老年人肾功能减退，肾小球滤过率和肾小管分泌的减少，药物的清除率必然成比例下降，导致主要经肾排泄的药物易在体内蓄积造成中毒，如地高辛、别嘌醇、普鲁卡因胺、甲基多巴、ACEI、氯磺丙脲、西咪替丁、氨基糖苷类抗生素和大剂量呋喃妥因、金刚烷胺、头孢菌素类、四环素类、青霉素等。所以老年人应用这些药物必须十分慎重，应相应减少用量或延长给药间隔。

大部分 ACEI 主要通过肾代谢，如贝那普利、西拉普利分别有 85%、80% 由肾排泄。随年龄的增加，ACEI 在老年人的药动学会发生改变，如清除率降低，活性代谢产物的血浓度增高等，临床上应根据肌酐清除率调整用药剂量。对有轻、中度肾功能减退的高血压合并糖尿病者，ACEI 对肾具有保护作用。但在老年人中，可引起急性肾功能损害。老年人应用 ACEI 类药物最易发生的严重不良反应之一就是肾损害，一般多见于原有肾功能不全或肾动脉狭窄者。临床经验表明，从小剂量开始试用可防止肾损害。

六、用药原则

（一）给药途径

以口服给药为主。吞咽有困难的患者，可选用液体口服制剂或鼻饲给药。必要时采取注射给药。病情严重时可静脉给药。

皮下及肌内注射给药，由于老年人局部血循环较差，会减慢吸收。故急症患者宜采用静脉给药。

（二）给药剂量

减少给药剂量，并延长给药时间间隔。

通常推荐采用成人剂量的 1/2 或 1/3 作为起始剂量；多次给药时，用药剂量应为成人剂量的 1/2～2/3。老年人用药剂量个体差异较大。对于治疗指数小的药物，应该采用治疗药物浓度监测。

（三）基于生理药动学/药效学结合模型的综合评估

临床用药方案是基于目标适应证人群的随机对照标准化临床试验获得的药物药动学和药效学特征而确定的。但出于对老年人群的虚弱性和伦理学的考虑，通常其不被纳入临床试验，因此难以获得老年人群的临床药理学相关数据，并确定最合适的药物剂量。在科学证据的基础上，基于生理药动学/药效学结合模型的方法可充分利用有限的临床数据定量描述、解释与预测药物在体内吸收、分布、代谢和排泄，以及药物在体内的药效作用。例如，老年人群生理药动学模型能够通过整合利用已有研究信息（如药物特异性参数、老年人群生理特征、成人临床研究数据等），预测不同代谢通路的药物在老年人群的药动学特征，并定量描述药物在不同组织器官中的分布，弥补临床数据的缺乏或辅助临床试验设计，结合药理学活性评价和药物的暴露-效应关系，为临床用药提供参考数据。

第四节　特殊嗜好者的药动学

长期嗜烟或嗜酒可导致一定程度的生理改变，从而影响药物的吸收、分布、代谢和排泄。

一、嗜烟者的药动学

（一）药物的吸收

吸烟可使食欲减退，并明显延长胃排空时间，使一些口服药物的吸收减缓。胃、十二指肠溃疡患者吸烟，可影响溃疡愈合，甚至加重消化道出血，也间接影响口服药物的吸收；糖尿病吸烟患者，胰岛素自皮下吸收减少，因此要产生相同的血药浓度，吸烟者给药剂量要增加 15%～30%；应用布地奈德吸入剂治疗哮喘时，无论合并茶碱治疗与否，均在不吸烟者才有显著疗效。

（二）药物的分布

研究表明，用利福喷汀治疗病毒感染所致免疫缺陷的患者时，嗜烟者的表观分布容积增大 39%，需增加药物用量以达到相同的治疗效果。

（三）药物的代谢

烟油中含有大量的多环芳烃类（polycyclic aromatic hydrocarbons，PAHs）化合物，如 3,4-苯并芘、3-甲氯胆蒽等。多环芳烃类化合物是烟油中的致癌物质，是 CYP1A1、CYP1A2 和 CYP2E1 的强诱导物，使 CYP 的活性增强。一些药物是肝 CYP1A2 的底物，在吸烟者中这类药物的代谢加快，使其血药浓度降低、清除率升高，$t_{1/2}$ 缩短，可能药物临床效应减弱。因此若是 CYP1A2 底物的药物，吸烟者需要较高的剂量。下面重点介绍几种具有明显临床意义的药物。

1. 咖啡因 由于咖啡因 99% 由 CYP1A2 代谢，因此该物质通常作为 CYP1A2 活性的标志物。在吸烟者中咖啡因的清除增加 56%。患者戒烟后，为避免体内过高的咖啡因水平，咖啡因的摄入量应减少。

2. 茶碱 吸烟可加速茶碱的代谢，使其血药浓度下降，清除率增加（吸烟者比不吸烟者大 3 倍），$t_{1/2}$ 缩短（吸烟者平均 $t_{1/2}$ 为 4.3h，不吸烟者为 7h）。其主要原因是由于茶碱被 CYP1A2 广泛代谢。因此，对吸烟的哮喘患者需增大用药剂量或服药次数，才能保持应有的治疗浓度。吸烟者应进行常规茶碱血浆药物浓度监测，作为调整用药剂量的依据。

3. 胰岛素 吸入胰岛素在吸烟者及停止吸烟少于 6 个月患者中禁忌使用。与非吸烟者相比，吸烟者使用吸入胰岛素，药物 t_{max} 快，C_{max} 高，因而吸烟者对胰岛素的 AUC 比非吸烟者高 2～5 倍，从而增加了低血糖的风险。

4. 氯氮平和奥氮平 氯氮平是抗精神失常药，主要由 CYP1A2 代谢，另外也由 CYP2C19 和 CYP3A4 代谢。男性吸烟患者的血浆氯氮平水平仅为非吸烟者的 67.9%。另一抗精神失常药奥氮平，主要通过直接的葡糖醛酸结合作用代谢，少量通过 CYP1A2 和 CYP2D6 途径代谢。吸烟者剂量校正的稳态奥氮平血浆药物浓度比非吸烟者明显降低，而清除率显著升高。利昂（Leon）提出在吸烟患者奥氮平和氯氮平的平均剂量校正因子为 1.5。如吸烟患者服用氯氮平，氯氮平的剂量在 2～4 周内要增加到 1.5 倍。另外，吸烟可诱导可待因和二氟尼柳的代谢，加速其葡糖醛酸结合作用。

（四）药物的排泄

吸烟使维生素 C、肝素等许多药物的消除加快，如吸烟患者维生素 C、肝素、地西泮等药物的体内消除较不吸烟者快 20% 以上。

二、嗜酒者的药动学

（一）药物吸收

高浓度乙醇可延迟胃排空，因此影响某些药物如普萘洛尔的吸收。该作用因乙醇的浓度不同而有变化。酒精依赖的患者不但胃排空延迟，且胃肠道转运也有改变。

（二）药物代谢

绝大多数的乙醇在肝代谢，肝乙醇脱氢酶（ADH）在该过程中起主要作用。在服用大剂量的乙醇时，其他酶特别是肝微粒体乙醇氧化系统，包括 CYP2E1 也参与代谢，可代谢约 10% 的摄入乙醇。该酶系可代谢许多内源和外源性底物，但乙醇是临床意义最重要的底物。乙醇对 CYP 的影响呈双相性，与饮酒时间、饮酒量、个体差异等均有关。

1. 长期大量饮酒　可诱导 CYP2E1 活性，使同时服用药物的代谢加快，$t_{1/2}$ 缩短，药效下降。

乙醇对 CYP2E1 诱导产生的最显著作用，是使各种物质代谢成毒性代谢产物，如一些工业溶剂和麻醉制剂。CYP2E1 介导的代谢通常生成比原型药毒性大的代谢物，因此乙醇与异烟肼或保泰松同时服用，更易引起肝损伤。对 CYP2E1 的诱导也可影响对乙酰氨基酚的正常代谢，乙醇耗竭谷胱甘肽使其易引起肝损伤。有文献报道，大量饮酒的患者服用治疗剂量的对乙酰氨基酚，其中部分病例出现肝损伤。长期饮酒诱导 CYP2E1 也可增加烟草的致突变性。

2. 短时间内大量饮酒　乙醇通过直接与 CYP2E1 竞争性结合而产生药酶抑制作用。急性戒酒可引起 CYP2E1 活性的迅速下降。上述情况由于乙醇对药酶的抑制作用，使巴比妥类、华法林、氯丙嗪等药物代谢减慢，血药浓度增高，$t_{1/2}$ 延长。

3. 对非微粒体酶系的抑制　除肝微粒体外，人胞质、线粒体和血浆内也存在催化药物氧化的非微粒体酶系如醇脱氢酶、醛脱氢酶、单胺氧化酶等。乙醇对醇脱氢酶亲和力较强，通过竞争性结合醇脱氢酶，可以抑制维生素 A 转化成维生素 A 醛，进而影响其作用。

由于患者饮酒状态的不同，可产生截然不同的药酶诱导或抑制作用。而且，大量饮酒的患者还可能存在不可靠的药物依从性。故预测乙醇对药动学的影响仍是一个临床难题。

【临床案例 13-2】

适度饮酒对抗癫痫药瑞替加滨药动学参数的影响见表 13-5。该实验在健康志愿者中进行。结果表明，服用瑞替加滨并饮酒时，平均血药浓度轻度升高，C_{max} 和 $AUC_{0-\infty}$ 分别增加 23%、36%。

表 13-5　乙醇对瑞替加滨药动学参数的影响（$n=17$）

药物	药动学参数	
	C_{max}（ng/mL）	$AUC_{0-\infty}$（ng·h/mL）
瑞替加滨	532	2957
瑞替加滨 + 乙醇	653	4018

【案例分析】

瑞替加滨口服后吸收迅速，在 1.5h 内达到 C_{max}，$t_{1/2}$ 为 $6\sim8$h。乙醇可影响药物的肝脏代谢，使瑞替加滨的 C_{max} 和 $AUC_{0-\infty}$ 均增加。

第五节　特殊人群药动学研究要求及研究方法新进展

一、特殊人群用药及研究挑战

特殊人群由于年龄、生理或病理状态的不同，对药物的吸收、处置过程表现出一定的特殊性。在药物临床药理学研究中，针对药物的特点和适应证人群，有必要开展相应的药动学研究。

特殊人群药动学研究面临天然存在的挑战，一方面试验开展制约多，特殊人群药动学研究存在伦理制约，纳入特殊人群受试者需要理由充分，此外特殊人群知情同意不易签署，受试者招募困难，且能够开展特殊人群临床试验的机构数量不足，以上均制约特殊人群药动学研究的开展；另一方面试验操作难度大，特殊人群身体脆弱，进行药动学密集采样不易实现，采血量和采血频率需遵循最小伤害和获益原则进行合理设计，以确保从有限样本量中获取最多信息；另外，试验结果分析要求高，特殊人群药动学采样样本量小，对检测方法的灵敏度提出更高的要求，还需要有可靠的方法对特殊人群稀疏采样数据进行分析，以准确评估药物在特殊人群体内的药动学特征。

（一）儿童用药及研究挑战

我国儿童用药现状不容乐观，在药品方面，儿童专用药品少、适宜剂型和规格缺乏；在合理用药方面，说明书儿童用药信息标注不足，导致儿童超说明书用药现象普遍，进而增加治疗无效或发生不良反应的风险。儿童用药数据信息的缺乏是目前儿童用药缺乏科学性的根本原因，因此有必要在儿童中开展临床研究，尤其是儿童药动学研究，以科学指导儿童合理用药。儿科人群的药动学研究应在治疗某一特定适应证的患者中进行，并且应覆盖可能受益的所有年龄范围，针对药物特点，根据年龄并考虑发育程度和药理学特点对数据分层。在获取药动学数据的同时，尽可能收集不同年龄层药物代谢酶、转运体及排泄特征等信息，为研究策略的决策提供充分的依据。在研究实施时，一般应在获得成人的数据之后开展儿童人群的研究，按照青少年、儿童、婴幼儿等年龄段顺序逐步进行。儿童人群的药学研究可采用标准的药动学研究方法。通常每个年龄组纳入 6～12 例受试者，采用单剂量或多剂量的给药方式，在事先设计的采血点和确定的时间段内收集血液样本，必要时收集尿样。在研究设计时，应充分参考和应用已有的研究数据，如成人药动学数据，或者其他种族或国家地区儿童的药动学数据。在已有研究数据的基础上，根据药物的药动学特征，并结合剂型和儿童人群生长发育的特点设计试验。

（二）老年人用药及研究挑战

老年人群身体各脏器生理功能减弱，导致患病类型繁杂、临床用药较多，且往往同时并发多种疾病，需要合并用药。研究老年人群药动学特征，可以回答因生理及病理学改变造成的老年人群与成人群的药动学差异，获得药物药动学与年龄的定量关系，进而指导老年人群科学用药，避免相关数据缺乏带来的潜在安全性问题。目前，老年人群药动学研究主要集中于药物潜在适用人群为老年人群或适应证是针对老年人群常见疾病的药物，可选择老年健康志愿者或患者，酌情在四个阶段的临床试验期间进行。老年人群定义为等于或大于 65 岁的人群，临床方案应尽量包含年龄在 75 岁以上的患者，且不应人为规定年龄上限切点。正式的老年人群药动学研究设计有 2 种方式，一是小规模比较成人和老年人群在药物达稳态下的药动学特征；二是大规模的单剂量药动学研究，研究设计是典型的 I 期临床研究，一般为平行、对照，通过匹配受试者的年龄、疾病状态和干预方法等条件对受试者进行对照研究，确保在其他条件都相同的情况下，评价成人和老年人群的药动学差异。更复杂的设计会将老年人群按年龄段分组，如 65～75 岁，75～85 岁及 85 岁以上。如果试验结果显示存在显著的（特别是具有潜在临床意义的）年龄相关差异，须进一步进行多剂量药动学研究，以进行稳态下成人和老年人的药动学特征的统计学比较。

（三）妊娠期妇女用药及研究挑战

由于疾病（如哮喘、癫痫、高血压等）或非计划妊娠情况的存在，妊娠期用药往往无法避免。妊娠期妇女生理状态有其自身特殊性，且可能会影响胎儿，因此妊娠期用药的临床研究格外重要。然而，妊娠期妇女人群较少被纳入临床试验研究，药物说明书中关于妊娠期妇女在妊娠期间的药动学特征和剂量调整等数据匮乏，临床中往往使用成人的安全剂量和给药方案，或基于经验进行剂量调整，因此，有必要在妊娠期妇女人群开展药动学研究。妊娠期妇女人群的药动学研究一般在妊娠期妇女患者群体开展，理想状况下，妊娠期妇女体内的药动学研究将在妊娠前启动，以获取基线期数据，研究持续整个妊娠期，长期服用的药物更需要完成整个妊娠期的监测。鉴于入选妊娠前妇女具有局限性，另一种设计是在妊娠早期和妊娠中期决定是否进行药动学研究，并在产后期进行与妊娠期比较的基线评估。每名妊娠期妇女作为自身对照并在不同妊娠期和产后期进行药动学试验，这种纵向设计可以在不考虑胎龄的情况下，将个体间变异最小化。对某些短期治疗用药物很难在整个妊娠期和产后期使用同一名受试者进行纵向研究，在这种情况下，可设计一个多组研究以比较不同妊娠期妇女受试者在不同妊娠期和产后期间的药动学特征。

二、特殊人群药动学研究新进展

（一）联合应用群体药动学模型和生理药动学模型助力特殊人群的剂量选择

传统药动学研究通常需单独开展药物在特殊人群体内的临床试验，然而如上文所述，特殊人群临床试验在伦理学、样本量、试验操作等诸多方面具有其特殊性，导致高效实施存在较大困难，亟需开发可高效推荐剂量的研究方法。近年来，建模与仿真技术在特殊人群临床开发的策略选择、方案支持和具体临床试验替代方面凸显出巨大优势，并逐渐被药政监管部门和制药企业所接受。其中，群体药动学（population pharmacokinetics，PopPK）和生理药动学模型是最常用的两种建模技术。群体药动学模型是以房室模型、统计模型和随机成分解释与量化个体间药物浓度变异的分析方法，适用于从密集采样数据或稀疏采样数据中分析得到药物在特殊人群体内的药动学特征，以及分析影响药物药动学行为的关键协变量，并建立协变量与药动学参数的定量关系，进而为特殊人群推荐合理剂量。生理药动学模型可整合人体生理病理参数和药物理化性质参数，使用健康人药动学数据验证关键吸收和处置通路后，将特殊人群的系统特异性参数和协变量定量规律纳入模型，可以准确预测特殊人群的药动学特征。

生理药动学模型的优势在于开展临床试验前预测特殊人群的用药剂量，而对临床试验中收集的药动学数据进行充分的协变量分析，找到关键定量规律则是群体药动学模型的长项。两者在特殊人群药动学研究中的应用各有所长，联合应用群体药动学和生理药动学建模方法，以相互补充和印证，共同为特殊人群的剂量选择提供依据。

（二）特殊人群生理药动学人群模型研究

生理药动学模型主要由药物模型和虚拟人群模型两大"骨架"构成，药物模型包括分子量、pK_a、$\lg P$、蛋白结合率等药物理化参数。虚拟人群模型将人体拆分成多个独立的生理隔室，并用器官体积、血流量、组织成分等特殊生理参数描述这些隔室，其中许多生理变量与年龄、体重等人口学数据及酶和转运体的遗传差异等有关，通过在目标人群中识别出重要的人口学、生理学和遗传学等经典参数值，可以构建不同的虚拟人群模型。特殊人群生理参数值与健康人群存在差异，经文献收集和试验完善特殊人群生理参数，并将收集和完善的生理参数进行方程拟合，探索特殊人群生理参数的定量变化规律，进而将方程整合至健康人群模型中进行参数校正，构建出能够定量描述特殊人群生理参数变化规律的虚拟特殊人群模型。整合了药物模型和虚拟健康成人模型的生理药动学模型可在成功预测健康成人体内药物药动学特征后，将虚拟健康成人模型替换为虚拟特殊人群模型，并经特殊人群药动学验证，即可机制性预测药物在特殊人群体内的药动学特征。

目前特殊人群模型存在两方面问题，一是现有虚拟人群数据库以高加索人群的生理参数值为基础，而中国人群与高加索人群的生理种族差异可能导致体内药物药动学行为不同，从而使中国人群的药动学预测结果偏差较大。此外，特殊人群生理参数随年龄、疾病、个体发育等生理变化的定量规律尚未明确，这是限制虚拟特殊人群模型应用的一个重要因素。因此，收集和更新中国特殊人群生理参数并探索其定量变化规律，对于特殊人群生理药动学模型的准确预测，以至最终推动特殊人群安全用药和新药开发都具有非常重要的意义。

（三）特殊人群药物相互作用研究

在药物研发期间应明确研究药物和其他药物之间的DDI，作为充分评估药物安全性和有效性的一部分。通常情况下，DDI临床研究在健康成人体内进行，并将研究结果外推至患者，除特殊人群作为目标适应证人群外，一般不针对特殊人群进行DDI临床试验或优化给药方案。已知肝肾器官损伤及发育变化导致的药物代谢酶和转运体的改变会影响特殊人群体内的药物处置特征，有可能进一步导致高于健康成人的DDI不良反应或改变治疗效果，因此有必要采用其他有效手段评估特殊人群DDI发生的风险和程度。

DDI 临床试验模拟研究是通过使用建模与仿真技术和软件，如生理药动学模型，整合虚拟人群模型、药物模型和体外 DDI 数据以前瞻性地预测药物可能的 DDI，同时还可以考虑如年龄、疾病和遗传多态性等变量引起的代谢酶及转运体的变异，以最终预测相应变量的虚拟特殊人群中 DDI 的风险和程度。例如，预测儿童体内强抑制剂/诱导剂对研究药物的影响，需要先用虚拟儿童人群模型和经验证的药物模型构建研究药物在儿童人群的生理药动学模型，再用研究药物在儿童人群的临床药动学数据进行充分验证（该药动学数据可由儿童临床试验稀疏采样数据经群体药动学模型分析预测得到），验证后的儿童人群生理药动学模型结合强抑制剂/诱导剂的生理药动学模型可用于预测强抑制剂/诱导剂对研究药物在儿童人群的 DDI，进而依据预测结果调整给药方案，并在说明书中对临床用药提供建议。

（四）特定人群特殊研究方法

1. 内源性标志物　药物代谢酶在肝药物清除中起重要作用，近年来的研究表明，转运体也是肝清除的重要决定因素。肝转运体分布在肝实质细胞中的跨膜蛋白，可促进分子进出窦状血和肝细胞或从肝细胞转运至胆小管，分为 SLC 和 ABC 两个超家族。转运体的分布和表达基于复杂的调节系统，也是一个导致了个体化差异的因素。如果有能够表征导致肝转运体表达/功能个体差异的来源，将能有效地改善新的更安全的药物的研发方法，并促进我们对一些特殊人群的精确给药方法的研究。

内源性生物标志物是在血液、其他体液或组织中发现的一种生物分子，它是正常或异常过程/状况/疾病的标志。其中一些生物标志物作为一些转运体和肝药酶的底物，越来越多地被用于早期评估转运体介导的 DDI 研究。目的是指导后续使用临床探针进行专门 DDI 研究的需求和设计。除了用于 DDI 分析，内源性生物标志物也逐渐被用于评估疾病人群中转运体功能的潜在变化。例如，对于参与肝肾药物代谢的转运体 OATP1B（肝肾均有分布），最成熟的内源性生物标志物是粪卟啉 I（CPI，血红素合成的副产物）。CPI 对这种转运体具有高度特异性，分别通过肝和肾消除 85% 和 15%。CPI 血浆浓度对由 OATP1B 抑制剂（如利福平）或遗传多态性引起的 OATP1B 活性改变敏感。

综合模型和内源性标志物，可以进行机制新的探索，为更好地验证特定转运体的内源性标志物提供帮助，并用于完善相应的生物药动学模型和改进这些患者中转运体介导的 DDI 风险的前瞻性预测。

2. 跨胎盘体内-体外外推研究体系　在妊娠期妇女人群的药物代谢研究中，最重要的部分是关注药物在妊娠期间跨胎盘转运过程。使用多核的合体滋养层（syncytiotrophoblast，STB）细胞-体外灌流模型-妊娠期妇女生理药动学模型体系，综合细胞层面、器官层面及生理药动学模型，可以实现药物的跨胎盘转运体内-体外外推过程。

胎盘滋养层细胞：目前常用于研究药物跨胎盘转运过程的细胞系为 Bewo、JAR、JEG3 等，该类细胞为研究药物跨胎盘转运过程提供了体外细胞模型，但是由于这三类细胞均为癌系细胞系，其转运体及代谢酶的表达与正常胎盘细胞有差异，所以目前越来越多的研究选择使用 STB 细胞或者胎盘类器官进行药物跨胎盘转运研究。STB 位于胎盘外表面，直接与母血相接触，是母-胎之间物质交换的主体。

胎盘体外灌流模型：离体胎盘灌注模型是评价胎盘代谢和转运最具代表性、最经典的方法。该模型选择胎盘小叶建立胎儿循环和母体循环，通过测定不同时间点母体侧和胎儿侧灌流液中药物浓度，计算胎盘透过率，来评估药物的胎盘转运程度。在母体池放入目标研究药物，开展灌流试验，通过对比不同时间下母体池与胎儿池的药物浓度，计算药物在母体侧及胎儿侧分布的母-胎比。

妊娠期妇女生理药动学模型：该模型考虑了不同生理参数随妊娠期的妊娠动力学变化过程，基于"bottom-up"研究理念，探讨仿真药物在妊娠期母体药动学特征及药物跨胎盘过程。

3. 外泌体　外泌体（exosome）是由细胞分泌的微小囊泡，几乎所有类型的细胞均能够分泌外泌体。外泌体广泛存在于血液、尿液、唾液、脑脊液、乳汁等各种体液中，其能够携带诸如蛋白质、核酸、RNA 等物质，因此能够用于监测生理病理状态下身体成分的变化。由于取材方便、信息丰富、易于检测等优势，基于外泌体的液体活检已经成为临床疾病诊断鉴别的重要助力，在肿瘤、心血管疾病、代谢性疾病、神经退行性疾病等大部分疾病领域都有广泛而深入的研究和应用。

思　考　题

1. 举例说明妊娠期妇女、哺乳期妇女、儿童和老年人药动学的特点。
2. 哺乳期妇女服用弱碱性药物时要谨慎，为什么？
3. 特殊人群药动学研究面临哪些挑战？

（刘东阳）

第十四章 药动学的药物相互作用

本章要求

1. 掌握药动学范畴内 DDI 的分类及不良药物相互作用的预防原则。
2. 熟悉药物代谢酶和转运体介导的 DDI 机制和临床意义。
3. 了解 DDI 预测方法。

多种药物合并使用在临床上是常见的，主要原因：①合并用药对某种疾病的治疗有利，如心血管疾病、糖尿病及肿瘤等；②患者同时患多种疾病；③患者可能同时接受多家医院、多个专科、多个医生的治疗；④患者可能同时使用自购药品、中草药和营养保健品等。

合并用药可能导致 DDI。DDI 是指几种药物同时或前后应用时药动学或药物效应发生改变。对制药工业、药品监督管理部门、临床药理学家、临床医生和药师来说，DDI 均是一个重要关注点，它与药物的市场竞争力和合理用药均密切相关。

第一节 药物相互作用的分类

一、药动学方面的药物相互作用

在吸收、分布、代谢和排泄环节均可发生 DDI，其综合结果可能造成药动学参数显著改变，继而可能引起疗效和毒性的改变。药动学的 DDI，其机制主要涉及药物代谢酶、药物转运体的诱导或抑制；另外，一些物理化学因素、胃液 pH 和胃肠蠕动的改变均可导致胃肠道吸收环节的相互作用；也存在一些由于影响肝血流量、肾血流量而改变药物消除的相互作用。

在药动学 DDI 中，药动学被改变的药物称为受变药，而促使其改变的药物称为促变药。按 DDI 中的关系划分，药动学 DDI 也可分为如下两种。①单向 DDI，如依诺沙星可抑制氨茶碱的代谢，而氨茶碱并不影响依诺沙星的药动学；②双向 DDI，如口服抗癫痫药丙戊酸钠能显著降低拉莫三嗪的清除率，拉莫三嗪却能显著增加丙戊酸钠的清除率。

根据临床结果，可以将药动学 DDI 分为不良 DDI 与有益 DDI。不良 DDI 可导致疗效降低或毒性增加。有益 DDI 可被临床积极利用，以提高疗效，降低药品不良反应和药物治疗费用。

例如，环孢素是一种免疫抑制剂，可以用于肝、肾及心脏移植的抗排异反应，但该药价格较高，稳态药物浓度的波动性大。临床研究证实，合用小檗碱可显著增加肾移植受者中环孢素全血浓度，而且减少 C_{ss} 的波动性。DDI 机制是小檗碱能强烈抑制环孢素经小肠、肝 CYP3A 的代谢及抑制小肠上皮细胞膜 P-gp 对环孢素的外排作用。相互作用的临床意义是可以减少移植受者服用环孢素的剂量，在满足正常疗效的同时，可降低环孢素的药物费用，每人每年可节约 6000～8000 元。也有研究表明，如果有意识地让接受环孢素抗排异治疗的肾移植受者联合使用护肝中药五酯胶囊，五酯胶囊能明显提高肾移植受者环孢素全血浓度，治疗浓度下的环孢素剂量可减少 1/2～2/3。

抗 HIV 感染药沙奎那韦是 CYP3A4 和 P-gp 的底物，口服后在小肠上皮细胞中发生 P-gp 介导的外排和 CYP3A4 介导的广泛代谢，其生物利用度较低、个体间差异大。研究证明，健康志愿者合用低剂量 CYP3A4 和 P-gp 共同抑制剂利托那韦后，沙奎那韦的生物利用度显著增加，个体间变异显著减小。FDA 已经批准沙奎那韦软胶囊/利托那韦联合用药方案（各 100mg/次，一天两次）。在 HIV 感染患者中该方案比沙奎那韦软胶囊给药方案（1200mg/次，一天三次）有更高的 AUC_{0-24h}、C_{max} 和 C_{min}，除了显著增加沙奎那韦的生物利用度外，还能简化给药方案，增进用药依从性。

需要注意的是，一些引起药动学参数有统计学意义改变的 DDI 并不具有临床意义。影响药动学 DDI 的程度和临床结果的因素包括如下。

（1）药物因素：剂量、疗程、给药时间、给药顺序、合并用药个数、给药途径、药动学特性（经药物代谢的比例、生物利用度、消除 $t_{1/2}$、达 C_{ss} 所需时间、是否存在剂量和时间依赖性）、对映体选择性、治疗窗、药品不良反应性质、是否存在多种 DDI 机制。

（2）患者因素：年龄、性别、体重、体表面积、遗传多态性（代谢酶、转运体和药效学靶点）、共存疾病、肝肾功能、饮食、吸烟、饮酒史、依从性、健康素养和文化等。例如，厄贝沙坦可抑制 OATP1B1，从而影响瑞格列奈（OATP1B1 底物）的药动学。在 *SLCO1B1 c.521TT*（野生型）个体中，厄贝沙坦能使瑞格列奈的 AUC 增加 84%，最低血糖浓度下降 33.8%，但在 *SLCO1B1 c.521 TC*（突变体）个体中瑞格列奈的药动学未受厄贝沙坦的影响，这个例子提示 DDI 的程度可能受患者遗传特征的影响。

（3）医务工作者因素：如药师审核处方的能力、药物重整（medication reconciliation）的水平、临床对 DDI 知识的了解程度和是否实施有效的药物治疗监测计划。

二、药效学方面的药物相互作用

药效学方面的 DDI 主要是指通过对受体、离子通道、酶、神经递质和内环境等的影响而发生的一种药物改变了另一种药物药理效应的现象，对药动学并无明显影响。可分为相加、协同和拮抗 3 种情况。

相加作用指的是两种性质相同的药物联合应用所产生的效应相等或接近两药分别应用所产生的效应之和。协同作用指的是两药联合应用所产生的效应明显超过两者之和。例如，阿片类药物和苯二氮䓬类药物能对中枢神经系统产生协同作用，氯沙坦与氢氯噻嗪联合治疗高血压有协同作用。拮抗作用指的是两药联合应用所产生的效应小于单独应用一种药物的效应。例如，阿托品对 M 受体激动药的拮抗作用，纳洛酮对阿片类镇痛药的拮抗作用。

药效学 DDI 具有两重性，其有利的一面是可以用来提高疗效。例如，临床应用 β 受体阻断药美托洛尔和钙通道阻滞药硝苯地平，两者分别通过阻断 β 受体和阻滞钙通道而发挥在抗高血压方面的协同作用。同时，硝苯地平通过扩血管使交感神经兴奋加快心率的作用可抵消美托洛尔心率减慢的作用，消除因心率方面的不利影响给患者带来的不适，属于合理的联合用药。其不利的一面是可能降低疗效或产生严重不良反应。例如，应用磺酰脲类降糖药可引起低血糖而产生心悸、出汗反应，如果联用普萘洛尔则可掩盖这些反应，而且会阻抑肝糖原的代偿性分解而使血糖更加降低，增加了发生虚脱症状的危险性。

值得注意的是，药效学 DDI 与药动学 DDI 可同时发生在两个药物之间。例如，对于混合型血脂紊乱，使用他汀类药物不能满意降脂时，可联合使用合理剂量的贝特类药物。在大多数患者中它们联合使用是安全的，具有药效学的协同作用。但是吉非罗齐与西立伐他汀联合使用却具有较高的发生横纹肌溶解不良反应的风险，研究揭示这与吉非罗齐和它的葡糖醛酸苷代谢物强烈抑制西立伐他汀经 OATP1B1、OATP1B3 和 OATP2B1 介导的肝摄取及经 CYP2C8 介导的药物代谢有关。

第二节　药动学介导的药物相互作用

一、吸收过程的药物相互作用

药物在吸收过程中的 DDI 将影响其吸收。口服给药后在胃肠道发生 DDI 的机制主要包括以下几个方面。

■（一）形成螯合物

由于在胃肠道中发生金属螯合作用，同时服用含多价金属离子（钙、镁、铝、铋、铁、镧）

的药物会降低四环素类、氟喹诺酮类、膦酸盐类、左甲状腺素钠、青霉胺等药物的生物利用度。因此，应保证合适的服药间隔或尽量避免同时服用。

【临床案例 14-1】

一项在 12 名健康男性志愿者中的研究表明，与单独服用 400mg 莫西沙星相比，同时服用胃黏膜保护剂硫糖铝（含铝 190mg）使得莫西沙星的 $AUC_{0-\infty}$ 从 32.2mg·h/L 下降到 12.9mg·h/L，相对生物利用度仅为 40%。t_{max} 从 1.0h 延长到 3.5h，C_{max} 从 2.83mg/L 显著下降到 0.82mg/L。也有人研究了不同服药方法下司帕沙星片与尿囊素铝片的相互作用程度，发现两药服药间隔时间为 4h 时对司帕沙星生物利用度的影响最小（表 14-1）。

表 14-1　不同服药方法下司帕沙星片与尿囊素铝片的相互作用程度

服药方法	C_{max}（mg/L）	$AUC_{0-\infty}$（mg·h/L）
单用司帕沙星片	1.49±0.21	47.1±5.2
同时服用尿囊素铝片	0.85±0.17*	23.3±3.7*
两药服药间隔时间为 2h	1.18±0.19*	33.6±5.2*
两药服药间隔时间为 4h	1.5±0.3	46.0±6.5

注：司帕沙星片和尿囊素铝片的服药剂量均为 400mg；数据以平均值±标准偏差表示

* 为 $P<0.01$（与单用组比较）

【案例分析】

含铝制剂与氟喹诺酮类能在胃肠道发生金属螯合，从而严重影响后者的吸收，应避开同时服用（间隔 4h 可避免 DDI），或改用其他胃黏膜保护剂（如替普瑞酮、瑞巴派特）。

（二）吸附

药用炭、蒙脱石、氢氧化铝、铝碳酸镁、三硅酸镁复方制剂等均可吸附多种药物，导致并用药物生物利用度的降低。药用炭还可以通过阻断一些药物的肝肠循环，降低血药浓度。

【临床案例 14-2】

一名 78 岁的女性患者在接受神经外科手术后，口服苯巴比妥 120mg（日剂量）以治疗术后癫痫。苯巴比妥血清浓度为 24.8mg/L（治疗浓度范围为 10～30mg/L）。之后，该患者出现肾功能恶化，开始接受活性炭 6g[一天三次（tid），每次 2g] 治疗。治疗 4 个月后，苯巴比妥血清浓度仅为 4.3mg/L。苯巴比妥剂量随即增加到 150mg/d。进一步评估发现，活性炭与苯巴比妥同时服用存在 DDI。两药的服药间隔调整为 1.5h 以上，苯巴比妥血清浓度在 3 周内上升至 11.9mg/L。另有研究考察了活性炭与氨氯地平的服药间隔对 DDI 程度的影响。32 名健康志愿者单独服用 10mg 氨氯地平片（300ml 水吞服），或合并使用活性炭（25g 分散于 300ml 水中）。合并用药的服药间隔：0（立即同时吞服）、2h 和 6h。立即同时吞服和 2h 间隔服用使得氨氯地平的 AUC_{0-96h} 分别下降 99% 和 49%，但 6h 间隔服用时氨氯地平的 AUC_{0-96h} 未明显下降。氨氯地平为长效钙通道阻滞药，一日一次给药，且其药动学无明显的时辰节律差异，因此，与活性炭服药间隔大于 6h 在临床上是可行的。

【案例分析】

活性炭在胃肠道内对苯巴比妥和氨氯地平均有强吸附作用，导致后两者的生物利用度显著下降。保证一定的给药间隔，可减少吸附作用发生。反过来说，利用活性炭的药物吸附相互作用，可以用于药物过量服用后 6h 内的解救，如卡马西平、阿哌沙班、舍曲林。

（三）影响胃液 pH

胃液 pH 改变会影响一些药物的解离度或溶解度，从而影响吸收。例如，酮康唑、伊曲康唑、泊沙康唑、达沙替尼、吉非替尼和厄洛替尼的吸收依赖于胃液分泌，应避免与抗胆碱能药、抗酸药、H_2 受体阻断药、质子泵抑制剂同时服用。通过调整服药间隔来预防这种 DDI 的效果有限。例如，连续服用法莫替丁片 20mg 一天两次（bid）（06:00 和 21:00）和伊曲康唑胶囊 200mg/d（午餐后服用）10 日，伊曲康唑稳态谷浓度下降 38.6%。需要调整伊曲康唑剂量。研究证实，以酸性饮料可乐吞服伊曲康唑、达沙替尼、厄洛替尼可以逆转胃酸分泌抑制剂对这些药物生物利用度的不利影响。

（四）影响胃肠蠕动

促胃肠动力药如甲氧氯普胺、多潘立酮和莫沙必利，可促进胃排空，使主要在小肠吸收的药物起效快，但吸收可能不完全。缓释制剂由于释药缓慢，加速胃肠运动可使药物吸收减少。促胃肠动力药与地高辛合用，可减少地高辛在小肠的主动吸收。阿托品、山莨菪碱和地芬诺酯可通过延长合用药物在胃肠内的停留时间，增加其吸收。例如，地芬诺酯与呋喃妥因合用，使后者的吸收增加 1 倍。缓泻药比沙可啶与地高辛同时服用可以降低地高辛血清浓度约 11.7%，而在比沙可啶服药前 2h 口服地高辛，地高辛的生物利用度未显著受影响。

（五）影响肠壁转运体

肠细胞膜上存在多种药物转运体，这些转运体可分为两类：①介导药物吸收的转运体，包括 OATP 和寡肽转运体 1（PEPTl）等；②介导药物外排的转运体，包括 P-gp、MRP2 和 BCRP 等。

在 DDI 机制的阐明中，应该考虑是否涉及肠壁转运体表达和活性的改变。P-gp 介导的 DDI 最为常见。P-gp 的底物、诱导剂和抑制剂见表 14-2。

表 14-2　P-gp 的底物、诱导剂和抑制剂

类别	药物
P-gp 底物	抗癌药：长春新碱，多柔比星，米托蒽醌，长春碱，放线菌素 D，柔红霉素，依托泊苷，丝裂霉素，紫杉醇，表柔比星
	β 受体阻断药：塞利洛尔，他林洛尔
	强心苷：地高辛
	他汀类：洛伐他汀，辛伐他汀，普伐他汀，阿托伐他汀，瑞舒伐他汀
	蛋白酶抑制剂：茚地那韦，利托那韦，沙奎那韦，奈非那韦
	免疫抑制药：环孢素，他克莫司，西罗莫司
	抗菌药物：红霉素，左氧氟沙星，利福平
	其他：吗啡，苯妥英，多潘立酮，地塞米松，西咪替丁，奎尼丁，维拉帕米，非索非那定，银杏黄酮，芦丁硫酸酯，达比加群酯
P-gp 抑制剂	激素：黄体酮，睾酮
	抗真菌药：伊曲康唑，酮康唑
	钙通道阻滞药：非洛地平，尼卡地平，硝苯地平，尼群地平，维拉帕米[*]
	抗心律失常药：胺碘酮，利多卡因，奎尼丁[*]
	蛋白酶抑制剂[*]：奈非那韦，利托那韦，沙奎那韦，茚地那韦
	免疫抑制药[*]：环孢素，他克莫司
	大环内酯类抗生素：红霉素[*]，罗红霉素，克拉霉素
	其他：米非司酮，特非那定，卡维地洛[*]
P-gp 诱导剂	利福平、贯叶连翘提取物

注：[*] 表示既是 P-gp 抑制剂，也是 P-gp 底物

抑制 P-gp 的 DDI 往往会使其底物的疗效增加，生物利用度提高，但要注意毒性也可能增加。基于 P-gp 诱导机制的 DDI 往往使其底物的疗效减弱。小肠上皮细胞中 CYP3A4 与 P-gp 是一些药物经肠道吸收的主要屏障（图 14-1）。当药物分子横跨小肠上皮细胞的腔膜面后，大部分药物分

子可被 P-gp 从小肠上皮细胞外排泵出到肠腔中，其中一部分药物分子在肠腔中又会被重吸收。由于 CYP3A4 与 P-gp 的底物存在显著的重叠性（如环孢素是 CYP3A4 和 P-gp 共同底物），因此在反复的外排泵出和吸收过程中，药物在小肠上皮细胞内的停留时间延长，与细胞内 CYP3A4 的接触时间增加，从而使药物在肠道的代谢增加。

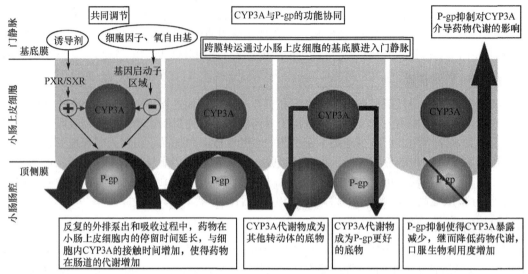

图 14-1　小肠上皮细胞中 CYP3A 和 P-gp 在肠道吸收屏障中的协同效应示意图

PXR. 孕烷 X 受体；SXR. 类固醇和外源物受体

【临床案例 14-3】

　　地高辛治疗有效浓度范围为 0.8～2.0μg/L。C_{ss} 若大于 2.0μg/L，则可能会出现中毒症状（恶心、呕吐、食欲缺乏、心动过缓、室性期前收缩、二联律、黄视症等）。合用利福平能使地高辛的 C_{max} 及 AUC 分别下降 52% 和 31%，十二指肠 P-gp 含量增加 3.5 倍。当地高辛与奎尼丁、维拉帕米、硝苯地平、胺碘酮、克拉霉素、罗红霉素和伊曲康唑合用时，地高辛吸收增加，血药浓度增加 50%～300%。研究还发现，并用 P-gp 抑制剂数量越多，地高辛的血清浓度升高得更多（表 14-3）。

表 14-3　并用 P-gp 抑制剂个数与地高辛血清浓度之间的关系

并用 P-gp 抑制剂个数	地高辛平均血清浓度（μg/L）
0	1.01
1	1.21
2	1.27
3	1.60

【案例分析】

　　小肠壁 P-gp 的表达和活性对 P-gp 底物地高辛的生物利用度起关键作用。利福平为经典的 P-gp 诱导剂，可显著诱导 P-gp 的表达和活性，促进了小肠上皮细胞 P-gp 对地高辛的外排，从而降低地高辛的生物利用度。奎尼丁、维拉帕米、硝苯地平、胺碘酮、克拉霉素、罗红霉素和伊曲康唑均为 P-gp 抑制剂，可抑制小肠上皮细胞 P-gp 对地高辛的外排，从而增加地高辛的生物利用度。

【临床案例 14-4】

抗癌药托泊替康的口服生物利用度较低。合并使用依克立达口服制剂后，托泊替康的口服生物利用度明显增加（表 14-4）。而依克立达与静脉给药的托泊替康合用，依克立达对托泊替康 C_{max} 的影响无统计学意义，对 AUC 的影响程度变小。

表 14-4　口服依克立达对托泊替康药动学的影响

托泊替康给药方式	药动学参数	单用组	合用组	P
口服	AUC（µg·h/L）	32.4±9.6	78.7±20.6	0.008
	C_{max}（µg/L）	4.1±1.5	11.5±2.4	0.008
	表观口服生物利用度	40%（32%～47%）*	97.1%（91%～120%）*	0.008
静脉	AUC（µg·h/L）	82.2±32.5	96.3±31.6	0.02
	C_{max}（µg/L）	26.6±6.2	24.2±3.0	0.15

注：受试者为癌症患者，$n=8$。依克立达剂量为 1000mg，托泊替康口服剂量为 1mg/m²。数据以平均值 ± 标准差表示
* 为 95% 置信区间

【案例分析】

小肠上皮细胞膜富含 P-gp 和 BCRP，这两种转运体的外排作用是造成口服托泊替康低生物利用度的主要原因。依克立达是 P-gp 和 BCRP 的抑制剂，它可通过抑制 P-gp 和 BCRP 的外排作用而增加托泊替康的口服吸收。托泊替康静脉给药时，不涉及肠道吸收，因此它和依克立达的相互作用并不明显。

二、分布过程的药物相互作用

药物在分布过程中的 DDI，表现为竞争血浆蛋白结合部位、改变游离型药物的比例或改变药物在某些组织的分布量。

（一）药物与血浆蛋白结合及其替代作用

替代作用指一种药物造成另一种药物与血浆蛋白结合下降。合并使用具有替代作用的药物，使一些结合率高的药物的游离型浓度增加。替代作用是否显著改变临床疗效和毒性取决于多种因素，包括血浆蛋白结合率、给药途径、药物清除方式（包括肝清除和非肝清除）、肝抽提比（E_H）、药动学-药效学平衡 $t_{1/2}$（PK-PD equilibrium half-time）、分布容积和治疗浓度范围等。只有血浆蛋白结合率高（80% 以上）的药物才可能发生替代作用。

替代作用引起药物游离分数（f_u）改变，而游离分数改变对 AUC 和 AUC_u 的影响取决于药物的给药途径、清除方式和抽提比（表 14-5）。由表 14-5 可见，游离分数的改变不会对游离型低抽提比药物的 AUC 产生影响；仅高抽提比药物在静脉给药，或口服给药且非肝清除占主导地位时，游离分数的改变才可能有临床意义。

表 14-5　游离分数对 AUC 和 AUC_u 的影响

给药途径	清除方式	抽提比	AUC	AUC_u
口服给药	肝清除	低抽提比	$F_x \cdot D/(f_u \cdot CL_{int,H})$	$F_x \cdot D/CL_{int,H}$
		高抽提比	$F_x \cdot D/(f_u \cdot CL_{int,H})$	$F_x \cdot D/CL_{int,H}$
	非肝清除	低抽提比	$F_x \cdot D/(f_u \cdot CL_{int})$	$F_x \cdot D/CL_{int}$
		高抽提比	$F_x \cdot D/Q$	$F_x \cdot D \cdot f_u/Q$

续表

给药途径	清除方式	抽提比	AUC	AUC$_u$
静脉给药	肝清除	低抽提比	$D/(f_u \cdot CL_{int,H})$	$D/CL_{int,H}$
		高抽提比	D/Q_H	$D/(Q_H \cdot f_u)$
	非肝清除	低抽提比	$D/(f_u \cdot CL_{int})$	D/CL_{int}
		高抽提比	D/Q	$D/(Q \cdot f_u)$

注：Q_H 为肝血流量；f_u 为血浆药物游离分数；$CL_{int,H}$ 为肝内在清除率；D 为药物剂量；CL_{int} 为内在清除率；F_x 为口服药物进入体循环前各个环节，如进入消化道、通过胃肠壁等过程的利用分数；口服药物生物利用度 $F=F_x(1-E_H)$，E_H 为肝抽提比；AUC_u 为游离型药物的 AUC

E_H 是指药物从门静脉（口服途径）通过肝消除的分数，可为 0～1。E_H 等于 0.5，表示该药从门静脉进入肝后有一半被消除，其余（$1-E_H$）通过肝进入体循环。E_H 大于 0.7 的药物，称为高 E_H 药物，如利多卡因、哌替啶、吗啡、硝酸甘油、普萘洛尔、维拉帕米等。E_H 小于 0.3 的药物，称为低 E_H 药物，如苯妥英、卡马西平、地西泮、硝西泮、萘普生、华法林、茶碱、普鲁卡因胺、洋地黄毒苷等。

【临床案例 14-5】
长期服用苯妥英钠患者加用丙戊酸钠时，会引起苯妥英钠的稳态血浆总浓度和 AUC 降低，但不会引起苯妥英游离药物浓度和 AUC$_u$ 的变化。
【案例分析】
苯妥英钠的血浆蛋白结合率为 90%，属于血浆蛋白高结合率的药物。丙戊酸钠可以替代苯妥英钠与白蛋白的结合，使苯妥英钠血浆蛋白结合率下降，苯妥英钠的稳态血浆总浓度和 AUC 降低。苯妥英钠的清除方式主要为肝清除，又属于低肝抽提比药物，根据"f_u 的改变不会对游离型低抽提比药物的 AUC 产生影响"的原理，丙戊酸钠不会引起苯妥英钠游离型药物浓度和 AUC$_u$ 的变化，临床治疗中无须调整苯妥英钠的给药剂量。

药动学-药效学平衡 $t_{1/2}$ 很短的药物，如一些抗心律失常药、麻醉药及镇痛剂等，血中游离型药物浓度的变化可很快引起药物效应的变化。因此，在使用这些药物时则应注意血浆蛋白结合率变化可能引起的不良结果。

研究发现，不少与疗效或毒性相关的游离血药浓度的变化并非由于血浆蛋白结合变化引起，而主要由其他的机制所引起。例如，低清除药物华法林（E_H 仅为 0.002）在体内与血浆蛋白结合可被许多其他药物所替代，但很少出现华法林药理效应的持续增强。合用保泰松可使华法林出现严重持续的不良反应，这主要是因为保泰松抑制了华法林经 CYP2C9 的代谢，即降低了华法林的内在清除率，而并不是由于单纯的血浆蛋白结合的替代作用。

（二）改变脑内分布的药物相互作用

亲脂性强的药物如环孢素、多柔比星、替尼泊苷和长春新碱不能通过血-脑屏障，该现象除了受血浆蛋白结合率、分子量等因素影响外，主要是由血-脑屏障中外排转运体如 P-gp、MRP 和 BCRP 引起。有关 P-gp 的研究最为广泛。合用 P-gp 抑制剂可降低血-脑屏障的外排作用，增加 P-gp 底物进入脑内的量。大多数的脑内分布相互作用研究还限于动物实验。例如，抗抑郁药艾司西酞普兰是 P-gp 底物。合并使用 P-gp 抑制剂环孢素可改变艾司西酞普兰脑内分布。艾司西酞普兰在前额皮质中的量和血浆中的量比值由原先的 10.1 增加到 33.6，海马中的量和血浆中的量的比值由原先的 11.4 增加到 31.5。提示从药动学角度分析，合用 P-gp 抑制剂可能增强艾司西酞普兰的抗抑郁作用。

有人利用 PET 技术研究人类脑内分布的相互作用。例如，研究者使用 P-gp 探针底物 (R)-[^{11}C] 维拉帕米，对 5 名年轻和 5 名老年健康男性志愿者在静脉注射低剂量 P-gp 抑制剂他立喹达（3mg/kg）

前后进行 PET 扫描。结果发现，在基线扫描中，维拉帕米 (*R*)- [¹¹C] 在全脑灰质中的总分布容积在老年组和青年组之间无显著差异。年轻组和老年组的他立喹达血浆浓度没有显著差异。但是，合并使用他立喹达可改变 (*R*)-[¹¹C] 维拉帕米的脑内分布。与年轻人相比，老年人中 (*R*)-[¹¹C] 维拉帕米的脑内分布增加要显著更高。提示老年患者合用 P-gp 抑制剂可增加血-脑屏障 P-gp 介导 DDI 的风险，这可能对老年人的药物治疗有重要影响。

三、代谢过程的药物相互作用

大多数药物在体内可发生药物代谢，因此，代谢性药物相互作用（metabolic drug interaction）即在药物代谢过程中的 DDI，可能具有重要的临床意义。代谢性 DDI 分为酶抑制作用和酶诱导作用，其中酶抑制作用约占 70%。

（一）药物代谢酶介导的药物相互作用

1. CYP 介导 大部分代谢性 DDI 基于 CYP 机制，因此，熟悉 CYP 的常见底物、诱导剂和抑制剂（表 14-6、表 14-7）十分必要。

表 14-6 常见 CYP 底物

CYP	底物
CYP1A2	利多卡因，非那西丁，萘普生，美西律，普罗帕酮，维拉帕米，氟他胺，咖啡因，茶碱，齐留通，褪黑素，氯氮平，氟哌啶醇，他克林，利鲁唑，石杉碱甲，普扎尼定
CYP2C8	西立伐他汀，紫杉醇，罗格列酮，吡格列酮，瑞格列奈
CYP2C9	磺酰脲类降糖药，那格列奈，氯沙坦，厄贝沙坦，苯妥英，*S*-华法林，氟伐他汀，双氯芬酸，布洛芬，氟比洛芬，塞来昔布，托拉塞米，扎鲁司特
CYP2C19	氯吡格雷，丙米嗪，氯米帕明，氯胍，阿米替林，西酞普兰，地西泮，奥美拉唑，兰索拉唑，泮托拉唑，托吡酯，美芬妥英，普萘洛尔，伏立康唑
CYP2D6	可待因，曲马多，抗心律失常药，抗抑郁药，利培酮，奋乃静，β 受体阻断药，卡托普利，右美沙芬，异喹胍，甲氧氯普胺，地昔帕明，托烷司琼，他莫昔芬
CYP2E1	含氟吸入麻醉药，氯唑沙宗，对乙酰氨基酚
CYP3A4	利多卡因，普罗帕酮，奎尼丁，氯吡格雷，替格瑞洛，阿司咪唑，特非那定，西沙必利，氯雷他定，莫沙必利，多潘立酮，环孢素，他克莫司，西地那非，洛伐他汀，辛伐他汀，阿托伐他汀，咪达唑仑，阿普唑仑，三唑仑，卡马西平，丁螺环酮，麦角类药物、蛋白酶抑制剂，美沙酮，二氢吡啶类钙通道阻滞药，多柔比星，紫杉醇，多西他赛，长春新碱，他莫昔芬，雌二醇，西布曲明，可的松，甲泼尼龙，地塞米松，瑞格列奈，睾酮，非那雄胺，吉非替尼，厄洛替尼

表 14-7 常见 CYP 抑制剂和诱导剂

CYP	抑制剂	诱导剂
CYP1A2	西咪替丁，氟伏沙明，异烟肼，干扰素，红霉素，克拉霉素，依诺沙星，环丙沙星，诺氟沙星	苯妥英，利托那韦，利福平，苯巴比妥，奥美拉唑，兰索拉唑，多环芳烃
CYP2C8	吉非罗齐，吉非罗齐葡糖醛酸苷代谢物，氯吡格雷葡糖醛酸苷代谢物	利福平，司可巴比妥，氢化可的松
CYP2C9	胺碘酮，氟伐他汀，氟伏沙明，氟康唑，甲硝唑，磺胺甲噁唑，利托那韦，异烟肼，氟西汀，苯溴马隆	卡马西平，苯巴比妥，苯妥英，利福平，利托那韦，奈非那韦
CYP2C19	氟伏沙明，氟西汀，利托那韦，奥美拉唑	利福平，苯巴比妥，阿司匹林
CYP2D6	氟西汀，帕罗西汀，苯海拉明，塞来昔布，普罗帕酮，奎尼丁，特比萘芬，利托那韦	
CYP2E1	双硫仑	异烟肼，乙醇
CYP3A4	酮康唑，伊曲康唑，伏立康唑，葡萄柚汁，环孢素，氟西汀，氟伏沙明，萘法唑酮，地尔硫䓬，维拉帕米，利托那韦，茚地那韦，奈非那韦，红霉素，克拉霉素	卡马西平，苯巴比妥，乙琥胺，利福平，利福喷丁，地塞米松，奈韦拉平、依法韦瑞

2. 其他代谢酶介导　UGT 诱导剂包括利福平、苯妥英钠、苯巴比妥、卡马西平和口服避孕药等。UGT 抑制剂包括丙磺舒、丙戊酸钠、氟康唑、雷尼替丁和双氯芬酸等。UGT 介导的相互作用报道也较多。例如，丙磺舒对对乙酰氨基酚葡糖醛酸化的抑制作用，利福平对拉莫三嗪葡糖醛酸化的诱导作用。丙戊酸钠对齐多夫定葡糖醛酸化的抑制作用，使得齐多夫定血药浓度相关的血液学毒性增强。对 UGT 介导 DDI 的研究，已经深入到 UGT 同工酶水平。例如，依折麦布是 UGT1A3 和 UGT1A1 的底物，吗啡是 UGT2B7 的底物，伊立替康活性代谢物 SN-38（7-乙基-10-羟基喜树碱）是 UGT1A1 的底物。

别嘌醇是黄嘌呤氧化酶抑制剂，可影响巯嘌呤和硫唑嘌呤经黄嘌呤氧化酶的代谢。合用别嘌醇后，巯嘌呤的代谢减少，骨髓抑制的毒性可能增加。若临床合用别嘌醇不可避免，巯嘌呤的剂量应减少 25%。

肠道菌群中有许多种药物代谢酶，它们在一些化学药物和天然药物的吸收和处置中发挥重要作用。通常这些反应以还原和水解为主。合并用药若能影响肠道菌群的活性，则可能产生具有临床意义的 DDI。

【临床案例 14-6】

延迟性腹泻是限制抗癌药伊立替康用药剂量的关键因素之一。国外报道 20%～40% 的患者接受本品治疗可出现 3～4 度腹泻，并致化疗方案提前中止。临床研究证实，在接受伊立替康（350mg/m², 每 3 周一次静脉滴注）的癌症患者中，口服新霉素（3 次/日，每日 1000mg）3 天后腹泻发生率显著下降。口服头孢克肟、头孢泊肟酯也能起到预防伊立替康腹泻副作用。

【案例分析】

SN-38 是伊立替康经肝羧酸酯酶代谢后形成的活性代谢物，其活性是伊立替康的 100～1000 倍，它经 GT1A1 代谢形成毒性低的 SN-38 葡糖醛酸苷（SN-38G）。伊立替康、SN-38 和 SN-38G 经胆汁分泌进入肠腔，SN-38G 部分随粪便排出，另一部分能被肠道细菌的 β-葡糖醛酸苷酶水解，重新生成 SN-38。SN-38 直接作用于肠道上皮细胞产生损害作用是伊立替康肠毒性的主要原因（图 14-2）。新霉素、头孢菌素对肠道菌丛有杀灭作用，可以抑制 β-葡糖醛酸苷酶活性，使粪便中 SN-38G/SN-38 值显著升高，基于此点可有效预防伊立替康的肠毒性。

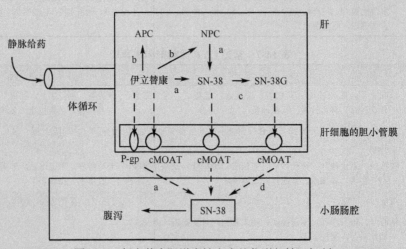

图 14-2　伊立替康肠道毒性产生的代谢与转运机制

a. 羧酸酯酶代谢；b. CYP3A 介导的代谢；c. UGT1A 介导的葡醛化；d. β-葡糖醛酸苷酶水解反应

（二）酶抑制作用和酶诱导作用

1. 酶抑制作用 酶抑制作用使得药物代谢减少，多数情况下可引起药物作用增强。但有些情况下，酶抑制作用却引起药物作用减弱。例如，氯吡格雷经 CYP2C19 代谢生成活性代谢物后而发挥抗血小板聚集作用，合用 CYP2C19 抑制剂会减弱其疗效。酶抑制作用可分为可逆性抑制作用和不可逆性抑制作用。可逆性抑制作用最为常见。如用动力学方法来区分，可逆性抑制作用可分为竞争性、非竞争性和反竞争性三种类型。其中竞争性抑制类型最为常见。这种情况下，抑制剂和底物对游离酶的结合有竞争作用，酶结合底物后就不能结合抑制剂，酶结合抑制剂后就不能结合底物，往往是抑制剂和底物争夺药物代谢酶的同一结合位置。竞争性抑制的动力学特点：当抑制剂存在时，K_m 增大而 V_m 不变，K_m/V_m 也增大。抑制程度与抑制剂浓度成正比，而与底物浓度成反比。不可逆性抑制作用，也称机制依赖性抑制作用，是由 CYP 介导生成的具反应活性的代谢物引起。它分为两种类型。第一种与 CYP-MI 络合物（metabolite-intermediate complex）形成有关，如克拉霉素对 CYP3A 的抑制作用。第二种由活性中间体对 CYP 的共价修饰作用引起，如 17α-炔雌醇通过对血红素和脱辅基蛋白的共价修饰而抑制 CYP3A4。

一些具有孤对电子的化合物是潜在的 CYP 抑制剂。例如，西咪替丁具有咪唑环，对 CYP3A4 和 CYP2D6 有抑制作用。奎尼丁是喹啉类衍生物，是一个很强的 CYP2D6 抑制剂。茚地那韦含嘧啶环，对 CYP3A4 显示出很强的抑制作用。

2. 酶诱导作用 对酶的诱导作用使药物代谢增加，母体药物的血药浓度下降，但不一定导致药物作用下降和维持时间缩短。有些药物的代谢物与原药的药理活性相同，甚至大于母体药物的药理活性（如通过药物代谢激活的前药）。这种情况下，酶诱导作用可增强药物疗效，或引起毒性增加。

典型的 CYP 诱导方式：①芳香烃受体（AhR）介导型，主要介导 CYP1A1、CYP1A2 的诱导；②乙醇诱导型，主要诱导 CYP2E1；③组成型雄甾烷受体（CAR）介导型，主要介导 CYP2B、CYP3A、CYP1A2 的诱导；④孕烷 X 受体（PXR）介导型，主要介导诱导 CYP3A 和 CYP2C。

（三）药物代谢性相互作用的影响因素

1. 给药顺序 药物代谢性 DDI 按给药顺序分为 6 种（表 14-8）。值得注意的是，在开始加用或撤除促变药时比较容易检测到这种相互作用。假如患者已接受或适应了促变药的治疗，然后再加用受变药，则不易检测到 DDI。因为一旦显示较突出的不良反应或疗效不佳，往往被归咎于受变药作用的个体差异。

表 14-8 药物代谢性 DDI 类型与给药顺序

类型	实例
底物加用酶抑制剂	长期应用辛伐他汀的高血脂患者由于急性上呼吸道感染接受克拉霉素治疗。克拉霉素可抑制辛伐他汀经 CYP3A4 代谢，增加后者血药浓度和肌病不良反应的风险
酶抑制剂加用底物	长期应用萘法唑酮的抑郁症患者接受丁螺环酮抗焦虑治疗。萘法唑酮抑制丁螺环酮经 CYP3A4 代谢，引起常规剂量的丁螺环酮给药后作用较强，出现严重乏力和头痛，其血药浓度可增至 20 倍
底物加用酶诱导剂	长期接受硝苯地平治疗的高血压患者由于患结核性胸膜炎接受利福平治疗。利福平诱导硝苯地平经 CYP3A4 代谢，可显著下降后者的血药浓度和降压效果
酶诱导剂加用底物	长期应用苯妥英钠的女性癫痫患者开始采取口服避孕药方式避孕。苯妥英钠诱导避孕药经 CYP3A4 代谢，导致避孕失败
撤除酶抑制剂	接受他克莫司和氟康唑治疗的肝移植患者，停用氟康唑后他克莫司血药浓度低于治疗浓度范围。氟康唑抑制他克莫司经 CYP3A4 的代谢。停用氟康唑后，他克莫司的药物代谢加快，血药浓度下降
撤除酶诱导剂	癫痫性精神病患者接受喹硫平和苯妥英钠合并用药，3 个月后停用苯妥英钠，换用丙戊酸钠。苯妥英钠诱导喹硫平经 CYP3A4 代谢，在合并用药时喹硫平应用了较高的剂量，酶诱导作用消失后高剂量的喹硫平会产生较高血药浓度，出现毒性反应

2. 促变药相关因素

（1）促变药的 $t_{1/2}$：酶诱导作用的发生时间与诱导剂的 $t_{1/2}$ 有关。例如，与华法林的 DDI，利福平产生的酶诱导效应在 4 日内即可发挥，而苯巴比妥的诱导效应则需 2～3 周才能体现。单剂量氯霉素对 CYP2C9 的抑制作用在 24h 内即可显现。由于长 $t_{1/2}$ 的药动学特性，胺碘酮对 CYP2C9 的酶抑作用需要数月才发生。酮康唑、伊曲康唑、氟康唑和特比萘芬的 $t_{1/2}$ 分别为 8h、32h、24h 和 16.5 日。酮康唑撤药后 48h，即丧失了代谢抑制能力。而对于伊曲康唑、氟康唑和特比萘芬，则需数周才丧失代谢抑制能力。

酶诱导作用消失的时间也与诱导剂的 $t_{1/2}$ 有关。例如，停药后苯巴比妥的酶诱导效应需要 2～6 周才能消失，停药后利福平的酶诱导作用只需 1～3 周就会消失。香烟中的多环芳烃能诱导 CYP1A2，重度吸烟者戒烟后 CYP1A2 活性迅速下降，且下降幅度在 1～4 日最为明显。因此，戒烟后应及时调整治疗窗窄的 CYP1A2 底物的剂量。

> 【临床案例 14-7】
>
> 　　一名 79 岁女性高血压患者停用 β 受体阻断药米贝拉地尔后，次日应用硝苯地平后，出现严重低血压症状。
>
> 【案例分析】
>
> 　　米贝拉地尔为强 CYP3A4 抑制剂，$t_{1/2}$ 长（17～25h），停药后次日体内仍有较高的抑制剂浓度，能与 CYP3A4 底物硝苯地平发生严重的代谢性 DDI，使硝苯地平血药浓度显著增加，继而产生过强降压作用。此案例提示，若患者停用具有长 $t_{1/2}$ 的酶抑制剂后，再接受受变药的治疗，应注意仍可能发生相互作用，临床上应注意受变药的选择。在本案例中硝苯地平可以换用其他不经 CYP3A4 代谢的降压药（如厄贝沙坦、血管紧张素转换酶抑制剂等）。

（2）促变药的血药浓度达到稳态的时间：一般来说，抑制剂的血药浓度达到稳态时其抑制能力最强。伊曲康唑血药浓度达到稳态的时间一般需要 10～14 日，氟康唑需要 5～7 日。在伊曲康唑 DDI 研究中，若伊曲康唑在受变药使用前应用时间较短，那么实际 DDI 的程度将被低估。酶诱导作用与诱导剂使用时间也密切相关。例如，贯叶连翘（St. John's Wort）提取物是一种抗抑郁剂，可诱导人体内 CYP3A4、CYP2C9 和 CYP2C19。顿服贯叶连翘提取物 900mg，对 CYP3A4 底物咪达唑仑的口服清除率无显著影响，但连续服用（300mg/次，一日三次）2 周后，咪达唑仑的口服清除率显著增加。伏立康唑主要经 CYP3A4、CYP2C9 和 CYP2C19 代谢，服用贯叶连翘提取物 1 日后，伏立康唑的 AUC 增加 22%；而连续服用 2 周后，伏立康唑的 AUC 下降 59%，口服清除率增加至原先的 2.44 倍。

（3）促变药的剂量：在一定剂量范围内，抑制剂的剂量增加伴随着抑制能力的增强。例如，克拉霉素（每次 200mg 或 400mg，一天两次）、阿莫西林（每次 750mg，一天两次）和兰索拉唑（每次 30mg，一天两次）三联一周疗法治疗幽门螺杆菌相关的消化性溃疡时，克拉霉素对 CYP3A 活性有剂量依赖性的抑制作用，在 200mg 和 400mg 克拉霉素剂量下，CYP3A 活性分别下降 39% 和 68%。因此，一个存在酶抑相互作用的治疗方案需要调整时，需要考虑到抑制剂的剂量。

（4）合并用药方案中促变药的个数：一个治疗方案中若有三种以上药物或药酶抑制剂与诱导剂联合使用时，则相互作用变得更加复杂。例如，某处方含地尔硫䓬、辛伐他汀和氨氯地平。辛伐他汀是 CYP3A4 底物，面临地尔硫䓬（CYP3A4 中等强度抑制剂）对 CYP3A4 的不可逆抑制作用和氨氯地平（CYP3A4 底物）对 CYP3A4 的竞争性抑制作用的双重挑战，会引起辛伐他汀血药浓度上升，增加肌病风险。辛伐他汀药品说明书要求，与 5mg 氨氯地平合用时，辛伐他汀剂量不得超过 20mg；与地尔硫䓬合用时，辛伐他汀剂量不得超过 10mg。

抗结核治疗中常合并应用肝药酶诱导剂利福平和肝药酶抑制剂异烟肼。有人研究了异烟肼和利福平联合用药对成人原代肝细胞 CYP3A4 活性的影响以解决临床实践中存在的困惑。结果表明，临床治疗浓度的异烟肼抑制 CYP3A4 的活性，利福平诱导 CYP3A4 的活性，但两药联合用药后仍呈现对 CYP3A4 的诱导作用。

3. 受变药相关因素

（1）受变药的消除途径：只有受变药的主要消除途径被促变药影响时，才需要考虑调整受变药的剂量方案。例如，降胆固醇药物瑞舒伐他汀基本不经 CYP 代谢，90% 的药物主要以原型经粪便排出，小部分主要经 CYP2C9 代谢。合用 CYP2C9 强抑制剂氟康唑时，只引起瑞舒伐他汀的 AUC 和 C_{max} 轻度增加，两者 DDI 缺乏临床意义。而氟伐他汀的主要消除途径是经 CYP2C9 代谢，与氟康唑合用则能发生显著的代谢性 DDI，氟伐他汀的 AUC 增加 84%，C_{max} 增加 44%，两者合用时要注意剂量调整和用药监测。

（2）受变药血药浓度达到新稳态的时间：这与 DDI 发生的时间有关。例如，合用依诺沙星后茶碱血药浓度达到新稳态的时间需要 4 天，因此，依诺沙星与茶碱的 DDI 需合并用药 4 天后才观察到。

（3）受变药的肝抽提比：低抽提比药物的肝清除主要受酶活力的限制，而受肝血流量影响较小，这些药物被称为能力限制性药物（capacity limited drug），其肝首过效应较小。高抽提比药物的肝清除主要受肝血流量限制，这些药物被称为流速限制性药物（flow limited drug），其肝首过效应较为明显。低抽提比药物较高抽提比药物更易发生酶抑制作用。若合用高抽提比药物和能引起肝血流量改变的促变药（通常是一些作用于心血管系统的药物），那么高抽提比药物的代谢将会改变。例如，静脉滴注异丙肾上腺素能增加肝血流量，使高肝抽提比药物利多卡因在肝的分布和代谢增加，利多卡因的血药浓度降低；反之，去甲肾上腺素减少肝血流量，减少利多卡因在肝的分布和代谢，增加其血药浓度。

（4）受变药的给药途径：酶诱导作用与受变药的给药途径也可能相关。例如，贯叶连翘提取物顿服 900mg 或连续服用（每次 300mg，3 次/日）2 周，咪达唑仑静脉给药后的清除率均无显著改变，但咪达唑仑口服给药后的清除率却显著增加。相互作用机制：贯叶连翘提取物主要诱导小肠 CYP3A4，而不是肝 CYP3A4。

4. 患者个体因素

（1）年龄和疾病：酶诱导作用与年龄和某些疾病有关。肝硬化或肝炎患者不易发生酶诱导作用。老年人受酶诱导影响较小。有研究考察了年龄因素和联合使用具有 CYP 诱导作用的抗癫痫药物对丙戊酸钠 C_{ss} 的影响。丙戊酸钠单独用药时，老年患者与非老年患者中的表观清除率相似，但丙戊酸钠联合使用具有 CYP 诱导作用的抗癫痫药物时，老年患者比非老年患者的表观清除率显著降低。

（2）酶的基础活性：酶的受诱导程度与酶的基础活性也有关系。例如，CYP3A4 的基础活性与受诱导程度成反比。因此，与 CYP 活性高的个体如快代谢者相比，在 CYP 活性低的个体如慢代谢者中，酶诱导作用对药动学的影响将更突出。依非韦伦多剂量给药对奥美拉唑代谢的酶诱导作用程度依赖于 CYP2C19 基因型。与 CYP2C19 超快代谢者和快代谢者相比，中间代谢者中奥美拉唑的清除率分别低 3.4 倍和 1.8 倍。

而对于酶抑制作用，一般来说，在快代谢者中发生酶抑制作用引起的药动学变化尤为突出。例如，*CYP2C19* 基因型对氟伏沙明-奥美拉唑 DDI 的影响显著。纯合子快代谢者（*CYP2C19*1/*1*）受影响程度最大，AUC 增加 5.2 倍；杂合子快代谢者（*CYP2C19*1/*2* 或 *CYP2C19*1/*3*）次之（2.5 倍）；慢代谢者（*CYP2C19*2/*2* 或 *CYP2C19*2/*3*）的 AUC 并未改变。

（3）并存多个危险因素：例如，代谢酶抑制剂与治疗窗窄的受变药在慢代谢个体中应用、药效靶点慢基因型个体中合用强效的代谢酶抑制剂等情形下，会产生"雪上加霜"的效应，发生严重不良后果的风险剧增。若用药前检测代谢酶或靶点基因型，则具有重要的临床价值。例如，患者 β 受体的敏感性差或数量低，那么合用 CYP2D6 底物美托洛尔和 CYP2D6 强抑制剂，即使代谢性 DDI 引起美托洛尔血药浓度增高，其 β 受体阻断作用（疗效）并没有增强，可能仅引起副作用增加。相反，若个体中受体的敏感性强或数量较多，那么可能表现出 β 受体阻断作用增强引起的毒性反应，即相当于增加了代谢性 DDI 的临床后果。

【临床案例 14-8】

　　克罗恩病（一种肠道炎症性疾病）患者在同时接受硫嘌呤类药物和对氨基水杨酸类药物治疗时，出现严重骨髓抑制。

【案例分析】

　　TPMT 是硫嘌呤类药物的重要代谢酶。TPMT 低活性的患者中硫嘌呤类药物的浓度高，骨髓抑制和肝毒性风险大。对氨基水杨酸衍生物如柳氮磺胺吡啶和奥沙拉嗪是 TPMT 的强抑制剂，因此，联合用药时医生需要考虑到药物代谢性 DDI 会在 TPMT 低活性的患者中产生更为严重的后果。用药前测定患者的 TPMT 基因型或活性非常必要。

四、排泄过程的药物相互作用

　　药物排泄的主要方式有肾排泄和胆汁排泄。对于排泄是主要消除方式的药物来说，排泄过程的 DDI 对于其疗效和毒性改变起到关键作用。

（一）肾排泄的药物相互作用

　　药物经肾排泄是肾小球滤过、肾小管重吸收及肾小管主动分泌的综合结果。该过程的 DDI 通过影响肾小球滤过率、肾血流量、肾小管被动重吸收和主动分泌来体现。肾病患者或老年患者常表现出低的药物排泄率，因此，肾清除依赖性药物在这些个体中的血药浓度会升高，可能引起药品不良反应。对于主要以原型经肾排泄的药物，肾排泄环节的 DDI 对其药动学的影响较大。

　　1. 转运体介导　药物的肾小管分泌主要由 OATs、OCT、P-gp 和 MRP 介导。OATs 和 OCT 又分为多种亚型。OATs 的主要功能是在肾主动分泌弱酸性药物，如甲氨蝶呤、西多福韦、阿德福韦、阿昔洛韦、更昔洛韦、丙磺舒、氨苯砜、β-内酰胺类和非甾体抗炎药等。OCT 主动分泌弱碱性药物如齐多夫定、拉米夫定、沙奎那韦、茚地那韦、利托那韦、奈非那韦、二甲双胍、普鲁卡因、普鲁卡因胺和氯苯那敏等。

　　肾排泄过程中转运体介导的 DDI 较为常见，其中一些可被临床积极利用。例如，丙磺舒可与氨苄西林竞争肾排泄，显著延长氨苄西林的血浆消除 $t_{1/2}$，并使氨苄西林的血药浓度提高 30%～40%。已上市的氨苄西林丙磺舒胶囊正是利用该原理而开发的。相反的是，一些相互作用的结果可能对临床不利。例如，甲氨蝶呤主要经肾清除，80%～90% 以原型药随尿液排泄。OATs 和 MRP 介导的 DDI 是造成甲氨蝶呤消除延迟的重要因素。某些非甾体抗炎药和 β-内酰胺类抗生素可减少甲氨蝶呤的肾排泄，从而引起不良反应。例如，氟比洛芬、布洛芬和萘普生在 OAT1 转基因细胞中对甲氨蝶呤的积聚有强抑制作用。吡罗昔康、布洛芬、萘普生、舒林酸、依托度酸及部分非甾体抗炎药的葡糖醛酸苷代谢物对 MRP2 和 MRP4 转基因细胞对甲氨蝶呤的外排转运有强抑制作用。青霉素类主要经 OATs 肾排泄，对甲氨蝶呤的肾排泄有抑制作用。头孢曲松钠主要经胆汁排泄，头孢吡肟主要经 OCTN2 转运体从肾排泄，因此这两种头孢菌素对甲氨蝶呤肾排泄的干扰要小。

【临床案例 14-9】

　　1 名 18 岁的男性患者主诉左膝关节疼痛，被诊断为左侧胫骨骨肉瘤。经过充分的水化和碳酸氢钠碱化尿液至 pH 7.0，患者开始接受 12g 甲氨蝶呤静脉输注 6h，每隔 4h 进行止吐辅助治疗，甲氨蝶呤开始输注后的 20h 时，血清肌酐浓度为 2.3mg/dL，甲氨蝶呤血清浓度为 $1.8×10^{-4}$mol/L，立即予以叶酸解救治疗。详细询问用药史，发现该患者同时正在服用布洛芬（每 4h 一次，每次 400mg）。立即停用布洛芬，经对症治疗两周后，甲氨蝶呤的毒性症状恢复正常。一名 16 岁的男性骨肉瘤患者，已接受 9 个周期的高剂量甲氨蝶呤静脉输液化疗。在第 10 个周期的化疗过程中，合用了口服阿莫西林（4 次/日，每次 1g），结果导致了甲氨蝶呤血清浓度的显著增加，药动学参数明显不同于前 9 个化疗周期。患者出现了肾功能损害、骨髓抑制、恶心、呕吐、发热、黏膜炎等毒性反应。

【案例分析】

甲氨蝶呤属弱酸性药物，主要经肾小球滤过和肾小管分泌排泄。布洛芬和阿莫西林均能竞争性抑制甲氨蝶呤的肾小管分泌。布洛芬还可降低肾血流量。这些机制使甲氨蝶呤的肾排泄减慢，产生药物蓄积，从而引起骨髓抑制和感染易患性增加。在高剂量甲氨蝶呤治疗启动前，详细询问用药史对于患者安全尤其重要。

2. 影响肾小管重吸收　药物重吸收的程度主要取决于药物的脂溶性、pK_a、尿量和尿液 pH。当肾小管滤液的 pH 下降时，弱酸性药物易被肾小管重吸收，弱碱性药物不易被肾小管重吸收。当肾小管滤液的 pH 提高时，则与上述情况相反。例如，苯巴比妥是弱酸性药物，尿液的 pH 对苯巴比妥的排泄影响较大。用碳酸氢钠碱化尿液，使苯巴比妥的解离增多，肾小管的重吸收减少，可以加速苯巴比妥从尿中的排泄。因此，苯巴比妥中毒昏迷抢救时，静脉滴注碳酸氢钠可作为解救措施之一。

3. 降低肾血流量　心排血量的 20%～25% 血液进入肾。人体肾血流量约为 1200mL/min。非甾体抗炎药能抑制肾前列腺素合成，从而降低肾血流量，影响肾功能。合用某些非甾体抗炎药能减少碳酸锂和甲氨蝶呤等药物的肾排泄，但非甾体抗炎药对甲氨蝶呤肾排泄的影响与多个因素（如非甾体抗炎药品种、甲氨蝶呤的剂量）有关。一般来说，布洛芬和抗炎治疗剂量下的阿司匹林不宜与甲氨蝶呤合并使用。

（二）胆汁排泄过程的药物相互作用

药物向胆汁转运的机制有被动扩散和主动转运。被动扩散型的转运受药物分子量大小、脂溶性等因素的影响。主动转运型的排泄受转运体饱和现象和竞争性抑制等因素的影响。

小管膜上转运体介导的主动运输是最有效的胆汁分泌途径。P-gp、MRP2 和 BCRP 是药物及其结合物经胆汁排泄的主要转运体。例如，MRP2 对加替沙星及其葡糖醛酸苷、伊立替康、SN-38、SN-38G、头孢地嗪、对乙酰氨基酚葡糖醛酸苷的胆汁排泄发挥了重要作用。若经胆汁排泄是药物的重要消除途径，药物经胆汁排泄时则会由于相互竞争而发生 DDI。有个案报道，合并使用替加环素引起口服环孢素血药浓度的显著增加，机制可能与替加环素抑制环孢素经 P-gp 的胆汁排泄有关。有临床试验证实，环孢素能抑制霉酚酸葡糖醛酸苷在肾移植患者中的胆汁分泌和肝肠循环。

【临床案例 14-10】

一项在 34 名癌症患者中的临床研究结果显示，口服环孢素（2 次/日，每次 5mg/kg，在伊立替康用药前 1 日开始服用，连续 3 日）能降低伊立替康引起的腹泻发生率。

【案例分析】

图 14-2 已经说明了伊立替康引起腹泻的机制。从药物转运相互作用的角度看，伊立替康、SN-38 和 SN-38G 的胆汁分泌由 MRP2 介导，环孢素是一种强的 MRP2 抑制剂，合并使用环孢素可通过抑制 SN-38 的胆汁分泌，从而减少 SN-38 的肠毒性。

第三节　天然产物、食物与药物的相互作用

天然产物、食物与药物的 DDI 越来越引起人们的重视。功能食品、新型食品添加剂和营养保健品中存在的天然物质可能对药物代谢和转运产生干扰，导致治疗失败或毒性增强。另外，在药动学研究中，若对受试者的饮食要求不严格，将会对研究结果的可信度产生影响。

一、天然产物与药物的相互作用

一些天然产物可能会诱导某几种同工酶，但同时也可能抑制另外同工酶。有的天然产物能

刺激某种同工酶基因的转录，却不一定能促进其酶蛋白的表达。对酶的活性也可以有不同的影响，包括增强、抑制或无作用。体外试验和体内试验的结果也可能不一致。例如，槲皮素可以诱导CYP1A1活性并促进mRNA表达，却降低CYP1A2和CYP3A4的活性；水飞蓟宾在低浓度时可诱导CYP3A4活性，在高浓度时却可降低CYP3A4的活性。贯叶金丝桃素在体外可以抑制CYP3A4的活性，但是它可以促进CYP3A4mRNA的表达，在体内则可诱导CYP3A4的活性。另外，需要注意同类天然产物和功能食品中化学成分的含量及相对比例可能与产地、工艺有关，这些方面存在的差异会影响药动学DDI的结果。

（一）呋喃香豆素类与药物的相互作用

葡萄柚汁（grapefruit juice），也称西柚汁，与CYP3A4底物（如环孢素、特非那定、非洛地平、咪达唑仑、厄洛替尼、尼洛替尼、舒尼替尼、辛伐他汀）具有显著的药动学DDI，引起后者血药浓度和AUC显著增加。曾有过敏性鼻炎患者服用特非那定期间饮用葡萄柚汁引起特非那定中毒死亡的报道。饮用葡萄柚汁能使辛伐他汀的c_{max}增加12倍，AUC增加13.5倍，即产生"一杯葡萄柚汁吞服1片辛伐他汀相当于一杯温开水吞服13片辛伐他汀"的效应，肝功能异常和肌病的风险显著增加。饮用葡萄柚汁能与非洛地平（一种CYP3A4探针底物）发生显著的药物代谢动力学DDI，而在饮用去除呋喃香豆素类化合物的葡萄柚汁的志愿者中并没有观察到这种DDI。

CYP3A4参与了近50%临床应用药物的代谢，因此葡萄柚汁与CYP3A4底物发生DDI的临床意义不容忽视。另外，葡萄柚中一些化学成分（如柚苷、呋喃香豆素类衍生物和类黄酮化合物柑橘素）也是P-gp抑制剂。合用P-gp底物可引起后者血药浓度显著增加。葡萄柚汁所含主要化学成分的$t_{1/2}$长达12h，饮用市售葡萄柚汁后其影响药物代谢酶的作用足以维持24h。在停用葡萄柚汁后2～3日仍有可能与CYP3A4和（或）P-gp底物发生DDI。

（二）贯叶连翘提取物与药物的相互作用

贯叶连翘提取物含有贯叶金丝桃素、I3，II8-双芹菜素、金丝桃素和槲皮素等化合物。体外试验表明，贯叶连翘初提取物对CYP2C9、CYP2D6、CYP3A4、CYP1A2和CYP2C19有不同程度抑制作用。但多项临床试验表明，连续2周服用贯叶连翘提取物（900mg/d）对CYP3A4却有显著的诱导作用，而且也显著诱导CYP2E1活性和P-gp表达。一般认为，合用贯叶连翘提取物能引起P-gp和（或）CYP3A4底物的血药浓度下降。

【临床案例14-11】

一名29岁的女性接受肾、胰腺移植后，器官功能和抗排异药环孢素的全血浓度稳定，病情控制良好。患者开始自行服用贯叶连翘提取物，4周后环孢素的全血浓度低于治疗浓度范围，并出现了器官排异症状。停用贯叶连翘提取物后4周，环孢素血药浓度又恢复至治疗浓度范围。

【案例分析】

环孢素是P-gp和CYP3A4的共同底物。贯叶连翘提取物显著诱导了环孢素在小肠和肝中经CYP3A4的药物代谢及小肠上皮细胞P-gp的药物外排作用，造成口服生物利用度降低，药物消除加快，血药浓度降低。提示在应用环孢素时，应避免服用贯叶连翘提取物。医生和药师要做好相关用药教育。

（三）银杏叶提取物与药物的相互作用

临床研究表明，长期服用银杏叶提取物（280mg/d）可引起CYP2E1和NAT活性显著下降，CYP2C19活性显著增加，而对人体内CYP2C9、CYP2D6和CYP3A4活性无显著影响。有意思的是，这种诱导作用程度与受试者的CYP2C19基因型密切相关，在纯合子快代谢者、杂合子快代谢者和慢代谢者中CYP2C19的诱导程度依次增加。银杏叶提取物对CYP2C19的显著诱导作用可能导致苯妥英钠和丙戊酸钠的血药浓度低于治疗浓度范围，引起癫痫发作。

氯吡格雷是临床上广泛使用的抗血小板药物，它是一种前药，口服吸收后随血液循环进入肝脏，约 85% 经羧酸酯酶 1（CES1）水解代谢为无活性的羧酸衍生物，剩余少部分经 CYP2C19（部分经 CYP3A4、CYP2B6、CYP1A 代谢）氧化成活性代谢物（氯吡格雷硫醇衍生物）。在长期临床应用中发现，部分使用氯吡格雷治疗的患者仍会有血栓性血管事件的发生，即氯吡格雷抵抗现象。它涉及多种机制，其中一个机制与 CYP2C19 代谢能力降低从而影响氯吡格雷的代谢激活有关。大鼠研究显示，高剂量（100mg/kg）银杏提取物可显著增加氯吡格雷羧酸衍生物的血药浓度和 AUC。人体试验和体外细胞模型研究提示，银杏叶提取物显著提高氯吡格雷活性代谢物在人体生物利用度的机制可能还与 P-gp 抑制有关。银杏叶提取物与氯吡格雷 DDI 为临床解决氯吡格雷抵抗提供崭新思路。

银杏叶中有效成分槲皮素和山柰酚对 P-gp 活性有抑制作用，异鼠李素对 P-gp 活性有诱导作用，银杏提取物对 P-gp 的影响存在不同研究结果不一致的现象，可能与几种活性化合物对 P-gp 活性的影响存在量效关系及互相之间存在拮抗作用有关。

异烟肼所致肝损害与肝内乙酰化代谢物乙酰肼有关，快乙酰化者的代谢速度快，形成较多的乙酰肼，所以快乙酰化者的肝毒性要大于慢乙酰化者。利福平通过诱导 CYP 加速异烟肼代谢产生毒性物质，而且两种药物联用后肝毒性增加与肝细胞脂质过氧化及 CYP2E1 活性增加有关。银杏提取物对 CYP2E1 和 NAT 2 活性有抑制作用，同时它还具有抗自由基和对线粒体膜 Ca^{2+}-ATP 酶的保护作用，临床上可以合用银杏提取物来降低快乙酰化者和异烟肼与利福平合用患者中肝毒性发生率。

（四）人参与药物的相互作用

人参与药物的 DDI 已有系列病例报道。例如，1 名主动脉瓣修复术后患者在华法林维持治疗时，因服用一种人参制剂而致血栓症。一项随机、安慰剂对照的临床试验证实，健康志愿者服用西洋参（2g/d）2 周后能引起华法林血药浓度和 AUC 显著降低，继而引起反映凝血功能的重要药效学指标——国际标准化比值（international normalized ratio，INR）显著下降。停用西洋参后 INR 又迅速恢复正常，因此服用华法林的患者应尽量避免服用人参。药动学变化的机制尚未完全清楚，可能与代谢酶诱导有关。已有体外诱导试验表明，人参皂苷 Rc 能诱导 CYP2C9 的活性。

二、食物-药物相互作用

（一）食物对药物吸收的影响

1. 进食对药物吸收的影响 食物可显著减少某些药物的吸收，使 C_{max} 下降，t_{max} 增加，且 AUC 和生物利用度下降。对于这些药物，宜空腹给药。减少吸收的机制包括食物中的二价或三价金属离子能与药物发生螯合作用；一些药物在食物存在时吸收极不规则；食物中一些化学成分影响药物（如茚地那韦、培哚普利和左旋多巴等）的吸收。

而对于有些药物，食物能显著增加其吸收，提高其生物利用度。机制包括进食时胃酸分泌增加，而酸性条件下有利于一些药物（如三唑类抗真菌药）的吸收；进食时胆汁分泌增加，有利于脂溶性药物的吸收；进食引起一些药物（如异维 A 酸、洛伐他汀、沙奎那韦等）溶解度增加。由于与食物同服，还能避免药物对胃肠道的刺激，故对于这些药物主张餐中或餐后即服。表 14-9 列出了吸收受食物显著影响的药物。

表 14-9 吸收受食物显著影响的药物

药物类别	建议空腹服用的药物	建议餐时或餐后即服的药物
心血管类药物	阿替洛尔、索他洛尔、酒石酸美托洛尔△、卡托普利、培哚普利、硝酸异山梨酯、地尔硫䓬、胰激肽释放酶、蚓激酶肠溶胶囊	普萘洛尔、普罗帕酮、美西律、尼群地平、非诺贝特、洛伐他汀

续表

药物类别	建议空腹服用的药物	建议餐时或餐后即服的药物
抗微生物药物	利福平、利福喷丁、异烟肼、诺氟沙星、洛美沙星、阿奇霉素、交沙霉素、罗红霉素、四环素、多西环素、米诺环素、氨苄西林、氟氯西林、头孢克洛、磷霉素氨丁三醇、去羟肌苷、茚地那韦、恩替卡韦	头孢呋辛酯、酮康唑、伊曲康唑、泊沙康唑、特比萘芬、更昔洛韦、沙奎那韦、阿苯达唑
抗肿瘤药物	美法仑、阿比特龙△、阿法替尼、卡博替尼、苯丁酸氮芥、地拉罗司、艾曲波帕、厄洛替尼、雌莫司汀、拉帕替尼△、洛莫司汀、巯嘌呤、尼洛替尼、帕唑帕尼△、泊马度胺、索拉非尼、替莫唑胺、沙利度胺、曲美替尼、人参皂苷 Rg₃、乌苯美司胶囊	伏立诺他、六甲蜜胺、蓓萨罗丁、博舒替尼、卡培他滨（吸收更好、不良反应更小）、环磷酰胺、依西美坦、伊马替尼、瑞戈非尼
其他	对乙酰氨基酚、氢化麦角隐亭、桃金娘油肠溶胶囊、扎鲁司特、青霉胺、甲状腺片、左甲状腺素钠、阿仑膦酸钠、氯膦酸二钠、丁苯酞、曲司氯铵、他克莫司、左旋多巴制剂如左旋多巴/苄丝肼片和卡左双多巴控释片、草木犀流浸液片、替扎尼定	丁螺环酮、舍曲林、螺内酯、阿米洛利、氨苯蝶啶、氨基葡萄糖、氯雷他定、替普瑞酮、异维 A 酸、吡非尼酮▲

注：在"建议空腹服用的药物"中，未带有标记的药物吸收可因进食而显著下降。在"建议餐时或餐后即服的药物"中，未带有标记的药物空腹给药时吸收显著下降

△特例：进食可显著增加 AUC，增加不良反应，须考虑空腹给药

▲特例：空腹可明显增加血药浓度，增加副作用，因此考虑餐时或餐后即服给药

临床医护人员和患者需要把握正确的用药时间，否则可能导致疗效降低或不良反应发生。药品说明书中应明确描述餐前餐后具体时间后服药。例如，恩替卡韦说明书描述"空腹服用（餐前或餐后至少 2h）"。

2. 饮料对药物吸收影响 牛奶对药物吸收的影响涉及竞争吸收机制和金属螯合机制。左旋多巴制剂不能以牛奶吞服，因为牛奶在肠道内可分解产生大量的氨基酸，氨基酸可竞争性阻碍左旋多巴在肠道的吸收。由于吸收过程中的金属螯合作用，高钙橘子汁、牛奶、高钙的水能降低氟喹诺酮类、四环素类抗菌药物及青霉胺的生物利用度。牛奶中钙离子可与铁剂在十二指肠吸收部位竞争，使铁剂吸收减少而降低疗效。这些食物与药物间隔 2h 食用，产生的影响较小。

服用补铁药物，应忌饮浓茶，以免与鞣酸形成难溶性铁盐，妨碍铁的吸收；宜与富含维生素 C 的果汁同服，因为维生素 C 与铁螯合能促进铁的吸收。一些含生物碱的药物忌与茶同服，以免生物碱与鞣酸反应产生沉淀，使药效降低。有研究表明，每日饮用 700mL 绿茶，连续两周，对单剂量 30mg 纳多洛尔的药动学和药效学有显著影响。纳多洛尔的 C_{max} 和 AUC_{0-48h} 下降了 85%，纳多洛尔对收缩压的影响明显减少，机制与绿茶中的化学成分可抑制纳多洛尔经小肠 OATP1A2 的摄取有关。

可乐的 pH 为 2.0～3.0。一些药物（如三唑类抗真菌药、抗肿瘤蛋白激酶抑制剂）在酸性条件下吸收有利，当患者胃酸分泌不足或合用胃酸分泌抑制药时，这些药物的生物利用度降低，但以可乐吞服能取消这方面的顾虑。反之，有些药物不能以可乐吞服。例如，志愿者研究表明，以 300ml 可乐吞服 200mg 卡马西平，能显著增加卡马西平的 AUC 和 C_{max}，建议癫痫患者避免以可乐吞服卡马西平，以免引起药物中毒。

橘子汁能显著增加大鼠小肠中 OATP1 和 OATP2 mRNA 和蛋白表达水平。普伐他汀是 OATP 底物，OATP 功能增加有利于肝摄取药物能力的增加，而普伐他汀基本不经 CYP 代谢，因此，橘子汁与普伐他汀的相互作用增加了普伐他汀的人体生物利用度。有趣的是，服用橘子汁能显著降低塞利洛尔的生物利用度。这与橘子汁增加小肠上皮细胞 P-gp 外排功能而塞利洛尔又是 P-gp 底物有关。橘子汁还可显著降低降压药阿利吉仑的血药浓度和肾素抑制作用，机制是显著抑制了小肠 OATP2B1 对阿利吉仑的药物吸收。由此可见，橘子汁影响一些药物生物利用度可能涉及多种药物转运机制，值得进一步研究。

研究证实，苹果汁可以减少小肠上皮细胞 OATP2B1 对伊立替康活性代谢物 SN-38 的细胞摄

取。小鼠研究显示，经过连续 5 天饮用苹果汁，SN-38 的小肠毒性被成功阻止。苹果汁有望成为预防伊立替康迟发型腹泻的一种方法。

（二）食物对药物代谢的影响

一般来说，饮食中蛋白质对药物代谢的影响比其他营养成分更为突出，蛋白质营养缺乏能降低大多数药物代谢酶的活性。烹调方法对药物代谢的影响不可忽视。例如，肉类食物经过炭烤形成的多环芳烃类化合物能明显刺激药物经 CYP1A 的氧化代谢，恢复正常饮食后又可回升。

已有多例保健茶与药物合用引发毒性反应的临床报告。例如，患者接受华法林维持治疗，连续每日饮用枸杞茶后，INR 显著增加或引起鼻出血、直肠出血。停用枸杞茶后 1 周，INR 又降至正常范围。机制可能与枸杞茶对华法林经 CYP2C9 代谢的抑制作用有关。接受环孢素和西罗莫司治疗的肾移植患者 $C_{ss,min}$ 分别为 $60\sim80\mu g/L$ 和 $8\sim12\mu g/L$，饮用一种保健茶 3 日后诱发了急性毒性反应，环孢素和西罗莫司的血药浓度分别达到 $789\mu g/L$ 和 $45\mu g/L$。进一步分析发现，这种保健茶的成分能显著抑制 CYP3A4。因此，为避免不良事件发生，患者在接受治疗窗窄的药物治疗时，不要随意饮用保健茶，除非加强 TDM。

食用绿豆食品可明显降低肾移植患者环孢素全血谷浓度，平均降低幅度达 26.6%，从而增加了诱发移植肾急性排斥反应的风险。也有食用绿豆食品后肾移植患者他克莫司血药谷浓度从 6ng/mL 降至 3.4ng/mL 引起急性排斥反应的个案报道。因此，接受环孢素、他克莫司治疗的肾移植患者不宜连续食用绿豆食品。一些果蔬由于富含对代谢酶有调节作用的化学物质而起作用。大量食用十字花科蔬菜能使药物氧化代谢（主要是 CYP1A2）、结合代谢增加。长期少量饮酒可提高肝药物代谢能力，但短时间内大量饮酒或肝产生病理变化，则 I 相代谢受损。

（三）医院评审标准和行内指导原则对食物-药物相互作用的相关要求

1. 国际医院论证 在国际医疗卫生机构认证联合委员会评审标准中，要求医院应使用标准化材料和流程，向患者提供关于处方药物和其他药物（包括非处方药）与食物之间的潜在相互作用话题的教育；要求患者的主治医师或其他有资格的照护人员可以根据患者的评估需求和诊疗计划，为患者订购食物和营养品。为患者提供食物时，应根据患者的治疗需求和诊疗计划，向其说明患者禁用的食物，包括与任何食物-药物化学反应相关的信息；要求建立配药前对用药医嘱或处方执行适宜性审查（首次审查）的流程，包括训练有素的人员评估某药品和其他药品或食品之间真实或潜在的相互作用。

2. 美国卫生系统药师协会 在美国卫生系统药师协会（American Society of Health-System Pharmacists，ASHP）发布的《药师主导的患者教育和咨询指南》中，要求药师应重视潜在的药物-药物（包括非处方药）、药物-食物和药物-疾病相互作用和禁忌宣教，要求咨询服务（包括是否提供服务、患者是否接受服务、药师对患者接受咨询后的理解程度评估）应被记录。在 ASHP 发布的《药学服务标准化指南》中，要求药师要能鉴别出实际或潜在存在的药物-药物、药物-疾病、药物-营养素或药物-实验室检查之间的相互作用。

3. 药品监管部门 欧盟要求口服新药在设计临床试验时尽可能早一些进行食物对药物生物利用度影响的研究。假如药物潜在地能与西柚汁、橘子汁发生相互作用，要求追加药物与食物成分的体外和体内研究。FDA 在 2002 年发布《食物影响的生物利用度及饮食条件下的生物等效性研究指导原则》，也建议在新药临床试验阶段的所有新化合物进行食物对生物利用度影响的研究。在指导原则中还建议试验餐为高脂（约占总热量的 50%）、高热量餐（800～1000cal）。这种试验餐由约 150cal 的蛋白质、250cal 的碳水化合物和 500～600cal 的脂肪组成。

在我国化学药物临床药动学研究技术指导原则中，描述了进食对口服制剂药动学影响的研究。通过观察口服药物在饮食前、后服药时对药动学，特别是对药物吸收过程的影响，旨在为后续临床研究制订科学、合理的用药方案提供依据。研究时所进食的试验餐应是高脂、高热量的配方，以便使得食物对胃肠道生理状态的影响达到最大，使进食对所研究药物的药动学的影响达到最大。

该项研究应在Ⅰ期临床试验阶段进行，以便获得有助于Ⅱ、Ⅲ期临床试验设计的信息。受试者例数要求每组10~12例。试验餐要在开始进食后30min内吃完。在两个试验周期应保证试验餐的配方一致。在2016年国家食品药品监督管理总局公布的《以药动学参数为终点评价指标的化学药物仿制药人体生物等效性研究技术指导原则》中要求，对于口服常释制剂，通常需进行空腹和餐后生物等效性研究。对于口服调释制剂（缓释、控释和迟释制剂），建议进行空腹和餐后生物等效性研究。

第四节　代谢性药物相互作用的预测

在因发生代谢性DDI所致严重不良反应而被FDA撤出市场的药物清单中，包括阿司咪唑、西沙必利、特非那定和米贝拉地尔。因此，DDI预测在药物研发的早期阶段进行具有战略意义。FDA于1997年发布了这方面的工业指南，提供了研究体外药物代谢和DDI的一些建议，并在2020年1月发布2个工业指南以指导代谢酶和转运体相关的体外相互作用研究及临床相互作用研究。

一、体外筛选方法

（一）f_m 和 $f_{m,CYP}$ 的测定

f_m 表示药物经 CYP 代谢的量占剂量的百分比。在Ⅰ期临床药动学研究中，通过测定尿液中原型药浓度可测得 f_m。也可通过人体放射性标记药动学研究获得。$f_{m,CYP}$ 表示在 CYP 介导代谢中经某 CYP 亚族代谢的比例，可通过 CYP 代谢表征试验（CYP reaction phenotyping）测得。如果 f_m 大于 25%，建议利用特异性 CYP 抑制剂和诱导剂进行临床相互作用研究。

CYP 代谢表征试验分四种：①应用特异性化学抑制剂；②应用人重组 CYP；③应用特异性CYP 抗体；④应用不同个体来源的人肝微粒体，考察试验药物的代谢与 CYP 探针底物的代谢之间的相关性。至少要用两种方法进行代谢表征试验。实验应在多种药物浓度和孵育时间下进行，药物浓度范围应参考其体内 C_{ss}。

CYP 代谢表征试验能说明某种代谢酶的贡献，可免除某些临床研究，或有助于集中进行某些临床研究。例如，若体外试验证明 CYP2D6 不参与试验药物的代谢，那么就没有必要开展CYP2D6 遗传多态性对试验药物药动学影响的研究，也没有必要进行 CYP2D6 抑制剂与试验药物DDI 的临床研究。相反，若具有遗传多态性的代谢酶（如 CYP2C9、CYP2C19、CYP2D6 等）在某试验药物代谢中的 $f_{m,CYP}$ 较高，那么在后续的 DDI 临床研究中，应注意区分不同基因型或表型的受试者，否则会降低相互作用研究的可信性。

（二）试验药物对 CYP 抑制能力的体外评估

仅仅鉴定试验药物的主要代谢酶是不够的，某药物可能是一种代谢酶的底物，但却是另一种代谢酶的强抑制剂。例如，奎尼丁主要经 CYP3A4 代谢，在治疗剂量下它对其他 CYP3A4 底物的代谢无抑制作用，但却是 CYP2D6 的强抑制剂。因此，需要开展试验药物对 CYP 抑制能力的体外评估。

1. 实验条件优化　在进行体外 CYP 探针抑制试验（CYP probe substrate inhibition assays）前，首先应对代谢测试系统（如人肝微粒体、重组 CYP）进行优化。测定 CYP 探针底物的酶动力学参数（K_m、V_m）和特异性 CYP 抑制剂的半数抑制浓度（IC_{50}）或抑制常数（K_i）值，一般要求这些数据在文献报道平均值的 3 倍以内。首选的体外 CYP 探针底物、抑制剂见表 14-10。

测定条件应选择初速度相，即代谢物形成速率应与酶浓度、孵育时间（至少 4 个时间点）和底物浓度呈线性关系。一般按代谢物形成速率来表示反应活性。可以选择特异性抑制剂作为阳性对照。微粒体酶蛋白浓度一般为 0.01~0.5g/L。底物消耗应小于 20%。另外，为了准确测定 K_m 值，底物的浓度范围一般为 $1/3K_m$~$3K_m$，且至少需要 6 种不同浓度。

2. IC$_{50}$和K_i的测定 在体外代谢系统中,将底物浓度固定,与系列浓度(至少应覆盖可预期的血药浓度)的抑制剂共孵育,测定代谢酶的剩余活性,将剩余活性与抑制剂浓度的对数值进行线性回归,即可求出IC$_{50}$。在高通量筛选中测定IC$_{50}$可快速了解药物对CYP是否有强抑制作用。若IC$_{50}$<1μmol/L,则表明药物对该CYP抑制能力强;若IC$_{50}$>50μmol/L,则表明药物对该CYP抑制能力弱。可通过系列浓度的抑制剂与系列浓度的底物共孵育,求出K_i。

表14-10 用于体外试验的CYP探针首选底物和抑制剂

CYP	首选底物	K_m(μmol/L)	首选抑制剂	K_i(μmol/L)
CYP1A2	非那西丁(O-脱乙基)	10~50	呋拉茶碱	0.6~0.73
CYP2C8	紫杉醇(6α-羟化)	5.4~19	槲皮素	1.1
CYP2C9	甲苯磺丁脲(4'-羟化)	100~200	磺胺苯吡唑	0.3
	双氯芬酸(4'-羟化)	10		
	S-华法林(7'-羟化)	1~5		
CYP2C19	S-美芬妥英(4'-羟化)	40	噻氯匹定	1.2
CYP2D6	右美沙芬(O-脱甲基)	5	奎尼丁	0.027~0.4
	丁呋洛尔(1'-羟化)	4~10		
CYP2E1	氯唑沙宗(6β-羟化)	40	氯美噻唑	12
CYP3A4	睾酮(6β-羟化)	50~100	酮康唑	0.0037~0.18
	咪达唑仑(1'-羟化)	2.5~5	伊曲康唑	0.27、2.3

以IC$_{50}$估算K_i的方法如下。①测定底物浓度[S]=K_m时的IC$_{50}$。若为非竞争性抑制机制,则IC$_{50}$=K_i。若为竞争性抑制,则IC$_{50}$=K_i(1+[S]/K_m)。若为反竞争性抑制,则IC$_{50}$=K_i(1+K_m/[S])。若为竞争性抑制和反竞争性抑制,IC$_{50}$均为K_i的2倍。②测定[S]≪K_m时的IC$_{50}$。若为竞争性抑制机制,IC$_{50}$=K_i。

测定一个试验药物是否为不可逆型抑制剂时,最好对抑制剂先进行30min的预孵育。任何时间和浓度依赖性起始产物生成率的降低都预示着机制依赖性抑制。由于CYP3A4有底物依赖性,一种体外抑制剂与CYP3A4探针底物的相互作用并不能真正代表它与其他CYP3A4底物相互作用的情况。因此,CYP3A4体外抑制试验中应使用至少两种探针底物。

应用人肝微粒体为代谢酶源,进行鸡尾酒探针体外试验,以液相色谱-串联色谱分析各种母体药物和代谢物,测定每个探针底物的代谢比(metabolic ratio,MR)即代谢物与母体药物的浓度比值,可同时获取多种药物代谢酶的活性信息。这种技术已被用于快速筛选药物代谢抑制能力。

二、利用体外代谢数据预测临床代谢性相互作用

(一)酶抑制相互作用预测的模型

预测抑制剂与受变药的体内代谢性相互作用常采用以下两式。

$$R = \frac{\text{AUC}'}{\text{AUC}} = 1 + [I]/K_i \tag{14-1}$$

$$\text{FDCL} = \frac{\text{CL}_0 - \text{CL}_1}{\text{CL}_0} = \frac{[I]}{[I] + K_i} \tag{14-2}$$

式中,AUC'和AUC分别表示合用抑制剂或单用受变药时受变药的药-时曲线下面积;[I]是指酶活性位点抑制剂的浓度,可以采用以下数据进行估算:血浆药物总浓度、血浆游离型药物浓度、肝组织-血浆分配比与血浆药物总浓度的乘积、肝内游离药物最大浓度;K_i为抑制常数;FDCL为

受变药清除率下降分数；CL_0 和 CL_I 分别表示单用和合用抑制剂时受变药的内在清除率（代谢物形成）。

应用上述公式来预测相互作用的条件：①假设受变药的酶动力学为一级动力学；②酶抑制作用类型为可逆性抑制；③受变药清除应依赖于 CYP 活性，若受变药的肝清除是流速依赖性的，即肝清除率高的药物静脉给药时，则模型不适用，如利多卡因和芬太尼的静脉清除率不受伊曲康唑的影响；④不考虑小肠壁 CYP 与 P-gp 对受变药系统前清除的贡献。

FDA 建议，在开展临床试验前应进行 CYP1A2、CYP2C9、CYP2C19、CYP2D6、CYP2E1、CYP3A4 相关的体外抑制试验，得到 $[I]/K_i$ 数据。$[I]/K_i$ 值如为 0.1～1.0，体内发生相互作用的风险为中等。若 $[I]/K_i$ 值 ＜0.1，则风险较低，相应 CYP 的代谢性 DDI 人体研究可免做。若 $[I]/K_i$ 值 ＞1.0，则风险较高，应进行人体相互作用研究。FDA 工业指南详细描述了酶介导 DDI 的预测模型。

研究者认为式（14-3）能更好地将体外数据与体内相互作用程度相关。应用式（14-4）的前提条件同式（14-1）。抑制剂对受变药物 AUC 的影响仅取决于 f_m、$f_{m,CYP}$ 和 $[I]/K_i$ 的大小。

$$\frac{AUC'}{AUC} = \frac{1}{[\dfrac{f_m \times f_{m,CYP}}{1+[I]/K_i}] + [1 - f_m \times f_{m,CYP}]} \tag{14-3}$$

式中，f_m 表示药物经 CYP 代谢的量占剂量的百分比。$f_{m,CYP}$ 表示在 CYP 介导的代谢中经某 CYP 亚族（如 CYP3A4）代谢的比例。AUC'、AUC、$[I]$ 和 K_i 的含义同式（14-1）。

若临床相互作用结果以 FDCL 表示，则该值可按式（14-4）来估算。

$$FDCL = \frac{f_m \times f_{m,CYP} \times [I]/K_i}{1+[I]/K_i} \tag{14-4}$$

体外 CYP 抑制试验预测新化学实体体内代谢性相互作用的一般步骤如下。

第一步：体外 CYP 抑制试验测定新化学实体对某一 CYP 亚族的 K_i 值，结合新化学实体在体内的 $[I]$ 的估算值，求出 $[I]/K_i$。

第二步：若 $[I]/K_i$ 值大于 0.1，则通过与相应体内 CYP 探针底物（表 14-11）的 DDI 试验，明确新化学实体对体内 CYP 是否有强抑制作用。

第三步：利用数据库获取临床上可能合用受变药的 f_m 和 $f_{m,CYP}$ 值。

第四步：应用模型预测这些受变药的 AUC 增加值。

第五步：筛选出 $AUC'/AUC \geq 2.0$、临床可能合用的受变药。

表 14-11　作为专属工具药的体内 CYP 探针底物

CYP	探针
CYP1A2	咖啡因（替代品：茶碱）、阿洛司琼、美拉托宁、他克林
CYP2B6	依法韦瑞、安非他酮
CYP2C8	瑞格列奈
CYP2C9	塞来昔布、甲苯磺丁脲（替代品：氟比洛芬、双氯芬酸、苯妥英、华法林）
CYP2C19	(S)-美芬妥英、奥美拉唑、兰索拉唑、氯胍
CYP2D6	异喹胍（替代品：右美沙芬、美托洛尔、地昔帕明）
CYP2E1	氯唑沙宗
CYP3A4	咪达唑仑、辛伐他汀、丁螺环酮、非洛地平、阿普唑仑

（二）[I] 的估算

在利用体外代谢数据预测临床代谢性相互作用时，$[I]$ 的估算对于相互作用预测的准确性至关重要。一般认为，与血浆药物总浓度和游离型药物浓度相比，以肝内游离型药物最大浓度估算预测体内相互作用要更真实一些。

肝内游离型药物最大浓度 $[I]_{in,max,u}$ 可用下式表示。

$$[I]_{in,max,u} = f_u \cdot [I]_{in,max} \tag{14-5}$$

$$[I]_{in,max} = [I]_{max} + (K_a \cdot D/Q_H) F_a \tag{14-6}$$

式中，f_u 为药物游离分数；$[I]_{in,max}$ 为药物肝内最大浓度；$[I]_{max}$ 为血浆药物体循环中药物的最大浓度。K_a 为一级吸收常数，由 $t_{max} = \ln(K_a/K_{el})/(K_a - K_{el})$ 求得，其中 K_{el} 为清除常数。若未能获取 K_a 值，则通常把它设为最大值即 0.1/min，以避免从体外试验得到假阴性判断。D 为口服剂量；Q_H 为肝血流量〔正常成人为 23.8mL/（min·kg）〕；F_a 为经胃肠道进入肝门静脉的吸收分数。若已知抑制剂从血浆到达肝存在主动转运机制，则有必要以 $[I]_{in,max,u}$ 和假设的浓度比例相乘得到一个合适的 $[I]$ 估算值。

【临床案例 14-12】

临床研究表明，合并使用磺胺苯吡唑 500mg 后，6 名健康志愿者中甲苯磺丁脲的 AUC 从 587μg·h/L 增加至 3100μg·h/L。药-时曲线见图 14-3。请利用体外代谢数据和药动学的知识来预测这个临床 DDI。

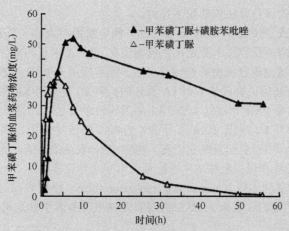

图 14-3　一名受试者中甲苯磺丁脲与磺胺苯吡唑的药动学相互作用

【案例分析】

磺胺苯吡唑是一种 CYP2C9 抑制剂，甲苯磺丁脲是 CYP2C9 的经典底物，从药物代谢学角度看，两者可发生酶抑制 DDI，DDI 的结果造成甲苯磺丁脲的清除减慢，血浆暴露增加。磺胺苯吡唑对人肝微粒体中甲苯磺丁脲 4'-羟化（CYP2C9）抑制作用的 K_i 为 0.1~0.2μmol/L。$[I]_{max}$ 用 C_{max} 估算为 70μmol/L，$K_a = 0.0095/min$，$D = 500mg$，$Q_H = 1610ml/min$，$F_a = 0.85$，$f_u = 0.32$，计算出 $[I]_{in,max} = 78μmol/L$，$[I]_{in,max,u} = 25μmol/L$，$[I]_{in,max,u}/K_i$ 为 125~250。甲苯磺丁脲的 $f_m \times f_{m,CYP} = 0.8$，按式（14-3）预测 $AUC'/AUC \approx 4.9$，与该临床案例中 AUC 的变化结果（$AUC'/AUC = 5.3$）接近。

（三）试验药物对酶诱导能力的体外评估

FDA 要求新化学实体申报提供体外诱导试验数据，至少考察试验药物对 CYP1A2、CYP2B6、CYP2C8、CYP2C9、CYP2C19 和 CYP3A4 酶诱导能力的体外评估。可以先只考察对 CYP1A2、CYP2B6 和 CYP3A4 是否有诱导作用。假如对 CYP3A4 无诱导作用，那么没有必要再考察是否对 CYP2C 有诱导作用，因为 CYP3A4 和 CYP2C 均通过激活 PXR 产生诱导作用。假如对 CYP3A4 有诱导作用，且结果支持需要进行临床研究，那么需要追加试验药物对 CYP2C8、CYP2C9 和

CYP2C19 的诱导作用考察。

研究一个药物的诱导能力时，比较可靠的方法是测定酶活性。用已知具有诱导能力的药物处理肝细胞培养物，作为阳性对照。用没有处理过的肝细胞作为酶活性测定的阴性对照。CYP3A4、CYP2C8、CYP2C9 和 CYP2C19 的首选诱导剂为利福平，CYP1A2 的首选诱导剂为奥美拉唑、β-萘黄酮和 3-甲基胆蒽。目前原代人肝细胞已经广泛地用于人 CYP 诱导的评价。试验药物的浓度确定应参考其体内的最大血药浓度和给药剂量。至少要使用治疗药物浓度范围周围三个浓度进行实验，其中要包括一个至少大于平均血药浓度一个数量级的浓度。如果结果不理想，可以考虑大于 2 个数量级的浓度。诱导试验若以原代肝细胞为模型通常需要 6～7 日。酶活性的测定应使用 CYP 特异性探针药物。鉴于个体差异性，实验要用至少 3 个肝供体的肝细胞来进行实验。

表示试验药物的酶诱导能力的指标包括如下 3 个。①诱导倍数。诱导倍数 =（试验药物处理后肝细胞的代谢活性）/（阴性对照的活性）。②阳性对照的百分比。阳性对照 %=（试验药物处理后肝细胞的代谢活性 ×100）/（阳性对照的活性）。③ EC_{50} 值。EC_{50} 为最大诱导作用 50% 的有效药物浓度，根据此数据可以比较不同化合物之间的诱导能力。如果一个试验药物能增加特定代谢酶活性大于 2 倍或超出阳性对照 40%，那么可以认为它对 CYP 具有诱导作用。若获得了可重复的阴性结果（即无诱导作用），则可以用于药品说明书的说明，而无须进行进一步的临床试验。若存在体外诱导作用，则进行多剂量给药临床研究。

其他鉴定酶诱导剂的体外方法包括如下几种。

（1）利用蛋白质印迹法（又称 Western 印迹法）测定酶蛋白表达水平上的变化。

（2）利用一些聚合酶链反应技术测定药物代谢酶在 mRNA 水平的变化。

（3）使用报告基因试验测定代谢酶的转录表达。通常应用人 PXR 报告基因试验筛选 CYP3A4 诱导剂，用人 AhR 报告基因试验筛选 CYP1A 诱导剂。例如，利用 PXR 报告基因试验发现，大豆异黄酮和木犀草素能诱导 PXR 介导的 CYP3A4 基因的转录表达，而且诱导能力随浓度增加而提高；而对于异鼠李素和芦丁，则无 PXR 介导的 CYP3A4 的诱导作用。然而，报告基因试验仅仅限于转录水平上的研究，不能全面反映它们在体内对 CYP 表达的影响。因此，要全面阐明试验药对 CYP 的诱导作用，还应在蛋白表达水平及酶活性水平进行证实。

（4）应用人源化转基因小鼠（humanized transgenic mice）模型来筛选 CYP 的调节剂。例如，利用敲除小鼠自身 PXR 基因、转入人 PXR 基因的人源化转基因小鼠是用于体内筛检 CYP3A4 诱导剂的理想模型。

三、代谢性药物相互作用的临床研究

体外抑制或诱导研究中得到阳性结果时，建议进行临床研究。为了解试验药物的药动学是否受诱导剂和抑制剂的影响，可以采用以下步骤。①给予单剂量的试验药物，收集其药动学资料。②给予多剂量的特异性 CYP 诱导剂或抑制剂（表 14-12），尽可能达到 C_{ss}。③在诱导剂或抑制剂连续给药的最后一日，共服单剂量的试验药物，收集试验药物的药动学资料（若有可能同时收集试验药物代谢物的药动学资料）。

表 14-12 推荐用于临床研究的特异性 CYP 抑制剂和诱导剂

CYP	抑制剂	诱导剂（诱导因素）
CYP1A2	氟伏沙明	吸烟
CYP2C8	吉非罗齐	利福平
CYP2C9	氟康唑、胺碘酮	利福平
CYP2C19	奥美拉唑、氟伏沙明、吗氯贝胺	利福平
CYP2D6	帕罗西汀、奎尼丁	

续表

CYP	抑制剂	诱导剂（诱导因素）
CYP2E1	二硫仑	乙醇
CYP3A4/3A5	克拉霉素、茚地那韦、伊曲康唑、酮康唑、奈法唑酮、奈非那韦、利托那韦、沙奎那韦、泰利霉素、伏立康唑	利福平、卡马西平

为了解试验药物是否为某 CYP 亚族的诱导剂或抑制剂，可以采用以下步骤：①给予单剂量探针底物（表 14-12），收集其药动学资料；②给予多剂量试验药物，直至其 C_{ss} 的出现；③在试验药物连续给药的最后一日，共服单剂量探针底物，收集探针底物的药动学资料。如果实验中最敏感的探针底物也是阴性结果，则可推测与不是很敏感的底物也不会发生相互作用。假如研究是阳性结果，则利用数据库获取临床上可能合用受变药的 f_m 和 $f_{m,CYP}$ 值，估算合用后 AUC 的改变。必要时进一步进行体内相互作用研究。

在临床研究中判断是否发生 DDI 需由统计分析来确定。如果药动学参数（C_{max} 和 AUC）比值的 90% 置信区间为 0.80～1.25，那么 DDI 通常被认为是阴性。如果试验药物是一个 CYP 抑制剂，那么可以根据对探针底物的影响而分为强、中等或弱抑制剂，具体如下。①强抑制剂：敏感探针底物的 AUC 增加幅度 ≥5 倍。②中等强度抑制剂：敏感探针底物的 AUC 增加幅度在 2～5 倍。③弱抑制剂：敏感探针底物的 AUC 增加幅度在 1.25～2 倍。如果试验药物是一个 CYP 诱导剂，那么也可以根据对探针底物的影响而分为强、中等或弱诱导剂，具体如下。①强诱导剂：敏感探针底物的 AUC 增加幅度 ≥80%。②中等强度诱导剂：敏感探针底物的 AUC 增加幅度在 50%～80%。③弱诱导剂：敏感探针底物的 AUC 增加幅度在 20%～50%。

另外，鸡尾酒体内探针试验也常被用于预测体内 DDI 风险。它指的是，同时给予受试者多种低剂量的探针底物，测定生物样本中每个探针底物的代谢比，获取多种药物代谢酶的活性信息。在多剂量的试验药物给予前后应用鸡尾酒体内探针试验，可以明确对一些临床意义突出的药物代谢酶是否有诱导或抑制作用，预测与相应代谢酶的底物发生 DDI 的可能。该法省时经济，但要求探针底物灵敏专属、探针间无 DDI、分析方法专属性强。鸡尾酒方案有多种，其组成有 2～6 种探针底物不等。

【临床案例 14-13】

小剂量阿司匹林是选择性 COX-1 抑制剂，具有抗血小板聚集作用，长期维持治疗可以降低脑卒中风险。临床常用剂量为 50～100mg。服用阿司匹林（50mg/d）前、一周后及二周后，分别采用鸡尾酒探针法测定 5 种代谢酶的活性。鸡尾酒探针法：服用鸡尾酒探针（咖啡因 100mg、美芬妥英 100mg、美托洛尔 100mg、氯唑沙宗 200mg 和咪达唑仑 7.5mg）后，收集志愿者服药后 0～8h 的尿液和 1h、2h、6h 三个时间点的静脉血。测定服药后 0～8h 的尿液中美托洛尔/α-羟化美托洛尔值（A）及 4'-羟基美芬妥英尿排泄量占剂量百分比（B），测定以服药后 1h 血浆中 1'-羟化咪达唑仑/咪达唑仑值（C）、服药后 4h 血浆中 6-羟基氯唑沙宗/氯唑沙宗值（D）和服药后 6h 血浆中 1,7-二甲基黄嘌呤/咖啡因值（E）。服用阿司匹林一周后，4'-羟基美芬妥英排泄量占剂量百分比显著增加，两周后增加幅度更大。

【案例分析】

鸡尾酒探针法中 A、B、C、D 和 E 值分别反映 CYP2D6、CYP2C19、CYP3A、CYP2E1 和 CYP1A2 的活性。多剂量服用小剂量阿司匹林仅引起 4'-羟基美芬妥英尿排泄量占剂量百分比显著增加，说明阿司匹林具有诱导 CYP2C19 的作用，对 CYP2D6、CYP1A2、CYP3A 和 CYP2E1 无诱导或抑制作用。与小剂量阿司匹林合用时应注意 CYP2C19 底物治疗反应是否发生改变，必要时调整 CYP2C19 底物的用药剂量。

四、转运环节药物相互作用的预测

转运体介导的 DDI 的临床意义已逐渐受到重视。在新药研发阶段，若有可能应尽量进行一些药物转运机制、转运体介导 DDI 研究，确定胃肠道吸收和泵出过程、肾和胆汁排泄过程及透过血-脑屏障过程中主动转运的贡献，并进行体内 DDI 预测。常见研究模型有来自人体组织的样本、转运体基因敲除动物、重组表达转运体细胞系（CHO、HEK293、MDCK、LLC-PK1 等）、脑微血管内皮细胞模型和人结肠癌上皮细胞（Caco-2 细胞）。Caco-2 细胞中存在与小肠上皮细胞相同的各种转运系统、代谢酶，可作为研究与吸收相关的 DDI 的体外模型。

美国 FDA2020 版工业指南要求，对于大多数试验药物，申办方须进行是否为 P-gp 和 BCRP 底物的体外评价。如果体外研究提示阳性结果，申办者应结合药物的安全范围、治疗指数和目标人群中可能合并使用 P-gp 抑制剂（或 BCRP 抑制剂）的情况来考虑是否开展体内研究。如果体外试验或人体/动物 ADME 数据提示试验药物的肝摄取或消除是显著的（如药物通过肝代谢或胆汁分泌量≥ 25% 总体药物清除率），或药物进入肝摄取在临床上是重要的（如需要生物转化或发挥药理作用），那么申办方应开展体外评价测定试验药物是否为肝摄取转运体 OATP1B1 和 OATP1B3 的底物。如果体外研究提示阳性结果，申办方应结合安全范围、治疗指数和在目标人群中可能合并使用 OATP1B1 或 OATP1B3 抑制剂的情况来考虑是否开展体内研究。假如试验药物的 ADME 数据提示肾主动分泌是显著的（如母药主动分泌占系统清除率≥25%），申办方应开展体外评价，来测定试验药物是否为 OAT1/3、OCT2、MATE1 和 MATE2-K 底物。如果体外研究显示试验药物是一个或多个肾转运体的底物，申办方应结合安全范围、治疗指数和在目标人群中可能合并使用这些肾转运体抑制剂的情况，来考虑是否开展体内研究。

在转运体体外相互作用研究时，应设置阳性对照组和阴性对照组。应注明实验条件，如膜囊泡或细胞的来源、细胞培养条件（如细胞传代次数、接种密度、单层细胞的年龄）、探针底物或抑制剂浓度、孵育时间、缓冲液/pH 条件、取样间隔及计算动力学参数（IC_{50}、K_i 和 K_m）的方法。转运研究的测试条件应处于线性动力学速率状态。探针底物在测试系统里面的 K_m 值和 IC_{50} 应符合文献报道值。试验药物的测试浓度应在临床治疗浓度范围内。

申办方应开展体外研究，来测定试验药物是否为 P-gp、BCRP、OATP1B1、OATP1B3、OCT2、MATEs（MATE1、MATE2-K）、OAT1 和 OAT3 抑制剂。如果体外试验显示试验药物是这些肾转运体的抑制剂，申办方应考虑开展体内研究，结合目标适应证人群中属于公认转运体底物的合并用药的可能性。在使用基本模型来预测试验药物作为转运体抑制剂的影响时，所涉及的基本概念同代谢酶抑制预测。通常假设是可逆抑制作用，使用 IC_{50} 来替代 K_i。基本模型使用的试验药物浓度 [I] 是小肠肠腔药物浓度、最大血浆游离型药物浓度及估算的在肝入口处的最大游离型药物浓度，计算 R 值或 $[I]/IC_{50}$ 值，与预先确定的界定值比较，来确认是否可以排除相互作用的潜力。

在设计转运体 DDI 的临床研究时，应关注特异性。例如，瑞舒伐他汀既是 BCRP 的探针底物，也是 OATP1B1 的探针底物，因此，通过测定试验药物对瑞舒伐他汀人体药动学的影响来探究试验药物对 BCRP 或 OATP1B1 其他底物药动学的影响并不是非常可靠。为了探究试验药物的药动学是否被 BCRP 抑制剂干扰，可以采用环孢素或依克立达作为抑制剂。为了探究试验药物的药动学是否被 OATP1B1 抑制剂干扰，可采用环孢素、吉非罗齐、利福平、利托那韦作为抑制剂。

目前已有鸡尾酒体内探针试验同时获取代谢酶和转运体活性是否被影响的应用实例。例如，单剂量口服咖啡因 200mg、氟比洛芬 50mg、孟鲁司特 10mg、奥美拉唑 40mg、美托洛尔 50mg、咪达唑仑 5mg、地高辛 0.25mg、普伐他汀 40mg，以 1,7-二甲基黄嘌呤/咖啡因、4′-羟基氟比洛芬/氟比洛芬、3б-羟基孟鲁司特/孟鲁司特、5-羟基奥美拉唑/奥美拉唑、α-羟化美托洛尔/美托洛尔、1′-羟基咪达唑仑/咪达唑仑的 AUC 比值变化分别反映 CYP1A2、CYP2C9、CYP2C8、CYP2C19、CYP2D6、CYP3A4 活性变化，以地高辛 AUC 变化反映 P-gp 活性变化，以普伐他汀内酯 AUC 变化反映 OATP1B1 活性变化。应用该方法，测定了抗丙肝新药复方制剂（达拉他韦、阿舒瑞韦和贝拉布韦）对以上药物代谢酶和转运体活性的影响。结果显示，CYP1A2、CYP2C8、CYP2C9 或 P-gp 底物与该新药合用时剂量无须调整。CYP3A4、CYP2D6 或 OATP 底物与该新药合用时需谨慎，因为观察到轻中度 CYP3A4 诱导作用及弱的 CYP2D6 和 OATP 抑制作用。不推荐该新药与 CYP2C19 特异性底物合用。

第五节 不良药物相互作用的预防原则

不良 DDI 可导致疗效降低或毒性增加。例如，1976～1997 年，美国因药品不良反应死亡 447 例，其中 26 例（5.8%）为 DDI 致死；发生 1520 例危及生命的药品不良反应，其中 184 例（12.1%）为 DDI 所致。表 14-13 列举了其中一些致死和危及生命的药物组合及药动学 DDI 机制。

表 14-13 致死的药动学相互作用和机制

相互作用后果	药物组合	相互作用机制
致死的 DDI	米贝拉地尔 + 硝苯地平、特非那定 +CYP3A4 底物、阿司咪唑 +CYP3A4 底物	CYP3A4 代谢抑制
	氟尿嘧啶 + 索立夫定	二氢嘧啶脱氢酶代谢抑制
	西立伐他汀 + 吉非罗齐	吉非罗齐及其葡糖醛酸苷代谢物抑制西立伐他汀经 CYP2C8 的药物代谢及经 OATP1B1、OATP1B3 和 OATP2B1 介导的肝摄取
	对乙酰氨基酚 + 乙醇	谷胱甘肽损耗机制
	苯妥英 + 异烟肼	CYP2C9 代谢抑制
危及生命的 DDI	伊曲康唑 + 特非那定、卡马西平 + 地尔硫䓬、克拉霉素 + 麦角胺、卡马西平 + 红霉素、西咪替丁 + 美沙酮、环孢素 + 地尔硫䓬	CYP3A4 代谢抑制
	吲哚美辛 + 环磷酰胺、萘普生 + 氨甲蝶呤、布洛芬 + 锂盐、胺碘酮 + 地高辛、红霉素 + 地高辛、罗红霉素 + 地高辛	影响肾排泄
	环丙沙星 + 茶碱、诺氟沙星 + 茶碱	CYP1A2 代谢抑制
	美托洛尔 + 氟西汀	CYP2D6 代谢抑制
	苯妥英 + 胺碘酮	CYP2C9 代谢抑制

不良 DDI 的预防原则包括以下几个方面。

（一）新药研发阶段重视相互作用预测

在药物研发的早期阶段进行药物代谢与转运研究及 DDI 的风险预测具有重要战略意义。其主要包括正确认定何种代谢酶参与新药的代谢，新药对代谢酶和转运体有无诱导或抑制，利用体外代谢数据积极预测临床 DDI，对先导药物进行及时的结构修饰或从几个药理活性相似的化合物中加以遴选以避免严重 DDI 的发生等。由于全球范围的这些努力，因药动学特别是 DDI 相关问题而终止新药开发的比例大幅度下降。1964～1985 年该比值为 39%，而 2000 年下降为 8%。

（二）临床实践工作中加强相互作用的管理

1. 熟悉 DDI 方面的知识 医生和药师要熟悉 DDI 的基本原理，增强风险意识。在药品说明书的临床药理部分有药物代谢途径、代谢物和药动学 DDI 方面的描述。药物代谢和 DDI 的结果在注意事项和警告、禁忌证、药物用法用量项下有说明。"DDI"项下可能有以下描述：①体内代谢性 DDI 研究提示几乎没有药动学影响；②体内代谢性 DDI 研究提示存在有临床意义的药动学 DDI；③参与试验药物代谢的酶被确定，但尚无进行体内或体外 DDI 的研究；④体内、体外药物 DDI 研究均未进行，试验药物未呈显著性代谢；⑤体外 DDI 研究已进行，但体内研究尚未进行以证实或否定体外结果；⑥体外 DDI 并不存在。

"注意事项和警告"项下可能有以下描述：①促变药增加底物的血浆浓度，但经剂量调整仍可合用；②促变药由于能增加底物的血浆浓度而增加风险，底物和促变药不能合用。"药物用法用量"项下可能有以下描述：促变药由于能增加底物的血浆浓度而增加风险，但经剂量调整仍可合用。"禁忌证"项下可能有以下描述：促变药由于能增加底物的血浆浓度而增加风险，底物和促变药不能合用。

2. 合理开具药物医嘱和处方

（1）调整药物的用法用量：在临床必须使用受变药的情形下，可以考虑调整受变药剂量。有时也可以调整受变药与促变药两药的给药间隔时间，但通常只适用于改善吸收环节的相互作用。例如，药用炭与氨氯地平的吸附相互作用、氟喹诺酮类与尿囊素铝的金属螯合相互作用。

【临床案例 14-14】

　　2 名接受卡马西平维持治疗的癫痫患者被诊断为胃溃疡（幽门螺杆菌阳性）后，接受克拉霉素、阿莫西林和奥美拉唑三联方案治疗，结果引起卡马西平血药浓度增加并超出治疗浓度范围。停用克拉霉素后，卡马西平血药浓度恢复至正常范围。

【案例分析】

　　克拉霉素是一种作用强的不可逆性 CYP3A4 抑制剂，能够显著降低卡马西平经 CYP3A4 的消除，引发药物过量症状。可选择呋喃唑酮、左氧氟沙星、甲硝唑、四环素类抗菌药物而不是克拉霉素进行杀菌治疗。若必须使用克拉霉素，应将卡马西平剂量下调 40%～50%。

（2）合理选择同类药品：在保证临床疗效、适当兼顾药物费用的前提下，选用那些 DDI 风险小的药物，以避免 DDI 所致的药品不良反应或疗效下降。可以选择促变药的替代药，也可选择受变药的替代药，视临床实际情况而定。例如，贯叶连翘提取物对辛伐他汀的药动学有显著影响，而对普伐他汀则无影响。认识这一点对于药物治疗管理相当重要。用贯叶连翘提取物治疗抑郁症时，若还需要应用他汀类来治疗高血脂，可考虑选用普伐他汀以避免不利的药物相互作用。

（3）精简用药方案：DDI 风险与合并药品种类密切有关。资料表明，合并使用 5～9 种药物时，DDI 风险为 50%；合并使用 10～14 种时，风险为 81%；合并使用 15～19 种时，风险为 92%；合并使用 20 种以上时，风险为 100%。老年人多重用药时，CYP 介导的 DDI 的发生率是 80%。因此，临床医生和药师需要尽可能精简用药方案，减少不必要的风险。

【临床案例 14-15】

　　一名 67 岁的男性患者接受华法林和阿托伐他汀治疗，INR 控制在正常范围内。当停用阿托伐他汀，换用氟伐他汀时发现 INR 增加。停用氟伐他汀改用阿托伐他汀后 INR 又恢复正常。

【案例分析】

　　阿托伐他汀主要经 CYP3A4 代谢，华法林主要经 CYP2C9 代谢，两种药物之间不会发生显著的代谢性 DDI，也不会引起华法林抗凝药效学改变。但氟伐他汀是特异性强的 CYP2C9 抑制剂，合用氟伐他汀能引起华法林血药浓度增加，抗凝活性增强。本例也可以保留氟伐他汀继续使用，但将华法林改用新型口服抗凝药利伐沙班、阿哌沙班或艾多沙班，可避免 CYP2C9 介导的 DDI。

（4）做好药物重整：要关注照护转换时（如入院、转科、出院、不同医生就诊）是否存在重复用药、不适宜的联合用药甚至遗漏给药。例如，患者就诊配药氯吡格雷、硝苯地平、奥美沙坦酯等，一周后就诊配药奥美拉唑，忽视了询问和审查患者的用药史，导致奥美拉唑与氯吡格雷不适宜联合用药，发生 CYP2C19 介导的 DDI。再如，在高剂量甲氨蝶呤治疗过程中，由于忽视询问患者自行服用布洛芬的用药情况，导致严重不良事件（DDI 机制：布洛芬抑制甲氨蝶呤经肾排泄，引起后者血药浓度增加）。国内外医院评审标准非常重视住院患者院外自购药品与住院期间用药方案之间 DDI 的审查，如院外自购药品奥希替尼与住院期间医嘱用药瑞舒伐他汀发生 BCRP 介导的 DDI，引起瑞舒伐他汀血药浓度增加 72%，肌病和肝功能损害风险增加。

3. 加强药物治疗监测　例如，在环孢素和伏立康唑合并用药疗程中应监测环孢素血药浓度（DDI 机制：伏立康唑抑制环孢素经 CYP3A4 的代谢），在替加环素和环孢素合并用药疗程中注意监测环孢素血药浓度和肾毒性（DDI 机制：替加环素抑制环孢素经 P-gp 介导的胆汁排泄），在氯氮平和氟伏沙明合并用药疗程中应监测白细胞计数和氯氮平血药浓度（DDI 机制：氟伏沙明抑制氯氮平经 CYP1A2 代谢，而氯氮平有抑制骨髓造血功能引起白细胞减少的不良反应），在沙库巴曲缬沙坦和阿托伐他汀合并用药疗程中监测肌酸激酶水平和肌痛乏力等不良反应症状（DDI 机制：沙库巴曲抑制阿托伐他汀经 OATP1B1 和 OATP1B3 的转运）。

4. 信息化保障　已有多种智能型临床合理用药支持系统和 DDI 审查软件上市。大型医院一般都在电子病历系统里安装了嵌入式的软件。按风险等级予以在线警示，对严重不合理的联合用药会有拦截和"过滤"作用。例如，医生开华法林处方时，有食物-华法林相互作用警示标志，以提醒关注个体化给药和膳食。又如，第二类精神药品曲马多需要独立处方，假如患者还有其他非精神类药物需要使用，那么传统的处方开具流程不能有效拦截曲马多相关的 DDI，如曲马多与度洛西汀、阿米替林、选择性 5-羟色胺再摄取抑制剂联合用药，而这些联合用药增加 5-羟色胺综合征发生的风险。

5. 加强处方审核　医院评审标准非常关注用药适宜性的审核，其中 DDI 审核方面的描述包括有无重复治疗（同一时间使用同一治疗类别的两种或更多药物，以致增加药物毒性的风险和治疗费用）？是否存在药物与其他药物或食物之间的 DDI？尤其强调审核药师应对患者正在使用的所有药物进行审核，以避免注射剂与口服药、外用药物与系统给药的药物（口服、注射）、中药与化学药之间发生 DDI。这就要求医院应优化流程，构建以患者为中心的药师审方界面。药师拥有的药物代谢动力学 DDI 知识可以帮助自己找到临床药学服务的切入点。

【临床案例 14-16】

某医生开具了氯吡格雷片、环孢素胶囊和大黄苏打片口服药物医嘱。药师在医嘱审核中发现该患者正在接受奥美拉唑静脉输液治疗，于是药师与医生沟通，建议将奥美拉唑更换为 DDI 风险小的泮托拉唑或雷贝拉唑，同时建议进行环孢素血药浓度监测。

【案例分析】

奥美拉唑是一种 CYP2C19 抑制剂，可以严重抑制氯吡格雷经 CYP2C19 的代谢激活，导致抗血小板疗效下降。因此，这份医嘱为不合理医嘱。泮托拉唑和雷贝拉唑对 CYP2C19 的抑制作用较小，与氯吡格雷的相互作用风险低，因此它们是奥美拉唑的替代药物。本案例也可以选择替格瑞洛作为氯吡格雷的替代药物，因为替格瑞洛主要经 CYP3A4 代谢，与奥美拉唑相互作用风险低。研究发现，大黄与环孢素存在显著的 DDI，可引起环孢素血药浓度升高。DDI 机制可能与发生 CYP3A 介导的肝酶抑制相互作用及 P-gp 和 MRP2 介导的小肠外排环节的转运抑制相互作用有关。服用环孢素的患者应用含中药大黄成分的制剂时，要注意监测环孢素的血药浓度，必要时适当调整环孢素用量或停用含大黄成分的制剂，以免患者出现环孢素中毒反应。

思　考　题

1. 预防不良药动学 DDI 的措施有哪些？

2. 影响药物代谢性 DDI 临床结果的因素有哪些？

（周　权）

第十五章 遗传药理学与临床药动学

本章要求

1. 掌握遗传药理学和遗传药动学概念。
2. 熟悉药物代谢酶、药物转运体的遗传变异对临床药动学的影响。
3. 了解药物结合蛋白的遗传变异对临床药动学的影响。

第一节 概　　述

一、遗传药理学相关概念

遗传药理学（pharmacogenetics）是研究人体药物代谢及效应的群体反应和个体差异与遗传变异关系的科学。遗传药动学是遗传药理学与临床药动学的交叉学科，即研究遗传变异对药动学影响的科学。

1. 表型（phenotype） 外在的特征称为表型。就药动学而言，表型常指机体对药物的代谢能力（包括吸收与处置的每个环节）。根据机体对药物的代谢能力可将个体分为不同的表型，即弱代谢者、中等代谢者、强代谢者和超强代谢者（见第五章）。如人体由 CYP2D6 介导对去甲替林的代谢存在四种表型，不同表型个体在使用去甲替林时剂量应进行相应的调整，即个体化医疗（personalized medicine）（图 15-1）。

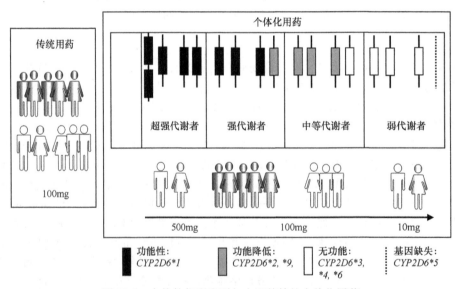

图 15-1　人体的代谢表型与去甲替林的个体化用药

2. 基因型（genotype） 个体所拥有的等位基因类型被称作基因型。人类的染色体为二倍体，因此，每个人的基因实际上是一对，称为等位基因。这一对等位基因相同的称纯合子，不同的称杂合子。不同个体的基因型相同，表型一般相同；但基因型不同，其表型并不一定不同。

3. 多态性（polymorphism） 自然界中同种生物群体某些特征存在两种以上不同类型的现象，称为多态性。不同表型称为表型多态性，如上述去甲替林的四种代谢类型；不同基因型称为遗传多态性；如 CYP2D6 的基因有 *3、*4、*5 等多种类型。

4. 单核苷酸多态性（single nucleotide polymorphism，SNP） 指 DNA 序列上发生的单个核苷酸碱基变异，且发生频率大于或等于 1%。

5. 单倍型（haplotype） 是单倍体基因型的简称，在遗传学上是指在同一染色体上进行共同遗传的多个基因座上等位基因的组合；通俗地说，是若干个决定同一性状的紧密连锁的基因构成的基因型。按照某一指定基因座上基因重组发生的数量，单倍型甚至可以指至少两个基因座或整个染色体，如 *SLCO1B1*15* 是单倍型，它是 A388G 和 T521C 两个 SNP 的组合。ABCB1 的 TTT 单倍型由 3435T、1236T 和 2677T 三个 SNP 组成。

二、遗传药理学的发展历史

屈埃诺（Cuènot）和加罗德（Garrod）是最早提出遗传物质在药物的体内转化中起决定作用的学者。Garrod 认为药物代谢酶参与了外源性物质在体内的转化，认为某些特异性酶缺失，可导致诸如白化病、尿黑酸症等疾病，并在 1931 年提出药物反应的个体差异是由遗传物质的个体差异所引起。

1957 年，莫图尔斯基（Motulsky）提出机体对药物的异常反应部分由遗传决定。1959 年，沃格尔（Vogel）首次使用"遗传药理学"（pharmacogenetcis）一词，标志着遗传药理学作为药理学的分支学科的诞生。

人类基因组计划（Human Genome Project，HGP）的实施，引发了众多与药物相关的基因及其变异的发现，对遗传药理学的发展产生了巨大的推动作用。遗传药理学与功能基因组学结合产生了药物基因组学。

药物基因组学是研究 DNA 和 RNA 特征的变异与药物反应相关性的科学，即研究基因序列的多态性与药物效应多样性之间的关系。药物基因组学以药物效应及安全性为目标，采用基因组学方法，主要阐明药物代谢、药物转运和药物靶分子的遗传多态性与药物效应及不良反应间的关系。

遗传药理学和药物基因组学从分子水平阐明了具有功能缺陷的药物代谢酶、转运体和受体的遗传基础，直接推动了个体化医疗（personalized medicine）和精准医学的发展。

【临床案例 15-1】

华法林在临床上被广泛用于预防血栓栓塞，不同个体用药剂量相差高达 20 倍。研究发现，维生素 K 环氧化物还原酶复合物 I 基因（*VKORC1*）的多态性可以解释华法林用药剂量的 1/3，联合 *CYP2C9* 多态性可以解释患者之间 50% 的剂量个体差异。美国 FDA 已经批准华法林处方信息更改为"根据人类基因信息检测结果选择合理的给药剂量"。

问题：如何根据人类基因信息检测结果选择华法林合理的给药剂量？

【案例分析】

华法林通过抑制维生素 K 在肝细胞内合成凝血因子 II、VII、IX、X，从而发挥抗凝作用。华法林经由 CYP2C9 代谢并作用于靶点 VKORC1，二者的遗传多态性组合影响华法林使用剂量。

华法林由 CYP2C9 催化代谢，呈现强代谢者、中等代谢者和弱代谢者三种表型。其中，携带 *1/*1* 等位基因的个体，华法林的药物代谢表型为强代谢者；携带 *1/*2* 及 *1/*3* 等位基因的个体，表型为中等代谢者；携带 *2/*2*、*2/*3* 和 *3/*3* 等位基因的个体，则为弱代谢者。作用靶点 *VKORC1* 基因也具有 *-1639G>A* 遗传多态性，GG 型个体对华法林的敏感性比 AA 型个体低。详见表 15-1 和图 15-2。

表 15-1 美国 FDA 推荐基于 *CYP2C9* 和 *VKORC1* 基因型使用华法林治疗达到国际标准化比率的每日推荐剂量（mg/d）

VKORC1 基因型 (-1639G > A，rs9923231)	*CYP2C9 *1/*1*	*CYP2C9 *1/*2*	*CYP2C9 *1/*3*	*CYP2C9 *2/*2*	*CYP2C9 *2/*3*	*CYP2C9 *3/*3*
GG	5～7	5～7	3～4	3～4	3～4	0.5～2
GA	5～7	3～4	3～4	3～4	0.5～2	0.5～2
AA	3～4	3～4	0.5～2	0.5～2	0.5～2	0.5～2

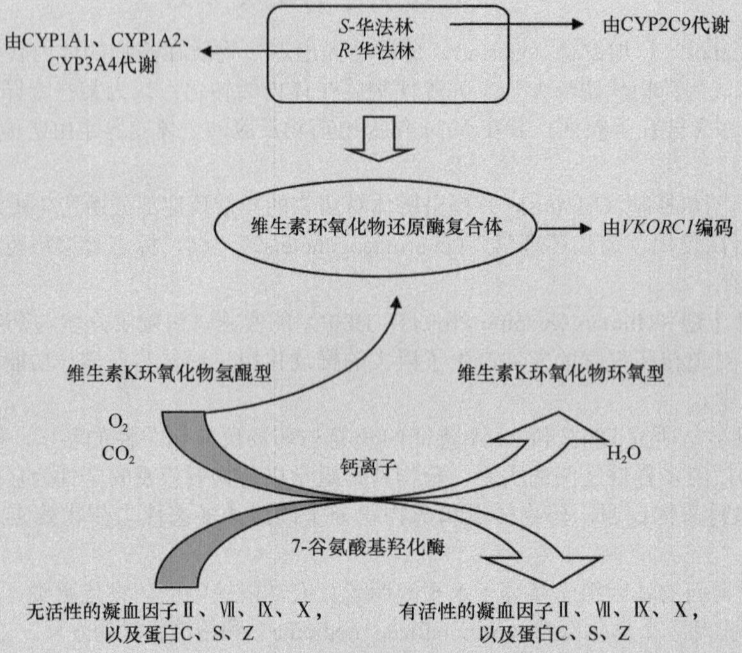

图 15-2 华法林的代谢途径与作用机制

三、遗传药动学

药物反应的个体差异是临床用药中的常见现象，遗传因素是造成个体间差异的主要原因。阐明药物反应个体差异的机制是提高药物疗效、降低药物不良反应的重要手段。

根据发生机制，个体差异可分为药动学差异及药物效应动力学差异。前者主要表现为药物吸收、分布及消除的速度及程度差异，即药动学参数（AUC、C_{max}、t_{max}、$t_{1/2}$、CL 等）的差异；后者主要是指非药动学原因引起的药理作用的强弱或性质的差异。

药物作用靶点的结构、功能和表达水平的变异是导致药物效应动力学个体差异的主要原因。

遗传因素引起的药动学个体差异，主要表现在介导药物吸收、分布、代谢、排泄过程中的各种蛋白质（包括 CYP、NAT、磺基转移酶、UDP-葡糖醛酸基转移酶、P-gp、OAT、OCT、MRP 等）的结构、功能和表达水平的差异。

遗传药动学的主要任务是研究参与药物吸收、分布、代谢和排泄的药物代谢酶、转运体和药物结合蛋白及其相关基因的遗传变异，以及其与药动学的关系和临床意义，阐明药动学个体差异的遗传机制，为个体化医学提供药动学依据。

第二节 药物代谢酶的遗传变异对药动学的影响

药物在体内的代谢通常需要药物代谢酶的参与。药物代谢酶包括参与Ⅰ相反应的 CYP 超家族、乙醛脱氢酶、乙醇脱氢酶、二氢嘧啶脱氢酶、酯酶、环氧化物酶、多巴胺 β-羟化酶、超氧化物歧化酶等和参与Ⅱ相反应的 NAT、谷胱甘肽转移酶、儿茶酚胺氧位甲基转移酶、硫嘌呤甲基转移酶、组胺甲基转移酶、尿苷三磷酸葡糖醛酸基转移酶和酚磺酰基转移酶等。

CYP 系由一基因超家族（superfamily）编码的酶蛋白所组成。1987 年开始按家族、亚家族和酶三级命名。命名通则见第五章。正体（CYP）表示酶，而斜体（*CYP*）表示相应基因。在同一亚家族内根据酶被鉴定的先后顺序用阿拉伯数字编号区分，如 CYP2C19。不同的等位基因用 "*" 号加阿拉伯数字表示。如 *CYP2C19*1*、*CYP2C19*2* 和 *CYP2C19*3*。*1* 代表野生型，其他为突变等位基因。

药物代谢酶的遗传变异非常普遍，但只有部分变异具有功能意义，如 CYP2C19 野生型纯合子代谢药物的能力比突变型个体强。药物代谢酶代谢能力的差异可能影响其底物的临床疗效。阐明药物代谢酶的遗传变异与药动学的关系，可为临床根据患者的药物相关代谢酶的基因型选择合适的药物和剂量提供依据。

本节以 CYP2D6、CYP2C19 和 NAT2 为代表，介绍药物代谢酶的遗传变异对临床药动学的影响。有关 CYP2D6 药物代谢酶多态性与药物效应的介绍见第五章。

一、CYP2D6 遗传变异与临床药动学

（一）CYP2D6 的遗传变异

CYP2D6 是第一个被发现具有遗传多态性的 CYP。目前认为 *CYP2D6* 基因存在 75 个等位基因变异位点，多种突变等位基因与酶活性密切相关（表 15-2），突变等位基因的频率在不同人群中存在差异（表 15-3）。

表 15-2　人类 *CYP2D6* 主要突变等位基因及对酶的影响

等位基因	突变位点	突变形式	酶活性
*2	C2850T，G4180C	点突变	活性正常
*2XN	G1661C，C2580T，G4180C	拷贝数变异	活性增强
*3A	2549Adel	点突变	无活性
*4	G1846A	点突变	无活性
*5	whole-gene deletion	全基因缺失	无活性
*9	2615-2617delAAG	缺失	活性降低
*10	C100T	点突变	活性不稳定
*14	G1578T	点突变	无活性
*17	C1023T	点突变	活性降低
*18	4125-4133dupGTGCCCACT	468-470 dupVPT	活性降低
*29	C2850T	点突变	活性降低
*41	G2988A	点突变	活性降低

表 15-3　*CYP2D6* 主要突变等位基因在不同国家人群中的分布频率（%）

CYP2D6 等位基因	瑞典	中国	津巴布韦
*3	2	0	0
*4	22	0～1	2
*5	4	6	4
*10	—	51	6
*17	—	—	34

（二）CYP2D6 遗传变异对临床药动学的影响

CYP2D6 参与了多种抗心律失常药、β 受体阻断药、三环类抗抑郁药、阿片类药物等的代谢。*CYP2D6* 的遗传变异可能对上述药物的体内代谢具有重要影响。下面以中国人发生频率较高的 *CYP2D6*10* 为例说明 *CYP2D6* 的遗传变异对临床药动学的影响。

可待因在体内主要由 CYP2D6 催化生成代谢物吗啡、吗啡-3-葡糖苷酸（M3G）、吗啡-6-葡糖苷酸（M6G）。其中吗啡为主要的活性代谢产物。口服可待因后，不同 CYP2D6 基因型个体可待因的代谢产物吗啡、M3G 和 M6G 的 AUC 不同（表 15-4），这种改变可能直接影响可待因的疗效和安全性。

表 15-4　不同基因型个体单次口服 30mg 可待因的药动学参数

基因型	n		C_{max}（ng/L）	CL（L/h）	$AUC_{0-\infty}$（mg·h/L）
*1/*1	10	可待因	44.3 ± 11.3	0.18 ± 0.05	178 ± 51
		吗啡	2.06 ± 0.89	5.08 ± 3.39	8.52 ± 4.10
		M3G	36.0 ± 0.89	0.21 ± 0.10	209 ± 94
		M6G	10.5 ± 4.0	0.54 ± 0.30	73.7 ± 37.8
*10/*10	9	可待因	41.9 ± 15.6	0.17 ± 0.06	199 ± 81
		吗啡	0.68 ± 0.50	16.2 ± 12.3	3.26 ± 2.43
		M3G	14.2 ± 6.3	0.32 ± 0.12	109 ± 34
		M6G	4.4 ± 1.9	1.51 ± 0.93	27.7 ± 15.3

CYP2D6 遗传多态性的存在，可引起众多由其代谢的药物代谢多态性的出现，从而可能导致药物临床疗效和不良反应出现差异。美国 FDA 已经明确提出托莫西汀、氟西汀和美托洛尔等在临床使用时应根据 CYP2D6 的基因型来调整剂量。中国政府也批准了用于 CYP2D6 检测的个体化用药分子诊断芯片，为可待因、匹莫齐特、阿立哌唑、氟西汀、伊潘立酮、普萘洛尔和他莫昔芬的个体化用药提供参考依据。

二、CYP2C19 遗传变异与临床药动学

CYP2C19 即为 S-美芬妥英羟化酶。抗癫痫药 S-美芬妥英羟化代谢遗传多态性及其种族差异的分子机制是早期遗传药理学的重要成果之一。

（一）CYP2C19 的遗传变异

自 1993 年赖顿（Wrighton）等从人肝中首次分离 CYP2C19 以来，已经发现了 25 种突变等位基因，多种突变等位基因具有功能意义（表 15-5）。

CYP2C19 遗传多态性存在种族差异。白色人种中弱代谢者（基因型为 *CYP2C19*2/*2* 或 **2/*3*）发生频率仅为 3%～5%，非洲美国黑色人种为 6%，而黄色人种高达 15%～20%。同一人种因不同遗传背景，弱代谢者分布也存在差异。如在北美和欧洲白色人种弱代谢者发生率为 3%，印度白色人种为 20.8%。在我国，CYP2C19 遗传多态性存在民族差异。

表 15-5　主要的 *CYP2C19* 等位基因

等位基因	突变位点 cDNA	突变形式	酶活性
*1	无	野生型	活性正常
*2	G681A	点突变	无活性
*3	G636A	点突变	无活性

续表

等位基因	突变位点 cDNA	突变形式	酶活性
*4	A1G	点突变	无活性
*5	C1297T	点突变	无活性
*6	G395A	点突变	无活性
*7	T → A	剪切缺失	无活性
*8	T385C	点突变	活性降低
*9	G431A	点突变	活性降低
*10	C680T	点突变	活性降低
*17	A991G	点突变	活性增加

（二）CYP2C19 遗传变异对临床药动学的影响

CYP2C19 参与了质子泵抑制剂、抗抑郁药、选择性 5-羟色胺再摄取抑制剂、抗癫痫药、抗惊厥药、抗焦虑药、抗疟药和抗感染药物等代谢。下面以氯吡格雷为例，阐明 CYP2C19 遗传变异对药动学的影响。

研究表明，健康受试者口服氯吡格雷后，氯吡格雷的活性代谢产物在 CYP2C19 弱代谢者（CYP2C19*2/*2 或 *2/*3，*2/*4 或 *2/*8）中的 AUC 明显低于中等代谢者（CYP2C19*1/*2，*1/*3，*1/*4 或 *1/*8），强代谢者（CYP2C19*1/*1）和超强代谢者（CYP2C19*1/*17 或 *17/*17）（表 15-6，图 15-3）。

表 15-6　CYP2C19 不同基因型对氯吡格雷药动学（AUC_{0-t}）的影响

CYP2C19 分型	AUC_{0-t} 变异百分比（%）	
	300mg 氯吡格雷	600mg 氯吡格雷
中等代谢者 vs. 强代谢者	−26.1	−29.9
弱代谢者 vs. 强代谢者	−55.2	NA
P 值	<0.001	0.047

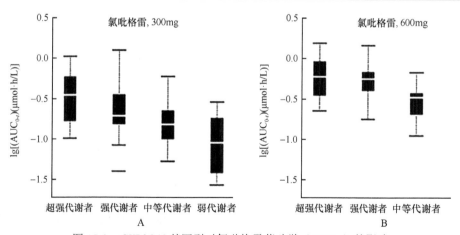

图 15-3　CYP2C19 基因型对氯吡格雷药动学（AUC_{0-t}）的影响

美国 FDA 已将 CYP2C19 的基因检测建议写进了伏立康唑和氯吡格雷等的说明书。中国政府也批准了基因芯片法和荧光聚合酶链式反应（PCR）法检测 CYP2C19 基因型，用于指导氯吡格雷、卡立普多、奥美拉唑、普拉格雷和泮托拉唑等的个体化用药。

三、N-乙酰转移酶遗传变异与临床药动学

NAT 是哺乳动物体内的一种参与 II 相乙酰化反应的代谢酶。人类 NAT 具有两种亚型——NAT1 和 NAT2。NAT1 在人体多数细胞有表达，特别是红细胞和淋巴细胞，参与催化对氨基水杨酸和对氨基苯甲酸等药物的乙酰化代谢，但不催化异烟肼和磺胺类等药物的乙酰化代谢。NAT2 在体内参与 20 多种肼类化合物、致癌性芳香胺和杂环胺类化合物的生物激活或灭活代谢，与药物的疗效和不良反应密切相关。

NAT1 和 NAT2 均具有遗传多态性，但由于 NAT2 的多态性在药物代谢中更为重要，因此，本节主要讨论 NAT2。

（一）NAT2 的遗传变异

NAT2 活性在人群中呈多态分布，根据乙酰化表型的不同可将个体分为慢代谢者和快代谢者。

人类 NAT2 的野生型基因被命名为 *NAT2*4*。快代谢者的基因型为 *NAT2*4* 的纯合子或杂合子，慢代谢者则为各种突变等位基因的组合。*NAT2* 的基因型与表型间有良好的相关性，其遗传多态性几乎可以完全解释其表型多态性。

NAT2 慢代谢者的发生频率存在种族和地域差异。亚洲人慢乙酰化表型发生频率（10%～30%）显著低于白色人种（40%～70%）。流行病学数据显示，NAT2 慢代谢者突变等位基因的频率具有随纬度增加而降低的趋势，其生物学意义还有待阐明。

（二）NAT2 的遗传变异对药动学的影响

异烟肼、肼屈嗪、柳氮磺胺吡啶、氨苯砜和普鲁卡因胺等多种药物在体内经乙酰化代谢，NAT2 通过影响这些药物的代谢动力学而影响其疗效和产生不良反应（表 15-7）。

表 15-7 乙酰化代谢多态性与药物效应

药物	表型	临床反应
异烟肼	慢代谢者	传统药物剂量易引起外周性神经性疾病
	快代谢者	日本人和中国人易引起肝毒性；1 周 1 次的剂量治疗开放性肺结核疗效差
肼屈嗪	慢代谢者	产生抗核抗体，导致系统性红斑狼疮形成
	快代谢者	治疗高血压需加大剂量
柳氮磺胺吡啶	快代谢者	抗类风湿关节炎效果较好；血液系统和胃肠道系统不良反应严重
	快代谢者	高铁血红蛋白浓度增加
氨苯砜	慢代谢者	血液系统不良反应较多
	快代谢者	治疗疱疹性皮炎时需加大剂量
普鲁卡因胺	慢代谢者	易发生系统性红斑狼疮
	快代谢者	常规剂量治疗心脏病时易发生期前收缩

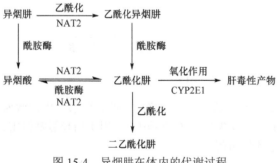

图 15-4 异烟肼在体内的代谢过程

异烟肼是一线的抗结核病药物，吸收进入体内后经 NAT2 代谢生成乙酰化异烟肼而灭活，乙酰化异烟肼又被代谢成乙酰化肼，乙酰化肼可进一步乙酰化成二乙酰化肼或经 CYP 代谢生成具有肝毒性的产物（图 15-4）。慢代谢者与快代谢者相比，血药浓度增高，$t_{1/2}$ 延长，起效加快，尿中乙酰化异烟肼较多。

不同代谢型患者血药浓度的差异可能影

响异烟肼的疗效和不良反应。采用常规治疗方案，与快代谢者相比，慢代谢者体内的异烟肼浓度相对较高，结核杆菌消失的时期较早。采用一周一次的治疗剂量时，快代谢者的疗效明显低于慢代谢者。使用异烟肼时，亚洲人中快代谢者发生肝毒性的可能性要大于慢乙酰化代谢者（表 15-8）。

表 15-8 不同基因型个体口服异烟肼的药动学参数

乙酰化类型	基因型	n	C_{max}（μg/mL）	AUC_{0-6h}（μg·h/mL）	$AUC_{0-\infty}$（μg·h/mL）
快速	*NAT2*4/*4*	7	3.39	8.6	9.2
中速	*NAT2*4/*5*	25	5.80	15.4	17.5
	NAT2*4/*6	13			
	NAT2*4/*7	1			
慢速	*NAT2*5/*5*	22	7.09	24.5	35.5
	NAT2*5/*6	45			
	NAT2*6/*6	10			
	NAT2*6/*7	5			
	NAT2*7/*7	2			

第三节 药物转运体的遗传变异与临床药动学

一、有机阴离子转运多肽

SLCO1B1 是编码介导有机阴离子转运多肽 OATP1B1 的基因，其遗传多态性主要与他汀类药物的用药个体差异相关。例如，*SLCO1B1*（*c.521T＞C*）与辛伐他汀的个体化用药差异显著相关，其突变型编码的 OATP1B1 转运活性降低，可造成两个用药的不良结果：①辛伐他汀活性产物辛伐他汀酸的肝摄取降低，使其在肝中浓度降低，对 HMG-CoA 的抑制作用减弱，导致降脂作用疗效的减弱；② *SLCO1B1*（*c.521T＞C*）纯合子突变型（*c.521CC*）患者血中辛伐他汀酸浓度是杂合子突变型（*c.521TC*）患者的 2 倍，是野生型患者的 3 倍，辛伐他汀酸血药浓度的增加使其与不良反应靶点的相互作用增加，导致肌肉毒性的发生率增高。因此，FDA 和 CPIC 等规定服用辛伐他汀等他汀类药物时须测定 *SLCO1B1*。

二、有机阴离子转运体

OAT 家族的非同义突变频率低，其遗传变异在临床药动学中的作用研究较少。现有研究发现，*OAT1*（*SLC22A6*）T475G 的单核苷酸突变能够显著增加 OAT1 的表达，从而增加肾对毒素的吸收；另外，OAT3（*SLC22A8*）-*Ile305Phe* 突变体则显著抑制了头孢噻肟的肾清除，该突变在亚洲人群中约占 3.5% 的突变频率。

三、有机阳离子转运体

OCT 包括有 OCT1、COT2 和 OCT3，OCT1 主要存在于肝细胞基侧膜，与肝细胞对有机阳离子底物的摄取有关；OCT2 则主要位于近端肾小管细胞，与有机阳离子底物从血中进入肾上皮细胞有关；OCT3 则分布于全身多组织器官。对 OCT 遗传多态性的研究，多数围绕 OCT1 进行。*SCL22A1* 是编码 OCT1 的基因，其基因突变所导致的氨基酸的改变如 Cys88Arg、Arg61Cys、Gly220Val、P341L、Gly401Ser 和 Gly465Arg 均可引起 OCT1 转运功能降低，P283L 和 R287G 可导致 OCT1 的转运功能完全丧失。以二甲双胍为例，携带有突变型 *OCT1* 等位基因的个体，C_{max} 和 AUC 显著增高（表 15-9，图 15-5）。

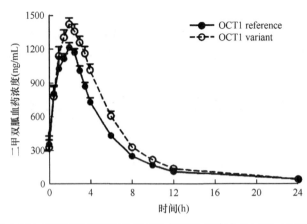

图 15-5　携带 OCT1 突变等位基因和参照等位基因的健康个体口服二甲双胍的药-时曲线

健康受试者口服二甲双胍（总剂量 1850mg）的血浆药物浓度曲线；OCT1 reference：野生型 OCT1 携带者；OCT1 variant：突变型
OCT1 携带者

表 15-9　不同 OCT1 等位基因携带个体口服二甲双胍的药动学参数

	OCT1 reference		OCT1 variant	
	平均值	标准偏差	平均值	标准偏差
$t_{1/2}$（h）	7.3	2.3	5.8	1.2
t_{max}（h）	1.9	0.52	2.2	0.72
C_{max}（μg/mL）	1.3	0.10	15[*]	0.19
AUC_A（μg·h/L）	7700	970	9200[**]	1200
AUC_B（μg·h/L）	4500	1200	6900[*]	1600
V/F（l）	2600	1800	1200[**]	400
CL/F（l/h）	240	73	150[*]	37
CL_R（l/h）	40	16	38	21

* 为 $P < 0.05$，** 为 $P < 0.01$

四、多药耐药蛋白

如第二章所述，MDR 是一种 ATP 依赖膜蛋白，由 *MDR* 编码，能将细胞内异物和外源性化合物包括药物转运到胞外。前期研究对 *MDR1* 基因编码的 P-gp 关注较多。*MDR1* 基因位于 7 号染色体长臂 2 区 1 带（7q21），由 1280 个氨基酸组成。P-gp 的 6 条跨膜肽链是疏水区，具有结合药物和转运药物的功能（图 15-6）。

目前已发现 *MDR1* 基因有 50 种单核苷酸多态性，其中有多个非同义突变，如 21 号外显子存在单核苷酸多态性 *G2677T/A*，导致 Ala893Ser/Thr 的氨基酸改变，影响蛋白激酶 C 的磷酸化，从而改变蛋白质的功能。*MDR1* 的 SNP 存在种族差异。*C1236C* 遗传多态性在白色人种和日本人中的发生率分别为 34.4% 和 14.6%。在非洲 *C3435C* 发生率高于白色人种和亚洲人。

MDR1 的遗传多态性是造成其底物药动学个体差异的重要原因之一（图 15-7）。

近年发现，*MDR1* 的单核苷酸多态性具有强连锁不平衡，基于单核苷酸多态性的基因型不能预测 *MDR1* 的功能，*MDR1* 单倍型研究也引起了人们的关注。

MDR1 介导的底物药物非常广泛，其编码基因 *ABCB1* 遗传多态性与相关药物的生物利用度、疗效及药物抵抗等密切相关。其中 *ABCB1* 的 SNP 位点 *C3435T* 最为常见，在所有人群中高达 20%～60%，此类人群服用有些药物时，需调整用药剂量。例如，P-gp 的底物药物地高辛，其治

疗窗窄，*ABCB1 C3435T* 使 P-gp 活性降低，致地高辛的肠道吸收增加，其血药浓度升高，导致不良反应发生率也显著升高，应考虑适当降低其用药剂量。

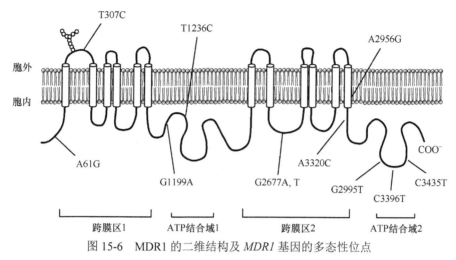

图 15-6　MDR1 的二维结构及 *MDR1* 基因的多态性位点

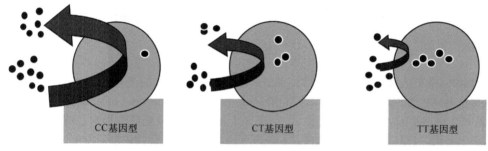

图 15-7　*MDR1*3435 位突变对药物转运功能的影响

五、多药耐药相关蛋白

MRP 家族由 9 个成员组成（MRP1-9），为 ATP 能量依赖性跨膜蛋白，能够转运大量的外源和内源性物质，其中 MRP1-5 属于药物装运蛋白。由 *ABCC2* 基因编码的 MRP2 对于药物体内过程有着显著的影响，它的基因变异性会导致一些药物在体内代谢过程的改变。例如，*ABCC2 C1446G* 可能通过上调 ABCC2 的表达量来减少体内普伐他汀的量，*C1446G* 变异型受试者的普伐他汀 AUC 和 C_{max} 比野生型低 67% 和 68%；此外，*ABCC2-C24T* 变异使得甲氨蝶呤的 AUC 比野生型患者高 2 倍。

尽管在编码 MRP 的基因中发现了多个 SNP，但其在药动学中的功能意义还有待进一步阐明。

六、乳腺癌耐药蛋白

BCRP 由位于 4q22 的 *ABCG2* 基因编码。在 *ABCG2* 基因上已发现 34 个 SNP，其中 C421A 和 G34A 突变存在种族差异，其在日本人群中的突变频率明显高于白色人种和非裔美国人。

BCRP 的基因突变可导致底物谱改变。例如，野生型 BCRP 的底物为米托蒽醌和甲氨蝶呤，482 位精氨酸突变为甘氨酸或苏氨酸的 BCRP，除对米托蒽醌转运增强外，还可将罗丹明、蒽环类抗生素如多柔比星、柔红霉素转运出细胞外，但不能转运甲氨蝶呤。

ABCG2C421A 基因型也可能通过影响底物的药动学进而影响其疗效。研究提示，接受二氟莫替康治疗的肿瘤患者中，携带该等位基因杂合子的患者在静脉给药后血浆药物浓度为野生型患者的 299%。健康受试者服用瑞舒伐他汀后，421A 等位基因携带者具有更高水平的 AUC 和 C_{max}，

并且最新的研究提示，高血脂患者服用瑞舒伐他汀后，421A 等位基因携带者表现出低密度脂蛋白-胆固醇水平更大程度的降低（图 15-8）。

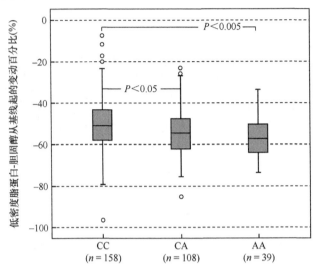

图 15-8　*ABCG2C421A* 基因型与瑞舒伐他汀降低高血脂患者低密度脂蛋白-胆固醇水平的关系

七、胆盐外排泵

肝 BSEP，最初从猪的肝中克隆得到。BSEP 基因（*ABCB11*）的变异可以引起 PFIC-Ⅱ。此外，有研究提示 BSEP 的 SNP 与妊娠期胆汁淤积症（intrahepatic cholestasis of pregnancy，ICP）相关，BSEP 是 ICP 易感基因。最新的研究提示，*ABCB11 1331T>C* 突变显著影响了抗病毒药物利巴韦林的药动学参数，1331T 等位基因携带者表现出更高水平的血浆药物浓度。

BSEP 的遗传变异在药动学中的意义还有待进一步阐明。

八、多药及毒性化合物外排转运体

MATE 家族成员中的 MATE1 由可溶性载体 47A1（*SLC47A1*）基因编码，含有 570 个氨基酸。MATE2 由 *SLC47A2* 基因编码，含有 602 个氨基酸。*SLC47A1* 和 *SLC47A2* 基因分别有超过 980 和 900 个 SNP 位点，其中部分位点突变可影响 MATE 底物的药效（图 15-9）。

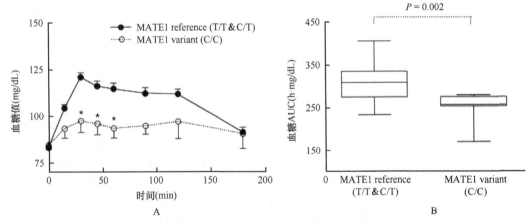

图 15-9　*MATE1*（*g.66T→C*）基因型与受试者服用二甲双胍降低血糖的关系

健康受试者口服二甲双胍（总剂量 1850mg）进行葡萄糖耐受试验，突变型 MATE1 携带者的血糖水平（A）和血糖暴露量（B）均低于野生型受试者；MATE1 reference. 野生型 MATE1 携带者；MATE1 variant. 突变型 MATE1 携带者

第四节 药物结合蛋白的遗传变异与临床药动学

药物结合蛋白多态性是导致血浆蛋白与药物结合能力个体差异的重要原因。α_1-酸性糖蛋白和人白蛋白是两种最重要的药物结合蛋白。

一、α_1-酸性糖蛋白

α_1-酸性糖蛋白，又称人血清类黏蛋白（orosomucoid，ORM），在血浆中可与酸性药物如华法林结合，但主要是与碱性药物如奎尼丁、阿米替林、普萘洛尔和利多卡因等结合。

α_1-酸性糖蛋白是一条含 183 个氨基酸和 5 个 N-聚糖的多肽单链，由两个基因位点 ORM1 和 ORM2 编码，两者紧密相联，位于 9 号染色体 34 区（9q34.1-34.3），包含六个外显子。由于聚糖的高度异质性，α_1-酸性糖蛋白存在多态性。

ORM1 位点则具有人群多态性，目前已发现 ORM1*F1，ORM1*F2，ORM1*S1 以及非常罕见的 ORM1*S2。然而在我国、印度及东南亚地区的人群中极少能检出 ORM1*F2 纯合子。

ORM1 的多态性可影响药物与 α_1-酸性糖蛋白结合率，而蛋白结合率的变化将明显改变药物在机体内的药动学行为，使得药物的代谢具有显著个体差异。研究发现，ORM1 遗传多态性影响替米沙坦在人体内的药动学特征，进而影响药物的效应（图 15-10）。

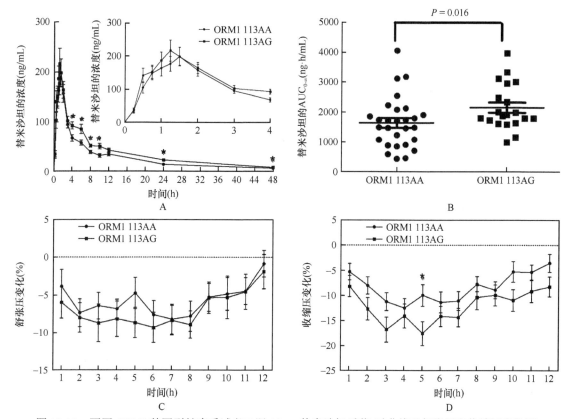

图 15-10 不同 ORM1 基因型健康受试者口服 40mg 替米沙坦后药-时曲线及舒张压和收缩压变化图

此外，口服阿米替林后，ORM1*F1 基因型个体的蛋白结合率比 ORM1*S 和 ORM*F1S 个体低，而阿米替林的血浆浓度则较两者高。

因此，临床应用此类弱碱性药物时，应监测 ORM1*F1 携带者血中游离型药物的浓度。

在绝大多数人群中 ORM2 位点不具有遗传多态性，但在非洲等人群中有多态性的报道。

二、白　蛋　白

人白蛋白（human serum albumin，HSA），由 585 个氨基酸残基组成的一条非糖基化肽链。白蛋白的分子量为 65 000Da，主要在肝合成，编码基因位于 4 号染色体 q11-22。

白蛋白与药物分子的结合位点有 6 类，现在认为多数药物的结合主要集中于两大位点：华法林结合位点（Ⅰ）和地西泮/吲哚结合位点（Ⅱ）。在血浆中，白蛋白可与大多数药物结合，其中以弱酸性药物为主。

到目前为止，已经发现 60 多个位点的氨基酸突变。由于白蛋白的突变位点多分布在分子表面，且很少发生在结合配体的特异位点，因此，这些变异一般不影响白蛋白的生物功能，但值得关注的是，可能影响与药物的结合，多数变异型白蛋白能提高游离型药物浓度。

思　考　题

1. 遗传药动学研究的主要内容是什么？举例说明遗传药动学与个体化医学的关系。

2. 为什么口服相同剂量的奥美拉唑，不同个体血药浓度相差很大？

3. 患者，男，62 岁，因肺炎住院，常规剂量的可待因镇咳。治疗期间发生昏迷（中枢神经系统受抑制），血药浓度监测结果表明，吗啡的浓度是预期的 20 倍，请从遗传药动学角度解释上述情况发生的可能原因。

4. 使用异烟肼时，快乙酰化代谢者与慢乙酰化代谢者发生肝毒性的可能性有何不同？为什么？

（张　伟）

第十六章 疾病状态下的临床药动学

本章要求

1. 掌握肝、肾功能异常时对临床药动学的影响。

2. 熟悉肝功能异常时肝血流限速药物和肝代谢活性限速药物与肝清除率的关系，肾功能异常时某些药物 $t_{1/2}$ 延长的可能原因。

3. 了解充血性心力衰竭及内分泌疾病时药动学的改变。

药物的吸收、分布、代谢及排泄过程不仅受到生理条件的影响，而且在机体器官发生病理变化时也会发生变化。在诸多的疾病中，肝、肾功能异常及充血性心力衰竭等疾病对药物的体内过程影响较大，因此对这些疾病患者用药时，要加倍注意。充分了解药物在疾病状态下的临床药动学改变，对制订合理的给药方案、提高疗效及减少不良反应有着十分重要的临床意义。本章结合临床案例，阐述疾病状态下临床药动学所发生的变化。

第一节 肝功能异常时临床药动学

肝是机体最大的代谢、解毒器官，也是最重要的药物代谢部位。虽然许多组织都能进行药物代谢，但是肝是药物最主要的代谢器官。因此，肝发生病理变化时，会导致其代谢药物能力的降低。一般来说，肝功能异常状态下，下述因素会引起药动学发生改变：①肝清除率下降；② CYP 含量和活性下降；③药物与血浆蛋白结合率降低；④肝血流速度降低；⑤首过效应降低和生物利用度增加。

一、肝清除率下降

药物的肝清除率是指单位时间内肝清除药物的总量与当时血浆药物浓度的比值。药物的肝清除率受到多种生理因素的影响。根据药物的肝清除率公式：$CL_H = Q_H \cdot E_H = \dfrac{Q_H f_{ub} CL_{int,H}}{Q_H + f_{ub} CL_{int,H}}$ 可知，药物的肝清除率 CL_H 与 Q_H、f_{ub} 及 $CL_{int,H}$ 有关。在肝病情况下，若能掌握这三种因素的变化动向，便可在一定程度上计算 CL_H 的变化。当 $f_{ub} \times CL_{int,H} \gg Q_H$ 时，$CL_H = Q_H$，即药物的肝清除率与肝血流量相等，符合这种条件的药物被称为肝血流限速药物（flow-limited drug）；当 $f_{ub} \times CL_{int,H} \ll Q_H$ 时，$CL_H = f_{ub} CL_{int,H}$，符合这种条件的药物被称为肝代谢活性限速药物（capacity-limited drug）。此时药物的肝清除率受肝药酶和血浆游离型药物比例分数的影响。

进入肝的药量为肝血流量（Q_H）与进入肝时的血药浓度（C_A）的乘积，肝摄取药物量为 $Q_H(C_A - C_V)$，C_V 是离开肝时的血药浓度（图 16-1A）。如果将进入肝的药物量设定为 1，被肝摄取的药物的百分比为 E_H，则从肝脏排出药物的百分比为 $1-E_H$（图 16-1B）。E_H 的定义及它与清除率的关系（图 16-1C），可用以下两式表示。

$$E_H = \frac{Q_H(C_A - C_V)}{Q_H \cdot C_A} = \frac{C_A - C_V}{C_A} \tag{16-1}$$

$$CL_H = Q_H \cdot E_H = Q_H \frac{C_A - C_V}{C_A} \tag{16-2}$$

根据式 $CL_H = Q_H \cdot E_H = \dfrac{Q_H f_{ub} CL_{int,H}}{Q_H + f_{ub} CL_{int,H}}$，$E_H$ 也可以表示为

$$E_H = \frac{f_{ub} CL_{int,H}}{Q_H + f_{ub} CL_{int,H}} \tag{16-3}$$

如果药物仅从肝清除，则药物的生物利用度（F）与 E_H 的关系为

$$F = 1 - E_H \tag{16-4}$$

当 $C_A = C_V$，则表明肝几乎没有摄取药物，根据式（16-2），$CL_H = 0$；当 $C_V \ll C_A$，$C_V = 0$，则表明药物几乎均被肝摄取，此时根据式（16-2），$E_H = 1$，$CL_H = Q_H$。

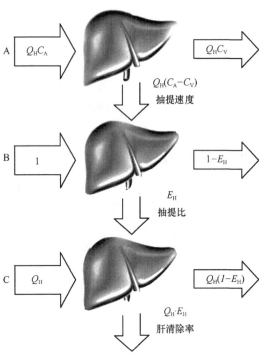

根据 E_H 的高低，经肝清除的药物可以分为低抽提比和高抽提比两类。一般认为，$E_H < 0.3$ 为低抽提比药物、$E_H > 0.5$ 为高抽提比药物。低抽提比药物的 $CL_{int,H}$ 也较低，其肝清除率受 f_{ub} 和 $CL_{int,H}$ 控制，即肝代谢这类药物的能力较低，受肝血流影响较小，口服后首过效应不明显，生物利用度较高；高抽提比药物的 $CL_{int,H}$ 较高，即肝代谢这类药物的能力较强，受肝血流影响较大，口服后首过效应明显，生物利用度较低。常见的低抽提比和高抽提比药物如表 16-1 所示。

肝硬化患者的肝对非洛地平、加洛帕米、尼卡地平、硝苯地平、尼莫地平、尼索地平及尼群地平等药物的清除率明显减少，AUC 及 C_{max} 明显增加，$t_{1/2}$ 显著延长，从而加大了药物中毒的危险性。

综上，药物的肝清除率主要取决于肝血流量及肝药酶活性。肝功能异常状态下，肝血流量减少、肝药酶活性降低，导致药物肝清除率下降，药物易在体内蓄积。例如，肝硬化时，由于肝细胞广泛被破坏，导致 CYP 的量和功能明显降低，肝内在清除率下降，同时肝血流速度大幅度下降，肝清除率明显降低。此外，由于肝内在清除率的降低导致肝抽提比下降，再加上肝血流速度的减少，因此根据式（16-2）也可解释肝清除率下降的原因。

图 16-1 肝血流速度、药物的肝抽提比与药物肝清除率的关系

表 16-1 常见的低抽提比和高抽提比药物

低抽提比（<0.3）药物			高抽提比（>0.5）药物		
卡马西平	萘普生	硝西泮	可卡因	地昔帕明	哌替啶
普鲁卡因胺	氯丙嗪	地西泮	尼古丁	去氧肾上腺素	吗啡
克林霉素	保泰松	洋地黄毒苷	拉贝洛尔	利多卡因	美托洛尔
呋塞米	茶碱	异烟肼	硝酸甘油	去甲替林	普萘洛尔
林可霉素	华法林	苯巴比妥	喷他佐辛	维拉帕米	非那西丁
水杨酸	丙磺舒	灰黄霉素	哌替啶	异丙肾上腺素	丙米嗪
硫喷妥	奎尼丁	泼尼松龙	阿普洛尔	阿糖胞苷	氢化可的松
甲苯磺丁脲	苯妥英钠	西咪替丁			
对乙酰氨基酚	异戊巴比妥	氯霉素			
奥沙西泮					

二、CYP 含量和活性下降

慢性肝病时 CYP 的活性明显下降，从而导致药物肝清除率下降。药物肝清除率减少的程度以肝病变严重的肝硬化为甚。据报道，肝硬化时 CYP1A2、CYP2E1、CYP3A4、CYP2C19 含量明显降低。CYP2C19 的探针化合物 S-美芬妥英的肝清除率在轻度肝硬化患者中降低 63%，中度肝硬化患者中降低 96%。在胆汁淤积型肝硬化患者中 CYP2C19 的含量也明显降低。肝硬化时，除了 CYP 含量减少外，其活性也明显下降。据报道，肝硬化时 CYP 的总量及 CYP2D6、CYP2E1、CYP3A4 的活性均明显降低。

【临床案例 16-1】

表 16-2 为临床常见案例，脂肪肝、酒精性肝炎和肝硬化患者的肝 CYP 含量仅为正常肝的 63%、36% 和 47%。由于 CYP 含量的减少，脂肪肝、酒精性肝炎和肝硬化患者安替比林的血浆 $t_{1/2}$ 明显延长、AUC 增大、清除率下降。

表 16-2　脂肪肝、酒精性肝炎、肝硬化患者体内安替比林的药动学参数

临床分类	CYP（nmol/g）	安替比林药动学参数			
		$t_{1/2}$（h）	CL（mL/min）	AUC（mg·h/mL）	V（L/kg）
正常肝	12.6	6.5	79	355	0.57
脂肪肝	7.9	8.1	58	491	0.54
酒精性肝炎	4.5	22.3	29	1681	0.47
肝硬化	5.9	28.9	15	1965	0.46

【案例分析】

脂肪肝、酒精性肝炎和肝硬化时，由于肝发生病理改变，代谢药物的 CYP 含量明显减少，因此肝代谢药物能力下降，致使循环血中药物浓度增高，AUC 增大，由于总体清除率为给药剂量与 AUC 的比值，因此总体清除率减小，血浆 $t_{1/2}$ 延长，这种情况在肝严重受损的肝硬化患者中表现尤为突出。因此对于肝功障碍特别是肝硬化患者，在用药时容易因为肝清除率的下降而导致药物中毒，在临床药物治疗时一定要严加注意。

经肝代谢的药物主要受肝功能障碍的影响，这些药物有苯巴比妥类、苯二氮䓬类、镇痛药、β 受体阻断药等。由于肝脏疾病时 CYP 含量和活性下降导致某些药物的肝清除率下降、AUC 增大、C_{max} 增高，因此在肝脏疾病特别是肝硬化时药物的剂量应视肝的损害程度而相应减少，避免出现药物中毒反应。

【临床案例 16-2】

罗哌卡因是一种新型、长效的纯左旋体酰胺类局部麻醉药，具有起效快，作用维持时间长，对心血管和中枢神经系统毒性低等优点，是临床硬膜外麻醉常用药物。罗哌卡因主要由肝 CYP 代谢，其代谢产物经肾排泄，故人体肝功能状况直接影响罗哌卡因的代谢过程。罗哌卡因的药动学符合二房室模型。肝功能正常和异常时，罗哌卡因的药动学参数见表 16-3。

表 16-3　肝功能正常和异常时罗哌卡因药动学参数比较

肝状态	罗哌卡因药动学参数					
	$t_{1/2\alpha}$（h）	$t_{1/2\beta}$（h）	t_{max}（h）	C_{max}（mg/L）	AUC_{0-t}（mg·h/L）	CL（L/h）
正常	0.30±0.38	3.42±0.43	0.23±0.08	0.95±0.29	3.22±1.06	0.61±0.18
异常	0.55±0.77	7.39±2.18	0.65±1.20	1.07±0.44	5.85±4.06	0.29±0.12

【案例分析】

　　罗哌卡因在肝功能异常时 $t_{1/2\beta}$ 大于正常时的 $t_{1/2\beta}$，AUC_{0-t} 明显大于正常时的 AUC_{0-t}，清除率 CL 明显小于正常组。原因在于肝功能异常时，代谢罗哌卡因的 CYP 活性降低，药物消除变慢，清除率变小，AUC_{0-t} 增大，易导致药物在体内蓄积中毒。因此，对于肝功能异常患者，临床应用罗哌卡因麻醉时应减少给药剂量，延长给药间隔时间，防止药物蓄积中毒。

三、药物与血浆蛋白结合率降低

　　肝功能异常时，药物与血浆蛋白结合率降低，原因可能如下：①肝病时，肝蛋白合成功能下降，因此多数药物的血浆蛋白结合率降低，致使血浆中游离型药物增多。游离型药物浓度增加可使表观分布容积增大，药物消除减慢，容易在体内蓄积。②肝功能异常时，由于肝功能下降，血浆中游离脂肪酸、胆红素及尿素等内源性抑制物可蓄积。这些内源性抑制物能与药物竞争血浆蛋白的结合部位，从而使药物血浆蛋白率降低。由于肝功能异常时多数药物血浆中游离型药物增多，容易导致药物过量和中毒，因此应该引起重视。

【临床案例 16-3】

　　肝硬化患者利多卡因血浆蛋白结合率降低，血浆中游离型利多卡因浓度增加，该增加与肝硬化患者血浆中 α_1-酸性糖蛋白的浓度呈负相关（图 16-2）。

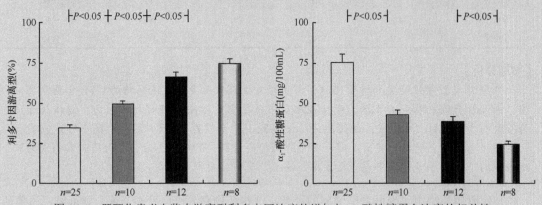

图 16-2　肝硬化患者血浆中游离型利多卡因浓度的增加与 α_1-酸性糖蛋白浓度的相关性

【案例分析】

　　肝硬化时蛋白合成功能下降，血浆中与弱碱性药物利多卡因结合的 α_1-酸性糖蛋白浓度明显降低，导致游离型利多卡因的血浆药物浓度增加，且该增加与 α_1-酸性糖蛋白浓度呈负相关（图 16-2）。因此肝硬化时由于蛋白合成减少，要警惕因游离型药物浓度升高而导致的药物中毒。

四、肝血流速度降低

　　正常人肝血流速度约为 1.5L/min。肝血流的 75% 由门静脉供给，25% 来自肝动脉。肝功能异常特别是肝硬化时由于肝外侧支循环的形成，门静脉血流的 50%～75% 不经肝而进入体循环，导致肝血流速度明显降低。肝功能异常时肝血流速度的减少对于游离型肝血流限速药物和肝代谢活性限速药物浓度的影响是不同的。通过下述案例可清楚地解释此原因。

【临床案例 16-4】

　　肝硬化患者肝血流量降低，肝血流限速药物利多卡因的肝清除率明显降低，而肝代谢活性限速药物华法林的肝清除率下降则不明显。试解释其原因。

【案例分析】

对于肝血流限速药物，由于$CL_{int,H}$与肝血流速度相比，肝血流速度可以忽略不计，即$f_{ub} \cdot CL_{int,H} \gg Q_H$，$CL_H = Q_H$，因此，当肝血流量明显减少时，肝清除率也随之显著下降，表现为血中游离型药物浓度明显升高（图16-3A）。例如，肝硬化时肝血流速度下降，肝血流限速药物利多卡因的肝清除率明显降低。而对于肝代谢活性限速药物，$f_{ub} \cdot CL_{int,H} \ll Q_H$，$f_{ub} \cdot CL_{int,H}$可以忽略不计，$CL_H = f_{ub} \cdot CL_{int,H}$，与肝血流速度无关，因此，即使在肝硬化时血流速度下降，肝清除率的变化也不明显（图16-3B）。例如，肝硬化时肝代谢活性限速药物华法林的肝清除率下降不明显。

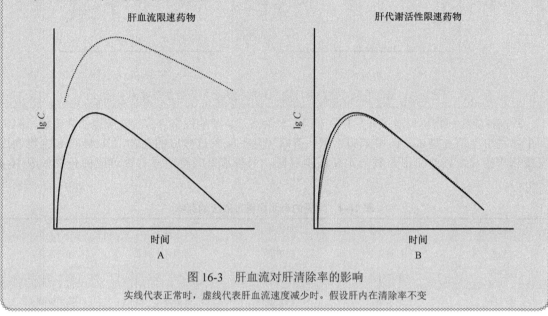

图16-3　肝血流对肝清除率的影响

实线代表正常时，虚线代表肝血流速度减少时。假设肝内在清除率不变

五、首过效应降低和生物利用度增加

肝硬化时门静脉回流受阻，肝血流量减少。此外，肝内在清除率也明显降低，肝抽提比下降，导致药物的首过效应低下。由于首过效应的低下，致使生物利用度增加。此外，肝功能异常时由于肝外侧支循环的形成，血液被分流，门静脉中的药物不经过肝而经侧支循环转运，不经肝细胞作用，这也是药物首过效应低下的原因。

【临床案例16-5】

拉贝洛尔，是α、β受体阻断药，主要经肝代谢。对于慢性肝病患者，静脉注射给药，药动学参数无明显变化。然而口服后，由于首过效应低下，拉贝洛尔的C_{max}和AUC分别增加4倍和2.9倍，生物利用度增加33%～63%（图16-4）。

【案例分析】

首过效应是指口服药物首次通过肠黏膜及肝时，被肠道或肝中的酶代谢，致使进入血液循环的药量减少的现象。由于静脉注射无首过效应，因此，健康人或慢性肝病患者静脉注射拉贝洛尔后药动学参数无明显变化（图16-4）。然而，慢性肝病患者由于门静脉回流障碍，致使肝血流量明显减少，肝内在清除率和抽提比下降，导致药物的首过效应降低，因此口服拉贝洛尔时，C_{max}和AUC增大，生物利用度增加。

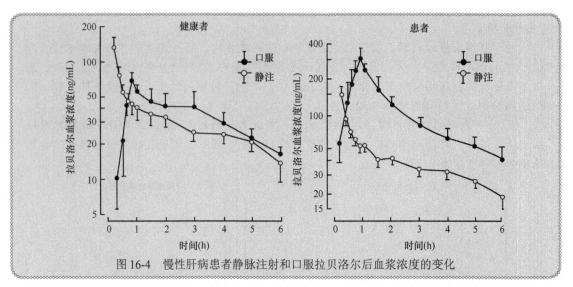

图16-4 慢性肝病患者静脉注射和口服拉贝洛尔后血浆浓度的变化

除高抽提比药物拉贝洛尔外，利多卡因、普萘洛尔、喷他佐辛等首过效应也非常明显，AUC和生物利用度增加显著。而甲苯磺丁脲、茶碱等几乎无首过效应的药物，其AUC和生物利用度变化不明显，因此在用药时一定要区别对待。一些常见的有明显首过效应的药物如表16-4所示。

表16-4 常见的有明显首过效应的药物

维拉帕米	尼非地平	氯丙嗪	地尔硫䓬	右丙氧芬
喷他佐辛	拉贝洛尔	哌甲酯	异丙肾上腺素	阿司匹林
吗啡	哌唑嗪	利多卡因	硝酸甘油	对乙酰氨基酚
哌替啶	丙米嗪	色甘酸钠	普萘洛尔	氯美噻唑
阿普洛尔	氢化可的松	多塞平	左旋多巴	咪达唑仑
美托洛尔	螺内酯	去甲替林	丙米嗪	甲睾酮
环孢素	阿普洛尔	硝苯地平		

六、肝功能异常时用药时的注意事项

肝功能异常时许多药物的体内代谢动力学发生变化，表现在药物的肝清除率下降、蛋白结合率降低、C_{max} 和 AUC 增大、药物的血浆 $t_{1/2}$ 延长等，导致药物在体内蓄积，血药浓度升高，甚至发生药物中毒。为了安全有效用药，对于肝病患者，应对其用药剂量进行调整，特别是在使用一些治疗指数低的药物时应尤为注意。对于肝硬化患者，应从小剂量开始用药，密切观察临床反应，随时调整剂量或给药间隔时间，必要时应进行治疗药物监测，而且应避免使用对肝细胞有毒性的药物。

但是根据肝功能异常对临床药动学的影响而调整给药方案远比肾功能异常复杂，因为缺乏像肌酐清除率那样能够评价肝清除药物功能的临床指标。因此，不能像肾功能异常那样用比较简单的公式进行给药剂量或给药间隔时间的调整，临床上往往要靠医生的经验调整给药方案。临床经验表明，有两个临床检验值的降低，可间接提示肝药酶活性低下，一是血清白蛋白浓度低于3.0g/dL，反映了肝蛋白合成功能的低下；二是凝血酶原时间低于正常值的80%。表16-5列举了治疗中度肝硬化患者时给药剂量至少应降低一半的药物。

表 16-5　治疗中度肝硬化患者时给药剂量至少应降低 50% 的药物

药物	健康者生物利用度	肝硬化时产生的变化		
	F（%）	F（%）	清除率下降（%）	f_u 升高（%）
吗啡	47	100	50	
哌替啶	47	91	46	
喷他佐辛	17	71	50	
普罗帕酮	21	75	24	213
维拉帕米	22	52	51	无变化
硝苯地平	51	91	60	93
尼群地平	40	54	34	43
尼索地平	4	15	42	
氯沙坦	33	66	50	
奥美拉唑	56	98	80	
他克莫司	27	36	72	

第二节　肾功能异常时临床药动学

　　肾功能异常时，肾小球滤过率、肾小管分泌及肾小管重吸收等功能发生变化，从而导致药动学过程的变化。肾功能异常导致药动学变化的程度取决于药物的种类和肾功能异常的类型。一般来说，肾功能异常时主要以原型药从肾排泄的药物，由于肾血流量的减少，导致肾清除率下降；而脂溶性高、主要经肝代谢和排泄的药物，血浆清除率一般不受影响。

一、肾功能异常时临床药动学的变化

（一）药物的吸收减少及生物利用度改变

　　严重的肾功能异常可导致肾衰竭，产生尿毒症。尿毒症导致的胃炎可使消化道管壁发生水肿，药物的吸收减少。此外，肾功能异常导致肾对废物的排泄功能下降，使血氨和胃内氨浓度升高，结果导致胃内 pH 升高，使弱酸性药物的解离度变大，影响口服弱酸性药物从胃肠道的吸收，从而使生物利用度降低。但是由于肾功能异常时消化道吸收障碍而导致首过效应降低，也可使某些药物的生物利用度上升，如 β 受体阻断药、双氢可待因及右丙氧芬等。慢性肾衰竭患者单次口服普萘洛尔后的 AUC 及 C_{max} 明显高于健康受试者，肾功能异常者单次口服双氢可待因的 AUC 比正常人的 AUC 高 70%。据报道，与正常受试者相比，慢性肾衰竭患者对 D-木糖醇（一种用于评价小肠吸收功能的标记化合物）的吸收减慢，吸收率亦降低。

（二）药物的血浆蛋白结合率及分布容积的改变

　　肾功能异常时，药物的血浆蛋白结合情况视药物的性质而异。一般来说，弱酸性药物主要与血浆白蛋白结合，而弱碱性药物主要与 $α_1$-酸性糖蛋白结合。肾功能异常时弱酸性药物与血浆白蛋白结合率降低，而弱碱性药物与血浆 $α_1$-酸性糖蛋白结合率在肾功能异常时可能不变（如普萘洛尔、D-筒箭毒等），也可能降低（如地西泮、吗啡等）。肾功能异常时药物的血浆蛋白结合率降低的原因有以下几种：①肾功能异常导致蛋白合成功能下降，产生低白蛋白血症，使蛋白数量减少，药物的蛋白结合位点数下降。②诱发尿毒症的内源性物质（如脂肪酸、芳香氨基酸、肽类等）及某些药物代谢产物蓄积，从而竞争药物与蛋白的结合位点；肾功能异常透析后，由于诱发尿毒症的内源性物质被清除，所以某些药物的蛋白结合率可恢复。③尿毒症时药物的白蛋白结合部位发生结构或构型改变，使药物的亲和力降低。值得注意的是，肾功能异常导致的蛋白结合率低下可通过肾移植而改善，但是由于肾移植产生的排斥反应还会导致蛋白结合率低下复发。

肾功能异常时，由于低白蛋白血症，导致某些药物的蛋白结合率降低，游离型药物升高，容易向组织中分布而使药物表观分布容积增大，如苯妥英钠、多西霉素、头孢菌素类等。有研究发现，肾功能异常时，苯妥英钠的游离型药物百分比和表观分布容积均为正常受试者的 2.2 倍。但是很多药物的表观分布容积无明显变化，如地高辛的表观分布容积不仅不增加反而减少。进一步的研究解释，晚期肾病时地高辛的表观分布容积值减少可能是地高辛与其他组织蛋白结合减少有关。因为随着地高辛的表观分布容积值降低，心肌摄取地高辛的量也较正常人少。

肾功能异常时，肾排泄药物功能下降，容易导致血浆中药物浓度或组织内药物浓度升高而引起全身中毒或器官中毒，因此对肾功能异常的患者进行血药浓度监测是非常重要的。

（三）药物的代谢发生改变

主要经肝代谢而消除的药物，在肾功能异常时其消除速率发生变化。例如，主要经氧化反应（Ⅰ相反应）代谢的安替比林和苯妥英钠在肾功能异常时其消除速率增大。这是由于血浆白蛋白浓度下降，蛋白结合率降低，游离型药物的比例增加，从而导致肝代谢药物功能亢进所致。药物经Ⅱ相反应如葡糖醛酸或硫酸结合反应代谢后，其消除几乎不受肾功能异常的影响，但在肾功能异常时药物经乙酰化代谢后，其消除速率减慢。肾功能异常时，肾的代谢能力亦会降低，如亚胺培南（imipenem），其在肾可被脱氢肽酶水解，当肾功能下降时，肾脱氢肽酶活性亦随之降低。

对于肝功能正常的肾病患者，当代谢是药物的主要消除途径时，可出现多种结果，情况较难预测。虽然大多数药物的代谢物是药理非活性的，但它们在体内的过量蓄积可能干扰母体药物与血浆蛋白的结合，从而导致药物在体内的分布特性改变；代谢物还可竞争主动转运系统或抑制药物的进一步代谢。所以，肾功能异常对不同药物的代谢速度有不同影响，可使之减慢、不变或加速。活性代谢物在体内的蓄积则将导致药理作用增强。

（四）药物的排泄发生改变

药物从肾排泄一般有两种形式，一是以原型药排泄；另一种是经过代谢后变成极性高、水溶性强的代谢产物后经肾排泄。一般来说，经肾排泄比例高的药物，在肾功能异常时，药物排泄的影响较大，而经肾排泄比例低的药物，其排泄的程度受影响较小。例如，抗高血压药替莫普利（temocapril）18%～24% 从尿中排泄，36%～44% 经粪便排出，即除了经肾排泄外还可以经胆汁排泄，因此当肾功能异常时，尽管尿中排泄率减少，但是由于还可经胆汁排泄，所以对血浆中其活性代谢产物替莫普利拉的浓度影响不明显。然而，主要经肾排泄的依那普利（enalapril），当肾功能异常时，血浆中其活性代谢产物依那普利拉（enalaprilat）的浓度明显增加。原型药或其代谢产物在血中蓄积，容易导致药物中毒。

一般来说，主要经肾排泄的药物在肾功能异常时原型药物或其活性代谢物在体内蓄积，使其消除变慢、消除 $t_{1/2}$ 延长、C_{max} 和 AUC 增大、药理作用增强，甚至产生毒性反应。肾功能异常时消除 $t_{1/2}$ 延长的部分药物见表 16-6。

表 16-6　肾功能异常时消除 $t_{1/2}$ 延长的部分药物

药物	消除 $t_{1/2}$（h）	
	肾功能正常者	肾功能异常者
阿莫西林	1.0	12.5
头孢呋辛	1.6	14.0
庆大霉素	2.7	42.0
红霉素	1.8	3.2

续表

药物	消除 $t_{1/2}$（h）	
	肾功能正常者	肾功能异常者
四环素	6.0	65.0
环丙沙星	4.6	8.0
氧氟沙星	5.5	32.5
氟康唑	25.0	125.0
地高辛	30.0	85.0
依那普利	24.0	40.0
阿替洛尔	6.0	15.0

肾功能异常时某些药物消除 $t_{1/2}$ 延长的可能原因总结如下：

1. 肾小球滤过减少　某些主要经肾小球滤过而排出体外的药物排泄变慢。一般来说，当原型药或其代谢产物的 40% 以上经肾排出时，有效肾单位数的减少就会使药物血浆消除 $t_{1/2}$ 延长，如地高辛、普鲁卡因胺、利尿药、氨基糖苷类和大环内酯类抗生素等。

2. 肾小管分泌减少　尿毒症患者体内蓄积的内源性有机酸物质与弱酸性药物在有机酸转运系统发生竞争，使药物经肾小管分泌减少而导致药物血浆消除 $t_{1/2}$ 延长，如对氨基马尿酸、青霉素类等。

3. 肾小管重吸收增加　肾功能不全时由于体内酸性产物增加，尿液 pH 下降，解离型的弱酸性药物减少，重吸收增加，使药物消除 $t_{1/2}$ 延长。而当尿液 pH 上升时则相反。

4. 肾血流量减少　可使肾小球滤过功能及肾小管分泌功能发生障碍，从而导致药物排泄减少，血浆消除 $t_{1/2}$ 延长。

二、肾功能异常时给药方案的调整

肾功能异常时使用经肾排泄的药物容易导致药物在体内的蓄积和中毒反应，因此必须根据患者的肾功能变化及药物的特性调整给药方案。临床上常用血清肌酐清除率作为测定肾小球滤过率的指标。血清肌酐清除率正常值男性为 85～125mL/min，女性为 75～115mL/min。许多药物的肾清除率与肌酐清除率呈正比关系。临床上肌酐清除率（creatinine clearance，CL_{cr}）的计算主要有两种：①仅根据血清肌酐值估算；②根据尿肌酐、尿量和血清肌酐值计算。

1. 仅根据血清肌酐值计算

成人男性

$$CL_{cr}(mL/min) = \frac{(140-Y) \times T}{72 \times S_{cr}} \tag{16-5}$$

式中，Y 为年龄，单位为岁；T 为体重，单位为 kg；S_{cr} 是血清或血浆肌酐值，单位为 mg/dL。

成人女性

$$CL_{cr}(mL/min) = \frac{(140-Y) \times T}{85 \times S_{cr}} \tag{16-6}$$

2. 根据尿肌酐、尿量和血清肌酐值计算

$$CL_{cr}(mL/min) = \frac{(U_{cr}-V) \times V_u}{S_{cr} \times T} \tag{16-7}$$

式中，U_{cr} 是尿肌酐浓度；V_u 是尿量；S_{cr} 是血清或血浆肌酐浓度。

肾病时，调整给药方案考虑的因素较多，如肾功能损伤程度、原型药从肾排泄的比例、药物的治疗指数等。如果肾功能损害严重，药物从肾排泄的比例大或者治疗指数低，应调整给药剂量。如果药物从肾排泄量低于给药剂量的25%，且代谢是灭活反应，一般无须调整给药方案。或者患者肾功能是正常人的70%，也不必调整剂量。经验上，医生在临床治疗时可根据肾功能损害程度而酌减药物剂量。如肾功能轻度障碍时，药物维持量减为正常量的1/2～2/3，或给药间隔时间延长至正常的1.5～2倍；中度障碍时，药物维持量减为正常量的1/5～1/2，或给药间隔延长至正常的2～5倍；重度肾功能障碍时，药物维持量减为正常量的1/10～1/5，或给药间隔延长至正常的5～10倍。

常用的调整剂量方法有以下几种：①减少给药剂量而给药间隔时间不变；②延长给药间隔时间而剂量不变；③既减少给药剂量又延长给药间隔。无论哪一种方法都需计算出剂量调整系数（dosage adjustment coefficients），即肾排出给药剂量的百分数（或分数），可由下式求得

$$剂量调整系数 =1-F(1-CL_{cr}/100) \tag{16-8}$$

式中，F代表肾功能正常时经肾排出给药剂量的百分数（或分数）。剂量调整系数非常重要，通过计算剂量调整系数可了解肾功能异常时药物经肾排出给药剂量的百分数，将其与肾功能正常时相比，可间接了解肾功能损害的程度。例如，某男性肾功能异常患者的血清肌酐清除率降低，仅为30mL/min，F为0.9，即肾功能正常时该药物经肾排出给药剂量的90%。代入式（16-8），求得剂量调整系数为0.37，即肾功能不全时该药物仅经肾排出给药剂量的37%，为正常时的41%。剂量调整系数可经式（16-8）计算出，也可在剂量调整系数表中查到。表16-7为剂量调整系数表。

表 16-7　剂量调整系数表

尿中排出原型药百分比（%）	肌酐清除率（mL/min）						
	0	10	20	40	60	80	120
10	1.1	1.1	1.1	1.1	1.1	1.0	1.0
20	1.3	1.2	1.2	1.1	1.1	1.1	1.0
30	1.4	1.3	1.3	1.2	1.2	1.1	1.0
40	1.7	1.6	1.5	1.4	1.3	1.1	1.0
50	2.0	1.8	1.7	1.5	1.3	1.2	1.0
60	2.5	2.2	2.0	1.7	1.4	1.3	1.0
70	3.3	2.8	2.3	1.9	1.5	1.3	1.0
80	5.0	3.7	3.0	2.1	1.7	1.4	1.0
90	10.0	5.7	4.0	2.5	1.8	1.4	1.0
100		12.0	6.0	3.0	2.0	1.5	1.0

注：肾功能异常时给药方案可根据药物性质分为肝代谢型、肾排泄型和肝代谢、肾排泄的混合型。在此，仅介绍肾排泄型药物常用的调整剂量方法

【临床案例 16-6】
　　肾功能异常患者服用某主要经肾排泄的药物，已知该药对肾有损害，临床给药时，应如何设计给药方案？
【案例分析】
　　肾排泄型药物几乎100%以原型药从肾排泄。患者在肾功能异常时服用这类药物时，给药方案有以下两种方式。
　　（1）剂量不变，给药间隔时间延长。
　　首先求出患者肌酐清除率$CL_{cr(p)}$和正常人的肌酐清除率$CL_{cr(n)}$比值R：

$$R = \frac{CL_{cr(p)}}{CL_{cr(n)}} \qquad (16\text{-}9)$$

$$T = \frac{t}{R} \qquad (16\text{-}10)$$

式中，T 为患者的给药间隔，t 表示正常人的给药间隔。

例如，对肾功能正常者，庆大霉素每8h给药一次。$CL_{cr(n)}$ 为 100mL/min，肾功能不全时患者 $CL_{cr(p)}$ 为 40mL/min，代入式（16-9）和式（16-10），则 T 为20h。即肾功能不全时，当肌酐清除率仅为正常时的 40%，此时如不改变给药剂量，在给予主要从肾排泄的庆大霉素时其给药间隔应延长 2.5 倍。

（2）减小剂量，给药间隔时间不变。

$$D = dR \qquad (16\text{-}11)$$

式中，D 为患者剂量；d 为正常人给药量；R 如式（16-9）所示。例如，庆大霉素每次给药量为 160mg，肾功不全时患者 $CL_{cr(p)}$ 为 40mL/min，R 为 0.4，则 $D = 160 \times 0.4 = 64$（mg）。即肾功不全时，当肌酐清除率仅为正常时的 40%，此时如不改变给药间隔时间，庆大霉素的给药量应为正常人剂量的 40%。

在肾功能不全时，如 CL_{cr} 降低为 26~74mL/min 时，不仅肾小球滤过率减少，肾小管的主动分泌和重吸收功能都可能明显下降，尿药排泄速率会大幅度降低。因此在设计给药方案时，不仅要考虑肾小球滤过率，还应同时考虑肾小管功能指标酚红（phenol sulfonphthalein，PSP）试验值，至少对于主动分泌较多的药物应该如此。

肾病患者的剂量调整有很多方法，而且很多方法都建立在一些条件假设基础之上，因此应用时受到条件假设的限制。总而言之，无论哪一种方法，都不应该生搬硬套，而应紧密与患者的临床表现相结合，配合临床 TDM 等手段，以期达到减少不良反应、提高药物疗效、安全合理用药的目的。

第三节　充血性心力衰竭和心肌梗死的药动学

一、充血性心力衰竭时药动学的改变

充血性心力衰竭时，心肌收缩无力、心排血量明显减少、交感神经功能亢进、水与钠潴留、静脉压升高等原因导致一系列病理改变，使药物的吸收、分布、代谢和排泄受到不同程度的影响。

（一）药物吸收减少

充血性心力衰竭时由于肠黏膜水肿、淤血、胃排空速度减慢、肠管蠕动减弱、胃肠道分泌液减少等导致口服药物在胃肠道的吸收减少、生物利用度降低。例如，充血性心力衰竭患者口服普鲁卡因胺，其吸收量可减少 50%，吸收速率也明显减慢。正常人口服后 t_{max} 约为 1h，而心力衰竭患者则需 5h。心力衰竭时，地高辛、呋塞米、布美他尼、氢氯噻嗪等吸收速度减慢。充血性心力衰竭时由于循环血量减少而导致肌肉组织血流灌注减少，因此肌内注射时药物的吸收可能减少，如地高辛、奎尼丁或地西泮等。由于以上原因，充血性心力衰竭时，应该尽可能避免口服或肌内注射给药。

（二）表观分布容积减少

理论上，充血性心力衰竭引起的水肿可导致血管外组织液增加，由充血性心力衰竭引起的肝淤血可导致肝功能下降而使白蛋白合成减少、药物的血浆蛋白结合率下降，游离型药物浓度增加。

上述原因均可导致药物的表观分布容积增大。但是充血性心力衰竭时由于有效循环血量的明显减少而使药物的表观分布容积减少的药物比较常见。由于最初血药浓度 C_0 等于给药剂量与分布容积的比值，因此，如果常规剂量给予充血性心力衰竭患者上述药物时，可使血药浓度明显增加而导致药物中毒。心功能不全对某些药物体内分布的影响见表 16-8。

表 16-8　心功能不全对药物体内分布的影响

药物	分布容积的变化率（%）
氨基比林	↑ 20
双氢奎尼丁	↓ 43
丙吡胺	↓ 12
利多卡因	↓ 42
普鲁卡因胺	↓ 25
奎尼丁	↓ 41
茶碱	无变化

（三）药物的代谢能力下降

充血性心力衰竭时由于肝淤血、低氧血症及营养不良等原因导致 CYP 活性下降，肝内在清除率降低，如氨基比林的脱乙酰化活性和苯胺类的氧化活性减少 25%～40%。充血性心力衰竭时，肝代谢活性限速药物安替比林的血浆清除率下降 19%、$t_{1/2}$ 延长 40%、AUC 增大 32%。由此可见，充血性心力衰竭导致的代谢能力下降可导致药物清除率降低，使药物在体内蓄积，严重者发生药物中毒。此外，充血性心力衰竭时也可由于心排血量下降导致肝血流量减少，从而使肝血流限速药物在肝脏的代谢受到抑制。如在健康者，利多卡因的血浆 $t_{1/2}$ 为 1～2h，而在重症充血性心力衰竭患者，利多卡因的血浆 $t_{1/2}$ 可长达 10h。

（四）脏器血流减少，药物消除变慢

首先，充血性心力衰竭时由于心排血量下降，引起肝、肺、肾、胃肠道、肌肉等消除器官血流量减少；其次，充血性心力衰竭时由于代偿性交感神经亢进而导致上述器官血流量进一步下降；再次，充血性心力衰竭时静脉系统的淤血也促使器官血流量减少。充血性心力衰竭导致的肝血流量减少使高抽提比药物的消除下降；而静脉压升高使肝细胞萎缩、肝血窦水肿、肝内在清除率下降从而导致低抽提比药物的消除也减少。肝血流量和肝清除率的关系通过下述实验阐明：异丙肾上腺素给药后，由于扩张血管，使肝血流限速药物利多卡因的肝血流量增加，利多卡因的肝清除率增加，血药浓度下降。而当给予去甲肾上腺素后，由于收缩血管，使利多卡因的肝血流量减少，利多卡因的肝清除率下降，血药浓度上升。充血性心力衰竭时肾血流量也减少，肾小球滤过率下降。主要经肾排泄的药物其肾清除率受肾血流量影响较大，如氨基糖苷类和头孢菌素类抗生素。充血性心力衰竭时，肾血流量下降，肾清除率减少。

一般来说，充血性心力衰竭时器官血流量减少，肝药酶活性降低，体内药物的消除速率下降，总体清除率减少，如普萘洛尔、哌替啶、利多卡因、普鲁卡因胺、奎尼丁、喷他佐辛、哌唑嗪等。心力衰竭患者的非洛地平和利多卡因的消除速率均可降低约 50%，血浆药物浓度及 AUC 明显增加，$t_{1/2}$ 延长，容易导致药物在体内蓄积。心脏疾病时对某些药物全身清除率的影响见表 16-9。

表 16-9　心脏疾病时对药物全身清除率的影响

药物	心脏疾病	全身清除率的变化率（%）
氨基比林	CF	↓ 76
双氢奎尼丁	CF	↓ 53

续表

药物	心脏疾病	全身清除率的变化率（%）
双氢奎尼丁	CF	↓ 49（CL_R）
丙吡胺	CF	↓ 65
	MI	↓ 31
利多卡因	CF	↓ 37
美西律	CF	无变化
哌唑嗪	CF	↓ 53
普鲁卡因胺	MI	↓ 38
	CF	无变化
奎尼丁	CF	↓ 36
		↓ 49（CL_R）
茶碱	CF	↓ 40

注：CF. 心功能不全；MI. 心肌梗死；CL_R. 肾清除率

（五）首过效应减少、生物利用度增加

如前所述，充血性心力衰竭时肝 CYP 活性降低，肝内在清除率下降而导致肝的首过效应减少，生物利用度增加。例如，心力衰竭患者口服哌唑嗪后首过效应明显降低，生物利用度增加，$t_{1/2}$ 延长，AUC 明显增加。

（六）药物的排泄减少

充血性心力衰竭初期，由于代偿功能未被破坏，心排血量的减少和肾血流量的减少对肾小球滤过率影响不大。随着病情的加剧，肾局部的肾素、血管紧张素被激活，使肾小球输出小动脉的收缩程度大于输入小动脉，导致肾小球高压、肾小球滤过率明显减少而使药物的排泄降低。

二、心肌梗死时药动学的改变

心肌梗死急性期，由于胃内容物排空速度减慢，使药物的消化道吸收变慢。此外，心肌梗死急性期常同时合并心功能不全，导致肝血流量明显减少，使高抽提比药物的消除下降，如心肌梗死时普鲁卡因胺和丙吡胺的清除率降低 31%～38%。值得注意的是，心肌梗死患者血浆中 α_1-酸性糖蛋白含量的变化也会影响某些药物的体内过程。

【临床案例 16-7】
心肌梗死时，丙吡胺的血浆游离型药物减少，结合型药物增多，而美西律则无此现象。试解释其原因。

【案例分析】
心肌梗死患者血中 α_1-酸性糖蛋白增加，使某些弱碱性药物蛋白结合率增加，导致血中游离型弱碱性药物减少，分布容积下降。例如，与 α_1-酸性糖蛋白结合性强的丙吡胺，在心肌梗死时，随着 α_1-酸性糖蛋白的增多，其血中游离型药物减少。美西律不与 α_1-酸性糖蛋白结合，故在心肌梗死时，美西律的血浆游离型药物无上述变化。

有人报告，非心肌梗死患者的 α_1-酸性糖蛋白平均浓度为 83mg/100mL，而在心肌梗死患者则为 153mg/100mL。因此，在临床上应用 α_1-酸性糖蛋白结合性强的药物治疗心肌梗死患者时，一定要注意是否能够达到疗效。

三、充血性心力衰竭和心肌梗死时用药的注意事项

由于上述原因，充血性心力衰竭和心肌梗死的患者体内，药物的吸收、分布、代谢和排泄发生改变，因此在临床用药时要尤为注意。例如，给充血性心力衰竭患者服用地高辛时，由于肾清除率下降，因此给药速度较正常人要慢。此外，由于充血性心力衰竭时肾清除率下降而导致很多药物的消除 $t_{1/2}$ 延长，因此在静脉滴注和长期连续给药时要警惕药物蓄积的出现。例如，给充血性心力衰竭患者静脉滴注抗心律不齐药物时，显效后一定要将滴注速度放慢，否则容易因药物蓄积而发生中毒。对于充血性心力衰竭和心肌梗死患者，减少给药剂量，进行 TDM 是防止药物蓄积、安全有效用药的重要措施。

第四节　内分泌疾病的药动学

人体内分泌疾病的药动学的研究主要见于甲状腺疾病和糖尿病，其他内分泌疾病和药动学关系的研究目前多见于动物。甲状腺疾病和糖尿病时，由于体内激素水平发生了变化，使影响药动学的主要器官如肾、肝、心等的功能发生了改变，从而影响了药物的体内过程。

一、甲状腺疾病的药动学

甲状腺功能异常主要包括甲状腺功能亢进和甲状腺功能低下，前者对药动学的影响较明显，后者则较轻微。甲状腺疾病时由于各方面的原因而使药物的吸收、分布、代谢和排泄发生变化。

（一）甲状腺功能亢进和减退时药动学的改变

1. 吸收　甲状腺功能亢进（简称甲亢）时由于胃排空速度加快，使普萘洛尔、对乙酰氨基酚、奥沙西泮等药物在小肠的吸收加快。甲亢还可导致肠蠕动加快，其对药物吸收的影响表现为两个方面：一是可能使药物吸收速度增加；二是由于肠蠕动加快缩短了药物与吸收部位的接触时间而使药物吸收减少，如维生素 B_2 及地高辛在甲亢患者吸收减少。

甲状腺功能减退（简称甲减）时往往由于消化道运动减弱而使某些药物的吸收速度减慢，如普萘洛尔、对乙酰氨基酚等药物的吸收在甲减时减少，但维生素 B_2 的吸收增加。

2. 分布　甲亢时表观分布容积的变化主要有两个方面：一是表观分布容积增加，如普萘洛尔，原因可能是甲亢时血浆白蛋白及 α_1-酸性糖蛋白水平降低，导致药物的血浆蛋白结合率下降，游离型药物增加，表观分布容积增大；二是表观分布容积不变，如苯妥英钠、茶碱及丙硫氧嘧啶的表观分布容积在甲亢时未发现有明显变化。

甲减时某些药物的表观分布容积可减少，如地高辛，由于表观分布容积的减少，可导致血药浓度增高，因此在用药时应加以注意。

3. 代谢　由于甲亢时甲状腺素对 CYP 等有诱导作用，使肝 CYP 活性及葡糖醛酸转移酶活性明显增加，导致药物的氧化反应及结合反应增强，如甲亢时奥沙西泮及对乙酰氨基酚的葡糖醛酸结合物分别增加约 65% 及 24%。肝药酶活性增加，使药物代谢速度加快而导致某些药物的清除率加大、$t_{1/2}$ 缩短。例如，甲亢时安替比林的血浆 $t_{1/2}$ 可由 11.9h 缩短到 7.7h；普萘洛尔及美托洛尔的清除率可增加约 50%；地高辛、甲苯磺丁脲、茶碱及丙硫氧嘧啶的 $t_{1/2}$ 均有不同程度的缩短。甲亢时，肝、肾血流速度有不同程度增加。因此，甲亢时肝血流依赖性药物如利多卡因、普萘洛尔等药物的肝清除率增大。甲亢时甲状腺素、胰岛素、氢化可的松、三碘甲腺原氨酸等激素的清除率增加。

甲减时，很多药物的代谢速度减慢、清除率降低、$t_{1/2}$ 延长。其原因与 CYP 活性下降、肝、肾血流量降低有关。例如，安替比林、普萘洛尔、丙硫氧嘧啶、氢化可的松、甲状腺素、三碘甲腺原氨酸等药物的代谢变慢、$t_{1/2}$ 延长。

4. 排泄　甲亢时地高辛的尿中排泄率增加而血浆中药物浓度明显下降。有人认为这主要是甲

亢使地高辛的肾小管分泌亢进所致。但是很多药物在甲亢时经肾排泄加快被认为是肾小球滤过率增大及肾血流量增加所致。

与甲亢相反，甲减时某些药物（如地高辛及普萘洛尔）的肾清除率降低。

（二）甲亢和甲减时药动学变化的临床意义

甲亢时由于某些药物的表观分布容积加大、代谢亢进、尿中排泄增加等原因，可导致药物的清除率加大、$t_{1/2}$ 缩短而达不到预期的治疗效果；甲减时则因为与甲亢相反的原因而导致药物在体内蓄积，从而造成不良反应发生甚至药物中毒。因此在临床上甲亢或甲减患者用药时，一定要掌握各种药物的药动学特点，密切观察患者用药后的反应，及时作出判断，果断调整给药剂量，有条件时一定要做治疗药物监测。甲亢和甲减时一些临床常用药物的药动学变化见表 16-10。

表 16-10　甲亢和甲减时药动学发生变化的常见药物

药物名称	药动学参数	甲亢	甲减
对乙酰氨基酚	吸收速度	↑	↓
普萘洛尔	吸收速度	↑	↓
普萘洛尔	分布容积	↑	—
苯妥英	分布容积	—	—
地高辛	分布容积	↑	↓
安替比林	氧化	↑	↓
普萘洛尔	氧化	↑	↓
美托洛尔	氧化	↑	↓
华法林	氧化	↑	↓
甲苯磺丁脲	氧化	↑	↓
苯妥英钠	氧化	—	↓
甲巯咪唑	氧化	—	↓
地西泮	氧化	—	↓
对乙酰氨基酚	葡糖醛酸结合	↑	↓
奥沙西泮	葡糖醛酸结合	↑	—
地高辛	肾清除率	↑	↓
阿替洛尔	肾清除率	—	↓
索他洛尔	肾清除率	—	↓
普萘洛尔	蛋白结合	↓	↑
华法林	蛋白结合	↓	↓

注：↑.上升；↓.下降；—.不变

二、糖尿病的药动学

（一）血浆蛋白结合减少

糖尿病时由于血浆蛋白含量减少、游离脂肪酸增加而导致内源性结合抑制物蓄积及血浆蛋白的糖基化等原因而使某些药物与血浆蛋白结合减少，如苯妥英钠、地西泮、华法林、利多卡因等。糖尿病患者服用地西泮后产生的血浆蛋白低下可因使用药用炭除去游离脂肪酸后而缓解，说明游离脂肪酸是导致药物血浆蛋白降低的原因之一。此外，有研究证明血浆蛋白的糖基化与游离型药物浓度的比例呈正相关。

（二）代谢酶活性下降

糖尿病患者服用对乙酰氨基酚后可导致对乙酰氨基酚的 $t_{1/2}$ 延长。这是由于糖尿病时葡糖醛酸转移酶活性降低，使肝代谢对乙酰氨基酚的功能减弱所致。此外，糖尿病患者尿苷二磷酸脱氢酶的活性下降而导致 UDPGA 的减少也与对乙酰氨基酚的代谢降低有关。

（三）肾清除率增加

由于糖尿病患者的血浆药物蛋白结合率下降，游离型药物增加，使蛋白结合率高的药物肾清除率增加。此外，由于糖尿病患者的尿量增加，尿趋向于酸性，使弱碱性药物的尿排泄增加，弱酸性药物的尿排泄减少。有研究报道，糖尿病患者发病 10 年内肾小球滤过率呈增加的趋势，发病 10 年后递减。例如，青霉素、阿米卡星等药物在糖尿病患者体内的肾清除率增加可能与糖尿病时肾小球滤过率增加有关。

三、糖尿病用药时的注意事项

由于糖尿病时某些药物的血浆蛋白结合率降低、代谢酶活性下降而导致一些药物容易在体内蓄积；此外，由于某些药物的肾清除率增加、尿量增加而促进一些药物的排泄等原因又可使某些药物的有效血药浓度降低。因此糖尿病时药动学改变比较复杂，应根据患者的具体情况和药物的特点来调整给药剂量和给药间隔时间，必要时应进行治疗药物监测。

思 考 题

1. 在肝硬化时所有药物的肝清除率都降低吗？为什么？试举例根据生理学药动学模型和示意图加以描述。

2. 慢性肝病患者静脉注射 A 药后血药浓度及药动学参数与健康者无明显变化，但口服 A 药后其血药浓度明显高于健康者，AUC 明显增加，试分析其可能原因。

3. 肝病时药动学的改变主要与哪些因素有关？这些因素的改变可能导致哪些临床后果？

（孟　强）

第十七章 新药的临床药动学评价

本章要求

1. 掌握临床药动学研究的基本内容和方法，包括受试人群的选择、生物等效性评价的基本方法。
2. 熟悉临床药动学中的医学伦理问题和影响临床药动学的因素。
3. 了解一些特殊人群中临床药动学的研究内容与目的。

第一节 新药临床药动学评价的目的与基本方法

一、新药临床药动学研究的目的

新药的临床药动学研究目的在于阐明新药在人体内的吸收、分布、代谢和排泄过程动态变化规律，它的研究成果将为临床上制订用药方案和个体化给药提供科学依据。不同的临床阶段，其研究方法和作用是不同的。在Ⅰ期临床试验阶段，常以健康受试者为研究对象，研究单次给药和多次给药后的药动学，饮食对口服药物药动学的影响及DDI，其意义在于阐明药物在人体中的吸收、分布、代谢和排泄动力学特征，以及饮食对口服药物吸收动力学的影响和DDI。根据临床药动学和药物临床耐受性试验研究结果，设计Ⅱ期临床试验的剂量和给药间隔。研究主要代谢产物的结构和活性（或毒性），结合动物实验，分析药物在人体内是否产生活性（或毒性）代谢产物及其代谢动力学行为特征，为药物的安全性评价提供依据。

在Ⅱ～Ⅳ期临床阶段，研究目标适应证患者和特殊人群如肝功能损害患者、肾功能损害患者、老年患者和儿童患者等人群中药动学。研究药物在患者中的药动学，阐明药物在患者中临床药动学的变化情况，确定患者是否需要调整用药方案。研究遗传因素对药动学影响，目的在于考察药物代谢酶或者转运体是否存在对药动学有显著影响的遗传多态性、遗传多态性的种族差异及影响程度大小，以便于临床实施个体化药物治疗方案。

二、新药临床药动学研究的前期准备与必要条件

（一）试验前的准备工作

在确认具有临床试验和临床药动学正式批件和合格的试验药品之后，首先应根据药物的药理学特点及临床试验要求，由审办方、临床试验机构临床试验负责者、统计学家及生物样品分析者共同制订最佳的新药临床药动学试验方案。试验方案包括如下内容。

（1）试验的题目、立题理由和目的。

（2）受试者的筛选（入选标准和排除标准）及知情同意书样稿的制订。

（3）试验药品的合法性检查（同意进行临床研究的批件、药品质量检验报告、批号等）。试验药品应该是中试放大产品，经国家药检部门审核，包括药品含量、杂质检查、稳定性及安全性检查符合要求。

（4）根据统计学原理和国家药品监督管理局的指南要求，确定受试者人数。

（5）根据Ⅰ期临床的耐受性试验结果确定给药途径、剂量和给药频率。

（6）根据药物性质选择合适的生物样品中药物浓度测定方法。建立生物样品中药物浓度测定方法和测定方法的验证。

（7）确定生物样品（尿和血）采集时间和采集量。

（8）实验期间对受试者的临床监护及临床和实验室检查项目。

（9）受试者编码，临床病例报告表的制订。

（10）不良事件的记录，严重不良事件的报告方法、处理措施及随访时间和方式。

（11）预期实验进度、完成时间。

（12）实验记录、数据存档规定。

（13）临床试验机构、课题负责人及申办者的姓名、地址和联系方式。

在进行人体试验前，详细实验方案，连同相关材料如同意进行临床研究的批件、药品质量检验报告、申办方的资质、知情同意书样本、药物临床前药效学和安全性评价的相关研究资料报送临床研究机构医学伦理委员会审批。只有通过医学伦理委员会批准后，方可开展人体试验。

（二）伦理要求

进行人体药动学研究时，必须遵循和贯彻《药物临床试验质量管理规范》（Good Clinical Procedure，GCP）。我国于 2020 年 7 月 1 日开始实施最新版的 GCP，它是参照国际公认的原则《赫尔辛基宣言》制订的，体现了知情同意原则、尊重原则、有利原则、公正原则和保密原则。GCP 规定凡涉及与人相关的试验，包括药物在人体中药动学研究均必须严格按照 GCP 规定执行。

1.《世界医学大会赫尔辛基宣言》 简称《赫尔辛基宣言》。《赫尔辛基宣言》（Declaration of Helsinki）在第 18 届世界医学协会联合大会（赫尔辛基，芬兰，1964 年 6 月）采用，现今的《赫尔辛基宣言》有 37 条。包括前言，一般原则，风险、负担和受益，易伤害的群体和个体，科学要求和研究方案，研究伦理委员会，隐私，知情同意，安慰剂的使用，研究后的保障措施，研究注册、出版和结果的传播等部分。《赫尔辛基宣言》强调所有涉及人的医学研究，包括利用可鉴定人体材料和数据所进行的研究均应遵循医学伦理原则。提出尽管该宣言主要针对医生，但鼓励参与涉及人类受试者的医学研究的其他人遵守这些原则。医学研究必须遵守的伦理标准：对人的尊重并保护他们的健康和权利。研究者有责任保护研究受试者的生命、健康、尊严、自我决定权、隐私，以及为研究受试者的个人信息保密。研究者在进行涉及人体的研究时既要考虑所在国的关于涉及人研究的伦理、法律与管理规范和标准，也要考虑相应的国际规范和标准。任何国家的或国际的伦理、法律或管理法规，都不得削弱或取消本宣言所提出的对人保护。同时也应该尽可能降低对环境的损害。涉及人的医学研究必须遵循普遍接受的科学原则，必须建立在对科学文献、其他相关信息和充分的实验室实验及适当的动物实验基础上。实验中涉及的动物必须尊重动物的福利。所有研究方案必须提交研究伦理委员会进行讨论、审查、指导和批准。研究伦理委员会必须独立于研究者、发起者，也不应受到其他不当的影响。在医学研究中，要求每个受试者均要签约知情同意书。充分告知研究目的、方法、资金来源、任何可能的利益冲突、研究单位、研究的预期受益和潜在风险、研究可能引起的不适，实验结束后事宜及其他与研究相关的信息。他们有权拒绝参加研究，或有权在任何时候撤回参与研究的同意而不受报复。对于使用可识别的人体材料或数据进行的医学研究，医生必须征得受试者对于采集、分析、储存和（或）再使用材料和数据的知情同意。

2. 中国《药物临床试验质量管理规范》 临床药动学研究也属于临床试验范畴，因此必须遵守《赫尔辛基宣言》中道德规范要求。我国最新版的 GCP（即中国 2020 年版的 GCP）共九章，八十三条，新版 GCP 更加强调对受试者全方位的保护，所有以人为对象的研究必须符合《赫尔辛基宣言》，即公正、尊重人格、力求使受试者最大程度受益和尽可能避免伤害，绝对不能因为科学和社会的获益而损害受试者的权益和安全。参加临床试验的各方，如伦理委员会、研究者和申报者，都必须充分了解和遵循这些原则，体现他们对受试者的保护职责。伦理委员会、研究者和申报者在临床试验都要担负起伦理及科学的责任，相互配合也要相互牵制，来确保受试者的权益和安全受到充分的保护，这也是 GCP 最重要的目的。因此，GCP 中对伦理委员会和研究者的职责与要求、申办者的职责、监查员、数据记录、处理、临床试验的质量保证等均作了具体要求。

（三）知情同意与知情同意书

临床药动学涉及人体试验，所有受试者必须对参与试验的内容、目的、可能存在的风险等有充分的知情权，并在自愿的前提下签约知情同意书。知情同意书（informed consent）是每位受试者表示自愿参加某一试验的文件证明。

1. 知情同意书签署前的必要工作 试验研究者在试验开始前，知情同意书必须得到医学伦理审查和批准。伦理委员会是在遵守相关的法规文件、GCP及《赫尔辛基宣言》的伦理原则的基础上，审查试验方案是否适当，包括研究目的、试验中受试者及其他人员可能遭受的风险和受益、试验设计的科学效率，即以最小受试者样本数获得正确结论的可能性。同时还须审查受试者入选的方法、向受试者提供的信息资料及获得知情同意书的方法是否适当，向受试者或其家属、监护人、法定代理人提供有关本试验的信息资料是否完整易懂。知情同意书签署前试验研究者或其指定的代表还必须向受试者提供有关临床试验的详细情况。

2. 知情同意书包含内容 知情同意书应包含以下内容。

（1）临床试验概况：试验所涉及试验性的内容；试验预期的获益，以及不能获益的可能性；受试者参加试验的预期持续时间；参加该试验的预计受试者人数；试验的过程、期限与检查操作，包括试验步骤及所需时间、试验中观察有利和无利的项目及检查的频度、留取血标本的总量等。

（2）试验目的：评价一项试验的目的就在于考察其安全性和有效性。同时应强调一项试验，其性质本身就是一种研究，只有在安全性和有效性得到确实保障后，才能允许试验药品上市及正式应用于临床。

（3）受试者需要遵守的试验步骤和义务：使受试者知晓本次试验本人需付出什么，也使其在理解试验过程后能更好地配合试验。

（4）预期受试者可能的收益和可能发生的风险与不便：应告知受试药物可能的不良反应频率及其程度，尤其是存在影响胚胎、胎儿或者哺乳婴儿的风险时。研究者防范这些反应出现所采取的措施，参加受试获得的可能受益，使受试者事先可权衡参加试验的利弊、做好充分的思想准备。

（5）说明试验治疗和随机分配至不同组别的可能性：随机对照试验时受试者有可能被随机分入试验组或对照组，因此还需告诉其对照试验益处及风险。

（6）应明确指出受试者参加试验应是自愿的：可以拒绝参加；在试验的任何阶段，无须任何理由，有权随时退出试验，不会受到任何歧视或报复，不会影响和研究者的关系及今后的诊治。试验开始后，如有重要的有关信息，如发现新的不良反应，或较严重的不良反应均需尽快通知受试者，可由受试者考虑是否继续参加及完成试验。

（7）须使试受者了解，参加试验及其在试验中的个人资料均属保密，受试者参加试验及个人试验资料为个人隐私，受试者的全名不会出现在所有记录及文件中（只以姓的拼音及入选编号代表），只有监查员、稽查员、伦理委员会和药品监督管理部门检查人员在不违反保密原则及相关法规的情况下可以查阅受试者的原始医学记录，用来核实临床试验的过程和数据。

（8）受试者发生与试验相关的损害时，可获得补偿及治疗：如发生与试验相关的非正常损害时，受试者可获得及时适当的治疗，以及保险赔付等补偿。

（9）受试者参加临床试验可能获得的补偿：以健康人为试验对象进行 I 期临床试验或生物等效性研究时，则应付给相应的报酬。

（四）签署知情同意书须注意的原则

1. 知情同意书的语言和文字 原则上必须用受试者的母语，并以通俗易懂的文字书写，尽量避免使用专业术语，使受试者真正确实"知情"，并给予受试者充足的时间和机会去详细了解所参加的临床试验。此外，受试者阅读知情同意书后，可向研究者提出任何与试验有关的问题，研究者有义务作出详尽的解答。

知情同意书中禁止出现使受试者放弃合法权益的语言，同样也不允许含有为申办者或研究者过失开脱责任的语言。

2. 知情同意书的签署 绝大多数情况下应由受试者本人签字，或由其合法监护人签字。如受试者及其监护人均无阅读能力时，经研究者详细解释知情同意书的内容后，可由不受临床试验相关人员不公正影响的公正见证人见证整个知情同意过程并且签字和注明日期，以证明研究者已向受试者详细具体介绍了知情同意书的内容，受试者也已同意决定参加试验。弱势受试者，如研究者的学生和下级、申办者的员工、军人、犯人、无药可救疾病的患者、处于危急状况的患者、入住福利院的人、流浪者、未成年人和无能力知情同意的人等，应该受到伦理委员会特别的关注。儿童受试者参加临床试验需要征得其监护人的知情同意并签署知情同意书。当儿童有能力做出知情同意和签署知情同意书时，也需要由儿童受试者本人决定和签署知情同意书以后才可参与临床试验。

3. 知情同意书的修改　研究者及申办者均无权修改已经伦理委员会审核批准的知情同意书，如必须作修改，则应再次报请伦理委员会审批。

（五）伦理委员会组成与职责

为了保证受试者的权益，形成独立的伦理委员会（ethics committee）。

1. 伦理委员会组成　伦理委员会的组成应该符合卫生健康主管部门的要求，委员都应该接受过伦理审查的培训。委员会应当按照制度和规程履行其职责，如提出意见和投票等。参与投票或者提出审评意见的委员不应该参与被审查的项目。

2. 伦理委员会职责　伦理委员会应当审查研究方案、知情同意书、研究者手册、研究者的资格证书等履行其职责所需要的文件，来确定临床试验的科学性和伦理性，如研究方案是否体现科学合理，风险是否降到最低，受试者的利益是否达到保证，是否知情同意，是否存在违背医学伦理问题。监督试验过程等。

（六）临床试验的实施

临床药动学研究属于临床研究范畴，必须符合所有临床试验要求，按照临床药物研究规范开展工作，包括如下内容。

1. 实验场地要求和研究单位资质　只有经过国家药品监督管理局已经备案的药物临床试验机构才能开展临床药动学研究，所有涉及人体试验内容必须在正规的临床观察室中进行，配备具有资格的医护人员和必要的抢救设备、药品，有严格的管理规范，能够进行细致观察，并能对紧急情况采取及时和必要的一切医疗措施。

2. 研究者　研究者负责实施临床试验并对临床试验质量及受试者权益和安全负责。研究者应该具有在临床试验机构的执业资格及临床试验所需的专业知识、培训经历和能力，能够提供最新的工作履历和相关资格文件以证明达到相应的要求。

（1）组织和负责临床试验的实施：包括人员配备情况和人员培训，保证临床试验按照伦理委员会同意的试验方案实施，并按照 GCP 和临床试验相关的法律法规要求开展工作。要求全体参加临床试验的工作者应为有经验的、受过临床试验专业培训的临床医师、药师和护士。试验前经过该临床项目培训，熟悉申办者提供的试验方案、研究者手册、试验药物相关资料信息，充分掌握试验的整个内容和过程，研究人员应对受试者身体状况和试验药物的药理、毒理充分了解，掌握试验药物的给药途径、给药方法和可能发生的不良反应及其防治措施等内容。

（2）负责向伦理委员会提供伦理审查需要的所有文件，在未获得伦理委员会书面同意之前，不能实施临床试验，也不能筛选受试者。向招募的受试者提供经伦理委员会同意的最新版的知情同意书，应当采用通俗易懂的语言和表达方式向受试者或者其监护人、见证人介绍和解释。

（3）负责临床试验中观察到的任何不良反应和事件，对于严重的不良反应或事件及时向当地药政部门、医学伦理委员会和申办者汇报，并采取补救措施。

（4）保留试验期间的所有资料包括药物发放记录、临床检查情况等。

（5）定期向申办者报告临床试验的实施情况。

3. 申办者　指负责临床试验的发起、管理和提供临床试验经费的个人、组织或者机构。申办者应负下列责任。

（1）对参与试验的受试者的权益和安全负责。

（2）保证临床试验符合国家药品监督管理局（NMPA）的各项规定。负责选择的研究负责人，向他们提供各种必要的信息以确保临床试验按法律或有关规章规定程序进行。

（3）申办者应当向所有参加临床试验的研究者及临床试验机构、伦理委员会快速报告可疑且非预期严重不良反应。

（4）建立临床试验的质量管理体系，确保临床试验结果的真实和可靠，如委派监查员监督临床试验按临床试验程序和方案进行，并监督研究人员按 GCP 实施临床试验。

（5）保存所有临床试验有关的记录和报告至规定的时间。

（6）负责临床试验用药品的提供、发放、在临床试验期间储存的稳定性和回收。

（7）应与临床研究单位、合同研究组织签订项目委托合同，明确双方的承担责任。

4. 临床监查员（clinical research associate，CRA）　是受申办者委托专门监察临床试验的人员，是申办者和研究者之间的主要联系人。其主要任务是监督研究者是否按试验方案正确地实施和记录，并负责如下工作。

（1）临床试验前确定研究者是否有资质和条件来实施和完成试验。

（2）监督临床试验过程中试验用药品的管理、使用和记录。

（3）监督研究者在临床试验中对研究方案的执行情况，如数据的记录和报告的正确完整。

（4）核对病例报告表录入的准确性和完整性，如有问题需要修改时，确保修改的合规性。

（5）确认临床试验中的不良事件按照相关的要求及时报告。

5. 伦理委员会审批与监督　研究者应在试验前须填写试验申请，所有试验方案和知情同意书必须得到独立的伦理委员会书面审批；获得批准后方可开始试验。实验中对试验方案的修改，应再次通过伦理委员会审批。研究过程中应接受伦理委员会的监督和质询。

第二节　新药临床药动学评价的内容

在新药临床药动学评价时，根据其研究目的不同，分为健康人体中药动学研究和患者中药动学研究。

一、健康志愿者体内药动学研究

本项研究通常是在Ⅰ期临床试验阶段中进行的，目的在于探讨药物在体内吸收、分布、代谢和排泄的特点，为后续临床试验的给药剂量和方案制订提供伦理依据。研究的内容包括健康受试者单次与多次给药的药动学、食物对口服药物制剂药动学影响、代谢产物的药动学研究、药物相互作用的药动学研究等。

（一）单次给药的药动学研究

通常选择健康受试者进行试验。但如果试验药物的安全性较低，试验过程中可能对受试者造成损害或在伦理上不允许在健康受试者中进行试验时，可选用相应适应证的患者作为受试者。

1. 健康受试者的选择

（1）健康状况：健康受试者应无心血管、肝、肾、消化道、精神等疾病病史，无药物过敏史。在试验前应详细询问既往病史，作全面的体格检查及实验室检查，并根据试验药物的药理作用特点相应增加某些特殊检查。有下列情况者，应作为受试者的排除标准，不得作为受试者入选。①体检和实验室检查指标超过正常值者；②具有心血管、肝、肾、消化道、精神等相关疾病病史者，以及对实验作用相关的药物有过敏史者；③儿童、妊娠期妇女、经期妇女及哺乳期妇女；④HIV病毒感染者，药物滥用者；⑤最近3个月内献血或作为受试者被采样者；⑥嗜烟、嗜酒者和近两周曾服过各种药物者均不宜作为受试者。

如已知受试药物或同类药物的主要代谢酶或者转运体具有遗传多态性，应查明受试者体内该酶或者转运体的基因型，使得实验设计更加合理。

（2）性别：原则上应男性和女性兼有，一般男、女各半，不仅可了解药物在人体的药动学特点，同时也能观察到该药的药动学是否存在性别的差异。但应注意，女性作为受试者往往要受生理周期或避孕药物的影响，因某些避孕药物具有药酶诱导作用或抑制作用，可能影响其他药物的代谢消除过程，从而改变试验药物的药动学特性。所以在选择女性受试者时必须对此进行询问和了解。另外，一些有性别针对性的药物，如性激素类药物，治疗前列腺增生药物，治疗男性性功能障碍药物及妇产科专用药等则应选用男性或女性受试者。

（3）年龄和体重：受试者年龄应为年满 18 岁以上的成人，一般为 18～45 岁。为减少个体差异，同批受试者年龄一般不宜相差太大。正常受试者的体重一般不应低于 50kg。其体重指数（body mass index，BMI）按体重（kg）/身高 ^{2}（m^2）计算，一般为 19～24。因临床上大多数药物不按体重计算给药剂量，所以同批受试者的体重应比较接近。

（4）伦理学要求：试验方案须经伦理委员会讨论批准，受试者必须熟知试验的风险，自愿参加试验，并签订书面知情同意书。

2. 对试验药物的要求

（1）药物质量：试验药品应当在符合《药品生产质量管理规范》条件的车间制备，并经检验符合质量标准。

（2）药品保管：试验药品有专人保管，记录药品使用情况。试验结束后剩余药品和使用药品应与记录相符。

3. 试验药物剂量的选择 新药的单次给药研究会通常会通过剂量递增来考察药物和（或）代谢产物在人体内的药动学特征和相应的药动学参数，探索剂量-暴露比例关系等。剂量递增的设计需要综合分析药物所有非临床和临床研究数据及类似药物的相关信息，如人类最相关的动物种属药效学、药动学、毒理学和毒代动力学研究。剂量递增的设计可参考预估的药理学活性剂量（pharmacologically active dose，PAD）和（或）治疗剂量（anticipated therapeutic dose，ATD），使得考察的剂量范围可以具有药理学活性暴露量水平。最低剂量通常等于或大于Ⅰ期临床耐受性试验的起始剂量，然后按照预设的规则递增到预设的最高剂量，最高剂量必须小于或等于人最大耐受的剂量，但一般应高于治疗剂量。

4. 研究步骤 受试者在试验日前进入Ⅰ期临床监护室（或病房），晚上进统一清淡饮食，禁食不禁水过夜（通常 10h）。次日晨空腹（注射给药时可以不空腹）口服药物，用 200～240mL 温水送服（如需收集尿样，则在服药前排空膀胱）。按试验方案在服药前、后不同时间采取血样或尿样。原则上试验期间受试者均应在监护室（病房）内，避免剧烈运动。

5. 饮水和进食 在实验期间禁服茶、咖啡及其他含咖啡和醇类饮料，以及可能影响药物吸收和代谢的食物与饮料如葡萄柚汁及橘子汁等。服药前 1h 至服药后 1h 内禁止饮水，其他时间可自由饮水。服药后 4h 内禁食。受试者应规定的时间进食标准餐。

6. 采样点的确定 采样点的确定对药动学研究结果有重大的影响。服药前采空白血样品，一个完整的药-时曲线，应包括药物各时相的采样点，即采样点应包括给药后的吸收分布相、平衡相（C_{max}）和消除相三个时相。一般在吸收分布相至少需要 2～3 个采样点，平衡相至少需要 3～4 个采样点，消除相至少需要 6 个采样点。一般不少于 12 个采样点。应有 3～5 个消除 $t_{1/2}$ 的时间，或采样持续到血药浓度为 C_{max} 的 1/20～1/10 的时间点。

如果同时收集尿样时，则应收集服药前尿样及服药后不同时间段的尿样。取样点的确定可参考动物药动学试验中药物排泄过程的特点，应包括开始排泄时间，排泄高峰及排泄基本结束的全过程。

7. 药动学参数的估算和评判 将各受试者的血药浓度-时间的数据，绘制成各受试者的药-时曲线及平均药-时曲线，用适当的药动学软件进行分析处理，以表征药物的药动学行为，能够采用房室模型分析的尽可能采用房室模型分析，如无合适模型的，则按照非房室模型方法求算参数。吸收速率常数、t_{max}、C_{max} 和 AUC 等参数主要反映药物吸收速率和程度；表观分布容积主要反映药物分布情况；而 λ_z、$t_{1/2}$、MRT 和清除率等主要反映药物从血液循环中消除的特点。尿中药物的排泄分数或肾清除率反映药物经肾排泄情况。比较三种剂量的药动学参数，分析其药动学行为是否是线性动力学过程。

8. 提供研究资料　对于新药的药动学研究，应提供详细的药动学研究方法、受试者观察记录表（包括体检表）、血（或尿）药浓度测定原始数据及结果、药动学计算公式、药动学参数（包括 C_{max}、t_{max}、$t_{1/2}$、表观分布容积、λ_z、清除率和 AUC）和对 II 期临床试验给药方案的建议等。

■（二）多次给药药动学研究

当药物在临床上将连续多次应用时，需要明确多次给药的药动学特征。根据研究目的，应考察药物多次给药后的 C_{ss}、达到 C_{ss} 的速率和程度、$C_{ss,min}$，$C_{ss,max}$ 之间的波动度（DF），是否存在药物蓄积作用，明确 C_{ss} 和临床药理效应（药效和不良反应）的关系等。为后续临床研究给药方案包括给药剂量、给药间隔和给药持续时间的制订等提供依据。

（1）受试者的选择标准、受试者例数、试验药物的要求均同单次给药健康人体药动学研究。

（2）试验药物剂量：多次给药的剂量、给药间隔和给药持续时间的设计应该充分考虑单次给药剂量递增药动学研究的结果、目标适应证特点和非临床研究数据。多次给药后的最大预期稳态暴露量通常不应超过单次给药药动学研究的最大暴露量，但是如果已完成的临床研究表明新药的安全性良好，也可以增大多次给药的剂量探索更高暴露水平。

（3）研究步骤：试验期间受试者必须在合格的、急救设施齐全的临床试验病房或观察室进行服药、采集样本和活动。如为口服药物则均用 200～240ml 温水送服，受试者早、中、晚三餐均进统一饮食。

（4）采样点的确定：根据单次药动学求得的消除 $t_{1/2}$，估算药物可能达到 C_{ss} 的时间，应连续测定 3 次（一般为连续 3 日的）谷浓度（给药前）以确定已达 C_{ss}。一般采样点最好安排在早上空腹给药前，以排除饮食、时间及其他因素的干扰。当确定已达 C_{ss} 后，在最后一次给药后，采集一系列血样，包括各时相（同单次给药），以测定稳态血药浓度-时间曲线。

（5）药动学参数的估算：根据试验中测定的 3 次谷浓度及 C_{ss}-时间数据，绘制多次给药后药-时曲线，求得相应的药动学参数，包括 t_{max}、$C_{ss,max}$、$t_{1/2}$、清除率、坪 C_{ss}（$C_{av} = AUC_{ss,0-\tau}/\tau$）、$C_{ss}$-时间曲线下面积（$AUC_{ss,0-\tau}$）及波动度 $[DF = (C_{ss,max} - C_{ss,min})/C_{av}]$ 等。

（6）说明多次给药时药物在体内的药动学特征，同时应与单次给药的相应药动学的参数进行比较，观察它们之间是否存在明显的差异，特别在吸收和消除等方面有否显著的改变。

【临床案例 17-1】

采用随机开放研究健康受试者单次和多次口服雷诺嗪缓释片的药动学。12 名健康受试者入选该实验（6 男 6 女）。年龄 24.7 岁 ±1.6 岁（22～27 岁），体重 61.3kg±6.4kg（51.2～72.6 kg），身高 165.7cm±4.5cm（153.3～174.2cm），BMI 21.6 kg/cm² （19.4～23.9kg/cm²）。

（1）单次给药实验：采用 3×3 拉丁方实验设计。周期间隔 7 日。受试者空腹过夜，08:00 单剂量口服 500mg、1000mg、1500mg 雷诺嗪缓释片。服药前和服药后不同时间取血于肝素化试管中，分取血浆于 −70℃保存至分析。实验期间禁用含乙醇或咖啡的饮料。所有试验均在医生的监护之下进行，同时观察受试者临床反应和耐受情况。

（2）多次给药实验：上述 12 名受试者继续进行多次给药试验。每日给药 2 次，分别于早 08:00 和晚 20:00 服药 1 次，每次 500mg，连续 7 日。在第 6 日和第 7 日的早 08:00 和晚 20:00 服药前取血。第 8 日于服药前和服药后不同时间取血。要求取血时间同单剂量给药。

【案例分析】

　　测定单次给药和多次给药后的药-时曲线和估算的药动学参数，分别列于图17-1、表17-1、表17-2和表17-3。三种剂量的AUC和C_{max}与剂量（D）成比例，用双对数直线回归的回归方程：$\ln(AUC_{48h}) = 1.045\ln(D) + 2.576$，$r^2 = 0.982$和$\ln(C_{max}) = 1.023\ln(D) + 0.222$，$r^2 = 0.986$，回归系数与接近1，提示在此剂量内雷诺嗪在体内处置过程是线性的。与单次给药比较，多次给药后AUC和C_{max}显著高于单次给药，其两者比大于2，提示多次给药存在严重的蓄积。性别间比较显示雷诺嗪在人体中药动学行为无性别差异。

表17-1　单次口服雷诺嗪缓释片后药动学参数

参数	500mg	1000mg	1500mg
AUC_{48h}（ng·h/mL）	9071.9 ± 3400.0	16 573.5 ± 6806.2	29 324.5 ± 10 857.2
AUC_{∞}（ng·h/mL）	9862.7 ± 3152.0	16 882.4 ± 6790.8	29 923.5 ± 10 706.3
C_{max}（ng/mL）	741.5 ± 253.0	1355.0 ± 502.0	2328.7 ± 890.5
t_{max}（h）	5.3 ± 1.4	4.2 ± 1.2	5.9 ± 2.8
$t_{1/2}$（h）	6.4 ± 3.3	6.4 ± 3.5	6.7 ± 4.3
清除率（L/h）	60.9 ± 30.2	73.4 ± 43.0	58.1 ± 25.8
MRT（h）	13.2 ± 3.7	12.8 ± 3.5	14.1 ± 2.8

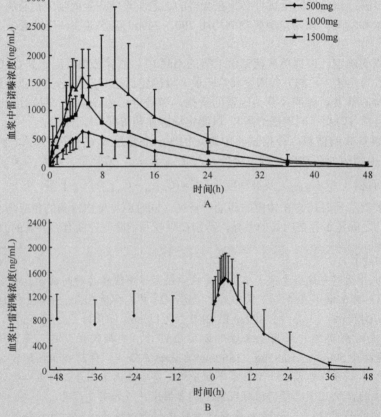

图17-1　受试者三交叉口服500mg、1000mg、1500mg雷诺嗪缓释片血药浓度-时间数据（A）及每日2次每次500mg连续7日，第8日服药1次500mg雷诺嗪缓释片，在服药前和服药后血药浓度-时间数据（B）

（均数 ±SD，n=12）

表 17-2　受试者单次口服 500mg 和每日 2 次每次 500mg 连续 7 日多次口服药动学参数比较

参数	单剂量	多剂量
AUC_{ss}（ng·h/mL）		14 655.5 ± 5624.2
AUC_{48h}（ng·h/mL）	9071.9 ± 3400.0	23 808.3 ± 11 089.1**
AUC_{∞}（ng·h/mL）	9862.7 ± 3152.0	24 012.0 ± 11 023.2**
$C_{ss,max}$（ng/mL）	741.5 ± 253.0	1732.9 ± 547.3**
$t_{1/2}$（h）	5.3 ± 1.4	6.28 ± 2.48
t_{max}（h）	6.4 ± 3.3	3.46 ± 1.48**
CL/F（L/h）	60.9 ± 30.2	43.6 ± 29.9*
$C_{ss,min}$（ng/mL）		838.1 ± 429.8
C_{av}（ng/mL）		1221.3 ± 468.7

* 与单次给药相比，$P < 0.05$

** 与单次给药比较，$P < 0.01$

表 17-3　雷诺嗪男性（M）和女性（F）中单次和多次口服雷诺嗪后药动学参数比较（均数 ± SD）

	500mg		1000mg		1500mg		多剂量（500mg）	
	M	F	M	F	M	F	M	F
t_{max}（h）	5.2 ± 1.7	5.5 ± 1.2	4.2 ± 1.3	4.3 ± 1.2	4.7 ± 1.8	7.2 ± 3.2	4.0 ± 0.9	2.9 ± 1.8
AUC（ng·h/mL）	9580.4 ± 2960.0	8563.5 ± 3639.7	15 447.5 ± 5930.2	17 699.6 ± 7981.5	31 190.8 ± 12 148.3	27 458.3 ± 10 168.4	24 873.3 ± 13 243.9	22 743.3 ± 9612.8
AUC_{∞}（ng·h/mL）	10 213.0 ± 2350.4	8662.3 ± 3631.2	15 912.0 ± 6018.9	17 852.9 ± 7935.1	32 114.5 ± 11 942.1	27 732.5 ± 9901.5	25 144.7 ± 13 178.4	22 879.4 ± 9517.0
C_{max}（ng/mL）	755.9 ± 171.2	727.0 ± 333.2	1215.9 ± 330.4	1494.1 ± 631.6	2324.3 ± 506.0	2333.2 ± 1220.1	1846.8 ± 582.3	1619.0 ± 537.4
$t_{1/2}$（h）	7.0 ± 4.1	5.8 ± 2.5	6.7 ± 4.0	6.1 ± 3.2	6.9 ± 3.3	6.5 ± 5.4	6.7 ± 2.2	5.9 ± 2.8

■（三）食物对口服药物制剂药动学的影响

食物影响（food effect，FE）研究是新药药动学研究的重要组成部分。口服药物在胃肠道中吸收速率和程度往往受食物的影响。进食可能通过：①影响胃排空；②影响胆汁流量；③改变胃肠道 pH；④改变胃肠血流量；⑤改变药物的肝肠药物代谢酶活性和药物转运体活性；⑥与剂型或药物的物理或化学相互作用等减慢或减少药物的吸收，但亦可能促进或增加某些药物的吸收，从而改变 AUC、C_{max} 和 t_{max} 等。

通过观察在饮食前和后服药物对药物的药动学变化，旨在为后续临床研究制订科学、合理的用药方案提供依据。因此，研究时所进的食物应是高脂、高热量的配方，以便使得食物对胃肠道生理状态的影响达到最大，使进食对所研究药物的药动学的影响达到最大。如果研究发现高脂餐对药物的体内暴露量有显著影响，则可能需要额外评估不同类型的食物（如低脂餐）对药动学的影响，这样更利于设计食物相关的给药方案。食物影响研究应在 Ⅰ 期临床试验阶段进行，以便获得有助于 Ⅱ、Ⅲ 期临床试验设计的信息。试验设计通常可采用随机双周期交叉设计，也可以根据药物的代谢特性与单剂量交叉试验结合在一起进行。选用 10～12 例受试者进行实验，采用拟定的 Ⅱ 期临床试验单次给药和给药途径。试验前夜开始（至少禁食 10h）。受试者试验当日给药前 30min 时开始进食标准餐，并在 30min 内用餐完毕，在开始进餐后 30min 时准时服用试验药，用 240ml 水送服。建议标准餐组成：高脂（提供食物中约 50% 的热量）高热（800～1000kcal）

1cal=4.184J 饮食。其中蛋白质约提供 150kcal 热量，碳水化合物约提供 250kcal 热量，脂肪提供 500～600kcal 热量。

【临床案例 17-2】

　　MS-690514 为表皮生长因子受体酪氨酸激酶受体抑制剂。比较高脂饮食和低脂饮食对 BMS-690514 相对口服生物利用度的影响。分两实验：实验 1，高脂饮食对 BMS-690514 相对口服生物利用度的影响。54 人入选实验，采用交叉实验设计。受试者空腹或进食高脂早餐后 30min 内服药。高脂饮食热量 951cal（15% 蛋白，33% 碳水化合物，52% 脂肪）。药物剂量 200mg。清洗期 7 日。用 240mL 水服药，服药后不同时间采血，测定血药浓度，估算相应药动学。实验 2，低脂饮食对 BMS-690514 相对口服生物利用度的影响。40 人入选实验 2，实验方案同实验 1。低脂饮食热量 336cal（11% 蛋白，75% 碳水化合物，14% 脂肪）。

【案例分析】

　　在实验 1，仅 26 人（男 22 例和女 4 例）的资料符合要求。实验 2 中只有 17 人至少结束一种处理，且资料符合要求。高脂饮食、低脂饮食餐后和空腹给药后血浆中 BMS-690514 血药浓度-时间数据及其估算药动学参数分别列于图 17-2 和表 17-4。

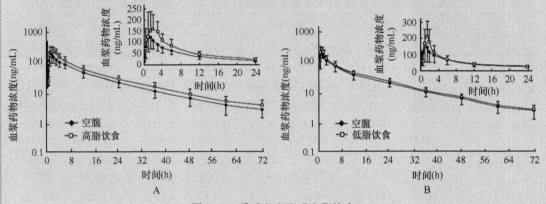

图 17-2　受试者空腹或高脂饮食

A. 低脂饮食；B. 口服 200mg BMS-690514 血药浓度（均数）

表 17-4　高脂和低脂饮食对 BMS-690514 代谢动力学参数影响

	t_{max} （min-m）（h[a]）	C_{max}, GM （ng/mL）（n）	AUC$_{0-t_n}$, GM （ng·h/mL）（n）	AUC$_{0-\infty}$, GM （ng·h/mL）（n）	$t_{1/2}$ （SD）（h[a]）
高脂饮食					
餐后	2（0.5～4）	203（26）	1700（26）	1769（26）	17.0（5.0）
空腹	1.5（0.5～3）	131（26）	1279（26）	1325（26）	16.3（3.8）
GMR	NA	1.55	1.33	1.34	NA
90%CI		1.38～1.74	1.28～1.38	1.29～1.39	
低脂饮食					
餐后	1.0（0.5～3）	199（17）	1488（17）	1540（17）	15.6（2.7）
空腹	1.5（0.5～2）	141（16）	1239（16）	1284（16）	16.3（3.0）
GMR	NA	1.41	1.20	1.20	NA
90%CI		1.22～1.63	1.13～1.28	1.13～1.28	

注：a. 中位数；GM. 几何均数；n. 受试者人数；GMR. 餐后/空腹 GM 比；CI. 置信区间

可见，与用空腹比较，用餐后服药可显著增加 BMS-690514 浓度和 AUC，其 C_{max}、AUC_{0-t_n} 和 $AUC_{0-\infty}$ 的几何均数分别增加 55%、33% 和 34%。估算几何均数比 GMR（90% 置信区间）分别为 1.55（1.38～1.74）、1.33（1.28～1.38）和 1.34（1.29～1.39），超过规定的 0.80～1.25 范围。低脂饮食也能增加 BMS-690514 浓度，与空腹比较，C_{max}、AUC_{0-t_n} 和 $AUC_{0-\infty}$ 的几何均数分别增加 41%、20% 和 20%。估算几何均数比 GMR（90% 置信区间）分别为 1.41（1.22～1.63）、1.20（1.13～1.28）和 1.20（1.13～1.28），也超过规定的 0.80～1.25 范围。可见高脂和低脂饮食均可增加 BMS-690514，提示该药最好空腹给药。

（四）药物相互作用的药动学研究

药动学相互作用在药物代谢酶/转运体诱导或抑制方面表现更为突出，出现许多临床上严重药物相互作用病例。该项研究多数情况下是在健康志愿者中进行的。临床药物相互作用实验通常是比较指针药物在与在研药物合用前后的血药浓度和暴露。一般采用随机交叉试验设计或平行试验设计。根据临床需求考虑：单次给药/单次给药，单次给药/多次给药，多次给药/单次给药和多次给药/多次给药等方案。对于交叉试验设计，要考虑药物的清洗期药物足够长，以保证酶的活性恢复至基线水平。

试验设计应考虑：①指针药物和在研究药物是急性还是慢性用药；②指针药物和在研药物的药动学和药效学特性；③设计目的是研究抑制还是诱导；④抑制作用是否是时间依赖性等。剂量应参考临床剂量，剂量选择应保证获得最大相互作用的可能性，因此，尽可能选用最大剂量和最小的给药时间间隔。给药途径也应采用拟定临床用药途径。通常采用底物单用和合用后的主要参数如 AUC、C_{max} 和 t_{max} 进行评估。其他药动学参数如清除率和谷浓度等有时也作为评估指标。药物代谢相互作用的统计方法通常参照生物等效性评价中的置信区间法，即考察（C_{max} 或 AUC）合用/单用比值的几何均数（GMR）比值的 90% 置信区间，即其参数是否落在 80%～125%。如落在 80%～125%，则认为无药物相互作用，否则认为存在药物相互作用。

【临床案例 17-3】

采用三交叉研究安妥沙星和茶碱的相互作用。12 名男性健康受试者，随机分为 3 组，每组 4 名，男女各半，按照三交叉设计。三种处理。处理 1：安妥沙星片 400mg（第 1 日）、200mg（第 2～5 日，1 次/日）。处理 2：茶碱缓释片 200mg（第 1 日）。400mg（第 2～4 日：200mg/次，2 次/日）、200mg（第 5 日）。处理 3：安妥沙星片 400mg+茶碱缓释片 200mg（第 1 日）、安妥沙星片 200mg+茶碱缓释片 400mg（第 2～4 日：其中茶碱缓释片 200mg/次，2 次/日）、安妥沙星片 200mg+茶碱缓释片 200mg（第 5 日）。每种处理间隔 1 周，每个周期采集受试者的单剂量和多剂量生物样本（血样、尿样），测试受试者的生物样本反映的药动学参数，实验结果经方差分析，观察安妥沙星和茶碱药动学间是否存在相互作用及其程度。其评判标注是如合用/单用合用/单用几何均数比值的 90% 置信区间为 80%～125%，可以认为药物相互作用无临床意义，反之则认为药物相互作用有临床意义。

【案例分析】

测定单用或合并用药后血浆中茶碱和安妥沙星的血药浓度和相应的药动学参数分别列于图 17-3、表 17-5 和表 17-6。

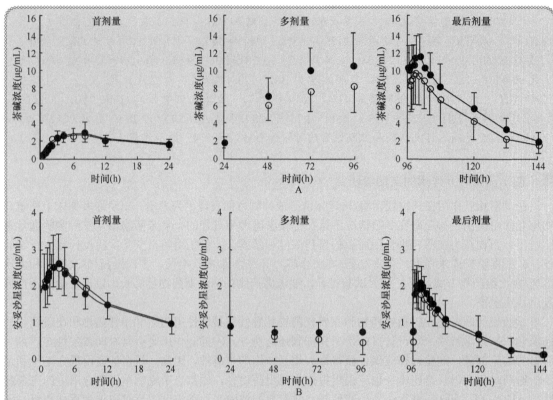

图 17-3　口服安妥沙星、茶碱单用及其合用后血浆中茶碱（A）浓度和安妥沙星（B）浓度（均数 ±SD）

表 17-5　安妥沙星（ATFX）对茶碱（TP）代谢动力学参数影响（均数 ± SD）

		TP	TP+ATFX	GMR（90%CI）
第 1 日	AUC_{0-24h}（μg·h/mL）	50.00 ± 14.49	51.77 ± 10.27	106.6%（94.4%～120.4%）
	C_{max}（μg/mL）	3.00 ± 0.91	3.23 ± 1.30	106.4%（88.7%～124.6%）
	t_{max}（h）	4.8 ± 2.8	6.2 ± 1.8	NA
第 5 日	AUC_{0-12h}（μg·h/mL）	92.64 ± 27.08	117.72 ± 27.77[*]	129.4%（113.7%～147.3%）
	AUC_{0-24h}（μg·h/mL）	152.95 ± 43.06	200.04 ± 52.50[*]	132.7%（118.7%～148.5%）
	C_{max}（μg/mL）	9.32 ± 2.70	12.02 ± 2.41[*]	132.1%（114.0%～153.1%）
	t_{max}（h）	3.0 ± 1.2	3.3 ± 0.9	NA
	$t_{1/2}$（h）	17.93 ± 5.08	18.66 ± 5.04	NA

注：GMR. 几何均数比；CI. 置信区间

[*] 与单用茶碱比较，$P < 0.05$

表 17-6　茶碱（TP）对安妥沙星（ATFX）代谢动力学参数影响（均数 ± SD）

		TP	TP+ATFX	GMR（90%CI）
第 1 日	AUC_{0-24h}（μg·h/mL）	39.93 ± 8.86	38.46 ± 8.36	98.9%（86.5%～113.1%）
	C_{max}（μg/mL）	2.94 ± 0.78	2.90 ± 0.85	98.6%（83.2%～116.8%）
	t_{max}（h）	1.3 ± 1.0	2.1 ± 1.1	
第 5 日	AUC_{0-24h}（μg·h/mL）	24.32 ± 6.03	27.57 ± 6.98	113.5%（104.9%～122.8%）
	C_{max}（μg/mL）	2.10 ± 0.39	2.36 ± 0.48	112.5%（104.6%～121.0%）
	t_{max}（h）	1.5 ± 0.7	1.8 ± 1.2	
	$t_{1/2}$（h）	13.56 ± 3.75	15.01 ± 4.11	

由表 17-5 和表 17-6 可见，单剂量给予安妥沙星不影响茶碱的药动学，与安妥沙星合用和单用处理的 AUC_{0-24h} 和 C_{max} 几何均数的比（90% 置信区间）分别为 106.6%（94.4%～120.4%）和 106.4%（88.7%～124.6%），在规定的 80%～125% 内，提示单次合用安妥沙星不影响茶碱的药动学行为，然而多剂量合用后，安妥沙星显著增加茶碱的 AUC_{0-12h}、AUC_{0-24h} 和 C_{max}。与单用比较，合用安妥沙星后几何均数的比（90%CI）分别为 129.4%（113.7%～147.3%）、132.7%（118.7%～148.5%）和 132.1%（114.0%～153.1%），即多剂量合用安妥沙星显著增加茶碱暴露水平约增加 30%，安妥沙星单次用药对茶碱的影响较小，而多次用药表现出较强的抑制作用，提示安妥沙星可能是茶碱代谢酶的机制性抑制剂。然而，无论是首剂量或多剂量，茶碱不改变安妥沙星的药动学行为，其相应参数的几何均数比的 90% 在规定的 80%～125% 内。

（五）药物代谢产物的药动学研究

根据非临床药动学研究结果，如果药物主要以代谢方式消除，其代谢物可能具有明显的药理活性或毒性作用，或作为酶抑制剂而使药物的作用时间延长或作用增强，或通过竞争血浆和组织的结合部位而影响药物的处置过程，则代谢物的药动学特征可能影响药物的疗效和毒性。对于具有上述特性的药物，在进行原型药单次给药、多次给药的药动学研究时，应考虑同时进行代谢物的药动学研究。

【临床案例 17-4】

奈伟拉平（NVP）及其代谢产物药动学。奈伟拉平是一个广泛使用的抗 HIV 病毒药物，在体内广泛代谢，已鉴定出 5 个代谢物，分别为 2（2-OH-NVP）、3（3-OH-NVP）、8（8-OH-NVP）和 12（12-OH-NVP）为羟化代谢产物，以及 14-羟基产物的 4-羧酸化产物（4-COOH-NVP）。参与代谢的 CYP 包括 CYP3A4、CYP2D6 和 CYP2B6。

研究方案：10 名健康受试者（其中女性 8 人）单剂量口服 200mg 奈伟拉平，血浆中奈佛拉平及其代谢物的药动学。同时 10 名患者（5 名为女性），已按每日 2 次 200mg 奈伟拉平加其他抗病毒药（如拉米夫定或司他夫定）3 年，C_{ss} 和药动学参数。

结果：健康受试者单剂量口服 200mg 奈伟拉平或患者多剂量口服 200mg 奈伟拉平稳态时奈伟拉平及其代谢产物的血药浓度-时间数据和相应的药动学参数分别列于图 17-4 和表 17-7。

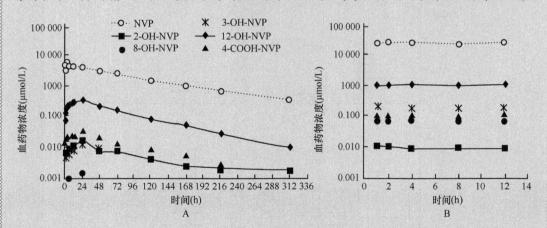

图 17-4 健康人单剂量口服 200mg 奈伟拉平血浆中奈伟拉平（NVP）及其代谢物的浓度（中位数），以及患者每日 2 次口服 200mg 奈伟拉平稳态时血浆中奈伟拉平及其代谢物的浓度（中位数）

表 17-7　健康人单次口服 200mg 奈伟拉平（NVP）及患者每日两次口服 200mg 奈伟拉平后奈伟拉平及其代谢物的药动学参数（中位数）

C_{max} (μmol/L)	健康人					患者			
	t_{max} (h)	$t_{1/2}$ (h)	AUC_{t_n} (μmol·h/L)	AUC_∞ (μmol·h/L)		$C_{min,ss}$ (μmol/L)	C_{max} (μmol/L)	t_{max} (h)	AUC_{ss} (μmol·h/L)
NVP 5.7	2	99	513.0	560		21.8	26.7	2	291.8[*]
范围 3.8～121	0.5～8	53～217	380.0～592.0	430～684		13.5～36.5	19.1～50.2	0～4	161.9～459.8
2-OH 0.02	1	99	0.97	1.55		0.01	0.01	2	0.11[*]
范围 0.01～0.08	0.5～24	48～882	0.59～3.59	0.85～4.36		0.00～0.01	0.01～0.02	1～8	0.06～0.17
8-OH ND	ND	ND	ND	ND		0.04	0.07	2	0.76
范围						0.03～0.08	0.05～0.14	1～14	0.46～1.29
3-OH 0.01	24	59	1.14	1.37		0.11	0.18	1	1.76
范围 0.01～0.03	6～72	35～217	0.47～2.12	0.73～2.40		0.05～0.23	0.08～0.49	0～8	0.77～4.17
12-OH 0.32	12	61	27.11	34.92		0.51	1.00	3	9.53[**]
范围 0.14～0.72	2～24	43～1221	12.47～54.92	14.17～78.17		0.18～2.67	0.50～3.81	1～12	4.18～34.42
4-COOH 0.03	12	48	2.37	2.77		0.08	0.13	3	1.12[**]
范围 0.02～0.12	2～24	25～81	0.82～6.88	0.90～7.24		0.03～0.21	0.09～0.27	1～14	0.75～2.65

注：2-OH、8-OH、3-OH、12-OH 和 4-COOH 分别为对应的代谢物

[*] 与健康人比较，$P < 0.05$

[**] 与健康人比较，$P < 0.01$

【案例分析】

　　在健康人和患者中代谢物的浓度均低于原型药。12-羟基代谢物的浓度最高。8-羟基代谢物在健康人中低于最低检测浓度，而在患者中均发现 8-羟基代谢物浓度存在，C_{max} 为 0.075μmol/L。与正常人比较，患者的稳态奈伟拉平的 AUC 低于健康人的 AUC，提示可能存在非线性特征或自身诱导。以代谢产物的 AUC 与原型药的 AUC 比作为代谢产物指标显示患者的 3-羟基奈伟拉平形成显著高于健康人，相反 2-羟基奈伟拉平形成显著低于健康人，其他两种代谢产物 12-羟基奈伟拉平和 4-羧酸奈伟拉平均低于健康人，尽管无统计学意义（图 17-5）。

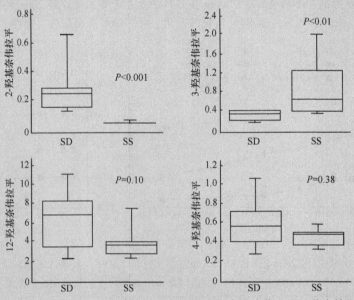

图 17-5　健康人单次口服 200mg 奈伟拉平（SD）和患者多次给药（SS）稳态情况下代谢产物指数的比较

二、目标适应证患者药动学研究

在疾病状态下药物的药动学情况往往会发生改变，必须在患者中进行药动学研究，以明确药物相应人群中的吸收、分布、代谢和排泄的基本特点，以指导临床合理用药。这项研究通常应在Ⅱ期和Ⅲ期临床试验中进行。患者中除药动学用患者为受试者外，其他试验条件和要求均与健康志愿者临床药动学研究相同。

三、特殊人群的药动学研究

（一）肝功能损害患者的药动学研究

肝是药物消除的重要器官，许多药物进入体内后在肝被代谢或经胆汁排泄。因此肝损害可能影响这些药物消除。对于前药而言，因代谢受损，可使活性代谢物的生成减少，从而降低药物疗效；对于肝代谢为主要消除途径药物而言，因代谢受阻，消除 $t_{1/2}$ 延长，血药浓度增加，从而增加药效甚至引起毒性。肝功能受损也可能引起肝首过效应的减弱，生物利用度增加；胆汁淤积型肝病，也可能由于胆汁流通不畅而导致药物从胆汁排泄能力降低。此外，严重的肝受损，会导致血浆蛋白水平降低，从而使得血浆中游离型药物浓度增加，从而增加药效甚至引起毒性效应。如果肝代谢和（或）排泄的量占原型药或活性代谢产物清除量的相当大部分（大于所吸收药物的20%），建议在肝功能损害患者中进行药动学研究。对于一些治疗窗窄的药物时，即便该药物和（或）活性代谢产物经肝消除的量较少（＜20%），也建议进行肝损害患者的药动学研究。在新药研发过程中，应考虑在临床试验阶段进行肝功能损害患者的药动学研究，并与健康志愿者的药动学结果进行比较，为临床合理用药提供依据。该项研究可以在Ⅱ、Ⅲ或Ⅳ期临床试验期间进行。

（二）肾功能不全患者的药动学研究

对于主要经肾消除为主的药物而言，当肾功能不全可能会显著影响药物和（或）其活性代谢产物的药动学，需要对这些患者进行剂量调整时，建议进行肾功能不全患者的药动学研究。严重肾功能不全可通过多种机制影响药动学行为，即使药物和（或）其活性代谢产物主要是经代谢消除，也应考虑严重肾功能不全患者的药动学特点，特别是一些治疗指数窄的药物。此外，透析也会影响一些药物的药动学行为。因此当药物可能用于由于肾病末期而需要透析的患者时，需要考察透析对于药动学的影响。如果在Ⅲ期临床试验前对药物在这些患者药动学进行评估，可以避免设计纳入/排除标准的局限性或有助于肾功能损伤患者剂量调整。如果想证实药动学的改变没有达到临床相关程度时，可采用简化/阶段性试验设计。在简化试验设计中，只用两种肾功能状况态的受试者（即正常肾功能和重度肾功能不全的受试者）进行研究。如果实验结果显示肾功能不全不会使药动学改变到临床有意义的程度，则不必进行下一步试验。如果研究结果不支持上一结论，则需要对肾功能处于中间状态的人群组群（轻度和中度肾功能不全）进行研究。

（三）老年人药动学研究

相对正常成人而言，老年人往往伴随胃酸分泌减少，消化道运动功能减退，消化道血流减慢，体内水分减少，脂肪成分比例增加，血浆蛋白含量减少，肾单位、肾血流量、肾小球滤过率均下降，肝血流量减少和功能性肝细胞减少等改变。这些改变或多或少会导致药物在老年人体内吸收、分布、代谢和排泄等方面发生相应改变。因此，对于拟定用于治疗老年人群中疾病的药物而言，需要在老年人群中进行药动学研究，从而可根据其药动学特点选择恰当的药物，并调整给药剂量或给药间隔。该项研究可选择年龄大于65岁的健康志愿者或患者，并尽可能选择大于75岁的患者进行试验，根据情况可以在四个阶段的临床试验中进行。

（四）儿科人群药动学研究

儿童胃液的 pH 低，胃肠蠕动慢，各组织水分的含量高，血浆蛋白含量低，血-脑屏障处于发育阶段，对药物代谢能力较弱及儿童的生长发育对药物的吸收、分布、代谢、排泄这四个过程均有影响，导致药物在儿童与成人的药动学特性可能存在实质性差异。因此，对于拟定用于儿科人群中疾病治疗药物而言，需要研究药物在儿科人群中药动学特性。另外，不同年龄阶段的儿童其生长、发育有其各自的特点，其药动学特点也各不相同。因此，进行儿科药动学研究时，应考虑拟应用疾病、人群和药物本身特点等情况酌情选取不同年龄段的儿科人群进行。研究选择的时间是灵活的，一般取决于药物本身特点、所治疗的疾病类型、安全性考虑，以及可选择的其他治疗的疗效和安全性等因素，可酌情在 Ⅰ～Ⅳ 期临床试验中进行。受试者多为相应疾病的患儿。由于在儿科人群多次取血比较困难和伦理问题，很难开展需要密集采血的标准药动学研究，建议采用群体药动学方法对稀疏采样的数据进行研究。

（五）妊娠期妇女的药动学

妊娠期各个系统均有明显的适应性改变包括体重和体质改变；胃排空和肠蠕动减缓，细胞外液和总体水分增加，心排血量增加，心率加快，血浆蛋白水平降低，器官血流量增减，酶活性改变和肾小球滤过率增加等。这些生理改变也将引起药物孕妇体内药动学行为改变。如用药不当，对妊娠期妇女、胎儿及新生儿可能产生不良影响。由于存在伦理问题，妊娠期妇女药动学研究通常认为只能在需要治疗的妊娠期妇女中进行，而不能在"正常妊娠期妇女"中进行。在进行药动学研究时，必须充分了解药物信息以确保对胎儿的风险降至最低。通常在药物上市后再进行妊娠期妇女药动学研究。最好是该药已作为治疗被妊娠期妇女使用过的。FDA 建议下列药物可以围产期药动学研究：①已被使用的尤其是妊娠中期和妊娠晚期孕妇使用的药物；②一个新药预期或实际会在妊娠期使用；③尽管预期妊娠期妇女会很少使用，但剂量不明的后果严重，如治疗窗窄的药物和癌症化疗药物；④已发现妊娠可以显著影响药动学的药物。需要注意的是没有在妊娠期妇女中使用任何信息或对胎儿有风险的药物，不建议进行妊娠期药动学研究。不同妊娠期的影响程度可能是不同的，因此要明确妊娠期，应考虑每个妊娠期的时间窗。理论上最好采用自身比较，以克服个体差异，然而在实际情况下，往往是难以达到的。在这种情况下，可以采用多臂研究（multi-arm study）比较不同妊娠期和产后妇女间药动学行为解决这个问题。

第三节　药物制剂的人体生物利用度及生物等效性研究

一、生物药剂分类系统

1995 年阿米登（Amidon）和他的同事提出生物药剂分类系统（biopharmaceutics classification system，BCS），随后该分类系统得到进一步拓展，已广泛用于制剂的评价中。根据药物与肠道的相互作用性质，即药物在肠道通透性和溶解性分成 4 类（图 17-6）。

（1）速释制剂：即在盐酸溶液或人工胃液，pH 4.5 和 pH 6.8 缓冲液或人工肠液中 30min 内药物的释放大于 85%。

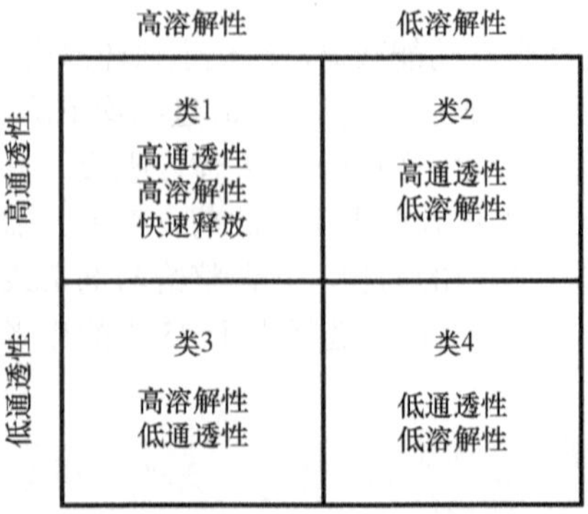

	高溶解性	低溶解性
高通透性	类1 高通透性 高溶解性 快速释放	类2 高通透性 低溶解性
低通透性	类3 高溶解性 低通透性	类4 低通透性 低溶解性

图 17-6　BCS 分类系统

（2）高通透性：即口服吸收分数大于 90% 或 85%（或依据法规）。

（3）高溶解性：即临床最高剂量能够溶解在 250mL pH 1.0～7.5 的缓冲液或其他介质中。

目前这种分类方法已被 FDA 采纳作为评价速释而非治疗窗窄药物制剂是否进行生物等效性评价的工具。

鉴于类 1 和类 2 药物往往在体内广泛代谢，而类 3 和类 4 类药物往往以原型从尿或胆汁排泄，提示通透性的估算可能也涉及药物代谢。根据药物代谢情况，即如口服药物的 70% 在人体内被代谢被认为广泛代谢，而 50% 以上的药物以原型排泄被认为"弱代谢"，将药物处置过程引入到 BCS 系统中，形成生物药剂药物处置分类系统（biopharmaceutics drug disposition classification system，BDDCS）（图 17-7）。该分类系统可以充分考虑药物代谢程度，转运体参与情况及高脂饮食因素对药物吸收的影响。

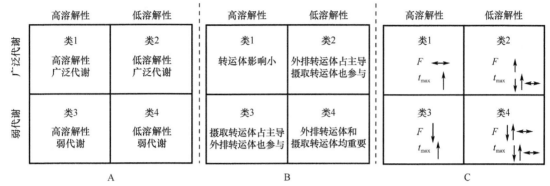

图 17-7　涉及药物代谢（A）、转运体（B）和高脂饮食（C）BDDCS

二、生物利用度及生物等效性试验原则和方法

（一）生物利用度和生物等效性研究内容

生物等效性研究把包括空腹生物等效性研究、餐后生物等效性研究、单剂量研究和多剂量研究。采用何种生物等效性研究取决于制剂性质。

对于口服常释制剂，通常需进行空腹和餐后生物等效性试验。但是当参比制剂说明书中明确说明该药物仅可空腹服用（饭前 1h 或饭后 2h 服用）时，则可不进行餐后试验。

对于仅能与食物同服的口服常释制剂，除了空腹服用可能有严重安全性方面风险的情况外，均建议进行空腹和餐后两种条件下的生物等效性试验。如有资料充分说明空腹服药可能有严重安全性风险，则仅需进行餐后生物等效性试验。

对于口服调释制剂（modified-release product），建议进行空腹和餐后生物等效性试验。餐后生物等效性试验通常采用单剂量、两周期、两制剂、两顺序交叉试验设计。一般不推荐进行多次给药研究。

（二）受试者的选择

对药物制剂生物利用度和生物等效性试验研究的受试者有一些特殊的要求。

1. 受试者选择通常应满足下列条件

（1）年龄：年龄在 18 周岁以上（含 18 周岁）；如果药物主要适用于老年人群，应尽可能多地入选老年受试者（60 岁及以上的人）。

（2）性别：一般情况下，人群应包括男性和女性受试者，研究入选的单一性别受试者例数不低于总例数的 1/3；特殊人群可选择其中只选择一种性别进行试验。

（3）体重：标准体重 ±10%，身高控制为 160～180cm。

（4）不吸烟者。

（5）不嗜酒者。

（6）身体健康，无心、肝、肾、消化道、代谢异常等病史，并进行健康体检（心电图、血压、胸透、肝功能、肾功能和血糖等）。

（7）无药物过敏史和神经系统疾病史。

（8）无直立性低血压史，心率为 60～90 次/分。

（9）无低血糖史。

（10）两周前至实验期间未服用过其他任何药物。

（11）无影响药物吸收、分布、排泄和代谢等因素。

（12）3个月内未用过已知对某脏器有损害的药物。

（13）签约知情同意书。

当入选健康受试者参与试验可能面临安全性方面的风险时，可入选试验药物拟适用的患者人群，并且在试验期间应保证患者病情稳定。

不符合上述要求之一者，不得作为受试者人选。

2. 中止试验条件

（1）受试者出现严重不良反应。

（2）实验期间生病，需要接受治疗。

（3）受试者要求中止试验。

（4）其他原因如受试者不按实验要求。

（三）受试者的例数

入选受试者的例数应满足生物等效性评价具有足够的统计学效力的要求。例数取决于受试制剂与参比制剂的参数均数值 $\Delta[\Delta=(\mu_T-\mu_R)/\mu_R\times100\%]$、随机误差的变异 $CV[CV=(MSe)^{1/2}/\mu_R\times100\%$，MSe 为误差的均方] 和等效限 θ 及效力（$1-\beta$）、显著性水平 α 大小。最好先进行预试，根据变异情况，确定证实验的受试者例数。表 17-8 给出了不同情况下的例数要求。

表 17-8　生物等效性评价的双交叉试验样本例数要求，$\alpha=5\%$，$\theta\pm20\%\mu_R$

CV = $\sqrt{MSe}/\mu_R\times100\%$	效力80%				效力90%			
	$\Delta=(\mu_T-\mu_R)/\mu_R\times100\%$				$\Delta=(\mu_T-\mu_R)/\mu_R\times100\%$			
	0%	5%	10%	15%	0%	5%	10%	15%
10	8	8	16	52	10	10	20	70
12	8	10	20	74	10	14	28	100
14	10	14	26	100	14	18	36	136
16	14	16	34	126	16	22	46	178
18	16	20	42	162	20	28	58	224
20	20	24	52	200	24	32	70	276
22	24	28	62	242	28	40	86	334
24	28	34	74	288	34	46	100	396
26	32	40	86	336	40	54	118	466
28	36	46	100	390	44	62	136	540
30	40	52	114	448	52	70	156	618
32	46	58	128	508	58	80	178	704
34	52	66	146	574	66	90	200	794
36	58	74	162	644	72	100	224	890
38	64	82	180	716	80	112	250	992
40	70	90	200	794	90	124	276	1098

（四）参比制剂选择

无论是绝对生物利用度还是相对生物利用度，都必须有参比制剂。除非一些临床价值明确但无法确定参比制剂的化学药品，如维生素 C 片和叶酸片。进行绝对生物利用度研究时，选静脉注射为参比制剂。进行生物等效性评价和一致性评价时，国家药品监督管理局对参比制剂的选择给出了明确规定。即研药药品为参比制剂，通常是被仿制的原研药品或国际公认的同种药物。

参比制剂原则如下。①首选国内上市的原研药品。作为参比制剂的进口原研药品应与其原产国上市药品一致。若原研企业能证明其地产化药品与原研药品一致，地产化药品也可作为参比制剂使用。②若原研药品未在国内上市或有证据证明原研药品不符合参比制剂的条件，也可以选用在国内上市国际公认的同种药物作为参比制剂，其产品应与被列为参比制剂国家的上市药品一致。③若原研药品和国际公认的同种药物均未在国内上市，可选择在欧盟、美国、日本上市并被列为参比制剂的药品。

在选择参比制剂时，同时规定要求如下。①药品生产企业应按照上述原则，自行选择参比制剂，报国家药品监督管理局仿制药质量一致性评价办公室备案。②行业协会可按照上述原则，组织同品种药品生产企业提出参比制剂的选择意见，向一致性评价办公室推荐。③原研药品生产企业、国际公认的同种药物生产企业其产品如可满足参比制剂的条件，可主动向一致性评价办公室申报作为参比制剂。

（五）试验设计

1. 试验设计考虑 根据药物特点，可选用：①两制剂、两顺序、两周期、单次给药、交叉试验设计；②两制剂、单次给药、平行试验设计；③重复试验设计。

对于一般药物，推荐选用第 1 种试验设计，纳入健康志愿者参与研究，每位受试者依照随机顺序服用受试制剂和参比制剂。对于 $t_{1/2}$ 较长的药物，可选择第 2 种试验设计，即每个制剂分别在具有相似人口学特征的两组受试者中进行试验。第 3 种试验设计（重复设计）是前两种的备选方案，是指将同一制剂重复给予同一受试者，可设计为部分重复（单制剂重复，即三周期）或完全重复（两制剂均重复，即四周期）。重复设计适用于部分高变异药物（个体内变异≥30%），优势在于以较少数量的受试者进行试验。对于高变异药物，可根据参比制剂的个体内变异，将等效性评价标准作适当比例的调整。

2. 两制剂、两顺序、两周期、单次、交叉试验设计 受试者的血药浓度往往存在有较大的个体差异，为了克服这种差异对试验结果的影响，在同一受试者中进行受试制剂（T）和参比制剂（R）试验。通常采用双交叉试验设计，以消除试验周期可能对实验结果的影响。即将受试者等分成两组，一组先服参比制剂，后服受试制剂，另一组先受比服制剂，后服参试制剂。两个周期至少间隔（清洗期）药物的 7 个消除 $t_{1/2}$。

3. 样品采集 通常采集血样样品。多数情况下检测血浆或血清中的药物或其代谢物，有时分析全血样品。一个完整的药-时曲线应包括吸收相、平衡相和消除相。每位受试者每个试验周期采集 12~18 个样品，其中包括给药前的样品。采样时间不短于 3 个末端消除 $t_{1/2}$。根据药物和制剂特性确定样品采集的具体时间，要求应能准确估计 C_{max} 和消除速率常数（λ_z）。为了避免第一个时间点出现 C_{max} 现象。第 1 个采样点设计在给药后 5~15min 以内，之后在给药后 1h 以内采集 2~5 个样品，一般就足以获得满意 C_{max}。末端消除相应至少采集 3~4 个样品以确保准确估算末端斜率。除可用 AUC_{0-72h} 来代替 AUC_{0-t} 或 $AUC_{0-\infty}$ 的长 $t_{1/2}$ 药物外，AUC_{0-t} 至少应覆盖 $AUC_{0-\infty}$ 的 80%。实际服药和采样时间与计划时间可能有偏差，建议采用实际时间进行药代参数计算。

4. 服药剂量确定 通常最高规格的制剂可以一个单位（单片或单粒）服用，如需获得足够的生物分析灵敏度，在安全性允许的条件下，在说明书服药总量范围内可同时服用多片/粒最高规格制剂。

5. 研究方法

（1）空腹生物等效性试验：一般情况下，在空腹状态下用 240mL 水送服受试制剂和参比制剂。口腔崩解片等特殊剂型参考说明书规定服药。

（2）餐后生物等效性试验：试验前夜至少空腹 10h。受试者试验当日给药前 30min 时开始进食标准餐，并在 30min 内用餐完毕，在开始进餐后 30min 时准时服用试验药，用 240mL 水送服。

（3）服药前 1h 至服药后 1h 内禁止饮水，其他时间可自由饮水。服药后 4h 内禁食。每个试验周期受试者应在相同的特定时间点用标准餐。

（4）临床观察：药物制剂的人体生物利用度研究和生物等效性评价属于临床研究范畴，因此人体试验必须具备相应条件并按规定备案的药物临床试验机构开展。受试者服药后至少在观察室中停留一段时间（长短取决于药物性质），并在临床医生的监护之下，随时观察和记录受试者的耐受性和药物不良反应发生情况。一旦出现严重的不良反应，应采取相应的急救措施和治疗。

（5）医学伦理委员会批准：所有涉及人的试验，在实验前，其研究计划和知情同意书，必须经过医学伦理委员会批准，试验过程接受医学伦理委员会的监督和检查，以保证最大程度地保护受试者的权益，降低试验风险。

三、生物等效性评价主要参数及其统计学方法

第三章详述了计算生物利用度和生物等效性的药动学参数及评价生物利用度的常用方法。本节则从统计学的角度评价药物制剂的生物等效性。

药物制剂的生物等效性评价实际上是一个统计学概念。受试制剂在多大的程度上可以代替参比制剂，受试制剂与参比制剂存在一定的差异，但确保安全性和有效性相当的可接受最大允许范围是多少。通常先经方差分析，随后双单侧 t 检验（two one-side t test）和 90% 置信区间（90% confidence interval）法进行生物等效性评价。

（一）方差分析

通常用交叉设计的方差分析，这种分析方法可同时分析制剂间、周期间和个体间的变异。AUC 和 C_{max} 为非正态性，在分析前需要进行对数转换。方差分析是检验均值之间有无差异，在统计分析时回答的问题仅仅是"是与否"。仅用方差分析进行制剂的生物等效性评价是不够的，但它是其他分析方法的基础。

（二）双单侧 t 检验法

双单侧 t 检验假设为

$$H_0: \quad \mu_T - \mu_R \leqslant \theta_1 \text{ 或 } \mu_T - \mu_R \geqslant \theta_2$$

$$H_1: \quad \theta_1 < \mu_T - \mu_R < \theta_2 \tag{17-1}$$

式中，θ_1 和 θ_2 由有关部门规定。在实际工作中，μ_T 和 μ_R 无法得到，只得用 x_T 和 x_R 近似代替。

对于 AUC 而言，则

$$t_1 = \frac{\bar{x}_T - (\ln(0.8) + \bar{x}_R)}{s\sqrt{2/n}} \text{ 和 } t_2 = \frac{\ln(1.25) + \bar{x}_R - \bar{x}_T}{s\sqrt{2/n}} \tag{17-2}$$

t_1 和 t_2 服从自由度为 λ（$\lambda = n-2$）的 t 分布，临界值为 $t_{1-\alpha}(\lambda)$，$\alpha = 0.05$，s 为误差项的均方平方根（即 $s = \sqrt{MSe}$），n 为受试者例数。

若 $t_1 \geqslant t_{1-\alpha}(\lambda)$ 和 $t_2 \geqslant t_{1-\alpha}(\lambda)$ 同时成立，则接受两制剂生物等效的假设。

（三）90% 置信区间法

计算受试制剂与参比制剂参数几何均数（GM）的比值（GMR）及其 90% 置信区间（CI）。如果参数是经 ln 转换后进行分析的，则 GMR 及其 90% 置信区间分别为

$$GMR = \exp(\bar{x}_T - \bar{x}_R) \tag{17-3}$$

$$\exp\left(\bar{x}_T - \bar{x}_R - t_{1-\alpha}(\lambda)s\sqrt{2/n}\right) \sim \exp\left(\bar{x}_T - \bar{x}_R + t_{1-\alpha}(\lambda)s\sqrt{2/n}\right) \tag{17-4}$$

如果 GMR 的 90% 置信区间落在规定 0.8～1.25 内，认为生物等效。

事实上，双单侧 t 检验法和 90% 置信区间法所得结论是一致的。

（四）威尔科克森方法

对于 t_{max} 而言，由于分布特性未知，通常采用威尔科克森（Wilcoxon）方法进行统计学检验。要求两制剂的 t_{max} 间无显著差异。

思　考　题

1. 论述新药临床药动学研究在不同新药临床研究阶段的作用
2. 阐述一些食物和饮料对药动学影响的机制及其临床意义。
3. 简述在临床药动学研究中强调医学伦理的意义。
4. 生物等效性评价的基本过程和统计方法。

（相小强）

第十八章 生物技术药物的临床药动学

本章要求

1. 掌握生物技术药物的临床药动学特点和蛋白多肽类药物的临床药动学特点。
2. 熟悉常见蛋白多肽类、抗体类、细胞因子药物的临床药动学。

第一节 生物技术药物的特点

生物技术药物（biotechnological drug），是指利用生物体、生物组织、细胞及其他成分，综合应用生物化学、生物学和医药学各学科原理和技术制得的用于预防、诊断、治疗的产品，包括采用 DNA 重组技术生产的治疗药物、细胞因子、纤溶酶原激活剂、重组血浆因子、生长因子、融合蛋白、受体、疫苗和单克隆抗体（简称单抗）、干细胞治疗技术药物等。目前生物技术药物可以分为以下几大类：蛋白多肽类药物、基因工程药物、治疗性单抗药物、基因治疗与核酸药物、细胞与组织工程产品、基因工程疫苗等。

一、生物技术药物的几大特点

1. 结构的复杂性 生物技术药物大多是应用基因修饰等生物技术来获得蛋白类或多肽类的产物，或根据靶基因的结构化学合成互补的寡核苷酸，最终产品往往是分子量非常大，分子结构复杂，活性主要取决于其氨基酸序列和空间构型的药物。由于其分子量较大，空间结构复杂，现有的分析方法和手段一般只可以确定其一级结构和简单的二级结构，对于三级或者四级的复杂结构的确认仍是大难题。

2. 种属差异性 蛋白多肽类药物因其来源不同可具有不同的种属特异性。一般而言，生物技术药物的作用靶点主要是受体或抗原。不同种属动物的同类受体在结构或功能上可能相同，但是也可能存在差异性。有些生物技术药物的药理学活性与动物种属及组织特异性有关，可能主要是与药物自身及药物作用受体和代谢酶的基因序列相关。

3. 安全性 生物技术药物由于大多数是人类天然存在的蛋白质或多肽，具有存在量小但活性强的特点，很小的剂量就会产生显著的效应，因此相对来说其副作用较少、毒性较低、安全性较高。

4. 多肽药物的稳定性 在同样条件下，与其他的小分子化合物相比，多肽药物更加不稳定，容易变性失活，也容易被微生物污染或酶解而破坏结构。此外，有些生物技术药物在体内的 $t_{1/2}$ 非常短、降解非常迅速。

5. 免疫原性 来源于人体的生物技术药物，尤其是分子量较大的蛋白类药物，在动物中往往具有免疫原性，所以重复给药将产生相应的抗体。部分人源性蛋白在人体内也能产生血清抗体，主要可能是由于重组药物蛋白质在结构及构型上与人体天然蛋白质仍有差异所致。就实验动物来说，许多生物技术药物都是异源性大分子，具有免疫原性，其诱生的免疫反应可能会对安全性和药效学评价的结果产生重大影响。

6. 多效性及受体效应 一种细胞因子类的生物技术药物，往往有多种生物活性，反之多种细胞因子又可能具有同一种生物活性。一种细胞因子与其他细胞因子同时存在可能产生协同或拮抗作用，可诱导或抑制其他细胞因子受体的表达甚至调节自身受体的表达，也就是说在体内可能相互诱生、相互调节。此外，大多数生物技术药物均是通过与特异性的受体结合而发挥药理作用，但由于受体分布具有组织特异性，因此这类药物在体内分布具有一定的靶向性特点。

7. 药物生产系统的复杂性　药物的生产系统复杂性致使其同源性、批次间一致性及安全性的变化远远大于小分子化学药物，所以生产过程的检测、GMP 步骤的要求和质控要求就更为严格。

二、生物技术药物的临床药动学特点

生物技术药物一般具有分子量较大、不易透过生物膜屏障、易在体内降解等特点，因此在生物体内的药动学有其特殊性和复杂性。其特点如下：生物技术药物的 $t_{1/2}$ 与其本身的分子大小，分子组成及二、三级结构等相关；在体内降解速度快，表观分布容积较小，接近血浆或血浆细胞间隙的体积；主要经静脉、皮下或肌内注射给药，且皮下和肌内注射给药时可延长吸收时间；代谢、排泄途径与内源性同类分子的代谢途径相似，主要经肝肾代谢降解；生物技术药物存在一定的靶向性分布和活性代谢物。

第二节　蛋白多肽类药物的临床药动学

蛋白多肽类药物是指用于预防、治疗和诊断的多肽和蛋白质类物质生物药物的统称。多肽是 α-氨基酸以肽链连接在一起而形成的化合物，它也是蛋白质水解的中间产物。N 条多肽链按一定的空间结构缠绕纠结就构成了蛋白质。大分子蛋白质水解会生成多肽。蛋白多肽类药物种类繁多，药理作用广泛，除彼此之间可相互作用外，还可与体内其他细胞因子相互作用，且作用过程及机制复杂。目前常见的分类主要有胰岛素、下丘脑分泌的促性腺激素释放激素及其合成类似物、垂体前叶酸性细胞生长激素和重组类；垂体前叶碱性细胞分泌的促性腺素类，包括促滤泡素、促黄体素和促甲状腺素、绒毛膜促性腺素的天然和重组产品等。

一、蛋白多肽类药物的临床药动学特点

1. 首过效应明显　和一般合成类的化学药物相比，蛋白多肽类药物一般都具有明显的首过效应。这类药物在胃肠道和肝中被蛋白酶水解，导致生物利用度极低，故绝大部分蛋白多肽类药物采用胃肠道外给药，主要包括静脉注射或滴注、吸入给药、鼻腔给药、透皮给药等。

2. 消除 $t_{1/2}$ 短　蛋白多肽类药物在体内降解速度快，原型药在体内存留时间短，通常 $t_{1/2}$ 为 $0.5\sim1.0\mathrm{h}$。因其 $t_{1/2}$ 短的特点，在临床上往往采用静脉滴注或多次频繁给药的方式，以维持恒定的有效血药浓度。

3. 表观分布容积较小　蛋白多肽类药物通常水溶性较强、亲脂性较差，不易透过细胞膜和生理屏障，故多数药物的表观分布容积相当于细胞外液体积，即血药浓度较高，而在脑组织中的浓度较低。

4. 非线性动力学性质　蛋白多肽类药物的吸收具有明显的给药途径依赖性的特点。该类药物的表观分布容积主要取决于理化性质、蛋白结合率及主动转运方式。大多数蛋白多肽类药物的消除是通过和内源性蛋白或膳食蛋白相同的分解代谢方式进行，其分解产生的氨基酸进入内源性氨基酸库，进而用于合成机体新的蛋白质。消除过程既可以发生在肝、肾、肠道等组织或器官中，又可以非特异性的发生在机体各处。总之该类药物的吸收、分布和消除均可能涉及非线性药动学过程。

二、常见蛋白多肽类药物的临床药动学

1. 胰岛素类药物的临床药动学　胰岛素类药物发展史可分为 3 个主要阶段：①动物胰岛素治疗糖尿病阶段；②重组人胰岛素治疗糖尿病阶段；③新的胰岛素类似物治疗糖尿病阶段。科学家在 20 世纪 90 年代就开始逐渐对天然胰岛素的蛋白结构进行修饰和改造，进而获得药动学特性更好的胰岛素类似物。目前上市的胰岛素类药物主要有速效、短效、中效、中短效混合、长效五大类。表 18-1 是目前国内最常用的胰岛素制剂。不同胰岛素制剂的临床药动学特点也各不相同。

表 18-1 在国内上市的主要胰岛素类别和临床药动学特点

作用类型	通用名	商品名	起效时间	t_{max}	作用时间
速效	门冬胰岛素	诺和锐	10～15min	1～3h	3～5h
	赖脯胰岛素	优泌乐	10～15min	0.5～1h	4～5h
短效	中性胰岛素	万苏林R	30～60min	2～4h	5～7h
	生物合成人胰岛素	诺和灵R	30～60min	2～4h	5～8h
中效	低精蛋白锌胰岛素	万苏林N	2～4h	8～12h	18～24h
	低精蛋白锌重组人胰岛素	诺和灵N	1～3h	5～7h	13～16h
预混	人胰岛素预混50	诺和灵50R	0.5h	2～3h	10～24h
	预混赖脯胰岛素50	优泌乐50	15min	30～70min	16～4h
长效	甘精胰岛素	来得时	2～4h	无峰	20～24h
	地特胰岛素	诺和平	3～8h	无峰	5.7～24h

速效胰岛素类似物：天冬胰岛素（insulin aspart，IAsp）

为治疗并提高糖尿病患者的生活质量，美国 FDA 在 2000 年 7 月批准了诺和诺德（Novo Nordisk A/S）研究开发的速效胰岛素类似物——注射用 IAsp。IAsp 是利用面包酵母，利用 rDNA 技术生产所得的。IAsp 的结构不同于人胰岛素，其在 B 链的 28 位脯氨酸 B_{28} 被天冬氨酸所取代。对 B_{28}Asp 位点的修饰使胰岛素分子自身的结合力减弱、有利于从皮下注射部位快速吸收。

【临床药动学】 吸收和生物利用度的考察：通过 IAsp 与正常人胰岛素（HI）的相对生物利用度比较，得出两种胰岛素的吸收程度接近。在健康志愿者和 1 型糖尿病患者中，HI 的平均 t_{max} 约为 IAsp 的 2 倍。IAsp 的 $t_{1/2}$ 为 40～50min，而 HI 的 $t_{1/2}$ 为 80～120min。给予 1 型糖尿病患者 IAsp 和 HI 的剂量均为 0.15U/kg，给药后的 C_{max} 分别为 82.1mU/mL 和 35.9mV/mL。经皮下注射给予胰岛素，其末端半衰期 $t_{1/2}$ 明显受到吸收速率的限制，而 IAsp 的浓度比 HI 更快速地回到基线。IAsp 在健康男性志愿者中的 t_{max} 个体间变异也明显小于 HI，但是具体的临床意义尚需进一步确定。分布和排泄：IAsp 与血清蛋白的结合与 HI 结合能力接近，均为 1%～9%。正常男性志愿者经皮下注射 IAsp 后比同样给予 HI 的消除速率更快，IAsp 的 $t_{1/2}$ 是 81min，而 HI 的 $t_{1/2}$ 是 141min。IAsp 代谢物和 HI 一样均是氨基酸和多肽类物质，也主要参与宿主的蛋白合成或代谢消除。

2. 促性腺素释放激素（gonadotropin releasing hormone，GnRH）类的临床药动学 内源性的 GnRH 是下丘脑分泌的多肽，可控制垂体激素的释放，其间歇性的释放可防止受体脱敏。通过对其碱性氨基酸结构的化学改造产生类似物，改造后的产物活性明显增强、$t_{1/2}$ 延长及对肽酶的降解抵抗力增强，已逐渐发展成为一类重要的药物。目前，常见的 GnRH 类似物有戈舍瑞林、亮丙瑞林和曲普瑞林等，它们均是 GnRH 的激动剂。但有研究发现连续给予治疗剂量也可能会逆转成为强抑制剂。

曲普瑞林双羟萘酸盐（triptorelin pamoate）

羟萘酸曲普瑞林长效注射液（trelstar LA）是 GnRH 人工合成的多肽激动剂，主要活性结构为曲普瑞林双羟萘酸盐，活性明显强于天然药物。

【临床药动学】 健康男性志愿者经静脉注射给药后，药动学结果表明曲普瑞林是按三房室模型分布和消除的，其相应的 $t_{1/2}$ 分别是 6min、45min 和 3h。

吸收：因首过效应明显，口服曲普瑞林后基本达不到临床的治疗浓度，因此均采用注射方式给药。13 名前列腺癌患者单次肌内注射 11.25mg 曲普瑞林，其药动学参数 C_{max} 为（38.5±10.5）ng/mL、$t_{1/2}$ 为（2.9±1.3）h、AUC 为（2268.0±444.6）ng·h/ml。经过 9 个月的治疗后仍未见曲普瑞林的蓄积。

分布：单次静脉推注 0.5mg 曲普瑞林给健康男性志愿者后估算其分布容积为 30～33L。计算后得出：在临床治疗浓度范围内，未发现曲普瑞林与血浆蛋白结合的现象。

代谢：目前虽尚不清楚曲普瑞林在人体内的详细代谢情况，但初步断定 CYP 没有参与其代谢。此外，迄今为止仍未鉴定出曲普瑞林的代谢物。相关的药动学资料显示，经组织降解而生成的 C 端碎片，可能完全在组织或血浆中降解，或经肾清除。

排泄：曲普瑞林主要经肝和肾消除。对 6 名肌酐清除率为 149.9mL/min 的男性健康志愿者经静脉注射 0.5mg 的曲普瑞林，检测发现给药剂量的 41.7% 以原型经尿排泄，清除率为 212mL/min。肝病的患者肌酐清除率较低（89.9mL/min），原型排出量增至 62.3%。无尿患者（肌酐清除率近乎为 0）时曲普瑞林的非肾清除率是 76.2mL/min。这说明曲普瑞林的非肾消除主要经肝代谢。

【临床案例 18-1】

健康志愿者、肾功能和肝功能受损人群静脉注射 0.5mg 的曲普瑞林后，对其药动学参数作对比，结果如表 18-2。

表 18-2 曲普瑞林经静脉注射给予不同研究对象的药动学参数

研究对象	肌酐清除率（mL/min）	C_{max}（ng/mL）	$AUC_{0-\infty}$（ng·h/mL）	$CL_{血浆}$（mL/min）	$CL_{肾}$（mL/min）	$t_{1/2}$（h）
健康男性	149.9 ± 7.3	48.2 ± 11.0	30.1 ± 5.6	211.9 ± 31.6	90.6 ± 35.3	2.81 ± 1.21
肾中度受损男性	39.7 ± 22.5	45.6 ± 20.5	89.9 ± 24.6	120.0 ± 45.0	23.3 ± 17.6	6.56 ± 1.25
肾严重受损男性	8.9 ± 6.0	46.5 ± 14.0	88.0 ± 18.4	88.6 ± 19.7	4.3 ± 2.9	7.86 ± 1.25
肝功能受损患者	89.9 ± 15.1	54.1 ± 5.3	131.9 ± 18.1	57.8 ± 8.0	35.9 ± 5.0	7.58 ± 1.17

【案例分析】

上述结果表明，曲普瑞林的分布不受肾和肝损伤情况的影响，肾功能减退导致总清除率与肌酐清除率下降，分布容积增加，$t_{1/2}$ 延长；曲普瑞林肝清除率的下降比肾更明显，但 $t_{1/2}$ 的延长与肾功能相似，因此分布容积增加很小。此外，肾或肝受损的患者，AUC 比年轻健康男性高 2～4 倍。

---

3. 重组人生长激素（recombinant human growth hormone，rhGH）的临床药动学 生长激素（growth hormone，GH）是由垂体前叶嗜酸性细胞分泌的一种蛋白质激素，具有广泛的生理调节功能，能影响几乎所有的组织和细胞。GH 发挥功能主要经过两个途径：一是诱导肝细胞、肌细胞产生生长激素介质（so-matomedin，SM），再经由 SM 间接起作用；二是直接作用于靶细胞产生生理效应。无论哪一种方式，GH 都需要首先与细胞表面特异性受体结合，再由受体介导，最终产生生物效应。目前已经通过 rDNA 技术生产出多种 rhGH，为临床治疗 GH 缺乏而导致的疾病提供更多选择。rhGH 制剂种类繁多，体内外临床前和临床试验证实 GH 的治疗作用几乎等同于垂体来源的 GH。

4. 重组促卵泡激素的临床药动学 2002 年美国 FDA 批准的 β 促卵泡激素（follotropinbeta，商品名 Follistim，注射用 rhFSH-β）上市，用于治疗不孕症。

Follistim 主要药效成分是人促卵泡激素，是经 rDNA 技术产生的糖蛋白激素。在转染含有编码 hFSH 两个亚单位 DNA 序列质粒的 CHO 细胞株内合成 β 促卵泡激素。Follistim 是消毒冰冻干燥饼，用 USP 注射用水配制后皮下注射（男性和女性）或肌内注射（女性）给药。

【临床药动学】

吸收：女性人群，健康女性受试者在抑制垂体的状态下单次皮下注射和肌内注射给药 300U 剂量，估算其生物利用度分别是 77.8% 和 76.4%；计算得出其 AUC 分别为（455.6±141.4）U·h/mL 和（445.7±135.7）U·h/mL，两者具有生物等效性；C_{max} 分别为（5.41±0.72）U/mL 和（6.86±2.90）U/mL，表明两种给药方式产生的差别较大。肌内注射多次给药的药动学中，给予 75U、150U 和 225U，共 7 日，呈现剂量依赖性的药动学。在给药后第 4 日达到稳态。C_{ss} 和 C_{max} 分别为（4.65±1.49）U/mL、（9.46±2.57）U/mL 和（11.30±1.77）U/mL。皮下注射的药动学结果表明，健康、垂体抑制的女性受试者给予 75U、150U 和 225U 共 7 日与给药剂量成正比。根据给药前促卵泡激素的 C_{min}，全部剂量在给药 5 日后达到促卵泡激素 C_{ss}。C_{ss} 和 C_{max} 分别为（4.30±0.60）U/mL、（8.51±1.16）U/mL 和（13.92±1.81）U/mL。男性人群：150U 每周 3 次和 225U 每周 2 次的不同给药方案，同时给予注射用高纯度的尿源性 hCG，临床研究测定血清促卵泡激素的水平，对男性促性腺激素低下和性功能低下的患者诱导产生精子。治疗期间平均促卵泡激素血清浓度十分稳定；治疗结束时，150U 组的 FSH 的 $C_{ss,min}$ 为 2.09U/mL；225U 组的 $C_{ss,min}$ 为 3.22U/mL。

分布：健康女性受试者在抑制垂体后静脉注射给予 300U 后的表观分布容积约 8L。

代谢：rhFSH 生物化学上与 uhFSH 非常相似，预计以相同方式被代谢。

消除：女性受试者单次肌内注射 300U 后消除 $t_{1/2}$ 是（43.9±14.1）h。经肌内注射 75U、150U 和 225U 的 7 日消除 $t_{1/2}$ 分别为（26.89±7.8）h、（30.1±6.2）h 和（28.9±6.5）h。

第三节 抗体类药物的临床药动学

抗体是机体在抗原性物质的刺激作用下主要由淋巴细胞所产生一种免疫球蛋白，其能够与细菌、病毒或毒素等异源性物质特异性结合而发挥预防、治疗疾病的作用。

一、抗体类药物的发展历程

抗体作为药物用于治疗人类疾病拥有漫长的历史，但抗体药物的发展却并非一帆风顺。第一代抗体类药物来源于动物的血清，主要用于一些细菌感染性疾病的早期被动免疫治疗。虽具有一定的疗效，但由于异源性蛋白易引起较强的人体免疫反应，而限制了这类药物的应用，故逐渐被抗生素类药物所代替；第二代抗体药物是利用杂交瘤技术制备的单抗及其衍生物。单抗具有良好的均一性和高度的特异性，从而在实验研究和疾病诊断中得到了广泛应用。单抗最早应用是 1982 年利用制备的独特型单抗治疗 B 细胞淋巴瘤，治疗后患者的病情得到缓解，瘤体基本消失，这使人们对抗体类药物产生了极大的期望。1986 年，美国 FDA 批准世界上第一个单抗治疗性药物抗 CD3 单抗 OKT3 进入市场，用于器官移植后的抗排斥反应。随着使用单抗类药物进行治疗的病例数的增加，鼠单抗用于人体的不良反应也越来越突出。由于大多数单抗均为鼠源性的，在人体内反复应用会引起人抗鼠抗体反应，从而导致疗效下降，甚至导致过敏反应。因此，一方面在给药途径上进行优化，如使用片段抗体、交联同位素、局部用药等使鼠源性抗体在达到同等疗效的基础上降低用量；另一方面，积极发展基因工程抗体和人源抗体。

近年来，随着免疫学和分子生物学技术的发展以及抗体基因结构的阐明，DNA 重组技术开始广泛用于抗体的改造。抗体药物的研发进入第三代，即基因工程抗体时代。与第二代单抗相比，基因工程抗体具有以下优点：①通过基因工程技术的改造，可以降低甚至消除人体对抗体的排异反应；②基因工程抗体的分子量较小，有利于穿透血管壁，进入病灶的核心部位；③根据治疗的需要，制备新型抗体；④可以采用原核细胞、真核细胞或植物等多种表达形式，大量表达抗体分子，也可大大降低生产成本。

在抗体研究中，存在的关键问题是如何证明靶向性分布，这也是药动学和生物分布研究的目的所在。常以靶组织和靶细胞的浓度高于非靶的正常组织浓度表示靶向性。此外，还需要研究血液和靶点浓度的持续时间、血中抗体的有效浓度、浓度与药效、抗体浓度与毒性的关系，以及是否存在同时用药的 DDI。研究抗体的药动学特性，是优化临床治疗、提高疗效、降低毒性的主要手段；也是设计发展新型抗体药物，改造、验证和阐明作用机制的重要辅助手段。

二、常见的抗体类药物临床药动学的研究方法

抗体类药动学的研究方法和蛋白质（尤其是经过 DNA 重组产生的蛋白质）相似，跟抗体类药物的类别（治疗或预防性抗体药物、放射性抗体药物、免疫毒素抗体）、毒性和疗效的特殊需求相关。抗体属于特异性的蛋白，因此常用的 DNA 重组技术生产的重组蛋白药物的研究方法一定程度上也适用于抗体药物，即分析生物基质中的单抗浓度的方法要满足的特异性、标准曲线与线性范围、精密度、准确度、最低定量限和灵敏度及样品保存的条件和稳定性等。

三、常见抗体类药物的临床药动学

1. 抗血小板凝集单抗的临床药动学　阿昔单抗（abciximab）是嵌合体人-鼠单抗 7E3 的 Fab 片段，选择性阻断血小板糖蛋白（platelet glycoprotein，GP）Ⅱb/Ⅲa 受体，抑制血小板的聚集。适应证包括经皮冠状动脉干预及不稳定性心绞痛，计划在 24h 内进行经皮冠状动脉干预的常规医学治疗无反应的患者。阿昔单抗与完整 GPⅡb/Ⅲa 受体相结合，主要通过防止纤维蛋白原、血小板凝集因子、玻璃体结合蛋白和其他黏附分子与血小板上的 GPⅡb/Ⅲa 受体位点结合而抑制血小板聚集。

【临床药动学】　静脉注射给药后，血浆中游离的阿昔单抗浓度迅速降低，初期的 $t_{1/2}$ 小于 10min；第二阶段的 $t_{1/2}$ 约为 30min，原因可能与 GPⅡb/Ⅲa 受体结合有关。在 48h 内血小板功能一般可以完全恢复，阿昔单抗可以血小板结合状态保留在循环体系中 15 日以上。静脉注射给予 0.25mg/kg 剂量的阿昔单抗后，随后加以 10μg/min 连续滴注，在滴注过程中出现几近恒定的游离血浆浓度。在滴注期结束后的 6 h 内游离血浆浓度迅速下降再以较慢的速率降低。

2. 抗 TNFα 单抗的临床药动学　阿达木单抗（adalimumab）是一种与 TNF 高效特异结合的完全人源化单克隆抗体。通过皮下注射给药，可以用于治疗类风湿性关节炎、银屑病性关节炎和强直性脊柱炎。阿达木单抗也可有效地治疗炎症性肠病。阿达木单抗是利用重组 DNA 技术生产的对 TNF 特异重组的人 IgG1 单抗，利用噬菌体展示技术从人的重链、轻链可变区和人 IgG1κ 恒定区获得的抗体。阿达木单抗通过与 TNFα 的特异性结合而阻断其与 p55 和 p75 表面的 TNF 受体的相互作用。当存在补体时，阿达木单抗在体外可溶解表达 TNF 的细胞。

【临床药动学】　健康的成年受试者在单次经皮下注射给药 40mg 阿达木单抗后，血清中的 C_{max} 和 t_{max} 分别是（4.7±1.6）μg/mL 和（131±56）h，估算其生物利用度是 64%。单次经静脉注射给药 0.5~10.0mg 内阿达木单抗的药动学呈线性。单次经静脉注射给药 0.25~10.0mg 范围内的阿达木单抗的表观分布容积为 4.7~6.0L，清除率约为 12mL/h，平均末端半衰期 $t_{1/2}$ 约 2 周，范围为 10~20 日。甲氨蝶呤对阿达木单抗的影响：甲氨蝶呤存在时 $C_{ss,min}$ 约为 5μg/mL，不存在时为 8~9μg/mL。在间隔一周经皮下注射分别给予 20mg、40mg 和 80mg 时的血清 $C_{ss,min}$ 与剂量成正比，清除率不随时间改变。在经患者体重校正后未观察到性别相关药动学差别。健康志愿者和患类风湿性关节炎的患者具有相似的药动学参数。药物相互作用：甲氨蝶呤分别使单次和多次给予阿达木单抗的表观清除率减低 29% 和 44%。

3. 抗肿瘤 HER2 单抗的临床药动学　曲妥珠单抗（trastuzumab）是一种重组 DNA 衍生的人源化单克隆抗体，选择性地作用于人表皮生长因子受体-2（human epithelial growth factor receptor 2，HER2）的细胞外部位。此抗体属 IgG1 型，含人的框架区，及能与 HER-2 结合的鼠抗-p185 HER2 抗体的互补决定区。人源化的抗 HER2 抗体是由悬养于无菌培养基中的哺乳动物细胞（中国仓鼠卵巢细胞 CHO）产生的，用亲和色谱法和离子交换法纯化，包括特殊的病毒灭活的去除程序。HER2 原癌基因或 C-erbB2 编码一个单一的受体样跨膜蛋白，分子量为 185Da，其结构上与表皮生长因子受体相关。在原发性乳腺癌患者中观察到有 25%~30% 的患者 HER2 过度表达。*HER2* 基因扩增的结果是这些肿瘤细胞表面 HER2 蛋白表达增加，导致 HER2 受体活化。研究表明，HER2 过度表达的肿瘤患者较无过度表达的无病生存期短。HER2 的过度表达可通过以下方法诊断：

对肿瘤组织块以免疫组化为基础的评价法，组织或血浆样品的 ELISA 法或荧光原位杂交法。

【临床药动学】 研究对象均为过表达 *HER2* 基因产物的乳腺癌转移患者，研究经过单次静脉滴注后 90min 内的药动学参数变化。分别静脉滴注 0.167mg/kg、0.802mg/kg、1.5mg/kg、3.37mg/kg 和 8.05mg/kg 的剂量后，$t_{1/2}$ 分别为 1.5 日、4.3 日、6.5 日、10.1 日和 15.5 日；清除率分别为 26.5mL/（d·kg）、10.3mL/（d·kg）、7.5mL/（d·kg）、5.72mL/（d·kg）和 5.0mL/（d·kg），而 V_c 分别为 53.6mL/kg、51.5mL/kg、55.3mL/kg、48.5mL/kg 和 65.6mL/kg。

多次静脉滴注的药动学：每周 1 次，首次给药量为 250mg 和维持给药量为 100mg。相关数据的平均值如下：$t_{1/2}$ 为 218h；清除率为 6.2mL/（d·kg）；分布容积 V_c 为 51mL/kg；C_{min} 为 18.3μg/mL；C_{max} 为 117μg/mL；C_{ss} 为 102μg/mL。多次静脉滴注曲妥珠单抗首次给药剂量 4mg/kg，维持剂量为 2mg/kg，持续 8 周的药动学如下：$t_{1/2}$ 为 141h；清除率为 5.08mL/（d·kg）；分布容积 V_c 为 36.3mL/kg；C_{min} 为 53.6μg/mL；C_{max} 为 99.8μg/mL；C_{ss} 为 55.6μg/mL。

给药剂量对药动学的影响：研究表明药物清除率随剂量增加而减慢。剂量增加导致 $t_{1/2}$ 延长及全身清除减慢。因为剂量的增加但分布容积基本上维持不变，所以清除率和 $t_{1/2}$ 的变化很可能就反映了单抗消除途径发生了改变而并非分布程度的改变。后来的研究发现多次重复给药后 C_{ss} 上升，而清除率却没有变化，表明多次重复给药后血清水平内发生 C_{ss} 的升高可能是由于分布的变化，而不是消除的变化。

第四节　细胞因子类药物的临床药动学

一、细胞因子类药物简介及发展历程

细胞因子（cytokine）是一类由多种细胞产生的分子量较小的蛋白质或多肽，具有调节细胞的增殖分化和免疫功能、参与炎症发生及细胞修复、抗病毒和抗肿瘤等多方面的生物学活性。近年来，细胞因子类药物因其生理活性强、免疫原性低、疗效高等优点，在治疗造血功能障碍、抗感染及抗肿瘤等方面得到快速发展。

已批准上市的细胞因子类药物有：1989 年美国批准的重组促红细胞生成素（erythropoietin，EPO）Epoetin-α 用于治疗贫血；1991 年 2 月美国批准的重组人粒细胞集落刺激因子（recombinant human granulocyte colony stimulating factor，rhG-CSF）非格司亭（fligrastim）上市；1992 年美国批准的重组人白介素 2（aldesleukin，阿地白介素）治疗 18 岁以上成人的转移肾细胞癌；1997 年补充批准治疗转移黑色素瘤；1997 年 7 月欧洲批准的重组 EPO（Epoetin-β）；1997 年 12 月和 1998 年 3 月美国和欧洲分别批准的重组人血小板衍生生长因子（platelet derived growth factor，PDGF）B 链同源二聚体贝卡普勒明（becaplermin）用于促进慢性溃疡颗粒组织形成；2001 年 11 月美国批准的阿那白滞素（Kineret）用于治疗对一种或多种抗风湿药物无效的较严重的类风湿关节炎。

二、常见细胞因子类药物的临床药动学

1. 白介素类的临床药动学　白介素是白细胞或免疫细胞间相互作用的淋巴因子，可调节免疫功能，在一定刺激作用下可激活免疫系统防治某些疾病。从免疫学的角度分析，癌症之所以转移是因为避开了有效的免疫反应。除免疫刺激作用外，某些白介素已用于刺激化疗或骨髓移植后的血液细胞的各种亚群的生长和分化。目前已批准上市品种有 4 个：IL-1Ra 用于治疗类风湿关节炎等；IL-2 治疗黑色素瘤和肾癌；白喉毒素-（IL-2）融合蛋白用于皮肤 T 细淋巴瘤；IL-11 用于预防化疗诱发的血小板减少症。

（1）白介素 2（IL-2，Proleukin）的临床药动学：Proleukin 以非共价结合的微聚合物形式存在，平均大小为 27 个 rIL-2 分子。药动学特征是短时间输注后血浆浓度迅速升高，并且快速分布到血管外，通过肾排出体外，尿中检测不到具有生物活性的蛋白。清除的主要途径是经肾及肾小管分泌、重吸收，约 30% 的给药剂量分布到血浆中；约 70% 被肝、肾和肺吸收。在 52 名癌症患者中，

静脉滴注后 5min 时的分布和消除 $t_{1/2}$ 分别为 13min 和 85min。

肾癌肾功能不全患者接受静脉注射、静脉滴注和皮下注射 rhIL-2 后的药动学：静脉注射后血浆 $t_{1/2}$ 分别为 126min 和 84min，清除率分别为 151mL/min 和 273mL/min。其中有 1 例的清除率由 2×10^6U/d 的 310mL/min 增加至 4×10^6U/d 和 6×10^6U/d 的 760mL/min；还有 1 例每隔 3 日 1 次，给药剂量分别为 2×10^6U/d、4×10^6U/d 和 6×10^6U/d，血浆的清除率分别为 311mL/min、761mL/min 和 687mL/min。

18 例艾滋病患者，经皮下注射给予 rhIL-2 后的药动学研究：rhIL-2 经过皮下注射给予剂量分别为 12×10^6U/d、15×10^6U/d 和 18×10^6U/d，每日 1 次、2 次 ×5 日和 2 个月 1 次共 28 次。用 ELISA 法测定血浆中 rhIL-2 的浓度发现，rhIL-2 吸收良好，C_{max} 为 21.9～112.9U/mL，但吸收速度比较缓慢，t_{max} 为（4.4±1.8）h，滞后时间为（26.9±13.7）min，消除 $t_{1/2}$ 为（3.3±0.9）h，个体差异明显，体温增加和全身副作用与 C_{max} 有关。

（2）白介素 11（IL-11，Oprelvekin）的临床药动学：白介素 11 是一种血小板造血生长因子，能够直接刺激造血干细胞和巨核祖细胞增殖，并且诱发巨核细胞成熟而造成血小板生成的增加。其作用机制主要是通过刺激巨核细胞和血小板的生成。

【临床药动学】 在健康成年受试者和接受化疗的癌症患者中评价 rhIL-11 的药动学：单次 50μg/kg 经皮下注射给予 18 名健康男性，给药后 C_{max} 是（17.4±5.4）ng/mL，t_{max} 为（3.2±2.4）h。末端的 $t_{1/2}$ 为（6.9±1.7）h。在第二个研究中经皮下注射给予 75μg/kg 而且静脉注射给药 24 名健康受试者。男性和女性的药动学图形相似，rhIL-11 的绝对生物利用度大于 80%。接受化疗的癌症患者经过多次皮下注射给予 25μg/kg 和 50μg/kg，rhIL-11 不积蓄而多次给药后其清除率也没有明显被影响。

年龄的影响：在Ⅰ期临床的剂量递增研究中，rhIL-11 给予 43 名儿童和 1 名成人接受化疗药物。给药的剂量范围为 25～125μg/kg。其中 40 名儿科患儿的数据显示 C_{max} 和 t_{max} 及 $t_{1/2}$ 均与成人相当。儿科患儿接受 50μg/kg 时的平均 AUC 是健康成人的一半。该结果提示 IL-11 的清除率随年龄增加而降低。

特殊人群：在临床研究的过程中发现，对肾受损严重的受试者单次给予 rhIL-11（肌酐清除率小于 15mL/min），与同一研究中肾功能正常对照受试者比较 C_{max} 和 AUC 分别是（30.8±8.6）ng/mL 和（373±106）ng·h/mL，肾严重受损的受试者平均要高 2.2 倍，而 AUC 要高 2.6 倍（90% 可信区间为 1.7%～3.8%）。肾受损严重的受试者清除率大约是肾功能正常的受试者的 40%。平均末端 $t_{1/2}$ 在肾受损严重和肾功能正常的受试者中相近。

健康男性 1～3h 内静脉滴注 10～50μg/kg、皮下注射 3～50μg/kg 和 3μg/（kg·d）×7 日后的 rhIL-11 的药动学：ELISA 法测定血浆和尿中 IL-11 浓度，经静脉滴注和皮下注射给药后均为线性药动学过程，皮下注射给药后吸收依赖于剂量，生物利用度为 65%，皮下注射给予剂量为 50μg/kg 后尿中未检测到 IL-11，表明排出的是代谢物，重复给药后参数依然没有变化。

2. 红细胞生成素的临床药动学　人红细胞生成素是一种由肾合成并分泌到血浆中调节红细胞生成的糖蛋白激素，是促进哺乳动物的骨髓、脾、胎盘中红系祖细胞生长、繁殖、分化的主要调节因子。由 165 个氨基酸残基组成，分子量为 34～40Da。糖基化对 EPO 体内活性的稳定具有重要作用。去糖基化的红细胞生成素不影响其体内的生物学活性，但可加速肝对它的清除、缩短 $t_{1/2}$，使红细胞生成素完全丧失体内生物活性。重组人红细胞生成素（recombinant human erythropoietin，rhEPO）常用于治疗慢性肾衰竭性贫血、肿瘤化疗、HIV 感染、多发性骨髓瘤等引起的贫血。

【临床药动学】 单剂量临床研究：健康志愿者通过静脉注射给予 ^{125}I 标记的 EPO 之后，用三房室模型可以形象的描述血清放射性-时间曲线，并估算出 $t_{1/2}$ 分别是 1.5h、3.5h 和 26.3h。血浆初期相中回收的物质检测无免疫反应性，尿液中也无明显的蛋白排泄。比较不同程度肾功能障碍或者损伤的患者，通过单次静脉注射给予 rhEPO 的药动学图形。研究表明在全部组别中 EPO 的消

除 $t_{1/2}$ 均为 6.5～12.7h，分布容积约等于血浆容积，肾清除占总清除的 3% 以下。以上这些人体数据与动物研究结果相一致，证明 EPO 主要是通过非肾机制清除。

多次给药临床研究：几个递增剂量和多次给药对 rhEPO 的临床药动学效应影响。起初 rhEPO 的剂量范围为 10～1000U/kg 单次静脉注射；当剂量增加之后，血清 $t_{1/2}$ 从 4.4h 增加至 11h，但是清除率却从 15mL/h 降低至 4mL/h；最低剂量时分布容积约是 90mL/kg，在较高剂量时为 40～60mL/kg。在全剂量范围内尿总排泄量占比 5% 以下。正常男性志愿者在第 1 日、第 4 日、第 6 日、第 8 日、第 10 日静脉注射 150U/kg、300U/kg 或皮下注射 150U/kg、300U/kg。静脉注射给药后在第 1 和第 10 日，药-时曲线均是单指数形，并且在多次给药后清除速率增加，给药剂量加大时清除速率降低。给予慢性肾衰竭患者静脉注射多剂量 50U/kg、100U/kg、200U/kg rhEPO 后，第 1 日血清 $t_{1/2}$ 分别是（8.6±1.2）h、（8.8±1.8）h、（10.6±5.2）h；第 22 日血清 $t_{1/2}$ 分别是（7.7±1.7）h、（7.7±1.1）h、（6.7±1.7）h。研究透析前患者静脉注射 50U/kg、100U/kg、150U/kg rhEPO 的药动学：对第 1 日和第 54 日给药后进行药动学评价，发现并无明显的剂量依赖性。部分患者的药-时曲线在开始时为双指数形，但在研究结束时却是单指数形。第 1 日的血清 $t_{1/2}$ 是 7.7h，清除率是 6.6mL/min；第 54 日血清 $t_{1/2}$ 减小至 4.6h，但是清除率增加至 9.6mL/min；在整个研究过程分布容积约等于血浆容积。在研究过程中发现，红细胞压积依赖于剂量的升高，而 $t_{1/2}$ 的缩短很可能是由于治疗过程中 EPO 受体阳性细胞的扩增、摄取和代谢增加造成的。在研究初始治疗和开始治疗后从 96～378 日进行药动学分析评价，得出用单指数函数描述药-时曲线最佳，估算开始时的 $t_{1/2}$ 为 2.3～7.3h 和 96～378 日的为 3.2～5.2h。在接下来的研究中的血浆 $t_{1/2}$ 和清除率分别是（9.5±3.6）h 和（6.4±1.2）mL/min。经过 3 个月治疗后血浆 $t_{1/2}$ 降至（5.6±2.4）h 而清除率增加至（9.0±4.4）mL/min。此外，研究一组未经治疗的患者，静脉注射或皮下注射单次给予 rhEPO 以及另一组维持给予 rhEPO 患者的药动学。未经治疗的人群静脉注射给药后的清除率较慢为 7.4mL/min，而血浆 $t_{1/2}$ 较长为 7.6h；维持给药后的清除率为 9.7mL/min，血浆 $t_{1/2}$ 为 5.4h。未经治疗的人群皮下注射给药后生物利用度为 31.7%；维持给药后的患者由于监测期太短无法进行计算。上述几个结果表明多次给药不伴随 rhEPO 的药动学变化而发生明显改变。研究 rhEPO 经静脉注射以每周 3 次 ×2 个月的周期给予血液透析患者的药动学：给药期间血浆中无明显蓄积，在研究开始和结束之间的药动学参数无明显差别。初期的清除率，$t_{1/2}$，分布容积分别是（11±7）mL/min，（5.3±1.3）h 和（4.7±1.5）L；经过 2 个月的治疗后，依次是（8±4）mL/min，（5.8±1.2）h 和（4.2±0.7）L。研究血液透析和腹膜透析患者经静脉注射接受 rhEPO 治疗的过程中，第 1 日和治疗后 14～54 周进行药动学评价，接受治疗的人群第 1 日和以后时间点的血浆 $t_{1/2}$ 并无明显差别。rhEPO 在血液透析患者中治疗贫血的疗效已经十分肯定，但相对来说腹膜透析患者疗效少见报道。由于静脉注射给药途径对与要求经过慢性给药的药物相矛盾，因此需要更多地研究对皮下注射和腹膜内注射给药途径进行系统的评价。尽管腹膜内注射给药的生物利用度低，但这种给药方法也是很有效的。在腹膜透析患者中发现，皮下注射给药后的生物利用度在 24h 时是 14%，而 72h 时为 31%；腹膜内注射给药后生物利用度分别为等同皮下注射给药的 56% 和 46%；皮下给药的 t_{max} 为 12h 而水平高于基线可持续 72h。估算 EPO 经过皮下注射和腹膜内注射给药后的生物利用度分别是 41% 和 15%，并在患者和正常志愿者中发现，静脉注射给予 rhEPO 后血清水平呈单指数下降，且分布容积接近血浆容积。比较腹膜透析患者经过皮下注射、静脉注射和腹膜内注射分别单次给予 300U/kg rhEPO，静脉给药的 $t_{1/2}$ 是（11.2±0.4）h，经腹膜内注射和皮下注射 24h 期间的生物利用度分别是 2.5% 和 10.2%。由于评价时间较短，所以这些结果不能完全代表总体的生物利用度。末期肾病患者经皮下注射给予 EPO 的 $t_{1/2}$ 为 8～12h，C_{max} 水平可维持几个小时，在 7 次治疗后 C_{max} 降低 40%～70%。在腹膜透析患者中发现，单次静脉注射、皮下注射或腹膜内注射途径单次给予 rhEPO 后，静脉注射给药血浆 $t_{1/2}$ 给药是 8.2h、清除率为 0.047mL/（min·kg）；腹膜内注射给药的生物利用度仅有 2.9%，t_{max} 为 12h；皮下注射给药的生物利用度为 21.5%，而 t_{max} 18h。临床和临床前研究的差异可以间接反映吸收动力学差异。虽上述这些研究均发现腹膜内注射给药后生物利用度低，但血清 EPO 水平在最初 8h 后继续升高，继续留在腹膜腔透析液内，而随后 EPO 的消除 $t_{1/2}$ 约为 23h，静脉注射给药后为 8.2h，淋巴系统中的合并可能是导致 EPO 继续吸收的原因。

3. 内皮细胞抑制素的临床药动学　内皮细胞抑制素（endostatin）是主要由胶原蛋白 XVIII 产生，其结构为胶原 XVIII C 球形末端的部分多肽片段，分子量为 20kDa。这是一种血管新生抑制因子，能特异性地抑制血管内皮细胞增生，促进内皮细胞凋亡，同时也抑制由神经肽和铃蟾肽刺激后引起的血管内皮细胞的增殖。到目前为止，有关内皮抑制素的作用机制和功能研究并不十分清楚，特别是内皮抑制素的受体或靶标不明确。

【**临床药动学**】　26 例患者每日 20min 内通过静脉滴注重组人血管内皮抑制素 30mg/m^2、60mg/m^2、100mg/m^2、150mg/m^2、225mg/m^2、300mg/m^2，28 日后，用 EIA 法测定重组人血管内皮抑制素浓度。给药前内皮抑制素为（20.4±9.7）ng/mL，在所研究的剂量水平内呈线性药动学，血药浓度变化符合二室开放模型，$t_{1/2}$ 为（10.7±4.1）h，消除率为（408±127）mL/（min·m^2），表观分布容积为（50.4±25.2）L/m^2，C_{min} 随剂量的增大而增大，在给药 1 周后基本达到稳定水平，重复给药未出现蓄积现象。此外，重组人血管内皮抑制素对成年实体瘤晚期患者的 I 期临床研究结果显示，给药方式为静脉滴注 20min，剂量以递增的方式从 15mg/m^2 至 240mg/m^2×28 日。用 EIA 法测定重组人血管内皮抑制素浓度的变化得出，给药前重组人血管内皮抑制素为（18±9）ng/mL，在最初 3～5 日的 C_{max} 逐渐增大，第 5 次给药后 C_{max} 达到稳态。给药第 1 日和第 2 日 C_{max} 没有统计学差异。15mg/m^2 和 240mg/m^2 的 C_{max} 分别为（394±55）ng/mL 和（10 900±1620）ng/mL，随剂量呈线性方式增大，C_{min} 也随剂量呈线性增高。清除率为（24.5±10.4）L/（h·m^2），在研究剂量水平内为线性药动学。

第五节　酶类和酶抑制剂类药物的临床药动学

近年来，已经有多个酶类药物和酶抑制剂被批准上市：1997 欧洲授权重组巨噬细胞靶向 β-葡糖脑苷脂酶（imiglucerase）用于治疗 I 型戈谢（Gaucher）病；2001 年批准的 α-半乳糖苷酶（agalsidase-α）用于治疗法布里（Fabry）病（α-半乳糖苷酶 A 缺乏症）；2001 年欧洲批准的重组尿酸氧化酶（rasburicase），用于治疗和预防高尿素血症，也用于对白血病、淋巴瘤和实体瘤的抗癌治疗；2002 年批准的 α$_1$-蛋白酶抑制剂，用于 α$_1$-蛋白酶抑制剂缺乏症的个体慢性增加和维持治疗；2003 年美国批准的 α-L-艾杜糖醛酸酶（laronidase）用于治疗罕见的遗传性疾病黏多糖贮积症 I 型。目前，酶和酶类抑制剂，已经成为一类新的生物技术药物并因其理想的治疗作用已引起人们的广泛关注。

常见酶类药物的临床药动学如下。

1. 重组巨噬细胞靶向 β-葡萄糖脑苷脂酶的临床药动学　1997 年 11 月 17 日欧洲批准的重组巨噬细胞靶向 β-葡糖脑苷脂酶，商品名 Cerenzyme，用于治疗确 I 型 Gaucher 病。Gaucher 病是由于体内缺乏葡萄糖苷酶而导致巨噬细胞摄取过量的葡萄糖酰鞘氨醇未被及时代谢而在体内的蓄积，而导致溶酶体酶释放白介素及多种细胞因子而造成局部及邻近组织细胞损害。富含葡萄糖苷脂的巨噬细胞称为 Gaucher 细胞，当它们成堆聚集时可造成局部浸润部位的血流障碍。Gaucher 病通常是常染色体遗传基因的等位基因发生了突变，其临床特征主要包括脾被蓄积 Gaucher 细胞除去和骨髓被取代而形成贫血和血小板减少症。肝脾肿大是其常见表征，此外导致的骨骼疼痛、压缩性骨折和骨坏死也是 Gaucher 病的常见症状。

目前，通过引入末端甘露糖 β-葡萄糖苷脂酰鞘氨醇酶进行取代治疗 Gaucher 病。甘露糖是一种在微生物表面表达丰富的糖，能够与巨噬细胞表面上的甘露糖受体结合。β-葡萄糖苷脂酰鞘氨醇酶末端甘露糖化导致肝、脾和骨骼中的巨噬细胞选择性地摄取。藻糖酶（aglucerase）是首个被设计成 Gaucher 病取代疗法的甘露糖末端 β-葡萄糖苷脂酰鞘氨醇酶，它来自于人胎盘组织而在寡糖侧链暴露甘露糖残基。目前临床上使用的伊米苷酶（imiglucerase），适应证为 I 型 Gaucher 病，剂型为静脉输注溶液的粉针。

【临床药动学】 在 7.5～60U/kg 的给药剂量范围内，伊米苷酶的药动学参数与给药剂量无关，在 7.5～60min 内与滴注时间长短无关。且与藻糖酶的药动学参数之间无统计差异。在 1h 内通过静脉滴注 4 个不同的剂量（7.5U/kg、15U/kg、30U/kg、60U/kg）的伊米苷酶 30min 以后酶的活性达到稳态。输注结束后，血浆酶的活性迅速下降，$t_{1/2}$ 为 3.6～10.4min；血浆清除率为 9.8～20.3mL/（min·kg）；进行体重校正之后的表观分布容积为 0.09～0.15L/kg。上述结果表明：酶的活性、血浆清除率、表观分布容积这些变量基本不受剂量或输注时间的影响。

2. α-半乳糖苷酶的临床药动学 欧洲于 2001 年 2 月批准的人天然 α-半乳糖苷酶（galactosidase-α，商品名 Replagal）用于治疗法布里病。Replagal 是培养人的细胞株连续生产所得，是以天然形式存在的溶酶体水解酶的高纯化型。α-半乳糖苷酶主要是通过作用于酶分子上的甘露糖-6-磷酸残基的溶酶体而产生相应的生物学效应。在细胞内的高尔基体上存在一种甘露糖-6-磷酸受体，此外甘露糖-6-磷酸可部分的被细胞表面的特异性的受体所识别，最终引导此酶靶向溶酶体。法布里病是因溶酶体内 α-半乳糖苷酶的活性低于正常或缺乏而引起，在大多数的组织和细胞中的中性糖鞘脂尤其是 Gb3 进行性蓄积。法布里病是一种异质型、多系统疾病，发病症状的不同可波及神经系统、肾、心和胃肠道系统等。目前临床上没有特异性的治疗方案。

【临床药动学】 研究男性法布里病患者的药动学：研究 TKT001 经单次注射的剂量范围为 0.007～0.110mg/kg 的 20～30min 内的静脉滴注的药动学；研究 TKT006 经多次给予 [0.2mg/（kg·14 d）]，评价了 α-半乳糖苷酶的药动学。单剂量 0.2mg/kg 在 40min 内静脉滴注对女性患者的药动学研究过程中，分析了血浆中 α-半乳糖苷酶的活性。利用酶活性的分析方法，α-半乳糖苷酶水解后的产物为 methylumbelliferyl-α，用荧光法检测水解后在样品中存在的终产物 methylumbelliferyl-α 量。

结合非房室和房室两种分析方法估算药动学参数（C_{max}、t_{max}、$t_{1/2}$、$AUC_{0-\infty}$、MRT、表观分布容积、清除率及剂量呈比例性），利用描述性的统计学方法逆向总结。研究对象为 19～48 岁的男性，22～66 岁的女性，缺乏儿童的药动学资料。单次给药后 α-半乳糖苷酶的 C_{max} 和 AUC 在剂量为 0.007～0.110mg/kg 的范围内时与剂量浓度成正比，表明在这个剂量水平上 α-半乳糖苷酶的清除不彻底。在单次静脉注射 0.2mg/kg 的 α-半乳糖苷酶后，按照双相模式分布和消除，并且男性和女性之间的药动学参数无明显差别。男性的消除 $t_{1/2}$ 是（108±17）min，女性为（89±28）min，而分布容积均约为体重的 17%。体重归一化的清除率，男性和女性分别是 2.66mL/（min·kg）和 1.10mL/（min·kg）。男性和女性患者体内的 α-半乳糖苷酶的药动学具有相似性，在组织和器官中的分布也相近。对比给药前后的肝活检所得的资料显示肝组织中的摄取比血浆的 $t_{1/2}$ 长。

3. 重组 α-L-艾杜糖醛酸酶的临床药动学 2003 年 4 月美国 FDA 批准 BioMarin 公司的 α-L-艾杜糖醛酸酶（laronidase），商品名 Aldurazyme，用于治疗黏多糖贮积症 I 型（MPS I）Hurler 和 Hurler-Scheie 型及中重度 Scheie 型。Aldurazyme 在临床上体现出改善肺功能和行走能力的疗效。

Aldurazyme（laronidase）是利用 rDNA 技术在中国仓鼠卵巢细胞株内生产的，主要药理活性是催化硫酸皮肤素（dermatan sulfate）和类肝素（heparan sulfate）的末端艾杜糖醛酸残基的水解。重组形式的氨基酸序列及编码蛋白的核苷酸序列，与多形式的人 α-L-艾杜糖醛酸酶相同。Hurler 病是一种罕见的遗传性疾病，是由于细胞内糖胺聚糖的分解缺失或功能失调导致的。Hurler 综合征是最严重的 MPS I 型。MPS I 型患者细胞内糖胺聚糖的堆积造成细胞进行性损伤影响患者的行为、体力失能、器官功能，某些病例波及中枢神经系统。

黏多糖储存紊乱是糖胺聚糖（glycosaminoglycans，GAG）分解代谢过程中必需的特异性溶酶体酶缺乏导致的。MPS I 的特征是缺乏 α-L-艾杜糖醛酸酶，这是一种催化硫酸皮肤素和类肝素的末端艾杜糖醛酸残基水解的特异性溶酶体水解酶。α-L-艾杜糖醛酸酶的活性减低或缺乏造成遍及全身的 GAG 底物、硫酸皮肤素和类肝素的蓄积，并导致广泛的细胞、组织和器官功能失调。细胞摄取吸收 Aldurazyme 进入溶酶体很可能是通过 Aldurazyme 的甘露糖-6-磷酸-末端寡糖链与特异性甘露糖-6-磷酸受体的介导。由于血-脑屏障血中许多蛋白被限制进入中枢神经系统，静脉给予 Aldurazyme 对中枢神经系统内的细胞的效应，不能从中枢神经系统外部位的活性进行推断。

【临床药动学】　MPS Ⅰ型患者在 4h 内接受滴注 0.58mg/kg 的 Aldurazyme，评价其在体内的药动学。分别在第 1 次、第 12 次和第 26 次滴注后对这三个时间点的 C_{max} 进行测定发现结果是处于 $1.2\sim1.7\mu g/mL$ 内；平均 $AUC_{0-\infty}$ 的范围是 $4.5\sim6.9\mu g\cdot h/mL$；平均表观分布容积范围是 $0.24\sim0.6L/kg$；平均清除率范围为 $1.7\sim2.7mL/(min\cdot kg)$；平均消除 $t_{1/2}$ 范围是 $1.5\sim3.6h$。大多数接受滴注 Aldurazyme 的患者在第 12 周产生 Aldurazyme 特异性抗体，在第 1~12 周之间观察到某些患者 Aldurazyme 的清除率增快，与抗体滴度成正比；在第 26 周，血浆清除率与第 1 周可以比拟，但有个别在某些病例中抗体滴度继续增加。

4. 聚乙二醇化天冬酰胺酶的临床药动学　美国 FDA 于 1994 年 2 月批准恩宗（ENZON）公司的聚乙二醇化天冬酰胺酶（pegasparase）上市，商品名 Oncaspar™，用于治疗需要 L-天冬酰胺酶且已对天然形式的 L-天冬酰胺酶过敏的患者，但是与天然 L-天冬酰胺酶类似仍然需与其他化疗药物合用。目前，在临床上使用的 L-天冬酰胺酶有两种制剂："天然"或未修饰制剂，一种来自大肠杆菌，另一种来自菊欧文菌。

L-天冬酰胺在 L-天冬酰胺酶的催化作用下代谢为 L-天冬氨酸和氨。因依赖于从循环获得天冬酰胺，L-天冬酰胺酶的去除对缺乏合成 L-天冬酰胺能力的白血病细胞具有选择性毒性。正常淋巴细胞不依赖于天冬酰胺的外源性来源的情况下，就具有合成 L-天冬酰胺的能力，所以 L-天冬酰胺酶对白血病细胞有选择性毒性但又不影响正常淋巴细胞。在开发 Oncaspar™ 过程中，在动物模型中进行了几项药理学研究用以评价其抗肿瘤活性。利用不同的小鼠-肿瘤系统（C3H/HEJ 小鼠-6C3HED 肿瘤和 BDF1 小鼠-L5178Y 肿瘤）比较 Oncaspar™ 与天然 L-天冬酰胺酶在等效剂量情况下的抗肿瘤活性。研究结果表明其都有抗肿瘤活性，但给予等效剂量时天然的天冬酰胺酶无效。

【临床药动学】　成人白血病和淋巴瘤导致的肺过敏患者中的研究。测定经静脉注射给药后初期血浆中 L-天冬酰胺酶水平，血浆 $t_{1/2}$ 的结果表明其不受剂量影响，与年龄、性别、体表面积、肾功能、肝功能、诊断或疾病的程度均无直接相关性；表观分布容积约等于估计的血浆容积。在初次用 Oncaspar™ 治疗 15 日可检测到 L-天冬酰胺酶，尿中未检测到。对超敏患者每 14 日肌内注射 $2500U/m^2$ Oncaspar™ 后的 $t_{1/2}$ 是 3.24 日，而非超敏患者的 $t_{1/2}$ 是 5.69 日。

第六节　生物技术药物临床药动学研究的方法学

与化学药物相比，生物技术药物的测定方法具有很多独有的特点，使得其在体内的药动学研究受到诸多因素的限制。例如，蛋白多肽类药物内源性蛋白多肽一样都是由氨基酸组成，其结构性质相似，难以进行分离、提取和纯化；在药动学研究过程中，目标蛋白多肽的给药量及入血后浓度极低，而各种内源性蛋白含量往往要高出数千上万倍，这种干扰使目标分子的有效提取和准确测量变得更加困难。因此，设计可行的实验方案、选择正确的药动学研究方法和可靠的测定方法显得至关重要。

生物技术药物的药动学研究主要遵循化学药物的药动学研究模式，要求所建立的测定方法具备特异性强、灵敏度高、重现性好、线性范围宽的特点。但由于多肽、蛋白质和核酸类生物技术药物与体内内源性物质结构近似或者相同，所以测定过程常受到大量的内源性物质的干扰。药动学研究首选的方法是将药物及其降解产物和代谢产物与内源性物质可区分开来，以排除生物基质及其蛋白水解等可能产生的干扰。此外，免疫介导的清除机制也可引起药动学的改变。由于蛋白多肽类药物在体内容易降解生成小分子的肽段和各种氨基酸，使得放射性核素标记方法和免疫学方法检测多肽类药物均存在一定的特异性问题，带来的问题就是在鉴别目标多肽或降解物时存在一定的困难。生物技术药物的生物活性很强，一般给药剂量很小，对检测方法的灵敏度要求很高。目前最常用的测定方法主要有放射性标记法、免疫分析法、生物检定法、理化分析技术。以下四种方法是进行生物技术药物药动学研究中使用最多的分析方法。

1. 放射性标记示踪法 用放射性核素标记是利用放射性核素作为示踪剂对研究对象进行标记的微量分析方法，以此来鉴别被标记的生物大分子，此法具有灵敏度高、简便快速、定位定量较准、符合生理条件的优点，可提供药物在体内的分布与药物排泄的相关数据，但局限性在于不能识别原型药和降解产物，因而一定程度上影响了药动学数据的准确性。

目前，一般是在应用放射性核素标记示踪法同时，结合层析或电泳等其他分离分析技术才来识别原型药与降解产物。在多肽及蛋白质的药动学研究中也常选用放射性核素碘（^{125}I），^{125}I 标志物具有稳定性好、比活度高、制备容易等特点，因此被认为是一种较好的标志物。其缺点是所得标志物与原蛋白质或多肽不完全相同，可能会影响其生物学活性。蛋白质或多肽的放射性碘标记技术应用依旧比较广泛，主要是通过碘化反应将 ^{125}I 共价结合在蛋白质多肽的芳香氨基酸残基的苯环或咪唑环上。

2. 免疫分析法 是利用抗原抗体特异性结合反应检测各种物质如药物、激素、蛋白质、微生物等的分析方法，是针对被分析蛋白质多肽上的不同抗原决定簇部位的单克隆抗体或多克隆抗体，特异性地识别被检测的目标蛋白质，被认为是生物技术药物药动学研究的首选方法，包括 ELISA、RIA 和免疫放射测定（IRMA）。

ELISA 的基础是抗原或抗体的固相化及抗原或抗体的酶标记，结合在固相载体表面的抗原或抗体仍保持其免疫学活性，酶标记的抗原或抗体既保持其免疫性，又保留酶的活性。ELISA 法已经成为最常用的免疫分析法，其主要优点是特异性好、灵敏度高、非放射性核素标记。

RIA 系将固定微量的标记抗原（多为 ^{125}I-Ag）和待测抗原（药物）与已知限量的抗体（Ab）起竞争性结合反应，待测抗原含量与标记抗原-抗体复合物的放射强度成反比。将放射性核素测量的高灵敏度和免疫学抗原-抗体结合反应的高度特异性相结合的一种超微量分析方法。

IRMA 和 RIA 相似是同为竞争性蛋白结合测定法，但不同的是 IRMA 将已知的特异性单抗包被在固相载体上，形成固相抗体（Ab），加入待测血清（含待测抗原 Ag），Ag 与固相 Ab 结合形成 Ag-Ab 复合物，再加入过量的特异性 ^{125}I 标记单克隆抗体 Ab*，形成 Ab-Ag-Ab* 夹心状复合物，故具有较高的特异性，且灵敏度亦较 RIA 高。

与生物检定法比较，免疫分析法的特异性强、操作简单、易于观察实验过程，缺点是对被分析蛋白质多肽不能给出确切的生化组成和序列，不能区分活性蛋白质与无活性蛋白质。除此外，该方法还不能同时测定代谢产物，有时还可能受内源性物质等因素的干扰。

3. 生物检定法 是以测定某生物或生物性材料对外来化合物的刺激之反应，进而定性测试该化学药剂是否具有活性，或定量地测定适当的药量。利用体内、体外组织或细胞对被测活性蛋白质多肽的某种特异反应，通过量效曲线对目标蛋白质进行定量分析。生物反应非常复杂，受许多实验条件影响，因此生物检定的特异性较差，有时灵敏度不高，变异性较大。主要有以下两种方法。

离体组织或细胞分析法：通常采用细胞培养技术，以细胞增殖、分化或细胞毒性为基础以细胞数目的增减为量效指标。随着分子生物学的发展，许多依赖性的细胞株被建立，从而增强了特异性和灵敏度。

在体分析法：如胰岛素的小鼠血糖法等。这种方法缺点较明显：缺乏特异性，不能将失去活性的代谢产物进行定量，也不能区分内源性和外源性细胞因子；灵敏度差，为启动生物过程，细胞因子的浓度必须在阈水平以上，低于阈水平的样品将不能被定量，从而降低了方法的灵敏度；为完成分析需时间较长，往往达数日或数周；不同实验室的结果差异性很大，不同单位之间的比较难以进行。

4. 理化分析技术 包括如下几种。

（1）色谱法：此法对混合物有良好的分离鉴定能力，因具有高度的特异性，能精确定量并能同时测定多种成分而在药物体内动力学分析上占有重要的地位。但对于多数蛋白多肽类药物而言，由于尚未建立结构与功能之间确切的对应关系而使高效液相色谱法不能得到广泛的应用，多需与其他方法联用才能满足分析的要求。目前可采用高效液相色谱法直接进行药动学分析的蛋白多肽类药物只有胰岛素、生长激素等个别品种。

（2）毛细管电泳（CE）法：此法具有分辨率高、分析时间短、样品用量少及操作简单等诸多优点。蛋白多肽类药物具有扩散系数小的特点，而毛细管的柱效与样品分子的扩散系数成反比，这正好适合于此类药物的分析研究。高效毛细管电泳（HPCE）是电泳技术与色谱技术相结合的一种分析技术，以高压电场为驱动力，以类似于色谱柱的毛细管为分离通道，依样品中被测组分之间电泳淌度和分配系数的不同而达到分离目的。高效毛细管、电泳分离效率高、上样量少、分析速度快，是一种灵敏的蛋白多肽类药物的分析方法，但该方法也存在检测灵敏度不足和重现性差等缺点。

（3）质谱法：随着液相色谱-质谱联用技术（LC-MS）的快速发展，尤其是液相色谱与质谱接口技术的改进和电喷雾电离（ESI）、大气压化学电离（APCI）、基质辅助激光解吸电离（MALDI）等新的电离技术的产生，使得 LC-MS 技术可以用于分析多肽和蛋白质等极性物质。将液相色谱的高分离能力与质谱的高灵敏度强专属性结合起来的液相色谱质谱联用技术（LC-MS、LC-MS-MS）是近几年迅速发展起来的蛋白多肽类药物体内动力学研究常用的分析方法。该分析技术具有灵敏度高、特异性强、定量范围宽和省时快速等特点。

思 考 题

1. 试述生物技术药物的临床药动学特点。
2. 试述蛋白多肽类药物的临床药动学特点。
3. 试述生物技术药物的特点。

（孟　强）

第十九章 天然药物的药动学

本章要求

1. 掌握天然药物在肠道的两种代谢处置方式；生物碱类和黄酮类天然活性成分的体内过程特点。

2. 熟悉天然药物的肝肠循环及由此引起的药-时曲线双峰和多峰现象；皂苷类、香豆素类、木脂素类、醌类、挥发油类的体内过程特点。

3. 了解天然药物对 CYP 酶的调控作用及由此导致的 DDI。

第一节 概 述

天然药物是指自然界中存在的具有药理活性可作药用的动物、植物、微生物、矿物等天然产物及以此为原料制成的药物。天然药物顺应了近年回归自然、保护环境的思想，其研发和应用日益受到重视。深入系统研究天然药物的药动学特征，有助于研发出活性高、选择性强、作用确切、不良反应少的天然药物，且有助于制订和调整个体化的临床合理用药方案，提高临床上天然药物治疗的有效性和安全性。随着现代微量分析技术和生物医学技术的发展，天然药物的药动学研究已取得令人瞩目的进展。

一、天然药物的药动学评价

药动学可以为天然药物的新药研发及临床应用提供安全性和有效性的科学依据。我国要求中药、天然药物 I 类新药要进行药动学研究，在 2007 年颁布的《中药、天然药物注射剂基本技术要求》中更明确指出，由有效成分制成的中药、天然药物注射剂应全面研究其药动学参数；多成分制成的注射剂，应对其药动学特征进行探索性研究，必要时尚应研究主要成分之间的相互影响。美国 FDA 颁布的《植物药指导原则》也包括了非临床药动学和毒代动力学研究的要求。

但由于天然药物往往是单一植物或者多种植物的多组分提取物，通常是多种成分的混合物，其化学组成并不完全清楚，甚至很多情况下其有效成分也不明确，其成分的复杂性及物质基础的不确定性导致其药动学研究与单一化学成分有非常大的不同，因此用标准的药动学方法来研究天然药物在动物体内的全身暴露在技术上会存在很大困难。对天然药物进行多成分药动学研究的根本目的是评估天然药物的临床安全性和有效性，并预测潜在的 DDI，其主要的评价策略和关键是充分评价天然药物整体的体内暴露情况，基于此，国内外对天然药物的多组分药动学评价方法作了许多探索性研究。①多成分体内暴露的药动学研究。该评价方法通过多成分的体内暴露监测尽可能地预测天然药物整体的体内暴露情况和药动学，从而评价其药效和毒性，但对于如何选择能够代表天然药物整体效应的多成分或成分群一直争议不断。②天然药物药动学标志物方法。针对多成分体内暴露监测成分的选择问题，有学者提出药动学标志物（pharmacokinetic markers，PK markers）的概念。其核心观点：如果天然药物的某些活性成分具有合适的药动学性质，如体内暴露显著、剂量依赖性良好、消除 $t_{1/2}$ 合适等，就能够作为药动学标志物以表征天然药物整体的药动学行为。如果有效成分未知，则天然药物的主要成分或其主要的代谢物也可能作为替代的药动学标志物，只要它们具有合适的药动学性质。药动学标志物的核心思想与 FDA 关于植物药研究的观点是一致的，通过对天然药物中药动学标志物进行鉴定，能充分了解天然药物中各个主要成分在体内的吸收和处置情况，从而评估天然药物整体的体内暴露和药动学行为。③矩量法整合的天然药物药动学研究。由于天然药物中多个主成分的药动学行为可能有所差异，而天然药物整体药动学特征需要同时考虑到这些成分的贡献，因此有学者提出多成分的总量统计矩药动学数学模型的研究思路，以期从数学模型角度将各个主成分的药-时曲线整合为一条能够表征天然药物整体在体内处置特点的药-时曲线。该法较适用于药动学特征较为相似的天然药物有效成分，而对于结构或药动学行为差异较大的成分，这种整合一般只具有数学意义。

近年来，群体药动学、生理药动学、药动学-药效学（PK/PD）等方法也陆续应用于天然药物的药动学研究中。虽然天然药物的化学复杂性和物质基础与靶标不确定性增加了其药动学评价的难度，但随着现代微量分析技术和生物医学技术的发展，天然药物药动学的研究也将会有极大的提高和进步。

二、天然药物在肠道的代谢处置

传统天然药物多以口服形式给药，其主要代谢处置部位是肝和肠道。肠道是口服药物的必经通道，肠道中不仅存在着影响药物吸收的转运体，还存在许多与药物代谢相关的酶，包括肠道上皮细胞分泌的代谢酶和肠道菌群产生的酶，这些酶不同程度地影响着药物在体内的存在形式、吸收过程和代谢处置。由于天然药物成分的肠道菌群代谢主要在肠内进行，并且肠道是营养成分消化吸收的主要器官，因此天然药物成分在肠道的代谢对其体内过程和药理活性具有重要影响。

天然药物成分在肠道的代谢处置过程可分为两类，即成分被吸收前的肠道菌群代谢和吸收过程中的肠壁代谢；前者以分解反应为主，使药物极性降低，向有利于肠道吸收的方向转化；后者是指成分进入肠上皮细胞后被细胞内代谢酶代谢的现象，其功能与肝相似。

肠道菌群是一个复杂的生态系统，它们利用人体消化的食物残渣和胃肠道作为生存的条件和环境，在体内发挥重要的病理生理作用，包括调节能量摄入、产生重要代谢产物、参与炎性反应和调节免疫功能等。许多天然药物成分都是借助肠道菌群的作用转化为有效成分而发挥药理作用的。肠道菌群大体分为需氧菌类、兼性厌氧菌类和厌氧菌类三类，从小肠至大肠需氧菌逐渐减少，厌氧菌逐渐增多。肠道菌群对天然药物的代谢主要是以水解和还原反应为主，其他还包括杂环裂解、C-葡萄糖苷的C-C裂解、芳香化、异构化、结合反应等（表19-1），所涉及的代谢酶主要有水解酶、氧化还原酶、裂解酶和转移酶等。

表 19-1　肠道菌群对天然药物活性成分的主要代谢反应

反应类型	底物结构特征	产物	典型天然药物
水解			
糖苷类	苷元-O-糖苷	糖、苷元	人参皂苷、七叶皂苷、麦冬皂苷D、苦杏仁苷、番泻苷、京尼平苷、苏铁素等
葡糖醛酸苷类	药物-葡糖醛酸结合物	药物、葡糖醛酸	甘草甜素、黄芩苷
酯类	RCOOR′	RCOOH+HOR′	绿原酸、东莨菪碱、白果五加苷
酰胺类	RCONHR′	RCOOH+H_2NR	华蟾素、乌头碱
还原			
双键还原	RCH=CHR′	RCH$_2$CH$_2$R′	咖啡酸、肉桂酸、阿魏酸、亚麻油酸、厚朴酚
硝基结构	Ar-NO_2	相应胺类	氧化苦参碱、士的宁 N-氧化物、番木鳖碱 N-氧化物、马兜铃酸
杂环裂解	黄酮类化合物	酚酸类	槲皮素、芦丁、芹菜素
C-C裂解	C-葡萄糖苷	苷元	芦荟大黄素苷、芒果苷、芦荟苦素、岩白菜素
氧氮替换反应	环烯醚萜类、裂环环烯醚萜类	环氮化合物	桃叶珊瑚苷、哈巴苷
异构化	各种不同结构	异构体	甘草次酸、厚朴酚
结合反应	中药成分、活性中间体	酯类、稳定的反应终产物	乌头碱、紫草素

【临床案例 19-1】

　　中药大黄和番泻为中医常用泻下药，大黄和番泻都含有蒽酮苷类化学成分番泻苷（sennoside）。研究表明，静脉注射番泻苷无泻下作用，而口服给药则有显著的泻下作用；将番泻苷的肠道分解产物大黄酸蒽酮直接给入盲肠，产生显著泻下作用；用氯霉素抑制肠道菌群后，对大黄酸蒽酮的泻下作用无影响，但导致番泻苷的泻下作用显著减弱，且程度与大黄酸蒽酮生成量的减少相一致。

　　另一个类似的例子是芦荟中分离的致泻活性成分之一芦荟大黄素苷（aloin），它结构上属于具有蒽酮骨架的 C-C 葡萄糖苷，芦荟大黄素苷在大鼠、小鼠体内不产生泻下作用，而在人肠道中因 *Eubacuteriuln sp.* BAR 菌的作用则可产生显著的泻下作用；分别给予普通和感染 *Eubacuteriuln sp.* BAR 菌株的悉生大鼠芦荟大黄素苷，发现普通大鼠未引起腹泻，而悉生大鼠则引起严重腹泻。

　　问题： 肠道菌群介导的代谢反应在番泻苷和芦荟大黄素苷产生泻下作用中的作用机制与意义？

【案例分析】

　　番泻苷为大黄双蒽酮双糖苷化合物，本身无泻下作用，口服后在小肠不被吸收，进入大肠经肠道菌群水解释放出苷元，进而产生泻下作用，以代谢物大黄酸蒽酮的泻下作用最强。用氯霉素抑制肠道菌群后，使口服番泻苷的泻下作用大大减弱，且这种减弱的程度与大黄酸蒽酮生成量的减少相一致，而对大黄酸蒽酮的泻下作用无影响，表明番泻苷的真正泻下活性成分为大黄酸蒽酮。

　　人体肠道中 *Eubacuteriuln sp.* BAR 菌可将芦荟大黄素苷 C-C 键裂解生成芦荟大黄酸蒽酮，从而产生泻下作用。感染 *Eubacuteriuln sp.* BAR 菌的悉生大鼠同样可实现芦荟大黄素苷的代谢而产生泻下作用。表明芦荟大黄素苷与番泻苷一样，自身并无泻下作用，而是通过肠道菌群产生活性代谢物而发挥泻下作用。由此可见，番泻苷与芦荟大黄素苷以"天然前体药物"发挥活性的独特作用方式与肠道菌群密切相关。

　　除上述番泻苷与芦荟大黄素苷外，其他苷类天然药物成分例如人参皂苷、甘草甜素、柴胡皂苷、黄芩苷、芍药苷、大丁苷、水杨苷及京尼平苷等亦被证实是通过肠道菌群代谢而发挥活性的"天然前体药物"。苷类天然药物肠道菌群代谢的主要反应是水解、还原和裂解反应，其代谢反应对苷类天然药物具有重要的药理学和毒理学意义。苷类天然药物通常极性较强，口服后在肠道内难以吸收，生物利用度低，其治疗作用或不良反应大多是通过肠道菌群代谢释放出活性代谢产物而实现的，因此苷类天然药物被认为是"天然前体药物"。

三、天然药物的肝肠循环及其引起的药-时曲线双峰和多峰现象

　　许多天然药物成分口服后药-时曲线存在双峰（double-peak）或者多峰（multiple-peak）现象，即有两个或多个 C_{max} 或 t_{max}。目前报道造成天然药物双峰或多峰现象可能的原因和机制，包括肝肠循环、天然药物成分之间的转化、胃肠吸收不齐性等。肝肠循环是指药物经胆汁或部分经胆汁排入肠道，在肠道中又被重新吸收，经门静脉又返回肝的现象。肝肠循环被认为是大多数天然药物成分产生双峰或多峰现象的主要原因之一。例如，苷类天然药物活性成分口服后经肠道菌群的水解作用而释放出苷元，苷元又在肠道中被重吸收后经门静脉返回肝形成肝肠循环；非苷类的其他活性成分吸收后在肝内可转化为葡糖醛酸结合物，随胆汁排入肠腔，经肠道菌群作用后重吸收亦可形成肝肠循环（如异汉防己甲素，图 19-1A）。目前文献报道黄芩苷（图 19-1B）、甘草甜素、洋地黄毒苷等天然药物的双峰或多峰现象是由肝肠循环而引起。

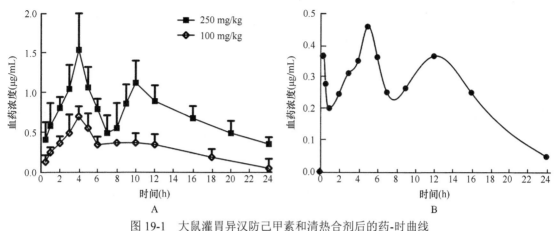

图 19-1 大鼠灌胃异汉防己甲素和清热合剂后的药-时曲线

A. 大鼠灌胃异汉防己甲素后其药-时曲线的双峰现象；B. 大鼠灌胃清热合剂后黄芩苷药-时曲线的多峰现象

【临床案例 19-2】

如图 19-1A 所示，大鼠灌胃异汉防己甲素 100mg/kg 与 250mg/kg 后，其药-时曲线呈明显的双峰现象。如图 19-1B 所示，大鼠灌胃清热合剂后黄芩苷的药-时曲线呈多峰现象。

问题：为何上述天然药物成分呈现双峰或多峰药-时曲线？

【案例分析】

上述双峰或多峰现象可用肝肠循环予以解释。

大鼠灌胃异汉防己甲素后首先经门静脉进入肝并被肝大量摄取，之后以一定形式的结合型药物经胆汁排入肠道。在肠道经肠道菌群水解后释放异汉防己甲素，被重新吸收，形成肝肠循环，造成双峰现象。

大鼠灌胃黄芩苷后，黄芩苷在胃及十二指肠上部呈分子状态，易于吸收，快速出现第一个血药浓度峰；黄芩苷进入小肠消化液中呈离子状态，难于透过生物膜，故血药浓度逐渐下降，当其到达回盲部和结肠部位后，在肠道菌群水解作用下生成黄芩素，被吸收后在小肠上皮细胞中受葡糖醛酸转移酶催化，并重新转化为黄芩苷，于是出现第二个血药浓度峰。多峰现象可能是由于大鼠灌胃清热合剂后中药多组分相互作用所致；也可能是黄芩苷经胆汁排泄进入肠，后者被水解成黄芩素后，再次吸收形成肝肠循环所致。

四、天然药物对代谢酶和转运体的调控作用

随着天然药物的广泛应用，天然药物与西药的联合应用而产生的 DDI 备受关注，如中草药与西药相互作用（herb-drug interaction，HDI）。药物代谢酶和转运体是影响药物体内处置过程的重要因素，其表达和功能的改变常常引起药动学的变化，是引起 DDI 的主要原因之一，具有重要的药动学意义和药理学/毒理学意义。天然药物及其成分常常通过影响代谢酶和转运体的表达及活性，影响与之合用的西药的体内过程，从而产生 DDI。明确天然药物及其成分对代谢酶和转运体的调控作用，对预测潜在的 DDI，指导天然药物与西药的临床合理应用有重要意义。

代谢酶主要包括 CYP、UGT、酯酶等；转运体主要包括摄取型转运体，如 OATs、OCT、OATP 等；外排型转运体主要包括 P-gp、MRP、BCRP 等。而近年的研究表明，核受体如孕烷 X 受体（PXR）、组成型雄甾烷受体（CAR）对一些 CYP 及转运体的表达具有重要的调控作用，因而天然药物及其成分也可能通过调控或激活上游 PXR 或 CAR 信号通路而调控下游的代谢酶或转运体，从而介导 DDI。许多天然药物的活性成分、活性部位提取物、单方或复方制剂对代谢酶或转运体具有调控作用，它们对代谢酶或转运体的诱导或抑制是引致 DDI 的主要原因之一。

CYP 是最重要的 Ⅰ 相代谢酶。天然药物及其活性成分可通过影响 CYP 的基因、蛋白表达及影响蛋白稳定性等机制而产生诱导或抑制作用。例如，肾移植患者长期服用圣约翰草提取物，其中的成分金丝桃素通过激活 PXR 诱导 CYP3A，使环孢素 A（CYP3A 的底物）的血药浓度显著降低，从而增加器官移植患者的免疫排斥反应。据报道，五味子中的水提物、醇提物及一些木脂素成分、甘草水溶性提取物、银杏提取物等均可通过激活 PXR 受体从而调节 CYP3A 等 CYP 的表达。青蒿素可通过激活 CAR 而诱导 CYP2B 的表达，通过激活 PXR 而诱导 CYP3A4 和 MDR1 的表达，表明青蒿素存在较高的潜在的 DDI 风险。同一天然药物对 CYP 的不同亚型可表现为不同的影响，如黄芩苷对小鼠肝的 CYP1A1、CYP2B1 和 CYP2C11 表现为诱导作用，但对 CYP2E1 为抑制作用；甘草酸对 CYP3A 为诱导作用，对 CYP1A2、CYP2E1 为抑制作用；葛根素诱导 CYP1A1、CYP2A1、CYP2C11 但可抑制 CYP2B1、CYP2E1 和 CYP3A 的活性。某些天然药物或活性成分可能对 CYP 的调控具有双重作用，如短时的抑制作用和长期的诱导作用，五味子乙醇提取物及其一些木脂素成分如五味子甲素，灌胃给药 12h 后能抑制 CYP3A 活性，第 3 天时，抑制作用转变为诱导作用，第 6 天则完全显示诱导效应，因而最终五味子提取物及木脂素成分表现的是抑制还是诱导作用取决于给药时间长短及两药合用的时间间隔。

UGT 是主要的 Ⅱ 相代谢酶之一。有研究表明银杏叶提取物可提高一起合用的免疫抑制剂麦考酚酯的体内暴露，认为银杏叶提取物对肠道 UGT 的抑制是产生该 DDI 的主要机制。体外研究表明，UGT2B7 是穿心莲内酯类成分代谢清除的关键酶，而且穿心莲内酯可显著抑制 UGT2B7 的代谢活性，因此临床上中药穿心莲的相关制剂可能会与 UGT2B7 底物类药物发生 DDI。

天然药物及其活性成分可通过影响转运体的表达或活性从而影响合用药物的吸收、排泄等体内过程。有研究报道，合用葛根提取物可增加甲氨蝶呤的毒性，其机制可能是葛根提取物抑制了肠道 P-gp 从而导致甲氨蝶呤血药浓度升高、抑制了肾脏 OAT 和 MRP 从而导致肾清除下降，最终导致甲氨蝶呤蓄积产生毒性。大鼠体内实验表明，合用熊果酸可提高瑞舒伐他汀的血药浓度，其机制可能是熊果酸具有较强的 OAT3 和 OATP2B1 抑制活性，从而减缓瑞舒伐他汀的体内消除。小肠的 P-gp 和 CYP3A 活性是影响抗肿瘤药物生物利用度的关键因素，研究发现莪术中的成分姜黄素能下调小肠 P-gp 和 CYP3A 蛋白表达量、抑制其活性，从而提高多西他赛和依托泊苷的生物利用度。

【临床案例 19-3】

患者因过敏性鼻炎按医嘱服用抗过敏药特非那定（一日两次），持续一年余。患者习惯每周喝 2～3 次葡萄柚汁；某日患者连续服 2 杯葡萄柚汁后感觉不适，送院诊定为严重心律失常。

问题：患者在服用特非那定和葡萄柚汁后致心律失常的可能原因是什么？

【案例分析】

葡萄柚汁中含呋喃香豆素类衍生物，为 CYP3A 的强抑制剂，能选择性抑制肠道组织及肝中的 CYP3A。特非那定在体内主要经 CYP3A 代谢失活，合用的葡萄柚汁抑制了 CYP3A 介导的特非那定代谢，使特非那定血浓度急剧升高，从而导致严重心律失常甚至会因致命性心律失常而死亡。近年有关同服葡萄柚汁导致不良 DDI 的报道较多，凡服用经 CYP3A 代谢的药物应慎饮葡萄柚汁。

上述例子表明，天然药物及其成分对 CYP 或转运体的诱导或抑制作用，可能发生显著的 DDI 而影响合用药物的药动学和药效学，因此在临床上应用天然药物及其活性成分时，需要特别注意合用药物特别是治疗窗窄、不良反应大的合用药物的血药浓度变化，确保安全合理的天然药物与西药的临床应用。值得注意的是，由于天然药物的成分复杂性及物质基础的不确定性，因此天然药物对代谢酶和转运体的影响不能一概而论，应多角度多层面深入探讨其调控机制后再结合临床实际情况作出客观判断。

第二节 生物碱类天然药物的药动学

生物碱（alkaloid）是存在于自然界（主要为植物，但有的也存在于动物）的一类含氮有机化合物，大多数有氮杂环结构，呈碱性，氮素多包含在环内，有显著的生物学活性。但生物碱不包括小分子生物胺、氨基酸、蛋白质、核酸、抗生素、维生素及其他天然含氮的非生物碱化合物，如吡嗪类、吡唑类、嘧啶类、蝶啶类、异噁唑、卟啉类、氰酸/氰苷类等。

生物碱作为自然界中存在的有机化合物，具有以下特点：①生物来源的多样性。植物来源的生物碱绝大多数是与植物体共存的有机酸（如鞣酸、草酸、枸橼酸等）结合成盐、也有少数生物碱与无机酸结合成盐（如盐酸小檗碱、硫酸吗啡等）、个别生物碱以两性离子（zwitterion，又称内盐）形式存在（如槟榔次碱、水苏碱等）；还有不少生物碱来源于海洋生物，如从海绵中发现结构特殊的吲哚生物碱；在动物中也发现有生物碱，如中药蟾酥（蟾蜍浆汁）中的蟾酥碱、海狸中的海狸碱；微生物中亦发现有生物碱，如麦角中的麦角生物碱、虫草中的虫草素、薄盖灵芝中的灵芝碱甲。②化学结构的多样性。生物碱是天然化合物中结构类型最多的一类化合物，细分可以达到 200 多种。③生物学活性的多样性。化学结构的多样性决定了生物碱具有广泛的生物学活性，成为创新药物研究中发现先导化合物的重要来源。

生物碱是天然药物中重要的有效成分之一。随着生物碱生物学和药理活性的广泛挖掘和日益关注，生物碱的药动学研究也得到促进和发展。虽然生物碱化学结构多样，但共同点在于不成苷，大多极性较小，被消化道吸收速度较快，以肝代谢为主。本节以天然药物中已被发现的且有显著生物活性的生物碱为代表介绍生物碱类天然药物的药动学特点。

一、生物碱类天然药物的体内过程

（一）吸收

生物碱类天然药物的吸收与其理化性质密切相关，多数极性较小，口服后容易被消化道吸收。通常生物碱可与酸形成盐，从而使其给药后较快溶于胃液和肠液；其碱基具亲脂性，使其比较容易通过亲脂扩散方式被胃肠道吸收。例如，乌头碱在食道和胃即可被大量吸收，所以肠内菌群代谢和肠壁代谢发生的机会相对减少。但为数较少的季铵型生物碱如小檗碱等，脂溶性较低，其盐酸盐在水中难溶，口服后吸收较差，但在肠道的局部浓度较高，故常用于肠道感染的治疗。

> **【临床案例 19-4】**
> 吗啡（morphine）是从鸦片中提取的生物碱，为阿片受体激动剂，具有极强的镇痛、镇静、镇咳等作用。吗啡易从胃肠道吸收，但临床使用吗啡通常采用注射给药。
> **问题：** 为什么吗啡需采用注射方式给药而不采用口服？
> **【案例分析】**
> 吗啡为苄基四氢异喹啉类生物碱，具有较好的脂溶性，故易从胃肠道吸收。但口服给药后经肝的首过代谢非常大，其内在清除率很高，因首过效应明显其口服制剂的生物利用度仅约 25%，故不宜口服给药，在临床上常采用注射给药。

（二）分布

生物碱类活性成分在体内的分布不仅与疗效密切相关，还关系到药物在组织的蓄积和不良反应等安全性问题。大多数生物碱类药物因脂溶性较高，易透过细胞膜从血液循环系统向机体的各个部位分布，所以多数在体内分布广泛，表观分布容积较大，特别是异喹啉类生物碱，如骆驼蓬碱为 22.6L/kg，异汉防己甲素高达 54.0～55.2L/kg，汉防己甲素的表观分布容积更高达 56.9 L/kg。多数生物碱的分布有明显的组织选择性，在组织中的分布不均匀，如马钱子碱在小鼠组织中以肝及肾中浓度最高，小檗碱在小鼠体内分布广泛，以肺和肝中浓度最高。

（三）代谢和排泄

生物碱类药物种类多、化学结构多种多样，所以代谢途径和代谢过程复杂，依其化学结构而大为不同。某些酯类生物碱在体内受酯酶代谢分解，如吲哚型生物碱利血平在体内酯酶作用下可水解生成三种代谢产物；又如托品烷类生物碱可卡因，在体内迅速被水解代谢为苯甲酰爱康宁等多种代谢产物。经酯水解代谢的生物碱类药物还有高三尖杉酯碱、海洛因等。某些生物碱经 CYP 催化，除了氮原子相关的 N-脱烃、N-氧化、脱氨基、酰胺水解等反应外，还有多种特点不一的肝内代谢。如抗心律失常药奎尼丁的主要代谢产物为 3-羟奎尼丁、2-奎尼丁酮及由奎尼丁形成的一种 N-氧化物；阿托品的主要代谢产物有托品、N-去甲基托品、N-去甲基脱水阿托品、脱水阿托品、N-去甲基阿托品、羟基阿托品、N-氧化阿托品、羟基甲氧基阿托品等；利血平分子中三甲氧苯甲酸部分的 4-甲氧取代基在肝微粒体酶作用下发生脱甲基化。

生物碱及其代谢产物主要经肾排泄，但少数药物也存在肝肠循环。例如，异汉防己甲素经灌胃给药后大鼠血浆药-时曲线呈现明显双峰现象，胆汁样品中测得 3～4 种含量很高的代谢产物，特殊的肝肠循环是引起其双峰现象的主要原因之一；小檗碱、吗啡亦可能存在肝肠循环。某些生物碱还可经毛发排泄，但较为少见，如单次腹腔注射可卡因后第 7 天从豚鼠毛发中可检测到可卡因和苯甲酰爱康宁，第 14 天从豚鼠毛发中仍可检测到可卡因。

二、生物碱类天然药物的药动学特点

绝大多数生物碱药-时曲线可用二房室模型一级动力学予以描述，如川芎嗪（tetramethylpyrazine，TMPZ，又称四甲基吡嗪）、苦参碱、秋水仙碱等。由于生物碱碱基的亲脂性，其自中央室向周边室的分布十分迅速，如苦参碱肌内注射后在大鼠体内从中央室向周边室转运的速率比从周边室向中央室的转运速率大 5 倍，显示苦参碱能从中央室如心、肝、脾、肺、肾迅速转运到周边室的其他组织。生物碱的 $t_{1/2\alpha}$ 多为数分钟至半小时，少数 $t_{1/2}$ 较长，如异汉防己甲素约 68h，因可能存在肝肠循环，个别生物碱如氧化苦参碱较短，$t_{1/2\alpha}$ 仅为 27min。

某些生物碱呈现非线性动力学性质，如异汉防己甲素当剂量为 25～50mg/kg 时表现为线性动力学，当剂量为 50mg/kg 以上时则表现为非线性动力学，$t_{1/2}$ 由原来的 68h 延长至 97.6h；又如苦参碱，当剂量为 10～30mg/kg，$t_{1/2}$ 基本不变，但剂量达 60mg/kg 时，$t_{1/2}$ 显著延长，AUC 的增加超过剂量的倍数关系，表明其高剂量时按非线性消除。

PK/PD 关系研究表明，不少生物碱的效应峰值滞后于血药浓度峰值，提示血浆与作用部位属于不同的房室，两者之间存在一个平衡时间，文献报道的药物有关附甲素、槐果碱、苦参碱、氧化苦参碱等。

三、典型生物碱类活性成分——川芎嗪

TMPZ，系自活血化瘀中药川芎中提取的典型生物碱类活性成分之一，目前已可人工合成，主要有盐酸川芎嗪和磷酸川芎嗪两种。TMPZ 具有钙通道阻滞药样心血管活性，已有多种剂型用于临床心血管疾病治疗。

正常人口服磷酸 TMPZ 的药动学模型为二房室开放模型，该药口服吸收较快，t_{max} 为 30min 左右，随即药物由中央室向周边室迅速分布；$t_{1/2\alpha}$ 0.5h，$t_{1/2\beta}$ 2.9h，说明代谢或排泄较快；中央室表观分布容积为 17.8L，总表观分布容积 66.8L，说明 TMPZ 在人体内分布较广。大鼠静脉注射盐酸 TMPZ 后的药-时曲线示其为二房室模型，$t_{1/2\beta}$ 1.5h 表明 TMPZ 在体内消除快速，肝中含量最高，其 AUC 为血浆的 3.2 倍，其次为心、脾、脑、睾丸、肺、肾、肌肉、血浆，说明该药在组织中分布广泛，在脑组织中有较高分布，说明该药易通过血-脑屏障；用药 24h 后，尿中排出的原型药只占给药剂量的 2.8%，粪便中不能检出，提示 TMPZ 主要经肝代谢消除。家兔腹腔注射

磷酸 TMPZ 后从血清中分离得到两种代谢产物 TMPZD1 和 TMPZD2（图 19-2），由此推断 TMPZ 在体内的主要代谢途径为氧化反应，首先其中一个甲基氧化成羟甲基生成 TMPZD1，后者羟基进一步氧化成羧酸，生成代谢产物 TMPZD2，两种代谢产物都具有降低胆固醇和低密度脂蛋白等作用。另有报道发现 TMPZ 在人尿液中主要代谢产物为四个甲基不同程度地被氧化成醛基、羟基和羧基。

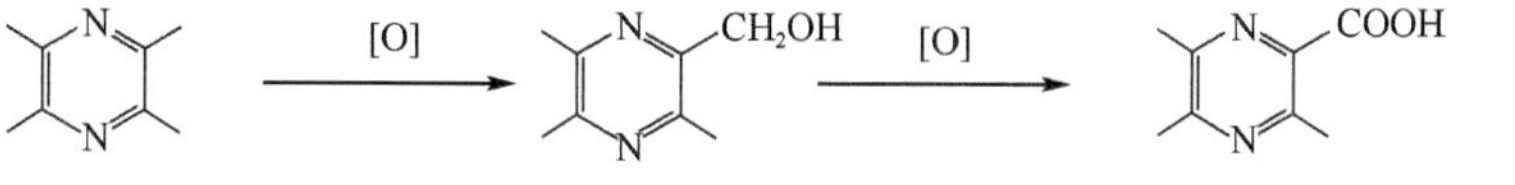

图 19-2　TMPZ 在家兔体内的氧化代谢反应

四、生物样品中生物碱类活性成分的测定

由于生物碱类药物化学结构复杂，因此生物样品中生物碱的测定要根据生物碱化合物各自不同的理化性质而采用不同的检测方法。生物碱盐基具有较好的亲脂性，故生物样品可通过有机溶媒进行液-液萃取予以净化和富集。大多数生物碱的整体结构中具有发色团，即分子骨架为共轭体系，故可采用紫外分光光度法或配备紫外检测器的高效液相色谱法在 λ_{max} 处进行检测。对于那些在 pH 2～8 内完全解离而不能在 C_{18} 柱上保留的生物碱，用普通的反相高效液相色谱难以测定，可改用反相离子对高效液相色谱及其中的一种特例——皂色谱予以分析，如汉防己甲素、异汉防己甲素等。随着现代分析技术和仪器的不断发展，液相色谱—质谱联用法（LC-MS/MS）、气相色谱-质谱联用分析法（GC-MS）等越来越多应用于生物碱如苦参碱、氧化苦参碱、槐果碱、氧化槐果碱、槐定碱、石杉碱甲、麻黄碱、伪麻黄碱等的检测。某些生物碱如士的宁、槐果碱、槐定碱、TMPZ 等亦采用气相色谱测定法，亦有报道采用高效毛细管电泳法测定人血浆中的伪麻黄碱。除上述方法外，酸性染料比色法、稳定同位素法、毛细管气相色谱法等也被用于生物碱药物的测定。

第三节　黄酮类天然药物的药动学

黄酮类（flavonoids）化合物是一类广泛分布于植物中的以 1,3-二苯丙烷 C_6-C_3-C_6 为基本骨架的多酚类化合物（图 19-3），具有多种药理活性，以游离态或糖苷形式存在。天然存在的黄酮类根据其母核结构主要分为黄酮和黄酮醇类、二氢黄酮及二氢黄酮醇类、查耳酮和二氢查耳酮类、花青素和黄烷醇类、橙酮类、异黄酮和二氢异黄酮类、双黄酮类等。该类化合物的结构及代谢关系如图 19-4 所示。

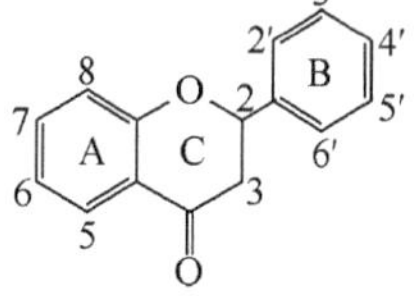

图 19-3　黄酮基本结构骨架

目前，天然药物中含有的黄酮类化合物总数已达 3000 多种，构成了天然药物学中的重要分支之一。许多常用天然药物如黄芩、银杏、绿茶、槐米、葛根、沙棘、桑叶、陈皮、金银花、山楂、淫羊藿及蔬菜（如洋葱、芹菜）等均含有黄酮类化合物。黄酮类化合物具有抗氧化、清除自由基、抗衰老、抗肿瘤、抗心血管疾病、抗糖尿病、抗炎、抗菌、抗病毒、抗过敏等药理作用，在疾病的防治和保健中发挥重要作用，因此受到广泛关注，成为天然药物研发的热点。

一、黄酮类天然药物的体内过程

充分了解黄酮类化合物的吸收和代谢特点，将大大有助于揭示黄酮类化合物的作用特点，推动黄酮类化合物的研发和临床应用。近年对黄酮类化合物的体内过程，特别是吸收和代谢特点，研究较为广泛。

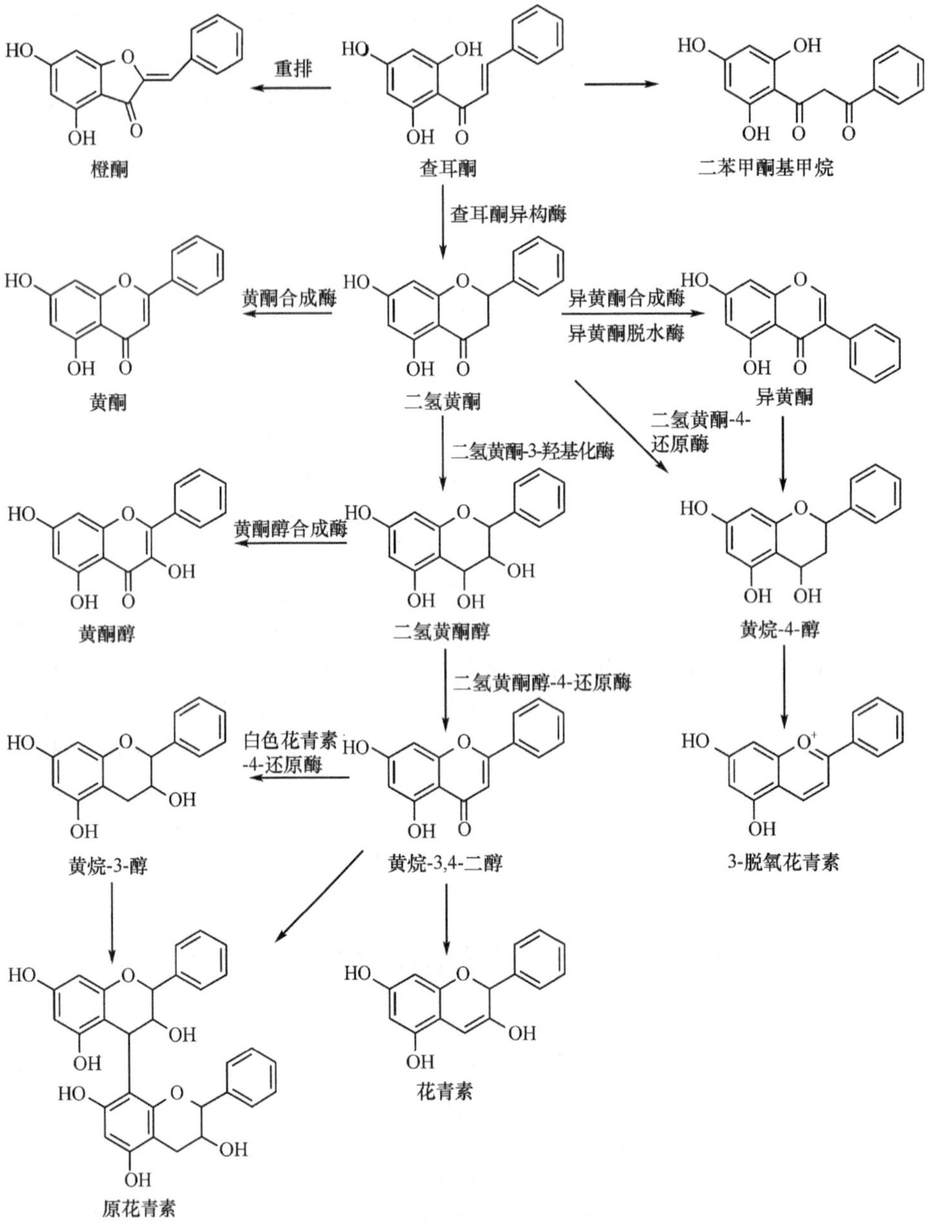

图 19-4 黄酮类化合物的结构及代谢关系

（一）吸收

黄酮类化合物的胃肠道吸收非常复杂，其吸收程度不仅取决于分子的脂溶性或是否糖基化，还依赖于其与众多转运体或代谢酶的作用。总体而言，黄酮苷元的吸收明显强于黄酮苷，异黄酮类化合物的吸收强于黄酮类化合物。具体各种黄酮类化合物的吸收机制存在较大的差异。黄酮类化合物如黄芩素、黄芩苷、芹菜素等主要是以被动扩散方式被吸收，也有少数是主动转运和载体介导如灯盏花素；黄酮醇类化合物如槲皮素、山柰酚、杨梅素等主要是以被动扩散方式被吸收，少数是载体介导；二氢黄酮类、异黄酮类、二氢异黄酮类化合物的吸收方式则是被动扩散、主动转运和载体介导均有。

胃内具有特殊的酸性环境和较小的吸收面积，只有较少数弱酸性药物在胃中有较好的吸收。黄酮类化合物属于多酚类化合物，具有弱酸性，已发现某些黄酮苷元可以经胃部吸收，如槲皮素、大豆素、染料木素等。小肠是黄酮类化合物的主要吸收场所。黄酮类化合物中，少数糖苷类以原型通过主动转运被小肠吸收，大多数水解为苷元，由于黄酮苷元具有较大的疏水性，可通过被动扩散透过生物膜而被吸收。大肠内存在大量的肠道菌，未被胃和小肠选择性吸收的黄酮类化合物及其代谢物还可被大肠细菌产生的各种酶水解后吸收进入血液。

（二）分布

游离黄酮类化合物一般难溶或不溶于水，故可推测其进入体内分布较快，范围较广。例如，灯盏花素注射进入血液后，在家兔和犬中分布速度均较快，分布 $t_{1/2}$ 很短，仅为 $1\sim 7\text{min}$。另有研究比较了单一淫羊藿苷和复方制剂中淫羊藿苷的体内分布，小鼠灌胃给药后淫羊藿苷在体内分布较快，范围也很广；单一淫羊藿苷在肾上腺的含量较高，而复方制剂中淫羊藿苷在肾上腺的含量更高，说明复方制剂中的其他成分对淫羊藿苷在肾上腺的分布有一定的促进作用。

（三）代谢和排泄

黄酮类化合物的体内代谢方式主要有水解、结合、裂解及氧化反应等，代谢的主要部位是肠道和肝。大部分口服黄酮类化合物在胃肠道即发生代谢、吸收，进入体内的成分大部分是其代谢产物而不是其原型成分；对于静脉给药，主要在肝发生代谢。黄酮类化合物的水解反应主要发生在肠道中，水解生成的苷元可在Ⅱ相代谢酶的作用下生成葡糖醛酸结合物、硫酸化物及甲基化物等。Ⅱ相结合反应也可能在肝中发生。水解生成的黄酮苷元被吸收进入血液后还可在肝内进一步氧化降解，生成芳香酸和酚性化合物。裂解反应为大肠所独有，肠道菌群水解反应生成的黄酮苷元一部分被大肠直接吸收，另一部分被进一步裂解生成小分子酚酸类化合物。目前对黄酮类化合物的环裂解反应的化学结构及代谢方式有较深入了解，依其氧化转化引起的骨架开裂的起始部位，可分为以下4种类型（图19-5）。A型裂解多发生于黄酮和黄烷酮类化合物，裂解点为 C_4 连接 A 环的 C—C 键，生成的酚酸类型是苯丙酸。例如，芹菜素 7-*O*-β-*D*-葡萄糖苷，在肠内菌群代谢作用下生成芹菜素，进一步转化为对羟基苯丙酸；B 型裂解多发生于黄酮醇类化合物，裂解点为 C_3 连接 C_4 环的 C—C 键，生成的酚酸类型是苯乙酸。例如，芦丁可被人结肠栖息的肠内混合菌丛完全水解，主要转化产物是3,4-二羟基苯乙酸，继续培养产生3-羟基苯乙酸和4-羟基-3-甲氧基苯乙酸；C 型裂解多发生于黄烷醇，生成的酚酸类型是苯丙酸；D 型裂解多发生于异黄酮，可生成乙基酚衍生物。

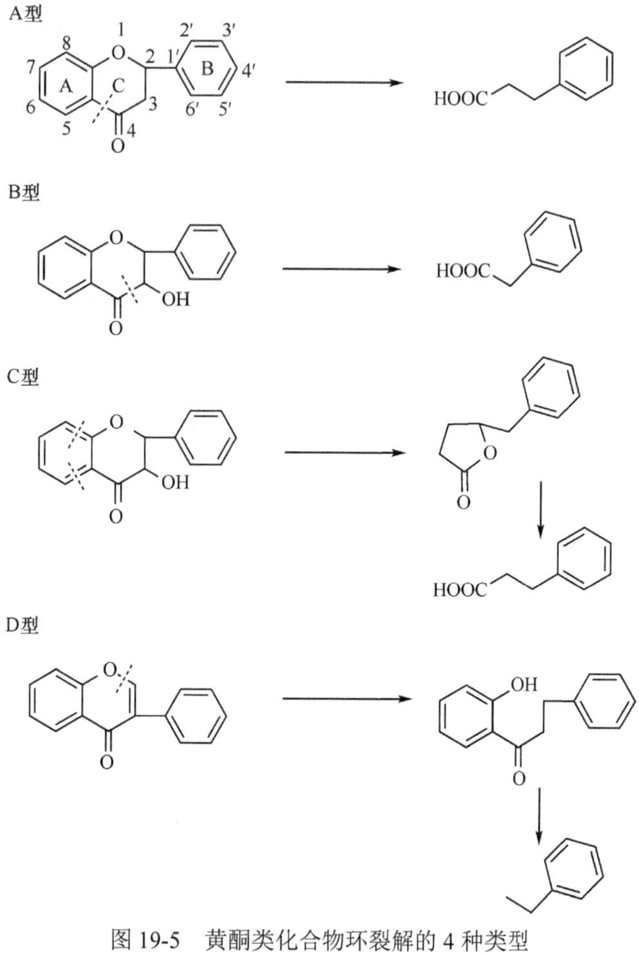

黄酮类化合物在体内的排泄途径主要为肾排泄和胆汁排泄。健康志愿者口服黄芩药粉后，研究其尿中黄芩素和汉黄芩素及其苷的药动学，结果表明肾对黄芩素的葡糖醛酸结合物和硫酸结合物的排泄率要比汉黄芩素两

图 19-5 黄酮类化合物环裂解的 4 种类型

种结合物的高，黄芩素代谢物中硫酸结合物是主要的排泄形式，而汉黄芩素两种结合物所占比例相当。

二、黄酮类天然药物的药动学特点

黄酮类化合物多数吸收较差，生物利用度较低且差异大。例如，葛根素，大鼠灌胃及临床口服均难以吸收，生物利用度较低，仅 3.75% 左右。某些黄酮类化合物存在严重的首过效应，也是造成口服生物利用度低的主要原因之一，如黄芩素在肝和小肠的严重首过效应对其口服生物利用度产生重要影响。黄酮类化合物结构中含有多个羟基，属多酚类化合物，多数在体内快速消除，消除 $t_{1/2}$ 较短；其苷元经受广泛的代谢，易被代谢消除，其苷因极性较强，易通过肾排泄而清除，如葛根素在动物体内分布迅速，消除也很快，在大鼠、兔和犬的 $t_{1/2\beta}$ 分别为 35.0min、23.7min 和 29.0min。槲皮素在人体的 $t_{1/2\beta}$ 为 8.8min。某些黄酮类化合物由于存在明显的肝肠循环，而使其 $t_{1/2\beta}$ 较长，如人口服地奥可明（diosmin，一种脱氢黄酮糖苷化合物）其苷元地奥亭（diosmetin）的 $t_{1/2\beta}$ 达 26～43h。

三、典型黄酮类活性成分——黄芩苷

黄芩苷（baicalin，5,6,7-三羟黄酮-7-β-D-葡糖醛酸苷），主要来源于唇形科植物黄芩（*Scutellaria baicalensis Georgi*），具有清热解毒、利尿、利胆、抗菌、抗炎、抗癌、抗变态反应等活性，在肝炎、艾滋病、癌症等方面的应用前景非常广阔。

黄芩苷为弱酸性药物，黄芩苷水溶液受温度和 pH 的影响很大，最稳定的 pH 约为 4.3。黄芩苷主要以非解离型吸收，在胃、小肠内的吸收符合 pH 分配学说。黄芩苷具有明显的肝肠循环，口服黄芩苷药-时曲线具有典型的双峰现象。大鼠灌胃黄芩苷后，黄芩苷在胃及十二指肠上部呈非解离型状态，易于透过胃黏膜故而在胃中有较好的吸收，在 10min 左右出现第一个血药浓度峰；黄芩苷进入小肠消化液中呈离子状态，难于透过生物膜，故血药浓度逐渐下降，当其到达回盲部和结肠部位后，在肠道菌群水解作用下生成黄芩素（图 19-6），被吸收后在小肠上皮细胞中受葡糖醛酸转移酶催化，并重新转化为黄芩苷（原始葡糖醛酸苷形式），于是在 3h 左右出现第二个血药浓度峰。口服给予含黄芩苷的复方制剂，除双峰现象外其药-时曲线还往往呈现多峰现象，这也与中药多组分特点有关，黄芩中不仅含有黄芩苷，还有其苷元黄芩素等其他成分，它们结构相似，在体内相互转化，以及他们吸收时间和部位差异均可促成多峰现象的产生。

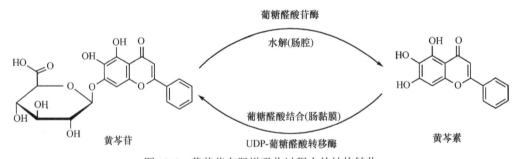

图 19-6　黄芩苷在肠道吸收过程中的结构转化

黄芩苷在家兔体内分布速度较快，分布相 $t_{1/2}$ 仅为数 10min，分布速度常数 α 为 5.8h^{-1} 左右。黄芩苷与血浆和组织蛋白结合力较高，体外透析法测定不同浓度黄芩苷与血浆蛋白的结合率为 67.9%～83.1%，属于高度结合。黄芩苷经肠道菌群水解，产生苷元黄芩素，黄芩素在吸收过程中及入血后形成多种代谢产物。黄芩苷在人体及大鼠体内主要经历葡糖醛酸化、硫酸化、甲基化等 II 相代谢途径。黄芩苷口服给药的体内消除特点与静脉给药相比差异明显：黄芩苷静脉给药代谢消除较快，消除速率常数约为 0.3h^{-1}；维持有效血药浓度的时间也较短，$t_{1/2}$ 约为 0.2h。口服黄芩苷生物 $t_{1/2}$ 较长，完全从体内消除需 36h 以上，而其在脑脊液中的消除速率又较血浆中慢，$t_{1/2}$ 延长约 14.0%。

黄芩苷的体内药动学模型，多数报道为二房室开放模型，也有报道黄芩苷的体内过程符合一级吸收的一房室开放模型或三房室开放模型，究其原因可能是实验所用动物的种属不同或黄芩复方制剂中其他成分对测定的干扰，也可能是采血时间点不足，掩盖了某些特征，最终导致药动学模型的不同。

四、生物样品中黄酮类活性成分的测定

黄酮类化合物在生物体液和组织中的浓度测定多采用反相高效液相色谱-紫外光谱法。由于大多数黄酮类化合物分子中存在肉桂酰和苯甲酰基组成的交叉共轭体系，在 $200\sim400nm$ 区域内存在两个紫外吸收带，峰带 I 在 $300\sim400nm$ 区域内为 B 环肉桂酰部分的吸收，峰带 II 在 $240\sim300nm$ 区域内为 A 环苯甲酰部分的吸收，故这类化合物多采用紫外检测器在 λ_{max} 处测定。随着现代分析技术和仪器的不断发展，液相色谱-质谱联用法在黄酮类化合物含量测定方面的应用也越来越广泛。黄酮苷元具有较好的亲脂性，可采用乙醇等有机溶剂液-液萃取技术进行生物样品的净化与富集。其结合物多采用酸水解或酶水解方式释放出苷元，通过水解前后苷元的测定从而定量未结合与结合型黄酮类化合物。黄酮醇类如槲皮素的血药浓度可通过与 $Al(NO_3)_3$ 柱后衍生化的高效液相色谱法测定。

第四节 其 他 类

一、皂苷类天然药物

皂苷（saponin）是一类由糖（一条糖链或多条糖链）与苷元（三萜、甾体或甾体生物碱）脱水缩合而成的糖缀合物，根据皂苷中苷元的不同分为三萜皂苷和甾体皂苷两大类（图 19-7）。皂苷类在植物中广泛存在，也少量存在于海星和海参等海洋生物中。皂苷类化合物在薯蓣科、五加科、百合科、毛茛科、豆科、伞形科、石竹科、远志科和葫芦科植物如人参、远志、桔梗、甘草、知母和柴胡等分布最广，具有抗肿瘤、免疫调节、抗菌、抗炎、降血糖、降血脂、保肝、抗疲劳、延缓衰老、神经保护和益智等作用，药物研发前景广阔。

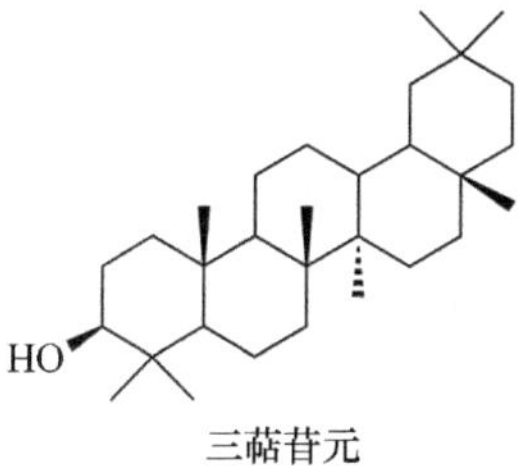

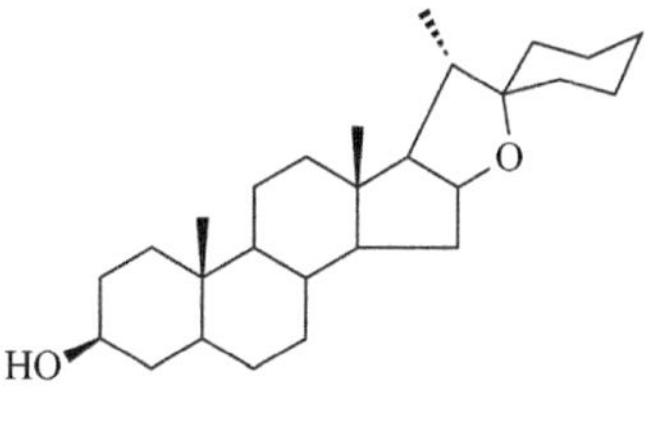

图 19-7 三萜苷元和甾体苷元

皂苷水溶液大多能破坏红细胞而具有溶血作用，因此不能用于静脉注射，肌内注射则易引起组织坏死，但口服无溶血作用，可能由于口服时皂苷的部分糖链在胃肠道被水解所致。

皂苷类化合物的药动学与其理化性质密切相关。由于皂苷为强极性化合物，脂溶性差，故通常在胃肠道吸收差；此类化合物还可被肠黏膜和肝中的药物代谢酶代谢，产生不同程度的首过效应。但在动物试验中发现含皂苷类中药的煎剂口服给药后吸收较好，而纯化的皂苷类化合物单独给药则吸收差，生物利用度低，其原因可能在于中药煎剂中的所谓杂质，如淀粉、糖类、树脂对皂苷类有助溶和吸收促进作用。而皂苷类的水解产物——苷元脂溶性较高，吸收较好。

皂苷类化合物的体内代谢，特别是经肠道菌群的水解反应，具有重要的药理学和毒理学意义。植物中存在的强心苷多以其前体形式存在，如洋地黄毒苷以其前体毛花一级苷 A 存在于植物毛花洋地黄中，当动物误食这种植物后，其中的毛花一级苷 A 水解失去一分子葡萄糖得乙酰基洋地黄

毒苷，再去乙酰基得洋地黄毒苷，从而中毒。

皂苷类化合物主要采用高效液相色谱法测定，但往往因缺少生色基团而致紫外检测的灵敏度受限；可用末端吸收波长（如 210nm、220nm）以增加检测灵敏度，但此时基质干扰增强。也有采用蒸发光散射（ELSD）检测器，少数皂苷类化合物如人参皂苷、芍药苷、甘草甜素、七叶皂苷等已开发采用免疫测定法如 RIA、EIA 和 ELISA 等，从而获得较高特异性和灵敏度。近年来多采用气相色谱-质谱（GC-MS）、液相色谱-质谱（LC-MS^n）及毛细管电泳-质谱（CE-MS）联用法对皂苷类化合物如人参皂苷、三七皂苷、柴胡皂苷等进行定性定量分析，使这类活性成分药动学研究迈上新台阶。

典型皂苷类活性成分——甘草甜素

甘草甜素（glycyrrhizin，GL）亦称甘草皂苷、甘草酸（glycyrrhizic acid），为中药甘草中的主要活性成分，是 1 分子 18-β-甘草次酸（glycyrrhetinic acid，GA）与 2 分子葡糖醛酸形成的三萜皂苷，具有抗炎、抗病毒、护肝、抗变态反应、抗溃疡、抗肿瘤等多种药理活性。

甘草甜素由于极性大，故在消化道吸收差，主要以其苷元的形式吸收。甘草甜素具有明显的首过效应，肠道菌群将其转化为 18-β-甘草次酸及 3-表-18-β-甘草次酸，进入体循环中的原型药甘草甜素浓度极低，生物利用度也极低（＜1%），但测出高浓度的 18-β-甘草次酸。腹腔注射能显著提高甘草甜素的口服生物利用度。静脉注射后甘草甜素在血中浓度最高，组织中含量远低于血液，这与其体内分布容积很小相一致；组织中以肝脏最高，肾、皮肤、肺、脂肪、胃、心、肌肉、脾、小肠、胰依次降低，脑中未测出甘草甜素，但可测出 18-β-甘草次酸，说明苷元脂溶性较强，可透过血-脑屏障。甘草甜素与血浆蛋白结合率高达 98%，在血液中绝大部分以结合状态存在，高的蛋白结合率及强极性决定其很难通过血-脑屏障。甘草甜素在体内经受肠道菌群和肝代谢，前者的代谢更为重要。甘草甜素在肠内被肠道菌群代谢为 18-β-甘草次酸，并进一步经 3-去氢-18-β-甘草次酸立体异构化为 3-表-18-β-甘草次酸，吸收后又可经 3-去氢-18-β-甘草次酸转变为原先的 18-β-甘草次酸，进而在肝内形成结合物，经胆汁排入肠道，形成肝肠循环（图 19-8）。甘草甜素主要经胆汁排泄，也可从粪便排泄，胆汁排泄的甘草甜素大多参与了肝肠循环；尿排泄是甘草甜素非常次要的消除途径。

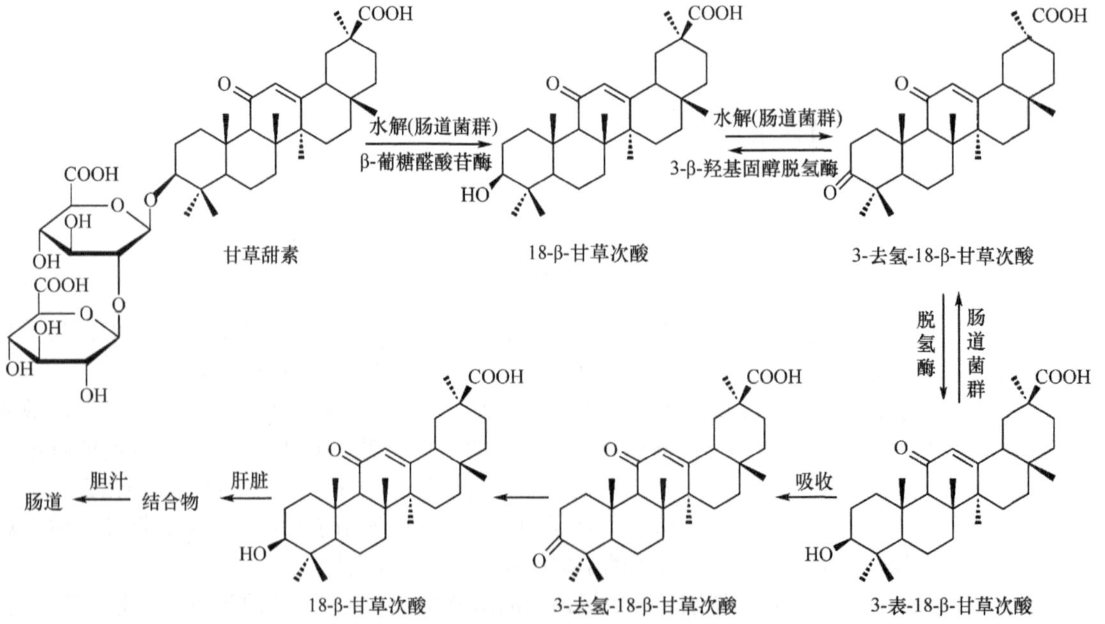

图 19-8 甘草甜素的体内代谢

甘草甜素的药动学十分复杂，不仅涉及原型药本身，而且涉及其代谢产物 18-β-甘草次酸，两者均具有明显的肝肠循环，甘草甜素在体内可水解为 18-β-甘草次酸，18-β-甘草次酸也可通过结合反应形成甘草甜素。甘草甜素静脉或口服给药后药-时曲线均出现明显的双峰现象，胆汁中排泄的药物绝大部分被肠道重吸收。大鼠静脉注射甘草甜素和 18-β-甘草次酸后的药-时曲线均符合二房室模型，其 $t_{1/2\beta}$ 为 134min（胆瘘大鼠）和 425min（正常非胆瘘大鼠），可见在正常情况下甘草甜素的肝肠循环使其 $t_{1/2}$ 大大延长。甘草甜素的稳态表观分布容积 V_{ss} 很小（111.7mL/kg 和 132.8mL/kg），说明其组织分布少。甘草甜素的药动学呈非线性动力学性质，即使在较低剂量，随剂量增加其 AUC 超剂量增加，$t_{1/2}$ 延长，但 V_{ss} 基本不变。

二、香豆素类天然药物

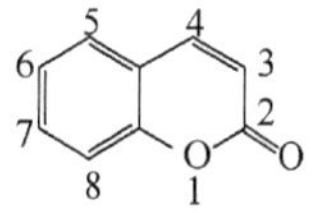

香豆素类（coumarins）是具有 α-苯并吡喃酮母核（图 19-9）的芳香族化合物，广泛分布在多种植物中，特别是在芸香科、伞形科、菊科、豆科、瑞香科等植物中分布广泛，中药白芷、独活、蛇床子、前胡、瑞香、车前草、柑橘类、补骨脂、秦皮、茵陈等

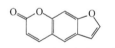

图 19-9　α-苯并吡喃酮母核

均含有这类成分，具有抗凝、抗菌、抗病毒、抗癌、抗心律失常、抗骨质疏松、镇痛、镇咳等多种药理活性。香豆素母核 α-苯并吡喃酮的苯环上常有羟基、烷氧基、苯基、异戊烯基等取代基，其中异戊烯基的活性双键又可与邻位酚羟基环合成呋喃或吡喃环，故常将香豆素分为简单香豆素类、呋喃香豆素类、吡喃香豆素类和其他香豆素等类型。

香豆素类化合物的分子量和极性均较小，具有亲脂性，容易透过生物膜而被肠道吸收并在体内分布，双香豆素等的血浆蛋白结合率非常高。香豆素类化合物进入肝后被广泛代谢，代谢途径复杂产物多，少许以原型排泄。部分香豆素在吸收前被肠道菌群酶解，使其内酯开环，转化成相应的酚酸类成分。

典型香豆素类活性成分——补骨脂素

补骨脂素（psoralen，图 19-10），又称补骨脂内酯，为中药补骨脂（*psoralea corylifolia* L.）的主要活性成分之一，属呋喃香豆素类化合物。它可影响肝微粒体中相关药物代谢酶的活性；对多药耐药具有逆转作用，能抑制 P-gp 而减少药物的外排，提高

图 19-10　补骨脂素化学结构

化疗药物效果，具有协同抗肿瘤作用；有增加皮肤黑色素的作用，适用于白癜风，尚可用于斑秃、银屑病等。

补骨脂素能够透过裸鼠皮肤。研究发现不同浓度补骨脂中补骨脂素在鼻黏膜中的吸收符合零级动力学特征，并且随着药液浓度的增加，补骨脂素的吸收呈现饱和现象。补骨脂素在大鼠小肠内通过率较高，吸收较好。补骨脂素在肝内经历Ⅱ相代谢反应，60%～70% 以与葡糖醛酸或硫酸的结合型存在，结合型代谢物随胆汁进入小肠经水解后重新被吸收，形成肝肠循环。

家兔灌胃给予补骨脂水煎液后补骨脂素在兔体内的处置过程为二房室模型，其药动学参数分别如下：k_a=3.3h^{-1}，$t_{1/2\alpha}$=0.2h，$t_{1/2\beta}$=10.7h，AUC=21.6mg·h/L；灌胃 24h 后，补骨脂素在家兔各组织中分布的次序为卵巢＞睾丸＞肝＞心＞肾＞肺＞胃，卵巢、睾丸中补骨脂素酯的含量均比其他脏器高约一个数量级。豚鼠连续灌服补骨脂水煎剂后，补骨脂素在体内可经胆汁排泄而清除，高剂量组补骨脂素在胆汁的清除呈现双指数动力学过程。

三、木脂素类天然药物

木脂素（lignans）是一类由苯丙素衍生物（即 C_6-C_3 单体）聚合而成的天然化合物（图 19-11），通常指其二聚体，少数为三聚体、四聚体。木脂素类化合物按来源可分为植物木脂素和动物木脂素，按结构可分为木脂素和新木脂素。C_6-C_3 单位通过侧链的 β 碳原子连接而形成的聚合物称为木脂素，常见结构类型有二芳基丁烷类、二芳基丁内酯类、四氢呋喃类、联苯环辛烯类

等；而不通过侧链 β 碳原子连接而形成的聚合物则称为新木脂素。木脂素存在于许多药用植物中，如五味子、鬼臼、厚朴、细辛、牛蒡子、刺五加、连翘、远志、杜仲、黑芝麻等（表 19-2），具有保肝护肝、抗肿瘤、抗炎、抗氧化、抗病毒、抗肿瘤、激素调节等生物活性。

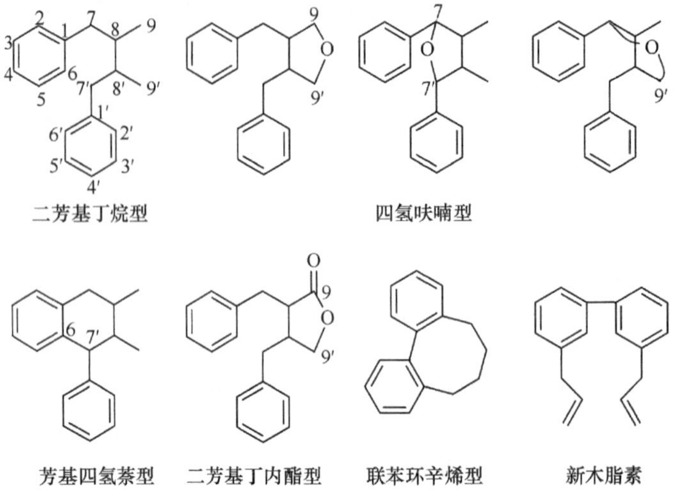

二芳基丁烷型　　　　　　　　四氢呋喃型

芳基四氢萘型　　二芳基丁内酯型　　联苯环辛烯型　　　新木脂素

图 19-11　常见木脂素类化合物结构类型

木脂素多数为无色或白色结晶，一般无挥发性，只有少数木脂素在常压下能因加热而升华，如去甲二氢愈创酸。多数木脂素化合物呈游离状态，少数与糖结合成苷。游离的木脂素是亲脂性的，一般难溶于水，易溶于亲脂性有机溶剂。据文献报道，大多数植物木脂素在肠道菌群的作用下经过水解、去甲基、去羟基等途径代谢为肠二醇和肠内酯，从而发挥药理活性，最终随尿液和胆汁排出体外。

表 19-2　各天然药物中所含的主要木脂素活性成分

天然药物名称	主要木脂素成分	天然药物名称	主要木脂素成分
五味子	五味子甲素、五味子乙素、五味子丙素、五味子醇甲、五味子醇乙、五味子酯甲	牛蒡子	牛蒡子苷、拉帕酚、牛蒡子苷元
厚朴	厚朴酚和厚朴酚	细辛	细辛脂素、芝麻脂素
连翘	连翘脂素、连翘脂苷	刺五加	丁香脂素
杜仲	松脂醇二葡萄糖苷	远志	中国远志脂酚
黑芝麻	芝麻脂素	桃儿七	鬼臼毒素

典型木脂素类活性成分——五味子甲素

五味子甲素（schisandrin A）是联苯环辛烯型木脂素（图 19-12），为木兰科植物五味子（*Schisandra chinensis*（Turcz.）Baill.，北五味子）及华中五味子（*Schisandra sphenanthera* Rehd. et Wils.，南五味子）的主要活性成分之一。越来越多的药理实验证实：五味子中的木脂素活性成分具有调节中枢神经系统、心血管系统及改善血液循环的功能，还具有抗氧化、抗衰老和抗肝细胞损伤、改善肝细胞代谢的作用，可降低转氨酶，对四氯化碳、乙醇、对乙酰氨基酚等化学物质引起的肝损伤及自身免疫性肝损伤有全面的保护作用。

大鼠灌胃给予含五味子甲素为 22.8mg/kg 剂量的五味子提取液后，五味子甲素的药动学均符合一房室模型，其 k_a、k_e、t_{max}、C_{max}、AUC、$t_{1/2(ka)}$、$t_{1/2(ke)}$ 分别为 0.02min^{-1}、0.01min^{-1}、60.4min、1.3μg/mL、416.5μg·min/mL、34.7min、52.3min。大鼠静注给予五味子提取液后五味子甲素的药动学行为符合二房室模型，其 $t_{1/2\alpha}$、$t_{1/2\beta}$、K_{21}、K_{12}、K_{10}、AUC 分别为 5.9min、45.6min、0.3min^{-1}、0.3min^{-1}、0.9min^{-1}、829.1μg·min/mL。口服五味子提取物后五味子甲素吸收较快，但绝对生物利用度较低。

灌胃给药 2h 后，五味子甲素在组织中浓度较大，且在组织中分布广泛，其中以胃和肝中浓度最高，肠道、心、肾、脾、肺、脑次之，睾丸和肌肉最低。

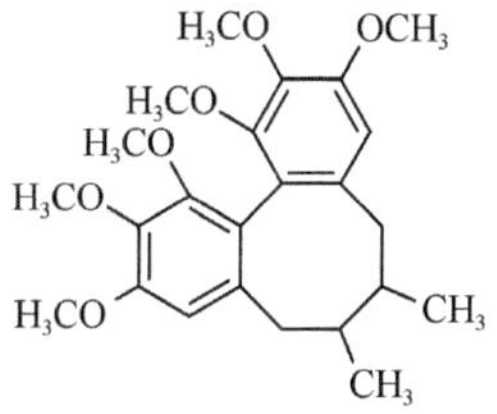
五味子甲素

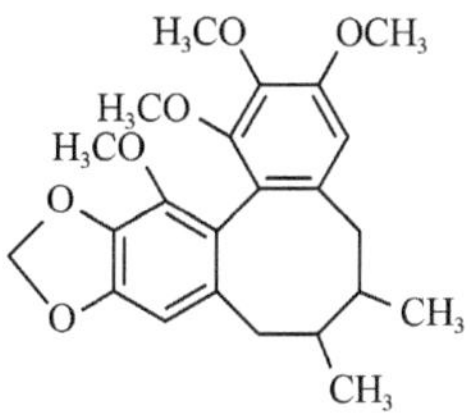
五味子乙素

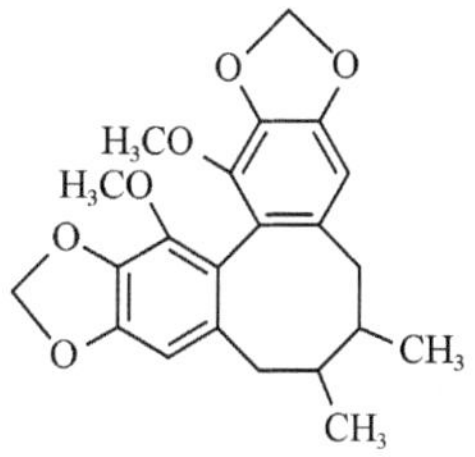
五味子丙素

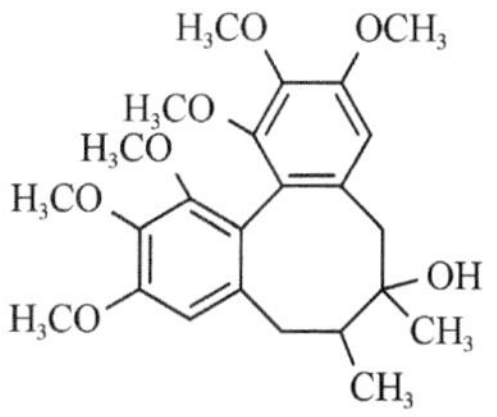
五味子醇甲

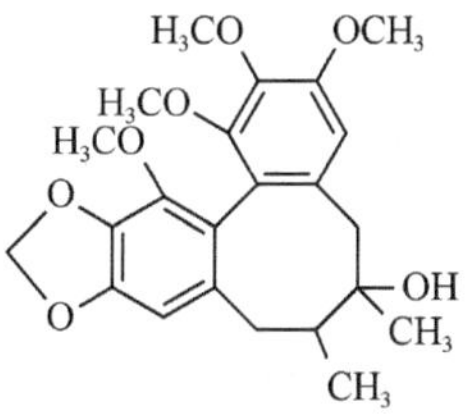
五味子醇乙

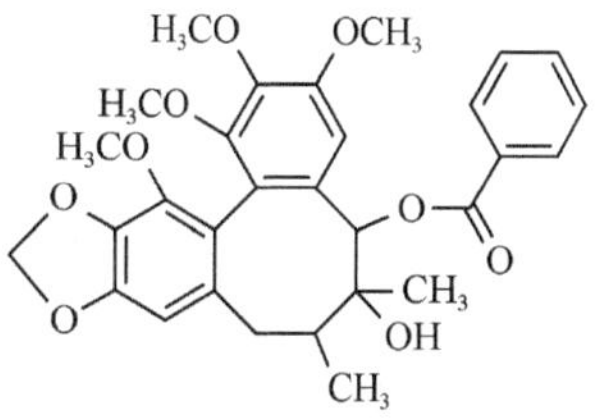
五味子酯甲

图 19-12　五味子中主要的联苯环辛烯型木脂素

【临床案例 19-5】

有研究小组通过采用病例对照，在中国肾移植患者考察合用华中五味子的乙醇提取物制剂-五酯片后对临床一线免疫抑制剂他克莫司（tacrolimus，FK506）血药浓度和不良反应的影响，评价两药合用的安全性，结果显示：口服合用五酯片后，经剂量校正后肾移植患者他克莫司的 C_0、C_{max} 和 $AUC_{0\text{-}12h}$ 分别增加 251.9%、210.0% 和 218.5%；与不合用五酯片组相比，各项生化指标无显著差异，肝/肾功能无显著改变；合用五酯片可显著减少他克莫司的用量（他克莫司的临床用量为未合用五酯片时的 1/3～1/2）。

问题：五酯片为何可以升高他克莫司的血药浓度？五酯片升高他克莫司的血药浓度有何意义？

【案例分析】

五酯片中所含的木脂素活性成分如五味子酯甲、五味子甲素、五味子醇乙等，为 CYP3A 及 P-gp 的强抑制剂，能抑制肠道及肝中的 CYP3A 及 P-gp 活性。而他克莫司在体内主要经 P-gp 转运及经 CYP3A 代谢，五酯片通过抑制经 P-gp 介导的他克莫司的外排及 CYP3A 介导的他克莫司的代谢，使后者血浓度显著升高。

肾移植患者需终身服用免疫抑制剂，他克莫司价格昂贵，而五酯片价格便宜，同时是临床上常用的护肝中药，可用于他克莫司所致的药源性肝损伤。由于合用五酯片可显著升高他克莫司的血药浓度、显著减少他克莫司的用量（他克莫司的临床用量为未合用五酯片时的 1/3～1/2），因此，临床上可考虑将五酯片作为潜在的他克莫司节约剂与他克莫司合用，在保证他克莫司疗效的同时降低其剂量、降低药物治疗费用、降低不良反应，具有很好的治疗学和经济学意义。

四、醌类天然药物

醌类（quinones）化合物是天然药物中一类具有醌式结构的化学成分，主要有苯醌、萘醌、菲醌和蒽醌四种类型（图 19-13）。醌类化合物在植物中的分布非常广泛，如丹参、大黄、何首乌、虎杖、茜草、决明子、番泻叶、鼠李、芦荟、紫草等。醌类化合物的生物活性亦非常广泛，具

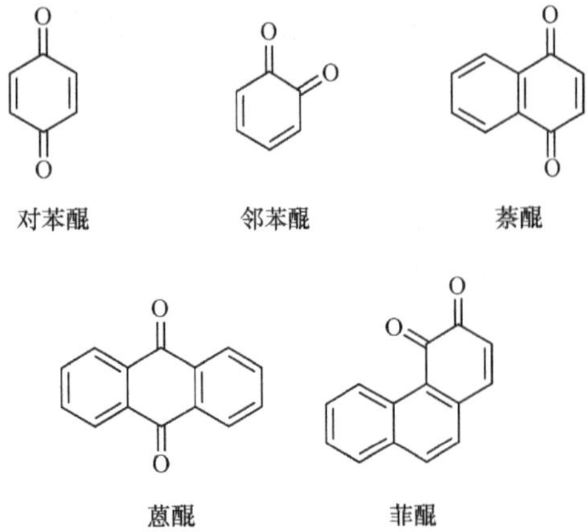

对苯醌　　　邻苯醌　　　萘醌

蒽醌　　　菲醌

图 19-13　醌类化合物的四种化学结构类型

有致泻作用（番泻叶中的番泻苷类化合物）、抗菌作用（大黄中游离的羟基蒽醌类化合物）、止血作用（茜草中的茜草素类成分）、治疗冠心病、心肌梗死（丹参中丹参醌类）等作用；此外，某些醌类化合物还具有驱虫、解痉、利尿、利胆、镇咳、平喘等作用，是一类很有发展前景的天然药物。

醌类化合物中，苯醌和萘醌多以游离状态存在，呈结晶状，蒽醌一般与糖结合以苷形式存在于植物体中，极性偏大。游离醌类多具有升华性，极性较小；与糖结合的醌苷类成分极性显著增大，易溶于甲醇、乙醇中。大多数醌类化合物在体内与谷胱甘肽（glutathione，GSH）或葡糖醛酸结合而消除。其中，天然蒽醌类化合物经口服给药，由小肠黏膜吸收入血，在肝和肠道与葡糖醛酸或硫酸结合，再由血液循环输送至全身各组织器官而发挥多种药理作用。蒽醌类化合物在体内外代谢时主要发生氧化、甲基化、酯化及糖苷化反应。虽然蒽醌类化合物在体外生物活性良好，但因其溶解度低、消除率快，使得口服吸收利用率较低。

典型醌类活性成分——丹参酮ⅡA

丹参酮ⅡA（tanshinone ⅡA，TSⅡA）是丹参根中的脂溶性有效成分，具有菲醌母核结构，但生物合成上来源于二萜类，故常称其为二萜醌类化合物。丹参酮ⅡA具有防治心血管疾病、抗肿瘤、抗氧化、抗菌消炎等多种药理作用。尤其在心血管作用方面，其具有扩张冠状动脉、增加心肌收缩力等作用，是临床治疗冠心病的常用药物。由其制得的丹参酮ⅡA磺酸钠注射液已投入生产，临床上可治疗冠心病、心肌梗死等。

由于丹参酮ⅡA在水中溶解度极低，含丹参酮ⅡA的普通制剂（如片剂、胶囊等）的生物利用度均不高。大鼠灌胃给予 6.7mg/kg、20.0mg/kg、60.0mg/kg 三个剂量的丹参酮ⅡA，在大鼠体内原型丹参酮ⅡA的血药浓度非常低；给药后体内以结合型丹参酮ⅡA（丹参酮ⅡA的葡糖醛酸结合物）为主。大鼠灌胃给予丹参酮ⅡA后，原型丹参酮ⅡA的药-时曲线出现双峰或多峰现象。丹参酮ⅡA口服后的生物利用度非常低，以原型计只有 5.0%。丹参酮ⅡA给药后在体内能迅速、广泛分布于各组织器官，且大部分组织的药物浓度远高于血浆药物浓度。口服给药时以胃肠道最高，其次是肺部和肝，静脉注射给药时以肺部和肝最高；在脑组织及睾丸中药物浓度非常低。丹参酮ⅡA在大鼠体内可进行羟化、去氢、葡糖醛酸化、羟化后葡糖醛酸化等广泛代谢，其中葡萄糖醛酸结合物是丹参酮ⅡA在体内主要代谢物。丹参酮ⅡA主要经粪和胆汁排泄，经尿排泄非常有限。

五、倍半萜类天然药物

倍半萜类（sesquiterpenoids）化合物是指由 3 分子异戊二烯聚合而成、分子中含有 15 个 C 原子的天然萜类化合物。倍半萜类化合物广泛分布于菊科、木兰科、大戟科、卫矛科、豆科、葫芦科和毛茛科等植物、微生物、昆虫及海洋生物中。倍半萜类化合物较多，无论从数目上还是从结构骨架的类型上看，都是萜类化合物中最多的一类。倍半萜化合物按其结构的碳环数分为无环型、单环型、双环型、三环型和四环型；按构成环的碳原子分为五元环、六元环及七元环等；按其结构的含氧官能团分为倍半萜醇、醛、酮、内酯等。倍半萜类化合物具有多种生物学功能和药理活性，特别是倍半萜内酯，具有治疗心血管疾病、抗疟、抗菌、抗炎、抗肿瘤、抗病毒、免疫抑制、防治神经退行性病变、镇痛、镇静等作用。

倍半萜类化合物大多是无色的亲脂性化合物，在水中溶解度低。倍半萜类化合物结构多样，体内过程差异较大。例如，大鼠经灌胃给予蒿甲醚后吸收迅速，但吸收率低，在肝被代谢成活性代谢产物二氢青蒿素，主要经肾排泄。而莪术醇经灌胃给予大鼠后，在胃肠道吸收完全，生物利用度高，主要经尿及胆汁排泄。白果内酯A在大鼠胃肠道的吸收率也较高，可经尿和粪便排泄。

典型倍半萜类活性成分——青蒿素

青蒿素（artemisinin），又名黄花蒿素，是从菊科植物青蒿（*Artemisia annua L.*，黄花蒿）中提取的有过氧基团的倍半萜内酯药物（图19-14），是由我国著名药学家——屠呦呦教授1971年首先从黄花蒿中发现继而分离得到的新型抗疟有效成分。青蒿素在全球抗击疟疾进程中发挥了重要作用，尤其在疟疾重灾区非洲，其已经拯救了数以百万计患者的生命。青蒿素的发现者屠呦呦教授因此获得了2015年诺贝尔生理学或医学奖。

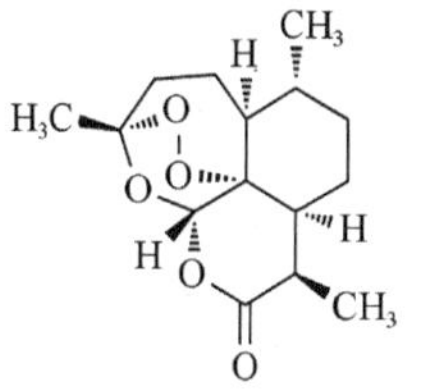

图19-14　青蒿素化学结构

青蒿素在水中及油中均难溶，口服生物利用度低，影响其疗效的发挥，临床应用受到一定限制，故经结构修饰将它制备成油溶性的蒿甲醚及水溶性的青蒿琥珀酰单酯钠、双氢青蒿素，现已有多种制剂用于临床。主要用于间日疟、恶性疟的症状控制，以及耐氯喹虫株的治疗，也可用以治疗凶险型恶性疟，如脑型、黄疸型等；亦可治疗系统性红斑狼疮或盘状红斑狼疮。

健康志愿者口服12.0mg/kg青蒿素后，青蒿素由肠道迅速吸收，但不完全，t_{max}为1.8h，C_{max}为391.0ng/mL，$t_{1/2}$为2.6h，AUC为2054.0μg·h/L，相对静脉给药的生物利用度为32.0%。吸收后的组织分布以肠、肝、肾的含量较多，可透过血-脑屏障进入脑组织。青蒿素可诱导自身代谢，在体内代谢很快，首先代谢成二氢青蒿素及青蒿醇，再进一步被代谢成其他代谢物，最后随尿排出，但也有部分青蒿素以原型从粪便排泄。由于青蒿素代谢与排泄均快，有效血药浓度维持时间短，不利于彻底杀灭疟原虫，故复发率较高。

六、天然药物的挥发性组分

"挥发性组分"是指不按化合物结构特征基团分类，而按化合物物理性质——挥发性分类的、所有具有挥发性的各种类型化合物。中药中的"挥发性组分"习惯上又常称为挥发油，亦称精油，是一类具有挥发性可随水蒸气蒸馏出来或由非极性溶剂提取得到的挥发性油，大部分具有芳香性气味。挥发油为多种类型化合物的混合物，其中有脂肪族化合物、芳香族化合物及萜类衍生物，此外还存在一些含硫含氮化合物。含挥发油的中草药非常多，亦多具芳香气，尤以唇形科（薄荷、紫苏、藿香等）、伞形科（茴香、当归、川芎等）、菊科（艾叶、茵陈蒿、白术等）、芸香科（橙、橘、花椒等）、樟科（樟、肉桂等）、姜科（姜黄、郁金等）等植物中最为丰富。挥发油是天然药物和中医中药临床的一类重要的活性成分，生物活性和药理作用表现多样。含挥发油的中草药或其挥发油大多具有驱风、发汗、理气、平喘、止痛、抑菌、矫味等作用，如薄荷油、肉桂油用于祛风，柴胡油用于退热，砂仁油用于芳香健胃，细辛挥发油可平喘，大蒜挥发油可抑菌杀菌，芹菜籽挥发油具有明显防治心血管疾病作用，桉叶油对蠕形螨和滴虫均有较强的杀虫作用等。

挥发油种类繁多、组分复杂、结构多样、性质各异，但大多数在体内吸收迅速，$t_{1/2}$短，消除快，其药动学过程符合开放二房室模型。例如，对β-细辛醚和石菖蒲挥发油中β-细辛醚的药动学研究显示，家兔灌胃β-细辛醚后体内过程符合一级吸收二房室模型，$t_{1/2\alpha}$为7.5min，$t_{1/2\beta}$为69.6min。家兔灌胃石菖蒲挥发油后，β-细辛醚在体内呈现线性动力学过程，同样符合一级吸收二房室模型，$t_{1/2\alpha}$为18.3min，$t_{1/2\beta}$为114.5min。由于挥发油类成分$t_{1/2}$较短，在血浆内的滞留时间短，难以维持有效治疗浓度，故可制成微乳等制剂改善其体内过程。例如，当归、川芎挥发油给予家兔耳缘静脉注射给药后很快消除，4min后检测不到药物。而同样注射当归、川芎挥发油微乳后，其主要有效成分藁本内酯在家兔体内分布符合二室模型，$t_{1/2\alpha}$为1.4min，$t_{1/2\beta}$为10.5min，主要浓集于肾，其他各个组织器官中分布较为均匀。

典型挥发性组分——龙脑

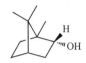

图 19-15　龙脑化学结构

龙脑（borneol，图 19-15），又称艾片，是存在于姜科、天南星科、唇形科、蜡梅科植物中的挥发性组分，具有抗菌、抗炎、止痛等功效，作用与麝香相似。龙脑是高脂溶性物质，口服后可经消化道迅速吸收，并广泛分布于脑、心脏、肺、脾、脂肪等组织，其药动学过程符合开放二房室模型。龙脑极易透过血-脑屏障进入脑组织，在脑组织的浓度为血清中的3 倍，但消除速率常数相近，脑中浓度与血清中浓度平行下降。龙脑主要以原型随粪便排泄，部分经肺随呼吸排出，或经毛孔等排泄。龙脑在体内消除较快，MRT 约为 25.0min，提示其可维持有效血药浓度的时间较短，临床上可能需要频繁给药。

思 考 题

1. 试述肠道菌群对天然药物的代谢处置方式及其意义。

2. 举例说明天然药物对 CYP、P-gp 的调控作用及其意义。

3. 如何通过简单的动物试验初步判断某一黄酮类化合物是通过肠道菌群代谢而发挥活性的？

（毕惠嫦）

第二十章 中枢神经系统药物的临床药动学

本章要求

1. 掌握地西泮、卡马西平、奥氮平的药动学过程和吸入麻醉药药动学特点。
2. 熟悉丙戊酸钠、文拉法辛、利培酮、丙泊酚等药动学特点。
3. 了解地西泮、利培酮、奥氮平等药物的测定方法。

作用于中枢神经系统的药物分为中枢兴奋药和中枢抑制药两类，临床广泛应用的主要包括镇静催眠药、抗癫痫药、抗精神分裂症药、抗抑郁药和麻醉药等，多为中枢抑制药。一些药物在临床应用过程中需要长期使用且治疗窗较窄，不良反应的发生与血药浓度密切相关。因此，全面和深入了解该类药物的药动学特点，有助于提高临床用药的安全性和有效性。

第一节 镇静催眠药的药动学

镇静催眠药（sedative-hypnotics）是一类抑制中枢神经系统功能，具有镇静催眠作用的药物。其小剂量时具有安静或嗜睡的镇静作用，较大剂量时可引起类似生理性睡眠的催眠作用。此类药物主要分四类：巴比妥类、苯二氮䓬类、新型非苯二氮䓬类及其他镇静催眠药。传统的镇静催眠药巴比妥类药物在大剂量时可深度抑制中枢，引起麻醉，严重者可出现昏迷、呼吸循环衰竭甚至死亡。苯二氮䓬类药物随着剂量增加依次出现镇静、催眠、抗焦虑、抗惊厥、抗癫痫等作用，安全范围较大，几乎无麻醉或致死作用，不良反应较少，已基本取代了巴比妥类和水合氯醛成为目前镇静、催眠及抗焦虑的首选药物。第三代镇静催眠药为新型非苯二氮䓬类镇静催眠药，包括吡唑坦、佐匹克隆、扎来普隆等，此类药物药效持续时间较短，但后遗效应、耐受性和药物依赖性较苯二氮䓬类轻，临床广泛用于失眠症的治疗。其他镇静催眠药主要包括水合氯醛、甲丙氨酯及丁螺环酮等。

苯二氮䓬类 口服后吸收迅速而完全，经 0.5～1.5h 达 C_{max}，血浆蛋白结合率达 95% 以上；肌内注射吸收缓慢而不规则。临床急需发挥疗效时应静脉注射给药。该类药物对苯二氮䓬（BDZ）受体的选择性不同，临床药动学特征具有较大差别，临床用途也不完全相同。根据药物（及其活性代谢产物）的消除 $t_{1/2}$ 长短，可将该类药物分为长效类（24～72h）、中效类（10～20h）和短效类（3～8h）。

地 西 泮

地西泮（diazepam）为临床应用最广的长效苯二氮䓬类药物，具有镇静催眠、抗焦虑、抗惊厥、抗癫痫及中枢性肌肉松弛等作用，是临床治疗癫痫持续状态的首选药。其化学结构式如图 20-1 所示。

【体内过程】

1. 吸收 口服吸收快且完全，儿童、成人和老年人口服后 t_{max} 分别约为 0.5h、1h 和 1.5h。存在肝肠循环，口服后 6～12h 出现血药浓度第二次高峰。肌内注射吸收较慢且不规则，血药浓度约为口服等剂量的 60%；直肠给药血药浓度约为口服等剂量的 50%。

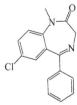

图 20-1 地西泮化学结构式

阿托品、吗啡、哌替啶等药物可降低地西泮的吸收速率，而抗酸药和甲氧氯普胺则可增加其吸收速率。甲状腺功能状态可影响地西泮吸收、分布和消除。另外，胃排空速度、食物等因素对本药的吸收也产生一定的影响。

2. 分布 成人血浆蛋白结合率约为99%，可与胆红素竞争性结合血红蛋白，胎儿和新生儿蛋白结合率较低。地西泮分布于全身组织，表观分布容积约为1～2L/kg，老年人则更大。脂溶性高，易透过血-脑屏障和胎盘屏障，也可经乳汁分泌。静脉注射1～3min后脑中浓度可达血药浓度数倍，故有抗惊厥作用。可通过胎盘进入胎儿体内，尤其在妊娠晚期和临产期，胎儿体内地西泮活性代谢产物 N-去甲地西泮消除较慢，如长期应用可致胎儿蓄积中毒；临产前应用可致新生儿出现肌无力、低血压、低体温和轻度呼吸抑制，婴儿出现倦怠和体重减轻，故产前忌用；母乳中药物浓度约为血浆的1/10，如长期每日用量超过10mg时应考虑停止哺乳。

3. 代谢和排泄 地西泮在体内经 CYP2C19 代谢生成去甲基地西泮（desmethyldiazepam），进一步经 CYP3A4 羟化生成替马西泮（temazepam），去甲基地西泮和替马西泮再经过 CYP3A4 代谢生成奥沙西泮（oxazepam），最后形成葡糖醛酸结合物。地西泮及其代谢产物主要经肾排出，部分经胆汁和乳汁排泄。因去甲基地西泮 $t_{1/2}$ 长，消除慢，也存在肝肠循环，停药后母药及代谢产物可在体内滞留数天甚至数周，故本药作用时间持久，长期使用可致蓄积性中毒。地西泮血浆蛋白结合率高低影响其在肝的清除，如该药在酒精性肝硬化患者体内蛋白结合率下降，血浆清除率也下降，故肝病患者起始用量通常为常规用量的1/3，否则易发生蓄积中毒。地西泮似有诱导自身代谢的作用，治疗1～6周后，原型及代谢产物去甲基地西泮在血中浓度降低；长期应用时地西泮血药浓度降低，停药后其转变为代谢产物的速度变慢。

【药动学相关数据】 地西泮静脉注射后呈二房室模型，分布 $t_{1/2}$ 约为2.5h，消除 $t_{1/2}$ 为20～80h，其代谢产物去甲基地西泮消除 $t_{1/2}$ 为2～5日。地西泮血药浓度与临床疗效有关，最低有效浓度为400ng/mL。据研究报道，中国健康受试者（$n = 28$）单剂量口服地西泮（5mg）后，主要药动学参数如下：t_{max} 为（1.04±1.00）h，C_{max} 为（87.37±31.92）ng/mL，$t_{1/2}$ 为（129.07±75.00）h，V_z/F 为（201.94±130.69）L，AUC_{0-t} 为（3089.49±2186.44）ng·h/mL，CL_z/F 为（1.16±0.47）L/h。在新生儿、老年人和肝病患者中，母药及代谢产物的 $t_{1/2}$ 延长；肾功能严重不全可明显延长地西泮的 $t_{1/2}$。奥克斯（Ochs）等报道了肾衰竭对地西泮药动学的影响，当血浆蛋白结合率由98.6%降至93%时，其 $t_{1/2}$ 由37h延长至92h，游离型药物分布容积减少，但游离药物消除速率不变。

【体液药物浓度测定】 测定血浆样品中地西泮的方法主要有高效液相色谱-质谱联用法、气相色谱法等。

1. 高效液相色谱-质谱联用法（HPLC-MS/MS） 色谱条件：色谱柱为 CAPCELL PAK MGⅡC$_{18}$（100mm×2.1mm，id，3.5μm），柱温20℃。流动相为：A-0.1% 甲酸水溶液，B-甲醇。梯度设定：0～2.0min，95% A；2.1～10.0min，5% A；10.1～15.0min，95%A；流速为 0.2mL/min。进样体积：10μL。质谱条件：ESI（+）；选择反应监测（SRM）；离子对为 m/z 285.00 → m/z 193.00；喷雾电压为4500V；离子传输毛细管温度为350℃；源内碰撞诱导解离电压为16V；碰撞气压力为1.5mTorr（1Torr=133.32Pa）；鞘气流速为11.0L/h；辅助气流速为6.0L/h。样品处理方法：血浆样品加内标和 KH$_2$PO$_4$（pH 7），加乙醚提取，醚层加盐酸，离心，水层用 NaOH 碱化后再用乙醚提取，醚层于37℃氮气流下蒸干，溶于乙醚中。

2. 气相色谱法（GC） 色谱条件：层析柱为 3% E350，58t×0.25inch；柱温、进样口及检测器的温度分别为270℃、300℃和320℃；载气为 Ar：CH$_4$（9：1），100mL/min；检测器为63Ni ECD。样品处理方法：取血浆样品加入内标氯氮䓬，用苯多次萃取消除生物样品杂质对测定的影响，富集样品。

【药动学的药物相互作用】

（1）CYP 抑制剂与地西泮合用，可延长地西泮的 $t_{1/2}$，降低其血浆清除率。在慢乙酰化的人群中这种改变尤其明显。研究表明，先服用 CYP 抑制剂西咪替丁，可使地西泮的 $t_{1/2}$ 由33.5h增加到51.3h，清除率由19.9mL/min降低至11.4mL/min，表观分布容积也由0.71L/kg减至0.51L/kg，镇静作用同时增强。

（2）抗结核三联用药（异烟肼、利福平、乙胺丁醇）可使地西泮的清除率由0.37mL/（min·kg）

增加至 1.5mL/（min·kg），$t_{1/2}$ 由 58h 缩短至 14h，可能与利福平对 CYP 的诱导作用有关。

（3）静脉注射肝素，因其与地西泮竞争血浆蛋白，可使后者游离药物浓度增加 150%～250%。

第二节　抗癫痫药的药动学

癫痫是一种反复发作的慢性神经系统疾病，是由不同病因引起的脑局部病灶神经元兴奋性过高而产生阵发性异常高频放电，并向周围组织扩散而导致大脑功能短暂失调的综合征。目前，临床治疗主要以药物为主，目的在于减少或阻止发作，但不能有效地预防和治愈，患者需长期服药，有的甚至需要终身用药。临床应用的抗癫痫药物大多治疗指数低，有效血药浓度范围较窄，且不良反应较为严重，故应用时应充分了解其药动学特点，为安全、有效用药奠定基础。苯妥英钠（phenytoin sodium）是 1938 年开始使用的抗癫痫药物，曾经在临床广泛应用，但是由于其治疗窗窄、毒性大等原因，目前临床应用逐步减少。本节主要介绍卡马西平、丙戊酸钠、苯巴比妥等一线抗癫痫药的药动学特点。

卡 马 西 平

卡马西平（carbamazepine）属亚芪胺类化合物，化学结构式见图 20-2。为广谱抗癫痫药，是治疗单纯性局限发作和大发作的首选药之一，还有抗复合性局限性发作和小发作的作用，对癫痫并发的精神症状也有效。对神经痛的疗效优于苯妥英钠，还可用于治疗中枢性部分性尿崩症。此外，还有很强的抗抑郁作用，可对抗锂盐无效的躁狂症和抑郁症。

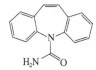

图 20-2　卡马西平化学结构式

【体内过程】

1. 吸收　口服吸收缓慢且不规则，个体差异大。单次口服 4～8h 后，血浆药物浓度达峰值，个别患者 t_{max} 可延迟至 24～32h。生物利用度为 70%～85%。每日给药 1 次，血药浓度不能达到稳态水平，与酶诱导作用有关；每日给药 2 次，5～10 日后血药浓度才能达稳态水平。食物可促进本药吸收。剂型包括速释片/胶囊、缓释片/胶囊等，剂型间存在 t_{max}、C_{max}、C_{min} 等方面差异。

2. 分布　吸收后分布迅速而广泛，但分布不均匀，脑、肝、肾浓度最高，脑内浓度与血药浓度比可达 0.8～1.6。唾液、脑脊液中药物浓度与血药浓度相当，故唾液可作为本品血药浓度检测的标本。本品可通过胎盘，亦可分泌入乳汁，浓度为血药浓度的 25%～60%。表观分布容积为（1.4±0.12）L/kg，血浆蛋白结合率为 70%～80%。

3. 代谢　主要经 CYP3A4/5 代谢，CYP2C8 和 CYP1A2 也有参与。中间代谢产物 10,11-环氧化卡马西平的药理活性与原型药相似，其在血浆和脑内的浓度可达原型药的 50%，且与卡马西平不良反应有关。代谢终产物为无活性的二元醇，与葡糖醛酸结合后主要经肾排出。卡马西平单剂量口服 $t_{1/2}$ 为 20～50h，因其具有 CYP 自身诱导作用，可促进自身代谢，多次用药后成人 $t_{1/2}$ 缩短至 10～30h，儿童 $t_{1/2}$ 也可缩短至 8～20h。严重肝功能障碍患者可因代谢减慢而血药浓度升高。

4. 排泄　长期服药后由于诱导自身代谢，清除率可明显增加。单剂量和多剂量用药时，药物清除速率每分钟分别为（0.4±0.1）mL/kg 和（1.3±0.5）mL/kg。主要以无活性代谢产物形式经尿（72%）和粪便（28%）排出。

【药动学相关数据】　卡马西平的药动学特征因年龄差异而不同。新生儿可将经胎盘转运来的卡马西平按一级动力学消除，$t_{1/2}$ 为 5～15h。婴儿期的药动学与成人相近；较大儿童的 t_{max} 为 4～8h，个体间差异较大，游离浓度和 V/F 较成人大。妊娠期和哺乳期的药动学特征无改变。成人单剂量口服卡马西平（200mg）后主要药动学参数：t_{max} 为（8.16±1.99）h，C_{max} 为（3.43±0.43）μg/mL，消除速率常数 k_e 为（0.02±0.001）/h，$t_{1/2}$ 为（34.37±2.46）h，AUC_{0-inf} 为（195.56±39.42）μg·h/mL。

卡马西平有效血药浓度为 4～12μg/mL，对于临床大多数患者，当血药浓度大于 12μg/mL 时，中毒反应发生率明显升高，但也有少数患者血药浓度在9μg/mL时即可出现中枢方面的不良反应。

【体液药物浓度测定】 卡马西平药动学个体差异较大，且治疗浓度和中毒浓度存在一定重叠，对需长期用药的患者，应进行TDM。由于卡马西平起效缓慢，用药后4周左右血药浓度才能达到稳态，故血药浓度宜在规律用药1个月后测定。

测定体液中卡马西平浓度的方法包括高效液相色谱-质谱联用法、荧光免疫偏振法、毛细管电泳法等。高效液相色谱-质谱联用法测定血浆及唾液中卡马西平浓度的方法如下。色谱条件：色谱柱为Kromasil C_{18}柱（2.1mm×50mm，1.8μm）；柱温40℃。流动相为：A-水（含0.1%甲酸），B-乙腈。梯度设定：0～0.5min，90% A；0.5～3.0min，90%→10%A；3.0～3.5min，10%A；3.5～3.6min，10%→90%A；3.6～5.5min，90%A；流速为0.6mL/min。进样体积：1μL。质谱条件：MRM（+）；离子对为 m/z 237.1 → m/z 194.1；离子源温度为550℃；离子喷雾电压为5500V；雾化气压力为50psi（1psi=6.894 76×10³Pa）；气帘气压力为40psi；碰撞电压为24V。样品处理方法：血浆样品100μL，加入内标溶液10μL，加入乙腈300μL涡旋混匀30s，于4℃条件下进行离心（12 000r/min，2min），取上清液，进样分析。

【药动学的药物相互作用】

（1）丙戊酸钠、异烟肼、红霉素、醋竹桃霉素等可抑制卡马西平的代谢，使其血药浓度升高，出现毒性反应。

（2）苯巴比妥和苯妥英加速卡马西平的代谢，可将卡马西平的 $t_{1/2}$ 降至9～10h。

（3）卡马西平为CYP诱导剂，连用数周后，清除率增高、$t_{1/2}$ 缩短，此时需增大剂量。也可加快其他抗癫痫药物的代谢，如苯妥英钠、乙琥胺、氯硝西泮等。还可加快含雌激素的避孕药、环孢素、洋地黄类（地高辛除外）、雌激素、左甲状腺激素及奎尼丁代谢，使这些药的效应降低。与口服避孕药合用时可能出现阴道大出血。

（4）与对乙酰氨基酚合用，尤其是单次超量或长期大量合用，可增加后者肝毒性，并有可能降低其疗效。

（5）高蛋白结合率的药物如水杨酸类等可使卡马西平游离型药物增多，可能引起中毒反应。

（6）与单胺氧化酶（MAO）抑制药合用，可引起高热或（和）高血压危象、严重惊厥甚至死亡，两药合用至少要间隔14天。

（7）与氯磺丙脲、氯贝丁酯、去氨加压素、赖氨加压素、垂体后叶素等合用，可增强抗利尿作用。与碳酸酐酶抑制药合用，增加骨质疏松的风险。

丙 戊 酸 钠

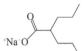

丙戊酸钠（sodium valproate）为广谱抗癫痫药，对各型癫痫均有不同程度的疗效，是大发作合并小发作时的首选药物，对其他药物不能控制的顽固性癫痫也有效。本药对失神性发作疗效优于乙琥胺，但因其肝毒性，一般不作首选。其化学结构式如图20-3所示。

图20-3 丙戊酸钠化学结构式

【体内过程】

1.吸收 口服吸收迅速而完全，钠盐生物利用度近100%。t_{max} 因剂型而不同，片剂于1～2h后达峰，缓释片为10～12h。进餐时服用，t_{max} 可延长数小时；饭后服用吸收减慢，峰、谷浓度的差别可减小。

2.分布 吸收后很快分布于肝、肾和脑等组织，主要分布在细胞外液。成人表观分布容积为0.12～0.25L/kg，儿童约为0.25L/kg。脑脊液、唾液内药物浓度分别为血药浓度的10%～20%和0.4%～6%，乳汁中浓度为母体血药浓度的1%～10%。可通过胎盘屏障进入胎儿体内并蓄积在骨中。血浆蛋白结合率为85%～95%，当血药浓度超过80mg/L时，蛋白结合部位出现饱和，随着血药浓度增加，游离型药物浓度不成比例地增高，可达30%。

3.代谢 依照一级动力学进行代谢，主要由肝代谢（UGTs和β氧化），然后与葡糖醛酸结合主要由尿排出。也是 CYP2C9 和 CYP2C19 的底物，但代谢量相对较少。代谢产物中只有 2-丙基-2-戊炔酸和 2-丙基-4-戊炔酸具有近似其母体的活性，但只有前者在血浆和脑内可达到有效浓度。

4. 排泄　主要由肾排出，原型药仅占 2%～3%，葡糖醛酸结合物占 30%～40%，脂肪酸氧化代谢产物占 10%～30%。少量药物由呼气及粪便排出。

【药动学相关数据】　本药的血药浓度个体差异大，且存在昼夜波动。连续用药，每日 2 次，需 3～4 日血药浓度达稳态水平。血药浓度与临床疗效虽有一定相关，但有时不明显，可能与游离型药物浓度随着蛋白结合位点饱和不成比例增加、血药浓度不一定代表本药与脑组织的结合程度等因素有关。一般认为本药的有效血药浓度为 30～100μg/mL，但也有研究认为范围为 40～200μg/mL。

血浆 $t_{1/2}$ 与年龄有关，成人为 9～18h，出生 10 天内的婴儿为 10～67h，出生后 10～60 天比成人长，生后 2 个月接近成人。12 岁以下儿童平均为 9～12h。成人血浆清除率为每公斤体重 6～11mg/h，肝摄取率小于等于 0.03；儿童清除率为每公斤体重 13～18mL/h。游离丙戊酸钠的肾清除率为 2～4mL/h。肝、肾功能不全时，因低蛋白血症，血中游离药浓度增加。肝病患者其 $t_{1/2}$ 延长至 17～19h。

据研究报道，中国健康男性受试者（$n=6$）单剂量口服双丙戊酸钠缓释片（500mg）后，主要药动学参数如下：t_{max} 为（19.00±5.80）h，C_{max} 为（39.42±12.77）μg/mL，$t_{1/2}$ 为（29.94±3.16）h，AUC_{0-72} 为（1687.31±553.34）μg·h/mL，$AUC_{0-\infty}$ 为（2092.87±736.81）μg·h/mL。

【体液药物浓度测定】　目前检测丙戊酸钠血药浓度的方法主要有气相色谱法、高效液相色谱-质谱联用法、散射免疫比浊抑制法、荧光偏振免疫分析法等。

1. 高效液相色谱-质谱联用法　色谱条件：色谱柱为 Zorbax Eclipse XDB-C$_{18}$（150mm×2.1mm，3.5μm），流动相为 0.05% 乙酸铵-乙腈（40∶60），流速为 0.2mL/min，柱温为 30℃，进样量为 2μL。质谱条件：ESI，检测器电压 1.6kV，采用选择离子监测（SIM）方式定量分析；离子对为 m/z 143.183 → m/z 143.183。样品处理方法：取血浆 0.5mL 加入内标（500μg/mL 霉酚酸），经乙腈直接沉淀蛋白后进样分析。

2. 荧光偏振免疫分析法　具有自动化程度高，特异性强，干扰因素少等优点。测定时，只需放入样本与相应的试剂盒，仪器自动辨别并调用相应的标准曲线，即可完成测定。

3. 散射免疫比浊抑制法　可同时检测丙戊酸钠、卡马西平的浓度。利用大分子物质抗原与相应抗体反应生成不溶性免疫复合物而易于检测的原理，通过速率散射比浊法测定药物浓度。其线性范围为 2～150μg/mL。此法快捷，无须处理样品，灵敏性高，重复性好，适用临床血药浓度监测。

【药动学的药物相互作用】

（1）丙戊酸钠抑制 CYP，可使苯巴比妥类、氯硝西泮、乙琥胺和扑米酮等药物代谢减慢，血药浓度升高，镇静作用增加。

（2）苯巴比妥、苯妥英钠、扑米酮、乙琥胺、卡马西平等均可诱导 CYP，致丙戊酸钠代谢加速，$t_{1/2}$ 缩短，血药浓度下降。

（3）与氟哌啶醇、吩噻嗪类、噻吨类抗精神病药，单胺氧化酶抑制药和三环类抗抑郁药合用，可以增加中枢神经系统的抑制，降低惊厥阈和丙戊酸钠的效应。

（4）与抗凝药（华法林、肝素）及溶血栓药合用，出血的风险性增加。

（5）与苯妥英钠竞争血浆蛋白结合位点，两者的血药浓度均发生变化，需经常监测。

【临床案例 20-1】

　　患者，男，67 岁，癫痫病史 1 年，规律服用丙戊酸钠（200mg，bid）治疗，病情基本稳定。因"发热、咳嗽 1 周"住院，入院诊断：右肺社区获得性肺炎合并肺炎旁胸腔积液。给予头孢曲松 3.0g，静脉滴注（ivgtt），qd，抗感染治疗 1 周，效果不佳。经讨论改为美罗培南（1g，q8h）给药，给药后癫痫发作。试分析该患者癫痫发作的原因。

【案例分析】

　　该患者入院前、入院后一周癫痫病情比较稳定，改用美罗培南后癫痫发作，提示美罗培南、丙戊酸钠之间出现了相互作用。美罗培南可使丙戊酸钠血药浓度显著降低，可能机制：①美罗培南抑制丙戊酸钠在肠道的吸收；②美罗培南促进丙戊酸钠向红细胞转运，降低其血药浓度；③美罗培南抑制葡糖醛酸结合的丙戊酸钠解离为游离的丙戊酸钠，降低丙戊酸钠血药浓度；④美罗培南促进丙戊酸钠在肾中的排泄，导致体内暴露量减少。综上，当患者同时服用丙戊酸钠和美罗培南时应密切观察病情，监测丙戊酸钠血药浓度，必要时更换抗菌药物。

苯巴比妥

　　苯巴比妥（phenobarbital）是巴比妥类中最有效的抗癫痫药物。既能抑制癫痫病灶的异常放电，又能阻止异常放电的扩散。随着剂量增加，巴比妥类药物对中枢的抑制由浅入深，依次呈现镇静催眠、抗惊厥、抗癫痫、麻醉作用；大剂量对心血管系统、呼吸系统有明显的抑制；过量则抑制延髓呼吸中枢致死。因麻醉剂量与中毒剂量接近，临床麻醉少用。主要用于治疗癫痫大发作和癫痫持续状态，常作为小儿癫痫和预防高热惊厥的首选药物。化学结构式如图 20-4 所示。

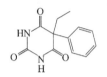

图 20-4　苯巴比妥化学结构式

【体内过程】

1. 吸收　苯巴比妥口服和肌内注射后吸收良好，生物利用度为 80%～90%，且血浆 C_{max} 相似。单剂量肌内注射，成人血浆 t_{max} 为 0.5～2h，新生儿、儿童为 2～4h；单剂量口服给药，成人 t_{max} 约为 4h（范围为 2～12h），儿童则为 3～6h。

2. 分布　成人的血浆蛋白结合率为 50%～60%，而新生儿的则略低。苯巴比妥吸收后分布广泛，表观分布容积为 0.6～1.0L/kg，且体内分布与年龄有关，通常情况下成人的表观分布容积为（0.58±0.1）L/kg，而新生儿的则高达（0.97±0.15）L/kg。体液中苯巴比妥的浓度依赖于体液 pH 及蛋白浓度。脑脊液中浓度为血药浓度的 43%～60%，游离型药物浓度与血药浓度相似；可通过胎盘，出生时新生儿的血药浓度与母体相似；亦可经乳汁分泌，婴儿体内的血药浓度约为母体的 40%；唾液 pH 比血浆低，唾液中本药浓度为血浆水平的 30%～38%。该药的脂溶性低，进入脑组织较慢，成人脑内浓度在静脉注射后需 12～60min 达峰，年幼者脑内达峰较快。

3. 代谢　肝脏是苯巴比妥的代谢器官，50%～75% 的药物被氧化为无活性的对-羟苯巴比妥，再与葡糖醛酸或硫酸结合经肾排出体外。

4. 排泄　主要经肾排出，10%～40% 为原型药，大部分为羟化产物及与葡糖醛酸或硫酸的结合物。成人肾清除率为每小时 0.7～8.8mL/kg，碱化尿液可增加肾清除率。故苯巴比妥中毒时，可用碳酸氢钠碱化尿液以促进药物的排泄。

【药动学相关数据】　成人长期服用苯巴比妥日剂量为 1mg/kg 时，其平均血药浓度为 10μg/mL；儿童每日剂量为 1mg/kg 时，血药浓度平均为 5～7μg/mL。本药的消除 $t_{1/2}$ 与年龄有关，儿童消除 $t_{1/2}$ 比成人长，但初生儿例外，因为新生儿的肾消除能力有限。成人 $t_{1/2}$ 为（87±16）h，儿童为（55±15）h，6 周至 1 岁的婴儿约为 67h，初生儿为 100～200h。新生儿前四周，随年龄的增加，肾小球滤过能力和尿液 pH 增加，苯巴比妥的 $t_{1/2}$ 逐渐缩短。由于苯巴比妥 $t_{1/2}$ 较长，连续服用达 C_{ss} 所需时间较长，成人为 2～3 周（10～25 天），儿童为 8～15 天。由于苯巴比妥的 $t_{1/2}$ 较长，因此单剂量给药成年人血药浓度波动较小（5%～23%），成人每天单次给药即可达到较好临床治疗效果。儿童体内血药浓度波动较大，可采取每天给药 2 次。

　　肝肾功能不全时苯巴比妥代谢减慢，清除率降低、$t_{1/2}$ 延长。研究表明，正常对照组、肝炎及肝硬化患者的 $t_{1/2}$ 分别约为 86h、104h 和 130h，仅肝硬化患者 $t_{1/2}$ 与对照组有显著性差异。提示，肝硬化可减慢苯巴比妥的消除，而病毒性肝炎对清除率影响相对较小。

一般情况下，苯巴比妥有效血药浓度为 10～35mg/L，治疗儿童发热惊厥的有效浓度为 15mg/L。长期应用血药浓度低于 30mg/L 时未见不良反应，但在治疗开始或增加剂量时，低于上述浓度也可能发生不良反应。当血药浓度高于 30mg/L 时易出现中毒；当浓度高于 60mg/L 时，可出现明显的中枢神经系统抑制症状；若浓度达到 100mg/L 以上，患者可出现深度昏迷、深腱反射消失。

健康男性受试者（$n=6$）单剂量口服苯巴比妥片（60mg）后主要药动学参数如下：t_{max} 为（4.83±0.75）h，C_{max} 为（1.25±0.096）μg/mL，消除速率常数 k_e 为（0.006±0.001）/h，$t_{1/2}$ 为（165.22±42.61）h，AUC_{0-96h} 为（68.17±8.19）μg·h/mL，$AUC_{0-\infty}$ 为（295.55±68.35）μg·h/mL。

【体液药物浓度测定】 测定体液样品中苯巴比妥的主要方法有高效液相色谱-质谱联用法、气相色谱法等。

1. 高效液相色谱-质谱联用法 色谱条件：色谱柱为 Zorbax Eclipse XDB（150mm×2.1mm，id，3.5μm），柱温 30℃。流动相为：A-甲醇，B-乙酸铵（0.5mg/mL）。流速为 0.2mL/min。进样体积：2μL。质谱条件：ESI；离子对为 m/z 231 → m/z 231。样品处理方法：血浆样品 0.5mL，加入内标 10μL，加入乙腈 1mL 后涡旋混匀 2min，于 4℃ 条件下进行离心（15 000r/min，10min），取上清液，经 0.22μm 微孔滤膜过滤后分析。

2. 固相萃取-高效液相色谱法 样品经乙酸乙酯提取，正己烷脱脂，通过 C_{18} 固相萃取小柱富集和净化，高效液相色谱仪进行检测。

3. 气相色谱法 苯巴比妥在高温下气化易分解，常采取衍生化气相色谱法。在 0.1 mol/L 的五氟溴苄-四丁基铵离子-二氯甲烷（pH 9）系统中，通过碱催化下的卤代烷的烷基化反应，苯巴比妥转变为双-五氟苄基衍生物。该衍生物具有很高的电负性，可用电子捕获鉴定器检测，灵敏度很高，检测可达 ng/mL 水平。

【药动学的药物相互作用】

（1）苯巴比妥是 CYP 诱导剂，可增强酶活性，不仅加速自身代谢，还加速其他药物如双香豆素、性激素、西咪替丁、茶碱、皮质激素类、强心苷及四环素等的代谢，使血药浓度降低。对卡马西平和丙戊酸钠也有诱导作用。苯巴比妥可诱导苯妥英钠代谢，同时又抑制其羟化作用，故后者血药浓度无改变或只有轻微变化。此外，还可诱导抗精神病药物的代谢，如氯丙嗪、氟哌啶醇、三环类抗抑郁药等，使其血药浓度下降。

（2）CYP 抑制剂如氯霉素、丙戊酸钠等可使苯巴比妥的血药浓度升高，而吩噻嗪类则可使苯巴比妥血药浓度降低。

（3）与其他中枢抑制剂如地西泮、抗组胺药合用，可增强后者的镇静、催眠作用。

（4）在应用氟烷、恩氟烷、甲氧氟烷时，麻醉之前长期服用巴比妥类药物者，可增加麻醉药的代谢产物，增加出现肝毒性的风险。

第三节 抗抑郁药的药动学

抑郁症是一种情感障碍型精神疾病，主要表现为情绪低落、兴趣减低、思维迟缓、缺乏主动性及意志活动减退等，常伴有某些躯体或生物学症状。抗抑郁药（antidepressants）是主要用于治疗情绪低落、抑郁消极的一类药物，对焦虑性障碍、惊恐发作、强迫性障碍及恐惧症等也有效。主要分为六类：①三环类抗抑郁药（tricyclic antidepressant，TCA）；②单胺氧化酶抑制剂（monoamine oxidase inhibitor，MAOI）；③单胺再摄取抑制剂（monoamine reuptake inhibitor，MRI）；④选择性 5-羟色胺再摄取抑制剂（selective serotonin reuptake inhibitor，SSRI）；⑤5-羟色胺-去甲肾上腺素再摄取抑制剂（serotonin and norepinephrine reuptake inhibitor，SNRI）；⑥去甲肾上腺素和特异性 5-羟色胺再摄取抑制剂（noradrenergic and specific serotonergic antidepressant，NaSSA）。

　　由于三环类抗抑郁剂和单胺氧化酶抑制剂药物不良反应较严重、患者耐受性差等原因，临床较少使用。目前临床应用广泛的一线抗抑郁药为 SSRI、SNRI 及 NaSSA。其中，SSRI 可以选择性地抑制 5-羟色胺转运体，拮抗突触前膜对 5-羟色胺的重摄取，而无抗胆碱、抗组胺和阻断 α 受体作用，因此该类药物依从性和耐受性好，不良反应少。SSRI 类药物同类药物之间药动学特征差异较大，口服生物利用度在 53%～90%，t_{max} 较慢，血浆蛋白结合率较高，$t_{1/2}$ 在 12h～6d。SSRI 类药物主要经 CYP2D6 代谢，且对 CYP2D6 有不同程度的抑制作用。目前已经用于临床的有氟西汀、氟伏沙明、帕罗西汀、舍曲林、西酞普兰和艾司西酞普兰。SNRI 类药物在选择性抑制 5-羟色胺再摄取的同时也能抑制去甲肾上腺素的再摄取。SNRI 类药物达峰时间一般较慢，主要经 CYP2D6 代谢，药动学特征也呈现较大的个体差异，其代表药物主要有文拉法辛、度洛西汀等。NaSSA 类药物通过抑制 α_2 受体，促进神经末梢释放去甲肾上腺素（NE），同时阻断 5-羟色胺受体发挥抗抑郁作用。NaSSA 类药物起效较快，目前临床应用的主要为米氮平。目前临床常用抗抑郁药的药动学特征见表 20-1。本节主要介绍 SNRI 文拉法辛的药动学特点。

表 20-1　常用抗抑郁药的药动学特征

药物分类	药物	生物利用度（%）	t_{max}（h）	蛋白结合率（%）	表观分布容积（L/kg）	$t_{1/2}$（h）	清除率（mL/min）
SSRI	艾司西酞普兰	80	3～4	80	12～26	27～32	595±218
	氟西汀	90	6～8	95	3～40	24～72	126±93
	帕罗西汀	64	2～8	95	3～28	12～44	724±274
	氟伏沙明	53	3～8	80	25	21～43	1907±504
	舍曲林	66	4.5～8.4	98	20	22～36	1167±450
SNRI	文拉法辛	40	2，5.5（缓释）	27	6	14～18	1250±433
NaSSA	米氮平	50	2	85	65～149	20～40	261±80

文 拉 法 辛

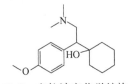

图 20-5　文拉法辛化学结构式

　　文拉法辛（venlafaxine）为苯乙胺衍生物，化学结构式如图 20-5 所示。是选择性 5-羟色胺和去甲肾上腺素再摄取抑制剂，轻度抑制多巴胺（DA）再摄取。文拉法辛为前药，其活性代谢产物可有效拮抗 5-羟色胺和去甲肾上腺素的再摄取，对多巴胺的再摄取也有一定的作用。适用于各种抑郁症、焦虑症、强迫症，尤其是难治性抑郁症。该药起效迅速，不良反应少，目前已经成为治疗抑郁症的一线药物。

【体内过程】

　　1. 吸收　口服吸收良好，缓释制剂 t_{max} 约为 5.5h。有明显的首过效应，生物利用度为 40%～45%。

　　2. 分布　血浆蛋白结合率为 27%～30%，与血浆白蛋白、α-酸性糖蛋白和脂蛋白结合。表观分布容积为 6～7L/kg，代谢产物 O-去甲文拉法辛（ODV）表观分布容积为 5L/kg。可经乳汁分泌，研究结果显示 6 名哺乳期妇女口服文拉法辛 225～300mg/d，母药和 O-去甲文拉法辛能迅速分泌到乳汁，其浓度分别为血药浓度的 2.5 倍和 2.74 倍。

　　3. 代谢和排泄　在肝内主要经 CYP2D6 及 3A4 代谢，主要代谢产物为 ODV，具有抗抑郁活性。另外两个次要代谢产物为 N-去甲文拉法辛（NDV）和 N,O-去甲文拉法辛（DDV）。母药 $t_{1/2}$ 约为 7h，代谢产物 ODV $t_{1/2}$ 为 9～11h。文拉法辛及其代谢产物主要经肾排泄，92% 由尿液中排出，其中原型药仅占 4.7%，3 种代谢产物 ODV、NDV 和 DDV 分别约占 56%、1% 和 16%；约 1.9% 由粪便排出。

　　【药学相关数据】　健康受试者（n=18）单剂量口服盐酸文拉法辛胶囊 150mg 后，主要药动学参数如下：C_{max} 为（297.2±127.1）μg/L，t_{max} 为（3.00±0.80）h，$t_{1/2}$ 为（6.9±2.3）h，AUC_{0-36h} 为（2413.9±1004.7）μg·h/L，$AUC_{0-\infty}$ 为（2699.3±1115.7）μg·h/L。另有文献报道，28 名健康受试者单剂量口服盐酸文拉法辛缓释胶囊 150mg 后，主要药动学参数如下：C_{max} 为（126.6±48.1）μg/L，t_{max} 为（6.5±1.2）h，$t_{1/2}$ 为（9.5±2.4）h，AUC_{0-t} 为（2438.8±1599.0）μg·h/L，$AUC_{0-\infty}$ 为（2558.1±1657.1）μg·h/L；27 名健康受试者连续 6 天口服盐酸文拉法辛缓释胶囊 150mg 后，主要药动学参数如下：$C_{ss,max}$ 为（159.9±74.1）μg/L，$C_{ss,min}$ 为（64.0±47.9）μg/L，$C_{ss,av}$ 为（110.2±59.6）μg/L，t_{max} 为（6.7±1.2）h，$t_{1/2}$ 为（12.9±4.8）h，$AUC_{0-\infty}$ 为（2644.3±1431.4）μg·h/L。

【**体液药物浓度测定**】 目前常用的测定血浆样品中文拉法辛浓度的方法有高效液相色谱法、液相色谱-质谱联用法。

1. 高效液相色谱法 文拉法辛的紫外吸收非常弱，最大紫外吸收波长为 229nm，紫外检测时容易受到溶剂吸收峰的干扰，因此多用高效液相色谱荧光检测法。采用 Diamonsil C_{18}（4.6mm×150mm，5μm）色谱柱，流动相为乙腈-磷酸钾缓冲液-三乙胺（pH 3.0，V/V=33.5∶66.5∶1），λ_{ex} 为 276nm，λ_{em} 为 596nm，流速 1.0mL/min，柱温为室温。样品处理：取血浆 1mL，加入马普替林内标液 20μL，再加 200μL NaOH 溶液混匀后，加正己烷-异戊醇（98.5∶1.5）7mL 进行萃取，涡旋 5min，于 4000r/min 离心 5min，取上清液于另一离心管中，加入盐酸 200μL，涡旋 2min，4000r/min 离心 5min，取下层水相进样测定。进样 20μL。该方法最低检测浓度为 16.99ng/mL。

2. 高效液相色谱-质谱联用法 色谱条件：色谱柱为 Betasil C_{18}（3.0mm×100mm，3μm）；流动相为乙腈-乙酸铵（pH 3.5，5mmol/L）（V/V=75∶25）；流速 0.3mL/min；进样量 5μL。质谱条件：电喷雾离子源（ESI）；正离子 MRM 扫描；离子对为 m/z 278.31 → m/z 121.13；离子源电压 3400eV；离子源温度 350℃；氩气作为碰撞气体。样品处理方法：取血浆 0.5mL，加入艾司西酞普兰内标工作液 25μL、NaOH 溶液 0.5mL 混匀，通过 HLB 固相萃取柱后，采用 1mL 的乙腈洗脱后进样。

【**药动学的药物相互作用**】

（1）与 TCA、SSRI、SNRI、利奈唑胺、锂剂等选择性 5-羟色胺再摄取抑制剂等合用，可引起 5-羟色胺综合征，表现为高血压、肌阵挛、意识障碍甚至昏迷和死亡。

（2）酮康唑、西咪替丁、利托那韦等可降低文拉法辛的清除，使其血药浓度升高。

（3）文拉法辛是 CYP2D6 的底物和弱抑制剂，与通过该酶代谢的 TCA 合用时，二者之间可能发生相互作用，增加二者毒性。文拉法辛也可抑制美托洛尔代谢，增强其降压作用。

（4）可增强华法林等抗凝药的作用，合用时有增加出血的风险。与 β 受体阻断药普萘洛尔等或 TCA 丙米嗪合用，可使本药的代谢降低。

第四节　抗精神分裂症药的药动学

精神分裂症（schizophrenia）是以思维、情感和行为间的不协调，精神活动与现实脱离为主要特征的一类精神疾病。抗精神分裂症药主要用于治疗精神分裂症，对其他精神疾病的躁狂症状也有效。该类药物的合理应用可有效改善患者的思维、情感活动障碍及异常行为，使患者逐渐恢复正常生活能力和回归社会。抗精神分裂症药物治疗时程较长，且有些药物的治疗窗窄，因此开展血药浓度监测，制订个体化给药方案对临床治疗具有重要的意义。

抗精神分裂症药可分为经典抗精神分裂症药和非典型抗精神分裂症药。根据化学结构，经典抗精神分裂症药可分为吩噻嗪类、丁酰苯类、硫杂蒽类及其他。

1. 经典抗精神分裂症药 也称为第一代抗精神病药，包括氯丙嗪、奋乃静、氟哌啶醇、三氟拉嗪、奋乃静等，均为多巴胺受体阻断药，主要通过阻断中脑-边缘系统和中脑-皮质系统的 D_2 样受体而发挥疗效，可改善精神分裂症患者的阳性症状如幻觉、妄想和思维逻辑障碍等，而对阴性症状如思维贫乏、情感淡漠和意志减退等疗效差。由于这些药物发挥疗效时均不同程度地、非特异性阻断黑质-纹状体通路和结节-漏斗系统通路的 D_2 样受体，引起典型的锥体外系和内分泌系统的副作用，故目前临床仅作为二线药物使用。

2. 非典型抗精神分裂症药　也称为第二代抗精神病药。该类药物不仅能阻断 DA 受体，还能阻断 5-羟色胺受体，临床常用药物包括氯氮平、喹硫平、奥氮平、利培酮、阿立哌唑和齐拉西酮等。与经典抗精神分裂症药相比，非典型抗精神分裂症药具有以下特点：①不仅能同时改善精神分裂患者的阳性症状和阴性症状，还能改善患者的认知功能、情感症状等；②很少产生锥体外系反应和高催乳素血症等不良反应；③可有效治疗一些经典型抗精神分裂症药治疗无效的患者。虽然有些非典型抗精神分裂症药可引起体重增加、糖脂代谢紊乱，但因与经典型抗精神分裂症药相比优势明显，已成为治疗首发精神分裂症的一线药物。本节重点介绍非典型抗精神病药奥氮平、利培酮的药动学特点。

奥　氮　平

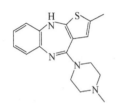

图 20-6　奥氮平化学结构式

奥氮平（olanzapine，OLZ）属噻吩䓬类衍生物，化学结构式如图 20-6。其作用于多种受体，包括 5-羟色胺（$5\text{-HT}_{2A/2C}$、5-HT_3、5-HT_6）受体，多巴胺（$D_1 \sim D_5$）受体，M（$M_1 \sim M_5$）受体、α 受体和组胺 H_1 受体。拮抗 D_2 受体与治疗精神分裂症的阳性症状有关，拮抗 5-HT_{2A} 受体与治疗精神分裂症的阴性症状有关。临床用于治疗精神分裂症，可改善阳性症状如妄想、幻觉、思维紊乱、行为障碍，阴性症状如情感淡漠、意志减退、思维贫乏等。亦可用于缓解精神分裂症及相关疾病伴有的继发性情感症状。

【体内过程】

1. 吸收　口服吸收良好，5～8h 血浆药物浓度达峰值。生物利用度约 60%。饮食结构与种类对其吸收无影响，因此其吸收速率与吸收量较为恒定。5～7 日达 C_{ss}。

2. 分布　蛋白结合率约为 93%，主要与白蛋白和 α_1-酸性糖蛋白结合。表观分布容积为 10～20L/kg。可分泌至乳汁。

3. 代谢　吸收后在肝通过结合和氧化反应被代谢，主要循环代谢产物是 10-*N*-葡萄苷酸（占给药剂量的 21%～25%），亦有少量的 4'-*N*-葡萄苷酸，UGT1A4 参与了两者的生成，但 UGT2B10 只参与了后者的生成。CYP1A2、CYP2C8 和 CYP2D6 参与 4'-*N*-去甲基（DMO）和 2-羟甲基代谢产物的生成，含黄素单加氧酶 1 和 3（FMO1 和 FMO3）参与了 *N*-氧化代谢产物的形成，上述代谢产物的药理活性均显著小于奥氮平。

4. 排泄　约 75% 以代谢产物形式从尿中排泄。$t_{1/2}$ 为 21～54h。65 岁以上老年人的 $t_{1/2}$ 延长 50% 左右。女性、非吸烟者平均 $t_{1/2}$ 延长，清除率降低。

【药动学相关数据】　奥氮平药动学个体差异较大，其清除率最大可相差 10 倍。剂量在 5～30mg/d 时，平均血药浓度范围为 10～54ng/mL，可能与个体差异、联合用药、依从性有关。其血药浓度与临床疗效之间有很强的相关性，《AGNP 精神科治疗药物监测共识指南》中建议奥氮平有效血药浓度范围为 20～80ng/mL。据研究报道，中国健康受试者（n=30）单剂量给予奥氮平（6mg）后，主要药动学参数如下：t_{max} 为（3.73±1.68）h，C_{max} 为（9.82±1.85）ng/mL，$t_{1/2}$ 为（36.63±10.23）h，AUC_{0-t} 为（342.10±76.45）ng·h/mL，$AUC_{0-\infty}$ 为（353.15±76.90）ng·h/mL。

吸烟能诱导 CYP1A2 的活性，可增加奥氮平的清除率，$t_{1/2}$ 缩短一半左右。由于 CYP1A2 活性易受年龄、性别、吸烟状况等多种非遗传因素的影响，导致其基因型与表型之间相关性较差，因此 CYP1A2 的代谢表型而非基因型对奥氮平个体化治疗更为重要。

【体液药物浓度测定】　测定生物样品中奥氮平浓度的方法较多，目前主要有高效液相色谱-质谱联用法、气相色谱-质谱联用和电化学检测法等。

1. 高效液相色谱电化学检测法　色谱条件：色谱柱为 Inertsil ODS-3（4.6mm×250mm，5μm）；流动相为甲醇-磷酸盐缓冲溶液（60∶40）；流速 1.2mL/min；进样量 25μL。电化学检测器灵敏度

20nA/V，基线 0.15V；积分仪纸速 0.25cm/min；BIO-RAD1640 型电化学检测器检测，检测电压 0.34V。样品处理方法：取血清 1mL，加入内标抗坏血酸溶液 0.5mL 混匀；再加入 Na_2CO_3 溶液 0.5mL，重蒸乙醚 5mL，涡旋混合 2min，以 4000r/min 离心 5min。取出上层乙醚，氮气吹干，再用流动相溶解，进样。

2. 气相色谱-质谱联用（GC/MS） 色谱条件：DB- 5MS 弹性石英毛细管色谱柱（30m × 0.32mm），柱温初始温度 150℃，保持 1min，程序升温速率 10℃ /min，终止温度 280℃，保持 21min；进样器温度 270℃ ；载气为氦气，流速 0.8mL/min。质谱仪条件：离子源温度 250℃ ；电离能量 70eV；质量扫描范围 10～350amu；溶剂延迟 5min。样品处理：取全血 2.0mL，加入硫代硫酸钠溶液，涡旋振荡 1min；用乙腈、甲醇混合溶液（80∶20）提取 3 次；离心取上清液，吹干后用乙腈复溶后进样。将气相层析流出液通入质谱仪，对每个色谱峰扫描测得各个质谱图。

【药动学的药物相互作用】

（1）诱导 CYP1A2 活性的药物如卡马西平可增强本药的清除率，降低其疗效。

（2）与抑制中枢神经系统的药物合用，药效增强。

（3）与抑制 CYP1A2 活性的药物如环丙沙星、氟伏沙明合用可减弱其代谢，使其血药浓度升高，毒性作用增强。

（4）与氯米帕明合用，可增加癫痫发作的风险。

【临床案例 20-2】

患者，男，37 岁，精神分裂症病史 5 年，行奥氮平 20mg/d 治疗。患者的精神症状渐消失，奥氮平逐渐减量至 10mg/d，病情稳定，生活如常人，可参加既往的工作。后因患者出现抑郁情绪，同时出现强迫思维，考虑精神分裂症后抑郁。故加用氟伏沙明进行治疗，数天后患者出现困乏，睡眠时间长，精神状态差，过度镇静等副作用。试分析该患者出现不良反应原因。

【案例分析】

患者应用奥氮平后临床效果良好，后减至维持量，生活如常人；后因为出现抑郁、强迫症状，联合应用抗抑郁剂氟伏沙明，出现过度镇静副作用，可能与氟伏沙明抑制奥氮平的代谢有关。奥氮平主要在肝经 CYP1A2 进行代谢，与抑制 CYP1A2 活性的药物氟伏沙明合用可减弱其代谢，使其血药浓度升高，毒性作用增强。因此，奥氮平与抑制 CYP1A2 活性的药物联用时，应及时调整剂量。

利 培 酮

利培酮（risperidone）为苯丙异噁唑衍生物，化学结构式如图 20-7 所示。其对 5-HT$_2$ 和 D$_2$ 受体均有拮抗作用，但对 5-HT$_2$ 的作用较强，为第一个具有独特平衡机制的 5-羟色胺/多巴胺受体阻断药，锥体外系不良反应较轻。也能与 α$_1$ 受体结合，对 α$_2$ 受体和组胺 H$_1$ 受体亲和力较低，不与胆碱受体结合。对精神分裂症的阳性症状和阴性症状均有疗效，对精神分裂症患者的认知障碍和继发性抑郁也有治疗作用。临床广泛用于治疗急性和慢性精神分裂症，特别是对伴有情感症状（如抑郁、焦虑等）的患者有较好疗效。目前，利培酮长效注射（risperidone long-acting injection，RLAI）针剂已经逐渐在临床应用，其改变释放速率及方式，缩小了血药浓度波动范围，可明显提高用药依从性。

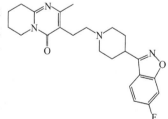

图 20-7 利培酮化学结构式

【体内过程】

1. 吸收 口服吸收迅速完全，1～2h 血浆药物浓度达峰值。口服和肌内注射的生物利用度分别约为 66% 和 100%。食物对其吸收速率无影响。

2. 分布 表观分布容积为 1～2L/kg。在血浆中主要与白蛋白结合，蛋白结合率为 88%，活性代谢产物 9-羟基利培酮的蛋白结合率约为 77%。母药及代谢产物均可分泌到乳汁中，浓度与血药浓度相当。

3. 代谢 利培酮主要在肝经 CYP2D6 和 CYP3A4 代谢为 9-羟基利培酮，前者介导右旋体的生成，后者主要参与左旋体形成，右旋体和左旋体可以互相转化。其中 CYP2D6 为主要代谢酶。代谢产物活性约是母药的 70%，但较母药有更长的 $t_{1/2}$ 和更高的 C_{ss}，两者共同构成抗精神病的活性成分。体外的结合试验、受体占领试验及体内的相互作用试验结果表明，9-羟基利培酮外消旋体及 2 个对映体的药理学活性相似。

4. 排泄 主要经肾排泄。利培酮 $t_{1/2}$ 为 2～4h，代谢产物 9-羟基利培酮 $t_{1/2}$ 为 17～24h。老年患者和肾功能不全患者消除速率减慢，$t_{1/2}$ 延长。

【**药动学相关数据**】 利培酮口服后药动学过程呈二房室模型。文献报道，性别对利培酮药动学具有一定的影响，女性血药浓度较高，但消除 $t_{1/2}$ 与男性基本一致，可能由于女性吸收程度较高。CYP2D6 具有遗传多态性，慢代谢型患者体内的 C_{ss} 较快代谢型患者高，更易出现不良反应。P-gp 基因遗传多态性也可能影响利培酮血药浓度。

利培酮的有效血药浓度为 20～60μg/L。血药浓度与不良反应呈正相关，当利培酮浓度大于 60μg/L 时疗效并不增加，但不良反应加重。文献报道，中国健康受试者（n=18）口服单剂量利培酮片（2mg）后利培酮主要药动学参数如下：t_{max} 为（1.36±0.71）h，C_{max} 为（14.03±6.54）μg/L，$t_{1/2}$ 为（3.59±1.69）h，AUC_{0-t} 为（66.02±46.79）μg·h/L，$AUC_{0-\infty}$ 为（71.26±48.00）μg·h/L；9-羟基利培酮的主要药动学参数如下：t_{max} 为（4.54±4.19）h，C_{max} 为（8.53±3.63）μg/L，$t_{1/2}$ 为（17.97±4.00）h，AUC_{0-t} 为（196.89±61.78）μg·h/L，$AUC_{0-\infty}$ 为（220.55±65.36）μg·h/L。据研究报道，21 名精神分裂症患者单次肌内注射长效利培酮针剂（25mg）后的主要药动学参数如下：t_{max} 为（830.00±744.0）h，C_{max} 为（8.95±8.06）ng/mL，$t_{1/2}$ 为（68.56±10.77）h，AUC_{0-t} 为（2453.00±1156.00）μg·h/L，$AUC_{0-\infty}$ 为（2472.00±1160.00）μg·h/L，Kel 为（0.01±0.00）h。

【**体液药物浓度测定**】 测定血浆中利培酮浓度的方法有主要有高效液相-质谱联用法、反相高效液相色谱法（RP-HPLC）等。

1. 高效液相-质谱联用法 色谱条件：色谱柱为 CAPCELLPACK C_{18} MGIII（2.0mm×100mm，5μm）；流动相为乙腈-乙酸铵氨水缓冲溶液（V/V=50∶50）；等度洗脱；流速为 0.4mL/min；进样量为 10μL。质谱条件：电喷雾离子源（ESI）；正离子 MRM 扫描；离子对为 m/z 411.2 → m/z 191.0；离子源电压 1900eV；离子源温度 450℃。样品处理方法：取血浆 50μL，加入氘 4-利培酮（IS_1）内标工作液 5μL 混匀。加入特丁基甲醚提取，涡旋混合 5min，18 000r/min 离心 3min。取出有机相吹干，再用甲醇水溶解，进样。

2. 高效液相色谱法 色谱条件：色谱柱为 Supelcosil LC_8 DB（250mm×4.6mm，粒度 5μm）；流动相为乙酸铵（pH 5.50）∶甲醇（40∶60，V/V）；流速为 1.0mL/min；柱温为 40℃，进样量为 10μL；检测波长为 274nm。样品处理方法：取 1.0mL 血清样品加入内标溶液氯氮䓬混匀，加入氢氧化钠溶液 0.2mL，用乙醚提取，以 3000r/min 离心 10min。吸取乙醚层后氮气吹干，甲醇 50μL 复溶，进样分析。利培酮在 4.0～275.0μg/mL 内有良好线性关系，定量下限为 0.48μg/mL。

【**药动学的药物相互作用**】

（1）CYP2D6 抑制剂如氟西汀、帕罗西汀可增加利培酮及 9-羟基利培酮浓度，可能引起不良反应，因此合用时需要降低利培酮剂量。

（2）CYP3A/P-糖蛋白诱导剂卡马西平可降低利培酮、9-羟基利培酮血药浓度，合用时需要增加利培酮剂量。

（3）西咪替丁、雷尼替丁可增加本品的生物利用度，但对其抗精神病活性的影响较小，合用时无须调整利培酮剂量。

第五节　全身麻醉药的药动学

一、吸入麻醉药

吸入麻醉药（inhalation anesthetic）是一类挥发性的液体或气体，通过呼吸道吸入而产生全身麻醉作用的药物。给药后药物经呼吸道由肺泡吸收，麻醉深度可通过对吸入气体中的全麻药浓度（分压）进行调节控制，以维持其效应满足手术需要的深度。亚麻醉浓度还可用于镇静和镇痛。吸入麻醉药具有麻醉效能较强和麻醉深度易于调控的优点，在临床全身麻醉中占有重要地位。根据药物在常温常压下的形态，可分为气体吸入麻醉药和挥发性吸入麻醉药两类，前者如氧化亚氮，后者如乙醚、氟烷、异氟烷、七氟烷、恩氟烷等。

吸入麻醉药浓度越高，吸收速率越快，麻醉深度增加越快，达到外科麻醉期四期越快。在常压（一个大气压）下，可使50%患者痛觉消失的肺泡气体中全麻药的浓度称为最小肺泡浓度（minimal alveolar concentration，MAC）。MAC值越低，药物的麻醉作用越强。血/气分配系数（blood/gas partition coefficient）是指血药浓度与吸入气体中药物浓度达到平衡时的比值，该系数大的药物，在血液中的溶解度大和溶解量大，肺泡、血和脑内的药物分压上升缓慢，麻醉诱导时间长，反之亦然。各种吸入性麻醉药均有恒定的MAC值和分配系数，常用吸入麻醉药的特性比较见表20-2。该类药物的体内过程与其他化学合成药物不同（图20-8）。

表20-2　不同吸入麻醉药的一些参数

| 药物 | 沸点（℃） | MAC（吸氧时） | 分配系数 | | | | | 诱导期 | 骨骼肌松弛 |
			血/气	脑/血	肝/血	脂肪/血	肌肉/血		
氧化亚氮	-88.57	>110	0.47	1.1	0.8	23	1.2	非常快	很差
乙醚	34.5	1.19~2.1	12.1	1.0	—	3.7	1.0	慢	很好
七氟烷	58.5	1.71	0.60	1.7	1.82	47.5	3.13	快	好
恩氟烷	56.5	1.68	1.8	1.4	2.1	36	1.7	快	好
地氟烷	23.5	6.0	0.45	1.3	1.4	27	2.02	快	好
异氟烷	48.5	1.15	1.4	2.6	2.5	45	4.0	快	好
氟烷	50.2	0.75	2.3	2.9	2.6	60	3.5	快	差

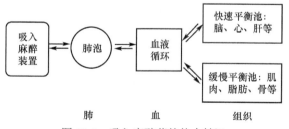

图20-8　吸入麻醉药的体内转运

1. 吸收　吸入麻醉药首先随吸气进入肺泡，后依靠其分压梯度通过肺泡膜入血，经血液转运至脑组织，即药物经过气-血和血-脑过程转运至脑组织，最终依据量效关系而产生效应。肺通气量、心排血量（CO）、药物的血/气分配系数（λ_z）和肺泡-静脉血分压（A-v）是影响吸入性麻醉药吸收的主要因素。肺泡通气量越大，则药物在肺泡中浓度升高越快。血液对肺泡内吸入麻醉药的摄取量与心排血量、药物的血/气分配系数、肺泡-静脉血分压三者的乘积呈正相关，即摄取量=药物的血/气分配系数×心排血量×肺泡-静脉血分压/大气压。

2. 分布　药物吸收后即分布至体内各器官，分布量和速度取决于该器官的血流供应量。血流丰富的器官如脑组织，药物进入速度快；血流供应较少的组织如脂肪组织，药物进入速度慢，但其容积大，可有大量的药物蓄积，待停药后组织内的药物才逐渐释放入血流再分布。长时间吸入后，药物最终在体内达到动态平衡，即肺泡、各周围组织、中枢内的麻醉药分压相等。吸入性麻醉药均为脂溶性高的挥发性液体和气体，易进入脂质含量丰富的脑组织，当血药浓度与脑内浓度达到平衡时即脑/血分配系数。脑/血分配系数越大，则进入脑组织的药量越多，麻醉效应强而持久。

3. 代谢 吸入麻醉药多数在体内有不同程度的代谢，如乙醚有少量的代谢产物与葡糖醛酸结合；氟烷有12%～20%在体内代谢；恩氟烷有约2.4%代谢为氟化物；异氟烷化学性质稳定，体内代谢甚少。吸入麻醉药代谢酶主要为CYP2E1及CYP2A6。吸入麻醉药中氟类及氧化亚氮等是肝药酶的诱导剂，可加速自身代谢。有研究显示长时间吸入亚麻醉剂量药物的健康人，其肝脏的药物代谢能力明显增加。实验动物长时间接触亚麻醉剂量的恩氟烷和异氟烷后，可明显缩短戊巴比妥的睡眠时间。

4. 排泄 吸入性麻醉药脂溶性大，小部分变成亲水性代谢产物经肾排出，大部分以原型由肺排出，还有少量经手术创面、皮肤排出。麻醉的苏醒过程即药物的排出过程，与麻醉诱导过程的方向相反（组织→血液→肺泡→排出）。排出过程受组织/血分配系数、血/气分配系数、心排血量及肺泡通气量等因素影响。肺排泄量与药物的血/气、脑/血分配系数等成反比。脑/血、血/气分配系数较低的药物易被血液带走，苏醒快；反之则苏醒慢。

七 氟 烷

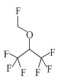

图20-9　七氟烷化学结构式

七氟烷（sevoflurane）是目前临床应用最广的吸入麻醉药，化学结构如图20-9。本品有特殊的芳香气味，无刺激性，是吸入全麻药中唯一既能用于麻醉诱导，也可用于麻醉维持的药物，临床广泛用于全身麻醉的诱导和维持。其血/气分配系数为0.6，仅次于地氟烷，接近于氧化亚氮；MAC在氧及氧化亚氮的混合气体中为0.66%，在纯氧中为1.71%。其特点是对心肺功能影响较小，对呼吸道刺激小，血/气分配系数低，麻醉诱导和苏醒均较快。与氟烷、安氟烷相比，其对肝肾影响小，仅极少数患者出现肝功能损害、少尿、肌酐升高和肌红蛋白尿等。

【体内过程】

1. 吸收 以2%～4%浓度进行诱导麻醉、以3%浓度维持时，吸入后10～15min血药浓度达稳态，约360μmol/L；停药5min后为90μmol/L；停药60min后为15μmol/L。

2. 分布 七氟烷的体内分布与其血/气和组织/血分配系数密切相关。

3. 代谢 2%～3%的七氟烷经CYP2E1进行生物转化，主要代谢为六氟异丙醇（HFIP），也可产生无机氟化物。

4. 排泄 主要经呼气排泄，停止吸入1h后40%以原型经呼气排出。停药后48h内无机氟和含氟的代谢产物均由尿排出。HFIP与葡糖醛酸结合后经胆汁和尿液排出。

【药动学相关数据】 据文献报道，七氟烷的吸收、分布和排泄可按五房室模型进行，1～5室分别表示肺（中央室）、血管丰富组织（VRG）、肌肉（MG）、脂肪（FG）。肺吸入七氟烷相当于静脉全麻药持续输注。其血浆消除$t_{1/2}$呈三相，分别为2.7min、9.04min、30.7min。

【体液药物浓度测定】 通过毛细管气相色谱法可测定七氟烷含量。气相色谱条件：Supelco-WAX™10毛细管柱（30m×0.32mm，1.0μm）；进样口温度150℃，FID检测器温度280℃；载气（N_2）流量2.0mL/min（恒流模式），氢气40mL/min，进样量1.0μL。

【药动学的药物相互作用】

（1）可被苯巴比妥和其他类似诱导剂诱导。

（2）与肾上腺素、去甲肾上腺素合用可引起心律不齐。

（3）可增强非去极化肌松药的作用，故同服时，后者应减量。

二、静脉麻醉药

静脉麻醉药（intravenous anesthetics）是指经静脉注射或滴注给予的全身麻醉药。与吸入麻醉药相比，该类药物为非挥发性全身麻醉药，具有无诱导期、可使患者迅速进入麻醉状态、对呼吸道无刺激、无环境污染的优点，但存在麻醉深度不易掌握、排出较慢等不足。目前，临床常用的静脉麻醉药主要有硫喷妥钠、氯胺酮、丙泊酚、环泊酚、依托咪酯等。

静脉麻醉药在其临床应用过程中会出现血药浓度峰时间与临床效应峰时间的滞后现象（图 20-10）。临床用药应结合不同药物的药动学和药效学特点，合理制订、调整用药方案，以确保患者用药的安全性和有效性。

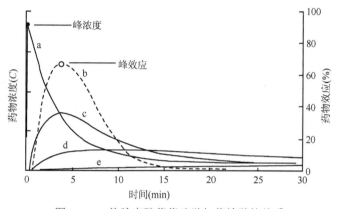

图 20-10　静脉麻醉药药动学与药效学的关系

a. 中央室（血浆浓度）；b. 药物效应；c. 效应室浓度；d. 浅外室浓度；e. 深外室浓度

丙　泊　酚

丙泊酚（disoprofol）为烷基酚类衍生物，脂溶性高，室温下为油状，不溶于水，临床常用其乳剂。化学结构式见图 20-11。

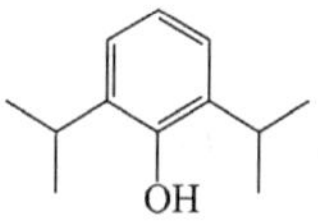

本药对中枢神经有抑制作用，可产生良好的镇静、催眠效应，其起效快、作用时间短、苏醒迅速而完全，持续输注后无蓄积。可抑制咽喉反射，有利于气管插管，还可降低颅内压和眼压，减

图 20-11　丙泊酚化学结构式

少脑耗氧量和血流量。镇痛作用微弱，对循环系统有抑制作用，表现为血压下降，外周血管阻力降低。目前临床广泛用于麻醉诱导和维持，也常用于麻醉中、手术后及 ICU 病房患者的镇静。

【体内过程】

1. 分布　丙泊酚血浆蛋白结合率为 97%～98%。脂溶性高，静脉注射后可迅速分布至全身，40s 内可产生睡眠状态，进入麻醉迅速、平稳。表观分布容积为 2～10L/kg。本品可通过胎盘屏障，也可经乳汁分泌。单次静脉注射给药，血中丙泊酚药物浓度很快下降，随后因药物由早期高浓度组织向脂肪组织等转移而再次进入血液。静脉注射丙泊酚（2mg/kg）后 2min 的平均血药浓度为（4.62±2.16）mg/L，之后迅速下降，10min 为（1.30±0.51）mg/L。

2. 代谢　丙泊酚主要有两种代谢途径：一是通过 UGT 葡糖醛酸化后经肾排出；二是先经过 CYP 氧化后，再经 UGT（主要为 UGT1A6）葡糖醛酸化后排出体外。有多种 CYP 亚型参与了丙泊酚的代谢，约有 50% 经 CYP2C9 代谢，其他尚有 CYP2A6、CYP2B6、CYP2C8、CYP2C18、CYP2C19 和 CYP1A2 等。丙泊酚存在较强的肝外代谢，该代谢特征与相关酶的组织分布与表达有关。CYP2B6 在肾、小肠、肺和脑也均有分布，故有研究认为其在丙泊酚的肝外代谢中发挥了重要作用。此外，实验显示 UGT1A6、UGT1A8 和 UGT1A9 等也参与了丙泊酚的肝外代谢。

3. 排泄　清除率达 20～30mL/（kg·min）。约 88% 的丙泊酚以代谢产物形式经尿液排泄，以原型经尿液排泄的仅占约 0.3%；另有约 2% 随粪便排泄。

【药动学相关数据】 单次静脉注射药动学特征符合三房室开放模型，快相与慢相分布 $t_{1/2}$ 分别为 1～8min 与 30～70min，消除 $t_{1/2}$ 为 4～23.5h。据研究报道，中国健康男性受试者（n=10）单剂量静脉注射丙泊酚（1.5mg/kg）后主要药动学参数如下：$t_{1/2\alpha}$ 为（2.7±0.8）min，$t_{1/2\beta}$ 为（11.4±3.1）min，$t_{1/2\gamma}$ 为（278.9±63.8）min，表观分布容积为（0.355±0.11）L/kg，清除率为（0.011±0.003）L/（kg·min），$AUC_{0-\infty}$ 为（144.3±38.9）mg/（min·L）。3 岁以下儿童诱导静脉麻醉（3mg/kg）主要药动学参数如下：$t_{1/2\alpha}$ 为（2.4±0.6）min，$t_{1/2\beta}$ 为（16.4±4.4）min，$t_{1/2\gamma}$ 为（416.61±97.2）min，表观分布容积为（7.9±1.9）L/kg，清除率为（0.015±0.007）L/（kg·min），AUC 为（267.4±100.3）μg/（min·mL）。

丙泊酚静脉注射麻醉时的有效血药浓度为 2～5μg/mL，血药浓度在 1.5μg/mL 以下苏醒。性别、年龄、体重、并发疾病及合用药物等因素均可影响丙泊酚的药动学特征。男性的分布容积、清除率低于女性，但消除 $t_{1/2}$ 相似。老年人较儿童的清除率低，中央室容积小。

【体液药物浓度测定】 测定血浆中丙泊酚浓度的方法主要有高效液相色谱-质谱联用法、气相色谱-质谱联用法等。

1. 高效液相色谱-质谱联用法 色谱条件：色谱柱为 Zorbax Eclipse XDB C_{18}（50mm×4.6mm，5μm），柱温为 40℃。流动相为：A-0.1% 氨水，B-甲醇。梯度设定：0～2.0min，25% → 5%A；2.1～2.6min，5% A；2.7～3.0min，5% → 25%A；流速为 0.3mL/min。进样体积：5μL。质谱条件：ESI（-）；MRM 模式；离子对为 m/z177.3 → m/z161.2；气帘气为 25V；离子传输毛细管温度为 500℃。样品处理方法：血浆样品 200μL，加甲醇：水（V/V，50：50），加乙腈 400μL 涡旋混匀 30s，以 13 000r/min 离心 10min 后取上清进样分析。

2. 气相色谱-质谱联用法 该测定方法具有方法简便、快速、特异性强、灵敏度高等特点。色谱条件：色谱柱为 Agilent DB-35MS（30m×0.25mm，0.25μm），载气为高纯氦气，柱流量为 1.0mL/min，无分流进样，进样口温度为 250℃，辅助加热器温度为 230℃；初温 60℃，保持 2min，升温速度 20℃/min，终温 280℃，保持 3min，进样体积为 1.0μL。质谱条件：离子源温度为 230℃，不分流模式，电子轰击电离方式，电离能量为 70eV，扫描速度 1scan/s，扫描范围为 40～550amu，溶剂延迟 4min，SIM 模式，离子对：m/z178 → 163。样品处理方法：血浆样品 0.5mL，加内标 100μL、0.1mol/L 磷酸二氢钾溶液 0.5mL、环己烷 4mL、涡旋混匀 5min，以 3500r/min 离心 5min 后取有机相。有机相于 40℃氮气流下挥干，加甲醇 100μL 溶解剩余物，12 000r/min 离心 10min 后取上清液 1μL 进样分析。

【药动学的药物相互作用】

（1）地西泮可能略延长本药的消除 $t_{1/2}$。

（2）氟烷可增加本药血药浓度，增加中毒风险。

（3）芬太尼可降低本药的清除率，当以同样速度输注丙泊酚与芬太尼时，丙泊酚的血药浓度增高约 22%。

思 考 题

1. 简述 TDM 对卡马西平、丙戊酸钠有效控制癫痫发作及减少毒性反应发生的意义。

2. 简述吸入性麻醉药的药动学特点。

（田　鑫）

第二十一章　心血管系统药物的临床药动学

本章要求

1. 掌握强心苷类药物的药动学特点及影响地高辛血药浓度的因素。

2. 熟悉血浆地高辛浓度测定常用方法及实施注意事项；普萘洛尔、硝苯地平、奎尼丁、胺碘酮等药物的药动学特点。

3. 了解利多卡因、普罗帕酮、美西律等药物的药动学特点。

心血管系统疾病是临床常见病、多发病，其治疗药物的种类主要包括治疗充血性心力衰竭、高血压、缺血性心脏病、心律失常及高脂血症的药物等。心血管系统药物是指主要用于治疗心血管系统疾病的药物，这些药物临床应用广泛，多数情况下需较长时间应用，且其中大多数药物的有效治疗浓度的范围较窄，安全性较差，易出现毒性反应。为了提高药物治疗效果，降低不良反应发生率，应对此类药物的药动学过程和特点有充分的了解，并在临床应用过程中对其中部分药物进行血药浓度监测是非常必要的。

第一节　强心苷类的药动学

强心苷（cardiac glycoside）是一类历史悠久的具有正性肌力作用的苷类化合物。它们都来源于植物，主要由特异苷元和糖相结合而成，具有选择性加强心肌收缩性和影响心肌电生理特性的作用及优点。但这类药物治疗安全范围小，治疗剂量和中毒剂量很接近，易发生中毒反应、继而引起致命性的心律失常。临床上常用的强心苷类药物有洋地黄毒苷、地高辛、毛花苷C、毒毛花苷K等。其中，地高辛是临床最常用的强心苷类药物。

地　高　辛

地高辛（digoxin）是由毛花洋地黄叶中提取的一级强心苷——毛花洋地黄苷丙经水解失去乙酰基和葡萄糖而得的一种二级强心苷（异羟基洋地黄毒苷）。地高辛为无色片状结晶性粉末，无臭，味苦；几乎不溶于水及无水乙醇，可溶于80%乙醇。本药可增强心肌收缩力，抑制心脏传导系统，对于衰竭心脏有增加心排血量、减慢心率、降低静脉压、增加尿量、消除水肿的作用。近年研究发现其在神经内分泌、自主神经、压力感受器及肾小管上皮细胞等方面有直接作用。临床上主要用于治疗充血性心力衰竭、阵发性室上性心动过速和心房颤动。常规给药方式为口服，不能口服患者采用静脉注射给药。

地高辛的治疗剂量接近中毒剂量，用量不足而心力衰竭症状未能改善与剂量过大引起的中毒临床表现多有相似之处，加之个体差异大、用药干扰因素影响较大等原因，临床应充分掌握影响地高辛血药浓度的相关因素，进行TDM、观察药物不良反应，并根据患者情况及时进行治疗方案调整，减少不良反应的发生。

【**体内过程**】

1. 吸收　地高辛口服给药后，小部分在胃吸收，大部分在小肠吸收。吸收速率受原料颗粒大小、溶出度、剂型、患者个体差异、胃排空速度、肠内容物、药物相互作用等诸多因素影响，吸收程度具有明显个体差异，生物利用度波动范围较大（60%～85%）。心力衰竭患者的吸收与正常人相似，一般于服药后1～2h达到C_{max}，空腹给药约30min可达C_{max}。

2. 分布　地高辛主要与血浆白蛋白结合，结合率较低，约为25%。吸收后2～3h分布于全身各组织：骨骼肌＞肝＞心脏＞脑＞肾。药物在组织中浓度一般较血中浓度为高。以分布浓度

（地高辛 μg/g 组织）计，骨骼肌中浓度低于心肌，心肌与血清浓度比为（20～50）∶1，平均为 30∶1。在心脏各部位之间，由于血流分配不均匀，其在心肌中的分布也不均匀，一般分布于左心室和传导系统较高。本药易通过胎盘，胎儿的血药浓度几乎与母体相等，同时本药在乳汁中也有分布。

3. 代谢 本药在体内很少被代谢，主要经由氢化生成二氢地高辛后再被水解成不同产物。地高辛及其代谢产物可与葡糖醛酸结合而失效。肝硬化患者与正常人的代谢差异不大。主要代谢产物及药理活性见表 21-1。

表 21-1 地高辛代谢产物及其药理活性

主要代谢产物	药理活性
地高辛苷元双毛地黄丁	有活性
地高辛苷元单毛地黄糖化物	有活性
地高辛苷元	有活性
二氢地高辛	活性小
二氢地高辛苷元	无活性
表地高辛苷元	无活性

4. 排泄 本药主要以原型经肾排泄，原型药在尿中可达所给药量的 60%～90%，以肾小球滤过及肾小管分泌两种方式排出而不被肾小管重吸收。地高辛排泄速率主要决定于肾小球滤过率和肌酐清除率，与肌酐清除率成正比，与尿素氮含量成反比，与尿量没有直接关系。地高辛中毒时，利尿剂并不能使其排泄加快。肾功能不良者服用地高辛容易发生中毒，而肝功能不良者却可以安全使用。本药小部分由胆汁排出，约达口服量的 7%，部分经胆道再吸收入血，形成肝肠循环。

【药动学相关数据】 地高辛在体内按一级速率过程消除，药-时曲线符合二房室模型。药动学参数：$t_{1/2\beta} \approx 36h$；表观分布容积 $\approx 6.8L/kg$；生物利用度口服为 50%～75%，肌内注射为 80%；t_{max} 口服为 1.0～2.0h，肌内注射为 0.5～0.75h；尿中排出的原型药占给药剂量的百分数（f_e）76%；血浆蛋白结合率为（25±5）%；清除率 $\approx 140mL/min$。亦有报道，地高辛在健康受试者快速静脉注射给药时可用三房室模型描述。地高辛血药浓度与临床疗效之间常受多种因素影响，一般患者的有效治疗血药浓度范围为 0.8～2.0ng/mL。儿童及老年人的血药浓度较高。在使用地高辛长期维持治疗的患者中，毒性常发生于血药浓度>2.0ng/mL 时。这些数据个体差异较大，只供调节用量时参考，需结合患者具体情况做出正确判断。

在不同生理或病理状态下，地高辛体内过程可发生明显变化，临床较常见如年龄、不同程度肾功能降低等。有研究证实，不同心功能状态亦可明显改变地高辛的药动学过程。但随心功能的恶化，地高辛清除减少，表观分布容积变小，血中地高辛浓度将不断蓄积升高，这是临床心功能严重受损患者更易发生地高辛中毒的主要原因。心功能对地高辛的清除率和表观分布容积的这种影响，可归咎于心功能不全累及肾功能损害和对外周血管的慢性收缩，使地高辛分布和排泄发生障碍。另外，其他疾病也会影响地高辛的药动学行为，如尿毒症患者由于血浆蛋白结合药物的部位可能会发生性质改变，而使地高辛与血浆蛋白结合率较非尿毒症患者减少。在血液透析患者中，肝素可降低地高辛和蛋白结合，使游离型地高辛浓度升高。肝肾功能不全时，总清除率下降（主要是肾清除率下降），$t_{1/2}$ 延长，表观分布容积减少，有增加毒性的潜在危险。

随着年龄的增长，老年人心、肝、肾等脏器功能逐渐衰退，使得地高辛的肾清除率减少，心脏对地高辛的正性肌力作用降低，对毒性反应敏感性增高。人体内部分地高辛可与骨骼肌结合，而老年人脂肪含量的比例逐渐增加、肌肉组织较少，使得地高辛与骨骼肌结合减少，容易导致其血药浓度增高。因此，老年心力衰竭患者宜采取少量多次服用地高辛的给药方法，可使地高辛血药浓度保持稳定，从而增加其用药的安全性和有效性。

除了病理状态，地高辛在体内药动学行为还可以受到多种因素影响。例如，心力衰竭患者在应用地高辛的同时，常需加用其他药物，可能会对地高辛的体内过程造成影响，使其体内暴漏量发生变化，导致中毒或疗效减弱。另外，运动也可降低地高辛的血药浓度。研究证实，在采集样品前休息 2h，地高辛的血药浓度比运动时增加 25%。

地高辛血药浓度时程与其正性肌力作用不平行，地高辛血药浓度监测时需注意，采取血样以在服药后 6h 为宜（图 21-1）。若采血过早，临床虽无中毒表现，血药浓度却可出现高值。

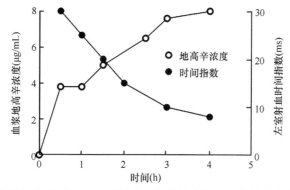

图 21-1　静脉注射地高辛 1mg 后的血浆药物浓度与左心室射血时间指数变化

【临床案例 21-1】

表 21-2 总结了某医院 98 例肝、肾功能不全的心力衰竭患者服用地高辛的临床疗效。其中男 56 例，女 42 例；年龄 54～78 岁。肾功能不全患者 73 例，肝功能不全患者 9 例，两者并存 16 例。发生中毒反应 38 例中，心血管系统反应 24 例，主要表现为窦性心动过缓、房室传导阻滞；消化系统反应 18 例，主要表现为恶心、呕吐、腹泻、腹痛、厌食；视觉系统反应 3 例，主要表现为黄视、绿视、视物模糊；神经反应 2 例，主要表现为头痛、眩晕。

表 21-2　各组患者服用地高辛临床疗效

组别	n	无效	有效	中毒
肝功能不全	9	2	6	1
肾功能不全	73	23	21	29
肝、肾功能均不全	16	3	5	8

【案例分析】

肝功能不全组地高辛中毒的比率为 11%；肾功能不全组地高辛中毒的比率为 40%；肝、肾功能均不全患者中毒的比率为 50%，肾功能对地高辛血药浓度的影响更大。肾功能不全时肾清除率下降，$t_{1/2}$ 延长，分布容积减少，地高辛中毒的潜在危险增加，使用地高辛则应密切注意其血药浓度的变化。

【临床案例 21-2】

表 21-3 显示了不同程度充血性心力衰竭患者体内地高辛药动学的差异。两组患者均按 0.125mg/d 剂量连续口服地高辛片 15 日，采用荧光偏振酶联免疫法测定血中地高辛浓度，地高辛药动学程序软件计算各项药动学参数。表中 1 组（34 人）为心功能 I～II 级的心力衰竭患者，2 组（38 人）为心功能 III～IV 级的心力衰竭患者。结果显示，随着心功能损伤的加重，地高辛的分布容积显著减少，清除率显著下降，C_{ss} 及 AUC 显著提高，同时，患者血清中肌酐显著增高。

表 21-3　地高辛在心力衰竭患者体内的药动学参数（$x \pm s$）

组别	$t_{1/2}$（h）	表观分布容积（mL/kg）	清除率 [mL/（h·kg）]	AUC/（ng·h/mL）
1 组▲	60.5 ± 17.8	7930 ± 1060	88.7 ± 21.4	19.8 ± 3.8
2 组▲▲	$77.3 \pm 18.3^*$	$677 \pm 1060^*$	$65.3 \pm 19.7^{**}$	$26.3 \pm 4.5^{**}$

注：* 两组比较 $P < 0.05$；** 两组比较 $P < 0.01$；▲心功能 Ⅰ～Ⅱ级；▲▲心功能Ⅲ～Ⅳ级

【案例分析】

充血性心力衰竭患者因动脉系统供血不足、静脉系统淤血，导致全身组织器官功能受损，程度随心力衰竭加重而加重。地高辛体内分布广泛，其中骨骼肌因容量大成为地高辛体内的主要储存部位，心力衰竭时因肌肉组织血流量减少，导致药物体内分布容积减少，血药浓度升高，同时患者因肾功能降低，致使地高辛消除障碍（$t_{1/2}$ 延长，清除率降低，AUC 增加），是临床心力衰竭患者应用地高辛发生不良反应的重要因素，提醒临床用药时，应根据患者心力衰竭程度、肾功能及机体氧缺乏等诸多指标变化情况谨慎调整药物用量。

【体液药物浓度测定】　地高辛血药浓度检测方法较多，包括放射免疫、酶免疫、化学发光免疫、荧光免疫法、薄层层析法及液相-质谱联用分析法等，各种方法在特异性、精密度、操作难易度及仪器要求等方面存有差异，临床可根据不同需求和条件进行选择，目前仍以放射免疫法、液相色谱-质谱联用分析等方法应用普遍。

1. 免疫法　以 ^{3}H 或 ^{131}I 标记地高辛，有放射比度高、测量时间短、经济、快速、易于推广等优点，国内有成套试剂盒供应。本法以 ^{131}I 标记抗原，炭末为分离剂，医用 γ 谱仪测定放射性，按百分结合率公式绘制标准曲线，即可查出样品浓度。最近，国内又采用了免疫荧光偏振分析法（FPIA）及免疫化学发光法（CLIA）测定血清地高辛浓度。实验显示此两法均具有较高的精密度、准确度及较好的特异性、较强的抗干扰能力，均为常规测定地高辛的较好方法。

2. 液相色谱-质谱联用分析法　文献报道用电喷射离子化器和甲酸胺缓冲液处理样品，检测 $[M^+NH_4]^+$ 和 $[M^+H]^+$，选择反应检测法定量检测地高辛浓度。地高辛最低检测限达 0.05～0.1ng/mL，检测范围为 0.05～10ng/mL。本法样品处理简单、灵敏度高、专属性强、不易产生交叉反应，目前已在临床上得到了广泛应用。

【药动学的药物相互作用】　地高辛与抗心律失常药、保钾利尿药、肝药酶诱导剂和抑制剂相互作用，可以通过药动学的影响改变血药浓度，从而影响地高辛疗效与毒性。

1. 与奎尼丁相互作用　奎尼丁可增加地高辛吸收率，降低地高辛分布容积、肾清除率、肝代谢及胆汁排泄率。两药合用使地高辛血药浓度提高 1 倍，甚至达到中毒浓度，地高辛血药浓度升高幅度与奎尼丁用量有关，合用后即使停用奎尼丁，地高辛血药浓度仍继续上升，这是因为奎尼丁从组织结合处置换出地高辛，降低其分布容积。因此，合用时宜减少地高辛用量 1/3～1/2。

2. 与胺碘酮相互作用　胺碘酮可延长动作电位时程和有效不应期，常与地高辛联合用于治疗充血性心力衰竭合并房颤。胺碘酮可将地高辛从组织中置换出来，降低地高辛肾清除率，使其血药浓度升高。另外，老年患者应用胺碘酮时可引起甲状腺功能降低，使地高辛清除率降低，心肌敏感性升高，从而引起洋地黄中毒，因此两药联用时应减少地高辛用量，必要时进行临床和心电图监测，并监测两者血药浓度。

3. 与钙通道阻滞药相互作用　钙通道阻滞药维拉帕米能抑制地高辛经肾小管分泌，可降低地高辛肾及肾外清除率，使地高辛血药浓度升高 7%，引起缓慢性心律失常，两药合用应减少地高辛用量 50%。地尔硫䓬和硝苯地平均可升高地高辛血药浓度。

4. 与抗生素相互作用　如红霉素、四环素、氯霉素等抗生素与地高辛同时口服，可使其血药浓度升高。地高辛口服后，部分药物可在肠道菌群的作用下转化为无强心作用的双氢地高辛和双氢地高辛苷元。因口服上述抗生素后能抑制肠道菌群，减少地高辛肠内转化，提高地高辛的口服生物利用度，故可升高其血药浓度而增加疗效或不良反应。同时，大环内酯类抗生素可以抑制 P-gp 介导的地高辛跨细胞膜转运，增加其小肠吸收，降低肾排泄，使血药浓度升高 50%。

5. 与利尿药相互作用　保钾利尿药螺内酯抑制肾小管对地高辛的分泌，降低地高辛的清除率，可使地高辛血药浓度增加，$t_{1/2}$ 延长，合用时需调整剂量，并进行血药浓度监测。氨苯蝶啶均可增加地高辛血药浓度，可能与降低地高辛肾及肾外清除率有关。排钾利尿剂如呋塞米、噻嗪类、依他尼酸等可使电解质紊乱致低血钾，在低钾状态下，心脏摄取地高辛的量增加，心肌对地高辛敏感性增强，即使应用常规剂量也易发生中毒，导致心律失常。联用时应注意调整地高辛的剂量及补充钾盐，并监测地高辛血药浓度及血钾水平，避免因血钾过低而加重房室传导阻滞。

6. 与肝药酶诱导剂或抑制剂相互作用　肝药酶诱导剂（如苯巴比妥、苯妥英钠、利福平、异烟肼等）可促进地高辛代谢，降低血药浓度。而肝药酶抑制剂（如保泰松、西咪替丁等）可抑制地高辛代谢，使其血药浓度升高。另外，一些广谱抗菌药（如红霉素、四环素等）因能抑制肠道菌群，减少地高辛肠内氢化与水解，故可提高其血药浓度、增加疗效或不良反应。

7. 与其他药物的相互作用　许多药物可通过简单的理化作用、损伤胃黏膜或改变肠蠕动使地高辛吸收受影响，进而影响其血药浓度（表 21-4）。

表 21-4　影响地高辛吸收的药物及机制

药物	影响机制	地高辛血浓度
考来烯胺、氢氧化铝凝胶、白陶土、鞣酸、药用炭、对氨基水杨酸、水杨酸偶氮吡啶等	吸收环境理化性质改变	降低
环磷酰胺、长春新碱、丙卡巴肼、阿糖胞苷、多柔比星、博莱霉素等	损伤胃黏膜	降低
促胃肠动力药	缩短药物在吸收部位停留时间	降低
M 受体阻断药	延迟药物通过肠道	升高

另外尚有部分血管扩张药，如硝普钠、肼屈嗪、左旋多巴、多巴胺等因能扩张血管，增加肾血流量而使地高辛肾清除率升高，合用时亦应特别注意。

第二节　β 受体阻断药的药动学

β 受体阻断药能选择性地与 β 受体结合，竞争性地阻断体内去甲肾上腺素能神经递质、肾上腺素及 β 受体激动药与 β 受体结合，从而产生 β 受体阻断效应，临床上主要用于治疗高血压、缺血性心脏病及某些心律失常。早期问世的普萘洛尔是这类药物中的代表药物。

普 萘 洛 尔

普萘洛尔（propranolol），为芳烃丙胺衍生物。盐酸普萘洛尔为白色或类白色结晶性粉末，无臭，味微甜而稍苦；溶于水，略溶于乙醇，微溶于三氯甲烷，在稀酸及碱性介质中易分解，pH 3 时较稳定；1% 水溶液 pH 为 5～6。在水溶液中可因异丙胺基侧链的氧化而分解，使溶液的 pH 下降变色，所以应避光保存。

普萘洛尔为临床常用的 β 受体阻断药，对 $β_1$、$β_2$ 受体无选择性，也无内在拟交感活性作用。其可广泛用于高血压、心绞痛、心律失常的治疗，亦应用于甲状腺功能亢进、偏头痛等疾病的治疗。临床应用普萘洛尔个体差异大，有效血浓度相差可达 10～25 倍以上。因此，可通过血药浓度监测得到最佳有效浓度，做到治疗用药个体化。

【体内过程】

1. 吸收　普萘洛尔口服易于吸收且完全，吸收率大于 90%，空腹给药约 2h 达 C_{max}。但因肝首过效应大，只有约 1/3 进入体循环，单剂量口服时生物利用度仅约 30%，大剂量多次给药由于肝清除过程被饱和，生物利用度可显著提高，有较大个体差异，血药物浓度相差可达 20 倍。持续

给药达 C_{ss} 时，肝抽提比降低，生物利用度可提高。

2. 分布　普萘洛尔具有较强亲脂性，主要分布于肺、肝、肾、脑、心脏中。肺中浓度相当于血药浓度的 40 倍。普萘洛尔可通过血-脑屏障进入中枢系统，脑内浓度亦高于血浓度，可达血药浓度 26 倍。乳汁中浓度约为血药浓度的 50%。血浆蛋白结合率为 90%～95%，药物与血浆蛋白结合能力具有立体选择性，活性左旋体对人体 α_1-酸性糖蛋白的结合小于右旋体，对人体白蛋白的结合则大于右旋体。在整个血浆蛋白结合过程中，由于与 α_1-酸性糖蛋白的结合起决定作用，导致活性左旋体在血浆中的蛋白结合小于右旋体，其他研究显示血浆蛋白结合的立体选择性随着总结合率的增加而增加。普萘洛尔与血浆蛋白的结合能力还表现出遗传特性，中国人血浆 α_1-酸性糖蛋白水平较低，因此血浆中游离普萘洛尔比例高于欧洲人。炎症、克罗恩病、肥胖时血浆蛋白结合率升高，肝硬化时降低。分布容积大，约为 6 L/kg。

3. 代谢　普萘洛尔主要在肝代谢，肝抽提比高，代谢迅速。静脉给药后，清除率接近肝血流量。肝硬化患者代谢率降低，$t_{1/2}$ 明显延长，甲亢患者药物代谢及机体清除率增加。普萘洛尔主要代谢物 N-去异丙基普萘洛尔及 1-(α-萘氧基)-2,3 丙二醇仍有药理活性。

4. 排泄　普萘洛尔主要经肾排泄，包括大部分代谢物及小部分原型（<1%），少量可随乳汁排出，不能经透析清除。

【**药动学相关数据**】　动物及人体试验均证明：普萘洛尔药-时曲线呈二项指数函数，表现为二房室模型。健康人口服 80mg 普萘洛尔片剂的部分药动学参数如下：清除率 =5.8L/min；$t_{1/2}$=3.2h；C_{max}=59ng/mL；t_{max}=2.0h。因普萘洛尔首过效应强，生物利用度低，代谢迅速，且肝抽提比变化大而致个体差异大，加之药效学的差异，使其有效血浓度范围很难确定。一般认为，血药浓度在40～80ng/mL 即可产生明显的心脏 β 受体阻断作用。另有文献显示，血药浓度在 20ng/mL 可使运动所致心率加快降低 50%，抗心绞痛浓度在 15～90ng/mL，而血药浓度达 100ng/mL 适用于抗心律失常。

本药几乎完全经过肝代谢清除，因此肝病患者需调整用药剂量并加强监测，但由于本药清除主要受肝血流量影响，肾功能不全者无须调整剂量；老年人对本药代谢和排泄能力降低，不良反应发生率高，用药时应适当调整剂量；食物可使普萘洛尔在肝的代谢减慢，生物利用度增加，但对缓释制剂的影响较小；多种药物与普萘洛尔合用后，可通过改变其药动学特性而影响其血药浓度大小。

【**体液药物浓度测定**】　普萘洛尔血药浓度测定方法有高效液相色谱法、薄层扫描法、气相色谱法、毛细管电泳法等。

1. 高效液相色谱法　以荧光分光光度计为检测器，色谱柱为 ODS 柱，流动相为甲醇-水-10mmol/L KH_2PO_4 溶液，荧光激发波长 292nm，发射波长 350nm。测得普萘洛尔保留时间为2.77min，血浆浓度为 2.0～100.0ng/mL 线性关系良好，最低检出浓度为 1.0ng/mL。

2. 液相色谱-质谱联用法　文献报道采用电喷雾离子源，在多反应检测模式下对普萘洛尔对映体进行检测，色谱柱为 OD-H 柱（250mm×4.6mm，5μm），采用正己烷：乙醇：氨水（70：30：0.4，V/V）为流动相，流速为 0.4mL/min，用于定量分析的二级碎片离子为 m/z 260.2 →182.9 及 m/z 260.2 → 116.0。盐酸普萘洛尔对映体在 2.5～1000μg/L 质量浓度范围内线性关系良好，定量限为 2.5μg/L。与液相色谱技术相比，液相色谱-质谱联用方法更加准确、专属性好，减少了操作误差，且取样量少、分析时间短，可更好地用于普萘洛尔对映体体内药物代谢及相关研究。

【**药动学的药物相互作用**】　扩血管药肼屈嗪可增加普萘洛尔的生物利用度，一般见于空腹给药，对于本药的缓释制剂影响较小。甲氧氯普胺可增加胃肠蠕动，加快普萘洛尔的吸收速度而提高其血药浓度。抗酸药如氢氧化铝凝胶可降低本药生物利用度，应尽量分开服用。考来替泊可减少本药吸收，如合用应分开服用，必要时应调整剂量。奎尼丁可增加本药的生物利用度，合用时需引起注意。环丙沙星可以升高普萘洛尔浓度，引起低压和心动过缓，合用时需监测血压和心功能。普萘洛尔血浆蛋白结合率高，与华法林合用时会发生竞争置换作用，可增加出血的危险性。

普萘洛尔肝脏代谢比例高，与 CYP 诱导剂如利福平、苯巴比妥或抑制剂如西咪替丁等合用时，代谢加快或减慢，从而导致血药浓度及药物消除 $t_{1/2}$ 的变化。

第三节　钙通道阻滞药的药动学

钙通道阻滞药是一类选择性阻滞电压依赖性钙通道，抑制细胞外 Ca^{2+} 内流、减少细胞内 Ca^{2+} 浓度，从而影响细胞功能的药物。自 20 世纪 60 年代问世以来，钙通道阻滞药得到了极大发展，已成为当前应用最广泛的治疗心血管系统常见疾病的药物种类之一。

硝 苯 地 平

硝苯地平（nifedipine）为最早合成并用于临床的二氢吡啶类钙通道阻滞药。硝苯地平为黄色结晶性粉末；无臭、无味，遇光不稳定；易溶于三氯甲烷或丙酮，略溶于乙醇，几乎不溶于水。目前该药已广泛用于高血压、心绞痛、充血性心力衰竭的治疗。

硝苯地平因剂型不同及患者病理状态不同而在药动学上有很大的差异，进而影响其临床效应，故应进行血药浓度监测，为合理用药提供依据。

【体内过程】

1. 吸收　硝苯地平口服后在胃肠道吸收完全，达 90% 左右，口服 0.5h 达 C_{max}。口服 15min 起效，1～2h 作用达峰值。首过效应大，吸收率低且个体差异较大，为 45%～68%，肝硬化患者几乎为 100%。口服 5～20mg 测得的生物利用度恒定，提示该剂量范围内无首过效应饱和现象。人群对硝苯地平的吸收速率不同。不同剂型及不同途径给药可影响药物的吸收，口服片剂比胶囊剂吸收慢（前者 t_{max}=1.6～4.2h，后者 t_{max}=0.5～2h），舌下或嚼碎 C_{max} 提前。直肠栓剂给药吸收迅速而完全。食物可延迟硝苯地平的峰时间。

2. 分布　硝苯地平主要分布在肝、肾、血浆及肺。本药血浆蛋白结合率较高（92%～98%），其代谢产物亦可与血浆蛋白结合（约 54%）。

3. 代谢　硝苯地平在体内几乎全部发生代谢转化，其催化酶是 CYP3A4。主要经肝代谢，肝病患者在服用其他降低肝血流量的药物时，代谢率降低。人血浆及尿中已定性分离出三种代谢产物，代谢物为硝化嘧啶类似物，无药理活性。人群中对本药氧化代谢有强、弱两种类型，亚洲人种本药的代谢清除比欧洲人慢，可能与遗传有关。不同人种快、慢两型比例可有不同。

4. 排泄　代谢物有 70%～80% 由肾排泄，其中 90% 在 24h 内经尿排出；约 15% 代谢产物经肠道排泄。大剂量用药时有少量（<0.1%）原型药经肾排泄。

【药动学相关数据】　动物及人体试验均证明硝苯地平为二房室模型。

硝苯地平普通片部分药动学参数：$t_{1/2\beta}$ 为（1.8±0.4）h；表观分布容积为（0.78±0.22）L/kg；此两参数在肝硬化、尿毒症、老年人增大。硝苯地平在 10～30mg 内，生物利用度和 $t_{1/2}$ 无显著差别。高血压患者含服硝苯地平片剂 10mg，于给药后 20～30min（口服）及 3～15min（舌下含服）出现最大降压作用，血管阻力降低、心率加快等。硝苯地平给药后患者血药浓度及血压波动较大，易反射性引起心率增快、心悸等不良反应，因此除少数急需降压者外，一般已不用。现常用者为硝苯地平缓释制剂和控释制剂。硝苯地平缓释或控释制剂口服吸收较慢。国产硝苯地平缓释片单剂量口服后，2～15h 血药浓度维持在有效治疗浓度范围内，C_{max} 为 12～127ng/mL，$t_{1/2}$ 为 3～20h，体内吸收和代谢表现出显著的个体差异，在临床治疗时应注意个体化给药。国产硝苯地平控释片单剂量口服后，6～28h 平均血药浓度维持在 19～26ng/mL；多次给药达稳态后，末次给药后 29h 平均血药浓度维持在 19～35ng/mL。控释片血药浓度上升缓慢，C_{max} 不明显，呈平台状，维持时间长，表现出近零级动力学的吸收特点，临床应用时可减少不良反应，提高患者依从性。

某些病理状态如充血性心力衰竭、高血压可对本药药动学过程产生明显影响，使其药动学参数发生改变，临床应用时需给予重视（表 21-5）。肝病患者或在服用其他降低肝血流量的药物时，代谢率降低。本药用于老年人时，$t_{1/2}$ 延长，血药浓度与 AUC 均提高，治疗时应谨慎。

表 21-5　不同人群口服硝苯地平普通制剂 20mg 药动学参数

用药对象	药动学参数			
	AUC（ng·h/mL）	C_{max}（ng/mL）	t_{max}（h）	$t_{1/2}$（h）
健康者	378	32	4.4	3.9
充血性心力衰竭患者	353	31	3.2	3.5
高血压患者	254	57.9	1.59	1.82

【遗传多态性】　硝苯地平的体内处置具有较大的个体差异，目前认为这种差异主要是由遗传因素造成的。人群中对硝苯地平代谢有强、弱两种类型，与 CYP3A4 遗传多态性有关。不同人种强、弱两型比例可有不同。硝苯地平是 CYP3A4 经典底物，CYP3A4 等位基因变异会导致酶数量和活性改变，从而影响到硝苯地平的代谢和消除。某研究以 45 例中国人群正常肝组织为实验样本，对肝中的 CYP3A4 代谢硝苯地平的活性进行检测分析，结果表明，CYP3A4 在对硝苯地平的代谢活性上存在差异，氧化硝苯地平生成速率最大值 2843pmol/（min·mg）是最小值 121.7 pmol/（min·mg）的约 23 倍。CYP 氧化还原酶 POR 是目前发现的所有 CYP 同工酶的唯一电子供体，应用转基因动物实验研究已证明，POR 活性降低可引起多种 CYP 活性降低，从而影响 CYP 相关的药物代谢。POR*28 突变可致硝苯地平的消除 $t_{1/2}$ 延长。原因可能与 POR 变异导致 CYP3A4 活性降低有关。

【体液药物浓度测定】　目前用于硝苯地平定量测定的方法主要有气相色谱法、高效液相色谱法及液相色谱-质谱联用法。

1. 气相色谱法　以尼群地平为内标，在碱性条件下以有机溶媒萃取后进样，使用 SE-30 毛细管柱和电子捕获检测器进行分析。样品与内标峰分离较好，保留时间分别为 2.1min 和 2.8min。测定线性范围为 5～200ng/mL，定量下限为 3ng/mL。血浆中其他成分对测定无干扰。因硝苯地平对光和热不稳定，采血样及测定过程中应注意避光及缩短受热时间。气相色谱法在较高的分析温度时容易导致硝苯地平分解。

2. 高效液相色谱法　尼莫地平为内标，固相萃取小柱进行样品提取，色谱柱为 C$_{18}$ 柱（250mm×4.6mm，5μm），流动相为乙腈：水（52：48，V/V）；检测波长238nm；柱温25℃；流速 1.0mL/min；进样量 50μL。本法与液液萃取相比，整个提取过程较为简便、快速。

3. 液相色谱-质谱联用法　色谱柱为 C$_{18}$ 柱（100mm×2.1mm，5μm）；流动相为乙腈：20mmol/L 乙酸铵水溶液（58：42，V/V）；流速为 0.3mL/min；柱温为 40℃；进样量 5μL。电喷雾负离子源，多反应离子检测，检测 m/z 为 345.1/122.0（硝苯地平）和 355.0/41.9（内标吡格列酮）。去簇电压分别为 –34V 和 –70V，碰撞能分别为 –14eV 和 –58eV，气帘气、雾化气、辅助气均为氮气，分别为 242kPa、345kPa 和 483kPa。硝苯地平线性范围为 0.03～80ng/mL，定量下限为 0.03ng/mL。本方法专属性强，灵敏度高，操作简便、快速、准确，适用于硝苯地平血药浓度的监测和药动学的研究。

【药动学的药物相互作用】　硝苯地平的血浆蛋白结合率较高，与其他结合率高的药物（苯妥英钠、奎尼丁、香豆素类、洋地黄毒苷等）合用时产生竞争性抑制现象。普萘洛尔增加硝苯地平的生物利用度，西咪替丁抑制其肝代谢，地尔硫䓬增加其血浆水平。硝苯地平能增加地高辛血浓度。硝苯地平亦可对抗环孢素的肾毒性。大多抑制 CYP3A4 的药物均能抑制硝苯地平的代谢，肝药酶诱导剂苯妥英钠、苯巴比妥等可增加硝苯地平代谢。

【药物-食物相互作用】　已有文献报道，葡萄柚汁及其果肉等均可明显抑制硝苯地平的体内消除，这是由于葡萄柚汁中黄酮类似物可抑制 CYP 系统，使本药血药浓度升高。临床应用本药时应同时注意饮食成分对其药动学的影响，至少在服药的前、后 1h 内避免食用上述水果。

第四节　抗心律失常药的药动学

根据抗心律失常药对心肌电生理的作用机制，可将其分为以下四类：钠通道阻滞药、β 受体阻断药、延长动作电位时程药及钙通道阻滞药。β 受体阻断药及钙通道阻滞药的代表药的药动学已在上节介绍，本节将重点介绍另两类抗心律失常药的药动学。

一、钠通道阻滞药

奎　尼　丁

奎尼丁（quinidine）为金鸡纳树皮所含的生物碱，是奎宁的异构体。本药遇光渐变色，水溶液呈中性或碱性反应，在沸水中或乙醇中易溶，在三氯甲烷中溶解，在水中略溶，几乎不溶于乙醚。

奎尼丁属于 Ⅰ A 类抗心律失常药，通过阻断快钠通道、抑制 Na^+ 内流，减慢 K^+ 外流，降低 4 期除极坡度，降低心房肌、心室肌和浦肯野纤维的自律性。由于抑制 K^+ 外流而延长动作电位时程（APD）和有效不应期（ERP）。减慢房室传导，可将折返激动的单向传导阻滞变成双向传导阻滞，阻止冲动折返。目前已知奎尼丁对多种离子通道的作用有剂量相关性差异。另外，奎尼丁还具有抑制 Ca^{2+} 内流、抗胆碱及 α 受体阻断作用。本药为广谱抗快速型心律失常药物，可治疗急慢性室上性和室性心律失常，对心房颤动、心房扑动的转复率可达 60%，目前此两种心律失常的治疗，临床多采用电转律法，而奎尼丁防转律后复发仍有应用价值。

奎尼丁体内过程有较大个体差异，且治疗剂量范围窄，其血药浓度与疗效及毒性作用有很好的相关性，但与给药剂量相关性差。为保证临床用药的安全和有效性，需进行血药浓度监测。

【体内过程】

1. 吸收　奎尼丁口服易吸收，生物利用度因制剂和剂型不同而异，盐酸盐制剂为 80%±15%；葡萄糖酸盐为 71%±17%，一次口服 15min 后即在血中出现。口服及肌内注射给药血浆药物 t_{max} 相近，为 1～2h，但后者 C_{max} 显著高于前者。食物可改变奎尼丁吸收速率，但不影响吸收程度。饭后给药使 t_{max} 延迟、C_{max} 降低，且吸收相 $t_{1/2}$ 延长。需注意的是，空腹给药较餐后给药其血中游离型药物 C_{max} 升高近 50%，而 t_{max} 提前约 50%。心力衰竭患者吸收降低。

2. 分布　奎尼丁吸收后广泛分布于全身，与血浆蛋白结合率为 70%～80%。主要为白蛋白，亦有部分高、低密度脂蛋白。心肌内浓度为血浆的 10～20 倍，也有报道认为高灌流组织（肾、肺、肝等）中可达血浆水平 20～40 倍。血中游离型的 16%（4%～37%）可透过血-脑屏障进入脑组织。可通过胎盘，羊水中的药物含量是血浆中 3 倍，乳汁中浓度近似血浆浓度，在胎儿体内能达到治疗浓度。

3. 消除　本药主要经肝代谢，CYP3A4 参与药物代谢，代谢物为二羟奎尼丁，有抗心律失常活性。由肾排泄，主要通过肾小球滤过，原型经肾排泄不足 20%。奎尼丁具有弱碱性，尿呈酸性时药物排泄增多，而碱化尿液可降低肾清除率 50%。粪便中约可排出原型药的 5%，乳汁及唾液中也有少量排出，血液透析可促使药物及代谢物的清除。

4. 排泄　本药由肾排泄，主要通过肾小球滤过，原型经肾排泄不足 20%。奎尼丁具有弱碱性，尿呈酸性时药物排泄增多，而碱化尿液可降低肾清除率 50%。粪便中约可排出原型药的 5%，乳汁及唾液中也有少量排出，血液透析可促使药物及代谢物的清除。

【药动学相关数据】　实验显示本药属于开放性二房室模型。在年轻人，静脉注射后中央室表观分布容积约 0.5L/kg，但在老年人仅为 0.26L/kg，即年轻人表观分布容积较老年人高 1 倍。在年轻人和老年人，其 V_{ss} 为 2～3L/kg，肝硬化、心力衰竭时降低。血浆清除率正常人为 4～5mL/（min·kg），老年人清除率可降低至（2.64±0.23）mL/（min·kg）。肾清除率约占总清除率的 35%，且常与肌酐清除率有关。对大多数用奎尼丁治疗的患者进行血药浓度监测是很必要的。其有效血药浓度为 2～6μg/mL，大于 5μg/mL 可引起不良反应，超过 6μg/mL 可引起心脏毒性。维持量可每 4～6h 给予1次，其血药浓度为2～5μg/mL符合临床需要。本药的血浆$t_{1/2\beta}$为6～8h，老年人、肝病及肾病综合征时明显延长。

【体液药物浓度测定】 测定奎尼丁血药浓度可采用高效液相色谱法、气相色谱法和酶联免疫测定法。这三种方法所得结果基本一致。文献报道了检测奎尼丁血药浓度的反相高效液相色谱法，血样在碱性条件下，经甲醇和氯仿沉淀提取，流动相溶解进样，以C_{18}反相柱作分析柱，流动相为甲醇：乙腈：水：正丁胺：乙酸（80：20：100：0.4：0.4，V/V），紫外检测波长为334nm。最低检测浓度为0.599μmol/L，线性范围为1.36～27.2μmol/L。本法准确、灵敏度高，适用于奎尼丁血药浓度常规监测。

【药动学的药物相互作用】 奎尼丁可降低地高辛的肾清除率，使地高辛血药浓度增高，从而增加地高辛的不良反应，导致洋地黄中毒，因此在两药合用时（如治疗心房颤动或心房扑动时）宜减少地高辛的用量并监测地高辛血药浓度。

奎尼丁与双香豆素、华法林合用，可因竞争血浆蛋白结合部位，使后者游离型增加而抗凝血作用增强。

肝药酶诱导药苯巴比妥能加速奎尼丁在肝中的代谢，应加量以维持有效血浓度。西咪替丁、钙通道阻滞药可减慢奎尼丁在肝的代谢。胺碘酮、丙吡胺等可以抑制奎尼丁经肝代谢，导致奎尼丁血药浓度升高，Q—T间期延长，易诱发尖端扭转性室速，临床应避免合用。

奎尼丁与尿液碱化药（如乙酰唑胺、抗酸药或碳酸氢盐）合用，可增加肾小管对本品的重吸收，以致在常用剂量时出现毒性反应。

利 多 卡 因

利多卡因（lidocaine）为2-(二乙胺基)-2′,6′-二甲基乙酰苯胺盐酸盐，极易溶于水、乙醇，溶于三氯甲烷，不溶于乙醚。其4.42%为等渗溶液。

利多卡因可抑制Na^+内流，促进K^+外流，降低4期舒张期自动去极化斜度而降低浦肯野纤维的自律性。可缩短浦肯野纤维及心室肌的动作电位时程，相对延长有效不应期，有利于消除折返激动。

利多卡因主要用于治疗室性心律失常。对心脏手术、洋地黄中毒和急性心肌梗死时的室性心律失常有良效，为防治急性心肌梗死性心律失常的首选药，可降低心肌梗死的发病率和死亡率。

【体内过程】 利多卡因易由胃肠道吸收，但因肝首过效应明显，仅1/3进入血液，故血药浓度较低，不宜口服给药。肌内注射后30～40min，血药浓度达峰值。静脉注射后药物迅速分布于心脏、脑、肾等血流量大的组织，然后分布于肌肉和脂肪组织。血中药物浓度下降迅速，作用仅维持10～20min。所以，临床必须静脉滴注给药，才能维持血中有效浓度。持续静滴3～4h达C_{ss}，急性心肌梗死者需8～10h。在血浓度2μg/mL时其血浆蛋白结合率为64.3%，5μg/mL时为56.4%。因该药表观分布容积大（1L/kg），故结合率的变化对受体部位药物浓度影响不大。利多卡因几乎全部在肝代谢，可形成活性代谢物单乙基甘氨酰二甲苯（MEGX），被酰胺酶水解成甘氨酰二甲苯胺（GX）等弱活性代谢物。持续静滴24h以上者，代谢产物可产生治疗及中毒作用。经肾排泄的利多卡因原型药约占10%，其余为代谢产物，不能被血液透析清除。

【药动学相关数据】 实验所得利多卡因的血药浓度随时间变化的规律符合二房室开放模型。表观分布容积≈1L/kg；$t_{1/2\alpha}$为8min，$t_{1/2\beta}$为90～100min；血浆清除率为11mL/（min·kg）。GX $t_{1/2}$约为10h，MEGX $t_{1/2}$近似原药。有报道性别对本药的药动学有影响，给予同一剂量后男性的血药浓度高于女性。肝损害、肾损害、心力衰竭时，明显影响其$t_{1/2}$和血浆清除率（表21-6）。老年患者用药后，清除率降低而使$t_{1/2}$延长，对中枢神经和心脏的影响加大。新生儿用药可引起中毒，本药在早产儿中的$t_{1/2}$为3.16h，较正常婴儿（1.8h）长，因此新生儿和早产儿慎用。利多卡因可通过胎盘屏障，与胎儿蛋白结合率高于成人，妊娠期妇女慎重使用。本药可随乳汁排泄，但国外认为哺乳期妇女用药是安全的。

利多卡因有效血浓度为 2～5μg/mL，＞6μg/mL 为中毒浓度。亦有人提出其有效血浓度为 1～6μg/mL。

表 21-6　心、肝、肾疾病对利多卡因清除率及 $t_{1/2}$ 的影响

药动学参数	正常	肝损害	肾损害	心力衰竭
清除率 [mL/（min·kg）]	10.0	6.0	13.7	6.3
$t_{1/2}$（h）	1.5	4.9	1.3	1.9

【体液药物浓度测定】　利多卡因药动学研究及血药浓度监测可采用气相色谱法，高效液相色谱法和液相色谱-质谱联用法。

1. 气相色谱法　以 1%XE-60 填充的玻璃柱和氢火焰离子化检验器。柱温 210℃，进样口温度 270℃，载气 N_2 的流速 40mL/min。利多卡因和内标吡咯卡因的保留时间分别为 1.64min 和 2.45min，最低检测浓度为 0.05μg/mL。

2. 高效液相色谱法　利多卡因血浆样本用环己烷提取，氮气吹干有机层，残留物用流动相重新溶解后进样分析，色谱柱为 C_{18} 柱，流动相为乙腈∶甲醇∶水（10∶60∶30，V/V），流速为 1mL/min，布比卡因为内标。利多卡因线性范围为 0.1～25.6μg/mL，检测限 0.05μg/mL。

3. 液相色谱-质谱联用法　色谱柱为 C_{18} 分析柱（2.1mm×150mm，5μm）；流动相为乙腈 –20mmol/L 甲酸铵（87∶13，V/V）；流速 0.25mL/min；柱温 40℃；流速 5μL。毛细管电压 3.5kV；源温度 100℃；离子能 1 电压 0.5V；离子能 2 电压 3V；碰撞气压 44.66Pa。采用 ESI^+ MRM 方式进行离子监测，利多卡因和内标丙米嗪在 ESI 电离方式下主要生成 $[M+H]^+$ 峰，m/z 分别为 235.0/86.0 和 281.0/86.0。该方法简便、准确，重复性好，具有广泛应用性。

【药动学的药物相互作用】　动物实验曾发现，治疗量的利多卡因与戊巴比妥钠合用，可能引起致死性呼吸停止。巴比妥类、苯妥英钠、依曲韦林等可诱导 CYP3A4 介导的利多卡因代谢，而氯丙嗪、利托那韦等可减慢其代谢。临床研究发现，利多卡因与普萘洛尔合用，普萘洛尔降低肝血流量，导致利多卡因清除率降低，使利多卡因的血药浓度增高。因此，在接受普萘洛尔治疗的患者，应减少利多卡因的维持量。另外，去甲肾上腺素可减少肝血流量，合用可使利多卡因清除率下降。异丙肾上腺素可使肝血流量增加，导致利多卡因总清除率升高。西咪替丁可减少利多卡因消除，老年患者及同时应用西咪替丁的患者应用此药时，亦应降低维持量。

普罗帕酮

普罗帕酮（propafenone）为 2-（2′-羟基-3-丙氨基丙氧基-3-苯基）苯丙酮盐酸盐，在乙醇、三氯甲烷或冰醋酸中均微溶，在水中极微溶；口服时因有局部麻醉作用，宜在饭后与饮料或食物同时吞下，不得嚼碎。

普罗帕酮可阻滞快钠通道，抑制 Na^+ 内流。减慢心房肌、心室肌和浦肯野纤维的 0 相上升最大速率及兴奋冲动的传导。对动作电位时程和有效不应期无明显影响，但可延长房室结及其旁路的不应期。大剂量亦可抑制慢钙通道，具有膜稳定作用和轻度的 β 受体阻断作用。本药可用于治疗室性或室上性异位搏动、室性或室上性心动过速、预激综合征，并可预防电复律后室颤发作。

【体内过程】　普罗帕酮口服吸收迅速而完全，首过效应明显，生物利用度为 4.8%～23.5%，不同剂量和剂型生物利用度存在差异。有效浓度个体差异较大，血药浓度与口服剂量不成比例增加，因此用药时需考虑个体化。药物与血浆蛋白结合率为 87%～97%。其主要分布在肺组织，其浓度比心肌组织和肝组织内浓度高约 10 倍，比骨骼肌和肾组织高 20 倍。主要经肝代谢（CYP2D6），其代谢物为 5-羟普罗帕酮和 N-去丙基普罗帕酮。约 1% 以原型药由肾排泄，90% 以氧化代谢产物经肠道或肾排出。

【药动学相关数据】　普罗帕酮属二室模型。服药后 0.5～1h 开始起作用，2～3h 达 C_{max} 并达到最大作用，作用可持续 4～22h，有效血药浓度平均 588～800ng/mL。中央室表观分布容积为

0.7～1.1L/kg；V_{ss} 为 1.9～3.0L/kg；快代谢型个体 $t_{1/2\beta}$ 为 2～10h，慢代谢型个体 $t_{1/2\beta}$ 为 10～32h；清除率为（17±8）mL/（min·kg）。需注意，本药剂量与血药浓度呈非线性关系，剂量增加 2 倍，血药浓度增加 5 倍；剂量增加 3 倍，血药浓度增加 10 倍。

口服制剂宜与饮料或食物同时服用，可减少普罗帕酮的首过效应，使血浆 C_{max} 升高，t_{max} 提前，但不影响慢代谢型个体的生物利用度。本药不宜嚼碎服用。由于本药主要在肝代谢，肝功能不全患者应调整剂量。本药可随乳汁排泄，哺乳期妇女应慎用此药。

【遗传多态性】 普罗帕酮在人体内的主要代谢途径 5-羟基化受 CYP2D6 的催化，表现出遗传多态性，90% 的患者属于快代谢型，主要代谢物为 5-羟普罗帕酮和 N-去丙基普罗帕酮，均有代谢活性，10% 患者为慢代谢型，无 5-羟基代谢物。

【体液药物浓度测定】 可采用高效液相色谱法测定普罗帕酮的血药浓度。本法最低检测限为 5ng/mL，血浆中最低测定浓度为 50ng/mL，平均回收率为 99.23%。本法具有准确专一、分析周期快速等优点。采用 254nm 为测定波长。所选用的流动相（甲醇：乙酸钠-乙酸缓冲溶液：二乙胺 = 74.5：25：0.5，V/V）和提取溶剂价格低廉，毒性较小。本法适于国内医院推行。文献报道了测定血浆中普罗帕酮对映异构体的柱前衍生化反相高效液相色谱法。用手性试剂 S-(+)-1-(1-萘基) 乙基异氰酸酯为衍生化试剂，与血浆中提取出的普罗帕酮反应生成非对映立体异构体，以高效液相色谱-紫外检测法定量。色谱柱为 ODS 柱（250mm×4.0m，7mm），流动相为甲醇：乙腈：磷酸二氢铵溶液（0.5mol/L）：85% 磷酸（180：40：80：0.5，V/V），流速为 1.2mL/min，柱温为室温，检测波长 220nm。

【药动学的药物相互作用】 奎尼丁可抑制肝羟化代谢途径，使本药代谢减慢。利托那韦、氟西汀、舍曲林等可减慢普罗帕酮代谢，使本药血药浓度升高，毒性增强。西咪替丁可降低肝血流量且有酶抑制作用，使本药代谢降低，血药浓度升高。苯巴比妥、利福平等 CYP 诱导剂可加快本药代谢，血药浓度下降，疗效减弱。

同时服用地高辛和普罗帕酮，可使地高辛血药浓度升高，一日给予普罗帕酮 450mg 时，地高辛血药浓度升高 35%；一日给予 900mg 时，地高辛血药浓度可升高 85%。本药也可增加华法林的血药浓度从而增强其抗凝血作用。当华法林消除速率低时，这种相互作用可变得明显。这两种药物均经 CYP 代谢，可能普罗帕酮对 CYP 具有更高的亲和力，才导致华法林血药浓度的提高。因此，二药合用时应调整华法林的剂量，防止其过度的抗凝作用。

普罗帕酮可使普萘洛尔 C_{max} 成倍增加，并使 4-羟普萘洛尔血药浓度降低，可使其 β 受体阻断作用增强；同理也可使美托洛尔 C_{ss} 增加 2～5 倍，降低其清除率，增加其 β 受体阻断作用。因此，当两药合用治疗心律失常时，美托洛尔剂量应减小大约 50%。

本药可升高环孢素的血药浓度，增加环孢素的毒性反应。因此，临床合用时应注意监测。

一般情况下，本药不宜与其他抗心律失常药合用，以避免相互作用加强而致心脏抑制。

美 西 律

美西律（mexiletine）溶于水，微溶于乙醇、丙酮，不溶于乙醚。美西律属于 Ib 类抗心律失常药，化学结构和对心肌电生理的作用与利多卡因相似，亦有局部麻醉作用。本药可促进 K^+ 外流，缩短浦肯野纤维的动作电位时程和有效不应期，相对延长有效不应期，降低浦肯野纤维的自律性。由于可抑制快钠通道，减慢 0 相上升速率，而降低心肌传导性，但不降低窦房结的传导性。本药可用于急性心肌梗死和洋地黄中毒所引起的室性心律失常，可减少近期心肌梗死患者室性心律失常的发生率。利多卡因无效时，此药仍可能有效。

【体内过程】 本品口服吸收迅速而完全，在胃中吸收甚少，主要在小肠上部吸收，生物利用度为 80%～90%。血药浓度在 2～4h 达 C_{max}。体内分布广泛，在心肌、脑、肝、肾和肺中其分布很快达到平衡，在其他组织如皮肤、肌肉、脂肪则分布较慢。血浆蛋白结合率为 50%～70%。稳态时红细胞中药物浓度比血浆浓度高 15%。乳汁中浓度与血浆浓度之比为 1：5。美西律大部分在肝代谢，经 N-甲基化及羟基化形成 1-(4'-羟基-2',6'-二甲基) 苯氧基丙二醇及 1-(2'-羟甲基-6'-甲基) 苯氧基丙二醇，均无抗心律失常活性。原型药及代谢物经肾排泄，约 8% 以原型经尿排出，尿液 pH 变化对肾清除率有明显影响，酸性尿时，血浆总体清除率为 $462\sim497\text{mL/min}$，$t_{1/2}$ 为 3.8~9.2h；碱性尿时血浆总体清除率为 $239\sim441\text{mL/min}$，$t_{1/2}$ 为 7.6~12.7h。用美西律治疗期间应测定尿 pH。本品可经血液透析清除。

【药动学相关数据】　美西律在体内属三房室模型，有快、慢分布相及消除相。每日口服 450mg，4 日左右可达 C_{ss} 0.72~2.18μg/mL。表观分布容积为 5.5~9.47L/kg，$t_{1/2\beta}$ 为 10~12h。肝功能受损者 $t_{1/2}$ 延长，心肌梗死、心力衰竭、尿毒症患者因清除率降低而使 $t_{1/2}$ 延长。研究表明，肌酐清除率大于 10mL/min 的患者，无须调整剂量，但肌酐清除率小于 10mL/min 的患者，血药浓度明显升高，$t_{1/2}$ 延长，临床应适当减量。由于本药主要经肝代谢，故有肝病或肝血流量降低的患者，应考虑减量。本药治疗窗窄，有效血药浓度 0.5~2μg/mL，超过此浓度可产生不良反应；>3.3μg/mL 时可出现严重不良反应，少数患者在此有效血药浓度范围内也可出现严重不良反应。

【体液药物浓度测定】　文献报道美西律血药浓度测定方法有气相色谱法、高效液相色谱法、毛细管电泳法、液相色谱-质谱联用法。

1. 气相色谱法　曾用气相色谱法测定血清中的美西律，HFBA 作为衍生化试剂，2%OV-17 与 1% OV-275 作固定相，^{63}Ni 电子捕获检测器检测。以后多用高效液相色谱法分析，克服了样品衍生化的麻烦手续，样品预处理较简单。可用 C_{18} 柱（5mm×200mm），流动相磷酸盐缓冲液：甲醇（1:1）。磷酸盐缓冲液的配制：0.05mol/L 磷酸溶液，0.05mol/L 磷酸二氢钾溶液（1:1）。进样量 50μL，压力 95kg/cm^2，流速 1.2mL/min，在 UV262nm 处检测，最低检测浓度 0.5μg/mL。

2. 高效液相色谱法　美西律血浆样本碱化后，用乙酸乙酯：正己烷：甲醇（150:100:1，V/V）提取。色谱柱为 C_{18} 柱（5mm×200mm），流动相为磷酸盐缓冲液：甲醇（1:1，V/V）。进样量 50μL，流速 1.2mL/min，紫外检测波长 262nm。最低检测浓度 0.5μg/mL。

3. 毛细管电泳法　取美西律血浆样本用乙醚提取后吹干，重组后进样于毛细管电泳仪进行分离测定。分离用缓冲液为 75mmol/L NaH$_2$PO$_4$ 溶液（pH3.0），温度 30℃，运行电压 26kV，紫外检测波长 200nm，压力进样 5s。本法在 0.1~4.0μg/mL 内线性关系和精密度良好，检出限为 0.02μg/mL，可满足临床监测需要。

4. 液相色谱-质谱联用法　色谱柱为 C_{18} 柱（100mm×2.1mm×5μm），流动相为乙腈：20mmol/L 乙酸铵：甲酸（60:40:0.5，V/V），流速为 0.2mL/min，进样量 5μL。电喷雾（ESI）离子源，正离子模式，离子喷射电压 5500V，温度 500℃，检测方式为多反应监测，美西律和内标纳洛酮的监测离子 m/z 分别为 180.2/58.1 和 328.3/310.1。美西律的检测限为 0.01μg/mL，定量限为 0.02μg/mL，该方法能够满足检测要求。

【药动学的药物相互作用】　由于美西律在小肠上部吸收，因此镇静催眠药、镇痛药、制酸药或阿托品类药等能使胃排空减慢的药物会延缓本药的吸收。西咪替丁可使本药血药浓度增加近 40%，临床合用应引起注意、避免合用或减量。肝药酶诱导剂利福平、苯妥英钠等可缩短美西律的 $t_{1/2}$，合用时宜增加本药剂量。

二、延长动作电位时程药

胺　碘　酮

胺碘酮（amiodarone）易溶于三氯甲烷，溶于乙醇，微溶于丙酮，几乎不溶于水。胺碘酮可延长心肌的复极时间，因而延长心房、心室、房室结及其旁路的动作电位时程和有效不应期，该作用可能与其阻滞钾通道有关。本药可减慢房室结和浦肯野纤维的传导。由于抑制 Ca^{2+} 内向电流，可降低窦房结的自律性。此外，尚可降低外周阻力，扩张冠状动脉，增加冠状动脉血流量，减少心肌耗氧量。对心房扑动、心房颤动和室上性心动过速有较好疗效，尤其对预激综合征引起者效果更佳。本药也可用于治疗室性心律失常。

【体内过程】 口服吸收缓慢且不规则，生物利用度约为 50%。口服后 4～6h 达 C_{max}，食物可通过促进胆汁分泌，增加胺碘酮片剂在消化道崩解速率而加快其吸收（单次给药血浓度 C_{max} 可由 7.1h 缩短为 4.5h），4～5 日后开始出现作用，1 周左右发挥最大作用，停药后可维持 8～10 日，偶可持续 4～6 周，2 个月后仍可于血中测出残留药物。本药体内分布广泛，脂肪组织及富含脂肪的组织器官分布浓度高，肝、肺、脂肪等组织浓度明显高于血浓度。心肌与血浆浓度比 ＞20∶1，脂肪与血浆浓度比 ＞300∶1，表观分布容积较大，心肌组织与血浓度可较快平衡。胺碘酮与蛋白质高度结合，在血浆中 62% 与白蛋白结合，34% 与脂蛋白结合，血浆蛋白结合率 96% 左右。胺碘酮主要在肝代谢，代谢物为去乙基胺碘酮，与原型药理活性相似。本药主要经胆汁由粪便排泄，排泄缓慢，尿中排碘占总含碘量 5%，余碘经肝肠循环从粪便排出。血液透析不能清除本药。

【药动学相关数据】 有关胺碘酮的药动学参数报道较多，但差异较大，仅动力学模型而言，有的报道为二房室模型，有的报道为三房室模型。有关动力学参数报道差异也较大。$t_{1/2\beta}$ 为（25±12）日，表观分布容积为（66±44）L/kg，清除率为 1.9±0.4mL/（min·kg），有效浓度为 1.5～2.4μg/mL。治疗心房颤动和风湿性心脏病可能需大于 2.5μg/mL，但大于此浓度易出现中毒反应。有效浓度存在明显的个体差异，因此对具体患者应进行血药浓度监测，并结合临床指征确定有效血药浓度。据文献报道，单剂静脉注射胺碘酮，在中央室与浅周边室（包括心肌）的分布于 24h 内可完成。胺碘酮的效应器官是心肌，尽管药物在深周边室（脂肪等灌注较差的组织）的分布慢，终末 $t_{1/2}$ 长，但使用固定剂量 1 周后血药浓度即趋相对稳态，血药浓度已能反映心肌浓度，故此时可行临床血药浓度监测。本药及代谢物可随乳汁分泌，哺乳期妇女禁用此药。

【体液药物浓度测定】 可采用高效液相色谱法同时测定人血清中胺碘酮及去乙基胺碘酮。血样用异辛烷∶异丙醇（80∶20，V/V）提取，用甲醇∶水∶氢氧化氨（450∶50∶0.2，$V/V/V$）作流动相，腈基分析柱，检测波长 254nm，胺碘酮及去乙基胺碘酮平均回收率大于 93%，两者的检测下限为 0.05μg/mL。本方法简便、快速，重现性好，可作为临床测定胺碘酮及其代谢物血浓度的分析方法。

【药动学的药物相互作用】 临床药动学研究表明，胺碘酮可降低地高辛、奎尼丁、普鲁卡因胺、环孢素等药物的消除速率，合用时应减小上述药物的剂量。本药与华法林合用时，胺碘酮及其代谢产物通过抑制 CYP2C9 和 CYP1A2 活性影响华法林代谢过程，导致血中华法林浓度增高；胺碘酮还可降低华法林清除率，从而增强华法林的抗凝作用。该作用自加用本药 4～6 日出现并持续至停药后数周或数月，合用时应将口服抗凝药剂量减少 1/3～1/2，并注意监测凝血酶原时间。胺碘酮与经 CYP3A4 代谢的他汀类药物（如辛伐他汀、阿托伐他汀、洛伐他汀）合用，可升高他汀类血药浓度，增加横纹肌溶解的风险，合用时他汀类剂量不宜超过 20mg/d。

思 考 题

1. 简述地高辛体内过程的特点。影响地高辛血药浓度的因素有哪些？

2. 硝苯地平的不同制剂在体内过程方面的主要差异是什么？CYP3A4 抑制剂对该药体内过程可产生何种影响？

（吴敬敬）

第二十二章　调血脂药物的临床药动学

本章要求

1. 掌握他汀类药物的药动学特点。
2. 熟悉调血脂药与其他药物合用时发生的药物-药物相互作用及食物-药物相互作用。
3. 了解调血脂药检测方法。

调血脂药（lipid regulators）是抗动脉粥样硬化药的主要组成部分，也是目前临床上治疗动脉粥样硬化的主要药物。对血脂异常者在经非药物防治措施无效的情况下，应尽早应用调血脂药。调血脂药根据其作用机制可分为以下几类：羟甲基戊二酰辅酶 A（HMG-CoA）还原酶抑制剂；影响胆固醇吸收和转化药物；影响脂蛋白合成、转运及分解药物。

第一节　HMG-CoA 还原酶抑制药的药动学

HMG-CoA 还原酶是合成胆固醇的限速酶，该类药物可抑制 HMG-CoA 还原酶活性，从而阻断 HMG-CoA 向甲基二羟戊酸转化，减少肝胆固醇的合成，刺激低密度脂蛋白（low-density lipoprotein，LDL）受体的产生，并加强血浆中 LDL 清除。他汀类具有与 HMG-CoA 相似的羟甲基戊二酸结构，与 HMG-CoA 还原酶的亲和力高出 HMG-CoA 数倍，可竞争性抑制 HMG-CoA 还原酶。他汀类药物有的结构呈内酯环型，有的呈开环羟基酸型。内酯环形结构必须在肝转化为开环羟基酸才有药理活性。他汀类药物由于结构存在差异，其药理作用、药动学特性、临床应用、不良反应等方面也存在差异。目前已用于临床的有洛伐他汀（lovastatin）、辛伐他汀（simvastatin）、普伐他汀（pravastatin）、氟伐他汀（fluvastatin）、阿托伐他汀（atorvastatin）、瑞舒伐他汀（rosuvastatin）等。西立伐他汀（cerivastatin）由于易引起横纹肌溶解等症状，现已撤出市场。

洛 伐 他 汀

洛伐他汀是从土曲霉培养液中分离而得，现已人工合成。洛伐他汀为白色或类白色结晶或结晶性粉末；无臭、无味，略有引湿性，在三氯甲烷中易溶，在丙酮中溶解，在乙醇、乙酸乙酯或乙腈中略溶，在水中不溶。本药为内酯型，对肝具有较高选择性，水解成开环羟酸型呈现活性形式。在体内竞争性抑制胆固醇合成过程中限速酶 HMG-CoA 还原酶，使胆固醇合成减少，LDL 受体合成增加，可通过降低胆固醇合成和增加胆固醇清除两种途径来降低血浆胆固醇浓度。同时，洛伐他汀还可以降低血清甘油三酯水平和增高血高密度脂蛋白（HDL）水平。洛伐他汀调血脂作用稳定可靠，一般用药两周呈现明显效应，4～6 周可达最佳治疗效果。临床主要用于治疗高胆固醇血症和混合型高脂血症。由于洛伐他汀仅有中度降低甘油三酯作用，因此不适用于以高甘油三酯血症为主要异常的患者。

本药在调节血脂时须同时进行饮食治疗。患者存在严重感染、低血压、大手术、外伤、严重内分泌或代谢紊乱或无法控制的抽搐等严重情况，尤其有继发于横纹肌溶解的肾衰竭时，应及时停药。

【体内过程】

1. 吸收　本药口服吸收良好，宜与食物同服，有利于吸收。空腹时吸收减少约 30%。口服后 t_{max} 为 2～4h。

2. 分布　在血浆中约 95% 与血浆蛋白结合。洛伐他汀具有高度肝选择性，肝内浓度明显高于其他组织。作用部位主要在肝,大部分药物经肝组织被吸收。

3. 消除 本药在肝首过效应明显,仅 5% 进入体循环,在肝水解为多种代谢产物,CYP3A4 参与其代谢。原药为无活性的内酯,服后在肝内迅速转变成有活性的 β-羟酸和其他两种 6-羟基衍生物。代谢物 $t_{1/2}$ 为 1~2h,83% 由粪便排出,低于 10% 代谢物从肾排出。

4. 排泄 83% 由粪便排出,低于 10% 代谢物从肾排出。

【**药动学相关数据**】 洛伐他汀空腹生物利用度约 5%;肝摄取率＞70%;$t_{1/2}$ 约为 3h;服用 40mg 剂量时,AUC 约为 30ng·h/mL。食物可使其生物利用度增加约 50%。剂量范围为 10~80mg/d,肾功能不全时应减量,肌酐清除率＜30mL/min,患者服用洛伐他汀速释制剂,剂量超过 20mg/d 需谨慎。长期治疗停药后,作用持续 4~6 周。尚不明确本药是否进入乳汁,不推荐哺乳期妇女使用。

【**体液药物浓度测定**】 国内对洛伐他汀的检测始于 20 世纪 90 年代,尤其在 1995 年后有较大发展。最常见也是最典型的方法是薄层扫描法、紫外分光光度法、高效液相色谱法和液相色谱-质谱联用分析法。

1. 高效液相色谱法 色谱柱选用 C_{18} 柱(4.6mm×250mm,5μm);流动相为乙腈/0.01% 磷酸水溶液梯度洗脱;柱温为 40℃;检测波长为 238nm;进样量为 10μL。洛伐他汀的检测限为 0.25ng,该方法准确,灵敏度高,可有效对洛伐他汀进行含量测定。

2. 液相色谱-质谱联用分析法 色谱柱选用 C_{18} 柱(50mm×3mm,3μm);柱温为 35℃;流动相为乙腈∶水(85∶15,V/V);流速 0.2mL/min。质谱选用 ESI 离子源;正离子多反应离子检测;洛伐他汀与内标辛伐他汀检测 m/z 为分别为 427.2/325.2 和 436.4/419.4;最低定量限 0.0313μg/L。本试验条件下无杂质峰干扰检测,方法特异性良好。

【**药动学的药物相互作用**】 洛伐他汀与其他药物合用禁忌如表 22-1 所示。华法林可经 CYP3A4 和 CYP2C9 代谢,洛伐他汀和华法林合用可使凝血酶原时间延长,出血危险性增加。洛伐他汀与考来烯胺、考来替泊合用可使自身生物利用度降低,临床应用需谨慎。

表 22-1　洛伐他汀的药物相互作用

合用药物	结果	处理方案
口服抗凝药	凝血酶原时间延长,出血风险增加	避免合用
考来烯胺、考来替泊	洛伐他汀生物利用度降低	服用前者 4h 后服用洛伐他汀
贝特类(吉非罗齐)、烟酸	增加发生肌病或横纹肌溶解的风险	避免合用。如需合用,洛伐他汀缓释制剂剂量不超过 20mg/d
胺碘酮	增加发生肌病或横纹肌溶解的风险	合用时洛伐他汀速释制剂最大剂量为 40mg/d,缓释制剂剂量不应超过 20mg/d
达那唑、地尔硫䓬、维拉帕米	增加发生肌病或横纹肌溶解的风险	洛伐他汀速释制剂与前者合用,起始剂量应为 10mg/d,且不得超过 20mg/d
环孢素、阿奇霉素	增加发生肌病和急性肾衰竭的风险	避免合用
CYP3A4 强抑制药(HIV 蛋白酶抑制药、克拉霉素、红霉素、泰利霉素、伊曲康唑、酮康唑、泊沙康唑、波普瑞韦、替拉瑞韦、耐法唑酮)	增加发生肌病或横纹肌溶解的风险	禁止合用

　　西立伐他汀与吉非罗齐合用导致了多例患者死亡,而洛伐他汀与吉非罗齐、烟酸等合用也可增加发生肌病和横纹肌溶解的风险,临床应尽量避免合用。洛伐他汀与 CYP3A4 抑制剂克拉霉素、红霉素、泰利霉素、达那唑、伊曲康唑、酮康唑、泊沙康唑、替拉瑞韦、波普瑞韦、奈法唑酮等合用,可增加横纹肌溶解的风险;洛伐他汀与达那唑、地尔硫䓬、维拉帕米等药合用,可增加发生肌病与横纹肌溶解的风险;洛伐他汀与免疫抑制药环孢素、阿奇霉素等合用,可增加横纹肌溶解与急

性肾衰竭的风险。

【药物-食物相互作用】 葡萄柚汁可以升高许多 CYP3A4 底物的血药浓度，如他汀类、二氢吡啶、钙通道阻滞药、环孢素、咪达唑仑和特非那定等。葡萄柚汁与洛伐他汀合用也可升高本品的血药浓度，增加发生肌病和横纹肌溶解的风险。因此服用洛伐他汀时，应避免饮用大量葡萄柚汁。

【临床案例 22-1】

一项试验显示患者与洛伐他汀同服一定量的葡萄柚汁，可使洛伐他汀的 C_{max} 升高 12 倍，AUC 升高 15 倍，代谢物洛伐他酸的 C_{max} 和 AUC 分别增大 4 倍和 5 倍，表明同时服用葡萄柚汁可明显升高洛伐他汀及其活性代谢产物的生物利用度和血药浓度。试分析原因。

【案例分析】

葡萄柚汁可通过抑制 CYP3A4 酶而减少药物的首过效应，增加药物的生物利用度。葡萄柚汁对 CYP3A4 酶的抑制可显著提高辛伐他汀、洛伐他汀和阿托伐他汀的生物利用度，增加其血药浓度，甚至可导致横纹肌溶解症。由于葡萄柚汁的 $t_{1/2}$ 较长（约 12h），故患者即使在服用他汀类药前几小时或者几日饮用葡萄柚汁，也可能发生潜在的相互作用。

阿托伐他汀

阿托伐他汀为开环型他汀类，目前已经人工合成。阿托伐他汀为白色或类白色结晶性粉末，微溶于水，轻度溶于乙醇，易溶于甲醇。本药是 HMG-CoA 还原酶的选择性、竞争性抵制剂，制品多为钙盐。本药可抑制肝内 HMG-CoA 还原酶及胆固醇的合成、而降低血浆胆固醇和脂蛋白水平，并通过增加肝细胞表面的 LDL 受体数、以增强 LDL 的摄取和分解代谢；阿托伐他汀也降低低密度脂蛋白胆固醇（LDL-C）生成和 LDL 颗粒数。本药还可以降低某些纯合子型家族性高胆固醇血症（FH）患者的 LDL-C 水平，通常其他降脂类药物对这类患者很少有临床疗效。

阿托伐他汀能降低纯合子和杂合子家族性高胆固醇血症、非家族性高胆固醇血症，以及混合性脂类代谢障碍患者的血浆总胆固醇（TC）、LDL-C 和载脂蛋白 B（ApoB），还能降低极低密度脂蛋白胆固醇（VLDL-C）和甘油三酯（TG）的水平，并能不同程度地提高血浆高密度脂蛋白胆固醇（HDL-C）和载脂蛋白 A1（ApoA1）的水平。

【体内过程】

1. 吸收 阿托伐他汀吸收迅速，吸收程度与剂量成正比。食物可降低药物约为 25% 的吸收速度。吸收量较低，但不影响其降低 LDL-C 的效果。C_{max} 为口服后 1～2h。

2. 分布 阿托伐他汀与血浆蛋白结合率高达 98% 以上。本药为转运体 OATP1B1 的底物，可经 OATP1B1 被肝主动摄取。

3. 消除 在肝内存在首过效应，经 CYP3A4 代谢为邻位和对位羟基衍生物及其他 β 氧化产物。体外试验证实，邻位和对位羟基化代谢物抑制 HMG-CoA 还原酶的活性与原型药相当。血液循环中对 HMG-CoA 还原酶的抑制作用约 70% 是由代谢物产生。原药主要经肝和肝外代谢后经胆汁消除，无明显肝肠循环，约 98% 的药物随粪便排泄，经尿排除不到 2%，可分泌入乳汁。

【药动学相关数据】 阿托伐他汀绝对生物利用度约为 14%，表观分布容积约为 381L，$t_{1/2}$ 约为 14h，因活性代谢的作用，对 HMG-CoA 还原酶抑制活性的 $t_{1/2}$ 为 20～30h。

相同剂量下，健康老年人（65 岁以上）中阿托伐他汀 C_{max} 和 AUC 分别比年轻人高 40% 和 30%，但降血脂效果没有明显差别。女性体内血药浓度与男性也存在差异，女性 C_{max} 约高 20%，而 AUC 约低 10%，但降血脂程度相当。肾病对阿托伐他汀及其活性代谢物的血药浓度及降血脂程度无明显影响。慢性酒精性肝病患者中，本药及其活性代谢产物血药浓度明显升高（C_{max} 约 16 倍、AUC 约 11 倍）。

【遗传多态性】 阿托伐他汀的药物基因组学研究是目前冠心病和动脉粥样硬化治疗领域中的新进展，有关药物代谢酶、转运体及脂质代谢相关遗传多态性对阿托伐他汀药物疗效的影响，国内外已有很多研究。

代谢酶 CYP3A4 和药物转运体 OATP1B1 遗传多态性会对阿托伐他汀的转运代谢过程产生影响，从而导致巨大个体差异，这些差异将会引起不良反应或无效治疗的发生。位于内含子 10 的 *CYP3A4 * 1G*（IVS10 + 12G＞A）等位基因，能增加阿托伐他汀的降血脂效应。服用阿托伐他汀后，*1G* 等位基因携带者的 TC 水平的降低幅度，明显高于 *CYP3A4* 1* 携带者。*CYP3A4* 基因内含子 6 的单核苷酸多态性（rs35599367，C＞T）能够降低 *CYP3A4* 的表达，*CYP3A4* 的酶活性在 CC 基因型是 TT 基因型的 2.5 倍，并且 T 等位基因携带者需要较低的药物剂量，就能达到降血脂效应。

OATP1B1 由 *SLCO1B1* 基因编码产生，*SLCO1B1* 基因存在许多和功能相关的单核苷酸多态性，其中 *SLCO1B1*5* 即 *521T＞C*，能够显著降低 OATP1B1 的活性，并影响 OATP1B1 转运药物的血药浓度和疗效。据报道，阿托伐他汀及其活性代谢物 2-羟基阿托伐他汀的 AUC_{0-48h} 在 *521CC* 基因型携带者较 *TT* 基因型携带者分别高 144% 和 100%（图 22-1）。另外，*SLCO1B1 521C* 等位基因携带者降低总胆固醇的疗效，明显低于 *TT* 基因型。

临床用药过程中，应密切关注个体差异与遗传多态性的关联，并针对不同患者通过减少剂量避免不良事件的发生，或更换药物避免无效治疗，以免延误最佳治疗期。

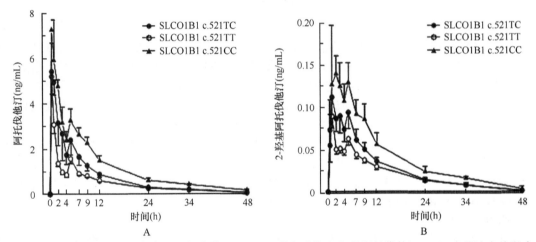

图 22-1　OATP1B1 遗传多态性对阿托伐他汀（A）及其代谢物 2-羟基阿托伐他汀（B）血药浓度的影响

【体液药物浓度测定】

1. 高效液相色谱法　色谱柱选用 C_{18} 柱（4.6mm×250mm，5μm）；流动相为乙腈∶乙酸铵溶液（50∶50，*V/V*）；柱温为室温；内标选用丹皮酚；检测波长为 246nm；流速 10mL/min。阿托伐他汀的检测限为 0.25μg/mL，方法准确，简便、精确度和回收率高，可有效对阿托伐他汀进行含量测定。

2. 液相色谱-质谱联用分析法　色谱柱选用 C_{18} 柱（50mm×2.1mm，5μm）；柱温为 30℃；流动相为乙腈∶0.5% 甲酸水（50∶50，*V/V*）；进样量 20μL；流速 0.3mL/min。质谱选用 ESI 离子源；正离子多反应离子检测；检测电压 4000V；干燥气温度 350℃；阿托伐他汀与内标瑞舒伐他汀检测 *m/z* 为分别为 559.2/440.0 和 482.2/257.9；最低定量限 0.05μg/L。本试验条件下可有效检测生物样品中阿托伐他汀含量。

【药动学的药物相互作用】　阿托伐他汀与 CYP3A4 抑制药（贝特类、红霉素、环孢素、克拉霉素、伊曲康唑）可导致血药浓度升高，增加肌病发生的风险。本药与 CYP3A4 诱导剂（利福平、依非韦伦）合用时可使其血药浓度发生不同程度降低。

本药与胺碘酮合用可显著增加自身血药浓度，使发生肌病和横纹肌溶解的风险增加，合用时需检测肌病和横纹肌溶解的体征，并监测肌酸磷酸激酶（CPK）水平。

阿托伐他汀及其代谢物为 P-gp 底物，P-gp 抑制剂环孢素等可显著增加其体内暴露量。同时，本药每日 1 次 80mg 与地高辛联合用药时，由于 P-gp 受到抑制，地高辛血药浓度升高近 20%，联合应用时需注意监测。

阿托伐他汀与口服避孕药（炔诺酮、炔雌醇）合用时，对方血药浓度明显增高，选用口服避孕药时需注意。

阿托伐他汀与考来替泊合用可使其自身及其活性代谢物的血药浓度下降 25%，但两药合用降血脂效果优于单独用药。

阿托伐他汀与华法林合用时会使凝血酶原在最初几日内轻度下降，15 日后恢复正常。长期接受华法林治疗时，本药对凝血酶原时间无显著影响，但合用时需密切监测。

阿托伐他汀与含氢氧化镁和氢氧化铝的口服抗酸药混悬剂合用时，原型及其活性代谢物的血药浓度下降近 35%，但其降低 LDL-C 作用未受到影响。

【临床案例 22-2】

据报道 1 名 45 岁男性患肾病综合征伴淀粉样变性，使用秋水仙碱 3 年，未发生不良反应；为了治疗高胆固醇血症，开始使用阿托伐他汀，2 周后发生肾衰竭和横纹肌溶解。肌酸激酶升高 50 倍以上，停用阿托伐他汀和秋水仙碱后，肌力改善，但患者最终因医院感染性肺炎死亡。试分析原因？

【案例分析】

横纹肌溶解可能与两者合并用药有关。阿托伐他汀和秋水仙碱均存在肌肉毒性，可能因为两者均为 P-gp 抑制剂，通过增加生物利用度和对底物的吸收来改变药动学，导致更多的不良反应和毒性。

【药物-食物相互作用】　葡萄柚汁可抑制 CYP3A4 介导的阿托伐他汀肝内代谢。因此，葡萄柚汁与阿托伐他汀合用可升高本品的血药浓度，摄入 240mL 葡萄柚汁可使本药 AUC 增加近 37%，活性代谢物 AUC 降低 24%。但摄入大量葡萄柚汁（一日超过 1.2L，连续 5 日），可分别增加原药及代谢物的 AUC 达 2.5 倍和 1.3 倍。用药时应避免饮用大量葡萄柚汁。

第二节　影响胆固醇吸收和转化药物的药动学

人体内胆固醇代谢的稳态平衡可影响到人血中胆固醇的水平，人体血循环中胆固醇来源主要有两个途径，即肝与外周组织生物合成和肠道胆固醇吸收。影响胆固醇吸收和转化药物可通过降低胆固醇合成、促进胆固醇分解等机制降低胆固醇水平。目前常用的影响胆固醇吸收和转化的药物包括胆汁酸结合树脂考来烯胺、考来替泊等；胆固醇吸收抑制剂依折麦布等。

考 来 烯 胺

考来烯胺（colestyramine）用于 II 型高脂血症、动脉粥样硬化及肝硬化、胆石病引起的瘙痒。考来烯胺为白色至类白色粉末，无臭或稍带胺臭味；有引湿性。在水、乙醇、三氯甲烷或乙醚中不溶。本药为阴离子结合树脂，通过结合肠道内胆汁酸并抑制胆汁酸的重吸收和肝肠循环，从而增加粪便排泄而使血中胆汁酸减少，使血中胆固醇向胆汁酸转化，血胆固醇含量降低。与此同时，胆汁酸肝肠循环的抑制激活了胆固醇 7α 羟化酶以合成更多的胆汁酸，导致肝内胆固醇储备下降。肝内胆固醇减少使肝 LDL 受体增加，从而促进血中 LDL-C 的清除，使 LDL 清除率增加，血浆LDL 降低。

【药动学相关数据】　考来烯胺不经胃肠道吸收，在肠道内与胆汁酸结合成不溶性复合物，以复合物形式随粪便排出体外。用药后 1～2 周，血浆胆固醇浓度开始降低，可持续降低 1 年以上。部分患者在治疗过程中，血清胆固醇浓度开始降低，后又恢复至或超过基础水平。用药后 1～3 周，因胆汁淤滞所致的瘙痒得到缓解。停药后 2～4 周血浆胆固醇浓度恢复至基础水平。停药 1～2 周后，再次出现因胆汁淤滞所致的瘙痒。

【药动学的药物相互作用】 考来烯胺可延缓或降低其他合用药物的吸收，使后者疗效降低。它与酸性药物并用，干扰酸性药在肠道内吸收，如巴比妥酸、保泰松类和噻嗪类利尿剂等，但因为这些药物的剂量易于调整，对临床应用的影响不大。而那些在剂量上要求精确的抗凝剂及强心苷类受此药影响后，则在胃肠道内停留时间较长，影响它们的疗效，并且是很危险的。因此，药物合用时需间隔一定时间（至少在 1h 以上）分别给药，而且这些药物先于考来烯胺给予，则可避免这种干扰作用。对甲状腺素则需间隔 4～5h。

依 折 麦 布

依折麦布（ezetimibe）是一种新型选择性胆固醇吸收抑制剂，附着于小肠绒毛刷状缘，与胆固醇转运体 NPC1L1 结合后抑制其转运胆固醇的功能，从而降低小肠中的胆固醇向肝中的转运，使肝胆固醇储量降低从而增加血液中胆固醇的清除。本药常与他汀类合用，与单独给予他汀剂量加倍或单用更强效的他汀相比，可提供更佳的 LDL-C 治疗达标率，且患者用药的安全性和耐受性良好。对于单独应用他汀类药物，胆固醇水平不能达标或不能耐受较大剂量他汀治疗的患者，联合应用他汀和依折麦布应被视为合理选择。

【体内过程】 本药口服吸收迅速，食物对吸收没有明显影响。依折麦布主要于肝与葡糖醛酸广泛结合成具有药理活性的依折麦布-葡糖醛酸结合物，有极少量进行氧化反应。结合物占总量的 80%～90%，依折麦布单体仅占 10%～20%。原药和结合物 C_{max} 分别为 4～12h 和 1～2h。原药和结合物的血浆蛋白结合率分别为 99.7% 和 88%～92%。药物主要在小肠和肝代谢，给药量的 78% 随粪便排出，11% 经肾排出。

【药动学相关数据】 因依折麦布不溶于注射用水性介质中，故无法测得其绝对生物利用度。原型药和结合物 C_{max} 分别为 3.4～5.5ng/mL 和 45～71ng/mL。依折麦布药时曲线显示为多峰，提示该药存在肝肠循环。活性结合物和单体依折麦布 $t_{1/2}$ 约为 22h。

轻度肝功能不全患者服用单剂量依折麦布 10mg 后，总依折麦布 AUC 较正常人群增加约 1.7 倍。在对中度肝功能不全的患者进行的为期 14 日的多次给药研究中，患者每日服用本品 10mg，在第 1 日及第 14 日总依折麦布的 AUC 较正常人群高出 4 倍。轻度肝功能不全患者无须调整用药剂量。

严重肾功能不全患者单剂量应用 10mg 依折麦布后，其总依折麦布 AUC 较正常人群增加 1.5 倍，此结果并无临床显著性意义。故在肾功能损害患者中无须调整剂量。

女性总依折麦布血浆浓度较男性轻度升高（升高值＜20%）。男性和女性患者用药安全性及用药后 LDL-C 降低程度相近。故不需要根据性别调整剂量。根据药动学荟萃分析，在黑色人种及白色人种中，药动学无差别。

【体液药物浓度测定】

1. 高效液相色谱法 依折麦布在水中几乎不溶，样品溶液加水-乙腈-冰醋酸（40∶60∶0.1，V/V）超声处理 20min，使主药充分溶解。色谱柱选用 C_{18} 柱（4.6mm×150mm，5μm）；流动相为 0.05mol/L 磷酸二氢钾溶液∶乙腈∶四氢呋喃（65∶25∶10，V/V）；柱温为 30℃；检测波长为 232nm；流速 1mL/min；进样量 30μL。依折麦布的检测限为 0.03μg/mL，该方法简便易行、专属性强、准确度高、稳定性好。

2. 液相色谱-质谱联用分析法 色谱柱选用 C_{18} 柱（50mm×2.0mm，5μm）；柱温为室温；流动相为乙腈∶5mmol/L 乙酸铵水溶液（梯度洗脱）；进样量 20μL；流速 0.25mL/min。质谱选用 ESI 离子源；多反应离子检测；检测电压-2000V；离子源温度 450℃；依折麦布与内标 C6-EZ 检测 m/z 分别为 408.5/270.8 和 414.5/276.8；最低定量限 0.02μg/L。本试验条件下可有效检测生物样品中依折麦布的含量。

【药动学的药物相互作用】 临床前研究表明本品无诱导 CYP 的作用。未发现本品与已知的可被 CYP1A2、2D6、2C8、2C9、3A4 或转 N-乙酰酶代谢的药物之间有临床意义的药动学相互作用。

环孢素可升高本药的血药浓度，合用时需谨慎。同时服用抗酸药可降低本品的吸收速度但并不影响其生物利用度，故此吸收速率的降低无临床意义。

依折麦布与贝特类药物（非诺贝特、吉非罗齐）合用可分别使本药血药浓度增加 1.5 倍和 1.7 倍。同时服用考来烯胺可降低总依折麦布（依折麦布 + 依折麦布葡萄糖苷酸）平均 AUC 约为 55%。在考来烯胺基础上加用本药，以增强降低 LDL-C 的作用时，其增强效果可能会因为上述相互作用而降低。依折麦布与阿托伐他汀、辛伐他汀、普伐他汀、洛伐他汀、氟伐他汀、瑞舒伐他汀联用，尚未见有临床意义的药动学的相互作用。

第三节　影响脂蛋白合成、转运及分解药物的药动学

循环血液中的胆固醇和甘油三酯须与特殊的蛋白质即载脂蛋白（apolipoprotein，Apo）结合形成脂蛋白，才能被运输至组织进行代谢，因此通过影响脂蛋白合成、转运及分解的药物，也可明显改善血脂脂质水平。目前影响脂蛋白合成、转运及分解的药物包括贝特类及烟酸等药物。

吉非罗齐

吉非罗齐为氯贝丁酯结构类似物，属于贝特类调血脂药，又称苯氧芳酸类，可有效调节致动脉硬化性血脂障碍。吉非罗齐为白色结晶性粉末；无臭，无味；在甲醇、乙醇、丙酮或己烷中易溶，在水中不溶。本药降血脂的作用机制未完全明了，可能涉及抑制周围脂肪分解，减少肝摄取游离脂肪酸而减少肝内甘油三酯生成，抑制极低密度脂蛋白载脂蛋白的合成而减少 VLDL 的生成。临床用于高脂血症。

【药动学相关数据】　从胃肠道吸收完全，生物利用度约为 97%，C_{max} 出现于口服 1.4h 后；降血脂作用于治疗后 2～5 日开始出现，高峰作用出现于第 4 周。血浆蛋白结合率约为 98%。在肝内代谢，70% 以原型形式经肾排泄，6% 由粪便排出。$t_{1/2}$ 约为 1.5h。肾功能不全者 $t_{1/2}$ 约为 7.9h，甚至可达 17.1～21.5h。

【体液药物浓度测定】

1. 高效液相色谱法　色谱柱选用 C_{18} 柱（250mm×4.6mm，5μm）；柱温为 50℃；流动相为乙腈：30mmol/L 乙酸铵水溶液（65：35，V/V）；流速为 0.8mL/min；检测波长为 265nm；进样量 10μL。吉非罗齐的检测限为 0.02μg/mL；回收率达 90%，该方法简便易行，可有效测定血浆中吉非罗齐药物浓度。

2. 气相色谱-质谱联用分析法　色谱柱选用弹性石英毛细管柱 25m×0.2mm（ID）；接口温度为 280℃，气化室温度为 260℃，柱箱初温为 120℃，保持 1min 后，以 25℃/min 升至 260℃；载气为氢气（99.999%）；流量 0.9mL/min。电离方式为 EI；能量为 70Ev；倍增电压为 1400V；选择离子检测吉非罗齐 m/z 为 201，内标布洛芬 m/z 为 160。该方法可满足吉非罗齐血药浓度测定要求。

【药动学的药物相互作用】　吉非罗齐可将口服抗凝药（如华法林）从其蛋白结合位点置换出来，从而明显增加华法林的作用，因此合用时需降低口服抗凝药剂量，并经常检测凝血酶原时间以调整剂量。本药与其他高蛋白结合的药物（如甲苯磺丁脲及其他磺脲类降血糖药、苯妥英、呋塞米）合用时可将后者从其蛋白结合位点置换出来，导致作用增强，故合用时应考虑调整上述药物剂量。

吉非罗齐与免疫抑制剂（如环孢素）等合用可导致后者血药浓度升高，肾毒性增强，存在肾功能恶化的风险，合用需减量。

吉非罗齐与 HMG-CoA 还原酶抑制剂（如洛伐他汀）合用可引起肌痛、横纹肌溶解、血肌酸磷酸激酶增高等症状，应避免合用。

吉非罗齐与瑞格列奈合用可使后者血药浓度升高，降血糖作用延长，从而发生低血糖的风险，应禁止合用。

肾功能不全患者和老年人同时服用吉非罗齐和秋水仙碱，可能增加发生肌病的风险，临床合用需谨慎。

胆汁酸结合树脂与其他药物同时服用，会降低其他药物的吸收，如吉非罗齐与胆汁酸结合树脂（如考来烯胺）合用可影响自身吸收，因此至少应在服用胆汁酸结合树脂前 2h 或 2h 后服用吉非罗齐。

非 诺 贝 特

非诺贝特（fenofibrate）是氯贝丁酸衍生物类血脂调节药。非诺贝特为白色或类白色结晶性粉末；无臭，无味。极易溶于三氯甲烷，易溶于丙酮或乙醚，略溶于乙醇，几乎不溶于水。本药通过抑制 VDLD 和甘油三酯的生成并同时使其分解代谢增多，降低血 LDL、胆固醇和甘油三酯；还使载脂蛋白 A Ⅰ 和 A Ⅱ 生成增加，从而增高 HDL。

【药动学相关数据】 非诺贝特口服吸收良好，吸收率约 60%，食物可增加其吸收。口服 4～7h 达到 C_{max}。血浆蛋白结合率高达 99%。吸收后主要分布于肝、肾、肠道，其次分布于肺、心和肾上腺，少量分布于睾丸、脾和皮肤，表观分布容积为 0.9L/kg。在肝及肾组织内经羟基还原及葡糖醛酸化，大多数转化为葡糖醛酸结合物。单剂量口服后，$t_{1/2\alpha}$ 和 $t_{1/2\beta}$ 分别为 4.9h 和 26.6h，持续用药后 $t_{1/2\beta}$ 为 21.7h。80% 以上经肾排出，少量经粪便排出。

【体液药物浓度测定】 高效液相色谱法 色谱柱选用 ODS 柱（150mm×4.6mm，5μm）；柱温为室温；流动相为乙腈：冰醋酸水溶液（70∶30，V/V）；流速 1mL/min；检测波长为 286nm；进样量 20μL。吉非罗齐的检测限为 5μg/mL；回收率近 100%，该方法简便、准确、专属性强。

【药动学的药物相互作用】 非诺贝特与血浆蛋白结合，置换出抗凝药，故本药增强香豆素类抗凝剂疗效的作用，同时使用可使凝血酶原时间延长，因而合用时应减少口服抗凝药剂量，还应密切监测凝血酶原时间和国际标准化比值。非诺贝特与其他高蛋白结合率的药物合用时，可使他们的游离型药物浓度增加、药效增强，如甲苯磺丁脲及其他磺脲类降糖药、苯妥英、呋塞米等，在降血脂治疗期间服用上述药物，则应调整降糖药及其他药的剂量。

非诺贝特与胆汁酸结合树脂，如考来烯胺等合用，至少应在服用这些药物之前 1h 或 4～6h 后再服用非诺贝特。因胆汁酸结合药物还可结合同时服用的其他药物，进而影响其他药物的吸收。

非诺贝特应慎与 HMG-CoA 还原酶抑制剂，如普伐他汀、氟伐他汀、辛伐他汀等合用，因可导致肌痛、横纹肌溶解、血肌酸磷酸激酶增高等肌病，严重时应停药。

非诺贝特主要经肾排泄，在与免疫抑制剂，如环孢素或其他具肾毒性的药物合用时，可能有导致肾功能恶化的危险，应减量或停药。

烟 酸

烟酸（nicotinic acid，尼克酸、维生素 PP）为维生素 B 族之一，较大剂量具有明显调血脂作用。烟酸为无色针状结晶，易溶于沸水和沸醇，不溶于丙二醇、三氯甲烷和碱溶液，不溶于醚及脂类溶剂；能升华，无气味，微有酸味。烟酸可抑制 VDLD 的合成而影响血中胆固醇的运载，大剂量时可降低血清胆固醇及甘油三酯浓度，但转化为烟酰胺后无降血脂作用。此外，本药还有扩张周围血管的作用，从而可缓解血管痉挛症状，改善局部供血。

【药动学相关数据】 烟酸为水溶性维生素，口服吸收迅速而完全，生物利用度几乎达 100%，C_{max} 为 30～60min，$t_{1/2}$ 为 30～60min；缓释制剂口服后生物利用度为 60%～76%，C_{max} 为 5h，$t_{1/2}$ 为 1.3h。烟酸血浆蛋白结合率＜20%，原型及代谢物主要分布于肝、肾、脂肪等组织，可进入乳汁。烟酸具有广泛的首过代谢，且具有种族特异性和剂量-速率特异性，药动学参数复杂。治疗量的烟酸仅少量以原型及代谢物随尿排出，用量超过需要时，绝大部分经肾排出。

【体液药物浓度测定】

1. 高效液相色谱法 色谱柱选用 C_{18} 柱（250mm×4.6mm，5μm）；柱温为 30℃；流动相为甲醇∶0.01mol/L 磷酸二氢钠溶液（85∶15，V/V）；流速为 1.0mL/min；检测波长为 265nm；进样量

为 10μL；烟酸的检测限为 0.05μg/mL，本法具有灵敏、准确、回收率高的优点，适用于烟酸人体药动学的研究。

2. 液相-质谱联用分析法　色谱柱选用 PFP 柱（250mm×4.6mm，5μm）；柱温为 30℃；流动相为 0.1% 甲酸甲醇溶液：0.1% 甲酸水溶液（梯度洗脱）；流速为 1.0mL/min；进样量为 10μL。质谱为 ESI 正离子化选择性反应离子监测；喷雾电压 5000V，雾化气压 257kPa，辅助气压力 34kPa，毛细管温度 350℃，碰撞气氩气压力 0.17Pa，碰撞能量 23eV；监测离子分别为烟酸 m/z 124.1/78.1、代谢物烟酰胺 m/z 123.1/80.1、代谢物烟脲酸 m/z 181.1/135.1、内标更昔洛韦 m/z 256.1/152.1；定量下限 4ng/mL。该方法可用于健康受试者单次和多次口服洛伐他汀烟酸缓释片后的药动学研究。

【药动学的药物相互作用】　烟酸与 HMG-CoA 还原酶抑制剂合用可引起横纹肌溶解的风险，临床合用需谨慎，应严密监测患者是否出现肌肉疼痛、触痛、无力的征兆和症状，尤其在用药的最初数月和增加任一药物剂量期间。烟酸与阿司匹林合用可降低自身体内代谢及清除速率，但其临床相关性尚不明确。

思　考　题

1. 哪些调血脂药可以与环孢素发生药物相互作用？其机制是什么？
2. 哪些药物可使他汀类药物导致的横纹肌溶解风险增加？为什么？

（吴敬敬）

第二十三章 抗菌药物的临床药动学

本章要求

1. 掌握根据 PK/PD 特点分类的各类抗菌药物特点。

2. 熟悉常用的氨基糖苷类、头孢菌素类、四环素类及喹诺酮类抗菌药物的药动学特点；AUC/MIC（AUIC）、C_{max}/MIC 和 $T>$MIC 等 PK/PD 参数及其意义。

3. 了解上述抗菌药物给药方案优化方法。

抗菌药物是临床治疗细菌感染应用最广泛、品种最多、研究进展最快的一类药物。因此，抗菌药物的合理使用一直是药物治疗中的热点问题。抗菌治疗的根本目的是选择合适的药物，以适宜的剂量及给药间隔来达到期望的治疗作用。目前，全球范围内都存在抗菌药物不合理使用的现象，而我国抗菌药物不合理使用甚至滥用情况更为严重。由此带来的是细菌耐药性的产生及临床上治疗感染性疾病失败的严重后果。因此，了解抗菌药物在体内的吸收、分布、代谢和排泄过程，即其药动学特点，对制订合理的给药方案以提高疗效、减少不良反应、评估药物相互作用及减少或减缓细菌耐药性的发生均具有重要意义。抗菌药物治疗感染性疾病的疗效取决于药物在血液、其他体液和组织中是否能够达到抑制或杀灭病原微生物的浓度。体液和组织中的药物浓度又与血液浓度呈平行关系。因此，传统上对抗菌药物治疗的药效参数指标主要以最低抑菌浓度（minimal inhibitory concentration，MIC）、最低杀菌浓度（minimal bactericidal concentration，MBC）等为指导，虽然在一定程度上这些指标能够反映药物的抗菌活性，但是在临床实际中体内的抗菌浓度是动态变化的，单独使用这些参数并不能体现杀菌作用和抗菌浓度变化的相关性。

临床上并不一定按 $t_{1/2}$ 对患者频繁给药。这是由于许多抗菌药物给药剂量所达到的浓度远远高于 MIC，而且，有些还有抗菌后效应（postantibiotic effect，PAE）、抗菌后白细胞增强作用和抗菌药物的亚 MIC 效应。后三者均可产生阻止细菌继续生长的持续效应。因此，在设计给药方案时，可适当延长给药的时间间隔。另一方面，给药后短时间内达到有效血药浓度对疗效也非常重要。因而，为使给药后迅速达到有效 C_{ss}，首次应给予患者负荷剂量。

应指出，抗菌药物的血药浓度并不是评价药效的唯一指标。TDM 是设计个体化给药方案的基础，但 TDM 仅仅考虑了药物的体内药动学过程，而没有考虑药物的药效学参数。AUC 对药效也有重要影响。低浓度的药物持续较长时间，也可成功地治愈多种感染性疾病。因此，也可用强度指数（intensity index，II）作为判断药效的参考指标。II 为 AUC/MIC 的值。通常采用 II（72）即给药后 72h 的 AUC 与 MIC 的比值来判断药效。治疗轻、中度感染时，II 以 100～300 为宜；而治疗严重感染时，应大于 300。$C_{ss,max}$/MIC 和 II（72）两者结合，对判断药效更有价值。

第一节 抗菌药物 PK/PD 与双向个体化给药

抗菌药物与其他药物不同之处在于其靶点是致病菌。药物-人体-致病菌是确定抗菌药物给药方案的三要素，药动学（PK）与药效学（PD）是决定三要素相互关系的重要依据。为了较准确反映三者之间的关系，自 20 世纪 70 年代后，药学专家提出抗菌药物药动学与药效学集合在一起的参数，即 PK/PD 参数。PK/PD 结合研究的目的就是研究药物剂量相应的时间-效应过程。药物在靶部位能否达到有效浓度并杀灭感染灶中的病原菌是决定抗菌药物疗效的关键所在，且 PK/PD 研究已成为现代抗菌药物治疗学的研究热点。一定剂量的药物在血液、体液和组织中达到抑制或杀灭细菌生长的浓度，并维持一定的时间所涉及的一系列体内过程即为药动学过程，而在感染部位发挥治疗作用同样要求药物达到相应浓度和维持足够时间，就是药效学的内容。给药后药物随时间迁移发生变化，这种变化以药物浓度为纵坐标，以时间为横坐标绘出曲线图，称为药-时曲线图（图23-1）。总而言之，PK/PD是将药动学与体外药效学的参数综合，反映致病菌-人体-药物三者之间相互关系。虽然抗菌药物PK/PD研究历史不长，但由于其综合考虑了药动学与药效学特征以指导药物研究与临床使用，进展非常迅速，对临床用药有重要意义。通过PK/PD参数调整以使药物在感染部位对病原菌的清除作用有足够的浓度和足够的作用时间，能够优化临床用药，实现个体化给药方案。此方案综合考虑了药物浓度在人体内的变化和病原菌MIC的变异，因此PK/PD参数与抗菌药物在体外、动物实验和人体的临床或细菌学疗效有很好的相关性。

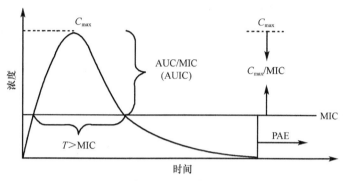

图23-1　药-时曲线图

$T>$MIC为血药浓度维持在MIC以上的时间与剂量间隔的百分比

双向个体化（dual individualization）给药就是将药物的药动学和药效学参数整合起来进行给药方案设计的方法，即在设计给药方案时，考虑抗菌药物的药动学、药效学参数及患者的临床特征，将治疗目标锁定于感染部位，增加病原体对药物的敏感性，使病原体消除更完全。目前该方法已经开始在抗菌药物临床使用中得到应用。

一、抗菌药物根据PK/PD特点分类

传统的抗菌药物药效学参数MIC、MBC、杀菌曲线（killing curve，KC）、PAE等虽能在一定程度上反映抗菌药物的抗菌活性，但由于上述参数的测定方法是将细菌置于固定浓度的抗菌药物中测得的，不能反映体内抗菌药物浓度处于连续变化的状态，因此不能很好体现抗菌药物的体内动态抗菌过程。进行抗菌药物双向个体化给药，需要明确抗菌药物有别于其他药物的特性。抗菌药物的PK/PD研究很好地将药动学与体外药效学参数进行综合，并根据抗菌药物杀菌作用和PK/PD相关性特征，将抗菌药物分为浓度依赖和时间依赖，并考虑有无PAE，将不同类的抗菌药物进行分类（表23-1）。

表23-1　抗菌药物时间、浓度依赖性分类

分类	PK/PD参数	药物
时间依赖性（短PAE）	$T>$MIC	青霉素类、头孢菌素类、氨曲南、碳青霉烯类、红霉素、克林霉素、伊曲康唑、氟胞嘧啶
时间依赖性（长PAE）	AUC$>$MIC	四环素、糖肽类、唑类抗真菌药、噁唑烷酮类、阿奇霉素、链阳霉素
浓度依赖性	AUC（24）$>$MIC或$C_{max}>$MIC	氨基糖苷类、氟喹诺酮类、达托霉素、酮内酯、甲硝唑、制霉菌素、两性霉素B

1. 浓度依赖性抗菌药物　浓度依赖性抗菌药物的特点是这类药物的杀菌作用与时间关系不密切，而取决于C_{max}：即血药C_{max}越高，其杀菌效果越好（图23-2）。在较高浓度范围内，随着药物浓度的增加，杀菌速度或程度增加，并且抗菌后效应倾向于延长。药物浓度决定临床疗效，较高血药浓度产生快速和广泛的杀菌作用，因此使用大剂量该类药物时，有利于达到最佳抗菌活性。

但不能超过最低毒性剂量，对于治疗窗比较窄的药物（如氨基糖苷类）尤应注意。浓度依赖性抗菌药物主要包括氟喹诺酮类、氨基糖苷类、两性霉素 B、甲硝唑、酮内酯类等，特点是具有较长的 PAE 和首剂效应。PK/PD 参数主要有 C_{max}/MIC、AUC/MIC（AUIC）。

2. 时间依赖性且 PAE 较短的抗菌药物 时间依赖性抗菌药物的特点则是一旦达到抗菌阈浓度后，继续增加药物浓度，其杀菌速度及程度保持相对稳定。该类药物抗菌作用与同细菌接触时间密切相关，而与 C_{max} 关系较小。时间依赖性抗菌药物的浓度在达到 MIC 的 4～5 倍时杀菌作用最好，这时浓度达到了饱和状态，如果在此基础上盲目加大药物剂量，杀菌效果也不增加，对于治疗毫无意义（图 23-3）。如果血清和组织药物浓度低于 MIC，细菌则又恢复活性，开始继续生长。时间依赖性抗菌药物的抗菌活性可采用 $T>$MIC 这个指标来评价，为达到最佳的抗菌活性，可以对 $T>$MIC 进行优化。时间依赖性抗菌药物的合理、科学运用，必须要考虑的关键是，血药浓度高于 MIC 的时间的临界值。一般情况下，在临床上，当 40%～60% 时间体内血药浓度超过了 MIC 时，药物的疗效达到最佳。如果由于方法不当，导致药物浓度维持在亚致死量，就可能导致菌群中某种菌发生耐药性生长，并逐渐占据主导地位。因此，为取得理想治疗效果，防止耐药性的产生，就必须降低药物的亚致死量时间。时间依赖性抗菌药物包括 β-内酰胺类、大环内酯类、磺胺类、糖肽类、利奈唑胺及林可霉素等。

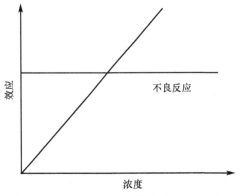

图 23-2　浓度依赖性抗菌药物浓度-效应曲线

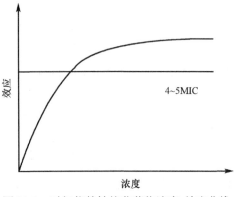

图 23-3　时间依赖性抗菌药物浓度-效应曲线

3. 时间依赖性且 PAE 较长的抗菌药物 该类抗菌药物的特点是对浓度杀菌依赖很小，具有时间依赖性，并表现一定的 PAE。PAE 是评价抗菌药物疗效的一个重要指标，它是指细菌与抗菌药物短暂接触，当药物消除后，细菌生长仍然受到持续抑制的效应。其作用机制可能是药物消除后，药物在细菌靶位仍长时间结合而致细菌非致死性损伤、恢复再生长时间延迟所致。该特性使传统的认为抗菌药物血药浓度必须高于 MIC 水平方能获得较好疗效的观念得到更新，为临床合理设计给药方案提供了新的理论。该类药物主要 PK/PD 评价指标是 AUC/MIC。此类抗菌药物包括阿奇霉素等新一代大环内酯类、四环素类、糖肽类和唑类抗真菌药等。

【临床案例 23-1】

患者，男，86 岁，体重 70kg。因"呼吸困难，发热，咯黄色黏痰 5 日，痰液转为黄绿色 2 日"入院。既往慢性阻塞性肺病（COPD）、慢性支气管炎、肺源性心脏病病史 20 余年。检查：体温为 38℃；血白细胞为 $13×10^9$/L；PO_2 为 55mmHg、PCO_2 为 63mmHg；血清肌酐为 158μmol/L（计算肌酐清除率为 39mL/min），肝功未见异常；CT 检查：双肺炎症，右下肺重。诊断：慢性阻塞性肺病急性加重（AECOPD）、肺源性心脏病、心力衰竭、肾功能不全。入院后痰菌培养＋药敏：MRSA＋铜绿假单胞菌（敏感株）。考察哌拉西林他唑巴坦、头孢哌酮舒巴坦、美罗培南三种临床常用抗铜绿假单胞菌药物药动学参数，哌拉西林他唑巴坦 MIC 为 16μg/mL（耐药），头孢哌酮舒巴坦 MIC 为 16μg/mL（耐药），美罗培南 MIC≤4μg/mL（敏感）。

问题： 如何为该患者制订给药方案？

【案例分析】

　　该病例头孢哌酮舒巴坦、哌拉西林他唑巴坦均耐药，因此用美罗培南进行治疗。查阅其药动学参数得其 V_d 0.32L/kg，$t_{1/2}$ 为 1.0h，蛋白结合率 2%，肾排泄分数 98%。美罗培南正常人给药方案为 1g，q8h。通过估算不同剂量和给药间隔条件下美罗培南 $T>MIC\%$，考虑其肾功能不全会延长药物 $t_{1/2}$，采用 0.5g 每 12h 一次给药方案。

二、双向个体化给药的有关参数

　　PK/PD 反映抗菌药物杀菌效应及不良反应与血药浓度变化之间的关系，即在一定的药动学条件下，反映运用抗菌药物来杀灭或者抑制细菌的临床疗效。抗菌药物的药动学参数有吸收速率常数（k_a）、生物利用度（F）、C_{max}、t_{max}、表观分布容积（V_d）、AUC、消除速率常数（K_e）、分布半衰期（$t_{1/2\alpha}$）、消除半衰期（$t_{1/2\beta}$）及药物清除率（CL）等。抗菌药物的药效学参数主要有 MIC、MBC、最小抗菌浓度（minimal antibacterial concentration，MAC）、累积抑菌百分率曲线、KC，联合药敏指数（fractional inhibitory concentration index，FIC），PAE 及首次接触效应（first exposure effect）和亚 MIC 效应。PK/PD 研究结合了药动学与药效学的研究方法，目的是研究给予一定剂量的某一药物相对应的时间-浓度-效应过程，以此反映药物-人体-致病菌之间的关系。因为抗菌药物的靶浓度无法测定，所以用 MIC 来代替，由此衍生出来的 PK/PD 的主要参数有 AUC/MIC（AUIC）、C_{max}/MIC、$T>MIC$。

　　1. $T>MIC$ 是指血药浓度维持在 MIC 以上的时间与剂量间隔的百分比，即药物浓度维持在 MIC 以上累积的时间百分率（$T>MIC\%$）。剂量间隔时间一般为 24h，若时间周期不是 24h，应标明。$T>MIC$ 主要用于预测时间依赖性抗菌药物类（如 β-内酰胺类、大环内酯类及克林霉素等）的疗效。

　　2. C_{max}/MIC 是指峰浓度与最低抑菌浓度的比值，用于预测或描述浓度依赖性抗菌药物的抗菌效果，氨基糖苷类和喹诺酮类随着浓度的增加其抗菌活性增强。

　　3. AUC/MIC（又称 AUIC） 是指在药-时曲线图中，MIC 以上的 AUC 部分，常用于预测浓度依赖性抗菌药物的疗效。式中 AUC 为稳态时的 24h 值，当时间周期不是 24h 时，应明确标明。

　　4. $C_{ss,max}/MIC$ 可判断药物对血液中致病菌的清除能力及渗入感染组织中药量的多少，治疗轻、中度感染时 $C_{ss,max}/MIC$ 在 4~8 为宜，重度感染时宜 >8。

第二节　氨基糖苷类抗生素

一、氨基糖苷类抗生素的药动学

　　氨基糖苷类（aminoglycosides）系由一个氨基环醇与一个或多个氨基糖分子通过氧桥连接而成。主要包括以下：①由链霉菌属的培养液中获得的链霉素（streptomycin）、新霉素（neomycin）、妥布霉素（tobramycin）等；②由小单孢菌属的培养液中获得的庆大霉素（gentamicin）、西索米星（sisomicin）等；③半合成品，包括阿米卡星（amikacin，由卡那霉素衍生）和奈替米星（netilmicin，由西索米星衍生）等。氨基糖苷类抗生素为浓度依赖性抗生素，该类抗生素的特点是 PAE 较长。

　　由于基本的化学结构相似，该类药物具有下述许多共同性质。

【体内过程】

　　1. 吸收 氨基糖苷类为高度极性化合物，水溶性强。口服吸收极少（不到给药量的 1%），在肾功能正常者血药浓度很低；但在严重肾功能不全者，多次口服或直肠内给药后，血药浓度可逐渐增高甚至达到中毒水平。肌内注射后可完全吸收，但吸收速度的个体差异较大，在肥胖、心脏病、低血压者差异尤大。

2. 分布 本类药物血浆蛋白结合率低，大多低于10%。主要分布于细胞外液，难以进入细胞内。在心包液和胸腹水中，药物浓度为血药浓度的50%～100%。滑膜液中的药物浓度为血药浓度的25%～50%。在未发生肝胆管阻塞的胆汁中，能达到治疗大多数感染有效的浓度。也可透过胎盘进入胎儿体内，对胎儿产生耳毒性，胎儿血药浓度约为母体血药浓度的25%。但不易透过血-脑屏障，脑脊液药物浓度不到血药浓度的1%，即使脑膜有炎症时，也不能达到有效浓度。因此，治疗革兰氏阴性杆菌脑膜炎时，常需鞘内注射。在多数组织中的浓度低于血药浓度，肺组织中的浓度一般不到血药浓度的50%，在痰液或支气管分泌物中浓度为血药浓度的20%～40%。注射给药时，眼房水中药物浓度低，但眼局部滴药或结膜下注射后，房水中可达有效浓度。

多次给药后，药物在肾皮质内蓄积。该类药物可通过肾小管基底膜，转运到肾小管细胞。由于与肾的特殊亲和力，药物选择性地积聚在肾皮质和肾髓质，特别是肾皮质的近曲肾小管上皮细胞内，使局部药物浓度超过同期血药浓度达数十倍之多，造成肾近曲小管损害。治疗开始时，肾皮质内的药量约为体内总量的40%，疗程结束时，可达到85%左右；肾皮质内的药物浓度可为血药浓度的10～50倍。

本类药物在内耳外淋巴液中分布浓度也较高，可以滞留在内耳淋巴液中。约经5h后，内耳淋巴液中药物浓度可以达到与相应时间血药浓度相似的水平。内耳外淋巴液中药物浓度下降缓慢，其 $t_{1/2}$ 为11～12h。这一特点是导致耳毒性的主要原因，剂量相同时的耳毒性为庆大霉素＞妥布霉素＞阿米卡星。

本类药物的 V_d 与细胞外液相似，为0.18～0.25L/kg。但个体之间有较大差异，且许多因素能影响 V_d。例如，腹泻、呕吐和发热之后往往脱水，细胞外液减少，使 V_d 可降低至0.07～0.15L/kg。由于 V_d 的降低，应用相同剂量可使血药浓度明显升高。相反，在充血性心力衰竭、腹膜炎伴有腹水时，往往细胞外液增加，使 V_d 大于0.4L/kg。在这种情况下，为了保持同样有效的血药浓度，应增加用药剂量。在治疗过程中，随着病情的好转，V_d 逐渐趋向正常化。用药剂量应根据 V_d 进行调整。

3. 代谢与排泄 本类药物在体内不被代谢，大部分（90%以上）以原型经肾迅速排泄。经肾小球滤过后，仅有少量药物经肾小管重吸收。给药24h内能从尿中回收给药量的60%～80%。若延长时间，回收接近100%。

肾是这类药物消除的唯一器官。尿药浓度是血药浓度的25～100倍，可能是造成肾毒性的又一原因。肾功能的改变可影响药物的消除过程。肾功能正常者，$t_{1/2}$ 为2～4h；肾功能减退时，排泄明显减慢，$t_{1/2}$ 则显著延长。肾衰竭终末期无尿者，$t_{1/2}$ 可长达50～100h或更长，需相应调整给药方案。

许多研究证明，氨基糖苷类的抗菌作用与血药浓度有关。常用药物治疗所需的血药浓度如表23-2所示。

表23-2　氨基糖苷类药物治疗所需的血药浓度

药物	中至重度感染		肺炎、烧伤感染和危及生命的感染	
	C_{max}（μg/mL）	C_{min}（μg/mL）	C_{max}（μg/mL）	C_{min}（μg/mL）
庆大霉素	6～8	0.5～1.5	8～10	1～1.5
阿米卡星	20～25	1～4	25～30	5～8
卡那霉素	20～25	1～4	25～30	5～8
妥布霉素	6～8	0.5～1.5	8～10	1～1.5

【不良反应与血药浓度】 该类药物有不同程度的耳毒性和肾毒性，并可有神经肌肉接头阻滞作用和过敏反应等。

氨基糖苷类的耳毒性与血药浓度有关。研究证明，庆大霉素和妥布霉素的 C_{max} 大于 $10\mu g/mL$，C_{min} 大于 $2\mu g/mL$；卡那霉素和阿米卡星的 C_{max} 大于 $32\mu g/mL$，C_{min} 大于 $10\mu g/mL$，则有引起耳毒性的危险。

该类药物的肾毒性也与血药浓度相关。一般认为，庆大霉素和妥布霉素的 C_{max} 大于 $10\mu g/mL$，C_{min} 大于 $2\mu g/mL$；卡那霉素和阿米卡星的 C_{max} 大于 $32\mu g/mL$，C_{min} 大于 $10\mu g/mL$ 均有引起肾毒性的危险。

由于氨基糖苷类与肾小管上皮细胞刷状缘的结合属于饱和动力学，故以低剂量维持给药相较于高剂量高频次的给药方案更有利于药物摄取。在拟做肾切除患者的研究证明，相同总剂量每日1次给药，肾皮质中氨基糖苷类的浓度显著低于静脉滴注或每日3次或2次给药者。肾毒性的发生率也明显降低，肾毒性的发生时间明显延迟，而疗效却不降低，甚至反而提高。

【给药方案优化】 临床上，常规方法使用氨基糖苷类已 50 余年，传统给药方式为一日多次给药或持续静脉滴注。但这种给药方式的 C_{max}/MIC 较低，不能获得较好的疗效。同时，这两种给药方式耳肾毒性较大，限制其在临床的广泛应用。引入 PK/PD 概念后，根据 PK/PD 原理及其 PAE 特点设计的一日一次给药方案，较之传统的给药方案具有一定的优越性。该类药物属于浓度依赖性抗菌药物，在临床疗效中，对这类药物评价的主要的 PK/PD 参数为 C_{max}/MIC，C_{max}/MIC 值增加，杀菌作用增强；在临床中的试验表明，当 C_{max}/MIC 值达到 $8\sim11$ 倍时，该抗生素可以达到最大杀菌率，治疗有效率可以高达 90%。PAE 时间延长，可在给药间隔时间内对细菌进行抑制。选择合理给药方法可使该类药物获得最大的疗效和最小的不良反应。传统临床治疗中，该类药物的日剂量是分为 $2\sim3$ 次给药的，在对此进行 PK/PD 参数分析的基础上，在日剂量不变的情况下，把日剂量分次给药改为单次给药，获得了更大的 C_{max}，从而增大了 C_{max}/MIC 值，但要注意不能超过最低毒性剂量。该给药方案可以明显提高抗菌活性，减少耐药菌株产生从而提高临床疗效，且可降低耳、肾毒性的发生率。近年来，有研究者认为，基于一日一次的给药方案，氨基糖苷类可以不再进行 TDM。也有报道，与庆大霉素相比，阿米卡星、妥布霉素的毒性相对较低，对于肾功能正常的患者可以不需做 TDM。但有研究者通过数学程序建立了氨基糖苷类的 PK/PD 模型，模拟人体内的药物浓度、抑菌作用、毒性覆盖时间及有效的给药方案。模拟给予假设的患者（MIC 达 $1mg/L$）$7mg/（kg \cdot d）$的剂量，发现所有给药方案均有效，但是与一日两次给药和连续给药相比，一日一次的给药方案肾近曲小管细胞吸收的速度最慢，肾细胞杀伤最小，达到耳蜗组织的浓度最小，并且该方案肾近曲小管细胞数量在停药 3 日后开始恢复，而一日两次给药和连续给药肾近曲小管细胞无法再生。因此，一日一次给药比一日两次和连续给药更具有优势，既可以保证在有效的血药浓度下达到良好的抑菌作用，又可以很好地抑制其肾、耳毒性的发生。同时，提示 TDM 对于氨基糖苷类非常重要。

二、常用药物的药动学

庆 大 霉 素

庆大霉素（gentamicin，GM）又称正泰霉素，为发酵的氨基糖苷类抗生素，是多组分混合物，迄今已分离出 GMC_1、GMC_{1a}、GMC_2、GMC_{2a} 和 GMC_{2b} 五种主要有效成分，此外，还含有结构相似的小诺霉素、西索米星、加纳糖胺、2-脱氧链霉胺和紫苏胺等多种小组分，各组分和小组分的活性和毒性各不相同。庆大霉素是碱性化合物，含有氨基和胍基，解离度大，脂溶性小，易溶于水，难溶于一般有机溶媒。对酸、碱、温度较稳定，pH $6\sim12$ 时，$60℃$ 加热 $30min$ 活性不降低；pH $7.8\sim8$ 时活性最强。

庆大霉素是氨基糖苷类中作用较强的抗生素，对各种杆菌、铜绿假单胞菌、革兰氏阳性球菌（包括耐青霉素的金黄色葡萄球菌）均有明显抗菌作用。临床上用于上述敏感菌引起的感染治疗。但本药具有的耳毒性和肾毒性与剂量和药物的体内过程相关，因此，临床常要求对该药进行 TDM。

【体内过程】

1. 吸收 庆大霉素的口服吸收很少（＜1%），不能达到有效血药浓度。但在肠炎或肾功能不良时，当反复给予较大剂量或灌肠时，可使血药浓度升高，甚至中毒。主要由肌内注射或静脉滴注。肌内注射后吸收迅速且完全。腹腔给药吸收良好，约为66%。

2. 分布 本药血浆蛋白结合率低于10%。由于极性强，不易透过生物膜，因此，组织细胞内含量极低；可透入胸腔、腹腔、心包及滑膜液中，浓度为血药浓度的10%～50%，胆汁中浓度为血浆的25%～80%。也可透过胎盘进入胎儿循环；羊水中药物浓度为母体血药浓度的1/3～2/3。肾组织药物含量最高，约占组织内药物总量的40%。肾组织中的药物浓度比相应时间的血药浓度高10～15倍。不易透过血-脑屏障，正常人脑脊液的含量很低。脑膜炎患者脑脊液中浓度虽有增高，但仍低于MIC。痰液、眼房水中药物浓度均很低；但眼局部滴药或结膜下注射，房水可达有效浓度。

3. 代谢与排泄 本药在体内很少被代谢。主要以原型由肾小球滤过排出。肌内注射6h后，用量的70%～80%经肾排泄，12h后大部分被排泄，最终经肾排出约99%，1%从胆汁排泄。在肾功能低下时，随着肌酐清除率（CL_{cr}）的降低，尿药排泄率也下降。其消除速率常数（k_e）和肾功能（CL_{cr}）之间有如下的线性关系：$k_e = 0.003\,48 + 0.004\,81 CL_{cr}$。

【药动学相关数据】 本药肌内注射的 t_{max} 为 0.5～1h。当给予 1mg/kg 的剂量时，C_{max} 可达 5.3～10.7μg/mL。其 C_{max} 与剂量、年龄、体重、肾外疾病和胖瘦等因素有关。本药的有效血浓度范围比较窄，为 4～8μg/mL，当一次注射一般治疗剂量时，其 $C_{max} < 12$μg/mL，$C_{min} < 2$μg/mL，可维持有效血浓度为8h。检测血药的 C_{max} 和 C_{min}，可判断疗效与不良反应。当 C_{max} 为 5～10μg/mL 时，可能疗效最大；C_{min} 大于 2μg/mL 时，易在组织中蓄积，并产生耳、肾毒性。本药的表观分布容积大致相当于细胞外液容积，成人约为15L（0.25L/kg）。V_d 受体重、性别和年龄等因素的影响。女性的平均 V_d 小于男性的平均值，分别为 0.19L/kg 和 0.2L/kg。肥胖者的 V_d 小于正常体重者，分别为 0.15L/kg 和 0.19L/kg。本药的清除率约为 0.73mL/（min·kg）。

庆大霉素的 $t_{1/2}$ 为 2～3h。其主要不良反应为耳、肾毒性。耳毒性与药物进入内耳外淋巴液较多有关。给药5h后，内耳外淋巴液中药物浓度与血中相似。然而，当血药浓度迅速下降时，内耳外淋巴液中浓度仍可缓慢升高，其 $t_{1/2}$ 可达 10～12h；无尿时，其 $t_{1/2}$ 更显著延长。本药多次给药，可在肾皮质内蓄积，其浓度可超过血药浓度的 5～50 倍。这是由于肾皮质近侧肾小管存在特殊的转运机制。肾毒性与药物在肾皮质中的蓄积量相平行。多次给药停止后，尿药浓度仍可维持有效水平达数日，20日后仍能从血及尿中检出药物。组织中蓄积药物的 $t_{1/2}$ 可长达 35～200h。

对肾功能损害者，庆大霉素应按下列公式调整给药剂量：

初次剂量（mg）

每8h一次：

$$D_L = \frac{D \cdot W}{5.3 \times 10^4} \left[(CL_{Cr} + 139)^2 - 200 \right]$$

每12h一次：

$$D_L = \frac{D \cdot W}{4.5 \times 10^4} \left[(CL_{Cr} + 127)^2 - 5400 \right]$$

维持量：

$$D_M = \frac{D \cdot W}{101} (CL_{Cr} + 1.4)$$

式中，D 为肾功能正常者用量；W 为体重；CL_{Cr} 为肌酐清除率（单位为 mL/min）；D_L 为负荷量；D_M 为维持量。

【体液药物浓度测定】

1. 高效液相色谱法 本法具有快速、灵敏的特点，不受其他抗生素和药物的干扰，灵敏度

0.3μg/mL。本法测定庆大霉素，主要通过紫外线或荧光衍生化后进行测定，多采用柱前衍生化，少数用柱后衍生化。可用反相的 Spherisorb 5-ODS 柱；检测器为荧光分光光度计，激发波长为 340nm，发射波长为 455nm；流动相为甲醇∶水∶pH 7.2 的 EDTA（80∶15∶2）；温度为 22℃；流速为 1.0mL/min；压力为 8273kPa。测定血中庆大霉素可用茴香胺（P-Me）作内标。本法可将庆大霉素分出 C_1、C_{1a} 和 C_2，其保留时间（t_R）相应为 10min、7.5min 和 9min。此法还可分离出数个微量成分（图 23-4）。

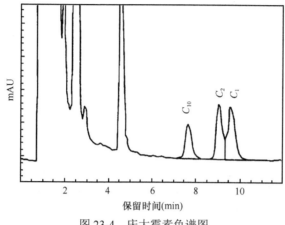

图 23-4　庆大霉素色谱图

本法也可测定妥布霉素、奈替米星。

2. 荧光偏振免疫测定法　本法优点是特异性和灵敏度好，操作简单，可迅速测定血中药物的浓度，结果可靠。

基本原理：荧光分子轴是无规则的；当作为入射光线的偏振光照射时，与其轴平行的荧光分子在很大程度上被激化。吸收了激发能的荧光分子从被激化到发出荧光需要 10^{-9}s。这瞬间的运动使荧光分子的轴发生改变，从而使荧光分子光源发出的荧光因被激化分子的轴发生偏振，显示出偏光性。其偏振程度反映荧光性强弱。血清中庆大霉素和异硫氰荧光素（FITC）结合，生成 GM-FITC，其与抗庆大霉素抗体结合，利用荧光偏光装置测定 GM-FITC 与抗庆大霉素抗体结合程度。样品中 GM-FITC 荧光强度的变化与庆大霉素浓度成反比，从而定量测定庆大霉素浓度。

血中庆大霉素浓度为 1～12μg/mL，可以使用此方法进行定量测定。测定值与生物学测定结果有很好的相关性，重现性也好。与其他氨基糖苷类抗生素不发生交叉反应，需要的样品量极少。

3. 高效液相色谱与共振散射光联用方法　可用于测定第三代半合成氨基糖苷类抗生素阿米卡星。阿米卡星无特征紫外吸收基团。以往多采用微生物法、经柱前衍生的高效液相色谱法或高效液相蒸发散射（HPLC-ELSD）方法，新近也有报道采用高效液相色谱与共振散射光联用（HPLC-RSL）方法进行检测。生物样品中阿米卡星的测定方法如下：采用 Agilent ZORBAX SB C_{18}（4.6×250mm，5μm）为色谱柱，流动相为水∶乙腈 =97∶3（V/V），流速为 0.5mL/min，荧光检测器 $\lambda_{ex}=\lambda_{em}=488$nm；探针钛镍黄为 20μg/mL 的布里顿-罗比森（Britton-Robison，BR）溶液，单泵流速 0.21mL/min。该方法灵敏度高，选择性好，专属性强，为氨基糖苷类抗生素测定提供了一种新的方法。

【药动学的药物相互作用】　庆大霉素与克林霉素合用，可引起急性肾衰竭，其机制可能是后者从血浆蛋白结合部位置换出庆大霉素，从而增强了庆大霉素的毒性反应。在肾衰竭患者，庆大霉素与羧苄西林合用，即使应用大剂量的庆大霉素，也难以达到 4μg/mL 以上的血药浓度，还使庆大霉素的 $t_{1/2}$ 缩短 1/3～1/2。而在正常肾功能者，两药合用，在体内无显著的相互作用。庆大霉素与呋塞米合用可使耳毒性增强，在肾衰竭患者尤易发生。其机制可能是两类药物合用时，肾清除率降低，血药浓度升高所致。

阿 米 卡 星

阿米卡星（amikacin）是氨基糖苷类抗生素中半合成卡那霉素 A 的衍生物，其理化、药效学和药动学特点与其他氨基糖苷类抗生素相似，其最重要的特点是对大多数耐庆大霉素和妥布霉素的革兰氏阴性杆菌感染有效，因而有很广阔的应用前景。阿米卡星是广谱抗生素，易溶于水，室温下水溶液稳定，肌内注射、静脉滴注均可，在 pH＞7 的条件下具有很强的抗菌活性。

【体内过程】 阿米卡星口服不吸收。一般通过肌肉或静脉途径给药。肌内注射 0.4g 后 1h 血液内达到最高浓度为 20mg/L，静脉滴注同剂量药物 2～3min 后达到最高浓度 60mg/L，1h 后迅速降至 20～30mg/L。阿米卡星易分布到组织和体液中，在胸腔和腹腔渗透液中易达到治疗浓度。此药较难通过血-脑屏障进入脑脊液，但当患脑膜炎时其透过率升高。成人静脉注射 12h 后，血浆内基本测不到阿米卡星。阿米卡星和其他氨基糖苷类一样，沉积的主要部位也是肾，尤其是肾皮质。药物在肾皮质的浓度可能超过 100μg/g，这可能和药物的肾毒性有关。阿米卡星主要以原型经肾排泄，因而在尿中活性药物可达很高浓度。

【药动学相关数据】 阿米卡星血浆蛋白结合率很低（3.6%），阿米卡星的表观分布容积接近身体容积的 23% 或总体重的 30%，提示它主要分布在细胞外液。阿米卡星可透过胎盘屏障。有学者曾静脉给予一分娩妇女阿米卡星 7.6mg/kg，脐血中药物浓度为 0.5～0.6μg/mL。但 3h 后，胎儿血浆中阿米卡星的浓度仅为母亲血浓度的 1/10～1/2。新生儿、未成年人及成人阿米卡星的药动学参数见表 23-3。（静脉给药剂量为 7.5mg/kg）。

表 23-3　阿米卡星在新生儿、未成年人、成人体内动力学参数

人群	$t_{1/2}$（h）	V_d（L/kg）	C_{max}（μg/mL）
新生儿	—	0.64±0.19	21.6±5.9
未成年人	1.1	0.25	—
成人	1.4～2.3	0.17～0.23	27.0～37.5

第三节　头孢菌素类抗生素

一、头孢菌素类抗生素的药动学

头孢菌素类抗生素（cephalosporins）属于 β-内酰胺类抗生素。这类抗菌药物具有时间依赖性特征，当药物浓度达到较高水平后，再增加浓度并不能增加其杀菌作用。化学结构主核为 7-氨基头孢烷酸（7-amino-cephalosporanic add，7-ACA），再用化学合成方法在 3 位及 7 位接上不同侧链，得到临床应用的半合成品。依据合成时间的早晚和抗菌特点以"代"分类。目前临床应用的药物分为四代。

第一代主要包括头孢噻吩（cefalotin）、头孢噻啶（cefaloridine）、头孢氨苄（cefalexin）、头孢唑啉（cefazolin）等。主要特点是对金黄色葡萄球菌（金葡菌）产生的 β-内酰胺酶较稳定。对革兰氏阳性菌作用较强，对革兰氏阴性菌作用较弱。对肾有一定毒性。临床主要用于耐青霉素的金黄色葡萄球菌的感染。

第二代主要包括头孢孟多（cefamandole）、头孢呋辛（cefuroxime）、头孢西丁（cefoxitin）。主要特点是体内分布较广泛；对各种 β-内酰胺酶皆比较稳定；对革兰氏阳性菌作用与第一代相似或稍弱。对革兰氏阴性菌作用比第一代强，但弱于第三代；对部分厌氧菌有效。对肾毒性较第一代减轻，主要用于革兰氏阴性杆菌所致的感染。

第三代包括头孢噻肟（cefotaxime）、头孢哌酮（cefoperazone）、头孢曲松（ceftriaxone）、头孢他啶（ceftazidime）和拉氧头孢（latamoxef）。主要特点是体内分布较广，脑脊液中可达到有效浓度，$t_{1/2}$ 比第一代和第二代药物延长。一般皆从肾排泄，但头孢哌酮主要从胆汁排泄，头孢他啶和头孢曲松也有部分从胆汁排泄。对各种 β-内酰胺酶高度稳定。对革兰氏阳性菌作用较第一、第二代弱；对革兰氏阴性菌作用增强；对铜绿假单胞菌的作用较强；对多种厌氧菌有效。对肾基本无毒性。主要用于革兰氏阴性杆菌引起的严重感染、耐药菌引起的感染和铜绿假单胞菌感染。

第四代主要包括头孢吡肟（cefepime）、头孢匹罗（cefpirome）和头孢克定（cefclidin）。主要特点是体内分布更广；对染色体和部分质粒介导的多种 β-内酰胺酶稳定；对革兰氏阳性菌作用增强，对革兰氏阴性菌作用强于第三代，为广谱抗菌药物，几乎无肾毒性。主要用于治疗敏感菌所致的败血症和脑膜炎等严重感染。

【给药方案优化】　有大量体外和体内试验研究该类药物 AUIC 与疗效的相关性，结果表明，当 AUIC 的目标值在 125～500 时，相关性良好。另外，在病原菌的数量低或试验菌敏感的情况下，$T>MIC$ 非常重要。在用头孢唑啉对金黄色葡萄球菌感染的治疗中，当 $T>MIC$ 为 55% 时（即高于 MIC 的时间占 24h 疗程的 55% 时），可达到最大细菌清除率。但是这个结果并不代表所有头孢菌素类抗生素，不是所有的此类抗生素都需要增加给药次数来达到提高临床疗效的目的。对于一些 PAE 比较长的此类抗生素，为增加疗效而增加给药次数是没有效果的，如头孢曲松，它的 $t_{1/2}$ 为 8.5h，在 12～24h 中，给药 1 次就能持续维持血药浓度，而且治疗效果也不会降低。因此，在临床应用此类药物时，在保证疗效的基础上，可以适当延长给药的间隔时间。临床治疗的结果证实：$T>MIC$ 为给药间隔时间的 50%（头孢菌素），都能获得高的细菌学治愈率。对于 $T>MIC$，并不都需要 100% 才能达到清除细菌的目的。如果药物的 PAE 较短或没有 PAE，$T>MIC$ 应为给药间隔时间的 90%～100%；当药物有 PAE 时，$T>MIC$ 可以是 60%～70%。有试验证明，当 $T>MIC$ 为 40% 时，可获得 85%～100% 的细菌清除率。因此，为获得较好的 $T>MIC$，可增加给药次数，以增强临床疗效。

二、常用药物的药动学

头孢唑啉

头孢唑啉（cefazolin）是第一代头孢菌素，对革兰氏阳性菌活性较强，对革兰氏阴性菌作用较差。与第一代中的其他头孢菌素相比，本药对大肠杆菌、奇异变形杆菌、肺炎克雷伯菌作用较强。本药对耐药金黄色葡萄球菌产生的 β-内酰胺酶稳定，但仍可被革兰氏阴性菌产生的 β-内酰胺酶破坏。因此，本药主要用于耐青霉素的金黄色葡萄球菌和某些革兰氏阴性菌感染。

【体内过程】　本药耐酸，口服可有少量经胃肠道吸收，肌内注射 0.5g，1h 达血药浓度峰值，为 32～42μg/mL，6h 的血药浓度尚有 7μg/mL。20min 静脉滴注本药 0.5g，结束时的血药 C_{max} 可达 118μg/mL，有效浓度可维持 8h。血浆蛋白结合率为 70%～85%。本药在胆汁中浓度较头孢噻吩和头孢噻啶高数倍至十多倍。胸腔积液和腹水中浓度为血药浓度的 70%～90%；在心包液和滑囊液中浓度较高；但难以透过血-脑屏障，在有炎症的脑脊液中也不能测出药物浓度；易透过胎盘，胎儿血药浓度为母体血液的 70%～90%，乳汁中含量低微。

本药主要经肾排出，24h 内可排出给药量的 80%～90%。肌内注射 0.5g 的尿药 C_{max} 可达 2.4mg/mL。丙磺舒抑制其排泄，可使血药浓度提高 30%，有效血药浓度时间延长。

【药动学相关数据】　本药的 V_d 为 7～10L。总体清除率 59mL/min，肾清除率 51mL/min。$t_{1/2}$ 较短，约为 1.8h；肾功能减退时，对本药的血药浓度影响不大，但尿中排泄量减少，$t_{1/2}$ 延长。血液透析 6h 后血药浓度减少 40%～45%，腹膜透析一般不能清除本药。

【体液药物浓度测定】　血浆样品去蛋白后可用反相高效液相色谱法分离测定。分离柱为 PAK C_{18} 高效液相柱。乙腈可作为血清蛋白沉淀剂；另一种方法是将含药的血样酸化，用乙酸乙酯提取，然后以一种改进的硅胶柱，用含有 0.2% 乙酸铵的 9% 乙醇水溶液作流动相进行分离。尿样可不经处理，直接进样分析。紫外检测可采用固定波长的检测器，在 254nm 处检测。若用可变波长检测器，在连续可变波长下检测更好。液相色谱-质谱联用（LC-MS）技术同样也是当前最重要的分离检测头孢唑啉等头孢菌素类抗菌药的方法。用水-乙腈提取生物样品，SPE 柱净化，用阳离子电喷雾离子化检测器检测，可以获得较高的灵敏度。可使用的 3 种色谱柱分别为：Prodigy ODS2、Supelcosil ABZ + Plus 和 Spherisorb ODS，流动相分别为乙腈-磷酸盐缓冲液、乙腈-乙酸铵溶液和四氢呋喃-甲醇-乙腈-乙酸铵溶液，可采用柱切换系统，分离快速，且效率高。

【药动学的药物相互作用】 本药与氨基糖苷类、多黏菌素、呋塞米、布美他尼、卡莫司汀、链佐星合用，可增加肾毒性。因此，应经常检查肾功能，并进行 TDM。与丙磺舒合用，也可使头孢唑啉的毒性反应增多。

头 孢 呋 辛

头孢呋辛（cefuroxime）又称头孢呋肟，是第二代头孢菌素类药物。头孢呋辛酯是 L-乙酰基氧乙基头孢呋辛酯，脂溶性强，口服吸收良好。口服吸收后在体内被酯酶水解成头孢呋辛产生抗菌作用。对革兰氏阳性菌作用稍逊于第一代头孢菌素，仅对少数革兰氏阳性菌作用与第一代相仿，如对产酶和不产酶的金黄色葡萄球菌、表皮葡萄球菌、大多数链球菌等有较强的抗菌活性。对革兰氏阴性菌作用明显强于第一代头孢菌素，且对第一代耐药的吲哚阳性变形杆菌、普鲁威登菌、产气杆菌、枸橼酸杆菌等皆有效。对革兰氏阳性菌和革兰氏阴性菌产生的 β-内酰胺酶均较稳定，是第二代头孢菌素中耐酶力最强者。

该药临床主要用于革兰氏阴性菌所致的各种感染。

【体内过程】 健康志愿者于 3min 内静脉注射头孢呋辛钠 0.75g 和 1.5g 后，血药 C_{max} 分别为 66μg/mL 和 90～144μg/mL；20min 内静脉滴注 1.5g，平均血药 C_{max} 为 146μg/mL。肌内分别注射 0.5g 和 1.0g，t_{max} 为 0.5～1h，C_{max} 分别为 20.8～25.7μg/mL 和 32～40μg/mL。静脉和肌内注射相同剂量时，AUC 基本相等。

本药的血浆蛋白结合率为 31%～41%，体内分布较广泛，每 8h 肌内注射 750mg，痰液药物浓度为 0.1～7.8μg/mL，在胆汁中药物浓度为 0.39～58μg/mL。静脉滴注 1～1.5g 后，0.5～4h 的胸腔积液中药物浓度为 1.5～15μg/mL。本药易进入骨组织中，皮肤水疱液的药物浓度与血中接近。易透过胎盘进入胎儿体内和羊水中，羊水中药物浓度与母血相仿。本药是第二代头孢菌素中唯一能透过血-脑屏障的药物。正常人脑脊液中药物浓度为血中的 10%，脑膜炎患者脑脊液中药物浓度增加。例如，细菌性脑膜炎患者，每 8h 静脉注射本药 3g 或 60～75mg/kg，脑脊液中浓度为 0.4～22.8μg/mL。95% 以上药物以原型经肾排出。

健康成人志愿者一次口服 500mg 头孢呋辛酯，其吸收率为 21%～44%。进餐可促进其吸收，吸收率可增加至 52% 左右。饮用牛奶可使其 AUC 增大。在体内迅速被黏膜和门脉循环中的非特异性酯酶水解，释放出头孢呋辛。服药后 24h 内尿中排出给药量的 32%～48%。

【药动学相关数据】 头孢呋辛的 $t_{1/2}$ 为 1.1～1.7h，肾功能严重减退者，$t_{1/2}$ 可延长至 15～22h。V_d 约为 0.19L/kg。

【体液药物浓度测定】

1. 超快速液相色谱-串联质谱（UFLC-MS/MS）法 该方法简便、快速。血浆样品在酸性条件下用乙腈沉淀蛋白，采用 Shim-pack XR-ODS 色谱柱（75mm×3.0mm，2.2μm）为分析柱、乙腈-0.1% 甲酸水溶液（40∶60，V/V）为流动相、流速为 400μL/min 进行色谱分离，采用电喷雾负离子（ESI-）模式电离、多反应监测（MRM）模式进行质谱检测，用于定量分析的离子对分别为 m/z 423.2 → 206.8（头孢呋辛）和 m/z 454.1 → 238.4（内标头孢噻肟）（图 23-5）。

2. 高效液相色谱法 样品预处理的一种方法是用三氯乙酸、甲醇或三氯甲烷-正戊醇。用反相色谱法进行分离，流动相为甲醇-0.01mol/L 乙酸铵缓冲液；紫外检测，检测波长为 254nm。

另一种方法是将酸化后的血浆样品以乙酸乙酯提取，或者将尿样直接进行分析。定量测定系采用常用的固定相和由 9% 乙醇水溶液与 0.2% 乙酸铵组成的流动相。

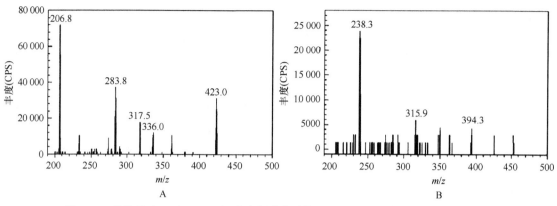

图 23-5 头孢呋辛 [M-H]⁻（A）和内标头孢噻肟 [M-H]⁻（B）的二级全扫描质谱图

也可将含药的血浆样品用三氯甲烷：戊醇（3∶1）酸性溶液提取后，通过反提取，转入中性的磷酸盐缓冲液，再以等度洗脱的反相高效液相色谱测定。尿样品不须处理，直接进行高效液相色谱分析。

胆汁中头孢呋辛的分析有两种方法。一种是先将胆汁样品以 2mol/L 乙酸钠溶液稀释，然后在 Carbopak B 柱上分离，甲醇洗脱，蒸发，残留物以甲醇溶解后用反相高效液相色谱法分析。回收率达 96.7%～100.5%，检测限为 1μg/mL。另一种方法是将乙酸盐缓冲液（pH4.6）加到胆汁中，混合离心后，样品直接在 C₁₈ 反相色谱柱上定量检测。

【药动学的药物相互作用】 本药与高效能利尿药如呋塞米、布美他尼等合用，可能引起或加重肾功能损害，不可同时应用。

头 孢 曲 松

头孢曲松（ceftriaxone，CRO）是第一个长效第三代头孢菌素。对革兰氏阳性菌作用比第一代、第二代头孢菌素弱；对革兰氏阴性菌作用却大大超过第一、第二代；尤其对黏质沙雷菌、奇异变形杆菌、流感杆菌等超过了第三代中的头孢噻肟、头孢甲肟、头孢哌酮等。本药在体内抗菌活性比体外更强，对各种细菌产生的 β-内酰胺酶均高度稳定。由于长效、用量少，治疗费用是第三代头孢菌素最低者之一。主要用于革兰氏阴性菌所致的严重感染，如脑膜炎（成人及婴幼儿）、败血症、中毒性肺炎等治疗。

【体内过程】 本药口服不吸收。肌内注射的生物利用度接近 100%，1～3h 达血药 C_{max}。肌内注射 0.5g，C_{max} 可达 44.6μg/mL，24h 的血药浓度仍维持 6μg/mL。静脉注射本药 0.5g（1min 内），即刻的 C_{max} 为 150.9μg/mL，24h 后的浓度尚有 9.9μg/mL。30min 内静脉滴注本药 1g，滴注结束时的即刻 C_{max} 为 150.7μg/mL，24h 后的浓度为 9.3μg/mL。血浆蛋白结合率为 80%～95%。体内分布广泛，在脑脊液、脓汁、关节滑液、前列腺、胸腔积液、腹水、皮肤水疱液、骨、肌层、子宫内膜和输卵管均可达到数倍于多数革兰氏阴性菌的抑菌浓度。在胆汁中浓度很高，如肌内注射 1g，12～24h 后，胆汁内仍可达 240μg/mL。在体内不被代谢，以原型排泄，经肾排泄约 60%，经肝排泄约 40%。

【药动学相关数据】 本药最主要的特点是 $t_{1/2}$ 可达 8h，婴儿及儿童为 6.5h，显著长于其他头孢菌素，这是由于其分子结构中哌嗪环部分存在烯醇阴离子所致。临床对一般感染，在 12～24h 中，给药 1 次就能持续维持血药浓度，而且治疗效果也不会降低。头孢曲松给药后脑脊液中的浓度较高，在胆汁中的药物浓度也较血药浓度高，为血药浓度的 10 倍左右。由于剂量依赖性地与血浆蛋白结合，其药动学呈非线性与剂量依赖；游离型药物的药动学呈线性和非剂量依赖。总清除率与剂量成比例，以 150mg、500mg 与 1500mg 给药，总体清除率分别为 9.7mL/min、10.2mL/min 与 13mL/min。本药对炎症和非炎症组织的通透性极好，分布速度快。在皮疱液中，给药后 2h，药物浓度达高峰，6h超过血药浓度，其 $t_{1/2}$ 长达10.4h。因此，本药对皮肤外伤预防感染有效。脑膜炎时，本药透过血-脑屏障的能力是正常人的30～300倍。给药后2h脑脊液中达有效药物浓度，6h达 C_{max}，有效浓度可维持12h以上，特别适用于革兰氏阴性菌引起的中枢神经系统感染。本药从血管外病灶中消除比从血中消除缓慢，对防治感染有重要意义。

头孢曲松等头孢菌素类药物与乙醇合用时，可引起"戒酒硫样反应"，表现为全身潮红、胸闷、血压下降、恶心、呕吐、失神、呼吸困难、心悸、头痛、肌肉痉挛等。这是由于乙醛在体内聚集所致。乙醇进入体内，首先在肝内乙醇脱氢酶的作用下氧化为乙醛，进而在组织内经乙醛脱氢酶的作用下氧化为乙酰辅酶A，后者进入三羧酸循环，氧化为水、二氧化碳或合成其他代谢产物。头孢曲松等可抑制乙醛脱氢酶，阻抑了乙醛的继续氧化，使体内乙醛聚集。故用药期间和停药3日内禁止饮酒。

【**体液药物浓度测定**】 高效液相色谱法：血样品在酸性条件下转入混合溶媒，在中性条件下转入水相，可用高效液相色谱法测定。

主要步骤：样品预处理可用三氯甲烷-正戊醇或乙腈-二氯甲烷混合液提取。离心，取上清液。

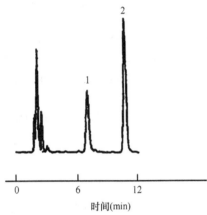

图23-6　头孢曲松及内标物色谱图
1. CZX；2. 头孢曲松

色谱柱为ODS-C_{18}反相柱，内标物选用头孢唑肟。流动相为0.1mol/L磷酸缓冲液（pH 7.47）与重蒸馏甲醇按9∶1配成的混合液。最低检出浓度为0.1μg/mL。

离子对反相高效液相色谱法也可测定血浆、尿和胆汁中头孢曲松含量。该法原理是在被分离的样品中加一定的平衡离子对（如十六烷基三甲铵），使待测样品极性降低，从而能在反相柱上保留，达到分离目的。但该法较高效液相色谱法复杂。

主要步骤包括血浆样品以乙醇去蛋白，离心，取上清液注入反相高效液相色谱柱。尿和胆汁样品在上柱前用乙腈、磷酸盐缓冲液、四戊基铵或四辛基铵作配对试剂分离出药物。

通过紫外吸收检测，检测波长254nm或240nm。定量分析用内标法，内标物为头孢唑肟（ceftizoxime，CZX），色谱图见图23-6。

头孢吡肟

头孢吡肟（cefepime）为第四代注射用头孢菌素，具有抗菌谱广的特点，对大部分的革兰氏阳性菌与革兰氏阴性菌，包括铜绿假单胞菌、绿脓杆菌等有较强抗菌活性。对细菌产生的β-内酰胺酶有更高的稳定性和更低的诱导性，尤其是对能分解前三代头孢菌素产生高致死率的头孢菌素酶及部分产超广谱β-内酰胺酶（ESBL）有确切的作用，因此对耐氨基糖苷类及第三代头孢菌素类药物的菌群仍然有很强杀灭能力。临床上对于泌尿系统的感染、呼吸道的感染、腹腔感染、皮肤感染等中度或重度的感染，及败血症、菌血症和儿童相关脑膜炎，均具有非常好的治疗效果。

【**体内过程及药动学相关数据**】 头孢吡肟肌内注射后，吸收完全，注射后1～1.6h血药浓度达到峰值，血液中16%～19%药物和血红蛋白相结合。其他游离型药物广泛的分布于全身细胞外液和组织，包括胆囊、支气管相关组织、脑脊液、腹腔液和尿液等。2g头孢吡肟肌内注射5～6h后，机体血浆和组织液中药物比率大约为腹腔液0.66、支气管黏膜0.60、尿液0.67、前列腺0.43。头孢吡肟服药后80%以上原型药通过肾清除，经肾小球的滤过作用随尿液排出体外，$t_{1/2}$ 约为2h。

【**体液药物浓度测定**】 体液及组织中头孢吡肟可采用高效液相色谱法进行测定（图23-7）。色谱条件如下。色谱柱：ZORBAX StableBond-C_{18}柱（4.6mm×150mm，5μm）。预柱：ZORBAX SB-C_{18}（4.6mm×12.5mm，5μm）。流动相为乙腈-0.03mol/L乙酸铵溶液（pH 4.0）（6∶94）；流速

为 1.0mL/min；紫外检测波长为 254nm；柱温为 25℃；进样量为 25μL。

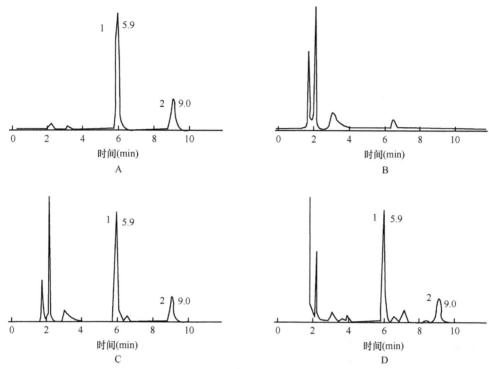

图 23-7　空白血浆和头孢吡肟血浆样品色谱图

A. 对照品（50mg/L）和内标（20mg/L）；B. 空白血浆；C. 质控样品（50mg/L）；D. ICU 患者服药 4h 后血浆样品（68.84mg/L）；1. 对照品（头孢吡肟）；2. 内标（头孢他啶）

第四节　四环素类抗生素

一、四环素类抗生素的药动学

四环素类（tetracyclines）药物均有骈四苯母核，仅 5、6、7 位上的取代基有所不同。有天然产品和半合成品两大类，前者包括四环素（tetracycline）、土霉素（terramycin）、金霉素（aureomycin）和地美环素（去甲金霉素，demeclocycline）；后者包括多西环素（doxycycline）、美他环素（methacycline）和米诺环素（minocycline）等。

由于四环素类的抗菌谱广、口服方便，在临床上曾广泛应用。近年来细菌对天然四环素类的耐药现象严重，因此，对许多常见致病菌所致感染的疗效已较差，临床应用较少。半合成品的抗菌活性高于天然品，耐药菌株较少，与天然品无交叉耐药性，用药次数少且不良反应较轻，故有取代天然品的趋势。因金霉素不良反应较多，不能口服给药，多外用。

四环素类具有以下特点。

【抗菌谱广】 本类药物属广谱抑菌药。除对常见的革兰氏阳性和革兰氏阴性细菌有作用外，对立克次体、支原体、衣原体、非典型的分枝杆菌和阿米巴原虫也有较强作用。本类药物中以米诺环素的作用最强，多西环素次之，四环素和土霉素较差。

四环素类对革兰氏阳性菌的 MIC 比革兰氏阴性菌低，但由于耐药性的加重，临床上常选用其他抗菌药物。对溶血性链球菌的 MIC，四环素为 6.3μg/mL，多西环素为 0.8μg/mL。本类药物对肺炎球菌有较强的作用，MIC_{90} 为 0.4～0.8μg/mL。对脑膜炎球菌和淋球菌的 MIC_{90} 为 1～2μg/mL。90% 的流感杆菌和类鼻疽假单胞菌对本类药物敏感，但铜绿假单胞菌全部耐药。本类药物的体外 MIC 见表 23-4。

表 23-4　四环素类的体外 MIC（μg/mL）

细菌	四环素	多西环素	米诺环素
金黄色葡萄球菌	1.60	0.39	0.39
肺炎球菌	0.19	0.04	0.04
流感杆菌	3.10	1.60	1.60
溶血性链球菌	0.19	0.09	0.09
草绿色链球菌	3.90	0.09	0.09
克雷伯菌属	6.30	6.30	3.10
产气杆菌	6.30	12.50	6.30
粪肠球菌	6.30		1.60
淋球菌	0.39	0.09	0.19
大肠杆菌	3.10	1.60	3.10
奇异变形杆菌	50	50	50
沙雷菌属	200	50	25
铜绿假单胞菌	50	25	100

【体内过程】

1. 吸收　本类药物经胃肠吸收的程度有较大差异。其吸收率：多西环素和米诺环素分别为95% 和 100%，四环素、土霉素和地美环素为 60%～80%，金霉素约为 30%。每次口服剂量超过0.5g，吸收率并不随剂量增加而增加。本类药物的吸收可以受乳制品（因含钙量较高）及二价和三价金属阳离子如钙、镁、铁、铝、铋等的影响，本类药物可与这些离子形成不溶性配合物，减少吸收。同服碳酸氢钠由于使胃肠 pH 改变，也减少吸收。由于半合成品脂溶性强，吸收良好，上述因素影响较小。

四环素和土霉素单剂口服后 2～4h 达 C_{max}。$t_{1/2}$ 为 6～12h，故每日需口服 2～4 次。每 6h 口服250mg 时，C_{max} 约为 3μg/mL。美他环素和地美环素的 $t_{1/2}$ 长达 16h，有效血浓度可维持 24～48h。单次口服 500mg 的美他环素，C_{max} 约为 2μg/mL。多西环素和米诺环素的 $t_{1/2}$ 更长，为 16～18h。口服多西环素 200mg，2h 后可达 C_{max}，约为 3μg/mL，有效浓度 1μg/mL 可维持 8～12h。

2. 分布　本类药物血浆蛋白结合率各不相同，四环素约为 65%，土霉素为 20%～40%，多西环素为 80%～95%，米诺环素约为 75%，美他环素约为 80%，地美环素为 65%～90%。本类药物中多数品种的分布容积比体液容量大。

本类药物能很好地渗透到大多数的组织和体液中，滑囊液和鼻窦黏膜中的药物浓度接近血药浓度。米诺环素在唾液和泪液中的浓度可杀灭脑膜炎球菌带菌者的局部细菌。四环素类能浓集在肝、脾、胃、牙齿、骨髓及生长迅速的组织（如肿瘤），也能透过胎盘进入胎儿循环和羊水，在脐带血和羊水中的浓度分别为母体血药浓度的 60% 和 20%，在胎儿体内，可沉积在骨骼和牙齿的钙质区中，引起胎儿牙齿变黄，牙釉质再生不良及抑制胎儿骨骼生长。

3. 代谢与排泄　四环素类在体内很少被代谢。主要以原型经肾小球滤过而排泄，故肾功能状态明显影响排泄。四环素静脉给予 0.5g，24h 内，20%～60% 的药物经肾排泄；口服时，经肾排泄率为 20%～55%。土霉素口服后 30min，尿中已能测出，10%～35% 的药物以活性形式由尿排泄，约于给药后 5h，尿中达 C_{max}。地美环素的尿排泄率不足四环素的 50%。美他环素以原型经肾排泄约为 50%，72h 内随粪便排泄仅约 5%。米诺环素可经肾和肠道排泄，但排泄率明显低于其他药物。多西环素大部分经胆汁排泄入肠，因易重吸收，形成肝肠循环，小部分经肾排泄，在肾小管易被重吸收，因此使 $t_{1/2}$ 延长。与其他药物不同，肾衰竭患者用治疗剂量时，药物可代偿性地从肠腔分泌排出，并不造成蓄积毒性，是可安全用于肾衰竭患者的一个药物。通过粪便排泄的药物大部分是无活性的结合物或配合物，故对肠道菌群影响很小。四环素类药物还可以从乳汁排泄，乳汁中浓度较高，可以与乳汁中的钙形成不溶性的配合物，影响婴儿钙的吸收。

二、常用药物的药动学

多 西 环 素

多西环素（doxycycline）又称强力霉素、脱氧土霉素，是半合成的长效四环素，系土霉素的6位上去氧而得的6-脱氧-5-羟基四环素醇水盐酸盐，易溶于水。抗菌谱广，对革兰氏阳性菌和革兰氏阴性菌均有效。抗菌作用比四环素和土霉素强，而且维持时间长。对耐四环素、土霉素的金黄色葡萄球菌及脆弱拟杆菌仍有效。对立克次体、支原体、衣原体作用突出，可作为这些病原体感染的首选药。本药是四环素类中可安全地用于肾功能损害患者的一个药物。

【体内过程】　由于本药比天然四环素类脂溶性大（比四环素大5倍，比土霉素大65倍），故口服吸收快而完全，可达95%以上，且不受饮食影响；口服和注射给药的血药浓度几乎相等。口服200mg，2h达C_{max}，为3μg/mL。有效血浆浓度可维持24h以上，因此每日服药一次即可。血浆蛋白结合率为80%～95%。

本药可分布于肝、肾、肺、心、肌肉、胆汁、脑脊液、泪液、唾液及痰等。组织中浓度比血液中维持持久。在胸导管淋巴液、腹水、肠组织和前列腺均有较高浓度，为血浆浓度的60%～70%。静脉注射时，进入组织的浓度非常高。炎症越重，组织内药物浓度也越高，有利于感染的治疗。主要经肝、胆和消化道消除；大部分以灭活的结合形式或配合形式随粪便排泄，故对肠道菌群无影响。一次口服200mg，24h内尿中总排泄量为口服量的32%～40%。

【药动学相关数据】　血浆$t_{1/2}$为16～18h。多西环素与其他四环素类药物不同，肾衰竭患者用常规剂量时，药物并不在体内蓄积，这是由于本药可改道从肠黏膜分泌排出。因此，可安全地用于肾功能不良者。

【体液药物浓度测定】　高效液相色谱法：血样品预处理用磷酸加乙腈、乙腈加乙酸乙酯或单用乙酸乙酯。用Brownlee Spheri-5 phenyl MPLC柱，1.163%磷酸氢二钠-85%磷酸-甲醇-乙腈-三乙胺（860∶20∶100∶15∶5），流速0.8mL/min，柱温50℃，267nm检出系统进行测定。也可以用以下条件测定：Hypersil-C_{18}（4.6mm×250mm，10μm）反相色谱柱，紫外检测器波长269nm，流动相为N,N-二甲基甲酰胺-0.05mol/L草酸胺缓冲液（40∶60，pH 7.5）；流速1.0mL/min，柱温35℃。或者，色谱柱为Kromasit C_{18}柱（4.6mm×250mm，5μm），流动相为乙腈-水（30∶70，含5mmol/L的枸橼酸），流速1.0mL/min，室温，检测器波长350nm。多西环素色谱图见图23-8。

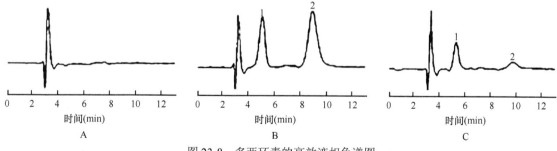

图 23-8　多西环素的高效液相色谱图

A. 空白人血清；B. 空白人血清中加入土霉素和多西环素；C. 健康人静脉注射盐酸多西环素后12h的血清样品；1. 盐酸土霉素；2. 盐酸多西环素

【药动学的药物相互作用】　多西环素与利福平合用，可使多西环素血药浓度明显下降，清除率增加，AUC减小。多西环素与卡马西平、苯妥英钠或巴比妥类药物合用，其$t_{1/2}$缩短。故多西环素与上述药物合用时，应进行 TDM，必要时，应增加多西环素的剂量。其机制可能是由于联合应用的药物诱导肝药酶的活性，加速多西环素的代谢所致。

多西环素与硫酸亚铁合用，可使口服的多西环素的血药浓度降低，且可使多西环素的 $t_{1/2}$ 缩短，即使两药间隔 3h，也不能避免这种相互作用。

第五节 喹诺酮类抗菌药物

一、喹诺酮类抗菌药物的药动学

喹诺酮类（quinolones）抗菌药物是人工合成的含有 4-喹诺酮母核的抗菌药物。近年来这类药物的研制进展很快，已从第一代药物进展到第四代药物，具有抗菌谱广、药动学特征好、高效、低毒等特点，当前第三代药物广泛用于临床，第四代又具有口服给药生物利用度高、$t_{1/2}$ 较长、血药浓度较高、组织分布较广等优点，是一类很有发展前途的药物。

各代药物的特点简介如下。

【第一代】 萘啶酸（nalidixic acid）于 20 世纪 60 年代用于临床，能抑制部分革兰氏阴性菌。其突出特点是与其他抗菌药物之间没有交叉耐药性。因其口服吸收差、血药浓度低、抗菌谱窄、易产生耐药性及不良反应较多等缺点，仅用于敏感菌所致的泌尿道感染。

【第二代】 以吡哌酸（pipemidic acid）为代表，化学结构是在喹诺酮母核的 7 位引入哌嗪基。其抗菌谱与萘啶酸相似，但有如下特点。①抗菌活性更强，且对铜绿假单胞菌有效。②对萘啶酸耐药菌株，本药也有抗菌活性。③口服吸收较好，体内分布较广泛，由于第 7 位哌嗪基的存在，使组织渗透性增强。在大多数组织中的浓度大于血中浓度。体内代谢稳定性增强。24h 在尿中回收率达 90%，其中原型药含量＞50%。④不良反应较第一代少。临床主要用于尿路及肠道感染、前列腺炎和五官科感染，疗效较好。

【第三代】 本类药物的化学结构特点是在喹诺酮母核的第 6 位上引入氟，第 7 位上引入哌嗪基或吡咯啉基，故又称氟喹诺酮类。目前应用的主要药物有诺氟沙星（norfloxacin）、环丙沙星（ciprofloxacin）、氧氟沙星（ofloxacin）、洛美沙星（lomefloxacin）、氟罗沙星（fleroxacin）、芦氟沙星（rufloxacin）等。其特点为如下。

1. 抗菌谱扩大，抗菌活性增强 氟及哌嗪基的引入增强了药物与细菌的结合能力和对细菌胞质膜的通透性。因此，扩大了抗菌谱并增强了抗菌活性。对革兰氏阳性、革兰氏阴性菌及葡萄糖非发酵菌均有作用。司帕沙星（sparfloxacin）等新产品还对支原体、衣原体和分枝杆菌等有作用。本代药物与吡哌酸有不完全的交叉耐药性，但对萘啶酸高度耐药菌株仍有相当强的活性。

2. 体内过程良好

（1）吸收：口服吸收迅速，但生物利用度并不完全相同：口服给药氧氟沙星的吸收最完全，接近 100%，其次为依诺沙星，诺氟沙星最差，为 30%～50%。口服后多数 t_{max} 为 1～3h。C_{max} 及 AUC 与剂量（不论给药途径如何）呈线性比例增加。食物对吸收几乎无影响，故可与食物同服，以减轻胃肠道不良反应。

（2）分布：本代药物均与血浆蛋白结合较少，如司帕沙星约为 37%，环丙沙星约为 30%，氧氟沙星约为 20%，洛美沙星约为 10%；并且蛋白结合与浓度和 pH 无关。由于游离型药物比例大，故向体液和组织中渗透作用强，分布广泛，在组织细胞内可达高浓度。V_d 一般超过 2L/kg。事实上，氟喹诺酮类可用三房室模型很好地描述。这些特性提示药物具有深部组织结合及细胞内渗透作用。第三代药物的组织渗透程度较一致。药物在某些非排泄器官的组织/血清浓度比为 1～2 或更高（表 23-5）。

表 23-5　氟喹诺酮类体液或组织中浓度与血药浓度的比值

体液或组织	体液或组织中浓度/血药浓度
脑脊液、脂肪、眼	<0.5
痰液、皮肤、子宫炎性液、肌肉、唾液	0.5～1.5
胃黏膜、支气管黏膜、肺、肾、滑液	>0.5

药物能集中在胃肠道、泌尿生殖系和呼吸道的黏膜，肺和心肌组织中。由于能集中在人肺泡巨噬细胞和多形核白细胞中，所以感染部位有比相应正常组织更高的组织药物浓度与血药浓度比值。

妊娠期妇女血药浓度明显低于未妊娠妇女。此外，药物尚能透过胎盘屏障并集中在羊水中。在哺乳期妇女的乳汁中有较高的药物浓度，在给药后 2h 就超过血药浓度的 75%。组织或体液内药物浓度的降低与血药浓度的降低平行。

（3）代谢及排泄：本代各药在肝经 CYP 代谢或经肾排泄的程度有较大区别。氧氟沙星和司帕沙星很少被代谢并且几乎全部以原型通过尿排泄。而培氟沙星则多被转变为活性低的代谢产物。环丙沙星、依诺沙星、洛美沙星、诺氟沙星和氟罗沙星则部分被代谢并且部分以原型经肾排泄。主要经肾排泄或主要经肝代谢的药物 $t_{1/2}$ 长于兼有上述两种消除途径的药物。环丙沙星、氧氟沙星和诺氟沙星的 $t_{1/2}$ 为 3～5h；洛美沙星约为 8h；培氟沙星和氟罗沙星约为 10h；而司帕沙星和二氟沙星的 $t_{1/2}$ 更长，分别约为 20h 和 26h。在目前已上市的喹诺酮类药物中芦氟沙星的 $t_{1/2}$ 最长，可达 35h，每日只需服用一次。

3. 临床应用广泛　本代药物可用于治疗泌尿系统、呼吸系统和胃肠道的感染、前列腺炎、性传播疾病，胆道、骨和关节、皮肤和软组织、外科、五官科和妇产科的感染。大多可口服给药，应用方便，价格比较低廉，长期应用，患者耐受性良好。可作为慢性感染的长期用药。

4. 给药方案的优化　氟喹诺酮类抗菌药物为浓度依赖性抗菌药物，且 PAE 较长，为 1.5～2.5h，而且 PAE 随着浓度的增大而增加。评价其临床疗效的 PK/PD 参数为 C_{max}/MIC 和 AUC/MIC（AUIC）。该类药物的 AUC/MIC 与细菌学疗效最为相关，当 C_{max}/MIC>8 或者 AUC/MIC≥100 时，该类药物细菌学疗效较好，研究发现 AUC_{24h}/MIC 为 125，提示在 24h 期间平均 AUC 相当于 5 倍 MIC（如 5×24=120）时是细菌学和临床疗效的重要判断点（breakpoint）。但并非对所有细菌都要大于 125。多数给药为日剂量分 1～2 次给药。对于肺炎链球菌，当 AUC/MIC 值为 30～40 时，该药物的治愈率和细菌清除率较高；敏感菌引起的呼吸道感染，采用每日 2 次疗法，效果较佳；单纯性膀胱炎，可采用每日 1 次疗法（伊诺沙星 400mg，环丙沙星 500mg，诺氟沙星 800mg）。一些临床试验结果提示，氟喹诺酮 AUC_{0-24h}/MIC 参数与临床疗效密切相关，与给药间隔时间、动物种类和感染部位无关。对轻、中度感染或具免疫力的宿主，AUC_{0-24h}/MIC=25 比较合适，但对严重感染和缺乏免疫力的宿主，AUC_{0-24h}/MIC 需达 100。总之，由于氟喹诺酮类抗菌药物为浓度依赖性药物，其对致病菌的杀菌作用取决于 C_{max}/MIC 和 AUC/MIC（AUIC），而与作用时间关系并不密切。给药间隔时间多为每日 1 或 2 次给药。

【第四代】　第四代氟喹诺酮类药物最显著的特征是抗菌谱更宽，明显增强了抗革兰氏阳性菌的活性。抗菌谱进一步扩展到对支原体、衣原体等病原体，对革兰氏阳性菌和厌氧菌的活性明显高于第三代诺氟沙星和环丙沙星等。第四代的主要代表药物有加替沙星、司帕沙星、芦氟沙星、格帕沙星、吉米沙星、曲伐沙星、克林沙星等。

【体内过程及药动学相关数据】　第四代氟喹诺酮类药物口服后吸收迅速、生物利用度高且进食不影响该类药物吸收（表 23-6）。进入机体后，广泛分布于各种组织和体液中，以胃肠、肝肾的浓度为最高，胆汁、心、肺次之，并可有少量经扩散进入脑组织。除脑组织外，绝大多数组织中的药物浓度均高于最低抑菌浓度，$t_{1/2}$ 长，部分在肝脏代谢，一部分以原型从尿中排出。

表 23-6　第四代喹诺酮药物的药动学参数

药品名称	生物利用度（%）	血浆 t_{max}（h）	血浆 C_{max}（μg/mL）	血浆蛋白结合率（%）	血浆 $t_{1/2}$（h）	主要排泄途径
曲伐沙星	96	2	2.3	75	10～12	胆汁、尿液
格帕沙星	76～78	2～5	0.7～5.2	—	10.3～15	胆汁、粪便、尿液
吉米沙星	91	1～1.6	1.48	59	5.4～10.4	尿液
克林沙星	90	1.2±0.44	2.31±0.55	94	5.9±0.44	尿液
加替沙星	96	1～2	3.79～4.21	20	7～14	肾、胆、肠

【临床案例 23-2】

左氧氟沙星的临床用法，在我国一般是 200mg 静脉滴注，每日 2 次；而在欧美通常应用 500mg 静脉滴注，每日 1 次的高用量治疗方法。

问题：请用 PK/PD 药动学理论分析两种治疗理念哪一种更适当呢？高用量治疗方法的安全性如何呢？

【案例分析】

左氧氟沙星等浓度依赖性抗菌药物，当 C_{max}/MIC＞8～10 的时候，可以获得最佳临床疗效；当 C_{max}/MIC_{90}≥10 的时候，可以减少细菌耐药性的产生。左氧氟沙星 500mg，每日 1 次的使用剂量对于大多数临床主要致病菌都能达到这一指标。每日 1 次的高用量治疗方法更能发挥药物的抗菌作用，并且有利于防止细菌耐药菌株的产生，安全性也很高。

对左氧氟沙星的 PK/PD 进行临床试验也给出了同样的结果。试验中研究者给予健康志愿者左氧氟沙星单剂静脉给药 200mg、300mg 和 500mg，观察了药动学参数和药物的安全性。结果显示 C_{max}、$AUC_{0-\infty}$ 等药动学参数在 500mg 组要显著高于 200mg 组和 300mg 组，并且有统计学意义，且药物的抗菌作用更好，而药物不良事件的发生率各组无显著性差异。应用 500mg 静脉滴注，每日 1 次的高用量治疗方法安全性更高。

二、常用药物的药动学

环丙沙星

环丙沙星（ciprofloxacin）又称环丙氟哌酸，是第三代氟喹诺酮类药物。含有机胺结构，属于弱碱。盐酸环丙沙星易溶于水，且稳定性好。本药的作用机制是抑制细菌 DNA 回旋酶，破坏 DNA 的复制和转录。抗菌谱广，对革兰氏阴性菌（包括铜绿假单胞菌）作用强大，对革兰氏阳性菌也有效，对氨基糖苷类、四环素类、β-内酰胺类耐药或多重耐药菌均有强大作用。本药具有细菌耐药率低、口服吸收良好和 $t_{1/2}$ 长的优点。

【体内过程】　本药口服吸收良好，吸收率为 60%±12%。用药后 1～1.5h 达血药 C_{max}。随食物同服后，除达到 C_{max} 时间推迟外，对其他药动学参数值影响不大。血浆蛋白结合率为 16%～28%。体内分布广泛，在泌尿道、前列腺、肺组织、痰液、水疱液均可达较高浓度；当静脉滴注 200mg，每日 2 次，在炎症脑脊液中药物浓度为 0.56μg/mL，为相同时间血中浓度的 37% 左右。本药可在肝内代谢，产生各种代谢物，如去乙烯基环丙沙星（M_1）、磺基环丙沙星（M_2）、氧基环丙沙星（M_3）及甲酰基环丙沙星（M_4）等，其中有些代谢产物有抗菌活性。自尿中以药物原型排出给药量的 29%～44%（口服给药）和 45%～60%（静脉给药），多数在 12h 内排泄。在胆汁中，药物浓度远远超过血药浓度；自粪便中约排出给药量的 15%～25%。

【药动学相关数据】　环丙沙星静脉注射和口服给药的平均 $t_{1/2}$ 分别为 4.20h 和 4.11h，前者的总体清除率为 28.5L/（h·1.73m²），肾清除率为 16.9L/（h·1.73m²），占总体清除率的 60%；后者的肾清除率则为 17.03L/（h·1.73m²）。静脉注射给药的分布容积为 2.44L/kg。

由于受毒性反应的限制，该药的给药剂量难以达到 $C_{ss,max}$/MIC 为 10～12。增加 II 可提高临床的和病原学的有效率。Ⅱ大于 125 疗效佳，可使病原学治愈率＞80%；而低于此值者，则＜30%。

【体液药物浓度测定】

1. 高效液相色谱法　本法灵敏、准确、重复性和特异性好，血、尿样品处理方法简单，提取回收率高。

固定相用 C_{18} 反相层析柱，流动相用磷酸超纯水溶液，用四丁基氢氧化铵调 pH 至 3。将血或尿样品与乙腈混合振摇，离心，取上清液进样分析。用荧光扫描检测器检测，激发波长 278nm，发射波长 445nm。

本法可将血、尿样本中环丙沙星及其代谢产物 M_1 很好分离。检测最低极限环丙沙星和 M_1 分别为 $0.01\mu g/mL$ 和 $0.002\mu g/mL$（血清），$0.02\mu g/mL$ 和 $0.0096\mu g/mL$（尿液）。本法线性关系良好；提取回收率环丙沙星为 80%～96%，M_1 为 82%～88%。血清样本中的环丙沙星及其代谢产物 M_1 色谱图见图 23-9。

2. 微生物学测定法　检定菌为肺炎克雷伯菌或枯草杆菌，用杯碟法制作标准曲线。用储备的无抗菌药物的正常人血浆（pH 调至 7.4）稀释血浆样品，用 0.5mol/L Sorensen 磷酸盐缓冲液（pH7.0）稀释尿样品。按常规方法进行细菌培养和测定。本法定量下限在血浆中对肺炎克雷伯菌是 $0.008\mu g/mL$，而对枯草杆菌是 $0.07\mu g/mL$。

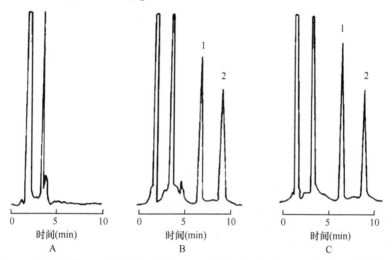

图 23-9　空白血浆（A）和样品血浆（B）以及给药后血浆（C）的高效液相色谱图
1. 内标（氧氟沙星）；2. 环丙沙星

【药动学的药物相互作用】　喹诺酮类药物均抑制肝 CYP，因而降低茶碱、咖啡因和华法林的代谢。因此，环丙沙星与茶碱合用，使茶碱血浓度升高，可能引起茶碱中毒。故两药合用需调整茶碱剂量，尤其是老年患者，用量应减少 1/3～1/2，并注意监测血清茶碱水平。与咖啡因合用，使咖啡因 $t_{1/2}$ 延长。与华法林合用时，应监测凝血酶原时间。本药与抗酸药合用，可与铝、镁离子形成配合物而减少吸收。与丙磺舒合用，环丙沙星的 C_{max} 升高，尿中回收率降低，这表明环丙沙星不仅由肾小球滤过，也由肾小管分泌。

思　考　题

1. 根据 PK/PD 特点，抗菌药物可分几类？各类药物有什么特点？

2. 常用的头孢菌素类药物有哪些？试比较每种药物的药动学特点。

（孙鹏远）

第二十四章 抗凝血药物及抗血栓药物的临床药动学

本章要求

1. 掌握华法林、阿司匹林、氯吡格雷的药动学特点及影响因素。

2. 熟悉肝素、低分子量肝素、组织型纤溶酶原激活物等药动学特点；阿司匹林、氯吡格雷的血浆浓度测定常用方法及注意事项。

3. 了解肝素、华法林、组织型纤溶酶原激活物等药物的血浆浓度测定方法。

第一节 抗凝血药的药动学

抗凝血药（anticoagulants）是指能影响凝血过程的不同环节，降低机体的凝血功能，防止血栓形成或阻止已形成的血栓进一步发展的药物，临床主要用于血栓栓塞性疾病的治疗和预防。根据抗凝作用的方式分为间接作用凝血酶抑制药、直接作用凝血酶抑制药两类，本节主要介绍肝素、华法林等间接作用凝血酶抑制药。

肝 素

肝素（heparin）是从牛肺或猪、牛、羊小肠黏膜提取的具有抗凝特性的黏多糖硫酸酯，由 D-葡糖胺、L-艾杜糖醛酸、D-葡糖醛酸交替连接而成，存在于肥大细胞、血浆及血管内皮细胞中。肝素分子量为 5～30kDa，平均分子量约为 12kDa。按其分子量，可分为普通肝素（standard heparin）和低分子量肝素。肝素在体内、体外均有强大的抗凝作用，其主要通过激活血浆中抗凝血酶Ⅲ（AT Ⅲ）发挥抗凝作用。AT Ⅲ是凝血酶及凝血因子Ⅸa、Ⅹa、Ⅺa、Ⅻa 等含丝氨酸残基蛋白酶的抑制剂，与凝血酶通过精氨酸-丝氨酸相结合，形成 AT Ⅲ凝血酶复合物而使其失活。肝素可加速该反应达千倍以上。本品广泛用于防治血栓栓塞性疾病如静脉血栓、肺栓塞，亦用于缺血性心脏病如心肌梗死急性期、不稳定型心绞痛等，以及各种原因引起的弥散性血管内凝血（DIC）、心导管检查、血液透析、经皮冠状动脉腔内成形术后和心脏手术体外循环等。

【体内过程】

1. 吸收 肝素是高极性大分子物质，并含有大量负电荷，不易通过生物膜，故口服或直肠给药无效。小剂量多采用深部皮下注射，大剂量静脉滴注。肌内注射可能会在局部出现严重血肿，一般不采用。静脉注射后可立即起效，而深部皮下注射则因生物利用度的差异于 1～2h 后见效。因可被网状内皮系统摄取等原因，持续静脉滴注 24h 并不能达到 C_{ss}。近年来，雾化吸入或滴入肺内给药已应用于呼吸系统疾病如慢性阻塞性肺疾病等的治疗。体重、注射部位、疾病状态和肝素产品的不同均可影响肝素的吸收。

注射用肝素有钙盐和钠盐，前者不良反应较少，临床宜采用。研究表明，皮下注射肝素钙的抗栓疗效明显优于静脉注射肝素钠，其血药浓度于 1～2h 达高峰，作用可持续 8～12h。

2. 分布 静脉注射或吸收后可均匀分布于血浆。蛋白结合率约为 80%，主要与血浆蛋白如白蛋白、球蛋白和低密度脂蛋白等结合。肝素是分布容积最小的药物之一，个体差异较大，且与体重关系密切。不能通过胸膜、腹膜和胎盘屏障或分泌至乳汁，可作为妊娠期抗凝药。

3. 代谢与排泄 肝素主要在血管内皮细胞（60%）、肝、巨噬细胞-吞噬系统代谢，经肝素酶分解，主要包括解聚和脱硫过程，部分被分解为尿肝素（uroheparin），后者具有微弱的抗凝活性。肝素几乎全部以代谢产物的形式经肾排出。其 $t_{1/2}$ 可因剂量增加而延长，静脉注射 100U/kg、200U/kg、400U/kg 和 800U/kg 肝素后，$t_{1/2}$ 分别为 56min、96min、152min 和 300min。血浆清除率为每分钟 0.28～0.73mL/kg。

【药动学相关数据】　静脉注射治疗剂量的肝素时，$t_{1/2}$ 和清除率存在明显的个体差异。有研究表明，应用大剂量肝素时，$t_{1/2}$ 相差 10 倍左右，清除率也可有 6～12 倍的变化。影响肝素消除的因素有体重、年龄、性别、吸烟及肝肾功能等，其中体重是最重要的因素。慢性肝肾功能不全及过度肥胖者，肝素代谢排泄延迟，可引起蓄积。肺栓塞患者肝素的 $t_{1/2}$ 可缩短，肝硬化患者 $t_{1/2}$ 延长。此外，男性的消除快于女性，新生儿快于成人，成人快于老年人，吸烟者快于不吸烟者。肝素在不同受试者体内的药动学参数见表 24-1。

表 24-1　肝素在不同受试者体内的药动学参数

受试者	指标	剂量（U/kg）	表观分布容积（mL/kg）	$t_{1/2}$（h）	清除率 [mL/（min·kg）]
正常人	Xa	75	70 ± 7	1.78 ± 0.28	0.64 ± 0.11
正常人	Xa	200	50	1.51 ± 0.57	0.38
正常人	APTT	70	45 ± 15	0.92 ± 0.22	0.56 ± 0.10
正常人	TT	75	48 ± 13	0.82 ± 0.25	0.69 ± 0.06
新生儿（孕 33～36 周）	Xa	100	58 ± 32	0.59 ± 0.15	1.37 ± 0.46
新生儿（孕 29～32 周）	Xa	100	73 ± 25	0.59 ± 0.11	1.43 ± 0.39
新生儿（孕 25～28 周）	Xa	100	81 ± 41	0.69 ± 0.24	1.49 ± 0.87
肥胖成人	Xa	200	46	2.13 ± 0.56	0.25
吸烟成人	APTT	70	47 ± 17	0.62 ± 0.16	0.86 ± 0.23
肝病	Xa	70	78 ± 12	1.33 ± 0.35	0.86 ± 0.28
肾病	Xa	67	71 ± 12	1.83 ± 0.30	0.60 ± 0.13
肺内栓塞	Xa	75	68 ± 15	1.33 ± 0.32	0.8 ± 0.23
肺内栓塞	APTT	70	48 ± 24	0.86 ± 0.34	0.70 ± 0.34
血栓性静脉炎	Xa	76	62 ± 11	1.77 ± 0.47	0.55 ± 0.19
血栓性静脉炎	APTT	70	123 ± 68	1.16 ± 0.27	1.30 ± 0.57

注：Xa. 活化凝血因子 X；APTT. 活化部分凝血活酶时间；TT. 凝血酶时间

目前，尚无适当的药动学模型来阐明肝素体内处置过程，一般以简单的一房室模型、一级动力学消除来描述。

【体液药物浓度测定】　目前尚无直接、可靠的化学方法测定肝素体液浓度，均是通过抗凝活性的测定确定肝素的活性或浓度，并用以计算其药动学参数。

1. 血凝时间测定法　根据肝素浓度与血凝时间的相关性，通过测定肝素所产生的抗凝作用，判断其凝固点，测得血凝时间，进而得到肝素浓度。

（1）活化部分凝血活酶时间（activated partial thromboplastin time，APTT）：为临床实验室常规监测肝素治疗作用的检测指标，具有快捷、重现性良好的优点。

（2）凝血酶时间（thrombin time，TT）：也是常用的监测肝素治疗作用的指标。灵敏度高，可检测较低浓度的肝素。

（3）活化凝血时间（activated coagulation time，ACT）：ACT 对低浓度肝素的灵敏度比 APTT 和 TT 低，但由于检测简便、快捷，可以在手术室或床边进行，是血液透析和心脏外科体外循环时监测肝素剂量的最常用指标。

2. 生色底物测定法　通过引入生色底物（chromogenic substrates）提高了用自动化系统测定

肝素浓度的准确性，特异性强，为近年来的常用方法。该法还可用于低分子量肝素的测定。目前常用的生色底物有 Chromozym TH（Tos-Gly-Pro-Arg-pNA）、S-2238（H-D-Phe-Pip-Arg-pNA）、S2765（N-α-Z-D-Arg-Gly-Arg–pNA·2HCl）和 S-2222（N-Bz-Ile-Glu-Arg-pNA），前 2 种用于凝血酶的测定，后 2 种用于测定 Xa 因子。一般认为，肝素对凝血酶的抑制反映了其抗凝血活性，其抗 Xa 因子活性反映了其抗血栓效应。

【药动学的药物相互作用】

（1）肝素是酸性药物，不能与碱性药物合用。维生素 K、维生素 C、四环素、洋地黄毒苷类、抗组胺药可拮抗肝素的抗凝作用。

（2）肝素与透明质酸酶混合注射，既能减轻肌内注射痛，又可促进肝素吸收。但肝素可抑制透明质酸酶活性，因此两者应临时配伍使用，药物混合后不宜久置。

（3）肝素可增强地西泮、磺酰脲类药物的作用，可能与肝素竞争性置换结合型药物，使其游离型浓度增加有关。吸烟者肝素的清除加快，可能与烟草诱导 CYP 作用有关。大量饮酒后使用肝素，出血的危险性增加。

（4）硝酸甘油和肝素同时静脉给药时，可导致肝素活性下降；如先用肝素再给予硝酸甘油，两者则无相互作用。

低分子量肝素

低分子量肝素（low molecular weight heparin，LMWH）是指分子量低于 6.5kDa 的肝素，可由标准肝素通过凝胶过滤层析法或乙醇差别沉淀法分离而得，也可以用亚硝酸部分解聚法等制取。低分子量肝素分子链较短，具有选择性抗凝血因子 Xa 活性，不能与 AT-III 和凝血酶同时结合形成复合物，因此对凝血酶及其他凝血因子的影响较小。低分子量肝素分子量越低，抗因子 Xa 活性越强，使抗血栓作用与出血作用分离，既保持了肝素的抗血栓作用又降低了出血的风险。低分子量肝素体外作用的强弱常以抗因子 Xa/抗因子 IIa 的比值表示，该值越大，则抗血栓作用越强，出血倾向越小。标准品的低分子量肝素比值为（2～4）：1，如依诺肝素钠的比值大于 4，替地肝素钠的比值为 2.7。

与普通肝素相比，低分子量肝素具有作用强、皮下注射易吸收、不良反应少等优点（表 24-2），已广泛用于防治深部静脉血栓、血液透析、心脏外科手术的体外循环、DIC、急性心肌梗死等，有代替肝素的趋势。目前临床常用的低分子量肝素制剂有依诺肝素（enoxaparin）、替地肝素（tedelparin）、弗希肝素（fraxiparin）、洛莫肝素（lomoparin）等。

表 24-2　低分子量肝素与普通肝素的比较

特征	普通肝素	低分子量肝素
平均分子量	15kDa	4～6kDa
抗 Xa 活性	++	++++
抗 IIa 活性	++++	++
与血管内皮结合	能	不能
与血小板结合	能	不能
致血小板减少	++++	++
增加血管通透性	能	不能
对鱼精蛋白的作用	++++	+
活化纤溶酶的作用	+	+++
吸收率	低	高
$t_{1/2}$	短	较长

续表

特征	普通肝素	低分子量肝素
作用持续时间	短	长，约24h
监测	需要	一般不需要

【体内过程】 皮下注射吸收完全、迅速，生物利用度为95%～100%，血浆中的最高活性于3～4h出现；血浆中活性持续时间较长，约24h；$t_{1/2}$约为4h。静脉注射后3min起效，达最大效应时间为2～4h；$t_{1/2}$约为2h。血液透析时，长期使用不会导致药物蓄积而引起出血。

【药动学相关数据】 据研究报道，12名健康志愿者单次或连续4日给予依诺肝素（40mg）后，主要的药动学参数如下：t_{max}约为4.0h和3.0h，AUC_{0-24h}分别为（3.68±0.21）h·IU/mL和（4.31±0.26）h·IU/mL，CL/F分别为（1.0±0.16）L/h和（0.98±0.25）L/h，$t_{1/2\gamma}$分别为5.71h和6.87h。

华 法 林

华法林（warfarin）为香豆素类衍生物，是目前应用最广泛的口服抗凝药，常用其钠盐。其化学结构与维生素K相似（图24-1），可竞争性抑制维生素K在肝内由环氧化物向氢醌型转化，从而阻止维生素K的反复利用。维生素K为γ-羧化酶的辅酶，其循环受阻影响含有谷氨酸残基的凝血因子Ⅱ、Ⅶ、Ⅸ、Ⅹ的前体和抗凝蛋白C及抗凝蛋白S的γ-羧化过程，使这些因子的前体不能活化，从而影响凝血过程。华法林对已经合成的上述因子无直接抑制作用，必须等这些因子耗竭后才发挥抗凝作用，因此其仅在体内有效，且起效缓慢，停药后药效可持续较长时间。用药早期可与肝素合用。此外，华法林具有抗血小板聚集的作用。本品可常规用于防治血栓栓塞性疾病如心房颤动、心脏瓣膜病所致的栓塞；髋关节手术患者应用可降低静脉血栓的发生率。尚可与肝素合用于静脉血栓和肺栓塞的防治；也可与抗血小板药合用，以降低风湿性心脏病、人工瓣膜置换及外科大手术的静脉血栓发生率。

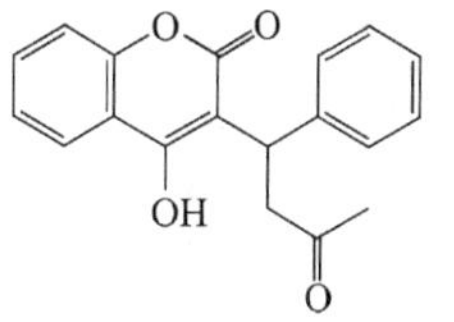

图24-1　华法林化学结构式

【体内过程】 胃肠道吸收迅速、完全，2～8h血浆药物达C_{max}。口服、直肠给药的生物利用度均几乎为100%，胃肠内的食物可降低其吸收率。本药也能从皮肤吸收，亦可肌内注射。蛋白结合率约为99%，主要与白蛋白结合；表观分布容积很小，为0.11～0.2L/kg。能通过胎盘，但基本不经乳汁分泌。华法林为消旋混合物，R-和S-同分异构体均在肝代谢，代谢产物几乎没有活性，主要经肾排出，也可经由胆汁、粪便排泄。华法林用药12～18h后出现抗凝作用，24～48h作用达峰值，持续3～5日，$t_{1/2}$为42～54h。

【药动学相关数据】 华法林为消旋药物，R-华法林与S-华法林均有活性，但S-华法林的抗凝活性比R-华法林强2～5倍以上，且消除较快。85%以上的S-华法林在人肝中由CYP2C9代谢成无活性代谢产物；R-华法林的代谢途径较为复杂，CYP3A4、CYP2C19、CYP1C2均有参与。12名健康志愿者单剂量口服华法林25mg后，R-华法林和S-华法林的t_{max}均为0.5～4h，C_{max}分别为（1.53±0.25）μg/mL和（1.53±0.28）μg/mL，$AUC_{0-\infty}$分别为（90.6±17.0）μg·h/mL和（42.3±12.8）μg·h/mL，$t_{1/2}$分别约为48h和28h。

华法林治疗窗窄，浓度过高易致自发性出血，因此口服华法林需监测凝血酶原时间（PT）及国际标准化比值（INR），并使INR保持在2～3。其用量个体差异大，主要原因可分为非遗传因素和遗传因素。非遗传因素主要有患者的年龄、性别、药物的相互作用、饮食习惯及疾病状态；遗传因素最主要为CYP2C9和维生素K环氧化物还原酶复合体亚单位1基因（*VKORC1*）多态性。CYP2C9具有遗传多态性，*CYP2C9*2*、*CYP2C9*3*突变可造成该酶活性降低。*CYP2C9*3*杂合子、*CYP2C9*3*纯合子、*CYP2C9*2*杂合子和*CYP2C9*2*纯合子患者所需华法林的平均剂量分别仅约为野生型*CYP2C9*1*纯合子的60%、10%、80%～85%和60%。因此，携带*CYP2C9*2*和*CYP2C9*3*的患者应用相同剂量的华法林时，发生出血等并发症的概率明显高于野生型纯合子。

VKORC1 启动子的遗传多态性（-1639G＞A）也是影响华法林需求剂量种族差异和个体差异的主要因素，中国人群以 *VKORC1-1639AA* 基因型为主，大部分人对华法林治疗敏感。可通过遗传多态性检测来帮助选择华法林的初始剂量和维持剂量。

10 名基因型均为 *CYP2C9*1/*1* 的健康志愿者静脉注射华法林 7.5mg 后，*R*-华法林和 *S*-华法林的 t_{max} 均为 1～2h，C_{max} 分别为（329±70）ng/mL 和（375±116）ng/mL，$t_{1/2}$ 分别为（39.4±6.1）h 和（49.0±8.7）h，CL/*F* 分别为（5.9±1.1）mL/（kg·h）和（2.7±0.6）mL/（kg·h），AUC_{0-12h} 分别为（2250±340）ng·h/mL 和（2850±460）ng·h/mL，AUC_{0-120h} 分别为（7600±950）ng·h/mL 和（15 200±2500）ng·h/mL，$AUC_{0-\infty}$ 分别为（8420±1090）ng·h/mL 和（18 600±3400）ng·h/mL。

【体液药物测定】　可采用高效液相色谱法测定华法林浓度。常用色谱条件如下：

1. 高效液相色谱紫外检测法　①色谱柱为 C_{18}（150mm×4.6mm，5μm），流动相为磷酸二氢钾缓冲液（0.01mol/L，pH3.3）-乙腈（42：58，*V/V*），流速 1.0mL/min，检测波长为 210nm，柱温为室温。保留时间及峰形受流动相 pH 影响。②色谱柱为 C_{18}（150mm×4.6mm，5μm），柱温30℃，流动相为乙腈-5% 磷酸（38：62，*V/V*），流速 1.0mL/min，检测波长为 205nm。进样量为 20μL。

2. 高效液相色谱荧光检测法　色谱柱为 C_{18} 柱（150mm×4.6mm，5μm），C_{18} 保护柱（12.5mm×4.6mm，5μm），柱温25℃，流动相为磷酸盐缓冲液（磷酸二氢钠 25mol/L，pH=7）-乙腈-甲醇＝（70：25：5，*V/V*），流速 1.2mL/min。激发波长为 310nm，发射波长为 390nm。进样量为 20μL。

【药动学的药物相互作用】

（1）考来烯胺可与华法林结合，合用时能减少后者从胃肠道吸收。

（2）甲苯磺丁脲、阿司匹林、保泰松、羟基保泰松、奎尼丁、水合氯醛、双硫仑等均可与本药竞争血浆蛋白结合部位，使华法林游离型血药浓度增高，抗凝作用增强。

（3）CYP 诱导剂如苯妥英钠、苯巴比妥、格鲁米特等能加速华法林的代谢，减弱其抗凝作用。

（4）CYP 抑制剂如甲硝唑、西咪替丁、氯霉素、丙米嗪等抑制华法林的代谢，使其血药浓度增高，$t_{1/2}$ 延长。

【临床案例 24-1】

患者，男，32 岁。二尖瓣置换术后 4 年，用华法林 2.5mg/d 抗凝治疗。后因口腔感染，加用甲硝唑进行抗菌治疗，几日后患者出现出血倾向，查 INR 为 4.3。试分析该患者出现不良反应的原因。

【案例分析】

华法林是患者心脏瓣膜修复术后的常用抗凝药，该患者合用甲硝唑后有出血倾向，INR 超过 4，提示华法林效应增强，可能与加用药物有关。长期应用华法林进行治疗的患者，应避免使用可引起相互作用的 CYP 抑制剂或诱导剂，必须合用时应密切监测患者的 INR，及时调整剂量。此外，*CYP2C9* 和 *VKORC1* 遗传多态性对其维持剂量存在影响，测定患者基因型有助于制订个体化用药方案。

第二节　抗血小板药物的药动学

抗血小板药（platelet inhibitors）又称血小板抑制药，是抑制血小板黏附、聚集和释放等功能的药物。当血管壁损伤时，血小板与血管内皮破损所暴露的胶原纤维等接触，进而引起血小板黏附、聚集和释放反应，是血栓形成的触发步骤。因此，抗血小板药对防治血栓形成具有重要意义。

阿司匹林

阿司匹林（aspirin，乙酰水杨酸，acetylsalicylic acid）最早作为解热镇痛药，后发现其可抑制血小板的释放和聚集反应。在体内能延长出血时间、减少血栓的形成。阿司匹林的化学结构见图 24-2。当血小板与胶原或凝血酶等接触后，经过一系列反应生成血栓素 A_2（TXA_2），诱发血小板

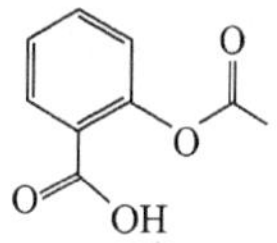

聚集；另一方面，黏附在血管壁上的血小板释放出来的环内过氧化物（PGG_2、PGH_2）在 PGI_2 合酶作用下转变为前列环素（PGI_2），以限制或抵消 TXA_2 的作用。小剂量（40～80mg）阿司匹林与血小板环氧合酶（COX-1）氨基酸序列第 530 位丝氨酸残基结合使之乙酰化，不可逆地抑制COX-1的活性，进而抑制血小板和血管内膜 TXA_2 的合成，

图 24-2　阿司匹林化学结构式

显著降低 TXA_2 水平；阿司匹林在较大剂量时（0.3g）还能抑制血管内皮 PGI_2 合酶的活性而减少 PGI_2 的合成。另外，它还可使血小板膜蛋白乙酰化，并抑制血小板膜酶，也有助于抑制血小板功能。每日给予小剂量的阿司匹林可用于防治心肌梗死、脑梗死、深静脉血栓形成等，可减少缺血性心脏病发作和复发的危险，也可降低一过性脑缺血发作患者的卒中发生率和死亡率。

【体内过程】

1. 吸收　口服后，迅速以原型通过被动转运的方式在胃（小部分）和小肠（大部分）吸收，0.5～2h 血药浓度达 C_{max}，吸收率约为 68%。胃内 pH 升高，口服吸收增加。

2. 分布　吸收后以水杨酸盐的形式迅速分布至全身组织，包括关节腔及脑脊液，并可通过胎盘。常用剂量阿司匹林的血浆分布容积约为 170mL/kg；高剂量时，因血浆蛋白结合部位的饱和性，分布容积可增加到 500mL/kg。阿司匹林血浆蛋白结合率低，但水杨酸盐与血浆蛋白结合率高，可达 80%～90%，可与其他药物竞争蛋白结合位点，发生药物相互作用。

3. 代谢和排泄　在吸收过程中与吸收后，迅速被胃黏膜、血浆、红细胞及肝中的酯酶水解为水杨酸，给药后 0.5h 仅约 25% 以原型形式存在。阿司匹林的清除率约为 9.3mL/min·kg，$t_{1/2}$ 为 15～20min。大部分水杨酸在肝内氧化代谢，其代谢产物与甘氨酸或葡糖醛酸结合后由肾排泄。排泄速度和量与尿液 pH 有关，在碱性尿时可排出约 85%，但在酸性尿时仅排出约 5%，服用碳酸氢钠可以加快其排泄。口服小剂量阿司匹林（1g 以下）时，水解产物水杨酸量较少，其按一级动力学消除，血浆 $t_{1/2}$ 为 2～3h；当阿司匹林剂量达 1g 以上时，水杨酸生成量较多，其消除由一级动力学转变为零级动力学，血浆 $t_{1/2}$ 延长至 15～30h；如剂量再增大，血中游离水杨酸浓度将急剧上升，可出现中毒症状。

【药动学相关数据】　18 名健康志愿者口服阿司匹林肠溶片（25mg）后体内水杨酸的主要药动学参数如下：C_{max} 为（1495.88±334.32）μg/mL，t_{max} 为（5.89±1.40）h，$t_{1/2}$ 为（2.20±0.54）h，$AUC_{0-\infty}$ 为（5851.74±887.28）μg·h/mL，CL/F 为（4.32±0.68）L/h，V_d/F 为（13.58±3.13）L。

10 名健康志愿者口服阿司匹林肠溶片和缓释片（50mg）后药动学研究结果表明：单剂量用药后，肠溶片和缓释片阿司匹林的 t_{max} 分别为（5.56±0.80）h 和（5.39±1.14）h，C_{max} 分别为（7.96±1.65）μg/mL 和（3.03±0.22）μg/mL，AUC_{0-24h} 分别为（64.53±8.86）μg·h/mL 和（66.49±12.55）μg·h/mL，缓释片的相对生物利用度为（103.49±12.32）%；多剂量口服肠溶片和缓释片达稳态后 C_{min} 分别为（0.54±0.20）μg/mL 和（1.25±0.27）μg/mL，C_{max} 分别为（6.86±1.09）μg/mL 和（3.29±0.41）μg/mL，AUC_{0-24h} 为（67.13±11.32）μg·h/mL 和（71.13±14.79）μg·h/mL，血药浓度波动系数（FI）分别为 1.73±0.16 和 0.86±0.23。

一般临床剂量的阿司匹林血浆浓度可达 30～50μmol/L，此浓度即可抑制血小板聚集。口服0.3～0.6g 后对 COX-1 的抑制作用可达 24h，抑制血小板聚集作用可达 2～7 日，与其对 COX-1 不可逆的乙酰化作用有关。但循环中的血小板每日约有 10% 的更新，阿司匹林的作用仅维持 36h，故需每日服用。

【体液药物浓度测定】　阿司匹林活性代谢产物水杨酸测定方法很多，早期多采用分光光度法，现多用色谱法，包括高效液相色谱紫外检测法、高效液相色谱荧光检测法等。

1. 高效液相色谱紫外检测法　色谱条件如下：①色谱柱为 C_{18} 柱（250mm×4mm，10μm），流动相为甲醇-水（60∶40），检测波长为 233nm，流速为 2.0mL/min，进样量为 20μL。②色谱柱为 C_{18} 柱（250mm×4.6mm，5μm），流动相为水-乙腈-磷酸（650∶350∶2），检测波长为 228nm，流速为 1.0mL/min，进样量为 20μL。

2. 高效液相色谱荧光检测法　色谱条件如下：Zorbax SB-C$_{18}$色谱柱（150mm×4.6mm，5μm），流动相为0.02mol/L乙酸铵（冰醋酸调pH 2.2）-乙腈-四氢呋喃（65∶30∶5），流速为1.0mL/min。激发波长为300nm，发射波长为405nm。

【药动学的药物相互作用】

（1）水杨酸可从血浆蛋白结合部位置换香豆素类抗凝药、磺酰脲类降糖药，增强上述药物作用，甚至出现出血、低血糖反应等不良反应。

（2）水杨酸也可抑制甲氨蝶呤从肾小管分泌，使其浓度增高，毒性增强；呋塞米则可使水杨酸经肾小管分泌减少而造成蓄积中毒。

（3）氨茶碱、碳酸氢钠等碱性药物可碱化尿液，促进水杨酸经肾排出，降低其血药浓度，降低其疗效；酸性药物则可酸化尿液，减少水杨酸排泄，增加其血药浓度。

（4）阿司匹林如与肾上腺皮质激素类药物合用时，既有竞争血浆蛋白结合的相互作用，又有药效学的相互作用，更易诱发溃疡及出血等不良反应。

氯 吡 格 雷

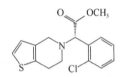

图24-3　氯吡格雷化学结构式

氯吡格雷（clopidogrel）为噻吩并吡啶药物（图24-3），是二磷酸腺苷（ADP）受体阻断药。ADP是血小板激活、聚集效应放大的重要激动剂，通过拮抗ADP受体来抑制血小板作用已经成为阻止病理性血栓形成的重要手段。氯吡格雷体外无抗栓活性，其活性代谢产物可选择性、不可逆地与ADP受体结合，抑制ADP诱导的血小板膜GPⅡ$_b$/Ⅲ$_a$受体复合物与纤维蛋白原结合位点的暴露，达到抗血小板聚集的作用，也可抑制非ADP引起的血小板聚集。另外此药可选择性降低血小板膜P选择素（P-selectin）的表达而抑制血小板活化，还可防止血管内膜增厚。因此，治疗血栓形成性疾病较阿司匹林更有效。氯吡格雷临床主要用于脑卒中、心肌梗死和外周动脉疾病等；还可用于冠状动脉支架植入术后，以预防血栓形成。

【体内过程】

1. 吸收　口服后迅速吸收，原型和其优势代谢产物氯吡格雷酸t_{max}均约为1h。吸收率约为50%，食物和抗酸剂不影响吸收。P-gp活性是影响十二指肠吸收的主要因素。

2. 分布　氯吡格雷及代谢产物蛋白结合率均较高，分别约为98%和94%。

3. 代谢　该药在体外无生物活性。吸收后，约85%在肠道经酯酶水解为无活性的羧酸衍生物氯吡格雷酸（优势代谢产物）；约15%通过肝CYP经两步代谢为含巯基活性代谢产物，第一步氧化过程中CYP1A2、CYP2B6和CYP2C19的作用分别约占35.8%、19.4%和44.9%，第二步氧化过程中CYP2B6、CYP2C9、CYP2C19和CYP3A4的作用分别约占32.9%、6.76%、20.6%和39.8%。活性代谢产物中的巯基具有较高的反应活性，一旦生成，便迅速与血浆中的蛋白结合或与其他巯基化合物形成二聚体，难以测定。

4. 排泄　代谢产物主要通过肾和粪便排泄，无论是单剂量还是连续给药，代谢产物的血浆清除$t_{1/2}$均为7～8h。

【药动学相关数据】　健康志愿者单剂量口服氯吡格雷（50～150mg）后，其代谢产物的C_{max}及AUC与剂量呈线性相关，连续服药3～8日后，代谢产物达稳态。老年人和年轻人的药动学特征有所不同，但出血时间无显著差异，故老年人应用无须调整剂量。23名健康男性受试者口服国产和进口氯吡格雷各150mg后，主要的药动学参数如下：$t_{1/2}$分别为（6.57±3.18）h和（6.96±3.92）h；t_{max}分别为（0.74±0.3）h和（0.85±0.34）h；C_{max}分别为（3.07±3.63）ng/mL和（2.67±2.35）ng/mL；AUC_{0-t}分别为（4.75±4.68）ng·h/mL和（4.60±4.20）ng·h/mL；$AUC_{0-\infty}$分别为（5.08±4.78）ng·h/mL和（4.86±4.25）ng·h/mL；F为（112.8±42.4）%。

氯吡格雷在肝中主要由CYP2C19催化。多项研究表明，与野生型个体相比，携带*CYP2C19*2*、*CYP2C19*3*变异等位基因（杂合和纯合子）的患者，活性代谢产物的暴露量低于野生型等位基因携带者；在弱代谢、中间代谢、强代谢和超强代谢者中酶活性存在明显的梯度效应。

【体液药物浓度测定】 多采用高效液相色谱-质谱联用法、反相高效液相色谱法测定体液中氯吡格雷的浓度。

1. 高效液相色谱-质谱联用法 色谱柱为 C_{18} 色谱柱（150mm×3.9mm，5μm）；流动相为乙腈-5mmol/L 乙酸铵水溶液（含 0.1% 甲酸）（80∶20），流速为 1.0mL/min。质谱正离子模式检测，用于定量分析的离子反应分别为 m/z 322.1 → 212.1（氯吡格雷）、m/z 264.1 → 125.1（噻氯匹定）。血浆样品加入噻氯匹定（内标），涡旋混匀后加入叔丁基甲醚，再涡旋混合 3min。离心后取上清液，水浴下氮气吹干；残留物用流动相溶解，进样量为 20μL。

2. 高效液相色谱法 色谱柱为 Hypersil ODS C_{18}（150mm×4.6mm，5μm）；流动相为 0.01mol/L 磷酸二氢钾溶液-甲醇（35∶65，磷酸调 pH 至 3），流速为 1.0mL/min，检测波长为 235nm，柱温为 30℃。样品处理：取血清 200μL 加入二氯甲烷 3mL 提取，涡旋混匀，3000r/min 离心 15min，取上清液吹干后用 0.5mL 流动相溶解，离心后取 20μL 进样。氯吡格雷在 0.25～16.0mg/L（r=0.9999）范围内线性关系良好，本方法简便、快速、灵敏度高，可用于人血清中氯吡格雷的检测与分析。

【药动学的药物相互作用】

（1）质子泵抑制剂可抑制 CYP2C19，导致氯吡格雷无药效作用。

（2）红霉素、泰利霉素、酮康唑等可抑制其代谢，可能增强其作用，反之，利福平可加快氯吡格雷代谢降低其效应。

【临床案例 24-2】

患者，男，63 岁。以"间断性胸痛 1 个月，再发并加重 2h"为主诉入院。初步诊断为"冠心病、急性前壁心肌梗死，口服负荷量抗血小板药物并急诊行冠脉造影术，显示冠状动脉前降支闭塞，于冠状动脉前降支植入药物涂层支架一枚。术后给予氯吡格雷、阿司匹林、低分子量肝素等药物治疗。5 日后患者再次出现胸痛，心电图 V_1～V_5 ST 段弓背向上抬高，再次行冠脉造影术，示支架内闭塞，球囊扩张后行血管内超声示支架贴壁良好。试分析该患者出现该症状的原因。

【案例分析】

患者出现支架内急性血栓形成，血管内超声显示支架贴壁良好，因此主要考虑抗血小板效应不够充分。氯吡格雷药物代谢酶 CYP2C19 影响活性产物的生成，携带 CYP2C19*2 和 *3 基因型的患者酶活性降低，难以将该药转化成活性物质发挥作用，需要增加剂量或更换其他药物。因此检测患者基因型，发现患者 CYP2C19 基因型为 *1/*2，为中间代谢型。于是氯吡格雷剂量由 75mg 调整为 150mg，再未发生不良事件。

第三节　纤维蛋白溶解药的药动学

纤维蛋白溶解药（fibrinolytics）可使纤维蛋白溶解酶原（plasminogen，纤溶酶原）转变为纤维蛋白溶酶（plasmin，纤溶酶），后者可降解纤维蛋白和纤维蛋白原，从而限制血栓增大和溶解血栓。故本类药物又称为血栓溶解药，简称溶栓药。

组织型纤溶酶原激活物（t-PA）

组织型纤溶酶原激活物（tissue-type plasminogen activator，t-PA）是血管内皮细胞合成的、高效特异的生理性溶血栓药物（又称天然 t-PA），属丝氨酸蛋白水解酶。其能选择性地将血栓上的纤维蛋白溶酶原变成纤维蛋白溶酶，从而使血栓溶解。t-PA 最初由人子宫和黑色素瘤细胞培养液中分离提取，现可用 DNA 重组技术制备，即阿替普酶（alteplase，rt-PA）。t-PA 具有高度的血栓纤维蛋白亲和力和选择性，对血液循环的纤溶系统几无影响，因此血液中纤维蛋白原浓度改变较小，虽仍可产生出血倾向，但不至于发生全身性血液失凝状态。临床主要用于急性心肌梗死、肺栓塞和脑栓塞的溶栓治疗，使阻塞血管再通疗效优于链激酶，且不良反应小，是较好的第二代溶栓药。

t-PA 也存在明显不足，如再栓塞、颅内出血和价格昂贵等。近年来，通过结构改造研制了一系列 t-PA 的突变体、嵌合体及抗体连接物，即新型的 t-PA，如阿尼普酶（anistreplase）、瑞替普酶（reteplase，r-PA）和替尼普酶（tenecteplase，TNK-PA）等，具有选择性溶栓、$t_{1/2}$ 长、用药剂量小和不良反应少等优点。

【体内过程】 本药口服无效。rt-PA 主要在肝中代谢，$t_{1/2\alpha}$ 约为 4min，$t_{1/2\beta}$ 约 1h，需静脉滴注维持药效。

【药动学相关数据】

1. t-PA 健康人体药动学 很多研究表明，rt-PA 在健康人体内分布及消除均很快，$t_{1/2\alpha}$ 为 3～6min，$t_{1/2\beta}$ 为 30～55min，其血浆浓度与滴注速率有关。表观分布容积较小，约 7L，清除率为 630～1200mL/min。受试者 30min 内静脉滴注 rt-PA 0.25mg/kg，主要药动学参数如下：C_{max} 约为 973ng/mL，清除率约为 687mL/min，$t_{1/2\alpha}$ 约为 3.3min，$t_{1/2\beta}$ 约为 26min，表观分布容积约为 3.9L。另有研究报道，当剂量为 0.25～0.5mg/kg 时，其药动学属线性动力学。

2. t-PA 患者体内的药动学 12 名心肌梗死患者静脉滴注 t-PA，起始 2min 内给予 2mg，其后 1h 给予 50mg，再后的 1.5h 内给予 30mg，其 $t_{1/2}$ 符合三室模型，药动学参数平均值如下：$t_{1/2\alpha}$ 约为 3min，$t_{1/2\beta}$ 约为 16min，$t_{1/2\gamma}$ 约为 3.7h，且 AUC 的 97% 以上包含在 α 和 β 相内，清除率为 383mL/min。研究表明，rt-PA 在血栓闭塞性疾病患者的消除率为 549mL/min，表观分布容积为 3.8L。

【体液药物浓度测定】

1. 生物活性测定法

（1）纤维蛋白平板法：t-PA 能使纤溶酶原变成纤溶酶，后者可使纤维蛋白凝块溶解，在纤维蛋白平板出现溶解圈。可根据溶解圈的大小及 t-PA 浓度制备标准曲线，求出 t-PA 活性浓度。

（2）生色底物法：t-PA 激活纤溶酶原生成纤溶酶，后者可使发色底物 S-2390 释放出发色基团 PNA，PNA 显色的深浅与纤溶酶、t-PA 浓度呈正比关系。通过间接分光光度法可测定出血浆样品中的 t-PA 浓度。

2. 免疫学测定法 多采用 ELISA 法，由于其操作简便、灵敏度高，能够特异地测定游离的 t-PA，广泛用于 t-PA 药动学研究。

3. 放射性核素标记示踪法 t-PA 临床前药动学研究中也有采用 ^{125}I 标记示踪法与三氯乙酸沉淀法相结合的方法进行测定。^{125}I-t-PA 总放射性不能准确反映生物样品中 t-PA 浓度，结合三氯乙酸沉淀法可获得有价值的信息。

不同分析方法所得的测定结果可能不一致。通常，生物活性测定法测得的血浆中 t-PA 活性浓度较免疫学测定法得到的血浆中 t-PA 抗原浓度低。

【药动学的药物相互作用】 硝酸甘油可使肝血流量增加，从而增加本药的清除率，使其血药浓度降低。

思 考 题

1. 简述肝素与低分子量肝素的主要区别。
2. 试述阿司匹林的体内过程和药动学特征。
3. 简述遗传多态性对华法林个体化用药的影响。

（吕 莉）

第二十五章　平喘药物的临床药动学

本章要求

1. 掌握茶碱的药动学特点。

2. 熟悉影响茶碱清除率的因素。

3. 了解茶碱体液药物浓度测定的方法及各方法特点；沙丁胺醇、克仑特罗药动学特点及血药浓度测定方法。

支气管哮喘（简称哮喘）是一类临床常见的变态反应源性疾病，以慢性气道炎症为主要特征，主要症状表现为可逆性气流受限及反复发作的喘息、憋气、气急或咳嗽等，常在夜间或（和）清晨发作加剧。大多数患者能自行缓解或通过治疗干预后缓解。哮喘严重影响着各国 1%～18% 人口（所有年龄组）的身体健康、正常工作和生活质量。凡能够缓解、消除或预防支气管哮喘的药物统称为平喘药，分为每日使用的控制药物和按需使用的缓解药物，病情不同则治疗方案不同。临床常用的平喘药有 3 类，即支气管扩张药、糖皮质激素类平喘药和抗过敏平喘药。支气管扩张药包括 β_2 受体激动药、茶碱类及抗胆碱药等，其主要作用是松弛支气管平滑肌，控制喘息症状。本章重点介绍茶碱类及 β_2 受体激动药的药动学。

第一节　茶碱类药物的药动学

茶　碱

茶碱（theophylline）系山茶科植物茶的叶中提得的一种生物碱，化学名称为 1,3-二甲基黄嘌呤，是两性化合物，呈较明显的酸性，其 pK_a 值为 8.77 和 0.7。茶碱的化学结构式见图 25-1，以茶碱和氨茶碱为代表，应用于临床已逾半个多世纪，至今仍为常用平喘药物。

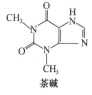

图 25-1　茶碱化学结构式

茶碱药理作用广泛。它可直接兴奋中枢神经系统，引起紧张、失眠、恶心、呕吐、痉挛、震颤、激动；增加肾小球滤过率和肾血流量，降低 Na^+ 和 Cl^- 的重吸收而具有利尿作用；刺激肾上腺素的释放，增加心排血量；松弛平滑肌；增加胃酸分泌；抑制肥大细胞释放组胺而具有抗炎作用。茶碱主要用于治疗急、慢性哮喘及其他慢性呼吸道阻塞性疾病，在平喘药中占有重要地位。

茶碱类药物的治疗窗很窄，其在体内的吸收与代谢过程受到诸多因素的影响，且血药浓度与其疗效、毒性反应关系非常密切。该类药物的严重毒性反应，限制了它的广泛使用。因此，近年茶碱的药动学特别是临床药动学受到了广泛的重视。TDM 已成为使用茶碱治疗的必备项目，无论在治疗的初始期还是在达到稳态血药浓度（C_{ss}）后，都应定期进行 TDM。茶碱通常被制成氨茶碱等水溶性较高的盐类供药用，但在体内均解离出茶碱发挥作用，故不论何种制剂，TDM 的监测对象均为茶碱。

【体内过程】

1. 吸收　茶碱口服吸收迅速，但是水溶性差，对胃肠道有刺激作用。常见的茶碱制剂为其乙二胺复盐，即氨茶碱（aminophylline），以增加本药的水溶性，供临床应用。氨茶碱口服后，茶碱可迅速而完全经胃肠道吸收，约 2.5h 达 C_{max}。此外，还有与胆碱形成的复盐胆茶碱（choline theophylline）及与甘氨酸钠形成的复盐甘氨茶碱钠（theophylline sodium glycinate）。上述制剂的水溶性均增强，但不增加生物利用度。普通氨茶碱片剂的生物利用度为 75%～80%，缓释型茶碱的生物利用度可达 80%～89%。茶碱缓释剂的吸收过程受到进食时间及食物种类等的影响，如高脂饮食可明显地影响其释放过程，但不影响其吸收量。餐后服药可使其吸收时间延长，茶碱片剂的生物利用度餐前给药与餐后给药相比要少 30%～40%。进食过热的食物，由于温度的改变，可使茶碱吸收减少。另外，剂量、患者的营养习惯及服用茶碱衍生物的类型等也可影响其吸收。由于吸入茶碱疗效较差，一般不主张做雾化吸入给药。虽然有茶碱的栓剂，但因直肠给药时，血药浓度不稳定，并可能诱发前列腺炎而较少应用于临床。

口服后茶碱的吸收与给药时间有一定的关系。清晨口服茶碱后达到血药 C_{max} 的时间明显地短于晚间服药。同样地，早晨口服茶碱缓释片或静脉注射茶碱后药物的消除速率也高于晚间给药。因此，按照常规方法给药，晚间血药浓度比白天高。这是时间生物学在哮喘药物应用中的一个体现。

2. 分布 茶碱几乎分布在机体所有组织中，但在脂肪组织中没有分布。茶碱可通过胎盘和进入乳汁。正常体重个体的表观分布容积为 0.436～0.482L/kg，超重个体的表观分布容积为 0.379～0.382L/kg。群体药动学表明，茶碱的表观分布容积与年龄有关，如 1 周岁婴儿的平均表观分布容积为 0.85L/kg，到了 5 岁减至 0.4～0.5L/kg，与成人相似（表 25-1）。此外，其表观分布容积与血液 pH 有高度相关性，pH 越低，表观分布容积越小：如果 pH 下降 0.02，表观分布容积可减小 0.15L/kg。

表 25-1 茶碱在不同人群中的药动学参数

人群	清除率 [mL/ (h·kg)]	$t_{1/2}$ (h)	表观分布容积（L/kg）	血浆结合率（%）
新生儿	12.9～39	19.8～32	0.4～1.03	—
儿童	74～94	2.9～7.1	0.45～0.57	—
成人	35～58	6.5～11.1	0.43～0.48	37～79
老人	29.4～44.3	7.1～12.9	0.32～0.48	22.6～62.5

茶碱血浆蛋白结合率约为 60%，新生儿的血浆蛋白结合率为 36%。血液 pH 降低、肝硬化患者及老年人的血浆蛋白结合率降低。结合率高的药物可与茶碱竞争蛋白结合位点，如茶碱与西咪替丁、乙酰唑胺、呋塞米、戊巴比妥、奎尼丁、地西泮、水杨酸等同时给药，可使血中游离型茶碱浓度升高。

3. 代谢 90% 的茶碱在肝代谢，生成 3-甲基黄嘌呤、1,3-二甲基尿酸和 1-甲基尿酸。CYP1A2及 CYP2E1 参与茶碱的体内代谢，催化 90% 的 N-去甲基化和 50%～60% 的 8-羟化反应，如图 25-2 所示。

茶碱的不同代谢途径在肝中以不同的代谢速率进行。茶碱经 8-羟化生成的 1,3-二甲基尿酸占全部代谢产物的 50%～60%（新生儿 28%）；经去甲基生成两个代谢产物，其中 3-甲基黄嘌呤占15%～20%（新生儿 15%），1-甲基黄嘌呤占 20%～25%（新生儿 9%），后者在尿中仅有痕量，因其迅速被黄嘌呤氧化酶代谢生成 1-甲基尿酸；3-甲基黄嘌呤的生成是可饱和的，该可饱和性代谢可导致茶碱的非线性动力学行为。3-甲基黄嘌呤的松弛气道平滑肌作用强度为茶碱的 50%，该代谢物与茶碱的平喘作用有关。

食物也影响茶碱的代谢。进食碳烤肉可使茶碱的代谢生物转化提高 38%。高蛋白、低糖类饮食可加速其在儿童及健康成人的代谢。例如，健康志愿者进食低糖类、高蛋白饮食 2 周后，茶碱消除 $t_{1/2}$ 由 8.1h 缩短到 5.2h。相反，高糖类、低蛋白饮食则使茶碱的消除 $t_{1/2}$ 由 5.2h 延长至 7.6h。

食物中甲基黄嘌呤的含量也显著影响茶碱的代谢过程。例如，食用缺乏甲基黄嘌呤类饮食一周后，^{14}C 茶碱的尿消除 $t_{1/2}$ 由 9.8h 缩短到 7.0h，其代谢产物 3-甲基黄嘌呤在尿中的排出亦明显增多。由此可以假设，食物中的甲基黄嘌呤类（咖啡因、可可碱、茶碱）能与同时服用的药物茶碱共同竞争肝内的代谢酶。由于茶碱经 N-去甲基化生成 3-甲基黄嘌呤的代谢是可饱和的，如果食物中的甲基黄嘌呤类物质与药物茶碱共同竞争CYP催化位点，则药物的动力学行为将符合米氏方程。

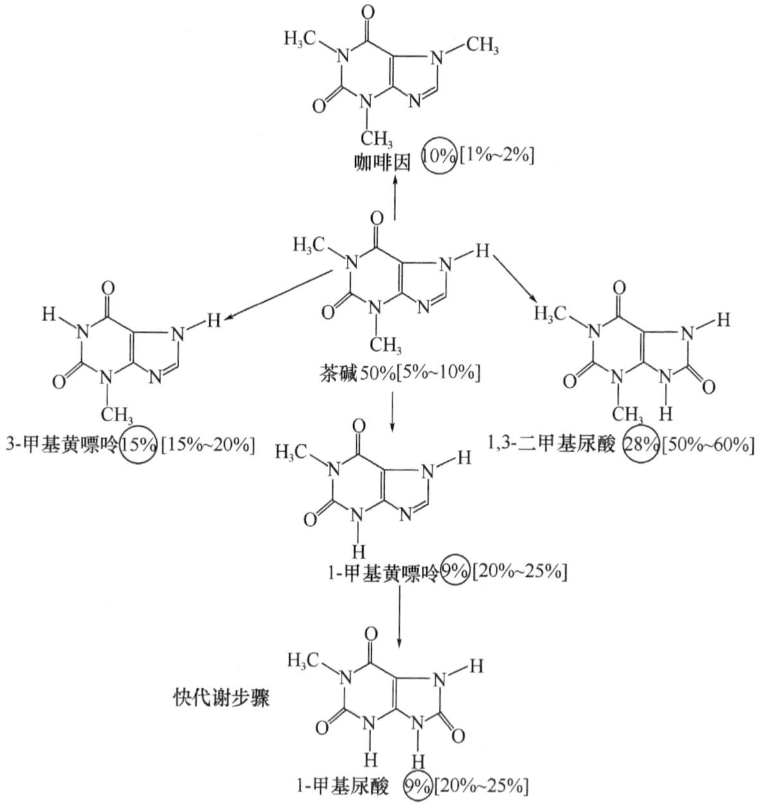

图25-2　茶碱在成人及新生儿体内代谢途径

[ ] 为茶碱在成人体内各代谢产物占总代谢产物的百分数；○为茶碱在新生儿体内各代谢产物占总代谢产物的百分数

吸烟可诱导CYP，从而使茶碱的清除率几乎增高一倍，因为吸烟增强脱甲基及C_8-氧化反应。已证实，吸烟可分别诱导代谢茶碱的两个同工酶，并且苯妥英钠可加强吸烟引起的酶诱导作用。在每天3h连续1年的被动吸烟者中，可发现茶碱的清除率升高。

4. 排泄　由于仅10%的原型药从肾排出，所以肾衰竭并不能显著降低茶碱的排泄。但是主要从肾消除的某些茶碱代谢产物在肾功能低下时可能导致茶碱体内蓄积。

茶碱可以从乳汁排泄，其乳汁/血浆浓度比值为0.6～0.9。哺乳的母亲如果服用长效茶碱制剂，则要警惕茶碱在新生儿体内的蓄积。

静脉给药后，茶碱的唾液/血浆浓度值高于口服给药。正常人及患者口服茶碱后，根据血浆及唾液药物浓度资料计算得到的$t_{1/2}$无明显差异。

【药动学相关数据】　静脉注射茶碱的药-时曲线符合二房室模型，其分布相很快，约2～10min，口服本药的药-时曲线符合一室模型，无滞后时间。茶碱在成人的消除$t_{1/2}$为6.5～8.5h，清除率为44～58mL/（h·kg），表观分布容积为0.43～0.48L/kg；但在儿童消除$t_{1/2}$长达19.8～32h，清除率为12.9～39mL/（h·kg），表观分布容积为0.4～1.031L/kg。在部分儿童患者，茶碱在治疗血药浓度范围上限可转化为零级消除动力学。

已证明，当茶碱血药浓度在治疗范围内时，茶碱在成人和儿童体内的动力学行为即可表现为线性也可表现为非线性消除。多数关于茶碱非线性动力学的报道出现在儿童。例如，在83名患有气道阻塞性疾病但并不伴有显著的肝或肾功能损害的患者中，茶碱在15名患者体内表现为非线性消除。在42名哮喘患儿中，茶碱在30名患儿体内为非线性动力学。该非线性消除的主要原因是茶碱在肝经N-去甲基化生成3-甲基黄嘌呤的过程是可饱和性代谢。茶碱在患者体内以3-甲基黄嘌吟代谢产物排出的多少与其 K_m 和 V_{max} 的个体间差异有关。通过对 24h 尿 3-甲基黄嘌呤回收实验发现，茶碱在肝内以 3-甲基黄嘌呤形式的清除分数（f）波动于 0.13～0.36，提示 f 存在显著的个体差异。另外，膳食中甲基黄嘌呤类物质似乎影响 3-甲基黄嘌呤的形成速率，富含甲基黄嘌呤类物质的饮食可导致茶碱 f 值降低。

茶碱的有效血药浓度为 7～20μg/mL（成人），6～12μg/mL（儿童）。当血药浓度＞20μg/mL 时，一般就会发生严重的不良反应，如恶心、呕吐、腹泻、头痛、失眠、过度兴奋、窦性心动过速；血药浓度＞35μg/mL 时，可引起高血糖、低血压、心律失常、神经损害，甚至死亡。值得注意的是，发生危及生命的中毒作用时，并非总出现上述中毒症状，临床上以固定剂量茶碱治疗各种可逆性气道阻塞性疾病，效果不佳且危险。因此通过监测血药浓度，做到用药个体化才能提高用药安全性。近年来的 TDM 研究表明，以往应用茶碱治疗的剂量可能偏低，有报道表明将茶碱治疗剂量适当增加后，取得了较好的疗效。

除了基因因素外，其他很多因素也可影响茶碱的清除率。年龄对茶碱的清除率有较大的影响，儿童肝的代谢能力较强，故茶碱清除率约为成人的 2 倍。茶碱 $t_{1/2}$ 随年龄增加而延长，据报道 6 个月到 16 岁哮喘儿，茶碱的 $t_{1/2}$ 为 1.9～14.1h，平均为 4～5h。因此用药次数应由每日 3 次改为每 6h 一次。而老年人因肝、肾功能减退，茶碱的清除率低于成人。另外，老年人心脏代偿不足，肺心病、肺气肿也能显著降低老年人的茶碱清除率，使茶碱 $t_{1/2}$ 延长。新生儿茶碱的代谢途径与成人不同。在新生儿，由于肝脱甲基氧化酶系统未发育成熟，50% 的茶碱以原型药形式从肾排泄，部分茶碱可在 7 位上发生 N-甲基化而代谢成为咖啡因，经该酶催化生成的咖啡因占新生儿全部代谢产物的 10%，应慎用。茶碱的总体清除率也存在着性别之间的差异。临床 170 例 3～30 岁测定对象的统计资料分析结果显示，男性茶碱的清除率比女性高出 22%～31%。男性组茶碱清除率平均为（84±18）mL/（h·kg），而女性组茶碱清除率平均仅为（58±4）mL/（h·kg）。某些疾病也影响茶碱的消除，直接损害肝的疾病，如失代偿性肝硬化、急性肝炎、胆管阻塞等均可导致茶碱清除率下降，$t_{1/2}$ 延长。同样，心脏疾病，如慢性充血性心力衰竭、急性左心衰竭、肺心病等因间接影响肝功能而使茶碱的清除率下降。甲状腺功能的改变也影响茶碱在肝的代谢。有研究表明，血浆甲状腺激素浓度与茶碱清除率间有显著相关。与健康人相比，甲亢及甲减患者的 $t_{1/2}$ 分别缩短和延长。随着甲状腺疾病的治愈，茶碱的药动学参数也趋向正常。

【体液药物浓度测定】 测定方法较多，文献报道有紫外分光光度法（UV）、高效液相色谱法（HPLC）、高效毛细管电泳法（HPCE）、酶增强免疫分析技术（EMIT）、荧光偏振免疫测定法（FPIA）等方法，大部分已在国内采用。

茶碱 TDM 通常用血清作为标本。唾液与血清茶碱浓度之间有高度的相关性（$r=0.99$），唾液浓度约为血清浓度的 50%，接近于游离型血药浓度，因此，需要时也可选用唾液作为标本进行测定。取样多在达稳态后（通常 5 日以上）的某次给药前进行，测定 $C_{ss,min}$。口服给药测定其 C_{max} 取样时间为：普通制剂给药后 2h，缓释制剂给药后 4～8h。

1. 紫外分光光度法 该法首先由 Schack 及 Waxier 在 1949 年建立，优点是要求的仪器设备简单，容易推广；缺点是需血量多，专属性差，易受干扰，呋塞米、保泰松、水杨酸、磺胺药等都干扰测定。该法多用于唾液中茶碱浓度的测定。国内陈刚等将上法改进，采用双波长法，消除空白血清对测定的干扰，现介绍如下：取血清 0.5mL，以 0.1mol/L 盐酸溶液 0.2mL 加入 5% 异丙醇-三氯甲烷溶液 5mL 提取，振荡器上振荡 10s，离心 5min，取下层三氯甲烷提取液 4mL，再用 0.1mol/L 氢氧化钠溶液 4mL 回提，碱层在 274nm 和 298nm 波长处测定吸收度 A_{274} 和 A_{298}，计算 ΔA（$\Delta A = A_{274} - A_{298}$），根据标准曲线求得相应的浓度。

近年有报道应用导数紫外分光光度法测定体液中茶碱浓度，可消除空白血浆的干扰，较通常的紫外分光光度法特异性高。由图 25-3 可见，在茶碱的吸收峰处，空白血浆有干扰，而在茶碱的一阶导数光谱图中（图 25-4），空白血浆在茶碱的波谷段为一经过零点的平稳直线，故用一阶导数法可消除空白血浆干扰。

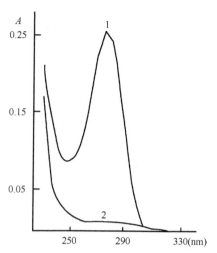 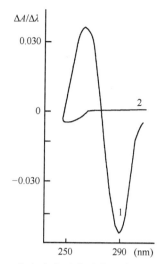

图 25-3　空白血浆及茶碱的零阶导数光谱图　　　图 25-4　空白血浆及茶碱的一阶导数光谱图
1. 茶碱；2. 空白血浆　　　　　　　　　　　　　　　1. 茶碱；2. 空白血浆

2. 高效液相色谱法　该法专属性强，灵敏度高。其色谱条件为，ODS 柱（4.6mm×250mm），流动相为乙酸/乙酸钠缓冲液-甲醇（70∶30），检测波长为 254nm。血清样品加三氯甲烷-异丙醇混合液（1∶1，V/V）1mL 振荡器中振荡处理，分离得有机相，50℃水浴中氮气挥干，10μL 进样。

3. HPCE 法　该法是近年来发展起来的新型色谱分离技术，其分离效果好，分离效率高，分析速度快，样品处理简便，克服了高效液相色谱法的诸多缺点，如分离柱价格昂贵，且易受污染而降低柱效，对血浆样品的前处理要求高。HPCE 法仅需将血样用三氯乙酸沉淀蛋白后即可进样，其耗费低廉，具有良好的发展前景。

4. EMIT 法　该法灵敏度高，专一性强，操作简便、迅速。标记的酶可以为溶菌酶、苹果酸脱氢酶、6-磷酸葡萄糖脱氢酶，其相对应的底物为黏多糖、草酸乙酸盐、NADH、NAD^+。本法的检测限为 1μg/mL。

5. FPIA 法　本法灵敏度高，重现性好，分析速度快，不仅可测定总血药浓度，亦可测定游离血药浓度，尤其适合于临床急救和常规监测。

注意事项：在茶碱 TDM 中，如发现血药浓度明显高于测算值，应警惕已转换为零级消除动力学，即呈非线性动力学消除的可能，儿童在茶碱血药浓度 8～20mg/L 内时可能出现非线性动力学消除。

【临床案例 25-1】

患者，男性，32 岁，体重 65kg，哮喘急性发作入院。首先给予氨茶碱 450mg 的负荷剂量，30min 滴完。再给予初始维持剂量氨茶碱 0.6mg/（kg·h）（相当于茶碱 0.5mg/（kg·h），并在采用初始维持剂量后 1h 和 5h 时分别测得血清茶碱的浓度为 12mg/L 和 10mg/L。请计算若要使血清茶碱浓度维持在 12mg/L，维持剂量应为多少？

一般可按照以下公式先求出茶碱总清除率，再计算维持剂量：

$$CL = \frac{2R_i}{C_1 + C_2} + \frac{2V(C_1 - C_2)}{(C_1 + C_2)(t_2 - t_1)} \tag{25-1}$$

$$R_m = C_t \times CL \tag{25-2}$$

【案例分析】

式中，CL 为患者的茶碱总清除率，R_i 为初始维持剂量，V 为表观分布容积，按 0.5L/kg 计算，C_1 和 C_2 分别为静脉滴注初始维持剂量后 1h（t_1）和 5h（t_2）测得的血药浓度，C_t 为期望的维持血药浓度，R_m 为达到这一浓度所给予患者个体的维持剂量。

$$AUC_{0-24h}/MIC=0.068L/（kg \cdot h）$$

$$R_m=12 \times 0.068=0.82mg/（kg \cdot h）$$

【药动学的药物相互作用】 某些药物可以影响茶碱类药物的药动学。

1. 大环内酯类抗生素 大环内酯类抗生素为 14～16 元环的内酯化合物，可与 CYP3A4 酶进行 N-脱甲基化，其代谢物与酶形成一个稳定的化合物，使酶失去活性。一般 14 元环的红霉素、克拉霉素与 CYP3A4 形成复合物的作用最强，发生的不良反应也最严重；罗红霉素和 16 元环的交沙霉素、螺旋霉素次之；15 元环的阿奇霉素最弱。红霉素使茶碱的清除率降低 25%，而使其血药 C_{max} 增高 28%。临床上由于这两种药物联合应用而导致茶碱过量中毒的情况并不少见，在心、肝、肾功能不全的老年肺心病患者合并肺部感染时这种中毒的情况更易发生。其他大环内酯类药物如乙酰螺旋霉素、麦迪霉素和交沙霉素等对茶碱类药物的清除率也有一定的影响，因此，应给予重视。有试验结果显示红霉素与氨茶碱合用 5 日、10 日就对茶碱药动学参数有显著或非常显著的影响，而且合用时间越长，剂量越大，发生茶碱中毒的危险性也越大。

2. 喹诺酮类药物 临床上经常将喹诺酮与茶碱类药物合用来治疗呼吸系统的疾病，部分喹诺酮类药物可使血液中茶碱药物浓度增高 10 %～20 % 和 $t_{1/2}$ 延长而导致中毒。喹诺酮类抑制肝微粒体特殊的 CYP 同工酶，而影响茶碱类药物的代谢，目前认为主要有两种机制。其一是喹诺酮类药物结构上第 8 位的氮原子可影响肝微粒体药物代谢酶活性，进而影响茶碱代谢。其二，氟喹诺酮类通过 CYP1A2 代谢，其产物为 4-oxoquinolone，可抑制茶碱代谢过程的重要环节——去甲基化，使茶碱代谢减慢。1984 年就已有报道 10 例喹诺酮类药物降低茶碱清除率的资料。并有报道，在同时应用氨茶碱和依诺沙星的患者中，有 8 例出现茶碱中毒症状，这些患者血清中茶碱浓度为 17～41μg/mL，比单用氨茶碱时上升了 16μg/mL，停用氨茶碱 2 日后，茶碱中毒症状消失。现已明确，不同类型的喹诺酮类制剂均可不同程度地影响茶碱类药物的药动学参数，其中以依诺沙星和环丙沙星的影响最为显著，依诺沙星可使茶碱的清除率下降 76.8%，血药浓度升高近 2 倍，环丙沙星可使茶碱的清除率下降 41.3%。而氧氟沙星对茶碱清除率的影响则较小，可使之降低 12.1%。

3. 西咪替丁 西咪替丁与茶碱合用后，可使茶碱的清除率平均下降 29%，血药浓度在基线水平上提高 50%～60%。这与西咪替丁是肝脏 CYP 的强效抑制剂有关。在吸烟和不吸烟人群中这种相互作用均非常明显。健康受试者，每天口服 10mg 茶碱，连续 5 日后再给西咪替丁 1200mg，结果发现，所有观察者的 $t_{1/2}$ 均延长。不吸烟组从（7.1±0.7）h 延长到（9.7±1.1）h，吸烟组从（4.8±0.5）h 延长到（7.0±0.6）h；茶碱的平均清除率在不吸烟组减少 34%，吸烟组则减少 31%。因此，当茶碱血药浓度在治疗水平时，如果合并应用西咪替丁，不管是不吸烟者还是吸烟者，都应减少茶碱剂量。

4. CYP 诱导剂 均可增加茶碱的清除率。如苯巴比妥可使茶碱的清除率增加 34%，其他的 CYP 诱导剂如苯妥英钠、卡马西平和七烯类抗真菌药等也均可增加茶碱的清除率。

5. 抗结核药 异烟肼抑制肝微粒体酶活性，联用可使茶碱体内代谢减慢，长期合用会使茶碱血浓度升高，甚至出现中毒症状。利福霉素类包括利福平、利福喷丁，是一类强效、特异的 CYP 同工酶诱导剂，可加速茶碱的肾清除率和肝代谢，导致茶碱的血药浓度下降，使 $t_{1/2}$ 缩短，药效降低。因此茶碱类与上述抗结核药联用时，需监测氨茶碱血药浓度，保证用药安全有效。

6. 其他药物 口服异丙基肾上腺素、间羟舒喘灵和沙丁胺醇，能增加茶碱的清除率。但吸入沙丁胺醇对茶碱的清除率无明显影响。别嘌醇类和喹啉等药物则降低茶碱的清除率。

第二节　β₂ 受体激动药的药动学

在治疗哮喘的药物中以 β₂ 受体激动药发展最快。β₂ 受体激动药抗哮喘的药理作用及机制表现为以下几个方面：激动气道平滑肌和肥大细胞膜表面的 β₂ 受体、激活腺苷酸环化酶，后者催化细胞内环磷腺苷（cAMP）的合成，使细胞内的 cAMP 含量增加，游离 Ca^{2+} 减少，cAMP 水平的提高可稳定气管平滑肌的膜电位从而发挥松弛支气管平滑肌作用；减少肥大细胞和嗜碱性粒细胞脱颗粒及介质释放，减轻炎症反应，降低血管通透性，从而减轻由于这些介质引起的支气管痉挛和呼吸道黏膜充血水肿现象，并增加气道上皮纤毛的摆动，起到缓解哮喘、慢性阻塞性肺疾病（COPD）等患者呼吸困难的作用。

依据对 β₂ 受体兴奋的选择性，β₂ 受体激动药可分为选择性和非选择性；后者包括肾上腺素、麻黄素和异丙肾上腺素。20 世纪 60 年代末，第一个选择性 β₂ 受体激动药——沙丁胺醇上市，开创了选择性 β₂ 受体激动药的治疗史。但沙丁胺醇作用持续时间短（短效），给药次数多。因此，近年来，合成了很多选择性长效 β₂ 受体激动药。代表药物有福莫特罗（formoterol）、沙美特罗（salmeterol）、班布特罗（bambuterol）、克仑特罗（clenbuterol）和妥洛特罗（tulobuterol）等。长效的 β₂ 受体激动药分子中具有较长的侧链，具有较强的脂溶性和选择性，舒张支气管平滑肌的作用可持续 12h。各药的动力学参数详见表 25-2。本节重点介绍短效类沙丁胺醇及长效类克仑特罗。

表 25-2　β₂ 受体激动药的药动学参数

药物名称	生物利用度（%）	起效时间（min）	t_{max}（h）	血浆 $t_{1/2}$（h）	维持时间（h）	血浆蛋白结合率（%）
沙丁胺醇	口服 30	10～30	2～4	2.7～5	6	20
	吸入 10	1～5	1	1.7～7.1	4～6	
特布他林	口服 15±6	30～120	2～4	3～4	4～7	25
	吸入—	5～15	0.5～1	3～4	4	
克仑特罗	口服 40	10～20	2～3	34	6～8	24
	吸入 20	5～10	0.1～0.2	—	2～4	
沙美特罗	吸入—	30	0.1～0.25	8～11	12	94～98
福莫特罗	口服—	30	0.5～1	2	12	30
	吸入—	0.25～2	0.2	1.3～1.7	12	—
班布特罗	口服—	10	2～6	12～13	24	30
妥洛特罗	口服—	5～10	1～3	3.2～3.6	4～6	—

一、沙丁胺醇

沙丁胺醇（salbutamol）是哮喘的常用治疗药物，化学结构见图 25-5。为吸入型短效 β₂ 受体激动药，松弛气道平滑肌作用强，一般可在数分钟内起效，且疗效可维持数小时，是缓解轻、中度急性哮喘症状的首选药物，也用于运动性哮喘的预防。沙丁胺醇主要用于缓解症状，对哮喘的气道炎症没有治疗作用。

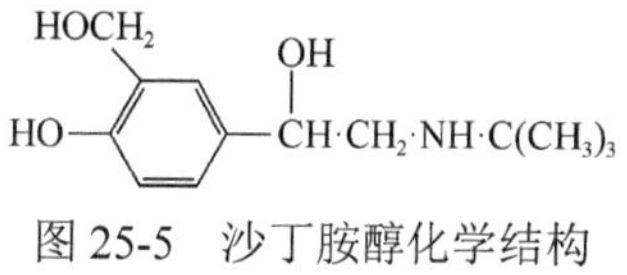

图 25-5　沙丁胺醇化学结构

【体内过程】 沙丁胺醇不易被消化道中的硫酸酯酶及组织中的儿茶酚胺氧位甲基转移酶破坏，因此口服有效，且作用持续时间较长。口服生物利用度为 30% 左右，口服后 15～30min 起效，2～4h 作用达高峰，持续 4～6h。$t_{1/2}$ 为 5～6h，血浆蛋白结合率为 7%～8%，主要以原型和无活性的代谢物 4-O-硫酸酯经尿液排出，分别约占剂量的 31.8% 和 48.2%。气雾吸入的生物利用度为 10%，吸入后 1～5min 起效，1h 作用达高峰，也可持续 4～6h，表观分布容积为 1L/kg。吸入给药后，10%～20% 进入下呼吸道，肺对沙丁胺醇的代谢作用极小，由肺吸收的沙丁胺醇将绝大部分保持原型吸收入血，直接进入体循环，经肝代谢为硫酸苯酯，经肾排泄。其余的药物则沉积在雾化器中和口腔中并可经吞咽进入消化道。进入消化道的部分吸收后经过肝代谢成为硫酸苯酯，也经肾排泄。

【药动学相关数据】 沙丁胺醇由于给药剂量小、血药浓度低，难以对其实现临床血药浓度监测，国内外有关其人体内药动学的研究较少。

研究结果表明，10 名健康受试者吸入或口服沙丁胺醇后的药-时曲线均符合二房室开放模型，药动学参数见表 25-3。

表 25-3 沙丁胺醇口服及吸入给药后的药动学参数

参数	吸入	口服
t_{max}（h）	0.18 ± 0.06	1.5 ± 0.5
C_{max}（ng/mL）	3.4 ± 1.2	3.5 ± 1.4
AUC_{0-12h}（h·ng/mL）	10 ± 5	18 ± 5
$t_{1/2\alpha}$（h）	0.33 ± 0.26	1.2 ± 0.7
$t_{1/2\beta}$（h）	5.3 ± 2.9	7.0 ± 3

【体液药物浓度测定】

1. 高效液相色谱法 一般情况下，以高效液相色谱法测定沙丁胺醇用反相柱，因为其分子和 C_{18} 或 CB 固定相间有疏水性相互作用。目前国内已经成功建立起高效液相色谱-荧光检测法、反相高效液相色谱-紫外检测法、固相萃取高效液相色谱法等。建立的标准曲线在 $0.5 \sim 50$ng/mL 内呈良好的线性关系，回收率在 80% 以上。国内外大量研究表明，高效液相色谱检测方法具有准确、快速、简单和重复性好等优点。色谱条件：YWG-C_{18} 柱，Sep-Pak 预处理柱，流动相为水-三乙胺-磷酸（92∶8∶0.2），流速为 1.0mL/min，荧光检测 λ_{ex} 226nm，λ_{em} 306nm。

2. 气相色谱-质谱联用法（GC-MS） 由于必须将极性功能团（—OH，—NH$_2$）衍生，所以气相色谱法分离沙丁胺醇比较复杂，但由于其可以与灵敏、特异性强的质谱联用，故 GC-MS 在沙丁胺醇的检测中仍广泛应用。如研究者应用 GC-MS 法测定人尿中沙丁胺醇，利用沙丁胺醇的裂解碎片 m/z=86.369 进行了定性定量分析，检测结果与国外报道的结果相符。

色谱条件：DB-1MS 气相色谱柱（30m × 0.25mm，0.25μm）；PTV 进样口，初始温度 90℃，以 20℃/min 升至 240℃；不分流进样，进样量 1.0μL；载气流速 0.9mL/min；柱温初温 70℃ 保持 0.6min，以 25℃/min 升至 200℃ 保持 10min，再以 30℃/min 升至 260℃ 保持 5min。

质谱条件：选择离子模式（SIM）采集数据；沙丁胺醇的特征离子为 m/z 86，207，243、369、384；内标物美托洛尔衍生物特征离子为 m/z 72、223。电子轰击源（EI），电离电压为 70eV；离子源温度为 250℃；传输线温度为 250℃，溶剂延迟 9min。

3. ELISA 目前，竞争性 ELISA 是最常用的检测沙丁胺醇方法。该法将沙丁胺醇偶联到牛血清白蛋白上，作为抗原免疫兔或小鼠制备抗体，并包被到反应板上，再加入与酶结合物出现颜色反应的底物，测定其吸光值。在半对数坐标纸上，以标准品的含量为横坐标，吸光值为纵坐标绘制标准曲线。根据样品的吸光值，在标准曲线上找出样品含量。由于 ELISA 有很高的灵敏度，能测定 0.5μg/kg，甚至更低的量，能够处理大量样品，要求的样品量也较少。目前国外已开发出相应的试剂盒，以其快速、灵敏、一次可以处理大量样本而成为检测沙丁胺醇的主流方法。

二、克仑特罗

克仑特罗（clenbuterol）为 1-[4-氨基-3,5-二氯苯基]-2-叔丁氨基乙醇，化学结构见图 25-6。为第三代长效类 β$_2$ 受体激动药，其松弛支气管平滑肌作用强而持久，支气管扩张作用约为沙丁胺醇的 100 倍，因此用药量极小。除此之外，克仑特罗还能增强纤毛运动和促进痰液排出。目前有口服、雾化及直肠等给药剂型。临床上可用于治疗支气管哮喘、喘息性支气管炎及某些肺气肿等引起支气管痉挛的病症。通过雾化或气雾剂吸入给药，可迅速缓解哮喘症状；舌下给药可用于控制慢性重度持续性哮喘症状和预防发作。主要不良反应为短暂头昏及轻度震颤，但比其他 β_2 受体激动剂轻。

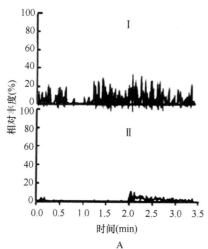

图 25-6 克仑特罗的化学结构式

【体内过程及药动学相关数据】 克仑特罗口服后 10～20min 起效，2～3h 达最大血浆浓度，作用维持 5h 以上，气雾吸入后 5～10min 起效，作用维持 2h 以上。表现分布容积为 4.48L/kg 血浆，蛋白结合率为 89%～98%。克仑特罗主要分布在眼球组织，肝及肺中，在妊娠早期可通过胎盘屏障。克仑特罗主要通过肾排出，43% 以原型从尿排出，$t_{1/2}$ 为 35h。

【体液药物浓度测定】 目前国内外检测克仑特罗的常用方法有 GC-MS、高效液相色谱法、气相色谱法、ELISA、毛细管电泳法及胶体金免疫测定法（CGIA）等，其中应用最多的是高效液相色谱法和液相色谱-质谱联用法。

1. 高效液相色谱法 用高效液相色谱法进行分析时不需要衍生，用反相 C_8 或 C_{18} 色谱柱检测。高效液相色谱法采用高压泵、高效固定相和高灵敏度检测器，所用检测器有电化学检测器、紫外检测器、质谱检测器。色谱条件：色谱柱为 Agilent EclipseXDB-C_{18} 柱（250mm×4.6mm，5μm）；流动相为乙腈和 0.02mol/L 磷酸二氢钠溶液（$V/V = 30:70$）；流速为 1.0mL/min；检测波长为 $\lambda_{ex} = 405$nm，$\lambda_{em} = 495$nm；进样量为 20μL；柱温为 30℃。

2. 液相色谱-质谱联用法 色谱条件：色谱柱为 Zorbax XDB C_8 柱（150mm ×4.6mm，5μm 粒径）；流动相为 $V_{甲醇}:V_{水}:V_{甲酸} = 80:20:1$；流速为 0.5mL/min，柱温为 20℃。质谱条件离子源为 ESI 源；源电压为 4.5kV；加热毛细管温度为 280℃；鞘气（N_2）流速为 0.55MPa；辅助气（N_2）流速为 3L/min；碰撞气（Ar）压力为 1.9Pa；正离子方式检测；扫描方式为选择反应监测（SRM），用于监测的离子为 $m/z\ 277 \rightarrow m/z\ 203$（克仑特罗）和 $m/z\ 256 \rightarrow m/z\ 167$（内标盐酸苯海拉明）。相应的二级全扫描质谱图见图 25-7。

3. ELISA ELISA 的优点是高效、特异性强、灵敏度高和操作简便等，可用于大量样品的测定。我国在应用 ELISA 法检测盐酸克仑特罗方面的研究起步较晚，但近几年取得了明显的进展。新开发的国产 ELISA 试剂盒检测克仑特罗的方法的灵敏度可达到 $0.5×10^9$，且试剂盒采用单抗技术，特异性也较好。

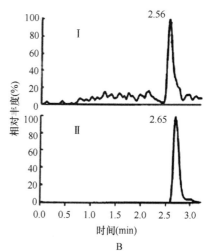

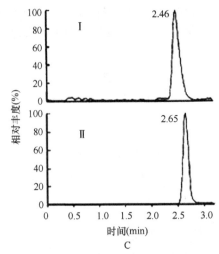

图 25-7　血浆中克仑特罗及内标苯海拉明质谱图

A.空白血浆；B.空白血浆中加入克仑特罗（峰Ⅰ）至10ng/L和内标盐酸苯海拉明（峰Ⅱ）20μg/L；C.受试者服药后24h血浆样品

思 考 题

1.药物如何影响茶碱的清除率？请举例说明。

2.茶碱的药动学有哪些特点？

（孙慧君）

第二十六章 抗恶性肿瘤药物的临床药动学

本章要求

1. 掌握甲氨蝶呤、顺铂的药动学特点。
2. 熟悉甲酰四氢叶酸解救甲氨蝶呤中毒的原理；环磷酰胺的体内代谢特点。
3. 了解环磷酰胺、甲氨蝶呤、紫杉醇、顺铂、伊马替尼常见的药动学药物相互作用。

第一节 概 述

抗恶性肿瘤药物通过干扰核酸合成、破坏 DNA 结构与功能、阻止有丝分裂等方式而发挥细胞毒作用。与其他系统药物相比，此类药物治疗指数低，可产生危及生命的毒性。对于肿瘤化疗，一个有效而安全的给药方案尤为必要，而适宜的剂量则是肿瘤化疗成功的关键因素之一。

抗恶性肿瘤药物严重毒性及治疗失败提示肿瘤化疗应是 TDM 的理想领域，但肿瘤化疗中目前常规应用 TDM 者仅为甲氨蝶呤高剂量疗法。这是由于迄今对抗恶性肿瘤药物的临床药理学仍缺乏深入了解，特别是由于恶性肿瘤属于一种高度异质性疾病，同一组患者实际上包含许多不同肿瘤类型，因此使其对药物反应性大为不同。另外，药物-肿瘤相互作用十分复杂，临床上抗恶性肿瘤药物常采取联合用药，从而很难将抗肿瘤作用及其毒性与某一特定药物的药动学加以联系。尽管如此，TDM 在肿瘤化疗中仍是有益的，其在预防毒性、评价口服化疗药的生物利用度和了解肝、肾功能障碍时抗恶性肿瘤药物的处置，以及指导合理用药特别是降低毒性方面具有重要意义。

埃文斯（Evans）提出了抗恶性肿瘤药物的"剂量强度"（dose-intensity）及"系统暴露"（systemic exposure）的概念。前者指药物剂量的大小对药物敏感性肿瘤的治疗反应率具有显著影响，在一定给药间期内，较高的剂量可产生更好的临床治疗反应。后者系指抗恶性肿瘤药物 AUC，这一参数既包含着由一定剂量产生的血药浓度，又包含着作用的持续期即肿瘤暴露于药物的时间。现已发现，某些抗恶性肿瘤药物的系统暴露与它们的作用和（或）毒性相关，这可能较应用血药浓度作为剂量调节方法更为优越。欧洲癌症研究与治疗组织（EORTC）及美国国立癌症研究院已提议，应用 AUC 作为抗恶性肿瘤药物 I 期临床试验中剂量调节的药动学指标。另外，Evans 还提出在临床试验中测定"最大可耐受系统暴露"（maximum tolerated systemic exposure）替代传统的"最大耐受剂量"。这一概念已被替尼泊苷的临床研究结果证实。在研究中发现，替尼泊苷的抗恶性肿瘤作用及胃肠毒性与其 AUC 相关，而剂量-效应关系却较差。抗恶性肿瘤药物卡铂利用 AUC 指导给药方案已被广泛研究。另外，AUC 与药效间的关系研究还见于其他一些抗恶性肿瘤药物，如氟尿嘧啶、顺铂、白消安等。这些资料提示，将药动学原则应用于肿瘤化疗可能增加抗恶性肿瘤药物的疗效及减少其毒性反应发生率。

近年，由于分子生物学技术的提高，对肿瘤的发病机制有了较深入的认识，以细胞受体、关键基因和调控分子为靶点的分子靶向治疗进展较快。靶向治疗也是恶性肿瘤个体化治疗的重要途径。与传统化疗药物不同，分子靶向药物特异性地针对癌细胞中唯一或异常表达的分子，发挥调节作用和细胞稳定作用，具有非细胞毒性和靶向性，不良反应少，与化疗、放疗药物合用时疗效更好的特点。临床应用主要包括单抗、信号转导抑制剂、表皮生长因子受体（EGFR）酪氨酸激酶抑制剂等。此外，联合治疗是肿瘤治疗的方向，如构建"抗体-化学药物偶联剂"，即利用抗体对靶细胞的特异性结合能力，输送高细胞毒性化学药物，进而实现对肿瘤细胞的有效杀伤。

第二节 常用抗恶性肿瘤药物的药动学

一、烷 化 药

环 磷 酰 胺

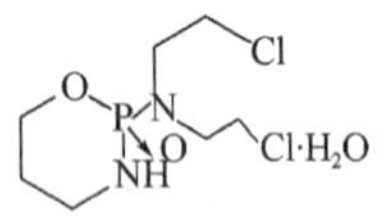

图 26-1 环磷酰胺化学结构式

环磷酰胺（cyclophosphamide）结构式如图 26-1，可溶于水，微溶于乙醇、苯，略溶于乙醚、丙酮。环磷酰胺为周期非特异性药物，在体外无抗肿瘤作用，进入体内后经肝细胞 CYP 酶氧化生成中间产物醛磷酰胺，进一步在肿瘤组织中分解出磷酰胺氮芥，然后与 DNA 发生烷化反应，导致 DNA 结构和功能的损害。环磷酰胺对恶性淋巴瘤疗效突出，对多发性骨髓瘤、急性淋巴细胞白血病、卵巢癌、乳腺癌也有效。另外，其对实体瘤如横纹肌肉瘤等亦有效。

【体内过程】

1. 吸收 环磷酰胺口服吸收好，给药后 1h 血浆药物浓度达峰值，生物利用度为 87%～96%。已吸收的部分药物通过肝首过效应使环磷酰胺活化，因此，本药的生物利用度接近 100%。

2. 分布 约 20% 环磷酰胺与血浆蛋白结合。其代谢物的蛋白结合率较高，但不超过 67%。表观分布容积（V_d）与总体液容积相当，为 0.54～1.1L/kg。多发性硬化症患者每日口服环磷酰胺，其血浆与脑脊液内的药物浓度大致相同；脑瘤患者环磷酰胺静脉给药，脑脊液中的药物浓度为血浆浓度的 50%。环磷酰胺在腹水、胆汁及唾液中的浓度与其血药浓度平行。

3. 代谢 环磷酰胺的代谢情况见图 26-2。环磷酰胺（Ⅰ）体外无抗肿瘤作用，其抗癌活性是原型药在体内通过代谢活化产生。本药在肝内代谢，经 CYP 酶催化转变成 4-羟环磷酰胺（Ⅱ），再开环成有药理活性的醛磷酰胺（Ⅲ）。继而在肝、肾等正常组织内经酶促反应转化成无活性的代谢产物 4-酮环磷酰胺（Ⅳ）和羧磷酰胺（Ⅴ）。由于肿瘤细胞缺乏正常组织中所具有的酶，不能进行上述转化，而醛磷酰胺不稳定，很快分解成对肿瘤细胞呈强烈毒性的磷酰胺氮芥（Ⅵ）和丙烯醛（Ⅶ）。丙烯醛与抗肿瘤活性无关，但对膀胱有刺激作用。

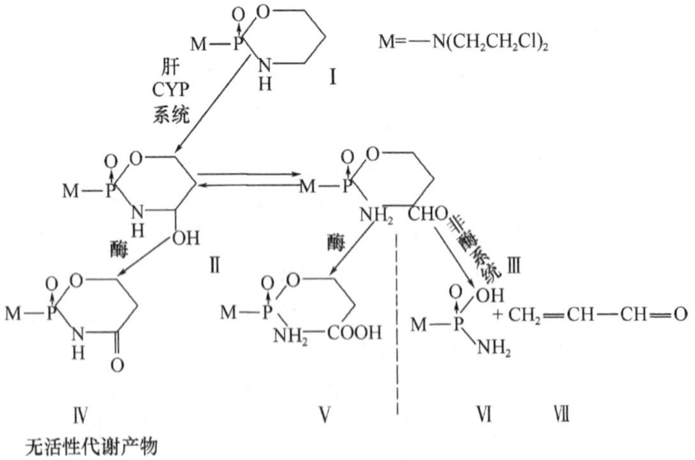

图 26-2 环磷酰胺的体内代谢

4. 排泄 环磷酰胺在肝、肾功能正常的患者体内，其总体清除率为 5.4L/h，由肝代谢的非肾清除是其消除的主要途径。48h 尿中排出给药量的 70%，约 2/3 为其代谢产物。尿中可检出两种代谢物：4-酮环磷酰胺和开环化合物。

【药动学相关数据】 环磷酰胺静脉注射后血药浓度呈双指数曲线下降，属二房室开放模型，$t_{1/2\alpha}$ 为 0.97h，$t_{1/2\beta}$ 为 6.5h，$t_{1/2}$ 个体差异较大，变化范围 3.2～12.41h。V_d 为 21.6L/kg，清除率为

（10.7±3.3）mL/min。本药主要经肾排泄，48h 内尿中排出给药量的 70%。肾功能不良时，环磷酰胺的清除率下降。

本药疗效与剂量间的依赖关系在动物模型中已得到证实，且临床治疗中也发现，降低环磷酰胺的浓度，乳腺癌、白血病和肺癌患者的疗效亦降低。环磷酰胺的毒性，如心脏毒性、骨髓抑制、出血性膀胱炎等均与剂量有相关性。在作为免疫抑制剂使用和治疗某些恶性肿瘤时，环磷酰胺的口服剂量为每日 100～200mg。高剂量常用于静脉给药，在治疗恶性肿瘤时，常采用环磷酰胺 600～1000mg/m^2 静脉给药，持续 3～4 周。肾功能损害患者环磷酰胺及其代谢物排出减慢，但肾功能损害与环磷酰胺毒性的相关性还未得到证实。影响肝微粒体酶活性的药物可以改变环磷酰胺的血浆 $t_{1/2}$，但对环磷酰胺的疗效及毒性无明显影响。在骨髓移植时，使用高剂量的环磷酰胺可引起剂量依赖性心脏毒性。尽管低剂量重复给药无心脏毒性症状出现，但当环磷酰胺剂量大于每日 60mg/kg 时，可引起急性心肌坏死及不可逆性心力衰竭。高剂量的环磷酰胺还可引起水潴留及低钠血症。

【**体液药物浓度测定**】 测定体液样品中环磷酰胺浓度常用的分析方法有气相色谱法、高效液相色谱法等。

1. 气相色谱法 是测定环磷酰胺的一种常用方法，内标物可选用异环磷酰胺、丙米嗪等化学结构和性质类似物质。固定相为非极性的甲基硅胶 SE-30；载气为氮气 6mL/min；检测器为氮-磷检测器。样品处理：血浆样品加入内标物异环磷酰胺，用乙酸乙酯提取，在氮气流下蒸干，加甲醇-水（90∶10）后，用正己烷洗涤，取甲醇层在氮气流下蒸干。残渣用乙酸乙酯溶解后进样。在此检测条件下，药物最低检测浓度为 10ng/mL。

2. 高效液相色谱法 固定相，Merck Lichrosorb C$_8$ RP-Select B 柱；流动相，乙腈-0.025mol/L 磷酸缓冲液（25∶75，pH 4.0）；紫外检测波长为 200nm。样品处理：用附有环己基-二氧化硅吸着剂的固相分离柱处理后再进样。

【**药动学的药物相互作用**】

（1）当治疗肿瘤时，环磷酰胺常与其他抗恶性肿瘤药物合用。甲氨蝶呤、氟尿嘧啶与口服环磷酰胺合并用药，可使环磷酰胺的 AUC 增加 50%，这是由于环磷酰胺清除率降低所致。

（2）高剂量环磷酰胺静脉给药，可以延长琥珀胆碱的神经肌肉阻断作用，这可能是由于环磷酰胺使血浆中假性胆碱酯酶活性降低所致。

（3）西咪替丁可以抑制 CYP 酶活性，其与环磷酰胺合并用药时，可使环磷酰胺清除率降低，烷基化代谢产物的 AUC 增加，骨髓抑制毒性增加。

（4）环磷酰胺可抑制胆碱酯酶，延缓可卡因的代谢，延长可卡因的作用，增加其毒性。

二、抗代谢药

甲 氨 蝶 呤

甲氨蝶呤（methotrexate，MTX）溶于稀酸、稀碱溶液，几乎不溶于水、乙醇、三氯甲烷和乙醚。结构式如图 26-3 所示。

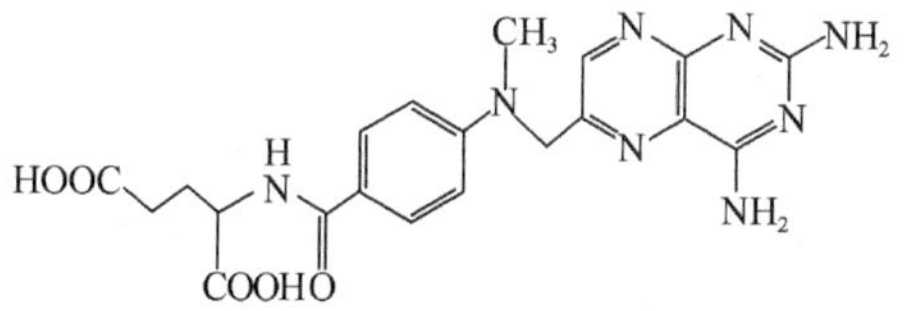

图 26-3 甲氨蝶呤化学结构式

甲氨蝶呤为抗叶酸类抗肿瘤药。它与叶酸竞争二氢叶酸还原酶，从而影响 DNA 的合成。本药对多种肿瘤有抑制作用，主要用于儿童急性白血病和绒毛膜上皮癌，对成骨肉瘤、头颈部肿瘤、消化道癌症亦有疗效，也可用于治疗银屑病。

甲氨蝶呤的临床治疗，最初采取小剂量口服给药。但自 1968 年以来，采取先用大剂量甲氨蝶呤静脉给药，继之用甲酰四氢叶酸为解救剂，可显著提高肿瘤细胞内甲氨蝶呤浓度，增强抗肿瘤疗效。由于甲氨蝶呤临床用量增大可引起不同程度的毒性反应，且本药的吸收、分布、代谢及排泄存在较大的个体差异，血药浓度的差异亦较大，故甲氨蝶呤高剂量疗法应常规进行血药浓度监测，以保证临床用药的安全有效。

【体内过程】

1. 吸收 甲氨蝶呤可口服、静脉注射或肌内注射。口服给药在胃肠道吸收迅速，但有剂量依赖性。甲氨蝶呤的临床用量若低于 $30mg/m^2$，药物在胃肠道吸收完全，血药浓度在 1h 左右达最高峰；剂量若达到或超过 $80mg/m^2$，药物吸收则缓慢而不完全，血浆药物水平只能达到同样剂量静脉给药的 10%～20%。随口服剂量的增加，药物吸收的百分比下降，说明甲氨蝶呤存在饱和吸收过程。因此，为提高口服甲氨蝶呤的生物利用度，可采取小剂量多次给药方案，每次给药量低于 $30mg/m^2$ 以提高吸收度。然而，低剂量时吸收程度也可能不稳定。因此，静脉给药为甲氨蝶呤最佳给药途径。

2. 分布 静脉注射后，甲氨蝶呤分布很快，分布容积与体液容积相当。血浆蛋白结合率为 50%～70%。甲氨蝶呤不易通过血-脑屏障，脑脊液内药物浓度为血浆浓度的 1%。甲氨蝶呤在体内的分布以肝、肾浓度较高。另外，骨髓、乳汁、唾液、红细胞中也含有甲氨蝶呤。肿瘤细胞表面由于缺乏甲氨蝶呤进入细胞的转运部位，只有在血浆中游离的甲氨蝶呤浓度较高时，才能以被动方式透入肿瘤细胞。

3. 代谢 甲氨蝶呤在体内至少存在三种代谢产物。

（1）7-OH-MTX：在体内经肝醛氧化酶转化而成，给药后 24h 血浓度接近或超过原型药浓度。在血浆消除末端相，占尿排出药物总量的 7%～33%。7-OH-MTX 的血浆 $t_{1/2}$ 为 17.3h，甲氨蝶呤的肾毒性可能与该代谢产物有关。

（2）DAMPA（2,4-二氨基 7-*N*-10 甲基叶酸）：是甲氨蝶呤在肠道经细菌代谢后的产物，在尿中可被检出。

（3）甲氨蝶呤的聚谷氨酸衍生物：这些细胞内的极性复合物与甲氨蝶呤的生物活性有关，其在肝内及一些正常的或恶性肿瘤组织内合成，可与二氢叶酸还原酶结合，使 DNA 合成受到抑制。

4. 排泄 甲氨蝶呤自体内排泄的主要方式为肾小球滤过和肾小管分泌，给药后 24h 尿中原型药排泄量占总药量的 20.7%～58.5% 或 44%～57.5%。儿童甲氨蝶呤的 V_d 大，分布相 $t_{1/2}$ 短，尿排泄较快，因此，儿童甲氨蝶呤的毒性发生率较成人显著降低。甲氨蝶呤高剂量给药，尿中甲氨蝶呤的峰值水平可高达 11mmol/L，此浓度超过甲氨蝶呤在酸性尿中的饱和度，造成药物在肾内堆积，导致尿流阻塞甚至肾衰竭。甲氨蝶呤的代谢物 7-OH-MTX 在尿中溶解度比甲氨蝶呤低，其从尿中排出是造成肾衰竭的重要因素。甲氨蝶呤约 10% 自粪便排出。

【药动学相关数据】 甲氨蝶呤静脉注射给药后，按开放性三房室一级动力学消除，清除率大于 9mL/（m^2·min）。本药肝动脉内给药及鞘内给药呈二房室模型，静脉滴注呈二房室或三房室模型。甲氨蝶呤血药浓度个体差异较大。

甲氨蝶呤的毒性大小与甲氨蝶呤的浓度高低及维持时间长短有关。一般认为，甲氨蝶呤高于 1μmol/L 持续超过 48h，易产生不可逆的不良反应。因而主张甲氨蝶呤血浆浓度应维持在以下安全范围：24h 甲氨蝶呤浓度低于 4μmol/L，48h 低于 0.5μmol/L，72h 低于 0.05μmol/L。治疗急性淋巴细胞白血病的最低有效浓度为 1μmol/L，而治疗脑膜白血病脑脊液中甲氨蝶呤的浓度为 0.1μmol/L。亦有研究提出，不产生毒性反应的最佳血浆甲氨蝶呤浓度约为 24h 10μmol/L。

骨髓抑制为甲氨蝶呤主要的不良反应。有报道，甲氨蝶呤浓度大于 0.01μmol/L 就可出现骨髓抑制毒性。为减轻甲氨蝶呤的骨髓毒性，可先用大剂量甲氨蝶呤，经过一定时间再用甲酰四氢叶酸作救援剂，使肿瘤细胞内甲氨蝶呤有效浓度显著提高，进而提高药物的抗肿瘤疗效；而正常细胞通过甲酰四氢叶酸的救援，补充了甲氨蝶呤引起的叶酸不足，使甲氨蝶呤的毒性反应大为减轻。

【临床案例 26-1】

应用甲氨蝶呤 $400mg/m^2$ 时,在用药后的 24h 开始,每隔 6h,口服或静脉滴注甲酰四氢叶酸钙 15mg,共 6 次。用药后 24h、48h、72h 分别检测血中甲氨蝶呤的浓度,并据此调整甲酰四氢叶酸钙的剂量。

【案例分析】

在甲氨蝶呤作用达到预期目的后,及时给予甲酰四氢叶酸钙解救。甲酰四氢叶酸钙在体内转变成四氢叶酸可有效对抗甲氨蝶呤的毒性反应。甲酰四氢叶酸钙用量应根据血中甲氨蝶呤浓度进行调整。通常甲氨蝶呤用药大于 $400mg/m^2$ 时,用甲酰四氢叶酸为救援剂。上述用药方案第 48h,甲氨蝶呤浓度小于 $0.1\mu mol/L$ 者不出现毒性反应;若此时甲氨蝶呤浓度大于 $0.5\mu mol/L$,其中 40% 的患者出现某些不良反应,故需追加甲酰四氢叶酸钙。具体用法见表 26-1。

表 26-1 根据血中甲氨蝶呤浓度调整甲酰四氢叶酸钙用量

第 48h 甲氨蝶呤血浓度	甲酰四氢叶酸钙的追加量
$<0.1\mu mol/L$	—
$0.5\mu mol/L$	每 6h $15mg/m^2$,共 8 次
$1\mu mol/L$	每 6h $100mg/m^2$,共 8 次

【体液药物浓度测定】 甲氨蝶呤的测定方法有高效液相色谱法、RIA、酶免疫法、紫外分光光度法、荧光分光光度法、蛋白结合法等。在诸多方法中,以高效液相色谱法最好,能同时检测甲氨蝶呤及其代谢产物,并不受多种抗肿瘤药物的干扰。其次为放射免疫法,其灵敏度高,且国内有药盒供应,方法简便,便于临床监测。以下介绍几种主要方法。

1. 高效液相色谱法 测定体液样品甲氨蝶呤浓度的高效液相色谱法,有反相色谱、离子交换色谱和离子对色谱等。这些方法检测限达 ng/mL 水平,可精确测定甲氨蝶呤及其主要代谢产物。

以下为一种离子对反相色谱条件。固定相,μbondapakC$_{18}$;流动相,5mmol/L 四丁基胺的磷酸盐缓冲液(pH 7.5)-甲醇(64:36);检测器,可变波长紫外检测器,$\lambda=315nm$。样品处理,血浆加在 CO-Pell ODS 预处理柱上除去血浆中蛋白质。

用离子交换色谱测定血浆中甲氨蝶呤条件如下。固定相,全多孔阳离子交换树脂 Partisil PXS10/25 SCX 柱;流动相,10% 的乙腈在 $0.02mol/L$ $NH_4H_2PO_4$ 的溶液中;检测器,可变波长紫外检测器,$\lambda=313nm$。样品处理:血浆先用乙腈除蛋白,上清液加入异戊醇和乙酸乙酯振摇后离心,取下层液进样。

2. RIA RIA 法测定甲氨蝶呤的报道较多。下面是海军总医院制作的试剂盒对甲氨蝶呤的检测方法。材料:$[3,5,7-^3H]$-氨基甲基蝶呤钠盐,比放射性 740GBq/mmol(20Ci/mmol)。缓冲液,$0.05mol/L$ 磷酸缓冲液,pH 7.5;葡聚糖包被药用碳悬液;闪烁液。此方法最低检测量可达 0.1ng 以下,血清样品回收率 96.5%。

3. 免疫测定法 肯尼思(Kenneth)用放射免疫法测定血浆中甲氨蝶呤。将甲氨蝶呤连接在甲基化牛血清蛋白上形成抗原,然后将抗原注入家兔,使之产生抗体。用家兔的免疫血清作抗体,加入 ^{125}I 标记的甲氨蝶呤及甲氨蝶呤标准品血样,抗原抗体结合后离心分离,测定沉淀物中的放射活性。

迈克尔(Michael)等用均相酶免疫法测定血浆中甲氨蝶呤。采用葡萄糖-6-磷酸脱氢酶作为标记酶,其标记在甲氨蝶呤上仍保持一定的酶活力,可使底物葡萄糖-6-磷酸脱氢,并使 NAD^+ 变成 NADH。NADH 在 340nm 有较强的紫外吸收,通过测定不同时间紫外吸收值的变化,可知酶活力大小。当酶标记的甲氨蝶呤与抗体及未标记的甲氨蝶呤标准液混合时,标志物与未标志物竞争抗体,因而标准甲氨蝶呤越多,被释放出来的标记酶亦越多,测得的酶活力越强。

4. 磷光测定法 甲氨蝶呤在酸中有很强的磷光，磷光激发波长 346nm，发射波长 454nm，可检测甲氨蝶呤量为 5ng/mL。用三氯乙酸将血样中蛋白质沉淀后，取上清液放入石英比色管内，用荧光分光光度计检测。

【**药动学的药物相互作用**】

（1）本药蛋白结合率高，与水杨酸类、保泰松、磺酰脲类、巴比妥类、苯妥英钠等药物合用，可通过竞争血浆蛋白结合部位，使甲氨蝶呤游离血药浓度提高，作用增强。

（2）弱酸性药物如水杨酸类、丙磺舒、青霉素等可竞争性抑制甲氨蝶呤自肾小管的分泌，使甲氨蝶呤排泄减慢，易使体内甲氨蝶呤达到中毒浓度。与此相反，用碳酸氢钠等碱化尿液，则可增加甲氨蝶呤及其代谢物的溶解度，增加其排泄，减少不良反应。

（3）氟尿嘧啶与甲氨蝶呤有时间依赖性的相互影响。甲氨蝶呤预先治疗有助于氟尿嘧啶的活化，因而增强其抗肿瘤作用，反之则产生拮抗作用。甲氨蝶呤给药前 30min 使用长春新碱，能使细胞对甲氨蝶呤摄取加速，增强甲氨蝶呤的抗肿瘤疗效。

（4）门冬酰胺酶可抑制蛋白质合成，使细胞周期停止于 G_1 期，阻止 S 期开始，进而降低细胞对甲氨蝶呤的敏感性，使甲氨蝶呤的骨髓毒性降低。给甲氨蝶呤 24h 后服用门冬酰胺酶，可显著提高甲氨蝶呤对急性淋巴细胞白血病的疗效。

（5）糖皮质激素、青霉素、头孢菌素等可减少细胞对甲氨蝶呤的摄取，使细胞内甲氨蝶呤浓度降低，血药浓度则升高。

（6）氨基糖苷类抗生素可影响 α 相消除，导致甲氨蝶呤血药浓度消除减慢，产生明显的肾毒性。

三、抗肿瘤抗生素

多柔比星

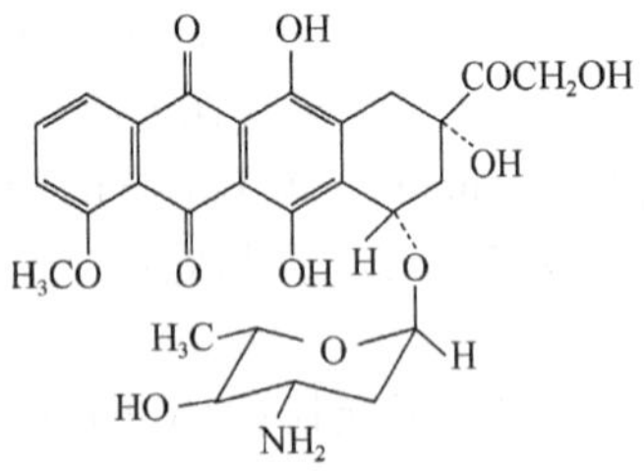

多柔比星（doxorubicin）是蒽环类抗生素（图 26-4）。它可直接作用于 DNA，插入 DNA 的双螺旋链，抑制 DNA 聚合酶进而抑制 DNA 和 RNA 的合成。多柔比星为周期非特异性药物，对各期细胞均有作用。其抗瘤谱广，疗效高，主要用于耐药的急性淋巴细胞性白血病、恶性淋巴肉瘤、乳腺癌、骨肉瘤和小细胞肺癌的治疗；对头颈部鳞癌、膀胱癌、前列腺癌、肝癌、胃癌等亦有效。

图 26-4　多柔比星化学结构式

【**体内过程**】 多柔比星口服无效，静脉注射后迅速分布于心、肝、脾、肾、肺组织中，但不能透过血-脑屏障。血浆蛋白结合率为 50%～80%。可分泌入乳汁并通过胎盘屏障。主要在肝代谢，其原型和代谢物主要经胆汁排泄，其中原型、代谢物分别占 50% 和 23%；6h 内仅 5%～10% 经肾排出。本品体内呈三相消除，$t_{1/2}$ 分别为 0.5h、3h 和 40～50h。肝功能不良患者，血药浓度增加，$t_{1/2}$ 延长。

【**药动学相关数据**】 5 例小细胞肺癌的患者静脉注射多柔比星（40mg/m²）后，其主要的药动学参数如下：AUC 为（900±171）ng·h/mL；血药 C_{max} 为（1351±653）ng/mL；$t_{1/2}$ 为（23.6±9.0）h；清除率为（53.6±16.8）L/h；稳态分布容积为（1189±993）L。

9 例肿瘤患者静脉注射多柔比星（60mg/m²）后，主要药动学参数如下：$t_{1/2\alpha}$ 为（0.842±0.222）h，$t_{1/2\beta}$ 为（23.10±5.58）h，AUC 为（2.72±1.05）μg·h/mL，清除率为（876.6±372.9）mL/min。

个体对多柔比星的代谢方式和能力的差异，造成多柔比星给药血药浓度和药动学参数在个体间的较大差异。与全身化疗相比，腔内化疗、瘤内化疗等局部化疗方式，保证了药物在瘤区的高浓度，降低了其他组织尤其是心脏的分布。不同给药方案对多柔比星的药动学也有影响，同一剂量分次给药可能引起多柔比星及代谢物在体内的蓄积，维持时间延长，疗效和副作用均增加。肝肾功能异常、糖尿病等病理状况也可导致多柔比星及代谢物在体内的蓄积，使用时应注意调整剂量。联合用药也可影响多柔比星的药动学行为。

【遗传多态性】　*CYP3A5 A6986G* 突变可预测甲氨蝶呤、长春碱、多柔比星和顺铂联合化疗后严重的白细胞减少，该突变与多柔比星和长春碱的代谢有关。

【体液药物的浓度测定】

1. 高效液相色谱法　色谱柱，C_{18} 柱（250mm×4.6mm，5μm）；流动相为 0.1mol/L 乙酸钠（用乙酸调 pH 至 4.0）-乙腈（71：29）；流速为 0.8mL/min；荧光检测器，λ_{ex}=480nm，λ_{em}=560nm；进样 20μL。样品处理：血浆样品加入内标柔红霉素后混匀，水浴后加入冰甲醇，提取上清液。

2. 高效液相色谱-质谱联用法　有报道同时测定多柔比星及其代谢物的 HPLC-MS/MS 方法。色谱柱为 C_{18} 柱（50mm×2.1mm，1.8μm），流动相为 0.1% 甲酸（A）-乙腈（B）。梯度洗脱；0～1min，A：B=95：5；1～8min，5%～40% B；8～13min，100% B，色谱柱平衡后进下一个样品。流速为 0.4mL/min；柱温为 40℃，进样量为 3μL。电喷雾离子源（ESI），选择性反应监测。多柔比星：m/z，544 → 361，397；代谢物，m/z 546 → 363，397；曲磷胺（内标），m/z 323 → 154。

四、植　物　药

紫　杉　醇

紫杉醇（paclitaxel，Taxol）是从短叶红豆杉（*Taxus brevifolia Nutt.*）树皮中提取的一种二萜抗肿瘤有效成分，也可部分合成。其化学结构式见图 26-5。本药脂溶性较强，不溶于水，溶于乙醇和聚氧乙基代蓖麻油（cremophor，EL）混合溶液中。

紫杉醇是有丝分裂抑制剂，可使细胞周期停止于 G_2 及 M 期。本药不仅对治疗卵巢癌和乳腺癌有确切疗效，对肺癌、头颈部癌、恶性黑色素瘤、膀胱癌等也显示了可靠的效果。

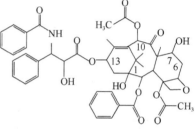

图 26-5　紫杉醇化学结构式

【体内过程】

1. 吸收　临床前研究表明紫杉醇口服给药无明显吸收，故无人体的口服研究资料。

2. 分布　本药在体内分布迅速。脑、心、肝、肠、脾、肾在给药后 5min 首先达到分布高峰，肺在 15min 达高峰，胃、脂肪、肌肉、卵巢在 30min 达高峰，胆囊在 1h 达高峰，其峰浓度依次为肝＞肾＞肠＞肺＞心＞脾＞胃＞肌肉＞脂肪＞卵巢。本药在脑组织中的浓度远低于其他组织，表明紫杉醇不易透过血-脑屏障。本药在人体的 V_d 较大，为 50～400L/m²。绝大多数药物与血浆蛋白结合，其血浆蛋白结合率不低于 88%。

3. 代谢　紫杉醇的代谢反应主要分为三类，即 7 位差向异构反应、10 位和 13 位酯的水解及多个位置的羟基化反应。体外培养细胞中比较主要的代谢产物为 7-表紫杉醇，该产物在人血浆及尿中难以检出；水解产物主要是 10-去乙酰紫杉醇和 baccactin Ⅲ，其在人尿中的含量极低，占给药量的 0.3%～1%，需用高灵敏度的检测方法——高效液相色谱与常压化学电离质谱联用（HPLC/APCI-MS）技术方能检测。

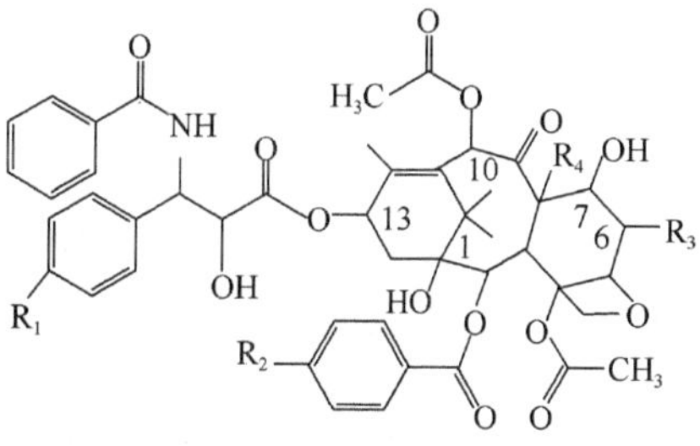

人体的主要代谢产物有 5 种，为羟基化产物（代谢物Ⅰ、Ⅱ、Ⅲ、Ⅳ、Ⅴ）（图 26-6）。另外，尚有数个微量代谢产物。羟基化产物可能是紫杉醇代谢的最终阶段，因为未测到本药的葡糖醛酸或硫酸结合物。另有研究证明，CYP 参与本药的代谢，CYP2C 参与代谢物Ⅰ的生成，CYP3A 则与其他代谢产物的形成有关。因此，影响 CYP2C 或 CYP3A 亚族酶活性的药物与紫杉醇合用，将影响本药的体内代谢，从而提高紫杉醇的利用率或降低其毒性。

代射产物	R_1	R_2	R_3	R_4
Ⅰ	H	H	OH	H
Ⅱ	OH	H	H	H
Ⅲ	H	OH	H	H
Ⅳ	H	H	H	OH
Ⅴ	OH	H	OH	H

图 26-6　紫杉醇的代谢产物

4. 排泄　小鼠静脉注射紫杉醇（20mg/L）后，0～48h 尿、粪中的药物累积排出量分别为给药量的 2.2% 和 17.3%，表明本药经胆汁分泌后从粪便排泄是主要的途径。人给予紫杉醇后48h，自尿中排出紫杉醇原型药为4.3%～6.6%。

【药动学相关数据】 紫杉醇Ⅰ期临床研究表明，静脉注射紫杉醇135～350mg/m²，平均C_{ss}为0.20～8.54mg/L，$t_{1/2\alpha}$为0.04～0.52h，$t_{1/2\beta}$为3.8～16.5h，表明紫杉醇的消除个体差异较大。

另有报道，紫杉醇经60～360min静脉滴注后，血浆中紫杉醇为双相消除，清除率为753mL/(m²·min)，肾清除率为29.3mL/(m²·min)。紫杉醇剂量在175～275mg/m²内静脉滴注6h，血浆C_{max}为2～10μmol/L，AUC为16～64mg·h/L，血浆药物浓度与用药量呈正相关，肾清除率为2.4～14.0mL/(m²·min)。提示肾不是紫杉醇的主要消除途径。

有研究比较治疗卵巢癌3h和24h紫杉醇静脉滴注给药结果，3h和24h静脉滴注药物清除率分别为260mL/(m²·min)和383mL/(m²·min)，24h静脉滴注组的C_{max}仅为3h组的1/10。短时间静脉滴注组清除率较低，符合紫杉醇剂量依赖性饱和消除规律。且紫杉醇短时间静脉滴注可达到较高的血浆浓度，但同时导致剂量依赖性饱和消除，而同样剂量24h内给药却观察不到此现象。

增加剂量或缩短静脉滴注时间导致紫杉醇清除减少。紫杉醇治疗儿童实体瘤和白血病的研究表明，儿童耐受本药的安全剂量明显高于成人。紫杉醇用于儿童实体瘤治疗，也发现剂量依赖性消除现象。

腹腔注射25～75mg/m²紫杉醇30～60min后，出现16～277mg/L的血浆C_{max}，$t_{1/2\beta}$为73.4h。平均清除率为0.42L/(m²·d)，表明腹腔注射后本药清除缓慢，卵巢癌可采取腹腔注射给药。

紫杉醇的主要毒性如骨髓抑制、神经毒性、黏膜炎都具有剂量限制性。在Ⅱ期临床研究中发现，本药的毒性与血浆AUC有关，当AUC达到或超过17μmol/(L·h)时，中性粒细胞的百分数降低。

【体液药物浓度测定】

1. 高效液相色谱法 生物样品中紫杉醇的测定多采用反相高效液相色谱法，最适检测波长为227～230nm，可采取有机溶剂或固相提取的方式，分析柱及流动相的选择可采用多种条件。例如，固定相为C_{18}柱（100mm×4.0mm）；流动相为甲醇-0.01mol/L磷酸二氢钠-磷酸溶液（60∶40），pH为4.3，流速为1mL/min；紫外检测器，检测波长为233nm。样品处理：血样中加入100μL（0.1μg）内标液（地西泮）和0.2mL 1mol/L碳酸氢钠溶液，混匀，5mL新蒸乙醚提取，40℃水浴蒸干，残留物用流动相溶解后进样。

2. 免疫分析方法 可采用ELISA或放射免疫法，这两种方法需使用特异的紫杉醇抗体，其能识别连接C_{13}侧链的完整萜环。

【药动学的药物相互作用】

（1）肿瘤组织对紫杉醇的耐药性可被维拉帕米等钙通道阻滞药及环孢素逆转。

（2）本药与顺铂、长春碱类药物合用，可增加紫杉醇的神经毒性；与顺铂合用还可增加紫杉醇的心脏毒性。故紫杉醇、顺铂两药合用，每种药物的临床耐受剂量均降低。

五、铂类配合物

顺　铂

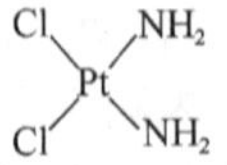

顺铂（cisplatin），系二价铂和两个阴离子（氯离子）及两个中性分子（氨分子）组成的一种特殊的配位化合物，这种特殊的化学结构使其具有高度的化学反应性。本药微溶于水。结构式如图26-7所示。

图26-7　顺铂化学结构式

该药为临床应用最广泛的一种含铂抗癌药，作用类似烷化剂，对细胞周期中各期均有不同程度的影响，但相应化合物的反式构型则缺少抗肿瘤活性。顺铂在转移性睾丸癌、卵巢癌的联合化疗中效果好，对膀胱癌及头、颈部肿瘤亦有效。但其肾毒性及耳毒性严重，且毒性与剂量相关并呈蓄积性。

【体内过程】

1. 吸收 本药口服给药不易吸收，静脉或腹腔给药效果好，皮下和肌内注射次之。临床多采用静脉注射给药。

2. 分布　本药体内分布广泛，给药后顺铂能在某些重要器官特别是肾内浓集，在肾、肝、生殖器官、脾和肾上腺浓度最高，而脑组织含量极低，说明顺铂不易透过血-脑屏障。这种分布特征可能与该药抗癌谱及其明显的肾毒性有一定关系。这些脏器中顺铂占给药总量的27%～30%。顺铂进入体内后迅速并广泛地与各种组织蛋白或其他成分结合，约90%的总铂与血浆蛋白结合。而顺铂本身结合较差，只有当其转化为水合型分子后，这种蛋白结合才能广泛进行。

3. 代谢　顺铂生物转化极其复杂。在体内该药具有高度的反应活性，易同内源性亲核物质如水、蛋白质、DNA等产生亲核性取代反应。这种取代可能是顺铂中的氯配基直接被一个较强的亲核物质取代，也可以是继水分子取代形成水合型顺铂后再被亲核物质取代（图26-8）。这种反应是该药与DNA形成交叉联结产生抗肿瘤活性，以及该药在体内失活和产生毒性的根本原因。该反应不需任何酶或其他催化剂的存在，其反应速率及程度可能仅取决于反应分子与生成物的基本化学动力学及其热力学性质。顺铂亲核性取代反应的速率受介质中氯离子浓度的影响，氯离子增加使顺铂稳定；相反，氯离子减少则促进其水合型分子的形成。而细胞内氯离子浓度较细胞外低得多，这有利于顺铂分子中的氯原子在细胞内被分子取代，这种转化已被认为是顺铂治疗活性所必需。

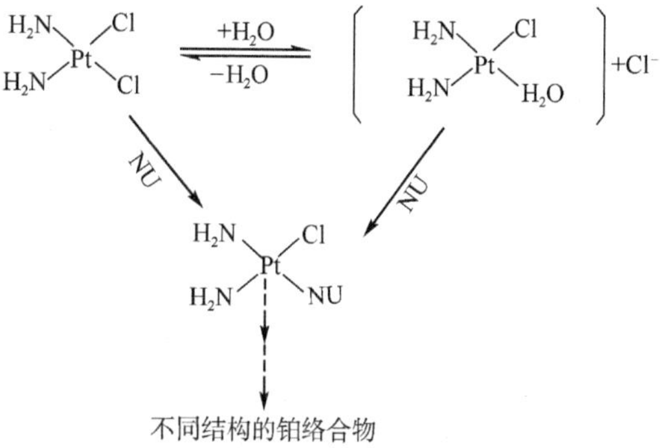

图26-8　体内顺铂亲核取代反应
NU 为亲核取代物

4. 排泄　原型顺铂及其代谢产物主要通过肾排泄，但排泄速度缓慢且不完全。给予顺铂24h，尿中回收的总铂为给药量的23%～30%，5日后回收45%，3周后尿中尚可检出。初期排出的铂主要为顺铂本身，当原型药排尽后（不超过6～8h），总铂的排泄变得十分缓慢，表明顺铂与内源性亲核物质的结合相当牢固。有报道，尿中铂的排泄速率超过肾小球滤过率的56%，提示顺铂或其代谢物的排泄可能有肾小管主动分泌机制参与。静脉给予顺铂后尚有少量铂从粪便排泄，并出现血浆药物浓度第二个峰值，提示其存在某种程度的肝肠循环。

【药动学相关数据】　Himinelstein 的研究发现，24名患者静脉快速注射顺铂后，分别测定血浆中总铂、可滤过游离总铂（未与蛋白结合的原型顺铂及其代谢产物中的铂）及原型顺铂，三者具有不同的药动学特点。总铂呈三指数衰减，属三室模型；而游离总铂及原型顺铂呈单指数衰减，属一室模型。血浆总铂分布很快，前两个 $t_{1/2\alpha}$ 分别为20min及60min左右，但消除却很慢，其 $t_{1/2}$ 长达1～3日；血浆游离总铂的消除较快，$t_{1/2}$ 为0.3～1.3h；原型顺铂消除更快，$t_{1/2}$ 为30～40min。游离总铂中多数为原型顺铂（占60%～80%），两者比值在整个时程保持恒定。

总铂的消除 $t_{1/2}$ 较长，与顺铂进入体内后原型药及含铂代谢物与血浆蛋白及组织蛋白牢固结合有关。可滤过游离总铂与原型顺铂在不同时间具有恒定关系，故测定游离总铂可能是顺铂 TDM 的一种简便的方法。

为减少顺铂肾毒性，主张应用利尿药，故利尿对顺铂处置的影响值得关注。给予甘露醇导致血浆 C_{max} 升高，尿中游离铂减少，但 $t_{1/2\beta}$ 不变。研究表明，甘露醇对总铂、总游离铂及原型顺铂的比值没有影响，对血浆药物浓度及 $t_{1/2\beta}$ 也无影响。

研究表明，顺铂引起的胃肠道反应依赖于血浆药物浓度而不是总剂量；相反，胃肠道反应减轻伴随着其骨髓毒性增强，提示骨髓细胞对于连续低剂量顺铂更为敏感，而对高峰血药浓度相对不敏感。应进一步研究顺铂药动学参数与毒性及效应间的关系，以选择最佳给药方案。

【体液药物浓度测定】

1. 原子吸收光谱法　该法系利用顺铂分子中含有的铂原子的吸收光谱特征而进行。由于测定的仅是铂原子而不是顺铂分子本身，因而缺乏特异性。该法广泛用于给药后血、尿中总铂的测定。

对于那些基于总铂测定就能满足要求的研究来说，本法为一种快速简便的测定方法。该法灵敏度很高，最低检出量可达纳克水平，但测定结果受生物样品基质的影响很大，故需进行严格的样品制备以消除对铂信号的干扰。制备方法通常有干法和湿法两种，但这些方法麻烦且不精确。近年发现，在非离子表面活性剂存在下，样品的消化可直接在原子吸收分光光度计的碳雾化管内进行，使样品处理大大简化。

此法如与超滤技术结合，可测定血浆中游离总铂。顺铂及其体内代谢物与蛋白结合后则丧失其细胞毒作用，故测定血浆中游离总铂水平比测定总铂更有意义。采用离心超滤法将游离型与蛋白结合型分离，收集超滤液，加入乙二胺使其与超滤液中铂形成阳离子复合物。该产物用浸有阳离子交换树脂的纸片收集，再用 5mol/L HCl 溶液从纸片上将铂洗脱，用原子吸收分光光度法测定其中的铂。

2. 高效液相色谱法 紫外检测高效液相色谱法可测定体液中总铂浓度，但需制备衍生物以提高紫外吸收度。利用铂的亲电性及配基的不稳定性，可将顺铂及其分解产物直接在生物样品中与衍化剂反应形成衍生物。常用的衍化剂为二乙基二硫代氨基甲酸盐（diethyldithiocarbamate，DDTC），它可和各种含铂产物形成一个共同的 2∶1 DDTC-Pt 螯合物。该产物稳定并易为三氯甲烷抽提，可消除生物样品基质的干扰并使样品富集，而且该衍生物的紫外吸收度较顺铂本身强数百倍。三氯甲烷抽提物可通过正相高效液相色谱法加以测定，铂的检测极限达 25ng/mL 尿。

一种独特的柱切换、单机原子吸收、阴离子交换高效液相色谱法技术已成功地用于尿中微量顺铂原型药的测定。在微处理机控制下，尿样经过特殊的预柱处理后自动转向反相分析柱，样品处理及色谱分离可达到完全自动化。顺铂通过分析柱后，与其他含铂产物特异地加以分离。收集仅含有顺铂的洗脱液后再用原子吸收分光光度计测定其中顺铂浓度，检测极限达 2μg/mL 尿。也可利用联机极谱高效液相色谱法测定尿中的顺铂。

【药动学的药物相互作用】

（1）顺铂与环磷酰胺、甲氨蝶呤、喜树碱等药物合用，可相互加强其抗肿瘤作用。而谷氨酰胺则使顺铂的抗肿瘤作用减弱。

（2）顺铂可改变锂在近端肾小管的重吸收。

（3）顺铂与卡马西平、苯妥英等抗惊厥药合用，可降低抗惊厥药的血药浓度。

【临床案例 26-2】

患者，女，36 岁，每日服碳酸锂 4 次，每次 300mg。顺铂剂量为 100mg/m²，第一疗程，血清锂从 1mmol/L 降至 0.3mmol/L，第二疗程从 0.8mmol/L 降至 0.5mmol/L。

【案例分析】

顺铂可改变锂在肾小管的重吸收，这一相互作用尤其在高剂量顺铂重复给药时显得更为重要，此种情况下应监测锂的血清浓度，必要时应口服补锂。

六、酪氨酸激酶抑制剂

伊马替尼

伊马替尼（imatinib）是苯氨嘧啶的衍生物，属于新型蛋白酪氨酸激酶抑制剂（图 26-9）。多数慢性粒细胞白血病患者为 Ph1 染色体阳性，即 9 号染色体的原癌基因 Ab1 异位到 22 号染色体的一段癌基因（*Bcr*）上。两种基因重组后产生融合蛋白 p-210，p-210 酪氨酸激酶活性较高可刺激白细胞增殖引起白血病。伊马替尼能选择性抑制 *Bcr-Abl*（癌基因）酪氨酸激酶，抑制 *Bcr-Abl* 阳性细胞系和费城染色体阳性的慢性粒细胞白血病患者的新鲜白血病细胞增殖和诱导细胞凋亡。伊马替尼也是血小板性生长因子（PDGF）和干细胞因子（SCF）、c-kit 的酪氨酸激酶抑制剂。本品主要用于费城染

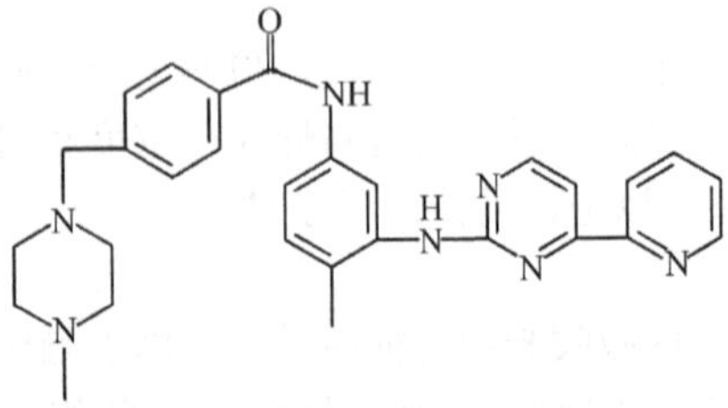

图 26-9 伊马替尼化学结构式

色体阳性的慢性髓细胞白血病慢性期、急变期、加速期、或 α-干扰素治疗无效的慢性期患者；也适用于治疗 C-Kit 阳性不能手术切除的和转移性恶性胃肠道间质肿瘤。

【体内过程】

1. 吸收　口服吸收迅速，吸收率大于 97%，血药浓度 t_{max} 为 2～4h。长期用药可能影响伊马替尼吸收，因为其抑制胃肠道的药物转运体 P-gp、BRCP 和代谢酶 CYP3A4、CYP3A5 活性，但相关研究报道不一。

2. 分布　吸收后约 96% 与血浆蛋白结合，其 V_d 可达 435L。不易透过血-脑屏障，血浆药物浓度要高于中枢神经系统浓度 100 倍。P-gp、BRCP 显著影响脑和肿瘤细胞对药物的摄取，抑制 P-gp 可使中枢神经系统药物浓度增加 10 倍。伊马替尼细胞内浓度较血浆高 5～8 倍。

3. 代谢　主要经 CYP3A4、CYP3A5 氧化代谢，CYP2D6、CYP1A1、CYP1B1、CYP2C9 和 CYP2C19 也发挥一定作用，主要代谢为活性产物 CGP74588。伊马替尼是 CYP3A4、CYP2D6 的底物，也是其抑制剂。

4. 排泄　约 81% 的伊马替尼或其代谢物在用药 7 日内被清除，主要经粪便排泄，少量从肾排泄。其原型的 $t_{1/2}$ 为 18～22h，活性代谢产物的 $t_{1/2}$ 约为 40h。重度肝损伤导致其血药浓度增加，要相应调整用药方案。

【药动学相关数据】　11 个健康志愿者连续 14 日口服 400mg 伊马替尼，其药动学参数如下：$AUC_{0-\infty}$ 为（41.2±11.8）μg·h/mL，C_{max} 为（2.35±0.59）μg/mL，t_{max} 为（2.5±0.7）h，$t_{1/2}$ 为（14.3±3.7）h，V_{ss}/F 为（179±54）L，CL/F 为（10.5±3.1）L/h。在另一项生物等效性试验中，23 个健康志愿者单剂量口服 200mg 伊马替尼，其主要的药动学参数如下：两种片剂（200mg/片和 100mg/片）的 C_{max} 为（922.8±318.8）μg/L 和（986.3±266.0）μg/L；t_{max} 为 3.15h 和 2.91h；AUC 为（13 084.3±39.1）μg·h/L 和（14 131.7±3826.2）μg·h/L。

【遗传多态性】　伊马替尼主要由 CYP3A、CYP2D6 和 CYP2C9 等代谢，不同基因型对伊马替尼的代谢能力可产生影响，如 *CYP2D6 *4* 突变可降低机体对伊马替尼的清除率。

伊马替尼也是 P-gp、ABCG2 和 SLCO 的底物，分析慢性髓样白血病患者 *ABCB1*（*T1236C*，*G2677T/A* 和 *C3435T*）和 *ABCG2*（*G34A* 和 *C421A*）基因型有利于预测伊马替尼的疗效。另外，*SLCO1B3 334GG* 基因型个体清除率较 *SLCO1B3 334TT* 和 *TG* 基因型高；*ABCB1 3435CC* 基因型的清除率较 *ABCB1 3435CT* 和 *TT* 基因型高。

【体液药物浓度测定】

1. 高效液相色谱法　色谱条件举例如下。色谱柱为 ZORBAX XDB-C$_{18}$（4.6mm×150mm，5.0μm）；流动相为乙腈-水-0.1% 三氟乙酸（20∶40∶40）。流速为 1.0mL/min；柱温为 35℃；检测波长为 282nm。高氯酸沉淀血浆蛋白后进样。此方法专属性高，样品处理简单，适用于本品的 TDM 及药动学研究。

2. 高效液相色谱-质谱联用法　色谱柱，C$_8$ 柱（3μm，75mm×2.0），流动相为 10mmol/L 甲酸铵-乙腈-甲酸（60∶40∶0.1，$V/V/V$），流速为 0.2mL/min。采用多反应监测（MRM）模式，伊马替尼 m/z 494.4 → 217.1，内标（伊马替尼-d8）m/z 502.4 → 225.1。

【药动学的药物相互作用】

（1）CYP3A4 的抑制剂如酮康唑、红霉素、克拉霉素等可抑制伊马替尼的代谢，使其血药浓度升高；应用 CYP3A4 的诱导剂，加速伊马替尼的代谢。

（2）本品可抑制 CYP3A4，使环孢素、辛伐他汀的血药浓度升高。

思　考　题

1. 顺铂 TDM 常测定何种成分的浓度？简述其原理。

2. 甲氨蝶呤的毒性大小如何监测？说明常推荐的安全阈值范围。

（孙鹏远）

第二十七章 影响免疫功能药物的临床药动学

本章要求
1. 掌握环孢素、他克莫司的药动学特点。
2. 熟悉影响环孢素、他克莫司血药浓度的因素。
3. 了解环孢素、他克莫司体液药物浓度测定方法。

第一节 概 述

影响免疫功能的药物通过影响免疫应答反应和免疫病理反应而调节机体的免疫功能，故又称免疫调节药（immunomodulator）。按其作用方式不同，可分为免疫抑制药（immunosuppressive drug）和免疫增强药（immunopotentiating drug）。它们在临床上主要用于防治免疫功能异常所致的疾病。

免疫增强药又称免疫刺激药（immunostimulant），是一类能增强机体特异性和非特异性免疫功能的药物，主要用于免疫缺陷性疾病、慢性难治性感染、肿瘤、自身免疫性疾病等。常用药物有卡介苗、左旋咪唑、胸腺素、干扰素、白细胞介素-2（IL-2）等。多种中药有效成分（主要是多糖类成分）也可明显提高机体的免疫功能。

免疫抑制药是一类主要用于治疗组织器官移植和自身免疫性疾病的药物，它们多缺乏特异性，对正常和异常的免疫反应均呈抑制作用。常用药物有肾上腺皮质激素类、细胞毒类及微生物代谢产物类。本章主要介绍免疫抑制药的药动学。

第二节 钙调磷酸酶抑制剂的药动学

环孢素和他克莫司是钙调磷酸酶抑制剂，在临床上常作为基础免疫抑制剂与其他免疫抑制剂联合应用，主要用于器官移植术后抗排异反应或自身免疫系统疾病。由于治疗窗窄，需要监测血药浓度调整用药。

一、环 孢 素

环孢素（cyclosporin）又称环孢菌素A（cyclosporin A，CsA），是一种由十一个氨基酸组成的环状多肽化合物（图27-1），具有亲脂性，由多孢木霉菌和柱孢霉菌的代谢产物中提得，已能化学合成。1972年发现本药具有强大的免疫抑制作用，1978年首次用于临床。CsA是一个选择性的细胞免疫抑制剂，作用于T细胞系统，抑制IL-2的生成，同时抑制巨噬细胞生成IL-1，但并不抑制巨噬细胞吞噬、游走和趋化活性。通过抑制IL-2，封闭抗原介导的信号转导，从而抑制致敏T细胞的增殖和应答，因此CsA的主要作用在于抑制T细胞在排斥反应中的作用，对B细胞影响很小。现广泛用于器官移植手术患者，以预防和治疗同种移植排斥反应，显著提高移植脏器的存活率。最近该药在治疗与免疫系统有关的疾病方面，特别是自身免疫性疾病方面也得到了充分的评价。例如，在治疗急性葡萄膜炎、银屑病、特异性皮炎、红斑狼疮、类风湿性关节炎，口服CsA是有效的治疗手段。

CsA药动学参数个体差异明显，且肾毒性大，因此血药浓度监测对预防移植器官的排异反应和减少肾毒性十分必要。

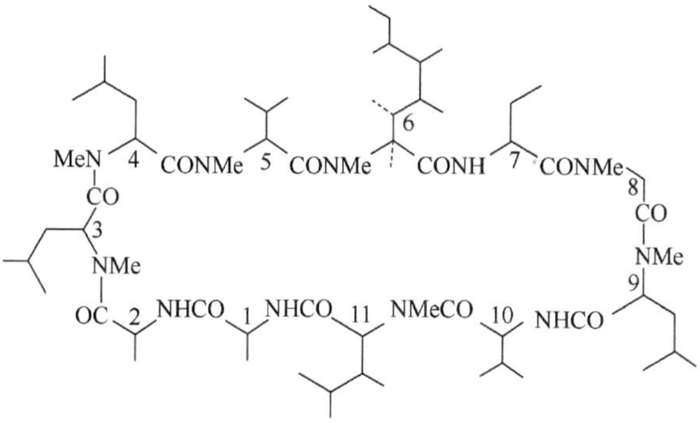

图 27-1 环孢素化学结构

【体内过程】

1. 吸收 环孢素可口服、肌内注射和静脉注射。由于肌内注射生物利用度低,现已不用。CsA 在胃肠道吸收很少,其油溶液口服可增加其吸收,生物利用度为 20%～50%。口服后通过小肠,进入胸导管周围的淋巴细胞丰富区,1～6h 即可达到血药 C_{max}。

口服 CsA 的生物利用度个体差异很大。CsA 在小肠吸收较慢且不完全,吸收不规则并受多种因素影响,如食物、移植器官的类型、肠道内胆汁的量、胆汁分泌的状况、肝功能状况及腹泻等都可影响吸收。对肝移植的患者,有胆汁引流较无胆汁引流的生物利用度降低 48.7%,成年肝移植患者关闭引流管后 AUC 增加 276%。因为 CsA 为脂溶性化合物,主要依靠胆汁或胆盐吸收,因此,胆汁或胆盐缺乏可导致 CsA 吸收的减少,生物利用度降低。

CsA 可制成浓度为 100g/L 溶液口服,同时饮用饮料和牛奶可以造成 CsA 吸收的差异。葡萄柚汁可能抑制 CsA 在肠壁内的代谢,使其血药浓度提高 32%。

CsA $t_{1/2\alpha}$ 为 0.6～2.3h,t_{max} 为 2～6h。有些患者口服后在达到第一个吸收峰后 5～6h 还可以观察到第二吸收峰,且浓度较高,这可能与胆汁促进 CsA 吸收有关。此外,由胆汁排泄的硫酸结合物可在肠道被细菌降解成原型药后再吸收。

2. 分布 CsA 的分布呈多室模型,快速 $t_{1/2\alpha}$ 为 0.1h,慢 $t_{1/2\alpha}$ 为 1.1h。CsA 吸收后最初分布在血中,60%～70% 被血细胞摄取,其中红细胞占 41%～58%,粒细胞占 5%～12%,淋巴细胞占 4%～9%,30%～47% 存在于血浆中。在血浆中,90% 与血浆蛋白相结合。红细胞对 CsA 的摄取和结合随温度的下降而增加,且在浓度为 3～5mg/L 时达饱和。当温度从 37℃ 下降至 20℃ 时,血浆中 CsA 的浓度降低 50%～68%。

CsA 广泛分布于各种组织,皮肤、脂肪、肝、肾 4～24h 有累积,在富含白细胞的器官(如胸腺、脾、淋巴结、骨髓)中及在脂肪和含有脂肪组织的器官(如肝、胰、肾、肾上腺、甲状腺、唾液腺、肺、皮肤)中,组织浓度均高于血浆浓度的 10 倍。部分上述器官含有较高浓度的一种特殊蛋白——亲 CsA 蛋白,CsA 在细胞内与该蛋白结合。亲 CsA 蛋白在 T 细胞活化初期起着一种重要的细胞生理学作用。最近研究表明,CsA 还可以使组织中亲 CsA 蛋白的量增加。CsA 也可进入胎盘及乳汁中。因此,妊娠期妇女及哺乳期妇女应谨慎使用 CsA。

3. 代谢 CsA 主要由肝 CYP3A 酶(CYP3A4 和 CYP3A5)代谢,产生羟化、去甲基、环化,但母环结构不变。代谢产物及原型药进入胆汁从粪便排出。目前已发现有 30 种代谢产物,活性最强的代谢物也仅为 CsA 的 10%～20%,其代谢产物的毒性很低。

4. 排泄 CsA 口服后首先由胆管排泄至小肠,然后约 76% 通过粪便排出,即使静脉给药也可以由肠道排泄。从尿排泄仅占消除的极小部分,96h 尿中仅排出给药量的 6%。

肾衰竭时,CsA 的药动学不发生明显改变,因此在肾损害时不需要调整剂量。腹膜透析和血液透析对 CsA 的消除影响很小,4h 血液透析仅排出给药量的 1%。血液透析不能有效改变 CsA 清除率，则是由 CsA 的高脂溶性、高分子量（1202）、高血浆蛋白结合率与高分布容积所决定。因此，血液透析不需要调整 CsA 剂量。

【药动学相关数据】

1. CsA 药动学模型及参数 CsA 的药动学为多房室模型。多数报道，无论口服或静脉给药时均显示二房室模型。但 1983 年 Follath 在肾移植肾功能衰竭患者中发现 CsA 静脉给药时为三房室模型。参数 $t_{1/2\alpha}$ 为（0.1 ± 0.03）h，$t_{1/2\beta}$ 为（1.08 ± 0.25）h，$t_{1/2\gamma}$ 为（15.8 ± 8.4）h。不论口服或静脉给药，CsA 药动学参数个体差异均很大。口服平均 t_{max} 3.1～4.3h，$t_{1/2\beta}$ 3.2～49.6h；静脉注射 $t_{1/2\beta}$ 2.5～53.4h，V_{ss} 1.3～8.6 L/kg，清除率为（12.8 ± 5.1）mL/（min·kg）。

2. 有效血药浓度范围 关于 CsA 有效血药浓度范围的报道有很大差异，这是由被分析体液及方法的不同所造成的。在各种移植的不同阶段，其治疗浓度是不同的，移植早期血药浓度要高于晚期。一般而言，有效治疗血药浓度用高效液相色谱法全血测定时为 100～300μg/L，RIA 全血为 800～1000μg/L，血清 RIA 范围为 100～500μg/L。

3. 影响血药浓度的因素

（1）术后时间：CsA 浓度在术后不同时间有较大差异。有报道称，肾移植患者术后 2～4 周 CsA 的生物利用度可从 24.2% 提高到 51.4%，且维持此水平至术后一年，一年后降至 27%。另有 21 例肾移植患者，术后 3 个月，CsA 的生物利用度提高了 39%，6 个月后降至手术前水平。其原因可能是 CsA 吸收缓慢且不规则，生物利用度较低，因此尽管术后早期服用剂量较大，但血药浓度仍较低。随着用药时间延长，肠蠕动功能逐渐恢复，CsA 吸收逐渐增加，虽然剂量减少，但 CsA 的血药浓度反而逐渐上升。

（2）移植器官种类：健康人口服 CsA 的生物利用度为 5%～70%，平均为 30%。而骨髓移植患者为 20%～60%，平均为 34%。肾移植患者为 5%～89%，平均为 27.6%。肝移植患者为 8%～60%，平均为 27%。CsA 为脂溶性化合物，胆汁和胆盐可促进其吸收。而肝病或肝移植早期由于胆汁和胆盐相对缺乏，CsA 吸收减少，所以生物利用度降低。健康志愿者同时口服胆酸，CsA 的吸收可提高 25%。

（3）年龄：环孢素的代谢与年龄有关。儿科心脏移植及肾移植患者生物利用度与成人相似；肝移植患者，儿童较成人清除率增加 1.5～2.5 倍，$t_{1/2}$ 缩短；同时儿童的吸收率低，但分布容积大，因此需要增加剂量。

（4）疾病对 CsA 药动学的影响：健康受试者较器官移植患者，其分布容积及 $t_{1/2}$ 均略有降低。患者胆红素水平增加者，给药间隔时间应延长。发育不良性贫血患者，由于 CsA 在血细胞中分布减少及肠道炎症使吸收降低，都可导致药动学改变。患高脂蛋白血症患者，组织分布降低，从而需要增加剂量。肝硬化患者较骨髓、肾、肝移植患者消除速率低，$t_{1/2}$ 延长。肾衰竭患者由于血细胞比容和高密度脂蛋白（high density lipoprotein，HDL）低，可能导致血清中游离 CsA 增加，使消除速率增高。

（5）合并用药：合并用药可导致 CsA 血药浓度升高或降低。与下列药物合用时可升高 CsA 的血药浓度：酮康唑、红霉素、地尔硫草、维拉帕米、尼卡地平。与下列药物合用时可降低 CsA 的血药浓度：利福平、苯妥英钠、苯巴比妥、卡马西平。

【临床案例 27-1】

某男性患者，患银屑病长期应用 CsA 每公斤体重 3mg/d 进行治疗。一年后由于免疫功能下降，并发肺结核，合用利福平治疗。然而使用此两药后，使 CsA 血药浓度下降，由原来的 254.00ng/mL 下降到 74.74ng/mL。

问题：

1. 为何应用利福平后，CsA 血药浓度下降？

2. CsA 与利福平合用后，给药方案应如何调整？

【案例分析】

　　CsA 主要在肝由 CYP 氧化，因而能改变 CYP 活性的药物与 CsA 合用会影响 CsA 的血药浓度。利福平是肝 CYP 诱导药物，其主要经肝代谢，可使 CsA 的肝代谢加速，血药浓度下降。因此 CsA 与利福平合用时，CsA 的剂量应适当加大，以维持有效血药浓度。在停用利福平时，应注意逐步减少 CsA 的剂量，以防 CsA 血药浓度突然升高，而产生毒性。

【体液药物浓度测定】　　对采用何种生物样本（血浆、血清、全血）检测 CsA 的浓度是有争议的。由于 CsA 大部分与血细胞结合，其余与脂蛋白结合，且结合的量与温度有关，因此有人推荐用全血。尽管如此，如果在体温或室温下达到平衡时（通常是 2h）分离出血清，则全血和血清都可作为常规监测和药动学研究的生物样本。取样时间通常在达稳态后用药前，以测定稳态谷浓度。

　　目前常用的 CsA 血药浓度监测方法主要有高效液相色谱法和高效液相色谱-质谱联用法（HPLC-MS/MS）法。HPLC-UV 检测中，CsA 的紫外测定需在波长 200～214nm 处进行，内源杂质和药物的干扰很难排除，样品的前处理相当繁杂、费时，且所需样品量较大（约 1mL），灵敏度为 20～40ng/mL。有报道高效液相色谱柱切换技术，仅需 0.2mL 全血，可监测到 12.5ng/mL，操作简便、迅速、专一性好。

　　相比于高效液相色谱检测，HPLC-MS/MS 虽然仪器设备较为昂贵，但灵敏度高、特异性强、操作简便、快速且需要样品量小。检测的色谱条件：Kromasil-C_{18} 色谱柱（20mm×4.6mm，5μm）；流动相为甲醇-1mmol/L 乙酸铵溶液；梯度洗脱，流速为 1.0mL/min；柱温为 65℃；进样量为 10μL。质谱条件：离子喷雾离子化源，正离子方式检测；离子喷射电压为 5500V；温度为 580℃；源内气体 1（GS1，N_2）压力为 55psi，气体 2（GS2，N_2）压力为 60psi；气帘气体（N_2）压力为 20psi；碰撞气体（N_2）压力为 Medium；扫描方式为多反应监测（MRM）；CsA、CsD 解簇电压（DP）分别为 110eV、110eV，碰撞能量（CE）分别为 55eV、90eV；CsA、CsD 用于定量分析的离子反应分别为 m/z 1202.4 → 675.6 和 m/z 1216.9 → 199.2；CsA 用于定性分析的离子反应为 m/z 1219.9 → 1202.9。乙腈沉淀蛋白处理生物样品，色谱柱为 Hypersil C_8（4.6mm×150mm，5μm），流动相为乙腈-乙酸溶液（pH 4.50）70∶30。

　　注意事项：应根据 CsA 的初始剂量、距器官移植手术的时间及同时给予其他免疫抑制剂的情况调整剂量。CsA 的初始剂量在不同个体可相差很大，一些患者在移植术前即给予 CsA，而患者如果肾功能较好，则可在移植术后给药。CsA 的口服吸收与胆酸及食物等有关，个体差异很大。一般可根据血药浓度测定结果和肾功能状况确定 CsA 的剂量。对于移植术后早期的监测，可采用以下方案进行：肝移植、心脏移植术后每日测定；骨髓移植术后每周 3 次进行监测；肾移植术后的第 1 周内进行每日监测，第 2 周和第 3 周分别测定 3 次和 2 次。早期的严密监测之后，CsA 的浓度监测，可逐渐转为每 6～8 周 1 次，1 年之后每 3～6 个月测定 1 次。不管在什么时期，如果患者出现呕吐或腹泻，应马上监测 CsA 的浓度，因为药物的吸收情况随时可能发生变化。口服 CsA 的生物利用度差异较大，因此有必要在药物达到稳态前即测定血药浓度，以了解患者对 CsA 的吸收情况。给药途径由静脉转为口服时，要严密地监测 CsA 的浓度，了解生物利用度情况。心脏移植患者，CsA 浓度高于 750μg/L 时，应联想到肾功能障碍。

【药动学的药物相互作用】　　CsA 与许多常用药物合用时均可产生药物相互作用，对其机制还了解不多。苯巴比妥、苯妥英钠、甲氧苄啶-磺胺甲噁唑、利福平、异烟肼均可使本药的清除率增加。主要原因是这些药物能诱导肝 CYP 活性，加速 CsA 的代谢，使其血药浓度降低，可导致移植器官的排斥反应。两性霉素 B、红霉素、维拉帕米、尼卡地平、地尔硫䓬、固醇类激素药物、酮康唑、西咪替丁等均可使本药的清除率降低。其主要原因可能是它们抑制了肝 CYP 活性，减慢环孢素的代谢，使其血药浓度升高，导致环孢素毒性的增加。环孢素与易引起肾毒性的抗生素或其他药物合用，也应当谨慎。如与甲氧苄啶（TMP）合用，会引起肾功能的可逆性衰竭。CsA 也不宜与硫唑嘌呤等免疫抑制剂合用，以防止淋巴瘤的发生。据统计 CsA 与小剂量强的松（10mg/d）

合用时淋巴瘤的发生率为 0.4%，但如与硫唑嘌呤合用，淋巴瘤发生率可上升为 8%～9%。通常本药与上述药物合用时应进行 TDM。

二、他克莫司

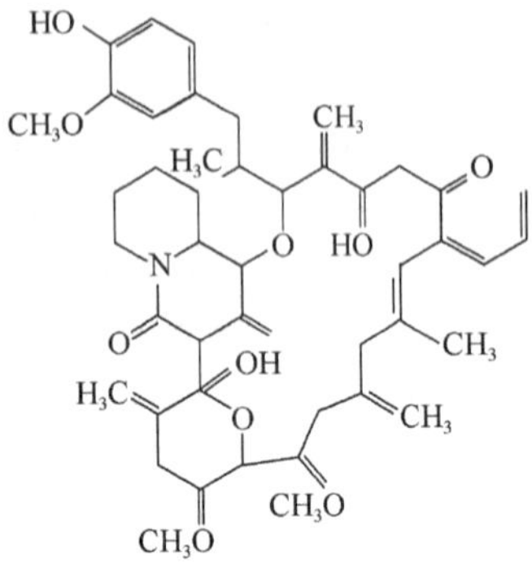

图 27-2　他克莫司化学结构

他克莫司（tacrolimus，FK506）是一种具有大环内酯结构的新型免疫抑制药，化学结构见图 27-2。他克莫司通过抑制钙调磷酸酶（calcineurin，CaN）的活性发挥免疫抑制作用。它通过与内源性细胞内受体结合，形成复合物，有效地抑制 T 细胞激活，抑制 IL-2 的产生，其作用机制与 CsA 相似，但免疫抑制作用比 CsA 强，抑制 T 细胞活性的能力比 CsA 强 10～100 倍。体外试验证实其免疫活性是 CsA 的 50～100 倍。药理作用强，临床应用广泛，但治疗指数较低。已被广泛用于预防肝、肾、心、肺、胰等器官移植术后急性排斥反应的发生，并能逆转难治性排斥。与 CsA 相比，本品可以降低患者的急性排斥反应发生率和再次移植率，并减少类固醇激素的用量。肝、肾、胰移植患者 65% 可以逐渐停用糖皮质激素。此外，还不会增加肾衰竭、感染并发症、糖尿病及其他主要副作用的发生率。

他克莫司化学结构见图 27-2。

【体内过程】　他克莫司有口服和静脉注射两种剂型。他克莫司主要经胃肠道吸收，但吸收变异性大。脂溶性强，口服生物利用度个体差异大（5%～67%，平均为 17 %～22 %），健康志愿者口服此药 t_{max} 为（1.6±0.7）h。其吸收受食物影响，空腹服药后 1h 内达峰，进食时则需 3h。空腹服药 C_{max} 是饭后服药的 2 倍，因此，应空腹服用他克莫司。他克莫司在组织中分布广泛，健康志愿者表观分布容积为（1.91±0.31）L/kg，与血浆蛋白具有高度亲和力，主要是与血浆白蛋白及 α_1-酸性糖蛋白结合。此药的红细胞结合率高，入血后有 75%～80% 与红细胞连接，且与温度等因素有关，室温时，全血药物浓度是血浆浓度的 12～67 倍，因此，血药浓度监测时应取全血。他克莫司主要在肝脏经 CYP3A4 酶代谢，分别在 12、13、15 及 31 位上发生甲基化和羟基化，产生 9 种代谢产物。他克莫司代谢产物主要从胆汁排出，随粪便排出体外，不到 1% 的原型药从粪或尿中排泄。有些情况可影响他克莫司的体内过程，严重的肝功能障碍可使他克莫司清除率降低，$t_{1/2}$ 延长，血药浓度增高。消化道疾病尤其是腹泻会影响口服他克莫司的吸收。进食也可影响该药的吸收。

【药动学相关数据】　肝移植患者口服他克莫司（0.15mg/kg）后，大部分在 3 日后可达 C_{ss}。AUC 及 $C_{ss,min}$ 之间有良好的关联性。全身清除率低，健康人平均清除率为 2.43L/h，成年肝移植者，全身清除率为 4.1L/h。儿童肝移植者的全身清除率约为成人的两倍。肾移植者的全身清除率为 6.7L/h。$t_{1/2}$ 长且不恒定，健康人 $t_{1/2}$ 约为 43h，儿童及成年肝移植者的 $t_{1/2}$ 为 15.6h。

【体液药物浓度测定】　多种定量方法可用于分析他克莫司的全血或血浆浓度，目前常用的他克莫司血药浓度监测方法主要有 ELISA、微粒子酶免疫分析法（MEIA）、高效液相色谱法、HPLC-MS/MS 法等。其中 HPLC-MS/MS 法则灵敏度高，且只测定原型药，专属性又好，能更准确地表达体内他克莫司的含量，可广泛用于 TDM。HPLC-MS/MS 法检测色谱条件：色谱柱：Agilent Poroshell 120 SBC18 柱（4.6mm×50mm，2.7μm）；柱温为 40℃；流动相 A 为乙腈溶液，B 为含有 0.01mol/L 乙酸铵与 0.5% 甲酸的水溶液，采用梯度洗脱，0.01～0.50min，A-B（65∶35）→（95∶5），0.51～2.40min，A-B（95∶5）；2.41～5.00min，A-B（65∶35）；流速为 0.7mL/min；进样量为 5μL。质谱条件：离子源为离子喷雾离子化源（ion spray）；离子喷射电压（IS）为 5500V；离子源温度（TEM）为 450℃；源内气体 1（GS1，N_2）压力为 20psi；源内气体 2（GS2，N_2）压力为 60psi；气帘气体压力（Cur Gas）为 30psi。正离子方式检测；扫描方式为多重反应监测（MRM）；DP 为 67；EP 为 67；CE 为 36；CXP 为 7；用于定量分析的离子反应分别为 m/z 821.6 →

768.5（他克莫司）和 m/z 285.1 → 193.1。

注意事项：他克莫司药动学的个体差异较大，治疗窗窄，应加强全血谷浓度监测，确保用药的安全有效。肝和肾移植患者的全血谷浓度与 AUC 值密切相关，可以准确反应药物浓度，临床使用全血血药浓度的监测来调整口服最佳用药剂量。他克莫司药动学和常规血药浓度监测大多采用全血样本。建议进行血药浓度监测的时期包括移植后的早期阶段、从另一种免疫抑制剂换成本品治疗时或进行合并给药可能导致药物相互作用时。在维持治疗阶段也应定期进行监测。监测频率依临床需要而定，如肝功能变化、出现不良反应或合用影响他克莫司药动学的药物时，应增加监测频率。

【**药物学的药物相互作用**】 由于他克莫司经 CYP3A4 代谢，从理论上讲，CYP3A4 的抑制剂或底物均可能通过抑制或与他克莫司互相竞争 CYP3A4，而降低他克莫司的代谢，使其血药浓度增高。如咪唑类抗真菌药、钙通道阻滞药、大环内酯类抗生素、氯霉素、奈法唑酮、达那唑等。而酶诱导剂如利福平、苯妥英钠等则可降低其药物浓度。另外，使用他克莫司时还应避免与 CsA、布洛芬、氨基糖苷类抗生素及其他肾毒性药物联合使用。

第三节　抗增殖药物的药动学

抗增殖药物可以分为两大类，一类是传统的抗代谢药物，主要是各种碱基类似物，如硫唑嘌呤、氟尿嘧啶（5-FU）等，相应的药物因为结构与正常的碱基相似，直接插入 DNA/RNA 序列，从而破坏细胞的正常增殖与分裂；另一类是核苷从头合成限速酶的抑制剂，如麦考酚酸（mycophenolic acid，MPA），可以抑制肌苷 5′-单磷酸脱氢酶（IMPDH）的活性，从而抑制鸟苷酸的从头合成，最终阻碍细胞的正常增殖与分裂。

一、硫嘌呤类药物

巯嘌呤（6-mercaptopurine，MP）、硫鸟嘌呤（6-thioguanine，TG）及其前药硫唑嘌呤（azathioprine，AZA），是一类具有免疫抑制作用的核苷类抗代谢药物（图 27-3）。其中 MP、TG 目前主要作为抗癌药应用于急性淋巴细胞白血病的化疗，AZA/MP 作为免疫抑制剂和抗炎药则应用于自身免疫性疾病如类风湿性关节炎、系统性红斑狼疮、自身免疫性肝炎、自发性血小板减少性紫癜、炎症性肠病等的治疗。

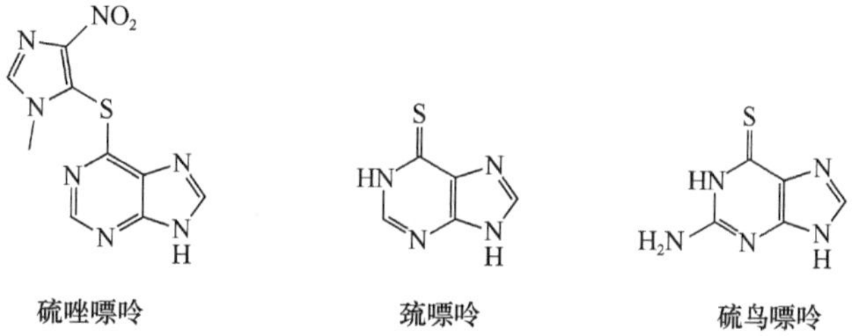

图 27-3　硫嘌呤类药物的化学结构

【**体内过程**】 AZA/MP 均无内在活性，在体内需经过一系列生物转化后才能发挥作用。前药 AZA 在肝和小肠经 GST 或者非酶转化迅速断裂为 MP 和甲基硝基咪唑。MP 经溶质转运体 SLC28A2、SLC28A3、SLC29A1 和 SLC29A2 吸收进入细胞，随后被三种生物酶即硫嘌呤甲基转移酶（TPMT）、黄嘌呤氧化酶（XO）、次黄嘌呤-鸟嘌呤磷酸核糖转移酶（HPRT）竞争性代谢。其中 TPMT 将 MP 甲基化生成 6-甲巯基嘌呤（6-MMP）及 6-甲基巯嘌呤核苷酸（6-MMPR）；XO 将 MP 氧化生成 6-硫尿酸（6-TU）；HPRT 催化 MP 生成巯基次黄嘌呤单磷酸（TIMP）。TIMP 经次黄苷三磷酸焦磷酸酶（ITPA）和次黄嘌呤核苷酸脱氢酶（IMPDH）进一步催化最终生成代谢产物巯基鸟嘌呤单磷酸（TGMP）、巯基鸟嘌呤二磷酸（TGDP）、巯基鸟嘌呤三磷酸（TGTP）及它们的脱氧化合物 dTGMP、dTGDP、dTGTP，因常用的高效液相色谱检测方法不易区分这六种代谢产物，因而总称这六种代谢产物为 6-硫鸟嘌呤核苷酸（6TGN），被统称为硫嘌呤类药物的活性代谢物。近年研究显示，三磷酸核苷（TGTP/dTGMP）是主要的活性形式，通过干扰嘌呤代谢，抑制核酸生物合成及掺入 DNA/RNA 等机制发挥药物活性，TGTP/dTGMP 经核酸氧化抑制基因（NUDT15）代谢为单磷酸产物，转化速率由于个体代谢差异可有显著不同。

AZA/MP 口服进入人体后，其中 50%～72% 的 AZA 经肠道吸收，MP 的生物利用度则为 5%～72%。约 50% 药物经代谢后在 24h 内从肾排泄，多数以 6-TU 形式经尿液排出，少数以原型药形式排出。

【药动学相关数据】 AZA 经静脉注射的平均血浆 $t_{1/2}$ 为 6～28min，MP 的平均血浆 $t_{1/2}$ 为 38～114min。经同位素 ^{35}S-AZA 测定，AZA 经口服，血浆放射性 t_{max} 为 1～2h，$t_{1/2}$ 为 4～6h，虽然此 $t_{1/2}$ 值并非 AZA 的实测值，但也反映出 AZA 和 ^{35}S-结合代谢物的血浆消除情况。由于 AZA 迅速产生一系列大量的代谢产物，所以按照放射性测定的血浆药物浓度中仅有一部分是药物原型。MP 血浆蛋白结合率约为 20%。

【体液药物浓度测定及注意事项】 AZA/MP 口服后代谢迅速，MP 可迅速穿过细胞膜，并在细胞内转化为大量的嘌呤类似物，并以 6TGN 的形式发挥疗效和产生不良反应，所以在红细胞中检测 MP 原型药的意义不大，一般测定口服 AZA/MP 后红细胞中的 6-TGN 水平，以实现对 AZA/MP 用药的临床监测，及时调整患者的用药剂量。据报道，6TGN 在红细胞中 $t_{1/2}$ 为 1～2 周，其检测的方法主要为高效液相色谱法，此方法快速、灵敏、精确、操作简单和经济高效，满足药动学研究和临床血药浓度检测要求。随着质谱检测技术的广泛应用，在相关药物的 PK/PD 研究中，检测 DNA 中的 dTGTP 的浓度也成为可能。值得注意的是，无论哪种检测方法，在检测过程中须加入二硫代苏糖醇（DTT）以防止巯基基团氧化，提高回收率，保证检测准确可靠。

【药动学的药物相互作用】

1. 别嘌醇 别嘌醇对黄嘌呤氧化酶有抑制作用，可减少无活性的代谢物 6-TI 的转化，明显地增加 MP 的效能与毒性。当别嘌醇、氧嘌呤醇和（或）硫嘌呤醇与 AZA/MP 合用时，必须考虑降低 AZA/MP 的剂量与疗程。

2. 神经肌肉阻滞剂 AZA/MP 可增强去极化药物，如琥珀胆碱的神经肌肉阻滞作用，以及减弱非去极化药物，如筒箭毒碱的神经肌肉阻滞作用。

3. 华法林 AZA/MP 可引起华法林抗凝血作用的减弱。

4. 细胞生长抑制剂/骨髓抑制剂 在使用 AZA/MP 治疗过程中应尽可能避免与细胞生长抑制剂和骨髓抑制剂合用，如青霉胺。曾有些相互矛盾的临床报道指出 AZA/MP 和甲氧苄胺嘧啶/磺胺甲基异噁唑（复方新诺明）合用导致了严重的血液学异常。

5. 疫苗 AZA/MP 的免疫抑制活性对活疫苗能够引起一种非典型的潜在性损害。因此，对接受 AZA/MP 治疗的患者使用活疫苗在理论上是禁忌证。AZA/MP 很可能对无活性疫苗有减灭作用，曾有合用 AZA 和皮质类固醇的患者使用乙肝疫苗后出现此类作用的报道。有小型的临床研究表明，以抗被膜特异性抗体的平均浓度评价，MP 对多价肺炎球菌疫苗的活性无影响。

6. 其他相互作用 曾有一例报道提示，AZA/MP 与 ACEI 卡托普利合用，有发生血液学异常的可能。AZA/MP 有可能增强西咪替丁和吲哚美辛的骨髓抑制作用。由于体外试验证据显示氨基水杨酸衍生物（奥沙拉秦、美沙拉秦和柳氮磺吡啶）对 TPMT 有抑制作用，故当患者正在接受 AZA/MP 治疗时应谨慎使用此类药物。另外，在体外试验中，呋塞米可破坏人体肝细胞对 AZA 的代谢作用，但其临床意义尚不明确。

二、麦考酚酸酯

麦考酚酸酯（mycophenolate mofetil，MMF）是麦考酚酸（mycophenolic acid，MPA）2-乙基酯类衍生物（图 27-4）。MMF 与传统的抗代谢药物甲氨蝶呤、AZA 等相比，具有疗效显著，副作用轻微等特点，故在临床上应用越来越广泛。

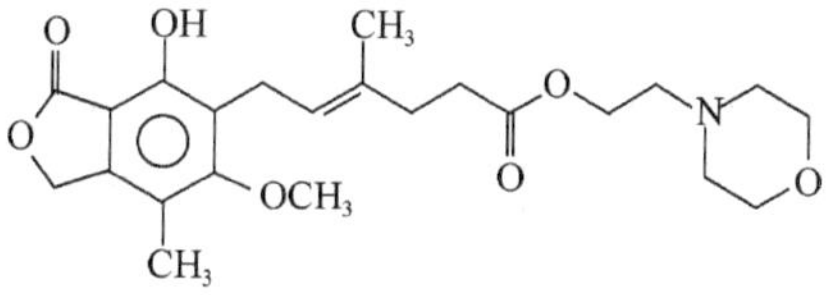

　　MMF 为前体药物，口服吸收后迅速水解为具有免疫抑制活性的代谢产物 MPA。后者可逆性地抑制鸟嘌呤核苷酸经典合成途径中的限速酶即次黄苷酸脱氢酶（IMPDH）阻断 T 细胞和 B 细胞增殖，从而抑制鸟嘌呤核苷的从头合成途径，影响 DNA 的合成，通过抑制细胞生长作用而发挥强而有效的免疫抑制作用。MMF 以其独特的免疫抑制作用和安全性

图 27-4　麦考酚酸酯的化学结构

而备受关注，目前已应用于心、肾移植排异和免疫性疾病如狼疮性肾炎、血管炎等的治疗。

　　【体内过程】　MMF 口服后迅速被肠道吸收，经肠壁、肝及其他组织脱酯化，迅速转化为有活性作用的 MPA。正常人口服 MMF 后，MMF 在体内几乎测不到。静脉注射 MMF 后，测定其 $t_{1/2}$ 少于 2min。从原药裂解出来后，MPA 先快速降解后较慢被清除。静脉注射或口服 8～12h 后，将出现第 2 个血浆 MPA 高峰（峰值较第 1 次小），此现象可能与肠肝循环有关。Sugioka 等的实验研究显示 MMF 在人工消化液中较稳定。在小白鼠的组织液和血浆中，MMF 迅速水解成 MPA。在不同器官组织中 MMF 转变成 MPA 的速率依次是肝＞肾＞血浆＞小肠上皮细胞。在临床有效浓度下，血浆中 MPA 大多以结合的形式存在，血浆蛋白结合率高达 97%。只有少量游离的 MPA 发挥生物学活性。MPA 的生物 $t_{1/2}$ 为 17.9h，在肝内通过葡糖醛酸转移酶，代谢成霉酚酸葡糖醛酸酯（MPAG），失去药理活性。87% 的 MMF 以 MPAG 的形式通过肾小管排泄，6% 从粪便排出，极少量（≤1%）以 MMF 原型从尿中排泄。口服或静脉注射 MMF 1h 后，MPAG 的浓度已高于 MPA，虽然 MPAG 没有表现免疫抑制活性，但推测它可以取代 MPA（从白蛋白结合位点上），因此可增加 MPA 的生物作用。对肾移植后急性排异患者使用 MMF（3g/d）后的药动学进行研究，发现 MPAG 有蓄积，而 MPA 则无。

　　MMF 进入人体后，生物利用度达 94%。动物实验显示，经十二指肠给药 MMF 的生物利用度为 MPA 的 1.5 倍。在肾移植患者以 AUC 表示，MPA 的生物利用度在移植后第 20 日是第 1 日的 2 倍，最高浓度也升高，而在心脏移植患者，差别并不显著。在肾移植患者生物利用度提高，可能是尿毒症患者吸收较慢，或者移植后抗酸剂治疗改变了它的生物利用度。MPA 的分布容积大约是 4L/kg。

　　【药动学相关数据】　口服后 1h 达血药 C_{max}。食物不影响 MMF 的吸收程度，但可降低 MPA 最大血浆浓度 40%。MPA 可通过肠肝循环再吸收。MPA 的 $t_{1/2}$ 为 16～18h。

　　【体液药物浓度测定及注意事项】　由于 MMF 口服后迅速水解为 MPA，原型药很难检测，静脉给药的 MMF 只能测到痕量，故目前仅对 MPA 进行检测。方法主要有高效液相色谱法和 EMIT。EMIT 自动化程度高，因此国外实验室大多采用此法。但 EMIT 的特异性较高效液相色谱法差，其活性代谢产物酰基化葡糖醛酸化物（acyl glucuronide，AcMPAG，M2）干扰原药的测定，会使测定结果有 7%～35% 的正偏差。理论上 EMIT 测定值可能更好地代表体内活性药物的浓度，但在分析测定结果时，要注意分析方法带来的差异。综合研究报道提示，EMIT 更适用于对 MPA 的临床监测，因该方法可同时测定母体药物与活性代谢产物，且操作相对简单。而高效液相色谱法更适合于科研，因高效液相色谱法能更准确地测定 MPA 与其代谢产物的浓度。

　　【药动学的药物相互作用】　抗酸剂（氢氧化铝或氢氧化镁）可减少 MMF 的吸收，考来烯胺也可降低 MMF 的生物利用度。MPA 大部分与血浆蛋白结合，离体研究显示高浓度（＞250mg/L）的水杨酸和呋塞米可竞争 MPA 与血浆蛋白的结合位点，但其临床意义不清楚。但环孢素与 MMF 无相互作用。

思 考 题

　　1. CsA 及他克莫司的药动学各有什么特点？

　　2. 影响 CsA 血药浓度的因素有哪些？CsA 与利福平合用时应如何调整给药方案？为什么？

（王雪丁）

第二十八章　抗病毒药物的临床药动学

本章要求

1. 掌握常见的抗病毒药物的 DDI 和食物-药物相互作用及其临床意义。
2. 熟悉常用抗病毒药物的药动学特点。
3. 了解常用抗病毒药物的血药浓度检测方法。

第一节　概　　述

病毒是一种没有细胞结构的微小生命体。其结构简单，由蛋白质外壳和内部的遗传物质组成。病毒能利用宿主细胞的核苷酸和氨基酸等营养物质，复制自身的 DNA 或 RNA、蛋白质等生命组成物质。病毒的增殖过程大致分为如下几步。①吸附：病毒吸附宿主靶细胞并与靶细胞融合。②注入：病毒 RNA 注入宿主细胞。③合成：宿主细胞中，病毒 RNA 逆转录为病毒 DNA、整合入宿主细胞 DNA。④装配：利用宿主细胞转录为病毒 mRNA，mRNA 翻译为病毒蛋白，形成新病毒。⑤释放：从宿主细胞中释放。

在我国，严重影响人类的生命健康的常见病毒包括乙型肝炎病毒（HBV）、人类免疫缺陷病毒（HIV）、流感病毒和新型冠状病毒等。抗病毒药物是一类治疗或预防病毒感染的药物。按作用于病毒生命周期的阶段，抗病毒药物可分为吸附抑制剂、注入抑制剂、逆转录酶抑制剂、蛋白酶抑制剂和整合酶抑制剂等几类。抗病毒药物通过阻断其生物合成过程中的某一环节，以抵抗或破坏病毒感染途径，从而达到抗病毒效果。

病毒学应答、血清学应答、生化学应答和组织学应答是衡量抗病毒药物疗效的指标。抗病毒治疗过程中，抗病毒药物的早期疗效非常重要。若发现抗病毒药物早期治疗疗效不佳，需要及时调整给药方案。由于个体对药物疗效的应答及其他生理、病理因素存在差异，应予以个体化用药。另外，由于病毒易突变，抗病毒药物治疗过程会产生耐药性，导致药物疗效降低。因此，了解抗病毒药物在体内的药动学特点即吸收、分布、代谢和排泄过程，对制订合理的给药方案以提高疗效、降低不良反应，减少或减缓抗病毒药物耐药性发生均具有重要意义。

近年来，随着 HBV、HIV 等病毒感染人数的激增，以及流感病毒严重危及人类生命健康的公共卫生事件的出现，对于抗病毒药物治疗的需求日益增加。本章将对常用抗病毒药物的药动学特点进行阐述，以期提高临床抗病毒治疗的有效性、安全性和依从性。

第二节　抗乙型肝炎病毒药物的药动学

HBV 感染是导致肝硬化和肝癌等慢性肝病的主要原因。抗 HBV 治疗中首选核苷（酸）类似物。其中，恩替卡韦（entecavir）、替诺福韦酯（tenofovir disoproxil，TDF）、富马酸丙酚替诺福韦（tenofovir alafenamide fumarate）为指南推荐的一线用药，可强效抑制病毒复制，改善肝炎，安全性较好，总体的耐药率发生较低，长期应用可显著减低肝硬化并发症和肝癌的发生率，减低肝相关和全因死亡率，以下分别作介绍。

恩 替 卡 韦

恩替卡韦是鸟嘌呤核苷类似物，主要活性成分为磷酸化的三磷酸盐。恩替卡韦通过与 HBV 多聚酶底物三磷酸脱氧鸟嘌呤核苷竞争，对 HBV 产生抑制作用，为抗乙肝治疗的一线药物。

【体内过程】

1. 吸收　恩替卡韦口服后吸收迅速，0.5～1.5h 可达 C_{max}。每日给药一次，6～10 日后可达稳态。高脂餐或低脂餐可致吸收轻微延迟，C_{max} 降低 44%～46%，AUC 降低 18%～20%。因此，该药宜空腹服用（餐前或餐后至少 2h）。

2. 分布　该药血浆蛋白结合率为 13%，表观分布容积超全身液体量，广泛分布于各组织中。

3. 代谢　该药不是 CYP 酶系统的底物、抑制剂或诱导剂。仅有少量恩替卡韦代谢为 II 相代谢产物——葡糖醛酸结合物和硫酸结合物。

4. 排泄　该药主要以原型通过肾小球滤过和肾小管分泌排出体外，并且清除率不依赖于给药剂量。

【药动学相关数据】　恩替卡韦口服吸收达 C_{max} 后，血药浓度呈双指数方式下降，终末相 $t_{1/2}$ 为 128～149h。本药主要以原型通过肾清除，肾清除占给药量的 62%～73%，肾清除率为 360～471mL/min。

【体液药物浓度测定】　以地西泮为内标，甲醇为有机相，甲醇-水为（5mmol/L 碳酸氢铵）梯度洗脱流动相，Waters-Eterra MS-C_{18}（2.1mm×50mm×5μm）色谱柱为分析柱；通过电喷雾离子源（ESI），以正离子多反应监测（MRM）方式检测。用于定量分析的离子对分别为 m/z 278.2 → 152.1（恩替卡韦）和 m/z 285.0 → 193.0（地西泮，内标）。恩替卡韦的线性范围为 0.05～20μg/L，定量下限为 0.05μg/L（$n=6$）。日内、日间精密度的 RSD<15%，平均回收率>75%。

【药动学的药物相互作用】　恩替卡韦不是 CYP 酶的底物、抑制剂或诱导剂。因此，同服抑制或诱导 CYP 酶的药物，对该药的药动学没有影响，且该药对已知的 CYP 底物的药动学也没有影响。

恩替卡韦主要通过肾清除，故同时服用降低肾功能或竞争性通过主动肾小球分泌的药物，可增加恩替卡韦的血药浓度。同时服用该药与此类药物时，需密切监测不良反应的发生。但是，同时服用该药和拉米夫定、阿德福韦、替诺福韦不会引起明显的 DDI。

替诺福韦酯

替诺福韦酯又称为富马酸替诺福韦二吡呋酯。该药是活性成分替诺福韦的水溶性双酯前体药物，为一磷酸腺苷的开环核苷膦化二酯结构类似物。该药首先需要经水解，转化为替诺福韦，然后通过细胞酶的磷酸化，形成活性成分二磷酸替诺福韦。后者通过与天然底物 5'-三磷酸脱氧腺苷竞争、并在与 DNA 整合后终止 DNA 链，从而抑制 HIV-1 反转录酶和 HBV 反转录酶的活性。

【体内过程】

1. 吸收　在空腹服用富马酸替诺福韦二吡呋酯的患者中，替诺福韦的口服生物利用度大约为 25%。在 75～600mg 时，替诺福韦的药动学和剂量呈比例关系，不受重复给药的影响。该药与高脂食物同服时，生物利用度约增加 40%，C_{max} 约增加 14%。然而该药和清淡食物一起给药时，与空腹给药相比，对替诺福韦的药动学没有显著影响。

2. 分布　在 0.01～25μg/mL 内，该药与人血浆或血清蛋白的体外结合率分别小于 0.7% 和 7.2%。静脉注射 1.0mg/kg 和 3.0mg/kg 替诺福韦后，稳态分布容积分别是（1.3±0.6）L/kg 和（1.2±0.4）L/kg。

3. 代谢和排泄　富马酸替诺福韦二吡呋酯和替诺福韦都不是 CYP 酶的底物。替诺福韦主要通过肾小球滤过和肾小管主动分泌相结合的方式从体内清除。

【药动学相关数据】　替诺福韦以 1.0mg/kg 和 3.0mg/kg 的剂量静脉注射给药后，稳态分布容积分别是（1.3±0.6）L/kg 和（1.2±0.4）L/kg。富马酸替诺福韦二吡呋酯单次口服给药后，替诺福韦的终末 $t_{1/2}$ 大约为 17h。替诺福韦静脉注射给药 72h 内，70%～80% 以原型形式由尿液排出体外。300mg qd 多次口服给药后（进食状态下），24h 内在尿液中可回收给药剂量的 32%±10%。

【体液药物浓度测定】 血浆样品用蛋白沉淀法处理后，氮气吹干，流动相复溶。色谱条件：色谱柱 Ultimate-XB C_{18}（150mm×4.6mm，5μm），流动相为15mmol/L 四丁基氢氧化铵（pH 7.2）- 乙腈（78：22），流速为1mL/min，柱温为35℃，紫外检测波长为262nm。外标法定量。结果在该色谱条件下，替诺福韦与内源性物质及同时服用药物完全分离，最低定量质量浓度为20μg/L，在 20～1000μg/L 内线性关系良好（$r=0.9986$）。

【药动学的药物相互作用】 替诺福韦在体外没有对人 CYP 酶介导的药物代谢产生药物相互作用。但该药可与其他经肾清除的药物产生清除方面的竞争。该药与去羟肌酐合用时，去羟肌酐的 C_{max} 和 AUC 显著升高。因此，该药与去羟肌酐联合给药时，应密切监测与去羟肌酐有关的不良事件。

富马酸丙酚替诺福韦

富马酸丙酚替诺福韦是替诺福韦（2′-脱氧腺苷单磷酸类似物）的亚磷酰胺前体药物。该药可通过被动扩散以及肝摄取性转运体 OATP1B1 和 OATP1B3 进入肝细胞，然后主要通过羧酸酯酶1 水解为替诺福韦，并经细胞激酶磷酸化为活性代谢产物二磷酸替诺福韦。二磷酸替诺福韦通过 HBV 逆转录酶嵌入病毒 DNA，导致 DNA 链终止，从而抑制 HBV 复制。

【体内过程】

1. 吸收 该药口服吸收迅速，0.48h 可达 C_{max}。高脂餐可使 AUC 增加65%。

2. 分布 丙酚替诺福韦与人血浆蛋白结合率约为80%。替诺福韦与人血浆蛋白结合率<1%。富马酸丙酚转化为替诺福韦后，体内的分布参见富马酸替诺福韦二吡呋酯。

3. 代谢 丙酚替诺福韦在体内的代谢占口服剂量的比例大于80%。在体内，丙酚替诺福韦在细胞内水解形成替诺福韦，后者经磷酸化后形成活性代谢产物二磷酸替诺福韦。丙酚替诺福韦不由 CYP1A2、CYP2C8、CYP2C9、CYP2C19 或 CYP2D6 代谢。极少量的丙酚替诺福韦被 CYP3A4 代谢。

4. 排泄 丙酚替诺福韦原型经肾清除不足剂量的 1%。丙酚替诺福韦主要在代谢为替诺福韦后被消除。替诺福韦通过肾小球滤过和肾小管主动分泌的方式从体内消除。

【药动学相关数据】 丙酚替诺福韦和替诺福韦的中位血浆 $t_{1/2}$ 分别为 0.51h 和 32.37h。基于 Ⅲ 期中国大陆慢乙型肝炎患者群体药动学分析表明：丙酚替诺福韦和替诺福韦的平均稳态 AUC_{0-24} 分别为 0.17μg·h/mL 和 0.26μg·h/mL。丙酚替诺福韦和替诺福韦的稳态 C_{max} 分别为 0.18μg/mL 和 0.02μg/mL。

【药动学的药物相互作用】 丙酚替诺福韦由 P-gp 和 BCRP 转运。故预计 P-gp 诱导剂类药物可降低丙酚替诺福韦血浆浓度。丙酚替诺福韦与抑制 P-gp 或 BCRP 的药物合用，可增加丙酚替诺福韦的血药浓度。此外，丙酚替诺福韦是 OATP1B1 和 OATP1B3 的底物，其体内分布可受到 OATP1B 和 OATP1B3 活性的影响。

在体外，该药不是 CYP1A2、CYP2B6、CYP2C8、CYP2C9、CYP2C19、CYP2D6 的抑制剂。在体内，该药不是 CYP3A 的抑制剂或诱导剂，也不是 UGT 1A1 的抑制剂，不与上述药酶的底物发生药物相互作用。

第三节 抗人类免疫缺陷病毒药物的药动学

抗反转录病毒治疗（antiretroviral therapy，ART）的广泛应用显著延长了患者的预期寿命，HIV 感染已成为可长期控制的慢性疾病。目前，国际上共有六大类抗 HIV 药物，分别为核苷类反转录酶抑制剂（nucleotide reverse transcriptase inhibitor，NRTI）、非核苷类反转录酶抑制剂（non-nucleotide reverse transcriptase inhibitor，NNRTI）、蛋白酶抑制剂（protease inhibitor，PI）、整合酶抑制剂（integrase inhibitor，INSTI）、融合抑制剂（infusion inhibitor，FI）和 CCR5 抑制剂。国内上市的药物主要包括前五大类（包括复合制剂）。

根据世界卫生组织（WHO）的推荐意见，成人一线抗病毒治疗应包括 2 种核苷类逆转录酶抑制剂和 1 种非核苷类逆转录酶抑制剂或整合酶抑制剂。在中国，成人一线治疗首选组合方案为替诺福韦＋拉米夫定＋依非韦伦。替诺福韦已在上一节作介绍，以下将对拉米夫定和依非韦伦作介绍。

拉 米 夫 定

拉米夫定（lamivudine）是一种核苷类反转录酶抑制剂，具有抑制 HIV 和 HBV 的作用。拉米夫定在细胞内代谢为拉米夫定 5'-三磷酸盐（L-TP），其主要作用方式是作为病毒反转录时的链终止物，导致 DNA 链合成中止。上述三磷酸盐在体外选择性地抑制 HIV-1 和 HIV-2 的复制，对于齐多夫定耐药的 HIV 也有抑制作用。

【体内过程】

1. 吸收　拉米夫定吸收良好，成人的口服生物利用度为 80%～85%。平均 t_{max} 约为 1h。拉米夫定与食物同服可使 t_{max} 延长，C_{max} 降低 47%，但吸收量（AUC）不受影响。成人和儿童之间存在吸收差异。12 岁以下儿童患者的绝对生物利用度低（58%～66%），且变异更大。

2. 分布　静脉注射研究显示拉米夫定的平均分布容积为 1.3L/kg，与血浆蛋白结合较少，血浆蛋白结合率为 16%～36%。有研究显示：拉米夫定能进入中枢神经系统，分布至脑脊液。口服拉米夫定后 2～4h 的平均脑脊液与血清拉米夫定浓度的比值约为 0.12。

3. 代谢和排泄　拉米夫定主要以原型通过肾的 OCT 清除为主。小部分（小于 10%）通过肝代谢。

【药动学相关数据】　拉米夫定在治疗剂量范围内呈线性药动学。在治疗剂量（每 12 小时服用一次，每次 2mg/kg）下，C_{max} 为 1.5～1.9μg/mL。体内拉米夫定三磷酸盐的 $t_{1/2}$（16～19h）较血浆拉米夫定 $t_{1/2}$（5～7h）长。拉米夫定的排泄清除 $t_{1/2}$ 为 5～7h，平均系统清除率约为 0.32L/（h·kg）。

【体液药物浓度测定】　血浆用乙腈沉淀处理后，以乙酸乙酯提取后进行高效液相色谱法测定。色谱柱为 Agilent XDB-C$_{18}$，流动相为乙腈-水溶液（梯度洗脱），流速为 0.8mL/min，检测波长为 268nm，柱温为 30℃，内标为甲硝唑。拉米夫定、齐多夫定、奈韦拉平血药浓度分别在 0.05～10μg/mL（r=0.9981）、0.05～10μg/mL（r=0.9990）、0.1～20μg/mL（r=0.9993）范围内线性关系良好，定量下限分别为 0.05μg/mL、0.05μg/mL、0.1μg/mL；平均方法回收率分别为 96.36%～105.84%、98.73%～101.93%、98.78%～108.07%，日内、日间精密度均小于 8%。

【药动学的药物相互作用】　拉米夫定不是 CYP 酶系统的底物、抑制剂或诱导剂。因此，同时服用抑制或诱导 CYP 系统代谢的药物，对该药的药动学没有影响，并且该药对已知的 CYP 底物的药动学也没有影响。核苷类似物如去羟肌苷、齐多夫定等，不经 CYP 酶清除，不与拉米夫定发生相互作用。

该药主要通过肾脏清除，同时服用降低肾功能或竞争性通过主动肾小球分泌的药物，可能增加该药的血药浓度。例如，拉米夫定与复方甲噁唑成分之一的甲氧苄啶可发生相互作用，使拉米夫定暴露增加 40%。

依 非 韦 伦

依非韦伦是 HIV-1 的选择性非核苷反转录酶抑制剂。依非韦伦是 HIV-1 反转录酶（RT）非竞争性的抑制剂，作用于模版、引物或三磷酸核苷，兼有小部分竞争性的抑制作用。

【体内过程】

1. 吸收　未感染 HIV 志愿者单剂量（100～1600mg）口服给药 5h 后，血浆浓度达峰值。多次给药并不改变 t_{max}，并在 6～7 天后达稳态。稳态时，感染者在 200～600mg 剂量内呈线性关系。未感染 HIV 的志愿者中，高脂或正常进餐后单剂量口服 600mg 的生物利用度较空腹服用时，分别增加 22% 和 17%。故该药可以空腹服用或与食物同服。

2. 分布　该药与人血浆白蛋白高度结合，蛋白结合率为 99.5%～99.75%。HIV-1 感染者（n＝

9）每日服用 200～600mg 本品 1 个月以上时，脑脊液的药物浓度是对应血浆浓度的 0.26%～1.19%（平均 0.69%）。

3. 代谢 依非韦伦主要经 CYP 酶系统，代谢为含羟基的代谢物，并进一步代谢为葡萄苷酸化代谢产物。CYP3A4 及 CYP2B6 是依非韦伦代谢过程中主要的同工酶。依非韦伦诱导 CYP 酶，导致自身代谢。每日 200～400mg 的剂量治疗 10 日，药物累积浓度低于预期值（低 22%～42%）。

4. 排泄 依非韦伦以代谢物形式从尿中排出体外的占总剂量的 14%～34%，小于 1% 以原型形式从尿中排出体外。

【药动学相关数据】 依非韦伦单剂量给药的终点 $t_{1/2}$ 相对较长，为 52～76h，而多次给药后的 $t_{1/2}$ 为 40～55h。

【体液药物浓度测定】 采用 HPLC-MS/MS 同时检测奈韦拉平、拉米夫定、司他夫定、齐多夫定和依非韦伦的血药浓度。蛋白沉淀法提取，色谱柱为 EclipseXDB-C$_{18}$（4.6mm×150mm，5μm），流动相为（甲醇 +0.3% 甲酸）∶（水 +0.3% 甲酸）=80∶20，流量为 0.5mL/min，用质谱多反应监测方法（MRM）检测。依非韦伦的线性范围为 50～6400μg/L，最低检测限均为 1μg/L。高、中、低 3 个浓度的日内精密度小于 10%，日间精密度小于 15%，绝对回收率均大于 50%。

【药动学的药物相互作用】 CYP3A4 的底物、抑制剂、诱导剂可能会改变依非韦伦的血浆浓度。同样，依非韦伦可能会改变由 CYP3A4 或 CYP2B6 代谢的药物的血浆浓度。依非韦伦在稳态的显著作用是诱导 CYP3A4 和 CYP2B6。然而，依非韦伦在体外已显示出 CYP3A4 的抑制效应。因此，对于由 CYP3A4 代谢的药物，理论上可能存在药物水平的暂时增加。

服用 CYP3A4 底物的患者采用本品治疗的前几天，应注意可能的严重和危及生命的不良反应（如心律失常、长期镇静或呼吸抑制）。对于服用麦角衍生物（双氢麦角胺、麦角新碱、麦角胺、甲基麦角新碱）、咪达唑仑、三唑仑、苄普地尔、西沙必利、匹莫齐特的患者，应慎用本品。

因为依非韦伦可以显著地降低三唑类抗真菌药物的血浆浓度，同时三唑类抗真菌药物也使依非韦伦的血浆浓度显著升高。两者合用时，剂量须调整。另外，服用依非韦伦的患者应避免同时服用含有小连翘属植物（金丝桃属）的药物，因为该类药物能诱导 CYP3A4 酶，可以导致依非韦伦血药浓度的下降，从而使依非韦伦疗效丧失并产生耐药。

第四节　抗流感病毒药物的药动学

根据作用机制，目前我国获批上市的抗流感病毒药物主要包括以下四类：神经氨酸酶抑制剂；RNA 聚合酶抑制剂；细胞血凝素抑制剂；M2 离子通道抑制剂。其中，细胞血凝素抑制剂阿比多尔的循证证据不充分，临床使用较少；M2 离子通道抑制剂金刚烷胺和金刚乙胺对目前流行的流感病毒株耐药，已不建议使用。本节将重点介绍前两类的代表药物。

奥司他韦

磷酸奥司他韦（oseltamivir phosphate）是其活性代谢产物（奥司他韦羧酸盐）的药物前体。其活性代谢产物是选择性的流感病毒神经氨酸酶抑制剂。神经氨酸酶是病毒表面的一种糖蛋白酶。其活性对新形成的病毒颗粒从被感染细胞中释放和感染性病毒在人体内进一步播散至关重要。该药通过抑制病毒从被感染的细胞中释放，从而减少了甲型或乙型流感病毒的播散。此外，该药对禽流感和甲型 H1N1 病毒的治疗亦有效。口服奥司他韦是治疗流感的首选抗病毒药物。

【体内过程】

1. 吸收 该药易被胃肠道吸收，口服给药后，至少 75% 口服剂量被肝、肠酯酶转化，以活性代谢产物的形式进入体循环。相对于活性代谢物，少于 5% 的药物以药物前体形式存在。活性代谢产物的血浆浓度与服用剂量成比例，并且不受食物影响。

2. 分布 该药的活性代谢产物可分布至肺、气管、支气管肺泡灌洗液、鼻黏膜、中耳等部位，达到抗病毒的有效浓度水平。活性代谢产物与人血浆蛋白结合率大约为 3%。

3. 代谢　磷酸奥司他韦由主要位于肝和肠壁的酯酶几乎完全转化为活性代谢产物（奥司他韦羧酸盐）。

4. 排泄　吸收的奥司他韦主要通过转化为活性代谢产物而清除（＞90%）。活性代谢产物不再被进一步代谢，而是由尿排泄。活性代谢产物达到 C_{max} 后，血浆浓度下降 $t_{1/2}$ 为 6～10h，超过 99% 的活性代谢产物由肾排泄。口服放射性物质标记的药物研究表明少于 20% 的剂量由粪便排出。

【药动学相关数据】　该药活性代谢产物（奥司他韦羧酸盐）的平均分布容积（V_{ss}）约为 23L。$t_{1/2}$ 为 6～10h。肾脏清除率为 18.8L/h，肾小球滤过率为 7.5L/h。不建议严重肾功能不全患者（肌酐清除率＜15mL/min）、需定期进行血液透析或持续腹膜透析的患者使用该药。

【体液药物浓度测定】　应用高效液相色谱-质谱联用法测定人血浆中奥司他韦和羧酸奥司他韦的浓度。内标选用奥司他韦-d3 和羧酸奥司他韦-d3，血浆样品处理采用甲醇直接沉淀蛋白的方法，色谱柱为 Venusil C$_{18}$ Plus，2.1mm×50.0mm，5.0μm，以含 0.1% 乙酸水溶液和纯乙腈为流动相，梯度洗脱；应用电喷雾离子化，正离子模式下进行多反应监测奥司他韦（m/z 313 → 166）羧酸奥司他韦（m/z 285 → 197）和内标奥司他韦-d3（m/z 285 → 138）和羧酸奥司他韦-d3（m/z 339 → 251）。奥司他韦和羧酸奥司他韦分别在 0.05～180ng/mL、4～720ng/mL 内线性关系良好，平均方法回收率均大于 90%，日内及日间精密度均小于 15%，稳定性考察结果良好。

【药动学的药物相互作用】　磷酸奥司他韦或其活性代谢产物都不是主要 CYP 酶的底物或抑制剂，故不会因为对这些酶竞争，而引发药物间相互作用。

玛巴洛沙韦

玛巴洛沙韦（baloxavir marboxil）是一种前药，通过水解转化为活性代谢产物巴洛沙韦，发挥抗流感病毒活性。巴洛沙韦抑制聚合酶酸性蛋白（病毒基因转录所需 RNA 聚合酶复合物中的一种流感病毒特异性酶）的核酸内切酶活性，从而抑制流感病毒复制。该药适用于 12 周岁及以上单纯性甲型和乙型流感患者，包括既往健康的患者及存在流感并发症高风险的患者。

【体内过程】

1. 吸收　单次口服 80mg 本品后，巴洛沙韦的血浆浓度 t_{max} 约为空腹服药后 4h。尚未确定本品的绝对生物利用度。高脂饮食状态下巴洛沙韦的 C_{max} 和 AUC 分别下降 48% 和 36%，t_{max} 未发生变化。在流感患者的临床研究中，本品与或不与食物同服，未观察到临床相关的疗效差异。

2. 分布　巴洛沙韦与人血浆白蛋白的结合率为 92.9%～93.9%。

3. 代谢　口服给药后，主要通过芳基乙酰胺脱乙酰酶作用，本品在胃肠道、肠上皮细胞和肝中大量转化为活性代谢物巴洛沙韦。而巴洛沙韦主要通过 UGT1A3 代谢，CYP3A4 的作用较小。

4. 排泄　原型药和巴洛沙韦主要经粪便排泄。单次口服 40mg [^{14}C] 标记的本品，粪便中排泄的总放射性物质占总量的 80.1%，尿液中排泄量为 14.7%。经尿液排泄的巴洛沙韦量为总给药剂量的 3.3%。

【药动学相关数据】　空腹状态下，单次口服给药 80mg（白种人）和 40mg（日本人）后，白种人和日本人的表观分布容积分别为 1180L 和 647L；表观终末消除半衰期（$t_{1/2}$, z）分别为 79.1h 和 93.9h。

【药动学的药物相互作用】　该药或其活性代谢物巴洛沙韦与 CYP 底物、抑制剂或诱导剂，UGT 抑制剂，肠道、肾或肝转运体之间无临床显著意义的药物相互作用。

含多价阳离子的药物制剂可降低巴洛沙韦的血浆浓度。因此，该药不应与含多价阳离子泻药或抗酸药，含有铁、锌、硒、钙、镁的口服补充剂，乳制品，钙强化饮料等同服。此外，伊曲康唑可使巴洛沙韦的 C_{max} 和 AUC$_{0-inf}$ 分别增加 1.33 倍和 1.23 倍，但不具有临床意义；丙磺舒可使巴洛沙韦的 C_{max} 和 AUC$_{0-inf}$ 分别降低 21% 和 25%，同样不具有临床意义。

第五节　抗新型冠状病毒药物的药动学

奈玛特韦/利托那韦

奈玛特韦/利托那韦（nirmatrelvir/ritonavir）是由奈玛特韦和利托那韦组成的复方抗病毒药物，用于治疗伴有进展为重症高风险因素的轻至中度新冠感染患者。其中，奈玛特韦是一种 SARS-CoV-2 主要蛋白酶 Mpro（也称为 3C 样蛋白酶，3CLpro）的拟肽类抑制剂，可抑制 SARS-CoV-2-Mpro，从而阻止病毒复制。利托那韦是 HIV-1 蛋白酶和 CYP3A4 抑制剂。利托那韦对 SARS-CoV-2 Mpro 无活性，但可以抑制 CYP3A4 介导的奈玛特韦代谢，从而升高奈玛特韦的血药浓度，使其在体内保持更长时间的活性。

【体内过程】

1. 吸收　健康受试者单次空腹口服奈玛特韦混悬剂/利托那韦片 250mg/100mg～750mg/100mg，奈玛特韦暴露量增加比例小于剂量增加比例。多次口服奈玛特韦混悬剂/利托那韦片 75mg/100mg～500mg/100mg 后，奈玛特韦暴露量增加比例小于剂量增加比例，奈玛特韦在第 2 天达到稳态。第 5 天与第 10 天的暴露相当，蓄积约为第 1 天的 2 倍。与空腹相比，奈玛特韦和利托那韦 250mg/100mg 与高脂餐同服后，AUC 升高约 1.5%，C_{max} 升高约 15%。

2. 分布　健康受试者单次空腹口服奈玛特韦/利托那韦 300mg/100mg 后，奈玛特韦和利托那韦的表观分布容积（V_z/F）分别为 109.4L 和 234.0L。奈玛特韦和利托那韦的人血浆蛋白结合率分别为约 69%、98%～99%。

3. 代谢　奈玛特韦是 P-gp 和 CYP3A 的底物，主要由 CYP3A4 代谢。利托那韦主要是 CYP3A 的底物，也是 CYP2D6 的底物。CYP2D6 参与了利托那韦转化为异丙噻唑氧化代谢物（M-2）。

利托那韦与奈玛特韦联用时，能够抑制奈玛特韦的代谢。奈玛特韦在血浆中主要以原型存在，排泄物（尿液和粪便）存在少量的水解代谢产物 M5（12.1%）和 M8（4.2%）。

4. 排泄　与利托那韦联用时，奈玛特韦主要以原型经肾排泄。健康受试者单次空腹口服奈玛特韦混悬剂/利托那韦 300mg/100mg 后，尿液和粪便中的排泄量分别为剂量的 49.6%、35.3%。使用 ^{14}C 放射性同位素标记的利托那韦的人体研究显示，利托那韦主要经肝胆系统清除。粪便中可回收大约 86% 的放射性同位素标记物，包括未被吸收的利托那韦。

【药动学相关数据】　健康受试者单次空腹口服奈玛特韦/利托那韦 300mg/100mg 后，奈玛特韦和利托那韦的表观分布容积（V/F）分别为 109.4L 和 234.0L，$t_{1/2}$ 分别为 6.05h 和 6.15h。为避免过度暴露，中度肾损伤患者（eGFR = 30～60mL/min）中，该药剂量应减少至奈玛特韦/利托那韦 150mg/100mg（一日 2 次），持续 5 天。重度肾损伤（eGFR＜30mL/min）、肝损伤者不应使用该药。

【药动学的药物相互作用】　奈玛特韦主要由 CYP3A4 代谢，能可逆性和时间依赖性地抑制 CYP3A4 和 MDR1。在临床治疗浓度下，奈玛特韦对其他 CYP 酶无诱导作用，对 CYP2D6、CYP2C9、CYP2C19、CYP2C8 或 CYP1A2 无可逆性抑制作用。利托那韦对 CYP3A 具有抑制作用，但对 CYP2D6 的抑制作用弱于 CYP3A。利托那韦可诱导 CYP1A2、CYP2C8、CYP2C9、CYP2C19 和葡糖醛酸化作用，从而增加通过这些途径代谢的药的生物转化，降低这些药物的暴露量。

奈玛特韦/利托那韦与高度依赖 CYP3A 代谢清除的药物合用，可能导致合用药物浓度升高，发生严重的药物不良反应。与 CYP3A 强诱导剂合用，可使奈玛特韦/利托那韦血浆浓度显著降低，导致抗病毒效应减弱或耐药。利托那韦与通过 CYP1A2、CYP2C8、CYP2C9、CYP2C19 和葡糖醛酸化代谢的药物合用时，可使部分药物的暴露降低，降低或缩短其疗效。当该药与表 28-1 所列药物合用时，可发生具临床显著意义的药物相互作用，不推荐合用。

表 28-1　不推荐合用的药物

使合用药物浓度水平升高

α₁ 肾上腺素能受体阻断药：阿呋唑嗪

镇痛剂：哌替啶，吡罗昔康，丙氧芬

抗肿瘤药：奈拉替尼，维耐克拉

抗心律失常药：胺碘酮，苄普地尔，决奈达隆，氟卡尼，普罗帕酮，奎尼丁

抗生素：夫西地酸

抗组胺药：阿斯咪唑，特非那定

抗痛风药：秋水仙碱

抗分枝杆菌：利福布汀

抗精神病药：普拉西酮，氯氮平，匹莫齐特，喹硫平

麦角衍生物：二氢麦角胺，麦角新碱，麦角胺，甲基麦角新碱

胃肠动力药：西沙比利

降血脂药物：洛伐他汀，辛伐他汀，Lomitapide

5 型磷酸二酯酶抑制剂：阿伐那非，西地那非，伐地那非

镇静药：氯拉草酸，地西泮，舒乐安定，氟西泮，口服咪达唑仑和三唑仑

使合用药物浓度水平降低

抗真菌药：伏立康唑

使奈玛特韦/利托那韦浓度水平降低

天然药物：圣约翰草（贯叶连翘）

抗感染药：利福平

抗惊厥药：卡马西平，苯巴比妥，苯妥英

【临床案例 28-1】

　　通过 18 例受试者参与的一个对照试验，考察了氨氯地平与奈玛特韦/利托那韦合用对彼此药动学的影响。受试者服用氨氯地平 5mg/d（第 1~7 日和第 20~26 日），然后合用奈玛特韦/利托那韦（100mg bid，第 8~26 日），测定第 7 日和第 26 日的氨氯地平和奈玛特韦/利托那韦的药动学参数。

　　结果表明：与单用氨氯地平相比，合用奈玛特韦/利托那韦，使氨氯地平的 AUC_{0-24h} 增加 89.8%，（122ng·h/mL 增至 230ng·h/mL）；但氨氯地平不影响奈玛特韦/利托那韦的药动学过程。

　　试解释原因和临床意义。

【案例分析】

　　氨氯地平是常用的钙通道阻滞药类降压药物。该药主要通过 CYP3A4 代谢，但不是 CYP3A4 的诱导剂或阻滞药。而利托那韦通过抑制肠道和肝 CYP3A4，使氨氯地平的体内暴露大幅增加。因此，临床应该谨慎合用两药，合用时氨氯地平的日剂量须降低 50%。

思　考　题

1. 简述常见的抗病毒药物的 DDI 和食物-药物相互作用和临床意义。

2. 试述常用抗病毒药物的药动学特点。

（焦　正）

主要参考文献

高玉成, 焦正, 黄虹, 等. 2018. 万古霉素个体化给药决策支持系统的研制. 药学学报, 53(1): 104-110.

焦正. 2019. 基础群体药动学和药效学分析. 北京: 科学出版社.

焦正. 2022. 群体药动学和药效学分析进阶. 北京: 科学出版社.

刘克辛. 2014. 临床药物代谢动力学. 2版. 北京: 人民卫生出版社.

刘克辛. 2016. 临床药物代谢动力学. 3版. 北京: 科学出版社.

刘克辛. 2019. 药理学. 2版. 北京: 高等教育出版社.

刘晓东, 刘李. 2022. 药代动力学的药物相互作用. 北京: 科学出版社.

刘晓东, 柳晓泉. 2015. 药物代谢动力学教程. 南京: 江苏凤凰科学技术出版社.

孙进. 2019. 药物转运体. 北京: 人民卫生出版社.

王广基. 2022. 药代动力学理论与实践. 北京: 人民卫生出版社.

吴宝剑. 2020. 生物钟与药代动力学. 北京: 科学出版社.

吴宝剑. 2020. 药物代谢与转运. 北京: 科学出版社.

武新安. 2017. 药物转运体基础与应用. 北京: 科学出版社.

杨宝峰. 2020. 基础与临床药理学. 3版. 北京: 人民卫生出版社.

钟大放. 2021. 创新药物代谢和药动学研究. 北京: 科学出版社.

Ahamadi M, Freshwater T, Prohn M, et al. 2017. Model-based characterization of the pharmacokinetics of pembrolizumab: a humanized anti-PD-1 monoclonal antibody in advanced solid tumors. CPT Pharmacometrics Syst Pharmacol, 6(1): 49-57.

Chen Y, Zhao K, Liu F. et al. 2018. Predicting antitumor effect of deoxypodophyllotoxin in NCI-H460 Tumor-bearing mice on the basis of in vitro pharmacodynamics and a physiologically based pharmacokinetic-pharmacodynamic model. Drug Metab Dispos, 46: 897-907.

Jia Y, Liu Z, Huo X, et al. 2015. Enhancement effect of resveratrol on the intestinal absorption of bestatin by regulating PEPT1, MDR1 and MRP2 in vivo and in vitro. Int J Pharmaceut, 495(1): 588-598.

Lin W W, Wu W, Jiao Z, et al. 2016. Population pharmacokinetics of vancomycin in adult Chinese patients with post-craniotomy meningitis and its application in individualised dosage regimens. Eur J Clin Pharmacol, 72(1): 29-37.

Xu Q H, Wang C, Meng Q. et al. 2014. The oligopeptide transporter 2-mediated reabsorption of entecavir in rat kidney. Eur J Pharm Sci, 52: 41-47.

Zhang J, Wang C, Liu Q, et al. 2010. The pharmacokinetic interaction between JBP485 and Cefalexin in rats. Drug Metab Dispos, 38(6): 930-938.

附 录

附录一 常用药物的临床药动学参数

药品	英文名	剂型	剂量 (mg)	C_{max} (mg/L)	t_{max} (h)	$t_{1/2\alpha}$	$t_{1/2\beta}$	V_c	V_d	V_{ss} (L/kg)	清除率 (mL/min)	AUC (h·mg/L)
醋丁洛尔	Acebutolol	片剂	200	0.221					11.3		1766	1.028
阿西美辛	Acementacin	胶囊	90	1.49		0.86	2.62		0.61			10.71
氨力农	Amrinone	注射剂	1.5/kg	1.7			2.6		0.04			
阿替洛尔	Atenolol	片剂	50	0.251	2.7				0.79			1.86
阿昔洛韦	Acyclovir	注射液	2.5～5/kg			0.23	2.53	15.26		32.8		
阿苯达唑	Albedazole	片剂	200	1.43	2.9	0.7	8.5					1.43
阿地唑仑	Adinazolam	片剂	30	0.266	0.375		7.07					0.937
阿芬他尼	Alfentanil	注射剂	50/kg				1.61			0.47	52	
胺碘酮	Aminodarone	胶囊	400	0.6							5.67	
氨氯地平	Amlodipine	片剂	5	0.003			42.2～55					0.04～0.21
阿莫西林	Amoxacillin	片剂	500	8.8	1.375		1.23					25
乙酰水杨酸	Aspirin	片剂	500	54.5	1	0.25	3.31					318.8
阿托品	Atropine	注射剂	1.35			0.015	2.4			231	1223	
布比卡因	Bupivacaine	注射剂	2.5/kg	0.86	0.57	3.75	0.13		112		405	
卡托普利	Captopril	片剂	100	1.93	0.88							8.73
卡马西平	Carbamazepine	片剂	400	5.36	4.78		39.03		1.2			321
卡维地洛	(*R*) -Carvedilol	片剂	20	0.025	0.9		5.3		302		0.383	0.105
头孢呋辛	Cefuroxime	片剂	250		2.3	1.4						
头孢泊肟	Cwfpodoxime	包衣片	100	1450	2		2.1				249	7.38

续表

药品	英文名	剂型	剂量（mg）	C_{max}（mg/L）	t_{max}（h）	$t_{1/2}$（h）		表观分布容积（L/kg）		V_{ss}（L/kg）	清除率（mL/min）	AUC（h·mg/L）
						$t_{1/2\alpha}$	$t_{1/2\beta}$	V_c	V_d			
头孢他啶	Cwftazidime	注射液	2000			3.8	1.87		13.4		117	4.76
头孢他啶	Cwftazidime	粉针	2000			0.18	1.87		18.35		117.2	4.77
头孢噻肟	Cwqotaxime	注射剂	1000				4.79		0.87		185	105.9
头孢克肟	Cefixime	注射剂	400	4.24	3.8		3.5				38	32.04
地西泮	Diazepam	注射剂	10			0.679	46.2					5.86
双氯芬酸	Diclofenac	片剂	100	4.485	1.2	0.1	1.33					
氟氯西林	Dicloxacillin	注射剂	50				4.63	0.15	0.28	0.279	0.74	0.014
地高辛	Digocin	片剂	0.5	0.002	1.42		37.1				37.9/kg	0.579
地尔硫䓬	Diltiazem	片剂	60	0.095	3	0.74	3.09					
依托度酸	(S)-Etodolac	胶囊	200				2.35		135			2.51
布洛芬	Ibuprofen	混悬糖浆	48.86	0.45						1.82	11.501	
吲哚美辛	Indomothacin	缓释胶囊	1.5	3.7							8.3	
异烟肼	Isoniazid	片剂	4.5			3.1				14.4	22.9	
单硝异山梨酯	Isosorbide monitrate	片剂	0.358	0.76		5.16					2.47	
伊拉地平	Isradipine	胶囊	0.013	1.5							0.028	
酮康唑	Ketoconazole	片剂				6.7		0.574		1.21	267	
酮洛芬	Ketoprofen	片剂	10.5	2.25		3				89.3	19	
林可霉素	Lincomycin	注射剂	600	12.1	1.23		4.5				92.2	
氯羟安定	Lormetazepam	片剂	2	0.015	4.86		12.62					0.358
美洛西林	Mezlocillin	注射剂	4000	216.6			1.32					275
咪达唑仑	Midazolam	片剂	10	0.0775	0.67		1.36		0.38			
咪达唑仑	Midazolam	注射剂	15				3.2	8.9		7.8	391	

续表

药品	英文名	剂量（mg）	剂型	C_{max}（mg/L）	t_{max}（h）	$t_{1/2}$（h）		表观分布容积（L/kg）		V_{ss}（L/kg）	清除率（mL/min）	AUC（h·mg/L）
						$t_{1/2\alpha}$	$t_{1/2\beta}$	V_c	V_d			
吗啡	Morphine	4	注射剂				2.4		4.4		21.1	
甲硝唑	Metronidazole	20/kg	注射剂	17.7	1		18.4					
烟碱	Nicotine	15	软膏	0.00802	7.78		4.92				1250	0.17
硝苯地平	Nifedipine	20	片剂	0.032	4.4		3.9					0.378
尼索地平	Nisoldipine	10	片剂	0.0018	1.7		2					0.34
尼群地平	Nitrendipine	20	片剂	0.019	3.5		10.4					0.087
尼群地平	Nitrendipine	15	注射剂				6.4		680		1420	11.9
硝酸甘油	Nitroglycerin	0.03	片剂	1.0ng/mL	3min						30	
利福平	Rifampocine	600	胶囊	18.14	5.8							194.01

附录二　常用药物的治疗浓度、中毒浓度及致死浓度

类别	药物	治疗浓度（μg/mL）	中毒浓度（μg/mL）	致死浓度（μg/mL）
镇静催眠药	苯巴比妥	15～40	40～60	80～150
	氯氮䓬	1～3	5.5	20
	地西泮	0.5～2.5	5～20	50
	甲丙氨酯	10	100	200
抗癫痫药	苯妥英钠	5～20	20	100
	扑米酮	5～12	>15	100
	乙琥胺	40～100	>100	
	卡马西平	6～10 成人 2～6 小儿	>15	
	丙戊酸钠	60～100	>150	
抗精神失常药	氯丙嗪	0.5	1～2	3～12
	硫利达嗪	1～1.5	10	20～80
	奋乃静		1	
	泰尔登	0.04～0.3		
解热镇痛药	对乙酰氨基酚	10～30	400	1500
	阿司匹林	20～250	200	
	吲哚美辛	0.5～3	6	
镇痛药	吗啡	0.0001		0.05～4
	可待因	0.025		
	哌替啶	0.6～0.65	5	30
心血管系统药	地高辛	0.0008～0.002	0.0024	0.32
	奎尼丁	3～6	10	30～50
	普鲁卡因胺	4～10	10	
	胺碘酮	0.5～1.5	2.5	
	普罗帕酮	0.15～2	2	
抗痛风药	丙磺舒	100～200		
其他	乙酰唑胺	10～15		
	环孢素	100～450	>600	
	呋塞米	0.2～0.3		
	华法林	1～10		

附录三　药动学软件简介及评价

随着药动学（PK）的发展，近年来国内外开发出许多 PK 软件。这些软件的功能包括房室模型和非房室模型分析、生物利用度和生物等效性检验、PK/PD 结合模型分析、群体药动学（PPK）数据分析、PK 模拟和 PK 参数的预测、治疗药物检测及给药方案设计等。这些软件在 PK 的各个方面得到广泛应用，并和 PK 两者之间相互促进发展。这里简单介绍常用的 PK 软件，包括国外软件 WinNonLin、NONMEM、Simcyp 和 GastroPlus，以及国内软件 DAS、3P97。

1. WinNonLin　WinNonLin 为美国 Pharsight 公司产品，是目前国外应用最广泛的 PK 软件。其界面友好、功能齐全，并与其他软、硬件有很好的兼容性。WinNonLin 有专业版和企业版两个版本，专业版中包含了 PK 和药效学数据分析的各种工具，企业版较专业版增加了几个数据管理方面的模块。Pharsight 公司还生产了一系列 WinNonLin 的配套软件，其中主要的有 WinNonMix（用于群体 PK 分析）和 Pharsight Trial Simulator（用于临床试验设计）。

WinNonLin 的最新版本为 5.1，其主要功能如下。

（1）计算分析功能。WinNonLin 的功能强大，基本上可以用于所有 PK、药效学及非房室模型的分析。①房室模型分析（compartmental modelling）：处理各种非线性回归问题；参数估计问题；各种微分方程系统（包括微分方程和一般方程的混合系统）；提供了广泛的模型库，包括 PK 模型、药效模型、间接响应模型、PK/PD 结合模型等；用户可用内置的程序语言自定义模型；使用了动态内存管理技术，可处理大型数据和复杂模型。②非房室模型分析（noncompartmental analysis）：可由血或尿数据计算 AUC、C_{max} 等参数；可计算稳态数据的参数；可在半对数图中选择终末消除相或由程序自动选择；三种方法计算 AUC；计算任意终点的 AUC 等。

（2）输入输出管理功能。①通过和 EXCEL 兼容的工作表和工作薄文件来管理输入输出的数据。②数据编辑能力强大，如可用公式和函数建立和修改数据、导入导出 ASCII 和 EXCEL 文件数据文件、分类合并数据文件、剪切和粘贴等。③使用基于模板的结果输出向导，很容易生成结果报告，这些报告将输入的数据和计算结果用不同的方式显示，并可在 WORD 或 EXCEL 中使用。④图表功能形象化地显示数据，可进行编辑修改。⑤单位定义和转换能力，包括指定输出单位、指定给药方案、在数据集内部处理剂量换算问题等。⑥可从基于 ODBC（Open Database Connectivity，开放式数据库互连）的数据库中读取或存储数据。

（3）统计功能。①描述性统计：可对输入输出的数据产生一般的概要性的统计，除了常规的描述性统计量外，还包括几何均数、调和均数、对数的均数和标准差、百分数、可信区间等；另外加权的描述性统计，如均数、标准差及标准误的加权统计量。② ANOVA/GLM 模块提供更专业的统计功能：可统计分析来自交叉设计、平行设计甚至非均衡设计的数据；用户可自定义误差条件；生物等效性统计，包括 Anderson-Hauck 法、Westlake 可信限法、经典可信限法、双向单侧 t 检验等。

（4）"工具箱"（toolbox）功能及帮助功能。"工具箱"功能提供一些便于 PK 研究的工具：①非参数重叠法（nonparametric superpositon），用来预测多剂量用药后达到稳态的血药浓度。②半房室模型法（semi-compartmental modeling），用来估算给定时间和血浆浓度的效应地点浓度。③交叉试验设计（crossover design）等。④ Winnonlin 提供了广泛的在线帮助（online help）和教程（tutorials）。

2. Simcyp　Simcyp 取意于 Simulation of Cytochrome P450s，初期主要用于应用体外代谢数据预测体内清除率和代谢性药物相互作用，随后又增加了药物吸收和分布等生理 PK 模型。Simcyp 的原理是结合生理学、药物遗传学、病理学和 PK 等知识建立数学模型，并应用化合物的物化性质及体外试验数据模拟药物在虚拟群体（virtual population）中的吸收、分布、代谢和排泄（ADME）过程。其主要特点为能够预测药动方面各重要参数及由生理性、遗传性和病理性等因素导致的个体差异。Simcyp 可以在新药开发过程中对化合物进行高通量筛选，并能对临床试验的设计进行指导作用，从而达到提高药物研发的效率和安全性、降低药物研发成本的目的。Simcyp 的最新版本为 7.0，其主要功能如下。

（1）预测药物的吸收、分布、代谢和排泄过程。①应用药物的理化性质（如溶解度、通透性等），预测药物的吸收率和吸收速度；结合生理模型用来模拟生理因素（如胃排空、经肠时间等）和剂型对药物吸收的影响。②通过药物的脂溶性、血浆蛋白结合率等数据预测药物的分布容积；结合生理模型用来模拟药物在体内各组织的浓度随时间变化的过程。③应用体外代谢数据及代谢模型，预测药物在人体内的代谢（主要是肝代谢和肠壁代谢）。④模拟肾排泄和胆汁排泄。

（2）模拟药动学方面的个体差异和种族差异。通过模拟遗传、生理、病理和饮食等因素，预测药动的个体差异和种族差异。①胃排空时间、经肠时间和胃肠道的 pH 等因素的差异会导致药物吸收方面的个体差异。②体内各组织的大小、组织的成分、组织血流速率和血浆蛋白浓度值等因素的差异会导致药物分布方面的个体差异。③体内酶的组成、含量和多态性等因素的差异会导致药物代谢方面的个体差异。④肾功能、血浆结合率、尿液 pH 等因素的差异会导致药物排泄方面的个体差异。

（3）预测代谢性药物相互作用。应用体外相互作用的相关数据预测代谢性药物相互作用，包括可逆性抑制（reversible inhibition）、不可逆性抑制（irreversible inhibition）和诱导作用（induction），以及以上这些作用机制的结合。Simcyp 还可以模拟多种抑制剂（inhibitor）和（或）诱导剂（inducer）与底物（substrate）的之间的相互作用。

（4）模拟疾病对药动的影响：应用生理模型，模拟疾病对生理的作用（如肝功能不全、肾功能不全），从而产生对药动方面的影响。Simcyp 提供了糖尿病、心脏病等疾病模型，用户也可以自定义疾病模型。

（5）预测特殊人群的 PK 特性：通过模拟年龄和生理之间的关系，如各器官的血流量、血浆蛋白浓度、CYP 酶的含量等随年龄变化，可以预测特殊人群（如老年人、儿童等）的 PK 特性。Simcyp 的 Paediatrics 模块提供了从新生儿到青少年的生理参数，用户可以预测该年龄段的 PK 特性。

3. GastroPlus 软件　　GastroPlus 是由美国 Simulations Plus 公司研发的基于机制性生理模型的药动学/药效学（PBPK/PD）模拟软件，目前在 FDA 和几乎所有的全球顶尖制药公司中得到广泛应用，被誉为同类软件中的"黄金标准"。

GastroPlus 优点如下。

（1）采用 FDA 推荐的机制性模型，模型的准确性经过企业界和学术界十几年的验证。

（2）采用 11 039 份人的生理学数据库搭建模型，考虑了药物在体内的复杂机制（肠肝转运和代谢、胆汁排泄、肾排泄等），能够准确预测难以获得的模型参数，可以轻松地构建模型进行学术研究和项目决策。

（3）建立 PBPK/PD 模型，可以预测给药方案和剂型变化后血浆或靶组织的药效或毒性变化，用于优选临床候选化合物、解释药效或毒性、制订临床试验方案和确定最终的剂型。

（4）可用虚拟人群模拟预测化合物在不同人群中的 PK/PD 行为。

4. DAS　　DAS 统计软件，全称为药物与统计（drug and statistics），最新版本为 2.0.1 版。DAS 的开发是在新药统计处理程序软件（new drug statistic treatment，NDST）的基础上发展起来的，基于 Windows 运行的专业统计软件包。DAS 沿袭了 NDST 的三项基本设计思想：①针对新药申报资料的特点；②不懂计算机的用户也能使用；③不精通医药统计的也能使用。在开发过程中紧扣"以人为本"原则，独创的"仿例输入"和"一键完成"的功能大大方便用户的使用，确保 DAS 易用性。

DAS 的功能和特色如下。

（1）统计功能强大，模块覆盖面广：DAS 涉及的统计功能包括药学统计、定量药理、临床药理、多因素分析、群体分析、生物统计、回归与相关等 7 大模块，DAS 系统的涉及统计子模块量超过 150 个。

（2）结果针对性强，输出直接报审：DAS 针对新药申报资料的特点，可完成与临床前药学、药理及临床新药研究关系密切的各种统计计算。计算结果直接存为电子表格，打印出合乎申报要求的书面报告，以便插入申报材料进行报审。

（3）设计以人为本，操作友好易用：每一模块均有演算实例，提供数据录入样板，原始数据的录入采用填表式的录入方式，数据录入完毕后只需按"计算"按钮即可完成该模块的全部统计。运算过程加入人性化的提示和交互功能。DAS 运行过程中根据新药数据性质，自动判断数据类型是否符合逻辑、是否存在应舍弃的数据、是否偏态、方差是否齐性等，自动选择合适的统计方法。对于可用多种方法统计的资料，同时给出其他方法的结果，并附以简明的评议和方法推荐。每个统计子模块均自带"在线帮助"功能，便于初次使用的用户迅速入门。

（4）程序通用性强，运行快速稳定：DAS 采用的计算方法是当前国内外普遍应用的规范方法。绝大部分运算模块提供编程的参考文献。DAS 采用流行的 VB6（Visual Basic 6.0）语言编制，全部采用模块化结构，模块调用采用多级菜单方式。计算迅速，性能可靠。全面兼容 Microsoft Excel 数据和操作。数据输入采用填表式录入，对录入的数据可方便地进行修改、插入、删除、增加、存盘、调用、检索、排序等操作。

5. NONMEM　NONMEN 程序是由美国旧金山加州大学（University of California, San Francisco）的 NONMEN 课题组依据非线性混合效应模型理论，用 FORTRAN 语言编写成的计算机应用软件，可对数据进行一般统计（非线性）回归类型模型的拟合，主要用于估算群体 PK 参数。NONMEM 为"Nonlinear Mixed Effects Model"的缩写，即"非线性混合效应模型"。

6. 3P97　3P97 是国内较具权威性的药动学计算程序，由中国药理学会数学药理专业委员会编制，但由于开发时间较早，其程序一直在 DOS 下运行，且无法脱离软盘。虽然其后续版本 NDST 可以运行在 Windows 的 DOS 窗口下，并支持中文界面，但仍然脱离不了 DOS 界面，难以熟悉掌握，操作比较繁杂。

除了以上这些代表性软件外，其他一些 PK 软件也得到广泛应用，附表 1 列出了国外常用药动学软件及网址。优秀的 PK 软件除了要求具备功能强大、性能稳定、界面友好、操作简单、兼容性好等特点外，还必须具有完善的数据描述和统计功能，并能使用图表功能形象化地显示数据。随着计算机技术和数学方法的快速发展，PK 软件需要不断进行更新和完善。最后需要强调的是，用户应当重视对 PK 和数据分析的基本概念的掌握，盲目使用 PK 软件往往会导致错误的结论。

附表 1　国外常用 PK 软件及网址

软件名称	网址
ADAPT II	http://bmsr.usc.edu/Software/Adapt/adptmenu.html
Cloe PK	http://www.cyprotex.com
Gastroplus	http://www.simulationsplus.com
GraphPad Prism	http://www.graphpad.com
Kinetica	http://www.thermo.com
NONMEM	http://www.globomaxservice.com
Pharsight Trial Simulator	http://www.pharsight.com
PK-Sim	http://www.bayertechnology.com
SAAMII	http://depts.washington.edu/saam2/
Simcyp	http://www.simcyp.com
WinNonLin	http://www.pharsight.com
WinNonMix	http://www.pharsight.com

附录四　临床药动学相关的数据库和网站

1. CNKI 数据库，网址：www.cnki.net

2. PubMed，网址：www.ncbi.nlm.nih.gov

3. 维普期刊数据库，网址：www.cqvip.com

4. 万方数据库（数字化期刊子系统），网址：www.wanfangdata.com.cn

5. 中国食品与药品管理局（SFDA）药物研究技术指导原则，网址：http://www.cde.org.cn/page/framelimit.cbs?ResName=zdyzxz

6. 美国食品与药品管理局（FDA）药物研究指南，网址：http://www.fda.gov/cder/guidance/index.htm

7. 人用药品注册技术要求国际协调会（ICH）药物研究指南，网址：http://www.ich.org/cache/compo/276-254-1.html

8. Elsevier ScienceDirect OnSite（SDOS），网址：www.sciencedirect.com

9. Wiley Interscience，网址：www.interscience.wiley.com

10. SpringerLink，网址：www.springerlink.com

11. Pharmacokinetic and Pharmacodynamic Resources，网址：http://www.boomer.org/pkin/

12. Pharmacokinetics，Pharmaceutics，Biopharmaceutics，网址：http://dir.pharmacy.dal.ca/kinetic.php

13. David Bourne，A First Course in Pharmacokinetics and Biopharmaceutics，网址：http://www.boomer.org/c/p1/

14. EBSCO host，网址：search.epnet.com

15. Clinical Pharmacokinetics and T.D.M Information on the Net，网址：http://www.usal.es/～galenica/clinpkin/marco0.htm

16. Drug Interaction, 网址：http://medicine.iupui.edu/flockhart/

17. Cytochrome p450 Drug Metabolism and Interactions，网址：http://www.hospitalist.net/highligh.htm

18. Pharmacogenetics，网址：http://www.pharmgkb.org

19. 中国知网，网址：https://www.cnki.net

20. 中华医学期刊全文数据库，网址：https://www.yiigle.com

（孟　强）

中英文名词对照

A

阿米卡星（amikacin）
阿尼普酶（anistreplase）
阿司匹林（aspirin）
阿托伐他汀（atorvastatin）
氨基苷类（aminoglycosides）
胺碘酮（amiodarone）
胺聚糖（glycosaminoglycans，GAG）
奥氮平（olanzapine，OLZ）
奥沙西泮（oxazepam）

B

白蛋白（human serum albumin，HSA）
白介素 2（IL-2，proleukin）
胞吐（exocytosis）
胞饮（pinocytosis）
倍半萜类（sesquiterpenoids）
被动物理屏障（passive physical barrier）
苯巴比妥（phenobarbital）
苯妥英钠（phenytoin sodium）
吡哌酸（pipemidicacid）
表型（phenotype）
丙吡胺（disopyramide）
丙泊酚（disoprofol）
丙戊酸钠（sodium valproate）
补骨脂素（psoralen）

C

产物抑制（product inhibition）
超家族（superfamily）
超离心法（ultracentrifugation）
超滤法（ultrafiltration）
超强代谢者（ultra-rapid metabolizer，UM）
重组人红细胞生成素（recombinant human erythropoietin，rhEPO）
重组人生长激素（recombinant human growth hormone，rhGH）
次黄嘌呤鸟嘌呤磷酸核糖基转移酶（hypoxanthine-guanine pho-sphoribosyltransferase，HGPRT）
促性腺素释放激素（gonadotrophin releasing hormone，GnRH）

D

代谢（metabolism）
代谢组学（metabonomics）
丹参酮ⅡA（tanshinone ⅡA，TSⅡA）
单胺氧化酶抑制剂（monoamine oxidase inhibitor，MAOI）
单胺再摄取抑制剂（monoamine reuptake inhibitor，MRI）
单倍型（haplotype）

单核苷酸多态性（single nucleotide polymorphism，SNP）
单加氧酶（monooxygenase）
地奥可明（diosmin）
地高辛（digoxin）
地西泮（diazepam，安定）
低密度脂蛋白（low-density lipoprotein，LDL）
对向转运（counter transport）
对乙酰氨基酚（paracetamol，APAP）
多巴胺受体（dopamine receptor，DAR）
多峰（multiple-peak）
多环芳烃类（polycyclic aromatic hydrocarbon，PAH）
多剂量给药（multiple dosing）
多柔比星（doxorubicin）
多西环素（doxycycline）
多药耐药蛋白（multidrug resistance protein，MRP）

E

厄他培南（ertapenem）

F

番泻苷（sennoside）
放射免疫分析法（radioimmunoassay，RIA）
非诺贝特（fenofibrate）
分布（distribution）
弗希肝素（fraxiparin）
氟伐他汀（fluvastatin）
氟罗沙星（fleroxacin）
负荷剂量（loading dose，DL）
复盐胆茶碱（choline theophylline）

G

甘氨茶碱钠（theophylline sodium glycinate）
甘草次酸（glycyrrhetinic acid，GA）
甘草酸（glycyrrhizic acid）
甘草甜素（glycyrrhizin，GL）
肝肠循环（hepato-enteral circulation）
肝素（heparin）
个体化给药（individualization of drug therapy）
个体化医疗（personalized medicine）
个体化治疗（individualized therapy）
给药方案（dosage regimen）
谷胱甘肽（glutathione，GSH）
谷胱甘肽-S-转移酶（glutathione-S-transferase，GST）
固相萃取技术（solid phase extraction，SPE）
固相微萃取技术（solid phase micro-extraction，SPME）
寡肽转运体（oligopeptide transporters，PEPTs）

普伐他汀（pravastatin）

普罗帕酮（propafenone）

普萘洛尔（propranolol）

Q

七氟烷（sevoflurane）

前药（prodrug）

强代谢者（extensive metabolizer，EM）

强度指数（intensity index，II）

强心苷（cardiac glycosides）

青蒿素（artemisinin）

庆大霉素（gentamicin）

巯嘌呤（6-Mercaptopurine，MP）

曲普瑞林双羟萘酸盐（triptorelin pamoate）

去甲基地西泮（desmethyldiazepam）

去甲肾上腺素和特异性 5-羟色胺再摄取抑制剂（noradrenergic and specific serotonergic antidepressant，NaSSA）

群体药物代谢动力学（population pharmacokinetics，PPK）

R

人白蛋白（human serum albumin，HSA）

人类基因组计划（Human Genome Project，HGP）

人血清类黏蛋白（orosomucoid，ORM）

妊娠期胆汁淤积症（intrahepatic cholestasis of pregnancy，ICP）

瑞舒伐他汀（rosuvastatin）

瑞替普酶（reteplase，r-PA）

弱代谢者（poor metabolizer，PM）

S

三环类抗抑郁药（tricyclic antidepressant，TCA）

沙丁胺醇（salbutamol）

摄取型转运体（uptake transporter）

肾清除率（renal clearance，CLR）

肾小球滤过率（glomerular filtration rate，GFR）

生理节律（physiological rhythm）

生物标志物（biomarker）

生物等效性（bioequivalence，BE）

生物技术药物（biotechnological drugs）

生物碱（alkaloid）

生物类黄酮（bioflavonoids）

生物药剂分类系统（biopharmaceutics classification system，BCS）

生物药剂药物处置分类系统（biopharmaceutics drug disposition classification system，BDDCS）

生物转化（biotransformation）

生长激素（growth hormone，GH）

生长激素介质（so-matomedin，SM）

时间依赖药物动力学（time-dependent pharmacokinetics）

视黄醇类 X 受体（retinoid X receptor，RXR）

室间质量控制（external quality control，EQC）

室内质量控制（internal quality control，IQC）

双峰（double-peak）

双向个体化给药（dual individualization）

水溶扩散（aqueous diffusion）

顺铂（cisplatin）

四环素类（tetracyclines）

T

他克莫司（tacrolimus，FK506）

替地肝素（tedelparin）

替马西泮（temazepam）

替尼普酶（tenecteplase，TNK-PA）

天冬胰岛素（insulin aspart，IAsp）

调血脂药（lipid regulators）

头孢吡肟（cefepime）

头孢呋辛（cefuroxime）

头孢菌素类（cephalosporins）

头孢曲松（ceftriaxone，CRO）

头孢唑啉（cefazolin）

妥布霉素（tobramycin）

W

外排型转运体（efflux transporter）

外源性化学物（xenobiotics）

微粒体环氧化物水解酶（microsomal epoxide hydrolase，mEH）

维持剂量（maintenance dose，DM）

文拉法辛（vanlafaxine）

稳态血药浓度（steady-state plasma concentration，C_{ss}）

五味子甲素（schisandrin A）

X

西立伐他汀（cerivastatin）

西索米星（sisomicin）

吸入麻醉药（inhalational anesthetic）

吸收（absorption，Abs）

系统暴露（systemic exposure）

细胞因子（cytokine）

纤维蛋白溶解药（fibrinolytics）

限制扩散（restricted diffusion）

香豆素类（coumarins）

硝苯地平（nifedipine）

协同转运（cotransport 或 symport）

辛伐他汀（simvastatin）

新霉素（neomycin）

新型有机阳离子转运体（novel organic cation transporter，OCTN）

选择性 5-羟色胺再摄取抑制剂（selective serotonin reuptake inhibitor，SSRI）

血/气分配系数（blood/gas partition coefficient）

血-脑屏障（blood-brain barrier，BBB）

血液-脑脊液屏障（blood-cerebrospinal fluid barrier，BCSFB）

Y

烟酸（nicotinic acid）

氧氟沙星（ofloxacin）